# Archäologie des Hospitals

# Medizingeschichte im Kontext

Herausgegeben von Karl-Heinz Leven, Mariacarla Gadebusch Bondio, Hans-Georg Hofer und Livia Prüll

Begründet als Freiburger Forschungen zur Medizingeschichte von Ludwig Aschoff, fortgesetzt von Eduard Seidler

Band 22

PETER LANG

Simone Kahlow

# Archäologie des Hospitals

## *Pauperes et infirmi* in Fürsorgeinstitutionen nördlich der Alpen vom 12. bis zum 19. Jahrhundert

PETER LANG

**Bibliografische Information der Deutschen Nationalbibliothek**
Die Deutsche Nationalbibliothek verzeichnet diese Publikation in der Deutschen Nationalbibliografie; detaillierte bibliografische Daten sind im Internet über http://dnb.d-nb.de abrufbar.

Zugl.: Bremen, Univ., Diss., 2013

Umschlagabbildungen:
links: Foto mit frdl. Genehmigung Steinunn Kristjánsdóttir,
National Museum & University of Iceland.
mitte: © Archäologischer Dienst des Kantons Bern, Urs Kindler.
rechts: Foto mit frdl. Genehmigung Dieter Bischop, Landesarchäologie Bremen.

D 46
ISSN 1437-3122

ISBN 978-3-631-67275-4 (Print)
E-ISBN 978-3-653-06858-0 (E-PDF)
E-ISBN 978-3-631-70937-5 (EPUB)
E-ISBN 978-3-631-70938-2 (MOBI)
DOI 10.3726/978-3-653-06858-0



Peter Lang – Berlin · Bern · Bruxelles · New York ·
Oxford · Warszawa · Wien



Diese Publikation wurde begutachtet.

www.peterlang.com

# Inhaltsverzeichnis

# Abbildungsnachweis

## Cover



## Kapitel 2

## Kapitel 3

**Kapitel 4**

## Kapitel 5

# Tabellenverzeichnis

# Vorwort

Bei der vorliegenden Arbeit handelt es sich um die leicht gekürzte und überarbeitete Fassung meiner Dissertation *Pauperes et infirmi – Krankheit und Fürsorge vom Mittelalter bis zur Frühen Neuzeit. Eine archäologische Studie zu den Institutionen*, die ich im September 2013 am Institut für Geschichtswissenschaften der Universität Bremen eingereicht habe. Sie befasst sich mit einem in der Archäologie nur unzureichend untersuchten Gegenstand der Armen- und Krankenfürsorge in der Vormoderne.

Fürsorgeeinrichtungen fanden bisher hauptsächlich von historischer und bauhistorischer Seite Beachtung. Ziel dieser Arbeit ist es, den Forschungsstand unter Einbindung weiterer Disziplinen zu aktualisieren, zu komplettieren und zu modifizieren. Das enorme Potential archäologischer Quellen für die Aufarbeitung dieses Forschungsthemas erkannte ich bereits im Jahr 2005, während der Niederschrift meiner Magisterarbeit *Krankheiten im Mittelalter und in der Frühen Neuzeit im archäologischen Befund*. Wiederholt stieß ich auf Belege aus sog. Hospitälern – Fürsorgeeinrichtungen, die sich im vorliegenden Untersuchungszeitraum u. a. der Armen und Kranken annahmen. Die gesammelten Quellen aus Kurzberichten und wenigen Monografien führten somit zu einem neuen, medizinarchäologischen Thema und damit verknüpften Fragestellungen, die kritisch in einen interdisziplinären Kontext gesetzt werden und so ein ganzheitliches Bild medizinischer Fürsorge im Mittelalter und in der Frühen Neuzeit aufzeigen.

Mein Dank gilt all jenen, die mich während der Anfertigung des Buches begleitet haben. Hierzu zählen die von mir geschätzten Archäologinnen Frau Prof. Dr. Uta Halle von der Universität Bremen und PD Dr. Ines Beilke-Voigt von der Freien Universität in Berlin, die mir bereits während meiner Magisterarbeit zur Seite standen. Uta Halle danke ich für die Chancen, die sie mir eröffnet hat. Ihre Ermutigung im Jahr 2007, an der Tagung *Homo debilis* in Bremen teilzunehmen, führte zu meiner Mitarbeit am gleichnamigen interdisziplinären Projekt am Institut für Geschichtswissenschaften der Universität Bremen. In diesem Zusammenhang gilt mein Dank auch der Deutschen Forschungsgemeinschaft, die das Projekt drei Jahre finanziell unterstützte. Ines Beilke-Voigt war mir besonders in der letzten Phase meiner Arbeit eine wertvolle Stütze, die mir half, ein scheinbares Wirrwarr aus Gedanken zu sortieren und schließlich den Überblick zu behalten.

Die vorliegende Arbeit ist durchweg auf Ergebnisse und Einschätzungen benachbarter Wissenschaftsdisziplinen angewiesen. Nur mit der Hilfe engagierter WissenschaftlerInnen verschiedenster Bereiche war es möglich, aufkommende Fragen zu klären und unsichere Antworten zu verifizieren. Für die Abklärung historischer Fragen danke ich insbesondere Dr. Bianca Frohne (Bremen), Dr. Christina Lee (Nottingham), Dr. Irina Metzler (Swansea), Ivette Nuckel M.A. (Bremen) und Dr. Gisela Wilbertz (Lemgo). Innerhalb der anthropologischen Disziplin gilt mein Dank Carola Berszin M.A. (Konstanz), Prof. Dr. Gisela Grupe (München), Prof. Dr. Bernd Herrmann (Göttingen), Dr. Henrike Hesse (Berlin), Dr. Gerhard Hotz (Basel), Dr. Bettina Jungklaus (Berlin), Swantje Krause M.A. (Bremen), Dr. Susi Ulrich-Bochsler (Bern) und Prof. Dr. Joachim Wahl (Konstanz). Unter den Archäologen danke ich im Besonderen Dr. Jette Anders (Berlin), Dr. Robert Parthesius (Leiden) und Kathrin Schäfer M.A. (Bamberg). Prof. Dr. Björn Lindeke, Pharmazeut aus Stockholm, danke ich für die Unterstützung bei pharmazeutischen Fragestellungen.

Die aufwendigste Phase einer lang angelegten Forschungsarbeit ist der Abschluss. Die selbst gesetzte Frist wird ein ums andere Mal verlängert, Formulierungen werden auf- und verworfen und bereits geschriebenen Ergebnisse unendlich gekürzt und mit anderen verschmolzen. Meinen Freunden und meiner Familie danke ich für ihre Unterstützung und Geduld in dieser Zeit.

# 1 Einleitung

## 1.1 Forschungsgegenstand und Ziel der Arbeit

Das menschliche Dasein ist von verschiedenen Entwicklungen geprägt, von der Geburt über das Wachstum bis hin zum Alter. Es wird innerhalb dieser Phasen wiederholt mit Krankheiten und Verletzungen konfrontiert. Bezogen auf die Vormoderne begannen lebensbedrohliche Situationen bereits mit der Schwangerschaft und Geburt (→ Kap. 3.4.4). Hebammen und Chirurgen etwa standen abnormen Kindslagen und Geburtsstillstand häufig machtlos gegenüber, trotz händischer und pharmazeutischer Eingriffe. Derartige Komplikationen führten nicht selten zum Tod von Mutter und Kind. Nach überstandener Geburt drohten den Wöchnerinnen Infektionen. Vor allem vor den eingeführten Hygienevorschriften im 19. Jh. starben Mütter häufig am Kindbettfieber. Die Lebenserwartung von Säuglingen war generell nicht hoch. Aufgrund verschiedenster Ursachen überlebte nur jedes zweite Neugeborene das erste Lebensjahr. Auch jene, die älter wurden, erreichten nur selten das Erwachsenenalter.[1] Mangelkrankheiten, Infektionen, Unfälle, Hunger und Kriege gefährdeten das menschliche Leben in allen Altersklassen. Vor allem Armut und mangelnde Hygiene förderten den Ausbruch von Krankheiten. Die Bevölkerung der Unterschicht[2] besaß weder die finanziellen Mittel noch den gesellschaftlichen Einfluss, um Änderungen in der Ernährung oder Wohnweise herbeizuführen. Arm und krank gerieten die Betroffenen in existentielle Not, aus der sie sich nicht allein befreien konnten. In der vormodernen Gemeinschaft gehörte es seit dem Mittelalter zur christlichen Nächstenliebe, diese in jener Zeit als bedürftig geltenden Personengruppen zu unterstützen.[3] Fiel die Unterstützung innerhalb der Familie weg, konnten Hilfesuchende um Aufnahme im Kloster (→ Kap. 2) oder Hospital (→ Kap. 3) bitten, jedoch überschritten die Gesuche in der Regel sämtliche Aufnahmekapazitäten. Im ungünstigsten Fall waren die Betroffenen sich selbst

1 Wolf 1989, S. 414.

2 Ein gesellschaftliches sog. Dreiklassensystem ist aufgrund fließender Übergänge nicht ohne Weiteres anwendbar. Dennoch sollen die Begrifflichkeiten der Unter-, Mittel- und Oberschicht in dieser archäologischen Arbeit genutzt werden, um das Leseverständnis zu vereinfachen.

3 Es ist explizit darauf hinzuweisen, dass die vormoderne Bevölkerung ein anderes Verständnis von der in dieser Arbeit behandelten Bedürftigkeit hatte, als dies in unserer modernen Gesellschaft der Fall ist.

überlassen. Diese Isolation setzte sich für jene fort, die körperliche Entstellungen aufwiesen und/oder Angst vor Ansteckungen nach sich zogen. Betroffene wurde derbei auch außerhalb der Stadtmauern untergebracht (→ Kap. 4).

Neben der institutionellen existierte eine offene Fürsorge, die sich u. a. im Verteilen von Almosen durch Laien, Bruderschaften, Kirchen und Hospitäler äußerte. Die Hilfebedürftigen waren nach wie vor *pauperes et infirmi* (lat. für Arme und Kranke). Dieser Topos findet sich wiederholt in mittelalterlichen Stiftungsurkunden von Hospitälern wieder, um diejenigen zu benennen, die in diesen Einrichtungen Aufnahme erhalten sollten. Die Unterstützung war durchaus unterschiedlich. Sie variierte von Kost und Logis über Pflege bis hin zu medizinischer Behandlung. Manche Aufenthalte waren zeitliche begrenzt, andere liefen bis zum Lebensende. Medizinalvertreter (→ Kap. 5.) visitierten Hospitaliten und führten nach Bedarf Behandlungen durch, sowohl in den Fürsorgeeinrichtungen als auch in den Stuben der Vertreter. Ihre Dienstleistungen waren umfassend, mit Angeboten aus den Bereichen Hygiene bzw. Prävention, Pharmazie, Chirurgie und Pflege.

Wenngleich Fürsorgeinstitutionen seit Jahrzehnten im Fokus historischer Forschungen stehen, ist eine kontextuelle archäologische Studie zu diesem Thema bisher ein Desiderat. Dies liegt in einer Vielzahl von Ursachen begründet, insbesondere im Forschungsstand. Erst seit den 1990er Jahren nehmen archäologische Untersuchungen von mittelalterlichen und frühneuzeitlichen Befunden und Funden aus Fürsorgeeinrichtungen zu. Interdisziplinäre Untersuchungen weisen regionale und zeitliche Differenzen auf. Ziel dieser Arbeit ist daher, die Entwicklung der mittelalterlichen und frühneuzeitlichen Fürsorgeinstitutionen anhand archäologischer Quellen in Teilaspekten darzustellen. Bestandteil der Untersuchung sind 113 Institutionen aus Deutschland, Großbritannien, Dänemark, Schweden und Island, die für die Armen- und Krankenpflege in der Vormoderne entscheidend waren: monastische Einrichtungen (29), städtische Hospitäler (49), Sondereinrichtungen (13) und Einrichtungen des Medizinalwesens (22). Folgende Fragen stehen auf Grundlage bauhistorischer Überreste, archäologischer Kleinfunde und skelettierter Überreste im Mittelpunkt dieser Arbeit: 1. Welche Form der institutionellen Fürsorge gab es im vorliegenden Untersuchungszeitraum und -gebiet? 2. Wer wurde in diesen Institutionen aufgenommen? Sind Differenzen zwischen Alter, Geschlecht, Krankheiten sowie soziale Herkunft der Begünstigten feststellbar? 3. Ist eine medizinische Fürsorge in den Einrichtungen archäologisch nachweisbar und falls ja, wie sah diese aus? 4. Welche Kontinuitäten oder Diskontinuitäten haben während der Entwicklung von Fürsorgeeinrichtungen in der Zeit vom 12. bis zum 19. Jh. stattgefunden?

Die Arbeit wird erstmalig Tendenzen in der Entwicklung vormoderner Fürsorgeinstitutionen mithilfe archäologischer Quellen aufzuzeigen. Der Schwerpunkt liegt dabei auf der klösterlichen Fürsorge, den städtischen Hospitälern, Spezialeinrichtungen, außerstädtischen Institutionen sowie den Angeboten ausgesuchter Medizinalvertreter. Aufgrund des breit gefächerten Angebots vormoderner Armen- und Krankenfürsorge sowie des Forschungsstandes können nicht alle Aspekte und Regionen, die u. a. auch andere Entwicklungen aufzeigen, berücksichtigt werden. So bleiben beispielsweise Unterkünfte der Ritterorden, Beginenhöfe, Einrichtungen verschiedener Bruderschaften und weitere als im Buch vorgestellte Medizinalvertreter sowie die medizinische Fürsorge in anderen europäischen Ländern unbehandelt.

## 1.2 Methodisches Vorgehen

Für die vorliegende Arbeit wurden bisher publizierte archäologische Untersuchungen zu Fürsorgeinstitutionen des Mittelalters und der Frühen Neuzeit unter den oben angeführten Fragestellungen in einem historischen Kontext ausgewertet. Berücksichtigung fanden ausschließlich Befunde und Funde, die eine Relevanz zum Forschungsthema erkennen ließen.

### 1.2.1 Zeitlicher und geographischer Rahmen

Die Arbeit konzentriert sich schwerpunktmäßig auf den Zeitraum zwischen dem 12. und 19. Jh. Der Beginn im 12. Jh. wird durch eine zunehmende Verfügbarkeit archäologischer Quellen zum vorliegenden Thema bestimmt. Insbesondere zwei Faktoren sind für das Ende im 19. Jh. verantwortlich. Zum einen erfolgt für diesen Zeitraum eine deutliche Abnahme archäologischer Quellen. Zum anderen markiert das 19. Jh. die Wende zu einem neuen medizinischen Zeitalter, in dem antike Heilvorstellungen ihren Einfluss verloren und die u. a. durch Rudolf Virchow (1821–1902) initiierte Zellularpathologie, die durch Robert Koch (1843–1910) weitergeführte Mikrobiologie sowie die zusammen mit Paul Ehrlich (1854–1915) verbesserte Bakteriologie neue Behandlungsmöglichkeiten eröffneten.

Die geografische Eingrenzung der vorliegenden Arbeit sollte zunächst den deutschsprachigen Raum umfassen. Da die Streuung archäologisch untersuchter Funde und Befunde jedoch kein befriedigendes Bild erbrachte, war es unumgänglich, das Untersuchungsgebiet auf Länder zu erweitern, die regional und kulturell dennoch eine gewisse Nähe zueinander aufweisen und, besonders relevant, in einer ähnlichen archäologischen Forschungstradition stehen.

Der mittelmeerische Raum, d. h. auch Italien, Spanien und Frankreich, bleibt von der Untersuchung folglich ausgeschlossen, da in der archäologischen Forschung jener Region lange Zeit die Antike gegenüber Mittelalter und Früher Neuzeit dominierte und somit eine uneinheitliche Datenlage vorliegt. Ein Vergleich der Archäologien des Hospitals von Mittelmeerraum und nördlicher der Alpen muss daher späteren Untersuchungen vorbehalten bleiben. Innerhalb dieser Arbeit lag der Schwerpunkt somit auf archäologischen Untersuchungen aus Deutschland, Dänemark, Schweden, Island sowie von den Britischen Inseln. Die Herangehensweise gilt für Klöster, Hospitäler und außerstädtische Einrichtungen. Hingegen ist die Darstellung ausgewählter Vertreter des Medizinalwesens in Kapitel 5 allein auf den deutschsprachigen Raum begrenzt. Schriftliche Überlieferungen und archäologische Quellen sind für beinahe alle Berufsgruppen (Physikus, Apotheker, Bader, Barbier(-chirurg), Scharfrichter) vorhanden, die in den Fürsorgeinstitutionen arbeiteten. Eine länderübergreifende Untersuchung war im Rahmen dieser Arbeit daher weder zwingend notwendig noch möglich.

### 1.2.2 Zur Handhabung der Arbeit

Die Arbeit folgt zunächst einem chronologischen Aufbau. Sie beginnt mit einer Einführung zu medizinischen Institutionen, bevor sie sich den klösterlichen Armen- und Krankeneinrichtungen bis zum ausgehenden Mittelalter widmet. Kapitel 3 beschäftigen sich mit städtischen Hospitälern im Mittelalter sowie von der Frühen Neuzeit bis zum 19. Jh. Daraufhin folgen in Kapitel 4 krankheitsspezifische Sondereinrichtungen des Mittelalters und der Frühen Neuzeit sowie in Kapitel 5 die Vorstellung jener Medizinalvertreter, die in den Fürsorgeeinrichtungen arbeiteten und sich mehr oder weniger deutlich im archäologischen Befund widerspiegeln. Die Arbeit endet mit einem Fazit, das alle Ergebnisse unter den zu Beginn gestellten Fragestellungen zusammenfasst.

Der Anhang beinhaltet einen Katalog mit zusätzlichen Informationen zu den archäologisch untersuchten Fürsorgeeinrichtungen dieser Arbeit. Da ein Großteil der Institutionen im Fließtext wiederholt Erwähnung findet, wurde im Hinblick auf eine vereinfachte Lesbarkeit auf Katalognummern im Text verzichtet und diese stattdessen in einer Konkordanzliste vermerkt, die dem Katalog vorangestellt ist. Die Liste ist sowohl nach fortlaufenden Katalognummern als auch alphabetisch nach Orten geordnet. Letztere sind zudem auf den beigefügten Karten vermerkt. Der Katalog weist dieselbe Gliederung wie die vorangestellten Kapitel auf. Am Ende des Buches befindet sich ein Glossar, das die in dieser Arbeit verwendeten Krankheitsbegriffe näher erläutert, sofern dies nicht bereits im Fließtext geschehen ist.

### 1.2.3 Anmerkungen zum Forschungsstand

Der Arbeit konnte kein kohärenter Forschungsstand vorangestellt werden, da eine vergleichbare interdisziplinäre Untersuchung zu vormodernen Fürsorgeeinrichtungen bisher nicht vorgenommen wurde. Stattdessen war der Fokus thematisch relevanter Publikationen vorrangig auf eine Quellengattung bzw. eine Zeitstellung gerichtet. Kapitel 2, 3 und 4 beinhalten daher jeweils zu Beginn einen eigenen, dem Hauptkapitel zugehörigen Forschungsstand. Diese Herangehensweise ändert sich in Kapitel 5, in dem jeder vorgestellter Medizinalvertreter einen eigenen Forschungsstand erhält.

Bei allen Forschungsständen dieser Arbeit dominieren Schriftquellen. Die Geschichtswissenschaft blickt bei der Untersuchung von Fürsorgeinstitutionen auf eine längere Forschungstradition zurück. Bedeutende Arbeiten entstanden bereits im 19. Jh. Archäologische Forschungen folgten in der ersten Hälfte des 20. Jh. und treten vermehrt seit den 1970er Jahren auf. Seit den 1990er Jahren nehmen Kollektivarbeiten verschiedener Disziplinen zu. Die Publikation von Ergebnissen erfolgte v. a. in Einzelberichten und Sammelbänden. Doch trotz dieser Impulse stellten regional und zeitlich übergreifende Arbeiten bisher ein Desiderat dar. Dies liegt sicherlich in der Schwierigkeit einer geeigneten Methodik begründet, u. a. da die Fundorte zu weit voneinander entfernt liegen, um regionale Charakteristika feststellen zu können, die zeitliche Entwicklung dieser Einrichtungen mehrere Hundert Jahren umfasst und die individuelle institutionelle Fürsorge nicht greifbar wird.

### 1.2.4 Verwendete Quellen

Die folgende Abhandlung entstand mit dem Ziel, archäologische Belege, „Artefakte und andere ‚Überreste'", als Nachweis für das Gesundheits- und Fürsorgewesen im Mittelalter und in der Frühen Neuzeit zusammenzutragen.[4] Unter „Artefakt[en] versteht man in der Medizingeschichte Werkzeuge und Hilfsmittel jeder Art, aber auch andere dreidimensionale Objekte (z. B. Krankenhausbauten), in denen sich die therapeutische und diagnostische Praxis einer bestimmten Epoche spiegel[n]."[5] Archäologische Funde und Befunde, egal welcher Provenienz, sind nur unter Einbeziehung von Nachbarwissenschaften in einem großen Kontext verständlich. Daher wurden zu den Belegen zusätzlich

4 Eckart – Jütte 2007, S. 37.
5 Ebd.

schriftliche Überlieferungen, Bildquellen sowie anthropologische Untersuchungen herangezogen.

### *1.2.4.1 Archäologische Quellen*

Archäologische Quellen ermöglichen u. a. aufgrund ihrer Überlieferungswege einen Erkenntnisgewinn, der durch Schriftzeugnisse nur selten zu erzielen ist. Sie sind kaum Bestandteil einer bewussten Tradierung und ermöglichen aufgrund dessen einen komplexen Nachweis sozialer Gruppen und Gegenstände, die sich in überlieferten Schriftquellen kaum bzw. gar nicht niederschlagen.

Auf vormoderne Fürsorgeeinrichtungen bezogen liefern archäologische Überreste unmittelbar Hinweise auf die Lebenssituation ehemaliger Bewohner. Die häufigsten in dieser Arbeit vorgestellten Funde entstammen Kloaken bzw. Latrinen.[6] Das feuchte Klima innerhalb dieser Abfallgruben begünstigte die Konservierung organischer Überreste und ermöglicht dadurch den Zugriff auf Artefakte, die außerhalb des feuchten Milieus vergangen wären. Dennoch sind diese Quellen kritisch auszuwerten.[7] Sie bergen eine Vielzahl verschiedener Fragen, die auch innerhalb der vorliegenden Arbeit stets evident sind. Latrinen sind demnach keine geschlossenen Funde, die präzise Aussagen zu Nutzungsdauer, Herkunft oder gar alltäglichen Gewohnheiten ehemaliger Hausbewohner zulassen. Stattdessen handelt es sich mitunter um sekundär gefüllte Auffanggruben, die in ihrer teilweise recht langen Nutzungszeit wiederholt entleert oder teilentleert wurden. Zumeist beinhalteten sie den Abfall mehrerer Generationen und Familien. Auch die prozentuale Verteilung von Objektmaterialien ist mit Vorsicht zu interpretieren. Holzgeschirr, das aufgrund der Funktionalität über Jahrhunderte keine Formveränderung aufweist, war auch in einer Mittel- und Oberschicht in Benutzung. Ein hoher Fundus an Holzobjekten spiegelt folglich nicht zwingend die soziale Herkunft der Bewohner wider. Holzgeschirr dominiert in vielen der untersuchten Latrinen, aus anderen ist es hingegen beinahe unbekannt. Letzteres kann sowohl im klimatischen Milieu der Latrine als auch in der Art der Abfallentsorgung begründet liegen. Holz war ein Brennstofflieferant; defekte Gefäße fanden daher sicher auch als Feuerholz Verwendung. Keramik- oder gar Glasobjekte hingegen wurden lange gepflegt und weitergereicht. Auf diese Weise gelangten sie seltener in großem Umfang in Abfallgruben,

---

6 Kloaken bzw. Latrinen werden in Schriftquellen häufig als „*cloaca, heymelich gemach, ganc, heymeliche camer, privete und privet*" bezeichnet (SCHÜTTE 1986, S. 251).

7 Hierzu SCHÜTTE 1986.

sondern konnten sogar von einer höheren sozialen Schicht in eine darunterliegende übergehen.

Die Analyse des aus den Latrinen geborgenen organischen Materials erfolgt v. a. mithilfe der Archäobotanik, Archäozoologie und Paläoparasitologie. Archäobotaniker liefern beispielsweise auf Grundlage von Pflanzenresten Informationen zur vegetabilischen Ernährung, Arzneizubereitung sowie Nutzung von Importfrüchten und -gewürzen. Bei allem wissenschaftlichen Optimismus über mögliche soziale Indikatoren, die in importierten Pflanzen gesehen werden können, lassen Pflanzenreste jedoch nur Tendenzen erkennen. Inwiefern sie etwa in der täglichen Nahrung Verwendung fanden, ist nicht immer zu klären. Für Arzneien wird eine Zuschreibung noch schwieriger. Sie gelingt einschränkend etwa mithilfe von mittelalterlichen und frühneuzeitlichen medizinischen Rezeptsammlungen.[8]

Archäozoologen ermöglichen auf Grundlage von Tierknochen, Gräten und Eiern Aussagen zur tierischen Ernährung der Hospitaliten. Sie geben Antworten auf verschiedene Fragen. Beispielsweise darauf, welche Tierarten bevorzugt verspeist wurden, wie alt diese im Durchschnitt waren und welches Geschlecht sie hatten. Die daraus gezogenen Schlüsse zu den Nahrungsgewohnheiten und diätetischen Maßnahmen innerhalb der Einrichtungen sind Bestandteil dieser Arbeit.

Die Archäoparasitologie erlaubt u. a. Aussagen zur Hygiene vergangener Epochen.[9] Ein Mangel an Hygiene spiegelt sich archäologisch beispielsweise durch den Nachweis von Intestinalwürmern und Läusen wider. Würmer des Gastrointestinaltrakts führen zu übermäßigem Erbrechen und anhaltendem Durchfall. Sie hatten daher unbehandelt und auf Dauer besonders für sehr junge, alte und

---

8 Angaben finden sich u. a. in Kochbüchern, wie dem *Liber de coquina* aus dem 13. Jh. (vgl. Maier 2005). Das *buoch von guoter spîse* oder auch „Würzburger Kochbuch" wurde um 1350 angefertigt (vgl. unter anderem Hayer 1976; Brunner 1983; Adamson 2000). Siehe weiterhin Aichholzer 1999 und Honold 2005.

9 Besonders hervorzuheben sind in diesem Zusammenhang die schon in den 1980er Jahren von Bernd Herrmann veröffentlichten parasitologischen Untersuchungen von Kloaken bzw. Latrinen (vgl. Herrmann 1985; 1987; 1992). Addyman publizierte etwa zeitgleich einen Aufsatz zur Hygiene im römischen bis mittelalterlichen York. Der Nachweis von Fäkalien stammte hier für die Wikigerzeit (9.–11. Jh.) nicht nur aus Latrinen, sondern sogar von Gebäuderesten: „It suggests a picture of people, perhaps children, defecating indiscriminately within and around the houses" (Addyman 1989, S. 257). Für eine Einführung in die allgemeine Parasitologie vgl. Hiepe 2006.

immunschwache Menschen häufig auch den Tod zur Folge.[10] Parasitologische Untersuchungen liegen innerhalb dieser Arbeit nicht aus allen untersuchten Fürsorgeeinrichtungen vor. Während entsprechende Belege in monastischen Bezirken mitunter aus der Bauchregion der Bestatteten nachgewiesen wurden, sind sie in Hospitälern aus Latrinen überliefert.[11] Der Nachweis von parasitären Insekten und Spinnentieren ist ebenfalls defizitär, für das hier behandelte Thema jedoch wichtig. So konnte der Befall von Läusen und Milben schwere körperliche Konsequenzen haben und mitunter zum Tod führen. Läuse wurden u. a. in Haaren nachgewiesen, die aus der Latrine des St.-Annen-Hospitals in Magdeburg stammen.[12]

### *1.2.4.2 Osteologische Quellen*

Skelettfunde ermöglichen eine Vorstellung von der Demografie sowie von Morbidität und Mortalität vormoderner Bevölkerungen. Archäologisch untersuchte Friedhofsserien spiegeln jedoch keine natürlich gewachsene Population wider, sondern ein „soziokulturell gesteuertes Endprodukt", dessen Selektionsprinzipien mitunter unbekannt sind.[13] Herkunft, Alter, Geschlecht und Lebenswandel können innerhalb einer Generation bereits zu abweichenden Bestattungsweisen geführt haben. Ebenso wurde das häufig beobachtete Kinderdefizit auf Bestattungsplätzen noch immer nicht zufriedenstellend geklärt. Die Intentionen der Zurückgebliebenen, warum sie wie bestatteten, sind in der Gegenwart sogar unter Einbeziehung von Schriftquellen kaum allgemein fassbar.

Auch Aussagen zur Morbidität anhand pathologischer Veränderungen weisen Einschränkungen auf. Ein wichtiger Punkt ist, dass sich v. a. Verletzungen und chronisch verlaufende Krankheitszustände durch Knochenläsionen am Skelett manifestieren, kurze Krankheitsepisoden, Seuchen oder organbetreffende Pathologien hingegen kaum. Rein makroskopisch entziehen sich Krankheiten daher zuweilen dem Betrachter. Mikroskopische oder gar DNA-Untersuchungen

---

10 Eine Infektion mit Würmern ist v. a. in den Entwicklungsländern nach wie vor lebensbedrohend. Besonders gefährdet sind Kinder. Bei 35 % der Kinder, die in den 2000er Jahren an einer Bauchfellentzündung (*Peritonitis*) verstarben, hatte eine Spulwurminfektion die Krankheit überhaupt erst verursacht (Fisher et al. 2007, S. 188).

11 Eier des Peitschen- sowie Spulwurms befanden sich beispielsweise in der Latrine des St. Annen-Hospitals in Magdeburg (Nickel 1980, S. 52).

12 Nickel 1980, S. 50. Außerhalb dieser Institutionen sind archäologische Belege von Läusen in Verbindung mit Haaren und Kämmen häufiger überliefert, u. a. aus einer mittelalterlichen Fasslatrine in Ingolstadt (Zach 1992, S. 170, Abb. 24).

13 Kemkes-Grottenthaler 2001, S. 43.

haben diesbezüglich zu einem enormen Erkenntnisgewinn geführt, insbesondere auf dem Gebiet von Seuchenopfern aus Massengräbern.[14]

### *1.2.4.3 Schriftquellen*

Zusammengetragene und ausgewertete Schriftquellen sind für diese Arbeit unabdingbar, um archäologische Quellen in einen historischen Kontext zu setzen sowie diese zwei verschiedenen Quellengattungen bedarfsweise miteinander zu vergleichen. Einige Bemerkungen zur Verwendung von Schriftquellen, die v. a. auf die *Disability Studies* Bezug nehmen und schon durch die gewählte Überschrift *pauperes et infirmi* provoziert werden, sind daher obligat. Die *Disability Studies* sind eine interdisziplinäre Wissenschaft, die Behinderung nicht als eine Beeinträchtigung versteht, sondern als soziales, historisches und kulturelles Konstrukt.[15] Debil bedeutet demnach nicht behindert, sondern ist lediglich als ein Oberbegriff zu verstehen, der weitere Bezeichnungen mit einschloss, wie etwa *infirmitas*, *fragilitas* und *pauperes*. Hans-Werner Goetz nennt die Ursachen.[16] *Debilitas* entwächst etwa aus *infirmitas*, ein Begriff, der sowohl für Krankheit als auch Körperschwäche stehen kann, was darauf zurückzuführen ist, dass beide bewusst synonym füreinander Verwendung fanden: Wer krank war, war schwach; wer schwach war, war krank. Weitere Ursachen für *debilitas* waren Alter, Verstümmelungen und Verwundungen, Schmerzen, Hunger, sonstiger Mangel und Ermüdung.[17] Die sozialen Folgen von *debilitas* mündeten in eine Hilfs- und Schutzbedürftigkeit, da sich Betroffene nicht selbstständig versorgen konnten. Die „Behinderten", d. h. Kranke, Arme, Bettler, Schwangere, Waisen, Witwen und Gefangene „wurden in der mittelalterlichen Gesellschaft zu einem Objekt der Fürsorge".[18] Diese Fürsorge wurde auch von der Oberschicht unterstützt, etwa mit der Ausgabe von Spenden, Stiftungen und Testamenten, die u. a. zum Bau von Hospitälern und deren Ausstattung für *homines debiles* führten.[19]

---

14 Zur bibliometrischen Untersuchung der Osteoarchäologie in Großbritannien sowie dem seit den 1990er Jahren stetig verbesserten Einsatz von DNA- und Isotopenuntersuchungen vgl. Mays 2010.

15 Vgl. Metzler 2006.

16 Goetz 2009.

17 Ebd.

18 Goetz 2009, S. 42–43.

19 Demnach stiftete etwa der Bürger Konrad Kumpf dem Heiligen-Geist-Hospital in Bad Windsheim im Jahr 1465 zwei Betten, „die mit krancken leuten zu belegen" waren (zitiert nach Thurnwald 1996, S. 41)

### *1.2.4.4 Bildquellen*

Nicht selten verwendet die Archäologie Bildquellen zur Präsentation bzw. Untermauerung von Forschungsergebnissen und -thesen.[20] Dies sollte jedoch nicht ohne eine entsprechende Quellenkritik geschehen. Historische Bilder spiegeln demnach nur selten Realitäten wider, sondern eher den Wunsch des Auftragsgebers. Sie wurden daher mit einst bekannten Topoi ausgestattet. Der damalige Betrachter verstand die verwendete Bildsprache. Der Künstler konnte eigene Attribute hinzufügen, die der Realität entsprachen. Diese Attribute bzw. beweglichen Gegenstände sind für die Interpretation archäologischer Funde hilfreich, können jedoch ebenso zu Missverständnissen in der Datierung führen. Etwa dann, wenn das Kunstwerk postum entstand oder eine Kopie darstellt. Das Problem äußert sich beispielsweise durch Bilder von Geistlichen, die mit einer Nietbrille auf der Nase über ein Buch gebeugt dargestellt sind, jedoch lange Zeit vor der Erfindung der Nietbrille verstarben.[21] Das Bild des gelehrten Geistlichen mit Brille ist ein Topos. Nicht jeder dargestellte Geistliche trug demnach eine Brille. Was jedoch für den gegenwärtigen Betrachter offensichtlich wird, ist die Erkenntnis über das Aussehen der Objekte, dass sich durch archäologische Funde bestätigt findet, sowie über die Tragweise, die ohne diese Bildquellen nicht sicher rekonstruierbar wäre.

Topoi wurden auch bei der Darstellung von Kranken genutzt, etwa bei der Illustration von Leprosen, die häufig mit mindestens einem fehlenden Fuß und bettelnd auf Bildquellen zu sehen sind. Doch auch hier finden sich reale, individuelle Elemente, je nach Talent und Beobachtungsgabe der Künstler. Grundsätzlich ist es jedoch schwierig, Krankheiten anhand von Bildquellen zu identifizieren und entsprechende Versuche stoßen häufig auf Kritik seitens der Medizingeschichte.

Zusammengefasst ist festzuhalten, dass alle aufgeführten Quellenkategorien unerlässlich für eine komplexe Darstellung des vormodernen Fürsorge- und Gesundheitswesens sind, jedoch jede für sich allein häufig nur Teilaspekte aufzeigt. Die Auswertung archäologischer Quellen unter Einbeziehung von Nachbarwissenschaften ermöglicht daher einen bisher nicht vorgenommenen Kenntnisgewinn für das Fürsorgewesen der untersuchten Zeit.

---

20 Zur Verwendung mittelalterlicher Bildquellen in der Archäologie vgl. Gralak – Krauskopf 2009.

21 Vgl. hierzu etwa die Darstellung des Kardinals Hugo von St. Cher aus dem Kloster San Nicolò. Das Fresko entstand 1342, während der abgebildete Dominikaner bereits 1263 verstarb (unter anderem Frugoni – Listl 2006, Abb. 5).

# 2 Caritative Einrichtungen der Klöster

Bis ins 12. Jh. ging die institutionelle Versorgung von Bedürftigen v. a. von Glaubensgemeinschaften aus. Gemäß der christlichen Nächstenliebe nahmen sie sich der Armen, Kranken, Waisen, Schwangeren und Reisenden an. Sie unterstützten sie mit Almosen, Unterkunft sowie spirituellen und medizinischen Behandlungen.

Im Fokus des Kapitels stehen Fragen zu Beginn und Niederschlag archäologisch nachweisbarer klösterlicher Fürsorge. Auf Grundlage geborgenen Skelettmaterials ist unter Berücksichtigung von Alter, Geschlecht, möglicher Herkunft, Pathologien und medizinischen Eingriffen zu untersuchen, was die Bedürftigen als solche auszeichnete und welche Art von Fürsorge sie im Kloster erhalten haben. Letztendlich ist zu diskutieren, ob die klösterliche Fürsorge zeitliche, regionale und ordensspezifische Differenzen aufweist.

Nach einer Einleitung mit Rückgriff auf die Antike liegt der zeitliche Schwerpunkt des Kapitels auf dem 12. bis 16. Jh. Die Begrenzung ist dem relativ späten Nachweis archäologisch geborgener, medizinrelevanter Funde aus Klöstern sowie den Umbruchprozessen im Zuge der Reformation geschuldet.

## 2.1 Forschungsstand

Untersuchungen zur klösterlichen Caritas, einschließlich der dazugehörigen Krankenpflege, wurden bereits im großen Umfang publiziert. Der Schwerpunkt dieser Arbeiten liegt in der Auswertung schriftlicher Quellen. Von besonderer Bedeutung ist in diesem Zusammenhang die *Regula Sancti Benedicti*, im Jahr 527 von dem Ordensgründer der Benediktiner Benedikt von Nursia (480–547) auf dem Monte Cassino verfasst. Das 36. Kapitel beinhaltet Pflichten gegenüber Kranken, ohne jedoch näher auf spezifische Krankheiten oder die Zubereitung von Arzneien einzugehen.[22] Informationen über die zwei zuletzt genannten Punkte finden sich wohl erstmalig im *Lorscher Arzneibuch*, einer im 8. Jh. im Kloster Lorsch angefertigten medizinischen Handschrift. Diese Rezeptsammlung bezieht sich u. a. auf antike Vorbilder, wie Plinius.[23] Antike Schriften waren in vielen Klöstern, den Transkriptionsschulen und Gelehrtenstätten des Mittelalters, vorhanden und zugänglich. Die Wirksamkeit von Kräutern und anderen

22 Nursia 1912

23 Mayer 2002.

Pflanzen wird auch im *Hortulus* des Benediktinermönches Walafrid Strabo (808/809–849) festgehalten.[24] Der Abt des Klosters Reichenau beschreibt u. a. jene Pflanzen, die sich auf dem *Klosterplan von St. Gallen* wiederfinden, der in das 9. Jh. datiert.[25] Vom 9. bis 12. Jh. scheint eine gewisse Stagnation bei der Anfertigung monastischer Heilkundeschriften in lateinischer Sprache eingesetzt zu haben, sofern der marginale Nachweis nicht überlieferungsbedingt ist. Dieser Stillstand ist außerhalb des vorliegenden Untersuchungsgebiets hingegen nicht feststellbar. Das belegen wegweisende medizinische Arbeiten, wie der *Canon medicinae* des persischen Arztes Avicenna (um 980–1037).[26] Das fünfbändige Werk widmet sich der theoretischen Medizin, Arzneikunde, Pathologie, Chirurgie und Arzneimittellehre. Es wurde 1170 ins Lateinische übertragen und gehörte bis in die Frühe Neuzeit zu den Standardwerken studierter Mediziner.

Das 11./12. Jh., die Zeit der Kreuzzüge, führte zu einem signifikanten Einwicklungsschritt und Wissensaustausch innerhalb der klösterlichen Krankenfürsorge sowie der Medizin allgemein. Der intensive Kontakt mit der arabischen Welt unterstützte den Wissensaustausch und ermöglichte den Zugriff auf antike Werke sowie deren Übersetzung ins Lateinische.[27] Der Mediziner Constantinus Africanus (11. Jh., genaue Lebensdaten unbekannt) gelangte in dieser Zeit des Umbruchs nach Monte Cassino. Auch er übersetzte griechische und arabische Schriften ins Lateinische. Das *Liber graduum*, das Heilwirkungen von Pflanzen und Mineralien aufzeigt, zählt zu seinen bedeutendsten Werken.[28] Gegen Ende des 11. Jh. entstand der *Macer floridus*, ein Kräuterbuch bzw. Lehrgedicht des Benediktiners Odo Magdunensis (Odo von Meung). Er bezog sich neben seinen eigenen Beobachtungen auf Primärquellen, wie Plinius den Älteren, Galen und Strabo.[29] Die Benediktinerin Hildegard von Bingen (1098–1179) verfasste im 12. Jh. Abhandlungen zu Pflanzen und Krankheiten, wie die *Physica* sowie *Causae et Curae*.[30] Im ausgehenden Mittelalter scheinen derart prägnante Quellen von Ordensmitgliedern zurückzugehen.

---

24 Stoffler 2000.

25 Zum Klosterplan von St. Gallen vgl. u. a. Hecht 1983; Duft 1998.

26 Mayer 2003.

27 Zum medizinischen Wissenstransfer im Zuge der Kreuzzüge siehe beispielsweise Mitchell 2004.

28 Vgl. u. a. van Arsdall – Graham 2012.

29 Mayer – Goehl2001.

30 Bingen et al. 1985; Hertzka 1992; Schmitt 2008c. Während in der *Physica*, einem neunbändigen Werk, Heilmittel und ihre Wirkung beschrieben werden, widmete sich die Äbtissin vom Rupertsberg in ihrer *Causae et Curae* auch psychosomatischen

Die genannten Quellen vermitteln einen Eindruck vom damaligen medizinischen Wissensstand innerhalb monastischer Einrichtungen und ermöglichen zudem die kontextuelle Auswertung archäologischer Belege. Eine „Archäologie der Klostermedizin" scheint bisher jedoch noch nicht zu existieren, obwohl einige ältere Publikationen vermuten lassen, dass Klöster mit Hinblick auf dieses Thema in der Vergangenheit vereinzelt näher untersucht wurden.[31] In Skandinavien, hauptsächlich in Dänemark, datieren entsprechende Grabungen, wie die der Klöster von Æbelholt und Øm, bereits in die erste Hälfte des 20. Jh. Die damaligen Grabungsmethoden entsprachen nicht heutigen Standards. Es drängt sich die Vermutung auf, dass die Bearbeiter weniger an Zusammenhängen und Stratigraphie interessiert waren, als an Funden. Kristen Isagers Abhandlung über die *Krankenfürsorge des dänischen Zisterzienserklosters Øm* zeigt, dass diese ersten Grabungen genutzt wurden, um die These einer klösterlichen Medizin zwingend zu untermauern, wie im Kommenden erläutert wird.[32] Der Mediziner Vilhelm Møller-Christensen untersuchte Skelettmaterial sowie medizinische Befunde und Funde aus dem *Æbelholt kloster*.[33] In jüngster Zeit hat sich v. a die Medizinhistorikerin Annette Frölich mit chirurgischen Instrumenten aus Klöstern in Dänemark beschäftigt und in diesem Zusammenhang alte Zuschreibungen revidiert.[34]

Seit der zweiten Hälfte des 20. Jh., insbesondere seit den 1990er Jahren, sind im gesamten Untersuchungsgebiet vermehrt Aufsätze, Monographien und Sammelwerke zu wissenschaftlich untersuchten Klöstern entstanden. Bauhistorische, archäologische, anthropologische und archäobiologische Fragestellungen stehen im Mittelpunkt dieser Arbeiten. Medizinarchäologische Untersuchungen werden mitunter aufgegriffen, jedoch nur selten in einem breiteren Kontext chronologisch und regional betrachtet. Die Baugeschichte monastischer Einrichtungen wurde häufig in Überblickswerken behandelt.[35] Im deutschsprachigen Raum sind an dieser Stelle die Arbeiten des Medizinhistorikers Dieter

Erkrankungen zwischen Geist und Körper sowie der Konstitution der Geschlechter; s. jüngste Edition durch Ortun Riha (Hildegardis – Riha 2011).

31 Die Architektur der Klöster im deutschsprachigen Raum ist u. a. ein Schwerpunkt der Arbeiten von Matthias Untermann (u. a. 2001; 2003, mit dazugehöriger Bibliographie).

32 Isager – Sjövall 1936; Isager 1939; Isager 1941.

33 Møller-Christensen 1982.

34 Frölich 2004a/b; 2009 und 2011.

35 Zu den Überblickswerken, in denen die sog. Klostermedizin als wesentlicher Bestandteil der Entwicklung der Heilkunde vorgestellt wurde vgl. u. a. Toellner et al. 1992; Meyer-Steineg – Sudhoff 2006 sowie Jankrift 2003; 2005.

Jetter zu nennen. In dem 1986 publizierten Werk *Das europäische Hospital. Von der Spätantike bis 1800* thematisiert er u. a. das Infirmarium, den Bereich für die kranken Brüder. Auch bauarchäologische und -historische Untersuchungen klösterlicher Einrichtungen liegen im großen Umfang vor. Alfons Zettler beschreibt in seiner Monografie über *Die frühen Klosterbauten der Reichenau* aus dem Jahr 1988 das Infirmarium als Bestandteil des Klosterkomplexes.[36] Weitere Arbeiten zu diesem Gegenstand sind v. a. in Aufsätzen erschienen, etwa 1996 *Zur Entwicklung der Klosterinfirmarien* von Roger Seiler oder die im Jahr 2002 von Thomas Coomans veröffentlichte Arbeit *De la salle commune à la chambre individuelle: l'évolution des infirmeries monastiques (XIIe-XVe siècles)*. Besondere Aufmerksamkeit verdient in diesem Zusammenhang die Dissertation *Infirmarie – Kranken- und Sterbehäuser der Mönche* von Gabi Lindenmann-Merz, die im Jahr 2009 publiziert wurde. Lindenmann-Merz beschreibt darin u. a. den bis dahin bestehenden Forschungsstand zu diesem Thema. Das Hauptaugenmerk ihrer Dissertation liegt auf den Infirmariebauten nordenglischer Klöster, verbunden mit einer exemplarischen Anschauung entsprechender Einrichtungen außerhalb Großbritanniens.

Archäologische Kleinfunde, Nahrungsüberreste und Skelette aus klösterlichen Institutionen werden zunehmend seit den 1990er Jahren ausgewertet. Für die Britischen Inseln sind entsprechende Sammelbände hervorzuheben, die vom *Museum of London Archaeology* und *The Archaeology of York* herausgegebenen werden.[37] Im deutschsprachigen Raum entstanden Publikationen zu archäologische Kleinfunde mitunter schon früh, wie etwa 1973 zu den Funden aus dem Chorgestühl des Klosters Wienhausen. Diese Arbeiten waren jedoch nicht interdisziplinär, sondern überwiegend kunsthistorisch ausgerichtet.[38] Erst seit den 1990er und v. a. seit den 2000er Jahren ist, ähnlich wie auf den Britischen Inseln, eine starke Zusammenarbeit verschiedener Disziplinen feststellbar.

---

36 Zu weiteren Arbeiten, die generell die Architektur der Klöster beschreiben vgl. u. a. Kuthan 1982; Coppack et al. 1995; Setzler – Quarthal 1995; Ebert – Bueckers 2001; Untermann 2001; Harrison 2006; Mohn 2006; Robinson – Harrison 2006 und Putzke 2009.

37 Siehe für die Zisterzienserabtei St. Mary Stratford Lanthorne in Essex Barber et al. 2004; für die Holy Trinity Priory von Aldgate in London Schofield – Lea 2005; für das Augustinerpriorat St. Mary Merton in Surrey Miller – Saxby 2007; für die Zisterzienserabtei St. Mary Graces von East Smithfield in London Grainger – Phillpotts 2011 und für St. Mary Spital, ein von einem Augustinermönchen geführtes Hospital, Connell et al. 2012; für York vgl. u. a. für das Priorat St. Andrews Stroud – Kemp 1993.

38 Appuhn 1973.

Medizinrelevante Funde im deutschsprachigen Raum stammen u. a. aus dem Augustinereremiten-Kloster in Freiburg sowie dem Allerheiligen-Kloster in Schaffhausen.[39] Schaffhausen erbrachte zudem archäobiologisches Material aus der Infirmarielatrine. Die Nahrungsgewohnheiten und damit verbundene Krankendiäteten der Klosterinsassen wurden von Andre Rehazek und Christoph Brombacher untersucht und mit städtischen Belegen verglichen.[40] Zu ihren Arbeiten gehört auch die archäobotanische und -zoologische Auswertung der Latrinen aus dem Bürgerspital in Stein am Rhein (→ Kap. 3 *Hospitäler*) sowie einer Badestube in Solothurn (→ Kap. 5.3 *Bader*), was den Bearbeitern einen regionalspezifischen Einblick in dieses Thema ermöglicht.[41] Zum Forschungsstand und zu aktuellen Forschungsproblemen der Archäobotanik und -zoologie sei auf Julian Wiethold verwiesen, der u. a. Pflanzenreste aus dem Klarissenkloster von Ribnitz vorstellte.[42]

## 2.2 Fürsorgeeinrichtungen von der Antike bis zu klösterlichen Institutionen

### 2.2.1 Antike

Auf die Frage, seit wann Bedürftige im Sinne der Nächstenliebe und Mildtätigkeit in Fürsorgeeinrichtungen versorgt wurden, konstatierte Walter Gabelmann: „Weder das klassische Altertum noch der religiöse Osten kennen die Caritas".[43] Dennoch sind Hospitäler[44] als Orte der Pflege und medizinischen Heilung für die Antike überliefert.[45] Damit ist offensichtlich, nicht die christliche Nächstenliebe führte ursprünglich zur Einrichtung dieser Institutionen, sondern die Notwendigkeit an sich.

---

39 Für Freiburg vgl. Untermann – Banck 1995; für Schaffhausen vgl. Bänteli et al. 1999.

40 Zum Allerheiligen-Kloster von Schaffhausen Brombacher – Rehazek 1999b; Rehazek 1999; Rehazek – Brombacher 1999; zu den städtischen Vergleichsbeispielen vgl. u. a. Brombacher – Rehazek 1999a; Brombacher et al. 2000.

41 Zum Spital in Stein am Rhein vgl. Rehazek 2006; zur Krutstube in Solothurn vgl. Rehazek 2009.

42 Wiethold 2007a/b.

43 Gabelmann 1992, S. 1.

44 Lat. *hospes* = Gast/-freund, Fremder.

45 Kislinger 2005; Nutton 2004.

Seit der klassischen Antike tritt Asklepios[46], Gott der Heilkunst, im Zusammenhang mit Krankenanstalten hervor. Die nach ihm genannten Asklepieia entstanden u. a. in Epidaurus, Kos, Pergamon, Tricca, Athen und Rom. Die Einrichtungen dienten der Betreuung und Heilung von Kranken, mittels Schlaf und Therapien.[47] Nach Gabelmann „[...] wirkten Priester und Ärzte als Therapeuten. Psychotherapie und Beten, Fasten, Diätet, Purgantien, Aderlass und Bäder sind die Mittel der Anwendung." Ein Blick auf den Übersichtsplan des Asklepieion in Troizen (ca. 380–250 v. Chr.) zeigt für das Gästehaus der Kranken eine effektive Aneinanderreihung von Räumen (Abb. 1): Krankenzimmer und Behandlungsräume gruppierten sich um einen Innenhof. Sie besaßen direkten Zugang zu weiteren Versorgungsräumen.

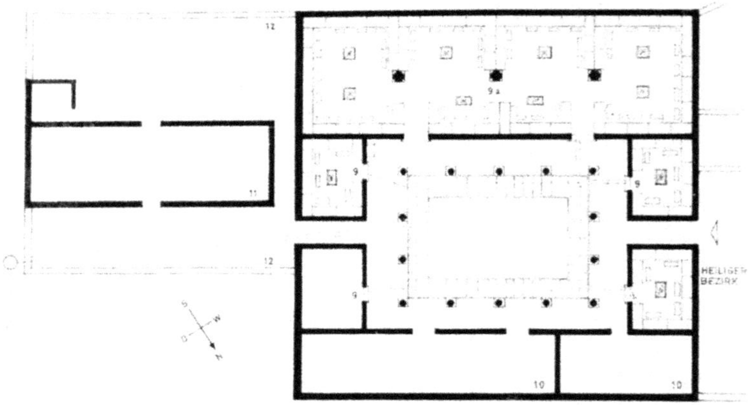


**Abb. 1:** Asklepieion in Troizen mit dem Gästehaus der Kranken.

Die Asklepiosverehrung verbreitete sich in der Antike annähernd über den gesamten Mittelmeerraum. Sie gelangte ebenso wie das gesammelte medizinische Wissen im 3. Jh. v. Chr. nach Italien. Belege stammen u. a. aus zeitgenössischen schriftlichen Quellen, wie der mythologischen Dichtung *Metamorphosen*

46 Die antike Darstellung zeigt Asklepios als bärtigen Mann mit einer sich um einen Stock windenden Schlange (Krug 1993a, Künzl 2002; Steger 2004). Diese Attribute sind bis in die Gegenwart überliefert und finden sich häufig auf Aushängeschildern von Apotheken und Tierarztpraxen wieder.

47 Gabelmann 1992, S. 3.

von Ovid, sowie von archäologischen Überresten.[48] Auf der archäologisch untersuchten kleinen Tiberinsel *Insula Aesculapii* in Rom lebten u. a. alte und kranke Sklaven.[49] Die Insel diente als Altersdomizil; Hinweise auf Betreuung finden sich m. W. hingegen nicht. Bis zur Regierung Kaiser Augustus (63 v. Chr.–14 n. Chr.) sind keine hospitalähnlichen Einrichtungen mit medizinischem Versorgungsangebot in Italien nachweisbar. Erst mit dem Aufkommen von Kastellen für die römische Berufsarmee entstehen sog. *valetudinarien*, in denen kranke und verwundete Soldaten eine Behandlung durch Militärärzte erfuhren.[50] Dieses „Fürsorgeverhalten" beschränkte sich laut Gabelmann ausschließlich auf den militärischen Bereich, auf Soldaten und Veteranen. Und er konstatiert weiter:

> „Für die Mehrzahl der Bevölkerung gibt es keine öffentliche Fürsorge. Lediglich für die kranken Sklaven, deren Arbeitskraft erhaltenswert ist, sind ebenfalls Einrichtungen zur medizinischen Behandlung, allerdings nur aus Schriften bekannt. Es war offensichtlich billiger, einen kranken Sklaven zu pflegen, als einen neuen zu kaufen."[51]

Das Fehlen hospitalähnlicher Institutionen für die breite Bevölkerung spiegelt sich bisher auch im archäologischen Befund wider. Medizinische Instrumente als Indikatoren für ärztliche Praxis sind jedoch bekannt. Sie sind jedoch vorrangig aus Kastellen bzw. Valetudinarien und Gräbern, weniger aus Siedlungsgrabungen überliefert.[52] Auffallend ist, dass entsprechende Belege v. a. aus sog. geschlossenen Funden stammen. Hierzu zählen einerseits Gräber, andererseits auch Siedlungen, die durch ein einmaliges Ereignis verschlossen wurden. Die

48 Künzl 2002, S. 24–25.

49 „Kaiser Claudius (41 n. Chr. bis 54 n. Chr.) griff zugunsten alter und kranker Sklaven in den Brauch ein, dass diese von ihren Herren [...] im Alter einfach auf die Tiberinsel abgeschoben wurden [...]." Ebd.

50 Lazarette sind aus römischen Militärlagern archäologisch vielfach überliefert, ebenso medizinische Kleinfunde (u. a. Davies 1970; Künzl 2005; Peters 2010). Chirurgische Bestecke stammen sowohl aus Valetudinarien als auch von Schlachtfeldern, wie im niedersächsischen Kalkriese (u. a. Jackson 1990, Fjaestad-Seger 1995; Künzl 2002).

51 Gabelmann 1992, S. 5.

52 Roy W. Davies (1970, S. 89) wies darauf hin, dass Valetudinarien schon allein aufgrund der vor Ort geborgenen chirurgischen Instrumente als solche interpretiert wurden. Erklärend benennt er mehrere Beispiele, u. a. das Kastell von Neuss mit „more than one hundred medical instruments and implements, including different types of probe, spatula, spoon, elevator, tweezers, curved and straight needles, scalpels, bandageclips, rivets and mixing blocks, plus a box for containing ointment, medical glassware, and small oil vessels." Konträr zu diesen Zuweisungen siehe Baker 2002: Demnach zeigen chirurgische Funde aus dem Umfeld eines Kastells nicht zwingend den Standort eines Valetudinariums an.

Vulkanasche des Vesuvs konservierte beispielsweise die Stadt Pompeji im Jahr 79 n. Chr. vollständig. Bei der Freilegung kamen medizinische Instrumente und 25 Gebäude zutage, die als Arztpraxen identifiziert wurden.[53] Ob diese Einrichtungen Patienten sowohl ambulant behandelten als auch für längere Zeit aufnahmen (→ Kap. 5.3 *Bader*, 5.4 Barbier(-chirurg), 5.5 *Scharfrichter*), kann nur vermutet werden. Das angeführte Beispiel demonstriert jedoch, dass die Abwesenheit von medizinischen Funden nicht zwingend eine reale Minderheit von öffentlich praktizierenden Ärzten reflektiert, sondern ein Überlieferungsproblem darstellt.

Medizinische Instrumente aus sog. Ärztegräbern, die ebenso als geschlossene Funde betrachtet werden können, erhielten bisher große wissenschaftliche Aufmerksamkeit.[54] Sie datieren hauptsächlich in die Zeit des 1. bis 3. Jh. n. Chr.[55] Das Verbreitungsgebiet dieser Ärztegräber umfasst fast alle Provinzen des *Imperium Romanum*. Es ist auffallend, dass sie bisher nicht auf dem Gebiet der Britischen Inseln zu finden sind, von denen jedoch Valetudinarien archäologisch überliefert vorliegen, wodurch eine medizinische Fürsorge von Söldnern und Soldaten anzunehmen ist. Nicholas Orme und Margaret Webster besprachen diese Krankeneinrichtungen, die bereits ein *operating theatre* (→ Kap. 3.4.6.5.2 *Theatrum Anatomicum*) besaßen und 250 Soldaten aufnehmen konnten.[56] Die Institution der Valetudinarien verschwand mit dem Ende des *Imperium Romanum* und hatte daher keinen Einfluss auf die Entwicklung jener Hospitäler, die mit dem frühen Christentum in Erscheinung getreten sind.

Die eingangs gestellte Frage, seit wann Bedürftige im Sinne der Nächstenliebe und Mildtätigkeit in Fürsorgeeinrichtungen versorgt wurden, ist nach Darlegung des Vorangegangenen eindeutig zu beantworten: Hospitalähnliche Einrichtungen gab es bereits in der Antike, allerdings unterschieden sich diese von den mittelalterlichen und frühneuzeitlichen Fürsorgeinstitutionen sowohl im Angebot als auch in der Zugänglichkeit, wie im Folgenden zu sehen ist. Eine mildtätige Caritas, wie von Gabelmann angesprochen, kann bisher tatsächlich nicht nachgewiesen werden. Antike Fürsorgeeinrichtungen waren nicht darauf ausgerichtet, Bedürftige mit dem Notwendigsten zu versorgen. Stattdessen haben die bekannten Institutionen Heilungsmethoden für eine bestimmte

53 Vgl. u. a. Krug 1993a, S. 71–72; Künzl 2002, S. 56–65.

54 U. a. durch Künzl 1983; 1989; Longfield-Jones 1984; Matthäus 1989; Künzl – Riederer 2002.

55 Matthäus 1989, S. 10.

56 Orme – Webster 1995, S. 15.

Klientel angeboten. Die Mehrheit der Bevölkerung ließ sich vermutlich eher im häuslichen Umfeld pflegen und behandeln, konnte jedoch ebenso den Rat von Ärzten annehmen und diese in ihren Praxen aufsuchen – gegen eine entsprechende Bezahlung. Es wäre in Zukunft näher zu untersuchen, wie und in welchem Umfang diese Praxen als Krankenanstalten für kurzzeitige Pflege, etwa nach chirurgischen Eingriffen, fungierten.[57]

Grundsätzlich ist festzuhalten, dass hospitalähnliche Institutionen der Antike keinen Einfluss auf das abendländische Hospital ausübten, das aus völlig anderen Motiven heraus entstanden war.[58]

### 2.2.2 Von der Spätantike bis zum Frühen Mittelalter

Lange hielt sich die Meinung, die Institution „Hospital" sei auf dem ersten Reichskonzil von Nicäa (heute İznik, Türkei) im Jahr 325 entstanden, auf dem Bischöfe dazu angehalten wurden, Xenodochien zu erbauen. Dort sollten Reisende und Hilfebedürftige auf befristete Zeit Unterstützung erfahren.[59] Tatsächlich wurde diese Auflage jedoch „erst im 6. Jh. nachträglich in die Konzilakten eingefügt", trotzdem sich die Kirche bereits seit dem 4. Jh. der Bedürftigen annahm.[60] So entstand etwa das Xenodochium von Caesaria Maritima (Palästina) bereits um 369 n. Chr. Es umsorgte Waisen, Witwen, Kranke, Gebrechliche, Leprose, Alte und Pilger und war mit Häusern für Personal, Ärzten, Arbeitsstätten sowie Wirtschaftsgebäuden ausgestattet.[61] Mitunter befanden sich diese gestifteten Xenodochien in Hörweite zur angrenzenden Basilika. Die Insassen nahmen auf diese Weise unmittelbar am Gebet teil – eine Verbindung, die auch im mittelalterlichen Hospital zu beobachten ist.[62] Ebenfalls in das 4. Jh. datieren erste Klostergründungen durch den Zusammenschluss von Eremiten im Vorderen Orient.[63]

---

57 Kislinger 2005, S. 431.

58 Gabelmann 1992, S. 6.

59 *Xenodochium* = lat. für Gasthaus. Franz Glaser (1996, S. 52–53) untersuchte den archäologischen Nachweis von Xenodochien. Er wies auf die kontrovers diskutierte Frage hin, ob diese Einrichtungen in Noricum, Pannonien, Germanien und auf den Britischen Inseln schon während der Völkerwanderungszeit, spätestens seit dem bischöflichen Erlass des 5. Jh. bestanden hätten. Tatsächlich kommen sukzessive Belege zutage, die diese These stützen, beispielsweise durch ein derart angesprochenes Gebäude nahe der Bischofskirche von Teurnia (Oberkärnten).

60 Kislinger 2005, S. 431.

61 Windemuth 1995, S. 22.

62 Ebd., S. 24.

63 Witte 2003, S. 31. Das Wort Kloster entstammt dem lateinischen Wort *claustrum*. Demnach lebten die dort wohnenden Personen in Abgeschiedenheit. Im Folgenden

Xenodochien befanden sich daher sowohl neben diesen Einrichtungen als auch isoliert stehend. Die Verbreitung der Xenodochien erfolgte vom Orient aus und verlief im 5. und 6. Jh. über den Westen nach Frankreich und Spanien bis ins nördliche Europa. Sie wurden vorrangig an Pilger- und Reisewegen, an Gebirgspässen, wichtigen Flussüberquerungen oder vor den Toren damaliger Metropolen errichtet.

Das 6. Jh. war maßgebend für die Entwicklung des europäischen Kloster- und Hospitalwesens. Im Jahr 529 verfasste der Gründer des Benediktinerordens Benedikt von Nursia (um 480 bis 547) ein Regelwerk für sein Kloster auf dem Monte Cassino (Italien). Es beinhaltete die regelmäßige Ausübung der Werke der Barmherzigkeit.[64] Erstmalig wurde die notwendige Verbindung von Kloster und Hospital sowohl für die kranken Brüder als auch für Gäste, Reisende und Arme niedergeschrieben.[65] Benedikt von Nursia hielt zudem seine Vorstellungen hinsichtlich des Abt- und Mönchalltags fest. Die Regeln galten als Orientierung für nachfolgende Orden, wie den Zisterziensern (seit dem 11. Jh.) und Cluniazensern (seit dem 10./11. Jh.).

Während der Völkerwanderungszeit zerfielen viele Bischofsstädte. Folglich verschwanden etwa ab dem 9. Jh. die vom Bischof verlangten Xenodochien und Armenmatrikel. Das klösterliche Hospital wurde stattdessen zum Zufluchtsort für Bedürftige. Arme bekamen Speisung und Kleidung, in Not geratene Bauern wurden mit zinslosen Darlehen unterstützt und Kranke der klostereigenen Dörfer und Städte erhielten Besuch von Konventmitgliedern.[66] Die Klöster selbst

---

finden sich Bezeichnungen, wie Kloster (engl. *monastery*), Abtei (engl. *abbey*) und Priorat (engl. *priory*). Die verschiedenen Benennungen dieser Institutionen sollen hier nur in Kürze erklärt werden: Das Kloster ist ein von der Außenwelt isolierter Ort, an dem Mönche oder Nonnen in einer eigenen Gemeinschaft leben. Eine Abtei ist ein Kloster, das von einem Abt oder einer Äbtissin geleitet wird. Das Priorat wiederum bezeichnet ein Kloster, das keine Abtei ist, da der Orden entweder keine Abteien kennt, wie die Kartäuser, oder weil es die kirchenrechtlichen Voraussetzungen zur Erhebung einer Abtei durch den Heiligen Stuhl nicht erfüllt. Unter einem Konvent sind in einem Haus zusammenlebende Klosterbrüder bzw. -schwestern zu verstehen. Historisch betrachtet lebten dort v. a. Mönche (engl. *friars*). Ihre Häuser wurden daher *friaries* genannt. Vgl. u. a. LexMa 1, S. 62–63; LexMa 5, S. 1218; LexMa 7, S. 217–218; Bretscher-Gisiger – Meier 2000.

64 Zum Leben und Wirken des Benedikt von Nursia vgl. u. a. Wieczorek – Sitar 2012.

65 Erste Hospitäler sind zumindest in Italien und Frankreich bereits im 6. Jh. nachweisbar (Goldhahn 1940, S. 37). Welche Bedürftigen im Hospital unterkamen, lässt sich nicht in jedem Fall bestimmen. Es scheint, dass sowohl Kranke als auch Pilger Aufnahme fanden.

66 Windemuth 1995, S. 35–44.

nahmen unschuldig in Not geratene Menschen mitunter bis zu ihrem Tod auf. In Anlehnung an die heiligen Apostel war die Aufnahme diese Langzeitinsassen häufig auf die Zahl zwölf beschränkt. Hinzu kamen Arme, Schwache und Kranke, deren Aufenthalt temporär begrenzt war und mit einer Verbesserung der Gesundheit oder dem baldigen Versterben der Insassen endete.

Ein neuer Umbruch im Kloster- und Hospitalwesen ist im 12./13. Jh. feststellbar und gehört folglich in eine Zeit des wirtschaftlichen Wandels. Zwei Bruderschaften, die Franziskaner und Dominikaner, führten eine Neuorientierung im Klosterwesen ein. Ihre Motive lagen in der Verbreitung der Lehre Christi. Daher lebten diese Bettelmönchsorden in direkter Nachbarschaft zu den übrigen Bewohnern der Stadt; anfangs außerhalb und schließlich innerhalb der Stadtmauern. Sie bevorzugten eine topografische Lage, die auch bei städtischen Bürgerhospitälern (→ Kap. 3) zu beobachten ist, die etwa zeitgleich entstanden sind: in der Nähe eines Gewässers und Stadttores. Der Einfluss dieser Bettelorden hielt bis zum 15./16. Jh. an. Da die Franziskaner und Dominikaner von der finanziellen Wohltätigkeit der Bevölkerung abhängig waren, scheint eine Konkurrenz zwischen den beiden Orden vorhersehbar. Um möglichen Streitigkeiten aus dem Weg zu gehen, teilten Franziskaner und Dominikaner die Städte daher unter sich auf, außer sie befanden sich in der Nähe zu einem Bischofssitz, wie beispielsweise in Schleswig.[67] Ferner wandten sie sich scheinbar verschiedenen Bevölkerungskreisen zu: Franziskaner näherten sich eher armen und kranken Menschen, Dominikaner dem sozial besser gestellten Bürgertum.[68] Der Franziskanerorden wurde damit zu einem wichtigen Grundpfeiler der Sozialfürsorge, indem er Kranken beistand und Arme mit Speisen und Unterkunft unterstützte. Im Zuge der Reformationen lösten sich viele Klöster auf oder wurden einem anderen Zweck zugänglich gemacht.[69]

Die mittelalterliche klerikale Fürsorge in die damit verbundenen administrativen Bauten zu trennen, d. h. in Klöster und Hospitäler, wie in dieser Arbeit geschehen, ist zuweilen schwierig, jedoch unvermeidbar, um die Entwicklung der Einrichtungen zu verstehen. So existierten einerseits Klöster, die zusätzlich Hilfe für Bedürftige anboten, ansonsten jedoch ganz im Sinne einer

---

67 Witte 2003, S. 32.

68 Ebd.

69 Die Entwicklung von vielen Klosterhospitalgründungen bis zur Auflassung dieser Einrichtung verlief nicht linear. Einerseits ist ein Rückgang neuer Klosterhospitäler bereits seit den Zisterziensern (11./12. Jh.) zu beobachten; andererseits entstanden wiederholt Neubauten, die mitunter sogar bis in das 18. Jh. hinein als Hospital betrieben wurden (Jetter 1973, S. 12).

Ordensgemeinschaft lebten. Andererseits sind ab dem 12. Jh. klerikale Einrichtungen zu beobachten, die von einer Ordensgemeinschaft geführt wurden, aber ausschließlich der Pflege und Unterstützung von *pauperes et infirmi* dienten. Regionale Unterschiede sind insbesondere zwischen dem deutschsprachigen Raum und den Einrichtungen auf den Britischen Inseln zu beobachten. Während im ersten durch Orden initiierte Hospitäler entstanden, die schließlich durch den Rat der Stadt übernommen wurden, blieben auf den Britischen Inseln viele Hospitäler durchweg kirchliche Institutionen, was sich u. a. auch in der Architektur dieser Anlagen widerspiegelt.[70] Diese Einrichtungen konnten demnach aus einer bürgerlichen Stiftung heraus entstehen, die Führung blieb jedoch in klerikaler Hand. Häufig unterstanden diese Institutionen dem Augustinerorden, wie etwa das Hospital und Priorat *St. Mary without Bishopsgate* (St. Mary Spital) in London, von dem in dieser Arbeit wiederholt die Rede sein wird. Es war im frühen 12. Jh. von einflussreichen Bürgern „for the poor and the sick" gestiftet und vor den Mauern der Stadt erbaut worden. Christopher Thomas beschreibt eine für England typische Reihenfolge der Stiftungen: „It was usual for the founders to provide the site and the endowment first, and then for a spiritual superior to provide a community for it."[71] Das Hospital sorgte für Arme und Kranke sowie für Pfründner und kranke Brüder. Pfründner konnten sich u. a. einen Platz im Hospital erkaufen, um dort ihren Lebensabend zu verbringen.[72] Die Gebäudekomplexe dieser Einrichtungen, d. h. Kloster und Hospital, entstanden meist gleichzeitig. Im Gegensatz dazu boten ausschließlich als Kloster gedachte Anlangen zuerst einen Wohnbezirk für Ordensmitglieder, dem Laienhospitäler je nach Ermessen und finanziellen Mitteln hinzufügt wurden.

---

70 Pat Cullum wies auf die Komplexität englischer Hospitäler hin, die den Einrichtungen im deutschsprachigen Raum ähnelt. Sie variierten sowohl in ihrer Architektur und Größe als auch in der Auswahl der Pfleger. Wenngleich allgemein Brüder und Schwestern die Krankheitspflege ausübten, unterstanden sie nicht immer einem Kloster. Je weltlicher eine Einrichtung war, desto weniger stringent hatten sich Insassen und Pfleger an christlichen Regeln zu halten (vgl. Cullum 1993, S. 11).

71 Thomas et al. 1997, S. 89.

72 Im englischsprachigen Raum werden Pfründner u. a. in *corrodians* und *beneficaries* unterschieden. *Corrodians* beschreiben Menschen, die durch einflussreiche Adelige oder die Kirche vermittelt wurden; *beneficiaries* waren zahlende Pfründner, meist Anwohner der Stadt. Übersichtswerke zu den *corrodians* sind m. W. bisher nicht bekannt. Sie werden v. a. innerhalb einzeln untersuchter Institutionen angesprochen. Etwas ausführlicher beschäftigte sich Cullum mit dem *corrodians* des St. Leonard's Hospitals in York (Cullum 1991).

Demnach unterstanden nicht allein Klöster, sondern häufig auch Hospitäler der Führung klerikaler Orden, die sich der Armen, Kranken und zahlenden Pfründner zuwandten. Eine Trennlinie zwischen Hospital und klösterlicher Caritas ist folglich nicht einfach zu ziehen. In dieser Arbeit werden daher Hospitäler, die in direktem baulichen Zusammenhang mit einem Kloster stehen, sowohl in diesem Kapitel als auch in Kapitel 3 *Städtische Hospitäler* behandelt. Auf diese Weise treten Unterschiede zwischen den einzelnen Institutionen deutlicher hervor. Hospitäler, die von monastischen Einrichtungen getrennt entstanden, finden sich im Kapitel 3.3 *Bürgerhospitäler* wieder.

Der Schwerpunkt des Untersuchungszeitraums der klösterlichen Caritas im 12. bis 16. Jh. bestand zeitgleich mit der Unterstützung von Bedürftigen in städtischen Hospitälern. Die städtische Fürsorge ist folglich keine Weiterentwicklung klösterlicher Armen- und Krankenpflege, wenngleich auch Hospitäler häufig von Konventualen und Priestern betreut wurden.

## 2.3 Bauliche Gliederungen klösterlicher Fürsorgeeinrichtungen

Die christliche Nächstenliebe spiegelte sich spätestens seit dem 4. Jh. in der Versorgung von Bedürftigen wieder. Ordensgemeinschaften vergaben beispielsweise Almosen, nahmen Bedürftige auf und pflegten diese im Fall einer Krankheit oder Verletzung. Das hierzu benötigte medizinische Wissen war hinter Klostermauern vorhanden. Geistliche lebten im Zentrum der Wissensvermittlung. Sie hatten Zugang zu antiken medizinischen Schriften, die sie rezipierten und nach Vorgabe auch praktizierten. Benedikt von Nursia ging in Kapitel 36 *De infirmis fratibus* seiner *Regula sancti Benedicti* deutlich auf Anweisungen zur Ausübung der Medizin und Krankenpflege innerhalb der Klostermauern ein.[73] Er benannte in diesem Zusammenhang notwendige Gebäude, deren dazugehörige Ausstattung sowie das zur Pflege benötigte Personal.[74] Zu den caritativen Einrichtungen zählten ein Krankenbereich für Brüder sowie ein Gästehaus für Besucher und Reisende, die von den Glaubensbrüdern und dem Dienstpersonal beaufsichtigt und versorgt werden sollten. In geistlichen Institutionen war die

---

73 Eine Abschrift der Benediktinerregel befindet sich heute in der der Stiftsbibliothek von St. Gallen (Cod. Sang. 914). Das Dokument datiert in die Zeit um 820.

74 Zum Personal zählten u. a. ein *infirmarius* als ärztlicher Betreuer sowie ein *servitor* bzw. Krankenwärter, dem diätetische Maßnahmen unterlagen. Ein *cellarius* nahm sich der Armen, Kranken und Gäste an, während der *elemosinarius* (Pförtner) Almosen an der Klosterpforte verteilen.

Benediktinerregel vom 9. bis 13. Jh. auf dem Kontinent fest etabliert.[75] Die Einführung ist v. a. auf Benedikt von Aniane (vor 750 bis 821) zurückzuführen, der sie im Jahr 817 auf der Reichssynode in Aachen für alle Klöster des Frankenreichs durchsetzte.[76]

### 2.3.1 Der Sankt Galler Klosterplan

Das Idealbild eines Klosters ist als Handzeichnung aus dem frühen 9. Jh. überliefert. Der St. Galler Klosterplan stellt die bisher früheste Darstellung eines Klosterbezirks aus dem Mittelalter dar.[77] Der Plan entstand zwischen 819 und 837 im Kloster Reichenau.[78] Und wie im Folgenden zu sehen sein wird, sind Datierung und Herkunft des Plans auch archäologisch von Bedeutung. Das Pergament stellt einen klösterlichen Grundriss mit 40 Gebäuden dar. Berücksichtigung fanden u. a. jene Einrichtungen, die gemäß dem benediktinischen Regelwerk als notwendig erachtet und von dem Mönch Hildemar im 9. Jh. im Kloster San' Pietro di Civate in seinem Regelkommentar ausführlich beschrieben wurden. Im östlichen Bereich zählen dazu die *infirmaria* der erkrankten Mönche, mit eigener Klausur, Kapelle und Küche; ein *domus hospitum* für vornehme Gäste, zu denen Hildemar Bischöfe, Priester und Landesherren zählte, sowie ein *domus hospitum pauperum*, das zur Aufnahme von Armen und Pilgern außerhalb der Klausur diente (Abb. 2). Jedem sollte entsprechend seinem Stande Unterkunft gewährt werden.[79]

---

75 Goldhahn 1940, S. 37.

76 Die Regeln des Heiligen Benedikts wurden in England in den Abhandlungen des Heiligen Chrodegang (um 715–766) sowie in der *Regularis Concordia* um 970 aufgenommen. Benedikt von Nursia legte damit jene caritativen Basisfunktionen fest, die später in Hospitälern fortgeführt wurden: „There is care of the sick and elderly (here, as yet, only inmates of the monastery), hospitality to visitors and alms to others in need." (Orme - Webster 1995, S. 18).

77 Zur Handschrift, die sich heute in der Stiftsbibliothek St. Gallen unter der Signatur Ms 1092 befindet, vgl. u. a. Ochsenbein - Schmuki 2002; Duft 1998; Zettler 1988; Hecht 1983.

78 Nach Zettler (1988, S. 56) stellte die gezeichnete „Klosterstadt" kein *Novicum*, sondern längst Bewährtes dar.

79 Nieden (2008, S. 383) weist auf die unterschiedliche Behandlung von Arm und Reich anhand des St. Galler Klosterplans hin. So wurden Pilger, Arme und Kranke (*hic peregrinorum laetetur turba receptu*) in der Nähe der Wirtschaftsgebäude und Stallungen untergebracht, ihre Unterkünfte verfügten zudem über keine Heizeinrichtung oder angebundenen Aborte.

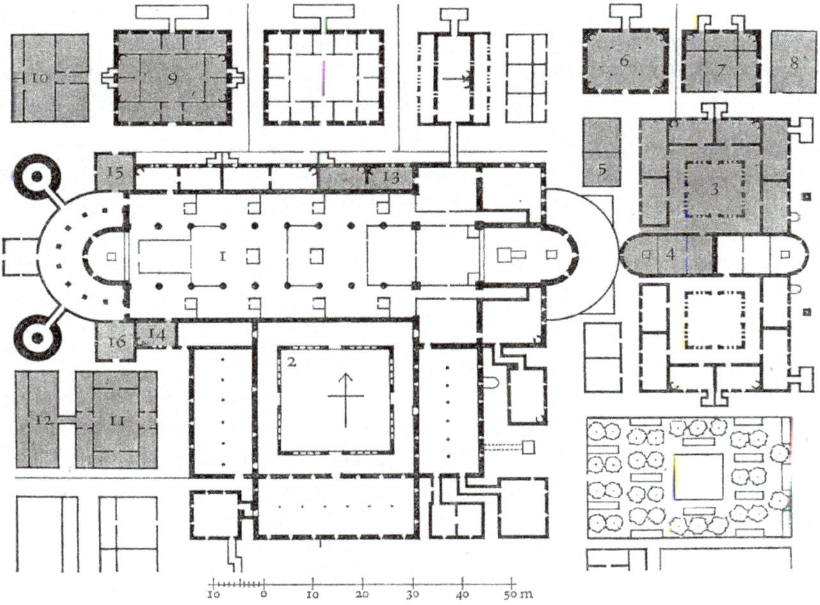


**Abb. 2:** Ausschnitthafte Umzeichnung des St. Galler Klosterplans mit den caritativen Einrichtungen: 3 Infirmarie, mit dazugehöriger Kirche (4), Küche und Bad (5), Aderlasshaus (6), Ärztehaus (7), Kräutergarten (8), Haus für vornehme Gäste (9), Küche, Brauerei und Bäckerei für vornehme Gäste (10), Pilger- und Armenhaus (11), Küche, Brauerei und Bäckerrei (12).

Das Infirmarium bezeichnet ausschließlich das Hospital der Mönche, wie an dieser Stelle ausdrücklich zu betonen ist. So wies schon Gaby Lindenmann-Merz auf die Vernachlässigung dieses Begrifflichkeit innerhalb der deutschsprachigen Forschungsliteratur hin.[80] Zu den weiteren Fürsorgegebäuden innerhalb der Klostermauern zählten die Infirmarie der Konversen[81] sowie eine Laieninfirmarie, in denen Besucher, Reisende und Arme im Krankheitsfall Unterkunft erhielten. Nach Lindenmann-Merz sind Laieninfirmarien in ihrer Bedeutung mit Hospitälern gleichzusetzen, während sich die Infirmarie (der Mönche) vollkommen von Hospitälern unterscheidet, da mittelalterliche Hospitäler v. a. als

80 Lindenmann-Merz 2009, S. 22–23.

81 Konversen bezeichnen Laienbrüder, die keine Weihen empfingen, aber in Klöstern arbeiteten (Gleba 2004, S. 127–128).

Herbergen und weniger als Krankenanstalten fungierten.[82] Die Struktur des Krankenbezirks der Benediktinermönche ermöglicht ein Verständnis von Angebote, Organisation und Entwicklung dieser Einrichtung. Der Krankenkomplex befand sich demnach eher abseits des restlichen Klosters (Abb. 2, rechts oben).[83] Zu sehen ist eine Doppelkirche, sowohl auf der linken als auch auf der rechten Seite von einer dreiflügeligen Anlage begrenzt. Während die rechte Anlage die Unterkunft der Novizen darstellt, bildet die linke Seite das Infirmarium der Mönche. Um einen kleinen Kreuzgang mit Brunnen gruppieren sich mehrere Gebäude: ein beheizbarer Wohnraum (*pisalis*), daran angrenzend ein Schlafraum (*dormitorium*) mit Zugang zu den Aborten.[84] Dem Trakt gegenübergestellt, befinden sich ein Raum neben dem Hofeingang, der schlicht als *camera* bezeichnet wird, sowie ein Speisesaal (*refectorium*). Die drei letztgenannten Räume sind unbeheizt. Verbunden sind diese zwei Gebäudeeinheiten mit einem weiteren Baukomplex, bestehend aus einem beheizbaren Raum für Aufseher (*domus magistri eorum*) sowie für schwerkranke Mönche (*locus valde infirmarium*). Außerhalb des Kreuzganges, jedoch in unmittelbarer Nähe um ihn herum, befinden sich im Norden weitere Bauten: eine Küche mit Herd (*coquina*), eine beheizbare Badestube[85] mit vier Badekübeln (*balnear domus*) sowie daran anschließend ein Aderlass- und Laxierhaus, ausgestattet mit Öfen und Aborten (*fleotomatis hic gustandum potionarum*). Der Kirche gegenüberliegend ist ein Ärztehaus (*domus medicorum*) vermerkt. Es besitzt eine Apotheke, eine beheizbare Stube für Schwerkranke (*cubiculum valde infirmorum*) sowie eine Stube für den heilkundigen *infirmarius*; die Wohnräume sind mit Aborten versehen.

82 Ebd.

83 Die Lage und Abgeschiedenheit des Infirmariums für kranke Mönche deckt sich mit dem Regelwerk des Bischofs Chrodegang. Er forderte, dass sich kranke Mönche außerhalb des *claustrum* aufzuhalten hätten. Hildmar fügte im 9. Jh. hinzu, dass den „kranken Brüdern […] eine eigene *cella*“ zugewiesen werden sollte (Seiler 1996, S. 176).

84 Die Aborte waren durch einen langen Gang mit den angrenzenden Räumen verbunden; vermutlich, um Geruchsbelästigungen zu reduzieren.

85 Das Baden war in der christlichen Religion des Mittelalters ein kontrovers diskutiertes Thema. In einem schien jedoch Einigkeit zu herrschen: Im Krankheitsfall unterstützte ein Bad die Genesung. Die Synode von Aachen legte im Jahr 816 fest, dass sich Ordensmitglieder täglich waschen und kämmen sollten. Das Rasieren erfolgte hingegen nur alle 15 Tage. Ausnahmen bildeten Fastentage (vgl. u. a. Sennhauser 1996). Der Klosterplan verzeichnet insgesamt vier Bäder, das „des Abtes, das Konventbad, das Krankenbad und das der Novizen“ (Ebd., S. 192).

Die Apotheke wird durch einen Kräutergarten komplettiert, der sich neben dem *domus medicorum* befindet.[86]

Trotz der Detailfülle des Infirmariums gibt der Klosterplan nicht alle oben erwähnten klösterlichen Hospitäler wieder. So fehlen das Haus für kranke Laienbrüder im Westen sowie die Unterkunft der Leprosen, die vor den Mauern des Klosters zu vermuten ist. Die Unterkunft der Leprosen ist durch einen Eintrag in der *Vita Sancti Othmari* belegt.[87] Der Gründer und erste Abt des Klosters, Othmar (gest. 759), erklärt darin, dass unweit des Klosters „außerhalb der für die Armen errichteten Mansionen, [...] für Kranke ein Spital" erbaut worden war.[88] Weder dieses noch das Leprosorium von St. Gallen sind bisher archäologisch nachgewiesen worden. Ähnlich verhält es sich mit anderen, zum Infirmarium gehörende Gebäude des Klosterplans – ein weiterer Beleg dafür, dass es sich bei der Zeichnung um einen Idealplan handelt, der nicht zwingend so umgesetzt wurde. In der Klosterarchäologie fehlen zudem Belege für das Aderlass- und Laxierhaus sowie das Arztgebäude bisher gänzlich.[89] Badestuben sind aus dem klösterlichen Milieu kaum bekannt; Befunde und Funde (ein Schröpfkopffragment) stammen u. a. aus dem Augustiner-Chorherrenstift Mariazell auf dem Beerenberg bei Winterthur.[90]

Der vorgestellte Idealplan eines Kosters wurde einst aus dem Kloster Reichenau verschickt, das mehrfach archäologisch untersucht werden konnte. Eventuell liegen aus dem Kloster Reichenau Belege für ein Infirmarium aus dem 8. Jh. vor. Dieses sowie der Klosterplan stünden sich folglich zeitlich recht nahe. Demnach belegen Gebäudestrukturen im sog. „stillen Bereich" des Klosters (östlich des Klaustrums) einen Holzbau mit Lehmfußboden „in klaustraler Form als Vierflügelbau mit vollständig umschlossenen Innenhof". Nach Alfons Zettler war dieser Komplex zur Unterbringung von Novizen oder kranken Mönchen bestimmt.[91] Eindeutige Anlagen, wie eine Badestube, oder medizinrelevante Funde, die Zettlers These zusätzlich stützen, fehlen jedoch.

86 Die hier eingetragenen 16 Pflanzen (Weißlilie, Salbei, Raute, gemeine Rose, Hederich, römischer Kümmel, Liebstöckel, Fenchel, Pfefferminze, Rosmarin, Bockshorn, Frauenminze, Stangenbohne und Pfefferkraut) stellen nur eine Auswahl dar (Jung 1949, S. 5). Zu den zeitgenössischen Quellen, die auf den Kräutergarten der Klöster Bezug nehmen, zählt u. a. der *Hortulus* des Walahfrid Strabo, Benediktinermönch und Abt des Klosters Reichenau (Stoffler 2000).

87 Jung 1949, S. 8.

88 Ebd.

89 Jetter 1966, S. 12

90 Schmaedecke 2011, S. 235–242, mit weiteren Beispielen.

91 Zettler 1988, S. 54–60; ihm folgend Seiler 1996, S. 176.

### 2.3.2 Weitere Entwicklungen der Infirmariearchitektur

Der mehrflügelige Infirmariebereich des Klosterplans gibt einen optimal durchdachten Krankenkomplex wieder, der sowohl antiken Vorbildern als auch modernen Krankenbauten ähnelt (→ Kap. 3). Infirmariebereiche des 8./9. Jh. sind kaum erhalten oder wurden selten als solche erkannt. Dies ändert sich in den folgenden Jahrhunderten. Direkte Belege für den Krankenbereich der Mönche sowie Laienhospitäler sind demnach v. a. von jüngeren Orden überliefert. Allerdings haben Cluniazenser und Zisterzienser die caritativen Bauformen der Benediktiner nicht beibehalten bzw. übernommen.[92] Roger Seiler beschreibt die sog. „Alte Infirmarie" von Cluny, die im Aussehen mit der zeitgenössischen *descriptio Farvensis monasterii* von 1042 übereinstimmt und eine völlig andere Struktur als die auf dem Klosterplan aus der Zeit um 820 wiedergibt.[93] So besaß das Infirmarium von Cluny vier gleich große Räume in einer Flucht mit je acht Betten. Ein fünfter Raum war in zwei Räume geteilt; der „eine ist […] als Ambulatorium gemeint, der andere als der Vorbereitungsraum der ärztlichen Equipe." Jeder Raum führte zu einem breiten Gang. Hinter den Räumen lagen die Aborte. Die Kapelle war mit dem Infirmarium nicht unmittelbar verbunden, sondern etwas abgerückt. Der Kirche angesetzt, und ebenfalls durch den Kreuzgang erreichbar, befanden sich Lavatorium, Dormitorium sowie Refektorium. Seiler sieht in der Architektur von Cluny eine „Tendenz der architektonischen Vereinheitlichung", die zu Halleninfirmarien führte. Diese Vorbilder wurden anfänglich auch für städtische Hospitalbauten übernommen.[94]

Eine Vorstellung von diesen Halleninfirmarien bietet die Architektur der Zisterzienserinfirmarien. Sie erinnert recht stark an Kirchenbauten, jedoch war die Halle häufig mit einer asymmetrisch nach Osten hervorspringenden Kapelle verbunden.[95] Die Infirmarie des Zisterzienserklosters von Ourscamp, Frankreich, verdeutlicht diese Entwicklung (Abb. 3). Das Gebäude war mit verschließbaren Fensteröffnungen[96] ausgestattet, die eine Regulierung der Durchlüftung ermöglichten. In den *ecclesiastica officia*, einem Gebräuchebuch der Zisterzienser aus dem 12. Jh., finden sich Beschreibungen zu Bau und Funktion des Infirmariums.[97]

---

92 Zu den Infirmarien nordenglischer Zisterzienserklöster vgl. LINDENMANN-MERZ 2009.

93 SEILER 1996, S. 179.

94 EBD., S. 181. Zur Geschichte des Klosters Cluny vgl. WOLLASCH 2007.

95 JETTER 1986, S. 43.

96 Ob diese Fensteröffnungen bereits mit Glasscheiben verschlossen wurden, ist bisher nicht bekannt, jedoch fraglich.

97 HERZOG – MÜLLER 2003.

„Das Infirmarium ist ein eigenes Gebäude, ein vom Klosterkomplex abgesetzter Bau, nicht frei zugänglich, sondern nur mit Erlaubnis des Infirmarius, in dem Mönche und Konversen behandelt werden. Darin gibt es einen bestimmten Ort, an dem der Kranke mit dem Arzt über das Notwendige sprechen kann. Dabei scheint es sich um einen eigenen Raum zu handeln, eine Art Sprechzimmer, denn solange jemand bei dem infirmarius ist, darf niemand anders mehr eintreten. [...] Die Kranken gehen, sofern sie können, in die Kirche zur Messe."[98]

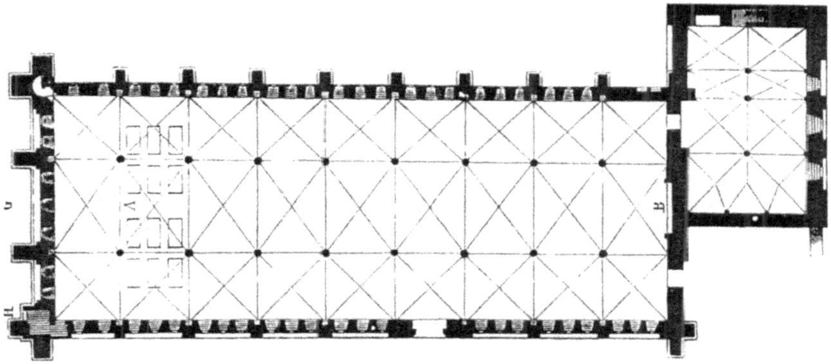

**Abb. 3:** Zisterzienserinfirmarie Ourscamp, um 1210.

Ein Aderlass- und Laxierhaus wird bei den Zisterziensern nicht erwähnt. Diese Eingriffe wurden wahrscheinlich in einem anderen beheizbaren Raum vorgenommen. Seiler betont zu Recht, dass die hier geschilderten Verhältnisse in kleineren Klöstern auch in veränderter Form, auf engstem Raum gedrängt, zu erwarten sind.[99] Das Infirmariegebäude des dänischen Zisterzienserklosters Øm wurden möglicherweise archäologisch erfasst. Es befand sich demnach, wie die Infirmarie von St. Gallen, im östlichen Bereich des Klosters. Unter dem Gebäude von 10,8 m Breite und 29,5 m Länge führte ein Kanal entlang (Abb. 4). Nach Hans Kristensen steht der Kanal im Zusammenhang mit den darüber befindlichen Aborten.[100] Eine derartige Platzierung ist auch bei anderen Klöstern, beispielsweise in Fountains Abbey (GB), sowie bei städtischen Bürgerhospitälern, wie den

98 Seiler 1996, S. 181. Bisher ist nicht sicher, ob diese Infirmarien Altäre hatten, wie sie auch in bürgerlichen Hospitalhallen anzutreffen waren (Jetter 1986, S. 43).

99 Ebd., S. 182.

100 Kristensen 1999, S. 295.

Heilig-Geist-Hospitälern von Nürnberg und Neumarkt, zu beobachteten.[101] Nach Matthias Untermann entsorgten insbesondere Zisterzienser ihren Unrat über Wasserkanäle.[102] Dies kann als Indiz dafür verstanden werden, dass aus Zisterzienserklöstern kaum Latrinen mit breit gefächerten Haushaltsabfall bekannt sind – eine Feststellung, die letztendlich auch für die Quellenkritik von Bedeutung ist.[103]

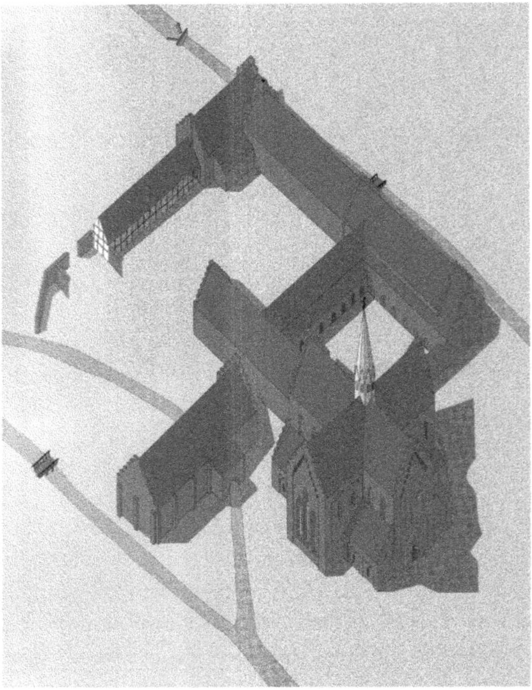

**Abb. 4:** Rekonstruktion des Zisterzienserklosters Øm, mit möglicher Infirmarie über dem Kanal im östlichen Bereich.

Zusammenfassend ist festzuhalten, dass Klöster aller Orden im Idealfall Infirmarien besaßen und einige auch Armen- und Gästehäuser für Laien anboten. Die bevorzugte Verortung des Infirmariums befand sich östlich des Hauptgebäudes,

101 Windemuth 1995, S. 80.
102 Untermann 2003, S. 77.
103 Ebd.

in Verbindung mit Kirche und Friedhof.[104] Unterschiedliche Ausrichtungen sowie ein abweichender Standort von Infirmarien liegen u. a. in lokalen Gegebenheiten und der notwendigen Gewässeranbindung begründet.[105]

Die vierflügelige Anlage der Benediktiner wurde von vielen nachfolgenden Orden, wie den Zisterziensern, Cluniazensern und Augustinern nicht übernommen. Stattdessen entschlossen sich jüngere Orden zu langestreckten Hallenbauten, die entweder mit einer Kirche verbunden waren oder wahrscheinlich zumindest einen Altar besaßen. Städtische Hospitäler boten zuweilen ein ähnliches Bild und orientierten sich scheinbar an diesen jüngeren Infirmarien (→ Kap. 3). Vor dem Hintergrund, dass städtische Hospitäler zunächst häufig von Ordensmitgliedern geführt wurden, wäre eine Übernahme dieser Krankenarchitektur konsequent. Da sowohl städtische Hospitäler als auch Infirmarien zuweilen eine dreischiffige Halle mit einem im Osten befindlichen Chor aufweisen, gestaltet es sich archäologisch, ohne Einbeziehung zusätzlicher Quellen, schwierig, die Überreste dieser Bauten ihrer ursprünglichen Nutzung zuzuweisen.

## 2.4 Nachweis medizinischer Pflege und Behandlung

Kranke erhielten in Infirmarien und monastischen Laienhospitälern einen eigenen Raum zugeteilt. Dort sollten sie durch Gebet und Pflege gesunden und zu Kräften kommen. Doch gilt es zu untersuchen, welchen Stellenwert medizinische Maßnahmen innerhalb des Heilungsgeschehens innehatten, ob Differenzen zwischen Pharmazie und Chirurgie zu beobachten sind und welche ausführenden Heilkundigen vor Ort praktizierten? Um diesen Fragen nachzugehen, ist es wichtig, vorab die Entwicklung der Medizin zu umreißen.

### 2.4.1 Zur Entwicklung der „mittelalterlichen Medizin“

Die mittelalterliche Bevölkerung griff bei der Behandlung von Krankheiten zunächst vermehrt auf empirisch gewonnene Erfahrungen zurück. Zu diesen zählten mitunter auch sog. „magische Praktiken“.[106] Eine größere Bedeutung nahmen jedoch bis ins Hohe Mittelalter präventive Maßnahmen und heilkundliche Verfahren ein, in deren Mittelpunkt v. a. Geistliche standen. Nach dem Zusammenbruch des Weströmischen Reichs waren sie es, die in Klöstern und

104 Vgl. Coomans 2002, S. 36.
105 Ebd.
106 Jankrift 2003, S. 20.

Kathedralschulen antike Werke bewahrten und transkribierten. So erhielten sie beispielsweise Einblick in die medizinischen Bücher von Hippokrates von Kos (460 v. Chr.–370 v. Chr.), Aulus Cornelius Celsus (um 25 v. Chr.–um 50 n. Chr.), Plinius dem Älteren (23 n. Chr.–79 n. Chr.) und Galenos von Pergamon (130–210).[107] Kleriker unterrichteten sogar die sog. *Physica*. Karl der Große soll im 8. Jh. „die Unterrichtung in der medizinischen Heilkunde" gesetzlich verankert haben.[108] Fester Bestandteil dieser Heilkunde war die Vorstellung, dass der menschliche Körper nur gesund sein könne, wenn seine vier Säfte, d. h. Blut, Schleim, schwarze und gelbe Galle, in einem angemessenen Verhältnis stehen würden.[109] Um entsprechend zu therapieren, wurden ihm vier Elemente (Feuer, Erde, Wasser und Luft) sowie vier Eigenschaften (heiß, kalt, feucht und trocken) zugeordnet. Das Konzept dieser sog. Humoralpathologie oder auch Vier-Säfte-Lehre ist antik, die genannten Begrifflichkeiten sind hingegen modern. Die Behandlungslehre fand erstmals im *Corpus Hippocratium* aus der Zeit des 4. Jh. v. Chr. Erwähnung, wurde im 2. Jh. n. Chr. von Galen weiterentwickelt und blieb teilweise bis zur Einführung der Zellularpathologie im 19. Jh. essentiell. Im Mittelpunkt medizinischer Methoden standen diagnostische Maßnahmen, wie die Harnschau (Uroskopie) sowie therapeutische Mittel, wie Diätetik, Aderlass, Schröpfen, Schwitzen und Abführen.

Einblicke in antike Schriftzeugnisse ermöglichten es Gelehrten bzw. Geistlichen im Süden Europas schon früh, „Bildungsinstitutionen [zu entwickeln], in der sich die Mönche ganz dem Studium der Wissenschaft hingeben konnten, darunter auch der Medizin". Im 6. Jh. gründete Cassiodor (um 485–um 580) eine entsprechende Einrichtung in Kalabrien im *Monasterium Vivariense*.[110] Ordensbrüder aus ganz Europa konnten hier ihr Wissen erweitern – eine chirurgische Ausbildung war jedoch zunächst sekundär. Im frühen 7. Jh. entstand das Kloster auf dem Monte Cassino, in dem Benediktinermönche Medizin lernen, praktizieren und lehren konnten. Dieses Kloster verfügte bereits über ein Infirmarium, indem womöglich auch praktische Erfahrungen gesammelt wurden. Ob die Praxis chirurgische Tätigkeiten mit einschloss, ist zu vermuten. So untersagen Reglementierungen aus dem 12. Jh. Ordensmitgliedern ausdrücklich, Medizin

---

107 Einige Arbeiten können nur unter Vorbehalt den angeführten Autoren zugeschrieben werden (vgl. bezüglich der antiken Medizin u. a. Forgue – Bouchet 1992, S. 925–943.

108 Schwabe 1986, S. 64.

109 Der Schwerpunkt einer der Säfte prägte demnach das Temperament: Ein Übermaß an Blut entsprach dem Sanguiniker, an Schleim dem Phlegmatiker, an schwarzer Galle dem Melancholiker und an gelber Galle dem Choleriker.

110 Schwabe 1986, S. 66.

zu studieren (Konzil von Clermont 1130) und chirurgische Eingriffe vorzunehmen (4. Laterankonzil in Rom 1215). Dieses konkrete Interdikt ist nur schlüssig, wenn die medizinische Ausübung ursprünglich Praxis gewesen ist.

Bemerkenswerterweise fällt das Ausübungsverbot in jene Zeit, in der das Studium der Medizin und Chirurgie an Universitäten, wie in den italienischen Städten Salerno und Bologna, einem großen Kreis von Interessierten zur Verfügung stand und nicht mehr an klerikale Institutionen gebunden war.[111] Die Schule von Salerno entstand durch das Hospital für kranke Ordensbrüder des Klosters Monte Cassino. Es war v. a. im 11./12. Jh. eine der wichtigsten Institutionen zur Vermittlung medizinischen Wissens. Karl Sudhoff sah einen Zusammenhang zwischen der Blütezeit der Schule Salernos und dem Aufschwung der Schifffahrt als Folge der Kreuzzüge im 11. Jh. Demnach wurden Verbreitung und Erwerb medizinischen Wissens signifikant durch eine zunehmende Reiseflexibilität beeinflusst.[112]

Im 13. Jh. entstanden sukzessive weitere weltliche Lehrinstitutionen. Der Staufenkaiser Friedrich II. (1194–1250) förderte die Schule von Salerno, gründete die Universität von Neapel und verlangte die Einbeziehung der Chirurgie in das Medizinstudium.[113] In anderen Einrichtungen, wie in Paris und Montpellier, wurde schließlich im 14. Jh. eine Trennung zwischen den Bereichen Medizin und Chirurgie gefordert.[114] Die Ausbildung zum Chirurgen unterschied sich je nach Region und Zeit. In Südeuropa war die Chirurgie ein rein akademischer Beruf, während sie in Nordeuropa und Teilen Mitteleuropas bis ins 18. Jh. als Handwerk erlernt wurde (→ Kap. 5.4 Barbier(-chirurgen)).

### 2.4.2 Maßnahmen und Equipment medizinischer Tätigkeiten

Medizinische Maßnahmen lassen sich grob in die Kategorien Hygiene und Prävention, Pharmazie, Chirurgie und Pflege untergliedern. Insbesondere Schröpfen, Aderlass, Diätetik sowie die Zubereitung von Arzneien sollten eine Ausgeglichenheit der Säfte begünstigen. Innerhalb monastischer Einrichtungen nahmen Ordensmitglieder entsprechende Maßnahmen sicher vor, jedoch divergierten diese in ihrer Angebotsbreite regional, zeitlich und ordensspezifisch. Bis zum Verbot zur Ausübung der Chirurgie für Geistliche ist zudem zu vermuten, dass auch operative Eingriffe von ihnen durchgeführt wurden. Sollte es

111 Sudhoff 2006, S. 135.
112 Ebd., 2006, S. 122.
113 Schwabe 1986, S. 74.
114 Forgue – Bouchet 1992, S. 950.

möglich sein, diese Beobachtungen auf das Untersuchungsgebiet dieser Arbeit zu übertragen, wären von archäologisch untersuchten Klosterbezirken sowohl medizinisches Equipment als auch menschliche Überreste mit chirurgischen Behandlungsspuren zu erwarten, die vor 1215 und das damit verbundene Interdikt auf dem 4. Laterankonzil datieren.

#### *2.4.2.1 Quellenkritik*

Die archäologische Befund- und Fundsituation medizinischer Tätigkeiten in monastischen Einrichtungen bietet flächendeckend kein kohärentes Bild. Klöster sind vor allem aus ländlichen Gebieten, die keine starke Bebauung erfahren haben, gut erhalten, etwa aus Skandinavien und von den Britischen Inseln. Medizinische Objekte aus Stadtkerngrabungen bilden hingegen ein Desiderat.[115] Die enge Bebauung führt zum Verlust wertvoller Informationen. Dementsprechend konnte beispielsweise das Augustinereremiten-Kloster in Freiburg im Breisgau nicht vollständig untersucht werden. Die geborgene Latrine wurde gar ausgebaggert und auf einen Sammelplatz verladen.[116]

Auch die Interpretation medizinischen Bestecks stellt ein Quellenproblem dar. Abgesehen von Zangen und Sägen ist und war chirurgisches Instrumentarium eher filigran gearbeitet. Damit ähneln kompakte medizinische Gegenstände den Werkzeugen anderer Handwerksberufe. Feine Gerätschaften korrodieren im Boden und erschweren folglich ebenfalls eine Fundbezeichnung. Zudem ist auf die Wiederverwendung von Metallen hinzuweisen. Es ist anzunehmen, dass entsprechende Objekte eingeschmolzen und einem neuen Wirkungszweck zugeführt wurden.

Trotz regionaler, zeitlicher und ordensspezifischer Unterschiede sowie den genannten Interpretationsschwierigkeiten sind aus monastischen Einrichtungen medizinrelevante Funde überliefert. Was sie genau über Armen- und Krankenspeisung, pharmazeutische und chirurgische Behandlung sowie Pflege aussagen, ist Gegenstand der kommenden Kapitel.

#### *2.4.2.2 Armen- und Krankenspeisung: Diätetik und Arzneien*

Die Verpflegung von Armen und Kranken gehörte zur christliche Nächstenliebe, der sich die christlichen Orden verpflichtet sahen. Die Speisung erfolgte

---

115 Medizinisches Equipment ist v. a. aus geschlossenen Funden überliefert (vgl. Kap. 3.4.2.3 *Marinehospitäler/Exkurs Schiffswracks*; Kap. 5.4 Barbier(-chirurgen)).

116 Untermann – Banck 1995.

sowohl vor den Toren als auch im Inneren der Klöster im *domus peregrincm et paupereum*.[117] Archäologisch ist diese Unterstützung der Bedürftigen schwer nachweisbar, da zwischen Armen- und Krankengeschirr sowie typischem Haushaltsgeschirr kaum unterschieden werden kann. Einige Merkmale ermöglichen eine Differenzierung dennoch.

### *2.4.2.2.1 Armen- und Krankengeschirr*

Die Latrine des Augustinereremiten-Klosters in Freiburg beinhaltete eine hohe Anzahl an Gefäßscherben und Holzgeschirr aus der Zeit des 13. bis 16. Jh.[118] Viele Gefäße sind mit Markierungen versehen, die als Besitzer- oder Herstellermarken zu interpretieren sind. Sie treten archäologisch häufig innerhalb von Institutionen auf, in denen verschiedene Menschen unterschiedlicher Herkunft zusammenwohnten. Keramikgefäße besitzen v. a. in der Gefäßmitte oder der Henkelaußenseite von Hand eingeritzte Zeichen.[119] Dieses Geschirr ist überwiegend dem Trink- und Schenkgeschirr zugehörig. Auf Holzgefäßen befinden sich stattdessen eher Bodenmarken, die auf dem Keramikgeschirr kaum auftreten. Generell scheint es sich bei den markierten Gefäßen um Besitzermarken und weniger um Herstellerzeichen zu handeln. Darauf könnte zum einen die Vielzahl unterschiedlicher Markierungen hinweisen, zum anderen jedoch auch die wiederholte Nutzung des eingebrannten Buchstaben A auf Holzgefäßen. Diese Beobachtung ist hinsichtlich der Armenspeisung durch das Kloster besonders

---

117 Windemuth 1995, S. 35. Nach Windemuth verfügten alle Benediktinerklöster und „aus den Benediktinerorden hervorgegangenen Reformzweige Armenhospitäler" (ebd., S. 33).

118 Außergewöhnlich wertvolle Stücke fehlten. Stephan Kaltwasser (1995, S. 32) resümiert: „Keineswegs drängt sich das Bild einer ‚reichen' Gruppe auf. Das Besondere der Keramik aus der Abfallgrube liegt nicht im Vorkommen ausgefallener ‚teurer' Warenarten – Fayencen sind rar, Porzellan fällt völlig aus. Besondere Formen, die auf aristokratisches Zeremoniell schließen ließen, sind nicht belegbar." Im Gegensatz dazu steht die unerwartet hohe Anzahl von Glasgefäßen mit etwa 200 Stücken. Andrea Soffner (1995, S. 50, 70) bemerkt, dass dies im völligen „Widerspruch zu dem Armutsprinzip eines Bettelordens" stünde und „der klösterliche bzw. klerikale Haushalt in der Stadt regelmäßig ein hohes Ausstattungsniveau hatte". Sie betont, dass der „Frage nach der Korrelation der Inventare von Klosterhaushalten – hier v. a. von Bettelordenkonventen – und vergleichbaren Inventaren wie denen von Spitalhaushalten" nachzugehen sei. Im Zusammenhang mit späteren caritativen Institutionen ist hervorzuheben, dass der größte Teil der Hohlglasfunde des 13./14. Jh. aus überwiegend einheitlich gearbeiteten Nuppenbechern besteht (ebd., S. 51).

119 Müller 1995, S. 306.

interessant. Sofern das Akronym kein Herstellerzeichen ist, markiert es womöglich das Schenkgeschirr des Augustinereremiten-Klosters, das im Zuge von Feierlichkeiten oder während der Armen- oder Krankenspeisung an Fremde ausgeteilt wurde.[120] Individuelle Besitzermarken wiederum sind vor dem Hintergrund einer ständig wechselnden Bewohnerschaft verständlich. Während Ordensmitglieder und Pfründner auf Dauer in den Einrichtungen verblieben, wurden Arme und Kranke in der Regel nur auf begrenzte Zeit aufgenommen.

Weiterhin ist denkbar, dass Gefäßmarkierungen weniger den Besitz einer Person oder Einrichtung kennzeichneten, sondern dazu dienten, sich vor Ansteckung zu schützen. Aus der Latrine des Hospitals St. Mary Spital in London stammen beispielsweise 18 vollkommen intakte Holzteller. Da der Grund ihrer Entsorgung nicht ersichtlich ist, wurden sie als persönlicher Besitz kranker Insassen interpretiert.[121] Die Praxis, Kranken ein eigenes Geschirr zur Verfügung zu stellen, ist u. a. auch aus dem Hôtel Dieu in Paris überliefert, einem geistlich geführten Hospital.[122]

Eigentum wurde zudem in eigenen Schränken oder Truhen verwahrt. Archäologisch könnte sich dies in einer quantitativ hohen Anzahl von Schlüsseln äußern, wie sie beispielsweise aus dem Krankenbereich von St. Mary Spital stammen. Dort fanden sich 33 ähnlich aussehende Schlüssel, die offenbar intentionell in die Erde gelangt waren.[123]

Während Besitzermarken u. a. als Beleg für die Armenspeisung zu deuten sind, ist die Identifikation von Krankengeschirr schwieriger. In der Regel dürfte normales Alltagsgeschirr sowohl von Kranken als auch von den übrigen Bewohnern einer Institution genutzt worden sein. Nur wenige Anhaltspunkte weisen auf die Verwendung spezieller Krankengefäße hin. Aus dem Augustinerpriorat St. Mary Spital in London stammt beispielsweise ein Gefäß, „which can be turned over (presumably after a wipe, or following consuming dry food from the first side) and used again from the other" (Abb. 5).[124] Geoff Egan vermutete daher: „It is possible that this unique English find, which is noticeably heavy, could be a design specifically for a second person to hold steady by the foot while an infirm patient was fed".[125] Weitere Belege sind aus Stadtkerngrabungen m. W. nicht bekannt. Aus der Kabine des Schiffschirurgen der Mary Rose

120 Müller 1995, S. 310–312.
121 Thomas et al. 1997, S. 108–109.
122 Ebd.
123 Thomas et al. 1997, S. 109, Abb. 74.
124 Egan 2007, S. 68.
125 Ebd.

(1545) ist jedoch eine „feeding bottle" überliefert, „for feeding the very sick and those with facial injuries".[126] Das Stück gleicht Saugflaschen jener Zeit, mit denen Säuglinge und Kleinkinder gefüttert wurden. Da Kinder dieser Altersgruppen auf dem Kriegsschiff nicht vertreten waren, ist eine Zuweisung der Flaschen als Hilfsmittel zur Krankenspeisung nachvollziehbar.

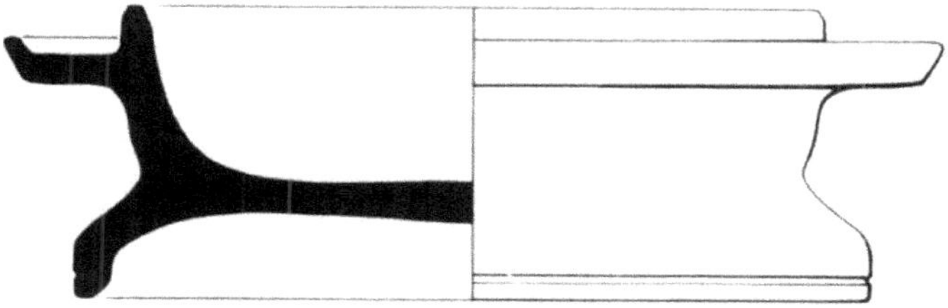

**Abb. 5:** Gefäß zur beidseitigen Nutzung, evtl. zur Krankenspeisung.

### *2.4.2.2.2 Arzneigefäße*

Die *Materia medica* der Vormoderne enthielt Bestandteile aus den Naturreichen der Pflanzen, Tiere und Mineralien. Entsprechende Substanzen und Zubereitungen können sich folglich durch Rückstände in Gefäßen sowie in Form von Arzneigefäßen im archäologischen Befund widerspiegeln. Typische Arzneigefäße aus Glas oder Keramik mit undurchlässigen und geruchsneutralen Eigenschaften (→ Kap. 5.2.4 *Archäologische Belege für Apotheken*) waren jedoch bis zum ausgehenden Mittelalter im Untersuchungsgebiet eher unbekannt und liegen daher kaum aus monastischen Einrichtungen vor.[127] Entsprechende Belege äußern sich v. a. ab dem 16. Jh. u. a. durch kleine, gläserne Abgabefläschchen und Salbentöpfchen aus Steinzeug. Letztere stammen etwa aus dem Augustinerkloster im dänischen Æbelholt. Das entsprechende Objekt dürfte aufgrund seiner späten Datierung erst kurz vor Auflassung des Klosters (1550) dorthin gelangt sein.[128] Aus dem Augustinerkloster Allerheiligen im schweizerischen Schaffhausen sind

126 Castle et al. 2005, S. 212, Abb. 4.33. Zu den Fütter- bzw. Saugflaschen siehe Klebe – Schadewaldt 1955, Hooper 1996.

127 Italienische Töpfer übernahmen beispielsweise die sog. Albarelli im 15. Jh. aus dem spanischen Raum, wo sie seit dem 13. Jh. nachweisbar sind (vgl. u. a. Lehmann 1999, S. 183; Blackmore 2005, S. 239).

128 Møller-Christensen 1982, Abb. 151 II.

Salbentöpfchen aus Fayence überliefert. Sie datieren in das 16./17. Jh., in der das Kloster bereits als Chorherrenstift fungierte.[129] Im Augustiner-Priorat der Dreifaltigkeit in Aldgate, London, wurden mehrere Arzneigefäße geborgen, darunter 15 Belege dünnglasierter Keramik vom Typ Albarello in unterschiedlichen Größen. Sie datieren in das 15./16. Jh.[130] Aus St. Mary Spital stammen mindestens ein Albarello sowie diverse Destillationsgefäße und Schmelztiegel aus dem 16./17. Jh.[131]

Spatel, Dosierlöffel und Mörser kamen bei der Zubereitung von Arzneien ebenfalls zur Anwendung. Dennoch gelingt der Nachweis dieser Hilfsmittel im monastischen Kontext nur selten – mit einer Ausnahme. Mörser treten häufiger sowohl durch Kloster- als auch Stadtkerngrabungen zutage. Ihr Nachweis ist jedoch primär eher auf einen Einsatz in der Küche zurückzuführen und folglich nicht medizinspezifisch.[132] Hölzerne Spatel, wie sie aus dem Augustinereremiten-Kloster in Freiburg vorliegen, sind im archäologischen Kontext nur schwer identifizierbar.[133] Aus dem Infirmarie- und Küchenbereich des Zisterzienserklosters Kirkstall Abbey, Yorkshire, ist ein zweiendiges metallenes Stück bekannt, das an einer Seite eine löffelähnliche Ausformung erkennen lässt und auf der anderen Seite in zwei Zinken endet (Abb. 6). Nach Stephan Moorhouse könnte es sich hierbei um einem Löffel zur Arzneizubereitung handeln.[134] Die zusätzliche Aufhängung an dem Besteck diente wahrscheinlich zur Befestigung an einer Kette.[135] Eine Identifizierung derartiger Stücke ist aufgrund der Ähnlichkeit von Dosierlöffeln und sog. Ohrlöffelchen schwierig. Letztere waren Bestandteil von Toilette- bzw. Hygienebestecken, die bemerkenswerterweise kaum aus monastischen Einrichtungen überliefert zu sein scheinen, trotzdem sie im Mittelalter weitverbreitet gewesen sind.[136]

---

129 Lehmann 1999, S. 183, Abb. 183.

130 Blackmore 2005, S. 239.

131 Thomas et al. 1997, S. 144, Abb. 92.

132 Clarke – Carter 1977, S. 320–347.

133 Der Holzspatel aus der Latrine des Augustinereremiten-Klosters in Freiburg hat eine Länge von 13,1 cm (Herrbach-Schmidt 2001, S. 260, Abb. 516).

134 Moorhouse – Wrathmell 1987, S. 132, Abb. 69, Fund-Nr. 184/1959.

135 Ebd., S. 121–122.

136 Toilettegeräte sind seit der Bronzezeit nachweisbar. Zur Entwicklung der Bestecke vgl. Steuer 2007.

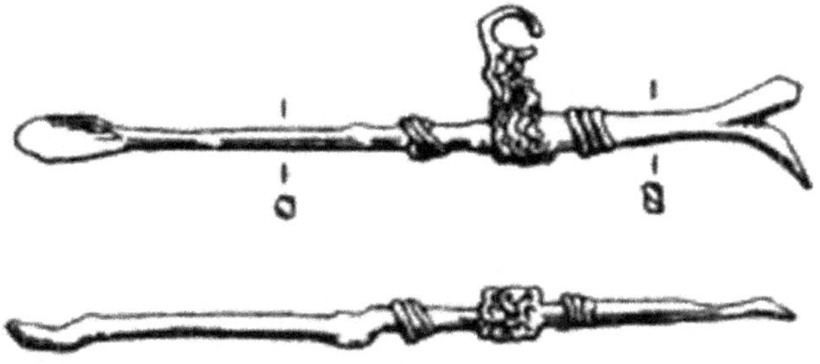

**Abb. 6:** Kombinationsgerät, Zisterzienserkloster Kirkstall Abbey, Yorkshire.

Als Teil der Hygiene verstand sich auch die Pflege von Bart- und Haupthaar. Insbesondere Nissenkämme sind in diesem Kontext zu erwarten. Tatsächlich sind Kämme in vielen archäologisch untersuchten Klosterbezirken nachweisbar. Rasiermesser hingegen scheinen ebenso selten zu sein wie die erwähnten Hygienebestecke. Der mangelnde Nachweis von Rasierinstrumenten spiegelt nicht die gängige Praxis wider; Schriftquellen überliefern seit dem 13. Jh. Rasurzeiten der Konventmitglieder sowie die Art und Weise des Rasierens.[137] Der fehlende Nachweis von Rasiermessern könnte evtl. in der bevorzugten Nutzung von Pinzetten und Scheren zur Rasur begründet liegen. Tatsächlich sind diese Objekte in größerer Anzahl aus monastischen Einrichtungen überliefert. Dagegen spricht jedoch, dass Schriftquellen die Verwendung von Rasiermessern eindeutig belegen.[138] Deren marginaler Nachweis ist daher sicherlich u. a. auf die Korrosion des Materials zurückzuführen, was die Identifizierung der Stücke erschwert. Letztendlich ist zu berücksichtigen, dass Vertreter des Medizinalwesens, wie Bader und Barbier(-chirurgen), ihre Dienste in monastischen Einrichtungen spätestens seit dem 16. Jh. anboten (→ Kap. 5.3 *Bader*, 5.4 Barbier(-chirurg)). In Städten sind sie schon seit dem 12. und 13. Jh. nachweisbar. Sollten sie bereits im Mittelalter Ordensmitglieder rasiert haben, könnte das genutzte Equipment

---

137 Rasurzeiten waren vorgeschrieben; nur Laienbrüder und Kranke waren freigestellt. Zisterzienser sollten sich zunächst etwa sieben Mal im Jahr scheren. Jüngere Statuten ab 1287 sahen einen dreiwöchigen bzw., einige Jahre später, fünfzehntägigen Abstand vor (Lindenmann-Merz 2009, S. 69).

138 Demnach hatten sich Brüder gegenseitig „mit den zur Verfügung gestellten Messern die Haare zu schneiden" (Lindenmann-Merz 2009, S. 69). Es bleibt unklar, ob diese Tätigkeit Barthaare miteinbezog.

Eigentum der Medizinalvertreter gewesen sein, die es daraufhin auch wieder mit nach Hause nahmen. Dies würde die Seltenheit von Rasiermesserfunden ebenfalls erklären.

#### *2.4.2.2.3 Archäobotanische und -zoologische Belege*

Archäobotanische und -zoologische Überreste aus Latrinen bilden eine hervorragende Quellengruppe, um Aussagen zur Krankendiätetik und Arzneiverwendung zu formulieren – jedoch mit Einschränkungen. So stellt sich die Frage, wie Krankenkost von alltäglicher Ernährung unterschieden werden kann. Schriftliche Überlieferungen belegen, dass kranke Ordensmitglieder eine gesonderte Kost erhielten und nicht fasten mussten. Auch die Zisterzienser, die stärker an den Benediktinerregeln festhielten als etwa die Cluniazenser, maßen den Kranken und zur Ader Gelassenen häufiger und hochwertigere Speisen zu. Den Kranken wurde beispielsweise der Fleischgenuss nicht untersagt, der den übrigen Ordensmitgliedern erst ab dem 14. Jh. einmal wöchentlich zugebilligt wurde.[139] Kranke Zisterzienser erhielten auch Gewürze, die „von Seiten des Generalkapitels ausdrücklich untersagt“ waren, wie etwa Kümmel und Pfeffer.[140] Archäologisch könnten sich derartige Aussagen insofern widerspiegeln, als zur Askese verpflichteten Orden, wie Benediktiner und Zisterzienser, signifikant weniger Spuren von Gewürzen hinterlassen haben als andere Orden. Derartige Studien stehen bisher jedoch aus, da es an umfassendem Vergleichsmaterial aus monastischen Einrichtungen fehlt. Zudem stellen Latrinen keinen geschlossenen Fund dar, die Ergebnisse geben daher nur einen Ausschnitt der Nahrungsgewohnheiten wieder. Auch gelang es bisher selten, eine Infirmarielatrine vollständig zu untersuchen, wie im Londoner St. Mary Spital sowie Allerheiligen-Kloster von Schaffhausen.

Ein ähnliches Quellenproblem ergibt sich teilweise beim Nachweis von Arzneien, die sowohl aus Gewürzen als auch aus Kräutern bestehen konnten. Schon der Idealplan von St. Gallen sah einen Kräutergarten zu diesem Verwendungszweck vor. Idealerweise befand er sich in der Nähe vom Krankenbereich oder von der Küche. Archäologisch sind Kräutergärten in der Regel kaum zu lokalisieren, da sich über Jahrhunderte vernachlässigte Pflanzen im Laufe der Zeit über das gesamte Klosterareal ausbreiten konnten, wie dies etwa für das Zisterzienserkloster Øm (DK) nachgewiesen wurde.[141] Die Zugehörigkeit zum

---

139 Belege stammen etwa aus der *Instituta Generalis Capituli apud Cistercium* von 1130/50 (vgl. Lindenmann-Merz 2009, S. 62–63 mit weiterführenden Quellen).

140 Lindenmann-Merz 2009, S. 64.

141 In Øm wurden zehn Arten von Heilkräutern festgestellt, die in den Ruinen und der näheren Umgebung wuchsen (Isager 1941, S. 11).

Krankenhospital ist aufgrund der Streuung ungeklärt, ebenso ein intentioneller Anbau. In anderen Fällen kann eine auffällige Lokalisation von Kräutern Aufschluss über den Anbau spezieller Arzneipflanzen geben. So wuchsen auf dem Gelände des Augustinerpriorats St. Mary Merton, Surrey, Kräuter und Gewürze hauptsächlich östlich des Infirmariums. Die Zusammengehörigkeit von Kräutergarten und Infirmarium ist damit sehr wahrscheinlich. Unter den Entdeckungen befand sich u. a. eine große Anzahl von Samen des Schwarzen Senfs (*Brassica nigra*). Dieser wurde in der Medizin vielfach eingesetzt, beispielsweise als Gegenmittel bei Vergiftungen sowie zur Behandlung von Husten, Zahnschmerzen, Halsschwellungen, Hautläsionen, Lepra und Haarausfall.[142] Schöllkraut (*Chelidonium majus*), geborgen aus einer Abflussdrainage des Infirmariums, kam bei der Behandlung von Warzen und Augenkrankheiten zum Einsatz. Weitere Pflanzen aus dem Priorat von Merton, wie Bilsenkraut (*Hyoscyamus*), Schwarzer Nachtschatten (*Solanum nigrum*) und Schierling (*Conium maculatum*), wurden ebenfalls bei Entzündungen und Schwellungen angewendet (Abb. 7).[143] Aufgrund des hohen Gehalts an Alkaloiden und Steroiden besitzen die zuletzt genannten Pflanzen eine stark schmerzlindernde Wirkung, ebenso wie Hanf (*Cannabis*) und Schlafmohn (*Papaver somniferum*), die als Narkotikum aus dem Augustinerpriorat und -hospital St. Mary Spital, London, überliefert sind.[144] Weiterhin konnte Eibisch nachgewiesen werden „for making poultices".[145] Aus der Dormitoriumlatrine des Benediktinerklosters Allerheiligen in Schaffhausen stammt Samen des Portulaks (*Portulaca*), der bei Entzündungen, Harnbeschwerden sowie „als Gemüse-, Suppen- und Salatkraut verwendet" wurde.[146] Der mannigfaltige Einsatz von Portulak soll als Beispiel dienen, um ein allgemeines Interpretationsproblem hinsichtlich medizinischer Indikationen aufzuzeigen: Kräuter und Gewürze wurden in beinahe jedem Haushalt vielfältig genutzt, sowohl zur Zubereitung von Speisen als auch von Arzneien. Es gilt daher, Kriterien herauszuarbeiten, die eine Zuweisung von Pflanzen als Heilmittel wahrscheinlicher machen.

---

142 Miller – Saxby 2007, S. 128–129.

143 Ebd., S. 129.

144 Zur Anwendung von schlaffördernden Mitteln vgl. Husemann 1896.

145 Thomas 2004, S. 56–57.

146 Brombacher – Rehazek 1999, S. 47.

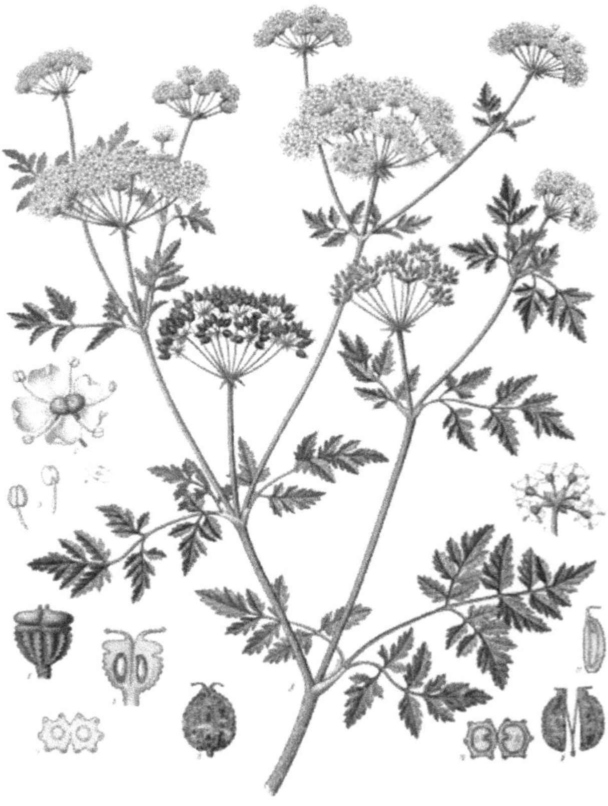

**Abb. 7:** Schwarzer Schierling aus Köhler's Medizinal-Pflanzen.

Ein Hinweis auf Heilmittel könnte sich in der Anwesenheit nicht-einheimischer Pflanzen widerspiegeln. Beispielsweise stammen aus dem isländischen Augustinerkloster von Skrida Lauch, Brennnessel und Breitwegerich, die in dieser Region ursprünglich nicht wuchsen, jedoch in Klostereinrichtungen anderer Länder bekannt waren.[147] Alle drei nach Island importierten Pflanzen können sowohl für die Zubereitung von Speisen als auch als Heilkräuter Verwendung gefunden haben. Noch wahrscheinlicher ist der Import von Pflanzen, sofern der

147 Kristjánsdóttir 2010, S. 378.

Genuss als Anschaffungsmotivation auszuschließen ist und sie stattdessen allein durch medizinische Wirksamkeit überzeugen.

Auch Gewürze und Früchte können Importgut darstellen. Insbesondere Feigen werden häufig als Krankenkost angesprochen, Anschaffung und Nutzung allerdings kontrovers diskutiert. Sie konnten sowohl als Trockenobst nach Mittel- und Nordeuropa gelangt sein als auch unter günstigen Bedingungen im mitteleuropäischen Raum wachsen. Ein Import von Feigen und die damit kostenintensive Anschaffung sind folglich nicht für jeden Befund gesichert. Archäobotanisch liegen Feigen aus St. Mary Spital in London sowie aus dem Benediktinerkloster Allerheiligen in Schaffhausen vor.[148] In Allerheiligen wurden vier untersuchte Latrinen einzelnen Gebäudekomplexen zugeordnet. Allein die Latrine der Infirmarie erbrachte Überreste von Feigen, die von Christoph Brombacher als Krankenkost interpretiert wurden.[149] Dieser mögliche Beleg einer Krankenkost ist auch aus städtischen Hospitälern überliefert (→ Kap. 3.3.3.1. *Maßnahmen und Equipment zur medizinischen Pflege und Behandlung*). Gleichsam verhält es sich mit dem Nachweis von Pfeffer. Dieser stellt generell ein Import dar; seine Anschaffung war daher bis in die Frühe Neuzeit kostenintensiv. Dennoch ist die Verwendung von Pfeffer in Hospitälern sowohl durch Schriftquellen als auch durch archäologische Überreste nachgewiesen. In monastischen Einrichtungen hingegen tritt er archäobotanisch kaum in Erscheinung; die wenigen Belege stammen aus nachreformatorischer Zeit.[150] Bisher ebenfalls selten gelingt der Nachweis von Kardamom. Er wird hin und wieder in mittelalterlichen und frühneuzeitlichen Koch- und Arzneibüchern erwähnt, u. a. in Ryffs *Haus apothek* (1567) als Zutat für Latwerge.[151]

---

148 Zu St. Mary Spital vgl. Davis 1997.

149 Brombacher 1999, S. 226.

150 Pfeffer stammt beispielsweise aus St. Mary Spital in London. Der Fund datiert um 1700 bis zur Neuzeit (Davis 1997, Tab. 77). Zu jenem Zeitpunkt wurden exotische Gewürze zunehmend erschwinglicher, was womöglich auf die massenhafte Einfuhr durch die *Vereenigde Oostindische Compagnie* zurückzuführen ist (Wiethold 2007b, S. 213). Für das Mittelalter gelingt der archäobotanische Nachweis von Pfeffer und anderen Exoten hingegen selten. Dies ist sicherlich auf die hohen Preise zurückzuführen, die arabische und venezianische Kaufleute zu jenem Zeitpunkt ansetzten (Ebd., S. 208–209). Der Vertrieb von Pfeffer geschah letztendlich über Gewürzhändler und Apotheker. Ein zusätzliches Argument für den marginalen Nachweis von Pfeffer könnte auch in seiner Zubereitungsform begründet liegen: Pfeffer wurde hauptsächlich zerstoßen. Kleine Reste können auch bei der archäobotanischen Untersuchung unter dem Binokular übersehen werden (Wiethold 2007b, S. 212).

151 Ebd., S. 214; Ryff 1567. Latwerge (*Electuarium*) bezeichnen eingekochtes Mus.

Zusammen mit anderen Gewürzen galt Kardamom „als magenstärkendes, verdauungsförderndes und kreislaufanregendes Heilmittel gegen Ohnmacht und Schwindel".[152] Ebenso wie Pfeffer stammt Kardamom von der südwestindischen Malabarküste und ist im vorliegenden Untersuchungsgebiet folglich eher als Luxusgut zu bewerten. Der einzige mir bekannte Beleg aus monastischem Umfeld liegt aus dem Klarissenkloster im mecklenburgischen Ribnitz vor. Die Überreste wurden zusammen mit Paradieskorn (Guineapfeffer) und Kümmel unter dem Chorgestühl aufgefunden und wahrscheinlich einst von Nagetieren dorthin verschleppt.[153]

Diätetische Maßnahmen spiegeln sich auch in tierischen Überresten wider. Gerade Fische spielen in diesem Zusammenhang eine bezeichnende Rolle. Sie galten als bevorzugte Fastenspeise in monastischen Einrichtungen. Es stellt sich daher aus archäologischer Sicht die Frage, wann deren Überreste als Krankenkost bzw. Fastenspeise zu bewerten sind. Aussagen zur Quantität, Größe und Art der Fische könnten bei der Beantwortung helfen. Dementsprechend stammt etwa ein ungewöhnlich hoher Anteil von Fischen aus den Latrinen des Benediktinerklosters Allerheiligen in Schaffhausen. In der Mönchslatrine von Schaffhausen befanden sich hauptsächlich winzige Fische; 60 % waren kleiner als 10 cm. Sie galten als besonders nahr- und schmackhaft.[154] Tatsächlich war der Genuss kaum der einzige Anschaffungsgrund. Kleine Fische waren nämlich zudem günstig im Erwerb, weshalb sie beispielsweise auch von der armen Bevölkerung bevorzugt gegessen wurden. Im Vergleich dazu erbrachte die Infirmarielatrine von Schaffhausen Fische mit einer Größe von bis zu 40 cm. Hier dominieren lachsartige Fische; die Bachforelle ist überdurchschnittlich häufig vertreten. Ergänzt wird dieser Befund durch eine hohe Anzahl an Tierknochen, etwa von Schwein, Hase und Huhn.[155]André Rehazek sieht in den

---

152 Wiethold 2007b, S. 215.

153 Ebd., S. 207.

154 Rehazek 1999, S. 221.

155 Die Tierknochen des Klosters Allerheiligen stammen hauptsächlich von Haustieren, wie Rind, Schwein, Schaf/Ziege und Huhn. Das Alter der Schlachttiere ist bezeichnend. Rinder erreichten häufig ein Alter von über drei Jahren. Möglicherweise kamen sie in den ersten Jahren als Arbeitstiere zum Einsatz oder sollten mit zunehmender Größe mehr Fleisch liefern. Das Schlachtalter von Schweinen hingegen, die reine Fleischlieferanten waren, lag kaum höher als zwei Jahre (Rehazek 1999, S. 215). Aussagen zum Schlachtalter von Tieren divergieren nach Zeit und Region, u. a. aufgrund von Tierseuchen, alternierende Steuertaxen sowie dem Wert der Tiere (O'Connor 1993).

Resten „Speisen gehobener Qualität“ und stellt fest: „Die Lage der Latrine im Bereich der ehemaligen Infirmarie lässt den Schluss zu, dass wir mit den archäologischen Befunden die Überreste einer besonders nahrhaften und stärkenden Krankenkost fassen.“[156]

Die unterschiedliche Befüllung der einzelnen Latrinen des Allerheiligen-Klosters veranschaulicht auch soziale Grenzen. So wies die Latrine des Gästebereichs neben einem überdurchschnittlich hohen Anteil an Knochen von Schaf/Ziege und Schwein sowie Jungtieren auch einen Reitersporn auf.[157] Gäste erhielten folglich eine qualitativ bessere Nahrung als die restlichen Bewohner des Klosters.

### *2.4.2.3 Schröpfköpfe, Aderlassmesser und Urinale*

Die Urinschau zum Erfassen innerer Krankheiten sowie das Schröpfen und der Aderlass zum Ablassen überschüssiger Säfte (*humores*) spielten in der vormodernen Gesundheitsvor- und -fürsorge eine schwerwiegende Rolle. Die mit diesen Handlungsweisen verbundenen Objekte, Urinal, Schröpfköpfe und Aderlassmesser sind archäologisch mehr oder weniger häufig aus monastischen Einrichtungen überliefert. Sie bestätigen damit die in Schriftquellen festgehaltenen medizinischen Tätigkeiten in Klöstern, jedoch nicht, ob Ordensmitglieder oder externe Medizinalvertreter diese Eingriffe vornahmen. Die Kontextualisierung der archäologischen Ergebnisse diskutierte diesen Punkt ebenso, wie die Frage nach zeitlichen Entwicklungen und möglichen Interpretationsschwierigkeiten.

#### *2.4.2.3.1 Urinale*

Die Harnschau ermöglichte die Feststellung möglicher Krankheiten im Urin. Zu diesem Zweck gab der Erkrankte bevorzugt den Morgenurin in ein eigens für die *Uroskopie* entwickeltes gläsernes Gefäß, um den Inhalt durch einen Heilkundigen nach Farbe, Teilcheninhalt und Geschmack bewerten zu lassen. Sogenannte Urinale sind spätestens seit dem 13. Jh. sowohl archäologisch als auch kunsthistorisch belegt.[158] Diese dünnwandigen, birnenförmigen Glasgefäße besitzen

156 Rehazek – Brombacher 1999, S. 230.

157 Rehazek 1999, S. 216.

158 Auf zeitgenössischen Abbildungen befinden sich Urinale häufig in den Händen studierte Ärzte (Zglinicki 1982).

in der Regel einen weiten Rand und konvexen Boden. Der Hals ist sichtbar verjüngt. Trotz ihrer signifikanten Form, können Urinale nicht unbedingt zweifelsfrei als solche interpretiert werden. Demnach kamen derartige, kolbenförmige Behältnisse auch bei der Destillation zum Einsatz. Als Urinale angesprochene Behälter aus städtischen Apothekenbefunden gehören daher womöglich zur Destillationsausrüstung, „to make herbal, alchemical, or medical preparations".[159] Andererseits verkauften Apotheken Urinale. Sie waren weitverbreitet und häufig Bestandteil des allgemeinen Haushaltsinventars (→ Kap. 5.1 *Physikus*). Aufgrund der schwierigen Einordnung schlägt Rachel Tyson eine Ansprache der Gefäße als „flask/urinal" (Kolben/Urinal) vor. Sie weist zudem darauf hin, dass die Anzahl der Urinale während des 15. Jh. zunahm. Dies dürfte mit dem Anstieg von die Urinschau durchführenden Medizinalvertretern sowie der exponentiellen Zunahme medizinischen Wissens in jener Zeit in Einklang zu stehen.[160]

Die Uroskopie besaß in monastischen Einrichtungen bereits im Mittelalter einen hohen Stellenwert. Archäologisch belegt dies u. a. eine hohe Anzahl von Kolben- bzw. Urinalfragmenten aus der Latrine des Augustinereremiten-Klosters in Freiburg (Abb. 8).[161] Insgesamt kamen 52 Bodenstücke dieser grünlichen, dünnwandigen Gefäße zutage. Der Randdurchmesser betrug zwischen 9,0 und 11,0 cm. Andrea Soffner ordnet die Freiburger Urinale zeitlich in das 14. Jh. Allgemein ist eine Datierung von Urinalen jedoch schwierig, da ihre Form über die Jahrhunderte kaum Veränderungen aufweist.[162]

---

159 Tyson 2000, S. 153.

160 Ebd., S. 152.

161 Weitere Belege liegen von den Britischen Inseln vor, u. a. aus dem Augustinerpriorat St. Mary Merton, Surrey (Miller – Saxby 2007, S. 128–129, Abb.158), der benediktinischen Battle Abbey, East Sussex und der Pontefract Priory des Cluniazenserordens, West Yorkshire (Tyson 2000, S. 152, mit weiteren Belegen) sowie dem Doppelkloster Wearmouth and Jarrow (Jenner et al. 2006, S. 355, Abb. 33.2.22). Aus St. Mary Spital, London, sind zwei Belege bekannt, von denen eines noch in das 14. Jh. datiert (Thomas et al. 1997, S. 111, Abb. 76). Cropper nennt 17 Urinalrandstücke aus Ælfric's Abbey (Eynsham Abbey) aus der Zeit des 13. bis 16. Jh. (Cropper 2003, S. 299, Abb. 9.17).

162 Soffner 1995, S. 67–68, 123–126.

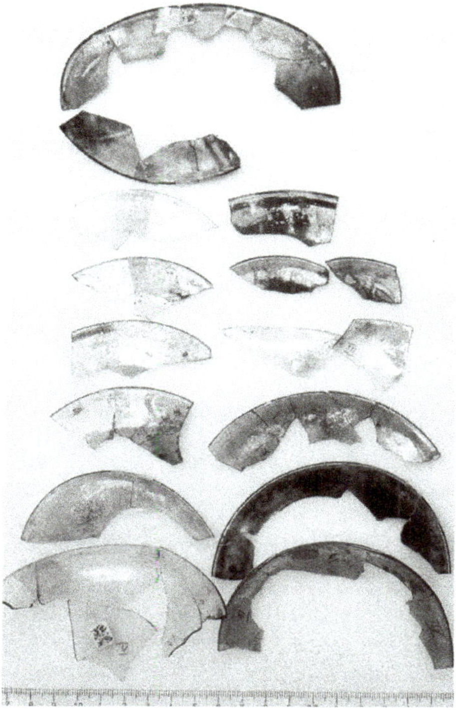

**Abb. 8:** Randfragmente von Kolben/Urinalen, Latrine des Augustinereremiten-Klosters in Freiburg.

Aus dem Augustinerpriorat der Dreifaltigkeit in Aldgate, London, liegen Krüge und Urinale mit Rückständen von Urin vor. Auch diese Stücke datieren in das 14. Jh. Lyn Blackmore vermutet, dass der Urin nicht der Uroskopie diente, sondern bewusst aufbewahrt wurde, um ihn zur Herstellung von Medizin und Kleidung zu verwenden. Sie äußert, dass Mönchsurin zu diesem Zweck besonders gefragt gewesen sei.[163] In diesem Zusammenhang sind zudem tönerne Urinale zu erwähnen, die für die Uroskopie ungeeignet waren und eher als Nachtgeschirr für Männer Verwendung fanden. Meines Wissens sind sie archäologisch v. a. aus dem britischen Raum bekannt, beispielsweise aus dem Zisterzienserkloster

163 Blackmore 2005, S. 245; Egan 2005b, Abb. 210.

Kirkstall Abbey, in Yorkshire (Abb. 9). Das dort ergrabene Urinalgefäß besaß ebenfalls Rückstände auf dem Boden. Sie waren jedoch rotbraun und nicht weiß, wie es bei Harnsäure zu erwarten wäre. Moorhouse und Wrathmell vermuten daher eine Zweckentfremdung des Gefäßes.[164]

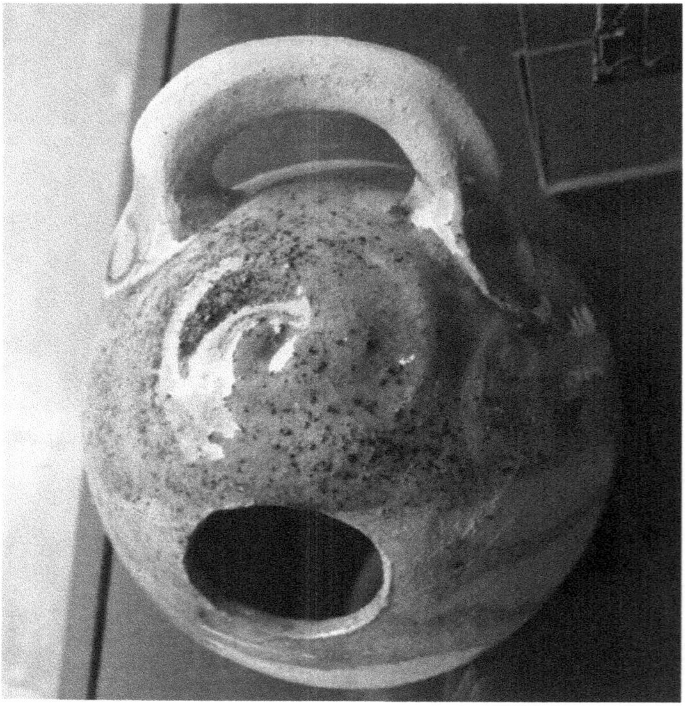

**Abb. 9:** Urinal aus glasierter Irdenware aus dem Zisterzienserkloster Kirkstall Abbey.

### *2.4.2.3.2 Schröpfköpfe und Aderlassmesser*

Während Urinale vermeintlich ein Ungleichgewicht der Säfte erkennen ließen, wurden Schröpfköpfe und Aderlassmesser genutzt, um dem Körper überschüssige Säfte zu entziehen. Das Schröpfen ist ein bereits in der Antike verwendetes Verfahren, bei dem ein innen erhitztes Gefäß (Schröpfkopf) auf einen begrenzten Teil der Hautoberfläche aufgebracht wird, um einen Unterdruck zu erzeugen

164 Moorhouse – Wrathmell 1987, S. 101–102.

und Körpersäfte zur Hautoberfläche zu transportieren. Zwei Verfahren sind zu unterscheiden: das unblutige und das blutige Schröpfen. Bei Letzterem wird die Haut vor der Anwendung eingeritzt. Durch den Unterdruck, der bei der Behandlung daraufhin entsteht, gelangt das Blut zum Gefäß. In der Vormoderne fand das Schröpfen vorzugsweise nach einem Schwitz- oder Wannenbad statt, da die Blutgefäße durch die Wärme erweitert waren.

Archäologisch ist das Schröpfen allein durch Schröpfköpfe nachweisbar. Diese Objekte bestehen aus Ton, Glas, seltener aus Metall und besitzen eine meist an den Wänden eingezogene, gedrungene Form. Schröpfköpfe sind v. a. aus Stadtkerngrabungen, insbesondere aus Badestuben (→ Kap. 5.3 *Bader*) vielfach überliefert. Da Schröpfen eine der medizinischen Hauptdienstleistungen der Bader darstellte, treten Schröpfköpfe auch archäologisch innerhalb dieser Einrichtungen häufig auf. Aus monastischen Institutionen sind Badestuben bisher hingegen kaum archäologisch nachweisbar. Die wenigen in Klöstern geborgenen Schröpfköpfe stammen nicht zwingend aus dem Umfeld einer Badestube.[165] Trotz dieser mangelnden Belege ist zu vermuten, dass Aderlass und Schröpfen zur Gesundheitsvorsorge und -fürsorge einer Klostergemeinschaft gehörten, die spätestens seit dem 13. Jh. bei kranken Brüdern in der Infirmarie, bei gesunden Brüdern auch in der Wärmestube vorgenommen wurden. Die Aufstellung von Badezubern war hierzu in jedem beheizbaren Gebäude möglich und eine eigene Badestube folglich nicht zwingend.[166] Tönerne Schröpfköpfe sind u. a. aus dem dänischen Augustinerkloster Æbelholt überliefert. Aus dem Augustinerkloster Allerheiligen in Schaffhausen stammen Schröpfköpfe aus Ton und Glas.[167]

Da Schröpfköpfe, wie viele andere medizinische Instrumente auch, in ihrer Form über Jahrhunderte unverändert blieben, ist die zeitliche Einordnung dieser Objekte schwierig. Einzig das Material ist für Datierungszwecke geeignet. Schröpfköpfe aus Metall sind jüngeren Datums. Sofern sie aus Buntmetall bestehen, scheinen sie eher aus dem 16./17. Jh. zu stammen. Ein derartiger Fund liegt beispielsweise aus der Benediktinerabtei Petershausen in Konstanz vor (Abb. 10).[168] Meine Suche nach Parallelfunden ergab eine auffallende Ähnlichkeit zwischen diesem Objekt und Schröpfköpfen, die 2008 bei einer Sonderbestattung im Strader Wald, Tarrenz, Tirol entdeckt wurden. Die Tote wird in der Fachliteratur als

---

165 Vgl. die Badestube des Augustiner-Chorherrenstifts Mariazell bei Winterthur. Es wurde nur ein Schröpfkopf ergraben (Schmaedecke 2011).

166 Lindenmann-Merz 2009, S. 74.

167 Für Æbelholt vgl. Møller-Christensen 1982, Fig. 151 II; auch Klostermuseum Æbelholt, Vitrine 7. Für Schaffhausen vgl. Lehmann 1999, S. 176 und 190.

168 Röber 2009, S. 221–222.

„Heilerin" bezeichnet (→ Kap. 3.4.4.1 *Hebammen*).[169] Insgesamt kamen mit der Bestattung sechs Schröpfköpfe aus Messing zutage, die teilweise noch Pflanzenreste wie Kamille enthielten. Die im Grab befindlichen Münzen belegen hinsichtlich Datierung und Prägungsort eine starke Nähe zu dem erwähnten Schröpfkopf aus der Benediktinerabtei Petershausen in Konstanz: 1611 in Schaffhausen, CH, sowie 1626 und 1632 in Hall, Tirol.[170] Die Schröpfköpfe von Konstanz und Tarrenz sind folglich nicht nur in ihrem Erscheinungsbild identisch, sondern liegen zeitlich nah beieinander. Zudem stammen sie aus einem Einzugsgebiet. Es ist denkbar, dass die Stücke aus einer Werkstatt bzw. einer Herstellungstradition stammen. Diese These kann durch zukünftige Forschungen zur Verbreitung metallener Schröpfköpfe bestätigt oder revidiert werden.

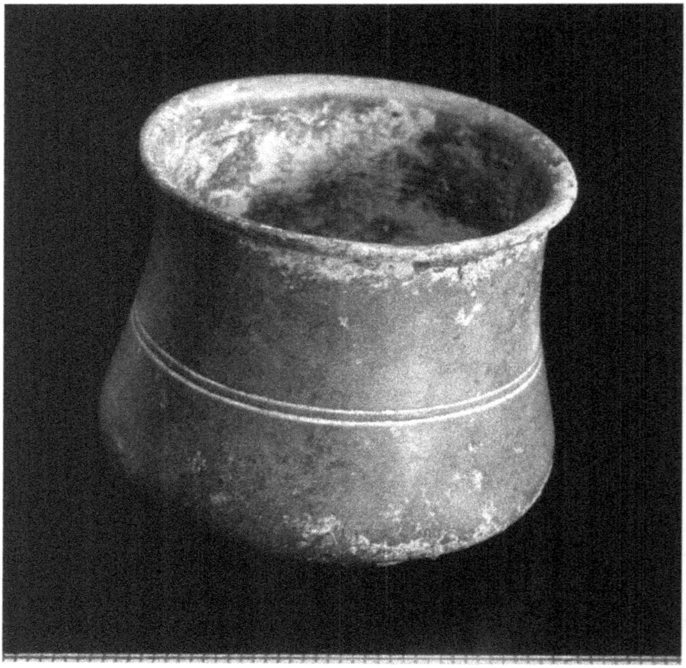

**Abb. 10:** Schröpfkopf, Benediktinerabtei Petershausen, Konstanz.

169 Stadler – Schick 2011.
170 N. N. 2012.

Auch der Aderlass ist als Therapieverfahren bereits seit der Antike überliefert und blieb bis ins 19. Jh. eine gängige Behandlungsmethode.[171] Dabei wurde die Haut mit einer Lanzette oder einem Schnapper eingeritzt, um dem Körper eine gewisse Menge Blut zu entziehen. Dies geschah bevorzugt an Armen, Beinen oder in der Nähe des erkrankten Körperteils. Das lange Festhalten an dieser Therapieform ist vor dem Hintergrund überraschend, dass in den meisten Krankheitsfällen eine positive Wirkung des Blutentzugs ausgeschlossen werden kann. Stattdessen führte wiederholter Aderlass an einem körperlich und gesundheitlich geschwächten Menschen vorzeitig zum Tod.

In monastischen Einrichtungen wurde der Aderlass prophylaktisch nach einem Kalender durchgeführt.

> „Den *Ecclesiastica Officia* zufolge wurden die Zisterzienser viermal im Jahr zur Ader gelassen, und zwar im Februar, April, September und um den Tag der Sommersonnenwende, nicht jedoch in der Advents- oder Fastenzeit oder an den drei ersten Weihnachtstagen, an Ostern oder Pfingsten sowie am jeweils nächsten bzw. übernächsten Tag nach einem Fastentag und auch nicht in der Erntezeit."[172]

Bei der Beantwortung der Frage, von wem der Aderlass oder auch das Schröpfen durchgeführt wurde, sind regionale und zeitliche Unterschiede mit einzubeziehen. Medizinalvertreter, wie Bader und Barbier(-chirurgen) boten ihre Dienste spätestens seit der Frühen Neuzeit in monastischen Einrichtungen an. Es ist mehr als wahrscheinlich, dass zuvor Ordensmitglieder, insbesondere der *infirmarius*, entsprechende Therapieformen durchführten.

Archäologisch ist der Aderlass durch Aderlassmesser bzw. Lanzetten nachweisbar. Funde liegen v. a. aus skandinavischen Klostereinrichtungen, wie dem Augustinerkloster Æbelholt und dem Zisterzienserkloster Øm vor (Abb. 11).[173] Die dänischen Exemplare besitzen eine auffallende Ähnlichkeit zu Stücken, die aus dem schwedischen Zisterzienserkloster Varnhem geborgen wurden. Diese Beobachtung lässt m. E. mehrere Interpretationen zu: 1. Ähnlichkeiten sind funktionsbedingt bzw. 2. die Instrumente entstammen einer bestimmten Herstellertradition bzw. einem Herstellungsort. Bemerkenswerterweise ist die Funktion dieser Messer nicht immer eindeutig. Annette Frölich weist demnach darauf hin, dass derartige Instrumente u. a. auch zum Töten und Ausbluten von Tieren genutzt wurden.[174]

---

171 Zur Geschichte des Aderlasses vgl. Castiglioni 1954.

172 Lindenmann-Merz 2009, S. 80.

173 Møller-Christensen 1982, S. 257–259; Isager 1941, Abb. 41.

174 Frölich 2011, S. 166.

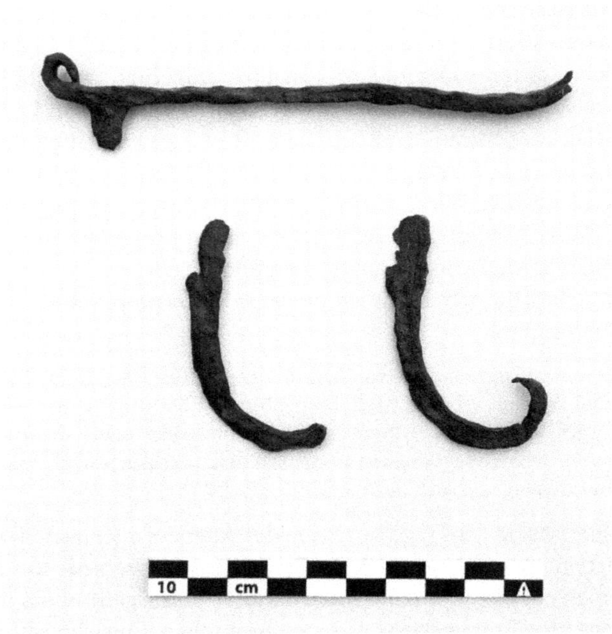


**Abb. 11:** Aderlassmesser aus dem Zisterzienserkloster Øm, Dänemark.

### *2.4.2.4 Wundversorgung*

Wunden sind Gewebezerstörungen, die durch äußere und innere Einflüsse entstehen.[175] Für eine optimale Heilung sollten sie feucht gelassen bzw. mit einer Drainage versorgt werden, um eine „sichere Ableitung der kontaminierten Sekrete zu gewährleisten".[176] Archäologisch treten Anhaltspunkte für derartige Wundversorgungen eher selten zutage.

#### *2.4.2.4.1 Organisches Verbandsmaterial*

Verbandsmaterial ist für die Wundversorgung eine unabdingbare Notwendigkeit. Dennoch sind entsprechende Belege archäologisch kaum bekannt. Einige imprägnierte Leinenrollen, die sicher als Wundbandagen anzusprechen sind, stammen von dem 1545 gesunkenen Kriegsschiff Mary Rose und folglich aus einem

175 Kraus 2006, S. 766.
176 Ebd., S. 769.

geschlossenen Fund.[177] Weitere Nachweise liegen von den Friedhöfen des Marinehospitals Haslar, Gosport, GB, und des Leprosoriums St. Mary Magdalen in Reading, Berkshire, GB, vor.[178] Ältere Funde sind z. B. aus Ägypten überliefert.[179] Aus monastischen Einrichtungen stammt organisches Verbandsmaterial einzig aus der Latrine des Augustinereremiten-Klosters in Freiburg im Breisgau. Ilse Fingerlin vermutete, dass einige Lederriemchen, aufgerollt und/oder zusammengelegt, als Verband für Fingerkuppen genutzt wurden (Abb. 12). Die Stücke ähneln heutigen Fingerkuppenpflastern. Die Befestigung der nicht selbstklebenden Streifen erfolgte wahrscheinlich mithilfe von Fäden. Darauf lassen „Schlitze bzw. Löcher an den Kuppen" schließen.[180] Eine derart direkte, funktionale Zuweisung organischer Wundverbände ist aus archäologischen Grabungen bisher einmalig.

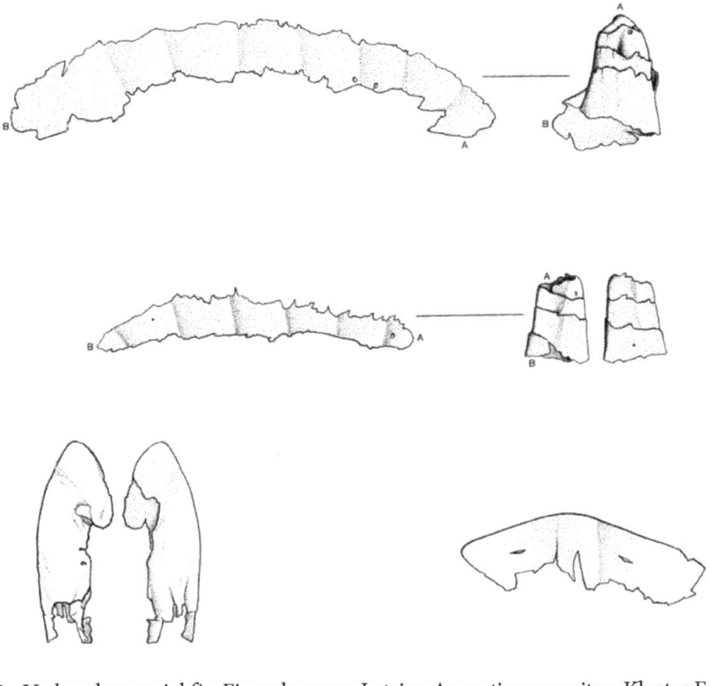

**Abb. 12:** Verbandsmaterial für Fingerkuppen, Latrine Augustinereremiten-Kloster Freiburg.

177 Castle et al. 2005, S. 207.
178 Für Haslar vgl. Shortland et al. 2008; für Reading Wells 1964.
179 Smith 1908.
180 Fingerlin 1995, S. 150, 182, 213–214, Taf. 45,5.6.8.

### *2.4.2.4.2 Kupferplatten*

Ein Phänomen unter den therapeutischen Hilfsmitteln des Mittelalters stellen viereckige bis ovale Kupferplatten dar, die bei Bestattungen wiederholt in der Nähe von Langknochen aufgefunden wurden. Einar Sjövall beschrieb derartige Stücke aus dem Zisterzienserkloster Øm, Dänemark, bereits im Jahr 1936.[181] Sjövall wies zudem an weiteren Individuen Abdrücke und Einkerbungen an den Langknochen nach, die er in diesem Zusammenhang als sog. Schürffurchen interpretierte (Abb. 13).

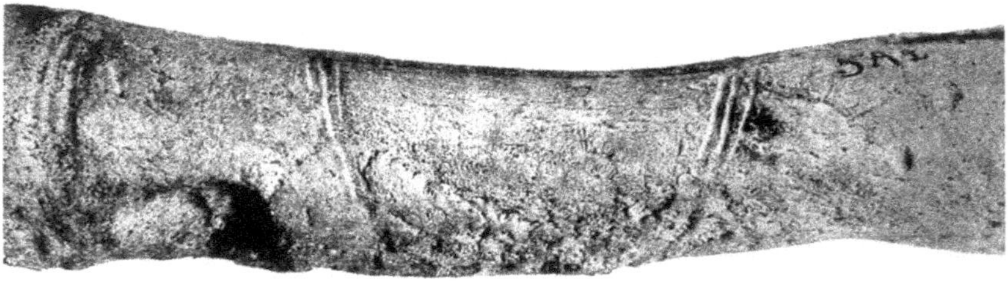

**Abb. 13:** Oberschenkelknochen mit auffälligen Abdrücken, Kloster Øm, Dänemark.

Diese parallel verlaufenden, geschwungenen Linien waren seiner Meinung nach auf den Gebrauch einer Ätzsalbe zurückzuführen, die mit Kupferplatten abgedeckt wurde.[182] Dieser Interpretation widersprachen im Jahr 1999 Pia Bennike und Anna-Elisabeth Brade. Sie wiesen zu Recht darauf hin, dass es sich bei den beobachteten Rillen um Abdrücke von Blutgefäßen, also Arterien und Venen, handelt.[183] Die Anthropologin Gisela Grupe erklärte zudem:

> „Die Abdrücke finden sich stets auf Knochen, deren Pathologien einen raumfordernden Prozess darstellen […]. Wie man mit Hilfe von Salben/Tinkturen durch die Weichgewebe hindurch Abdrücke von Schnürungen auf den Knochen bringen kann, ist jenseits jeder Vorstellungskraft."[184]

---

181 Isager – Sjövall 1936, in der deutschen Übersetzung Isager 1941.

182 Isager 1941, S. 101–102.

183 Bennike – Brade 1999, S. 49–50.

184 Dank für die schriftliche Mitteilung von Prof. Dr. Gisela Grupe, Ludwig-Maximilians Universität München (10. Oktober 2011).

Die von Sjövall zur Untermauerung seiner These herangezogenen Kupferplatten sind bereits mehrfach archäologisch zutage getreten (Tab. 1). Sie sind aus dem belgischen, schwedischen sowie britischen Raum überliefert und, nach Zusammentragen aller bekannten Exemplare, zeitlich auf das 12./13. bis 16. Jh. beschränkt.[185] Auffallend häufig stammen diese Platten von Bestattungen aus monastischem bzw. klerikalem Umfeld.[186] In der Regel liegen sie paarweise um einen Langknochen gebogen. Löcher an den Seiten der Platten dienten wahrscheinlich zur Fixierung mittels Fäden oder Nieten (Abb. 14).

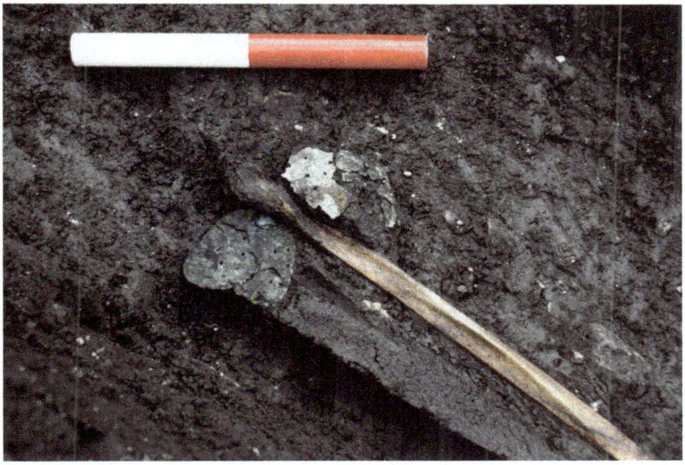

**Abb. 14:** Kupferplatten, Gilbertinerpriorat St. Andrew's.

185 Roberta Gilchrist und Kollegen gehen von einem nationalen Phänomen aus, das mit dem Schwarzen Tod 1348 in England zu enden scheint (2004, S. 104). Doch zeigt Tabelle 1, dass derartige Platten auch aus Schweden und Belgien bekannt sind. Der Schwerpunkt der Platten mag zwar im 13./14. Jh. liegen, geht jedoch auch teilweise darüber hinaus. Ein Ende im 14. Jh. ist demnach nicht zu schlussfolgern.

186 Ähnliche Platten stammen zuweilen auch aus Gebäuden, wie der Wärmestube von Kirkstall Abbey, Fund-Nr. 204/1958 (Moorhouse – Wrathmell 1987, Abb. 70). In diesem Fall ist es jedoch nicht möglich, einen Bezug zu einer Krankenbehandlung herzustellen.

**Tab. 1:** Kupferplattenfunde aus Gräbern des Mittelalters und der Frühen Neuzeit.

| *Fundort* | *Datierung* | *Befund* | *Literatur* |
|---|---|---|---|
| **Bawtry Masonic Hall**, GB St. Mary Magdalene, Hospital | | Kupferplatte aus einer Schuttschicht des Friedhofs | McIntyre – Hadley 2010, Taf. 21. |
| **Fishergate/York**, GB, St. Andrew's Gilbertinerpriorat | 13.–14. Jh. | Kupferplatten, rechtes Knie (Grab Sk 251), Kreuzbandriss, chronischer Infekt, Platte ca. 10 cm lang, hufeisenförmig, Erhalt von Leder, Mann (adult) | Stroud – Kemp 1993; Knüsel et al. 1995. |
| **Langthorne**, GB St. Mary Stratford, Zisterzienserabtei | 1230–1350 | Kupferplatten im Grab E(386.1028): ca. 45-jähriger Mann, Knieentzündung; Kupferplatten im Grab E(378.426): 26- bis 45-jähriger Mann, rechter Ellenbogen; Platten etwa 7,2 und 5,8 cm im Durchmesser; Abdrücke von Textilien, womöglich Leinen | Barber et al. 2004; Gilchrist – Sloane 2005, S. 103-104. |
| **London**, GB St. Mary Spital, Stiftshospital & Augustinerpriorat | 12.–16. Jh. | Kupferplatten am Kniegelenk (außen Rückstände von Textilien, innen von Blättern), Bleiband um das Bein (darunter evtl. Tierhaare) | Thomas 2004; Gilchrist – Sloane 2005, S. 104. |
| **Pontefract**, GB Cluniazienser-priorat | Mittelalter | Kupferplatten bei zwei Individuen, adult, einer männlich, Knie bzw. Oberarm betroffen, 5,0 x7,5 cm, Spuren von Textilien; pathologische Belege nicht bekannt | Gilchrist – Sloane 2005, S. 104; McIntyre – Hadley 2010, S. 94. |
| **Reading**, GB St. Mary Magdalene, Leprosorium | 12.–15. Jh. | Kupferplatten, rechter Humerus mit Osteomyelitis, Frau, Reste von Ampferblättern und Leinenbandage | Wells 1964; Gilchrist – Sloane 2005, S. 103. |
| **Surrey**, GB St. Mary Merton, Augustinerpriorat | 1120–1390 | Grab 2595: Kupferplatte, Knie, Entzündung, Mann (adult); Grab 4667: Kupferplatten an jedem Arm | Miller – Saxby 2007, S. 127. |
| **Varnhem**, S Zisterzienserkloster | 13.–16. Jh. | Kupferplatten, linker Humerus, Fraktur mit darauf folgender Hyperostose[a], Mann | Isager 1941, S. 102; Hallbäck 1976/77. |
| **Vrasene**, B Kirche | 16.–17. Jh. | Kupferplatte, linker Humerus, Mann (adult) | Janssens 1987. |

[a] Hyperostose = krankhafte Knochenverdichtung, die sowohl nach innen als auch nach außen gerichtet sein kann.

Die bedeckten Körperstellen wiesen stets Pathologien auf. Daher ist zu vermuten, dass die geborgenen Kupferplatten eine therapeutische Maßnahme darstellten. Womöglich handelte es sich um eine Art stabiles Pflaster oder Schiene, zur Fixierung notwendiger Heilungsmittel an einer erkrankten Stelle. Gestützt wird diese Annahme durch die Bergung von Stoffen und Pflanzen, die zwischen Kupferplatten und Knochen lagen. Unter den Platten an einem krankhaft veränderten Oberarmknochen einer Frau aus der Leprosorie St. Mary Magdalen in Reading (Berkshire, GB) befanden sich beispielsweise Ampferblätter (*Rumex*, auch „Mönchsrhabarer") und Reste von Leinen. Ampfer besitzt eine heilende Wirkung und war als Mittel gegen Hautkrankheiten beliebt. Diese Behandlungsmethode ist umso bedeutsamer, da die betroffene Person aus Reading an Lepra erkrankt war und folglich symptomatisch unter Ulzerationen sowie weiteren Hautleiden gelitten haben dürfte (→ Kap. 4.2 *Lepra und Leprosorien*).[187]

Die Bevorzugung von Kupfer für die Verwendung dieser Platten ist nicht allein mit einer gewünschten stabilen Fixierung erklärbar; dies wäre auch mit anderen Materialien gelungen. Stattdessen muss ein zusätzlicher Grund für die bevorzugte Nutzung von Kupfer vorgelegen haben.[188] Möglicherweise war die desinfizierende Wirkung des Metalls ausschlaggebend.[189] Ebenso unklar ist, warum die vorgestellten Kupferplatten im Zuge der Leichenwäsche nicht entfernt wurden. Roberta Gilchrist geht von einer allgemein bekannten Behandlung mit derartigen Platten aus, wonach die wenigen geborgenen Stücke aufgrund dieser Gewohnheit als „nicht fremdartig" übersehen wurden und folglich zufällig ins Grab gelangten. Eine andere Begründung mag sein, „that the healing process was considered to remain active even after the soul had departed the body".[190]

Abschließend ist zu klären, warum diese Kupferplatten offensichtlich nur aus religiösen Einrichtungen und ausschließlich aus der Zeit zwischen dem 12./13. und 16. Jh. überliefert sind. Es drängt sich der Gedanke auf, hierin ein rein

---

187 Gilchrist – Sloane 2005, S. 103.

188 Neben Kupferplatten sind auch solche aus Blei überliefert. Aus dem Augustinerpriorat St. Mary Spital in London stammt eine Bleiplatte, die um das Bein eines Mannes befestigt war. Sie hat eine Größe von 21,6 x 12,5 cm. Statt Pflanzenreste wurden Tierhaare unter dem Metall aufgefunden. Dieses Bleiband unterschied sich folglich in Form und Unterfütterung von den besprochenen Kupferplatten. Gilchrist deutet den Fund als „indicators of healing magic" (Gilchrist 2008, S. 136). Bleibänder, die möglicherweise einen ähnlichen Zweck erfüllte, liegen auch aus anderen Fürsorge- und Medizinaleinrichtungen vor. In der Regel sind sie mit Schriftzeichen versehen, wie Stücke aus dem Augustinerkloster von Æbelholt, Dänemark (Møller-Christensen 1982, S. 115, Abb. 31) sowie einer Badestube in Kyritz, Brandenburg (Anders 2010, Abb. 93). Die „Runen" auf den Kyritzer Stücken wurden bisher nicht entziffert und als „Pseudoinschrift" angesprochen (Dank für die freundliche Mitteilung von Dr. Jette Anders, Berlin, vom 08.11.2011).

189 Knüsel et al. 1995, S. 380.

190 Gilchrist – Sloane 2005, S. 104.

klerikales Phänomen zu sehen. Möglicherweise stammt das Wissen um diese therapeutische Behandlungsmethode demnach aus antiken Werken oder ist empirisch in monastischen Institutionen entstanden und unter Geistlichen weitergegeben geworden. Bisher scheint es, als sei dieses Wissen mit der Auflösung vieler monastischer Einrichtungen im Zuge der Reformation verloren gegangen.

### *2.4.2.5 Medizinische Hilfsmittel*

Als medizinische Hilfsmittel werden im Folgenden sowohl Prothesen, als Ersatz für fehlende Gliedmaßen, als auch Gegenstände zum Ausgleich von Beeinträchtigungen vorgestellt.

#### *2.4.2.5.1 Gehhilfen*

Prothesen sind archäologisch aus der Zeit des Mittelalters kaum überliefert. Ihr Nachweis nimmt durch Funde und museale Objekte erst mit der Frühen Neuzeit sukzessive zu.[191] Aus diesem Grund verwundert es zunächst nicht, dass mittelalterliche Prothesen auch aus dem monastischen Umfeld weitestgehend unbekannt sind. Jedoch scheint der mangelnde Nachweis nur bedingt die Realität widerzuspiegeln. Pathologische Befunde und Bildquellen belegen zweifelsfrei die Anwendung von Gehhilfen in dieser Zeit. Mitglieder einer Ordensgemeinschaft sollten hierbei keine Ausnahme darstellen und wie im Kommenden zu sehen sein wird, liegen Amputationen auch von monastischen Friedhofsserien vor. Die Kontinuitätstrennung erfolgte v. a. an den Beinen, bevorzugt unterhalb des Knies. In der Regel wurden diese schwerwiegenden chirurgischen Eingriffe überlebt. Es ist daher zu schlussfolgern: Die Betroffenen wurden nicht nur professionell, sondern auch medizinisch intensiv betreut, sowohl während als auch nach der Operation.

Nach einer Zeit der Rekonvaleszenz konnten sich die Betroffenen wieder selbstständig fortbewegen. Archäologische Quellen und anthropologische Auswertungen weisen darauf hin, dass dies eher mit Gehstützen als mit Stelzfüßen geschah. Da das bevorzugte Material dieser beiden Hilfsmittel im Mittelalter Holz gewesen ist, sind entsprechende Funde rar. Gehstützen sind aber u. a. aus Bürgerhospitälern überliefert (→ Kap. 3.3.3.1 *Maßnahmen und Equipment zur medizinischen Pflege und Behandlung*). In monastischen Einrichtungen deuten stattdessen v. a. Veränderungen am Skelett auf die Nutzung von Gehstützen hin. Dazu zählen insbesondere Amputationsspuren bei gleichzeitigem Auftreten von stark ausgeprägten

191 Die Zunahme von Prothesen aus Eisen, speziell für Arme, Hände und Beine, zum Ende des Mittelalters steht in direktem Zusammenhang mit einer weiterentwickelten Kriegstechnik.

Muskelmarken an den Oberarmen, Atrophien in den Oberarmgelenken und Stressfrakturen.[192] Ein derartiger Befund stammt beispielsweise aus dem Cluniazenser-Priorat von Twann, St. Petersinsel/Bern, Grab 54. Der linke Fuß eines Mannes war zu seinen Lebzeiten im distalen Bereich des Unterschenkels abgetrennt worden, seine Oberarmmuskeln waren kräftig entwickelt.[193] Sollte der Betroffene jemals eine Prothese getragen haben, ist in diesem Fall im Mittelalter eine Holzstütze im Sinne einer sog. Piratenstelze zu erwarten, bei der der „Unterschenkelstumpf bei rechtwinklig gebeugtem Knie auf dem Stelz befestigt" wurde.[194] Ein weiteres Beispiel für die Nutzung von Gehstützen kam im Gilbertiner-Priorat Fishergate in York zutage.[195] Es steht in keinem Zusammenhang mit einer Amputation. Grab Sk 251 beinhaltete die Überreste eines Mannes mit chronischer, septischer Arthritis infolge einer Spiralfraktur am rechten Knie (Abb. 15).[196] Therapeutische Behandlungsspuren äußerten sich in Form von Kupferplatten, die den Krankheitsherd umschlossen (Abb. 14). Dass der Betroffen zu Lebzeiten Unterarmstützen genutzt hatte und mit diesen bestattet wurde, leitet das Team um Christopher Knüsel von der auffälligen Positionierung des Mannes im Grab her: Der Tote befand sich in Rückenlage, das kranke Bein war leicht gebeugt, der rechte Arm im Gegensatz zum linken gerade nach unten ausgestreckt und die dazugehörige Schulter nach oben geschoben. „The unique positioning of the pectoral and brachial elements of this side of the body with its injured right knee might suggest that this individual was accompanied in his burial by a crutch or support of some type, so Knüsel.[197] Anmerkungen zu möglichen Muskelansatzmarken, die diese Deutung stützen könnten, blieben aus.[198] Auch fanden sich keine Überreste einer hölzernen Gehstütze, die die vorgebrachte Vermutung verifizieren könnten.[199]

---

192 Für archäologische Belege, die aufgrund dieser Veränderungen den Gebrauch von Gehstützen vermuten lassen, siehe beispielsweise Belcastro – Mariotti 2000; Darton 2010; Knüsel – Göggel 1993.

193 Cluniazenser-Priorat Petersinsel, Grab 54 (Ulrich-Bochsler – Baumgartner 1988; Kahlow 2009a, Abb. 8).

194 Ulrich-Bochsler 2009, S. 194.

195 Der Mönchsorden der Gilbertiner war hauptsächlich in Großbritannien verbreitet.

196 Knüsel et al. 1995, S. 369.

197 Ebd., S. 380.

198 Zur besseren Anschauung des Gehstützengebrauchs vgl. Peacock 1966.

199 Da die Muskeln nach dem Tod eines Individuums erschlaffen, ist die hochgestreckte Schulter entweder auf eine Pathologie zurückzuführen, die schon zu Lebzeiten eine Versteifung in dieser Position verursacht hatte, oder der Tote wurde nach Nachlassen der Leichenstarre absichtlich in dieser Lage bestattet.

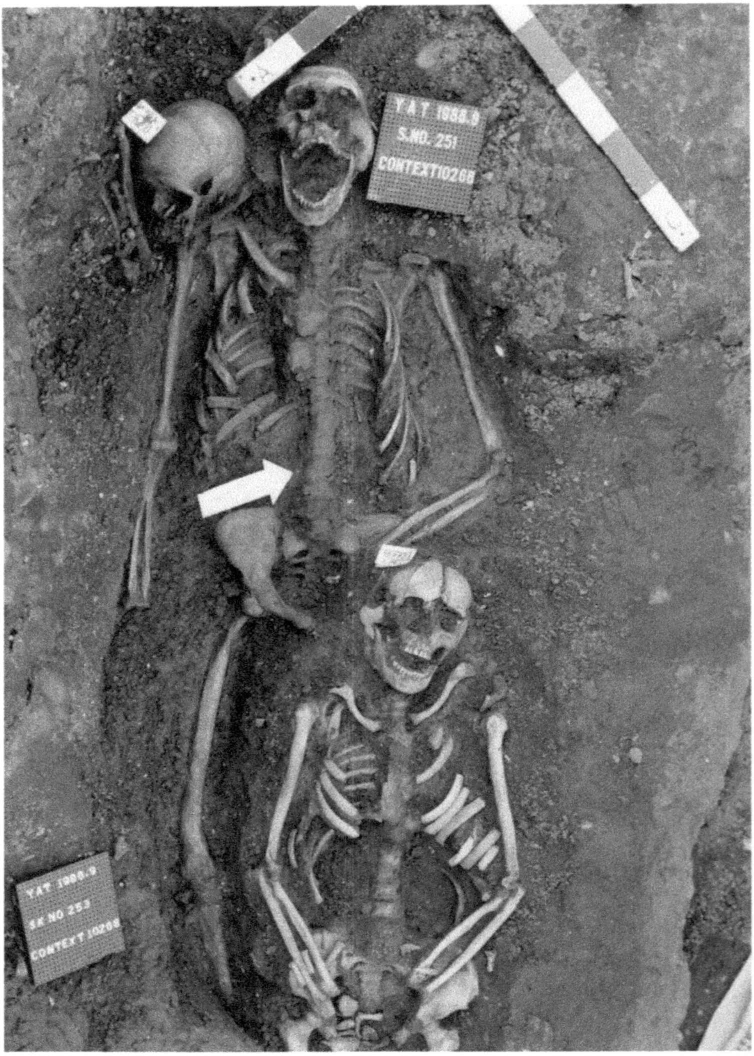


**Abb. 15:** Grab SK 251 (Pfeil), Gilbertiner-Priorat Fishergate, York.

Generell scheint die Mitgabe von Holzstäben in mittelalterlichen Bestattungen gar nicht so selten gewesen zu sein – allerdings ist die Funktion der Stäbe umstritten und eine Interpretation als Gehstütze nicht zwingend. Gilchrist beleuchtete dieses Problem 2008 in ihrer Abhandlung *Magic for the Dead*. Sie wies Stöcke aus Gräbern im britischen Raum nach, die häufig aus dem klerikalen Bereich stammen und in die Zeit des 11. bis 15. Jh. datieren.[200] Die von ihr zusammengetragenen Holzstöcke sind ungenutzt und von fragiler Natur, was gegen eine Deutung der Stäbe als Gehstützen spricht. Differenzierungen nach Alter und Geschlecht der Bestatteten liegen nicht vor. Die Höhe der Objekte steht in keinem Zusammenhang zur Größe der menschlichen Überreste; sie variieren von etwa 100 cm bis zur vollständigen Sarglänge. Nach Gilchrist könnten die Stäbe daher symbolisch für eine Pilgerfahrt oder Reise stehen oder als Abwehrschutz gelten. Die Holzart ist für derartige Interpretationen mitunter entscheidend. Beispielsweise sollte Eschenholz Kinder vor Schlangenbissen schützen.[201] Meines Erachtens ist eine weitere Möglichkeit zu bedenken. So könnten Stöcke auch aus Angst vor Wiederkehrern in die Gräber gelangt sein, mit der Absicht, diese zu bannen. Allerdings bleiben Zweifel, ob derartige Verfahrensweisen in monastischen Einrichtungen zu erwarten sind. Abschließend sei stattdessen angemerkt, dass kranke Mönche mitunter Gehstöcke mit sich führten, ohne gehbehindert oder blind zu sein. Die Objekte waren vielmehr symbolisch. Sie sollten die Träger als Kranke ausweisen.[202]

#### *2.4.2.5.2 Brillen*

Brillen, allen voran Nietbrillen, sind in monastischen Institutionen häufig zutage getreten, beispielsweise auch aus der Latrine des Augustinereremiten-Klosters in Freiburg im Breisgau (Abb. 16).[203] Diese Beobachtung ist vor dem Hintergrund

200 Gilchrist 2008, S. 126–128.

201 Ebd., S. 127.

202 Knackfuss 2009, S. 343. So berichtet der Zisterziensermönch Bernhard von Clairvaux in seiner 1124/25 verfassten *Apologie* kritisch über die Cluniazenser: „Um ferner zwischen Gesunden und Leidenden unterscheiden zu können, wird den Kranken vorgeschrieben, einen Stock (und der ist gewiss notwendig!) in der Hand zu tragen, damit der Stab, auf den man sich stützt, eine Schwäche vortäuscht, die durch keine Blässe im Gesicht oder durch Abmagerung offenbar wird. Soll man über derartige Albernheiten lachen oder weinen? Ich vermag es nicht zu sagen.“ Lindenmann-Merz 2009, S. 46.

203 Müller 1995, S. 301–302. Weitere Nietbrillen aus klösterlichen Institutionen des englischsprachigen Raumes sind u. a. von Judith Stevenson zusammengestellt worden. Ihre Belege stammen beispielsweise aus St. Martin's Abbey at the Place of Battle (East Sussex, England), Melrose Abbey (Melrose, Schottland) sowie der Chester Dominican Friary, Cheshire, England (Stevenson 1995).

verständlich, dass Geistliche mitunter zeitlebens mit der Transkription und dem Lesen von Handschriften beschäftigt waren. Die Sehkraft verändert sich jedoch mit dem Alter. Ab dem 40. Lebensjahr nimmt die Fähigkeit des Augenmuskels, sich Entfernungen anzupassen, stetig ab. Brillen waren somit ein geeignetes Behelf, um zunächst das Nahsehen zu erleichtern. Die sog. Nietbrille stellt die erste Entwicklungsstufe dieser Hilfsmittel dar. Wohl Anfang des 13. Jh. wurden für diese Erfindung die Enden zweier Einglasstiele mit einem Niet zusammengefasst.[204] Daraufhin durchlief die Nietbrille funktionsbedingte Veränderungsprozesse, bevor sie im 15./16. Jh. von der Bügelbrille abgelöst wurde.[205] Horst Appuhn unterteilte unterschiedlich gearbeitete Nietbrillen nach Funden aus dem Zisterzienserinnenkloster Wienhausen bei Celle in drei Typen. Diese folgten in ihrer Entwicklung aufeinander, wiesen chronologisch jedoch Überschneidungen auf.[206] Aus Freiburg stammen gleich mehrere Exemplare. Meines Erachtens handelt es sich bei den Stücken um Nietbrillen vom Typ Wienhausen III (nach Appuhn), mit gekrümmten Stiel sowie aufeinandergeklebter Vorder- und Rückseite des Gestells nach Einsetzen des Glases. Diese Brillen datieren in das 14./15. Jh.[207] Eine Rarität stellt ein hölzernes Brillenfutteral aus demselben Befund dar. Futterale sind bisher nur selten überliefert und wurden u. a. von Heiko Steuer vorgestellt.[208]

---

204 Frugoni – Listl 2006, S. 20.

205 Zur chronologischen Entwicklung der Brille anhand archäologischer Funde vgl. Kahlow 2009a, S. 205–207; Kahlow 2012a. Bügelbrillen (seit dem 15. Jh.) liegen aus monastischen Einrichtungen kaum vor. Wenige Belege stammen u. a. ebenfalls aus Wienhausen (Appuhn 1973, S. 15) sowie dem Klarissenkloster zu Ribnitz. Aus Letzterem kamen eine vollständige Brillenlederfassung sowie mehrere Gläser unter dem Nonnengestühl zutage. Eine nachreformatorische Datierung der Stücke ist nicht ausgeschlossen, da das Kloster nach dessen Auflassung in ein Damenstift umgewandelt wurde (Jöns 2005, insbes. S. 415, Abb. 7).

206 Zur Beschreibung der Nietbrillen von Wienhausen vgl. Appuhn 1958a; 1958b; 1973.

207 Aufgrund der Beobachtung, dass sich organisches Material nur im unteren Teil der Abortgrube erhalten hat, schlägt Steuer (1985) eine zeitliche Einordnung in das 14. Jh. vor. Eine Stratigraphie innerhalb von Latrinen als Datierungsansatz zu nutzen, birgt jedoch Risiken, wie in der Einleitung aufgezeigt wurde.

208 Steuer 1985, S. 52, Abb. 5; 1986; 1993. Ein weiteres Brillenfutteral, jedoch aus Metall, ist aus dem Michaeliskloster im niedersächsischen Lüneburg überliefert (Ring 2004).

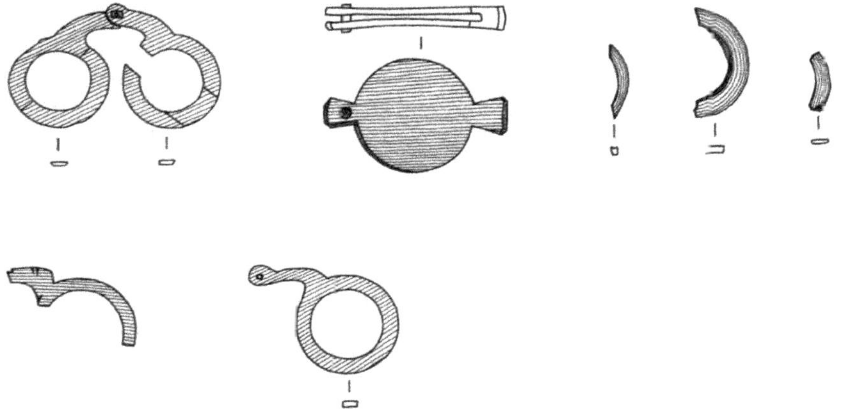

**Abb. 16:** Hölzerne Brillen- und Futteralfragmente, Latrine des Augustinereremiten-Klosters, Freiburg i. Br.

Brillengläser, die einen Hinweis auf den Grad der Alterssichtigkeit des Trägers liefern könnten, liegen aus dem Fundmaterial der Latrine des Freiburger Augustinereremiten-Klosters nicht vor.[209] Diese Beobachtung lässt vermuten, dass intakte Brillengläser in der Regel nicht entsorgt, sondern in neue Gestelle eingepasst wurden. Die These wird durch die Fundsituation geborgener Brillengläser, beispielsweise aus Wienhausen und dem Michaeliskloster in Lüneburg, zusätzlich gestützt.[210] Sie stammen häufig aus schwer zugänglichen Bereichen, wie Chorfußböden, und gingen eher zufällig verloren.

Da Brillen hauptsächlich aus klerikalen Institutionen stammen, ist zu vermuten, dass diese Objekte zunächst berufsspezifische Attribute darstellten, die auch durch ähnliche Kommunikationsnetzwerke veräußert wurden. Geistliche und sozial höher gestellte Handwerksberufe, wie Goldschmiede, waren ab einem gewissen Alter oder aufgrund einer Fehlsichtigkeit auf diese Hilfsmittel angewiesen, um ihrer Profession auch weiterhin nachgehen zu können. Kontakte und finanzielle Mittel ermöglichten ihnen den schnelleren Erwerb von

209 Brillengläser von Nietbrillen aus dem Chorgestühl des Zisterzienserinnenklosters Wienhausen bei Celle besaßen Dioptrienwerte von + 2,25 bis + 3,75 (Appuhn 1973, S. 13).

210 Aus einer Zisterne des St. Michaelisklosters in Lüneburg stammen die Überreste von zwei Nietbrillen, nach Appuhn Wienhausen I (Plath 1980, S. 69, Abb. 105). Mindestens ein Glas ist erhalten.

Brillen. Ärmere Bevölkerungsschichten hingegen scheinen diese Hilfsmittel erst zunehmend ab der Frühen Neuzeit genutzt zu haben, wie etwa Bildern niederländischer Künstler belegen, die das Motiv des Brillenverkäufers und -trägers häufiger in Szene setzten.[211] Die Gründe für die Zunahme von Brillennutzern in allen Bevölkerungsschichten liegen wahrscheinlich in der Einführung des Buchdrucks, in der Übersetzung der Bibel sowie der Anfertigung günstigerer Gestelle. Bügelbrillen waren im Gegensatz zu einigen Nietbrillen keine kunstvoll geschnitzten Gebilde, sondern einfach, aus Leder gefertigt und nicht annähernd so fragil wie ihre Vorgänger aus Holz oder Bein.[212]

#### *2.4.2.5.3 Eisenbandagen*

Objekte, die eine orthopädische Funktion erfüllen, d. h. Knochen, Sehnen oder Muskeln unterstützen, sind ein Desiderat in der Medizinarchäologie und daher auch aus monastischen Einrichtungen kaum überliefert. Ein seltenes Exemplar stammt aus dem Augustinerkloster Æbelholt, Dänemark. Um das Becken eines etwa 40-jährigen Mannes (Grab 357) lagen mehrere Eisenringe. Diese hatten wahrscheinlich eine stützende Funktion zur „Entlastung der Unterleibsweichteile". Der Oberkörper des Betroffenen war infolge einer Knochentuberkulose abgesackt und wies einen ausgeprägten Pott'schen Buckel[213] im Lenden- und Brustwirbelbereich auf.[214]

Eisenbänder treten innerhalb mittelalterlichen Bestattungsserien wiederholt auf, stets in der Beckenregion. In der Mehrzahl handelt es sich bei diesen Objekten um Bruchbänder. Sie bestehen regulär eher aus einem Stück und datieren überwiegend in das 6. bis 7. Jh., bevor sie im 19. Jh. archäologisch erneut zunehmen.[215] Meines Erachtens ist auch diese Beobachtung keine Widerspiegelung

---

211 Vgl. u. a. *Der Brillenverkäufer*, 1646, Adrian van Ostade (1610–1685).

212 Zu einer kunstvoll gefertigten Nietbrille aus einer Abfallschicht in Trig Lane, London siehe Rhodes 1982.

213 Tuberkulose wird durch das *Mycobacterium tuberculosis* übertragen. Eine Ansteckung mit dem Erreger ist bereits durch kleinste Tröpfchen beim Sprechen oder Husten möglich. Osteologisch ist v. a. die Knochentuberkulose durch ein Einsinken der Brustwirbelsäule zu fassen. Belege für diese Krankheit finden sich u. a. an den Rippen sowie durch verkalktes Lungengewebe. Letzteres liegt aus dem Augustinerkloster Æbelholt bei den Bestattungen Nr. 391 und Nr. 114 vor (Møller-Christensen 1982, S. 177–178). Zur Bioarchäologie der Tuberkulose vgl. Roberts – Buikstra 2003.

214 Møller-Christensen 1986, S. 133, Abb. 2. Møller-Christensen (1982, S. 177) wies darauf hin, dass in der Regel nur ein Eisen- oder Bronzering für diese Behandlung um das Becken gelegt wurde.

215 Vgl. Kahlow 2009, S. 212–214, mit weiterführender Literatur.

der Realität. Es davon auszugehen, dass entsprechende Hilfsmittel durchgehend genutzt wurden. Der defizitäre Nachweis könnte u. a. veranschaulichen, dass auch organische Bänder mit einer harten Stütze aus Holz oder Metall zum Einsatz kamen; dieses Behelfsmittel war sicherlich günstiger und konnte von den Betroffenen sogar selbst angefertigt werden. Ebenso ist davon auszugehen, dass die Toten zunehmend seltener mit entsprechenden Hilfsmittel bestattet wurden.

Ein Bruchband aus dem ausgehenden Mittelalter stammt aus dem Augustinerpriorat St. Mary Merton in Surrey (Abb. 17). Es besteht aus Eisen, besitzt eine Breite von etwa 5,0 cm und ist mit Textilien, wahrscheinlich Wolle, umwickelt. Auf der rechten Seite weist das Band eine länglich ovale Ausformung auf, die den Bruchsack zurückhalten sollte.[216] Das Stück datiert in das späte 14. bis Mitte des 16. Jh., erinnert jedoch stark an ältere Exemplare.[217]

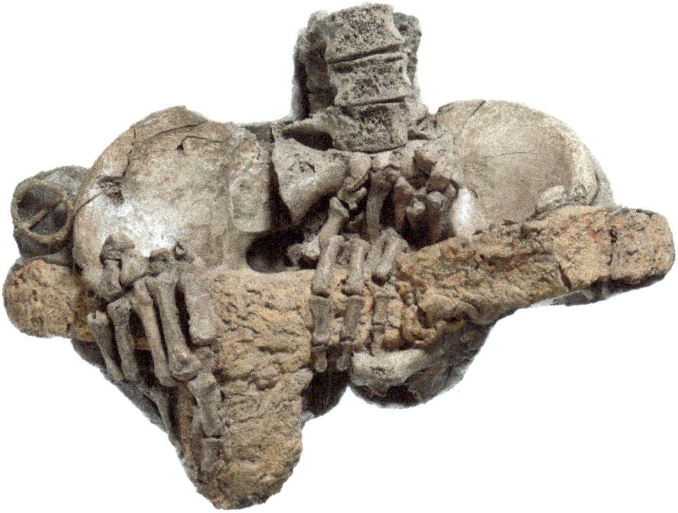

**Abb. 17:** Bruchband, Augustinerpriorat St. Mary Merton, Surrey, Grab 2595.

216 Der Begriff Bruch bzw. *Hernie* beschreibt eine Vorwölbung von Organen durch ihre natürlichen Wände. Hernien können sowohl angeboren als auch erworben sein. Statistisch sind Bauchwandbrüche mit der Ausstülpung des Bauchfelles am häufigsten. Die Ausstülpungen beinhalten Eingeweideanteile, wie Dünndarm, Dickdarm, innere Genitale der Frau und Blasenanteile (vgl. zudem Kahlow 2009a, S. 212–214).

217 Miller – Saxby 2007, S. 127–128, Abb. 156.

Neben der Zuweisung dieser Metallreifen als therapeutische Maßnahme liegt eine weitere Interpretation vor, die in Bezug auf einen Fund vom frühmittelalterlichen Klosterfriedhof Llangdough, Glamorgan, Wales, geäußert wurde. Um die Taille eines männlichen Individuums (Grab 630) lagen zwei schmale eiserne Bänder, die in ihrem Aussehen von den bisher angesprochenen Stücken deutlich abweichen (Abb. 18). Die Reifen besitzen keine zusätzliche Auflage, die einen Eingeweidebruch hätte zurückdrängen können. Daher ist die Interpretation der Stücke umstritten. Dennoch ähneln sie Bruchbändern des 19. Jh.[218] Der betroffene Mann verstarb allerdings während des 5./6. Jh. Diese Datierung korreliert mit der zeitlichen Einordnung der meisten archäologisch überlieferten Bruchbänder. Während die Zeitstellung die Interpretation eines Bruchbandes unterstützt, lässt die Gestaltung der Reifen Zweifel aufkommen. Unter anderem wurde die Interpretation eines Büßergürtels vorgeschlagen.[219] Eine therapeutische Wirkung ist jedoch ebenfalls nicht auszuschließen. Zwar wies der Betroffene keine pathologischen Veränderungen auf, ein Leistenbruch hinterlässt jedoch keine Spuren am Skelett. Die neue Deutung als Büßergürtel macht v. a. darauf aufmerksam, entsprechende Funde genau zu studieren. So könnte der im Klostergarten von Æbelholt bestattete Tuberkulosekranke ein Ordensmitglied mit Büßergürtel gewesen sein, wenngleich die Vielzahl der Reifen sowie die ausgeprägte Buckelbildung eher die Deutung einer medizinischen Maßnahme stützen.[220]

---

218 Vgl. Redknap 2005, S. 63.

219 Ebd., S. 58.

220 Møller-Christensen 1982, S. 177.

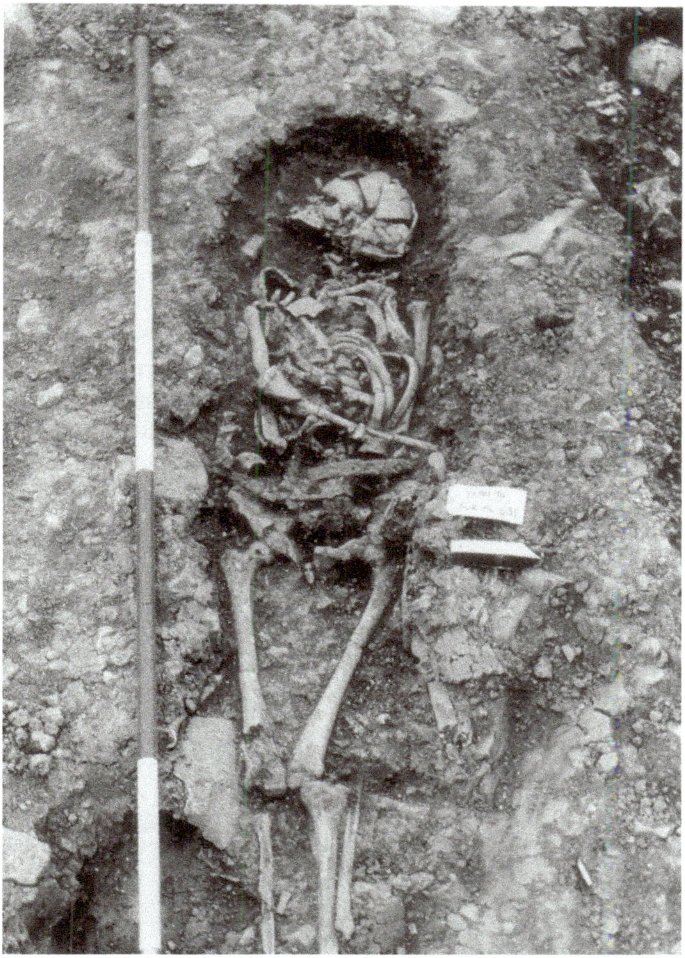

**Abb. 18:** Männliches Individuum mit eisernen Reifen, Kloster Llangdough, Glamorgan, Wales, Grab 630.

### *2.4.2.5.4 Zahnfüllungen*

Zu den häufigsten Erkrankungen des Zahnapparats in der Vormoderne zählten v. a. Karies und Parodontose. Letztere führt zum Ausfallen der Zähne. Verantwortlich sind Bakterien, die zunächst das Zahnfleisch und schließlich den Zahnapparat zerstören. Mangelnde Mundhygiene, ein geschwächtes Immunsystem,

Stoffwechselkrankheiten, wie Diabetes, sowie Rauchen und Zucker fördern das Entstehen der Parodontose. Unzureichende Mundhygiene, Speichelfluss und insbesondere der zunehmende Zuckerkonsum seit der Frühen Neuzeit wiederum sind für die Entstehung von Karies verantwortlich. Sofern der Schmelz durchbrochen ist, der Zahnnerv jedoch intakt bleibt, schmerzt der Zahn. Mit der Zeit nimmt die Zerstörung zu und Teile des betroffenen Zahnes brechen ab. In der Regel fällt er nicht komplett aus. Dennoch scheinen Extraktionen bei Karies insbesondere im Mittelalter weniger üblich gewesen zu sein als allgemein angenommen. Erkrankte Zähne blieben häufig für lange Zeit im Kiefer und wurden zum Herd ständiger Schmerzen.[221] Die Beschädigungen führten mitunter zu Fistelbildungen, die den Erregern einen Weg in die Blutbahn ebneten und in der Konsequenz den Tod des Betroffenen verursachen konnten.

Durch Karies verursachte Löcher wurden mit Kräutern und Gewürzen gestopft, um den Schmerz einzudämmen. Bei großflächigen Defekten reichten Pflanzen allein jedoch nicht aus. Eine Zahnfüllung anderer Art stammt von einem erwachsenen Individuum aus dem dänischen Augustinerkloster Æbelholt. Einer der Prämolaren am rechten Unterkiefer des Mannes wies einen großflächigen Kariesdefekt auf, den eine durchlochte Perle ausfüllte (Abb. 19). Diese sollte sicherlich das Hängenbleiben von Essensresten und damit verbundene Schmerzen verhindern.[222] Eventuell war der Hohlraum der Perle sogar ursprünglich mit Kräutern gefüllt. Sofern der Zahnnerv intakt war, dürfte der Betroffene beim Essen und Einatmen dennoch ein ständiges Pochen und Ziehen im Zahn verspürt haben.

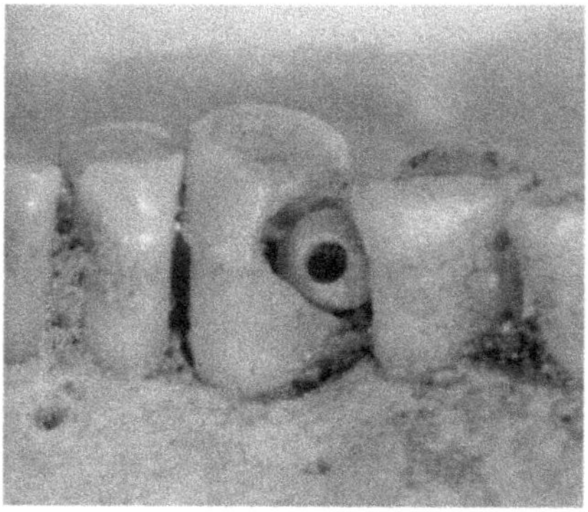

**Abb. 19:** Mögliche Zahnfüllung, Augustinerkloster Æbelholt, Dänemark.

221 Vgl. u. a. Czarnetzki 1996, S. 11–132.

222 Bennike – Brade 1999, S. 25; Roberts – Manchester 2005, S. 82.

Es stellt sich die Frage, warum Extraktionen wie in diesem Fall ausblieben. Die bewusste Entfernung von Zähnen mittels eines Werkzeugs war in der Vormoderne bekannt, wurde jedoch eher in letzter Instanz vorgenommen, wie Gerhard Baader und Walter Hoffmann-Axthelm in ihrer umfassenden Zusammenstellung mittelalterlicher Schriften zur Zahn-, Mund- und Kieferheilkunde belegten.[223] Volkstümliche Anwendungen aus dem Tier- und Pflanzenreich, wie das Stopfen des Zahns mit Rabenmist, scheinen beliebter gewesen zu sein, ebenso wie der Aderlass unter der Zunge und das Schröpfen im Nackenbereich zum Verringern von Zahnschmerzen.[224]

Andere Ursachen für Zahnverlust konnten auch in weiteren Krankheiten sowie Unfällen und Gewaltgeschehen begründet liegen. Zahnprothesen, wie sie bereits seit der Antike bekannt sind, fehlen im Mittelalter beinahe gänzlich.[225] Erst mit dem 18./19. Jh. erhielten diese Objekte eine funktionale Form, die über die reine Ästhetik hinausging. Dies könnte ein bedeutender Grund für das Fehlen entsprechender Stücke innerhalb monastischer Institutionen sein.

### *2.4.2.6 Chirurgische Instrumente*

Von medizinischen Hilfsmitteln zu chirurgischen Instrumenten ist nicht zwingend eine Brücke zu schlagen. So setzte das Tragen einer Brille eine Operation am Auge nicht voraus; ebenso belegen Bruchbänder nur die therapeutische Behandlung einer Hernie und nicht deren Operation.

Die Durchsicht archäologischer Untersuchungen machte deutlich, Knochen einbeziehende Operationen wurden im Mittelalter weniger häufig durchgeführt als in der Frühen Neuzeit. Ob es eine zusätzliche Differenzierung zwischen monastischen Einrichtungen und Siedlungen gibt, ist zunächst kaum zu beantworten und vom Forschungsstand, zeitlichen und regionalen Unterschieden sowie der Ordenszugehörigkeit abhängig. Zudem setzen osteologische Überreste Grenzen in ihrer Aussagemöglichkeit, da Weichteileingriffe, wie der Starstich und Steinschnitt, keine Spuren am Knochen hinterlassen (sollten). Allein Eingriffe am Knochen, wie Amputationen, Trepanationen und Brenneisenbehandlungen, sind nachvollziehbar. Für die Zeit des 5. bis 11. Jh. belegen

223 Baader – Hoffmann-Axthelm 1971.

224 Baader – Hoffmann-Axthelm 1971, S. 116, 146, 148.

225 Das slawische Gräberfeld in Sanzkow erbrachte bisher den einzigen Fund einer Zahnprothese aus dem 12./13. Jh. Bei dieser Teilprothese wurden die unteren zwei Schneidezähne mittels Metallplättchens und Klebmasse ersetzt oder wieder eingesetzt (vgl. Kahlow 2009a, S. 207, Abb. 3a, 3b).

archäologische Untersuchungen in Großbritannien eine prozentual häufigere Durchführung von Trepanationen gegenüber Amputationen.[226] Im späten Mittelalter gehen entsprechende Belege zurück.[227] Der seltenere Nachweis von Amputationen ist vor dem Hintergrund des hohen Blutverlustes mit Todesfolge bei Kontinuitätstrennungen verständlich. Je nach Erfahrung des Operateurs und Größe der Wunde war dieses Risiko bei Trepanationen geringer.

Neben chirurgischen Spuren am Skelett helfen medizinische Gerätschaften, Operationen am vormodernen Menschen zu belegen. Entsprechende Objekte liegen v. a. aus der Antike vor.[228] Für das Mittelalter sind regionale Unterschiede zu fassen. So fehlen entsprechende Funde im deutschsprachigen Raum und auf den britischen Inseln. In Skandinavien, v. a. in Schweden und Dänemark, sind hingegen insbesondere in den letzten Jahren wiederholt mittelalterliche, chirurgische Instrumente vorgestellt worden, u. a. durch die akribische Suche in Sammlungen, Museen und Magazinen durch Annette Frölich. Sie verglich moderne mit vormodernen Instrumenten und belegte somit die Durchführung medizinischer Eingriffe auch während der Völkerwanderungszeit.[229] Diese Aussage unterstreichen chirurgische Instrumente aus Helgö und Birka (Schweden), die in das 3. und 7. Jh. datieren. Trepanations- und Amputationsspuren aus anderen Ländern bestätigen diese Annahme.[230]

Seit der Antike haben chirurgische Instrumente, wie Skalpelle, Nadeln, Scheren und Sonden, keine auffälligen typologischen Veränderungen erfahren, da sie noch immer dieselben Funktionen erfüllen.[231] Dementsprechend ähneln auch chirurgische Geräte aus monastischen Einrichtungen sowohl antiken Stücken als auch modernen Exemplaren. Aus dem Augustinerkloster Æbelholt stammen

---

226 Roberts – Cox 2003, S. 216.

227 Ebd., S. 252.

228 Vgl. u. a. Sudhoff 1913; Künzl 1983; Riha 1986; Jackson 1990; Krug 1993b; Künzl – Riederer 2002; Künzl 2002; Kirova 2006.

229 Frölich 2011, S. 161.

230 In diesem Zusammenhang sei auf drei auffällige Bestattungen auf den frühmittelalterlichen Gräberfeldern von Griesheim, Bonaduz und Hemmaberg bei Globasnitz verwiesen. Die im Erwachsenenalter verstorbenen Männer wiesen alle eine Amputation bzw. Exartikulation an den unteren Extremitäten auf. Zudem waren sie mit medizinischen Hilfsmitteln in Form einer Prothese oder eines „Eiterbeutels" zum Auffangen der Sekrete bestattet worden. Für Bonaduz und Griesheim vgl. Kahlow 2009a mit weiterführender Literatur; für Hemmaberg vgl. Eitler – Reiter 2009/2010.

231 Frölich 2011, S. 161–162.

beispielsweise Nadeln[232], Stilette mit Futteralen, Knochensonden, Pinzetten, Aderlassmesser, Skalpelle[233] und Katheter. Auffallend ist der Fundort dieser Instrumente am Westende der Abteikirche sowie in einem kellerähnlichen Gebäude. Es drängt sich daher der Gedanke auf, das kellerähnliche Gebäude als Infirmarium oder Laienhospital anzusprechen. Die Fundansammlung medizinischer Geräte in einer Kirche hat hingegen auch Parallelen im Augustinerkloster von Skrida, Island.[234] Die Frage nach der Ursache für diesen Auffindungsort ist jedoch nur schwer zu beantworten. Möglicherweise handelt es sich um einen Zufall und die Stücke gingen beim Gebet oder anderen Gelegenheiten verloren. Ebenso ist eine Fehlinterpretation der Gebäude vorstellbar, da, wie gesehen, auch Infirmiarien mehrschiffig und mit einem Chor ausgestattet sein konnten.

Dass Klöster im dänischen Raum tatsächlich über chirurgisches Instrumentarium und medizinische Bücher verfügten, ist u. a. den Inventarlisten eines Abtes vom Zisterzienserkloster Øm zu entnehmen. Die Klosterbibliothek war demnach beispielsweise mit Werken zur „medizinische Verwendung von Pflanzen, Tieren usw." ausgestattet[235] Unter den ärztlichen Instrumenten werden u. a. „Brenneisen mit 5 Zangen" aufgeführt. Archäologisch spiegelt sich dies in Øm hingegen kaum wider. Ein zweiendiges Instrument soll nach Kristen Isager bei chirurgischen Eingriffen zum Heben und Schaben verwendet worden sein.[236] Doch eine Vielzahl der von ihm im Jahr 1941 vorgestellten „medizinischer Instrumente" wurde vor kurzem neu interpretiert und einem anderen Nutzen zugewiesen.[237]

Die Reduzierung medizinischer Funde aus dem Zisterzienserklosters Øm, von einem umfassenden Equipment zu wenigen Aderlassmessern und Pinzetten, könnte

---

232 Speziell für chirurgische Eingriffe konzipierte Nadeln sind nicht vor dem 19. Jh. bekannt (vgl. Frölich 2011, S. 167). Dies erschwert die Interpretation archäologisch geborgener Nadeln. Eine medizinische Zuweisung ist v. a. dann wahrscheinlich, wenn die Objekte aus einem entsprechenden Kontext stammen.

233 Skalpelle sind nach längerer Zeit im Boden stark korrodiert, was eine sichere Zuweisung eingrenzt. Im Gegensatz zu haushaltstypischen Messern sind Skalpelle eher klein, dünn und sehr scharf. Zudem ist die Länge der Angel generell kürzer als bei anderen Messern (vgl. Frölich 2011, S. 165).

234 Kristjánsdóttir 2008, S. 212–213.

235 Isager 1941, S. 9.

236 Isager 1941, S. 10–11.

237 Ein angeblich zahnärztliches Instrument (Geißfuß) sowie eine Seton-Nadel (Setaceum) wurden 2012 durch Christian Brahe Petersen und dem Øm-Klostermuseum neu interpretiert. Demnach gehörten die Objekte zu mittelalterlichen Schließschlössern (Lene Mollerup, Øm Abbey Museum, Dank für die schriftliche Mitteilung vom 17.01.2013).

die Annahme unterstreichen, dass Zisterzienser keine chirurgischen Eingriffe durchführten bzw. durchführen ließen. Der Orden nahm möglicherweise nur prophylaktische Therapien in Anspruch, die entweder von den eigenen Ordensbrüder oder externen, handwerklich geschulten Medizinalvertretern angeboten wurden.

Die gerade erwähnten Pinzetten gehören insbesondere zur Hygieneausrüstung, können jedoch ebenso in der Chirurgie Verwendung gefunden haben. Sie sind zusätzlich aus dem dänischen Franziskanerkloster sowie dem Johanniterkloster von Ribe überliefert. Aus Letzterem stammt zudem der seltene Nachweis eines Brenneisens (Abb. 20).[238] Das Stück besitzt eine Länge von 13,3 cm und datiert in die Zeit um 1400 bis 1500.[239] Weitere archäologische Belege sind rar (→ Kap. 5.4.3 Barbier(-chirurgen). Wie bei vielen anderen medizinischen Instrumenten ist es jedoch auch in diesem Fall schwierig, das Objekt mit Sicherheit als Brenneisen anzusprechen, da entsprechende Stücke anderen handwerklichen Geräten mit dünner Angel und einer rechteckigen, ovalen oder rhombenförmigen flachen Verbreiterung am vorderen Ende ähneln. Zeitgenössische Abbildungen sind u. a. im *Feldbuch der Wundartzney* von Hans von Gersdorff zu sehen (Abb. 21). Die Kauterisation beziehungsweise Brenneisenbehandlung ist seit der Antike belegt. Das Erhitzen kranker Körperstellen mit einem glühenden Metall diente dem Entfernen ungesunder Säfte.[240] Schon der römische Medizinschriftsteller Celsus (25 v. Chr. bis 40 n. Chr.) beschrieb diese Behandlung: „Bei tiefer liegenden Entzündungen des Knochens soll man mit einem Knochenbohrer sich einen Weg zum Focus hinein bahnen und dann mit einem *Ferrum candens* den Kanal ausbrennen."[241]

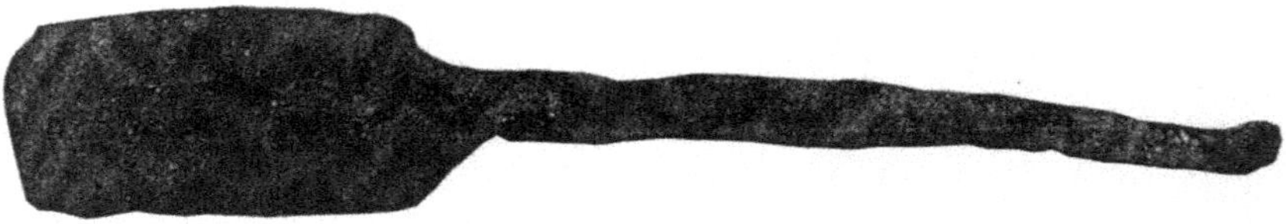

**Abb. 20:** Brenneisen/Kauterisationseisen, Johanniterkloster Ribe, Dänemark.

238 Frölich 2004b, S. 7–8, 12, Abb. 5, 6 und 17.
239 Frölich 2004b, S. 12, Abb. 17.
240 Hirschberg 2011, S. 3.
241 Isager 1941, S. 90.

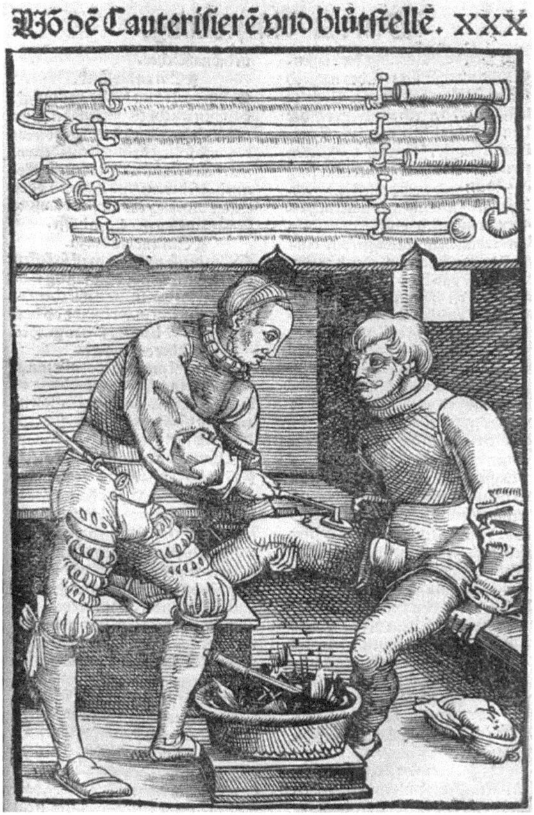


**Abb. 21:** Behandlung mit dem Brenneisen aus Hans von Gersdorffs Feldbuch der Wundartzney, Straßburg 1517.

Aus dem Franziskanerkloster von Ribe stammt zudem ein 11,2 cm langes Etui für eine Setonnadel (Abb. 22).[242] Weitere archäologische Belege dieser Art sind rar. Sie haben sich folglich kaum erhalten oder werden evtl. fehlinterpretiert. Seton-Nadeln dienten dem „Haarseilziehen" bzw. „Eiterbandziehen", dass eine Wunde, vorzugsweise an Kopf, Nacken und Extremitäten, zum Eitern bringen

242 Frölich 2004b, S. 5–6, Abb. 1.

und überschüssige Säfte abführen sollte.[243] Der Arzt Franz Andreas Ott beschreibt das Aussehen und Prozedere noch im Jahr 1829 wie folgt:

> „In der älteren Chirurgie bediente man sich zur Applikation eines Haarseils einer Zange zum Fassen der Hautfalte. Durch die Öffnung dieser Zange wurde dann die Haarnadel gezogen. Die Nadeln gleichen den gewöhnlichen, geraden gegen die Spitze etwas gebogenen Nadeln."[244]

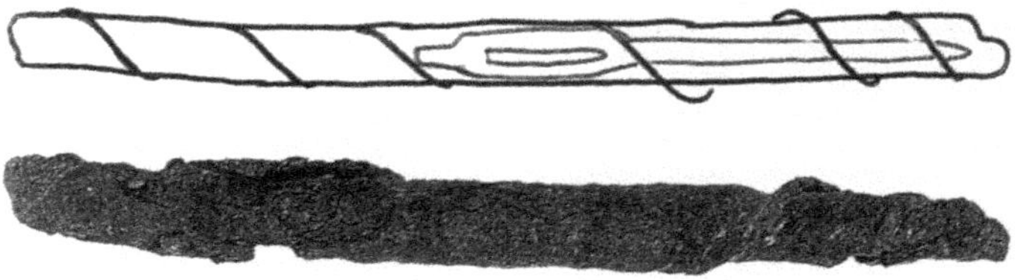

**Abb. 22:** Eisenetui mit Setonnadel, Franziskanerkloster Ribe, Dänemark.

## 2.4.3 Osteologische Belege

Sterbliche Überreste aus monastischen Institutionen vermitteln eine Vorstellung von Alter, Geschlecht und Gesundheitszustand jener, die im Kloster zeitweise oder auf Dauer Unterkunft fanden. Dies bezieht folglich Laien mit ein und führt zur Untersuchung des Aufnahmegrunds dieser Menschen, etwa infolge von medizinischen Behandlungen oder anderen Bedürftigkeiten. In Notsituationen befanden sich *pauperes et infirmi* – Bedürftige, wie Schwangere, Waisen, Alte und Gebrechliche sowie Kranke und Kriegsversehrte.

### *2.4.3.1 Schwangere, Säuglinge, Kinder*

Die sterblichen Überreste von schwangeren Frauen, Neonaten und Säuglingen liegen aus monastischen Einrichtungen des Mittelalters vielfach vor.[245] Dies mag zunächst verwundern. Doch insbesondere alleinstehende und ortsfremde schwangere Frauen suchten angesichts der bevorstehenden Geburt Ordenseinrichtungen auf, wenn Hilfe durch Familie oder den Bekanntenkreis ausgeschlossen war. Archäologisch beispielführend seien hier die dänischen Klöster Øm und Æbelholt angeführt. Zu den Hilfebedürftigen, die hier Aufnahme fanden,

---

243 Vgl. Frölich 2011, S. 166.

244 Ott 1829, S. 73.

245 Skelettale Überreste von Frauen und Kinder fanden sich u. a. in St. Mary Spital, London (White 2007, S. 61)

zählten Kinder und werdende Mütter, wie bereits Schriftquellen belegen.[246] Der Anteil an Kinderbestattungen ist bei den Zisterziensern und Augustinern relativ identisch.[247] In der Alterskategorie 0–14 verstarben in Øm 72 Kinder (von 613), in Æbelholt 95 (von 760). Im Æbelholt-Klostermuseum befinden sich die Skelette von fünf Frauen mit Föten bzw. Neonaten, die kurz vor oder während der Geburt verstorben sind. Vier dieser Frauen befanden sich um das 40. Lebensjahr. Das späte Gebäralter entspricht folglich einer Risikoschwangerschaft.[248] Die Säuglinge lagen bei der Bergung teilweise noch im Becken der Mütter (Bef.-Nr. 533 und 159). Nach Møller-Christensen sind Mütter und Kinder daher während der Geburt verstorben. Tatsächlich kann diese Position auch *postmortal*, infolge des durch Fäulnisgase verursachten Drucks entstanden sein. Eine derartige sog. Sarggeburt[249] ist etwa für Bef.-Nr. 749 zu vermuten: Der Fötus befand sich auf dem Bauch liegend nur noch teilweise im Becken der Mutter; Arme und Beine lagen in unterschiedlichen Positionen. Im Gegensatz dazu sind intentionelle Grablegungen v. a. an der ordentlichen Niederlegung des Kindes zwischen oder neben den Beinen der Mutter zu erkennen. Dies konnte beispielsweise bei Bef.-Nr. 532 beobachtet werden. Der Säugling lag zwischen den Oberschenkelkochen einer Frau, jedoch nach christlichem Ritus mit auf der Brust gekreuzten Armen.[250]

### *2.4.3.2 Pathologien*

Zu den im Kloster aufgenommen Bedürftigen zählten weiterhin Kranke, Gebrechliche und Verletzte. Die belegen auch osteologische Quellen. Ein hoher Prozentsatz krankhafter Veränderungen stammt ebenfalls von den dänischen Klöstern Øm und Æbelholt. Das Geschlechterverhältnis ist annähernd ausgeglichen.[251] Es ist unwahrscheinlich, dass ein Großteil dieser Frauen in den

---

246 Isager 1941, S. 21. Nach Isager waren einige Frauen und Kinder wahrscheinlich Dienstboten oder sie hatten, sofern sie in der Kirche bestattet wurden, „in irgendeiner Weise, vielleicht durch Verwandtschaft, mit dem Kloster in naher Verbindung gestanden“ (Isager 1941, S. 21).

247 Für Øm vgl. Isager 1941, S. 18, für Æbelholt vgl. Møller-Christensen 1986, S. 131.

248 Befund-Nr. 150, 532, 533, 569, 749 (Møller-Christensen 1982, S. 190–193).

249 Begriffserklärung nach Berg et al. 1981, S. 75.

250 Vgl. Møller-Christensen 1982, S. 192.

251 Für Æbelholt vgl. Møller-Christensen 1986, S. 131. Auch andere archäologisch untersuchte Klöster, die keine weiteren medizinrelevanten Funde erbrachten, besaßen Laienfriedhöfe, deren Bestattungen ein ausgeglichenes Geschlechterverhältnis aufwiesen; vgl. etwa das Dominikanerkloster von Strausberg, Brandenburg (Wittkopp 2009, S. 117).

Männerklöstern gearbeitet hat.[252] Die hohe Anzahl von Frauen belegt daher, dass sowohl Augustiner als auch Zisterzienser Kranke von ausserhalb aufnahmen. Die hohe Morbiditätsrate dieser Externen war jedoch kein regionales Phänomen. Steinunn Kristjánsdóttir äußert etwa bezogen auf das Augustinerkloster von Skrida in Island:

> „The vast majority of the skeletons exhumed in the cloistergarden and west of the church bear signs of pathological alteration caused by diverse traumatic injuries and chronic illnesses. These are symptomatic of syphilis, tuberculosis, hydatid disease, non-specific infection, congenital disorder (eg cleft palate), periodontal disease, metabolic insult and fractures."[253]

Sowohl in Island als auch in Dänemark, England und Schottland wurden auf den Friedhöfen der Augustinerklöster auffallend viele Menschen bestattet, die zu Lebzeiten schwer erkrankt waren. Alle eben aufgeführten Pathologien sowie weitere Mangelerkrankungen liegen demnach von einer Vielzahl anthropologisch untersuchter Klosterfriedhöfen vor. Ausnahmen bilden lediglich Fälle von Lippen-Kiefer-Gaumenspalten (engl. *cleft lip and palate*) und Bandwurminfektionen (engl. *hydatid disease*).

Die Lippen-Kiefer-Gaumenspalte ist eine angeborene Fehlbildung und betrifft den Knochenabschnitt zwischen Oberkiefer und Nase. Die Pathologie ist folglich archäologisch nachweisbar. Entsprechende Belege sind jedoch selten, auch aus dem monastischen Umfeld.[254] Neben dem genannten Nachweis aus Island stammt ein weiterer Fall aus dem Augustiner-Priorat St. Gregory von Canterbury, Kent, GB (Abb. 23). Der Betroffen besaß linksseitig eine Lippen-Kiefer-Gaumenspalte. Er starb etwa 40- bis 50-jährig (SK 1134) im 11./12. Jh.[255] Das hohe Alter, eine Körperhöhe von etwa 174 cm sowie die Abwesenheit schwerwiegender Erkrankungen sind bemerkenswert, da die Überlebensfähigkeit bis ins Erwachsenenalter bei Menschen mit dieser Fehlbildung gering gewesen ist. Gesundheitsgefährdende Probleme begannen schon im Säuglingsalter. Betroffene konnten nur eingeschränkt Muttermilch aus der Brust saugen und waren daher anders zu füttern. Das Abpumpen von Muttermilch führt, sofern überhaupt in dieser Zeit

---

252 Isager 1941, S. 21.

253 Kristjánsdóttir 2010, S. 375.

254 Zum Vorkommen äußert Trevor Anderson (1994, S. 470): „In a study of 8592 European pedigrees, presumably the largest collection in the world, cleft lip and palate occurred in 1:1307 live births, was more common in male subjects, and was twice as common on the left side."

255 Anderson 1994.

geschehen, in der Regel zu einem vorzeitigen Stopp der Milchproduktion. Generell ist daher in vormodernen Zeiten ein Zufüttern von Tiermilch über eine Flasche oder ein Tuch wahrscheinlich. Allerdings befanden sich für das Kind sowohl in der ungekochten Tiermilch als auch an den Saugobjekten lebensbedrohliche Erreger. Hinzu kam ein lebenslang erhöhtes Infektionsrisiko, da Betroffene den Mund nicht vollständig schließen können. Das Individuum aus St. Gregory kann demnach schon als Kind oder als Laie bedürftig ins Kloster gekommen sein. Im ersteren Fall ist nicht auszuschließen, dass er ein Ordensmitglied wurde. Körperlich beeinträchtigte Mönche und Nonnen finden in Klosterchroniken Erwähnung. Zu den bekanntesten zählt Hermann Contractus, ein an Kinderlähmung erkrankter Mönch, der mit sieben Jahren ins Kloster Reichenau kam und dort weitere 34 Jahre lebte.[256] Der Betroffene aus St. Gregory besaß hyperplastische Zahnschmelzdefekte. Demnach durchlebte er mindestens drei Stressperioden. Diese konnten sowohl durch Hunger als auch durch Krankheiten entstanden sein. Eine Entscheidung darüber, ob er bereits früh oder erst kurz vor seinem Tod ins Kloster gelangte, gelingt mithilfe dieser Stressmarker jedoch nicht.

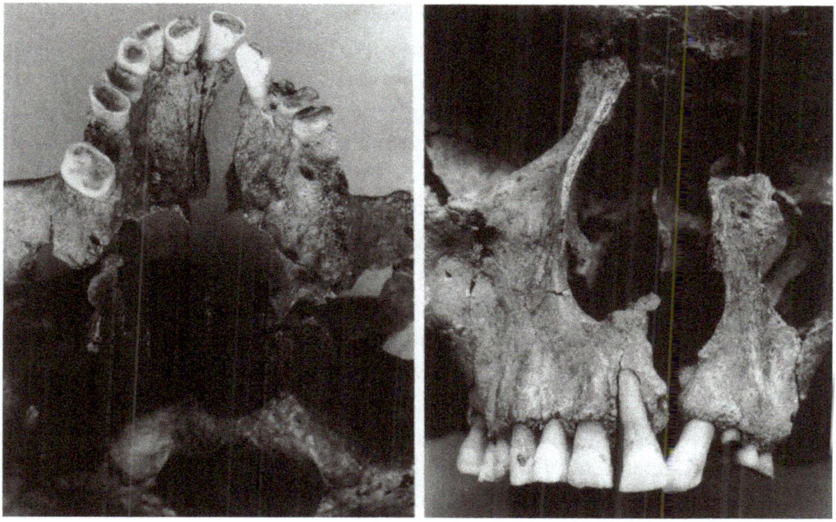

**Abb. 23:** Beispiel einer Lippen-Kiefer-Gaumenspalte, Augustinerpriorat St. Gregory, Canterbury, Kent.

256 Knackfuss 2009, S. 340, Fußnote 9.

Die operative Behandlung von Lippen-Kiefer-Gaumenspalten ist bereits für das frühe 10. Jh. durch Bald's *Leech Book* überliefert. Die Weichteile der Spalte wurden mit Seide verbunden und mit einer antiseptischen, harzartigen Salbe, proteinreichem Eiweiß sowie Zinnober behandelt.[257] Den Knochen betraf dieser Eingriff jedoch nicht.

Ebenfalls archäologisch selten nachweisbar sind Bandwurminfektionen. Im Gegensatz dazu ist eine Übertragung des Hunde- oder Fuchsbandwurms vom Tier zum Menschen jedoch sicherlich häufig vorgekommen. Hauptgrund war mangelnde Hygiene. Bei dieser Infektion ist der Mensch nur Fehlzwischenwirt, bei dem die im menschlichen Darm schlüpfenden Wurmlarven die Darmwand durchdringen und Organe, wie Leber, Lunge, Milz und Nieren, das Bauchfell sowie Knochen und das zentrale Nervensystem beschädigen können. Dort bilden sie nach und nach sog. Hydatidenzysten – große, mit Flüssigkeit gefüllte Blasen, in denen sich infektiöse Finnen befinden. Sterben die Bandwürmer nach einigen Jahren ab, können die Hydatiden verkalken. Ihre Überreste, meist kleine, ovale Gebilde im Oberkörperbereich von Skeletten, sind schließlich bei Ausgrabungen nachweisbar. Andere archäologische Belege von Bandwürmern stammen in Form von Wurmeiern insbesondere aus Latrinen. Das von Augustinermönchen geführte Hospital im schottischen Soutra erbrachte ebenfalls Parasiteneier. Zusätzlich kamen Überreste von Blutwurz (*Portentilla erecta*) zutage. Diese Gerbstoffdroge kam im Mittelalter bei der Heilung von Parasiten, Durchfällen und inneren Blutungen zum Einsatz.[258] Das Beispiel belegt demnach auf eindrucksvolle Weise eine Erkrankung sowie deren pharmazeutische Behandlung unabhängig von den Überresten menschlicher Gebeine.

Aus dem Augustinerkloster von Skrida liegen verkalkte Hydatidenzysten in neun Fällen vor (Abb. 24). Diese Dichte ist bisher singulär. Bemerkenswerterweise lagen acht der betroffenen Individuen zudem an gleicher Stelle innerhalb des Friedhofs. Für diese Zusammenlegung muss es einen Grund gegeben haben. Eventuell waren sie durch die Zysten äußerlich gekennzeichnet oder gebärdeten sich aufgrund von Schmerzen anders. Die Symptome konnten demnach denen einer Tumorerkrankung ähneln. Je nachdem, in welcher Körperregion der Bandwurm Gewebe befällt, sind beispielsweise Blindheit, epileptische Anfälle, Atemnot und Bauchschmerzen als Folge zu erwarten. Die Zerstörung des

257 Vgl. Roberts – Cox 2003, S. 216. Das „Leech Book“ ist ein alt-englisches, medizinisches Textbuch.

258 Connor 1993.

Lebergewebes resultiert in eine Gelbfärbung von Haut und Augen. Die Größe der Zysten bis zu Handballengröße äußert sich zuweilen ebenfalls äußerlich.

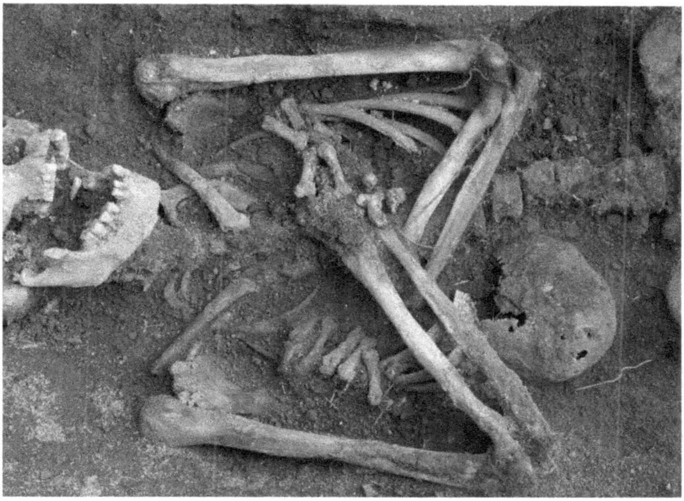

**Abb. 24:** Überreste einer älteren Frau mit verkalkter Zyste von etwa 20,0 cm Durchmesser im Bauchbereich. Augustinerkloster Skrida, Island.

Verkalkungen in historischen Skeletten bieten die einzigartige Gelegenheit, Weichteilerkrankungen zu belegen, wenn der Körper längst vergangen ist. Ebenso wie Knochen und Zähne überdauern sie unter günstigen Bedingungen für lange Zeit in der Erde. Sie geben daher nicht nur Auskunft über Bandwurmerkrankungen, sondern auch über die Anwesenheit von Blasen- und Nierensteinen, die beispielsweise mit den Überresten einer Schwangeren aus dem Augustinerkloster Æbelholt zutage kamen.[259]

Für das Augustinerkloster in Skrida wurden zusätzlich zu den bereits angeführten Pathologien auch Infektionskrankheiten, wie Tuberkulose, nachgewiesen. Infektionskrankheiten waren in der Vormoderne weitverbreitet und so verwundert es nicht, dass sie von vielen archäologisch untersuchten Klosterfriedhöfen vorliegen.[260] Auffallend ist jedoch der seltene Nachweis von

259 Møller-Christensen 1982, S. 191–192, Abb. 76.

260 Zu Beispielen für Tuberkulose aus klösterlichen Einrichtungen in Großbritannien vgl. Roberts – Cox 2003, S. 231.

Leprainfizierten in monastischen Einrichtungen (→ Kap. 4.2.1 *Krankheitsbild der Lepra*).[261] Charlotte Roberts nannte im Jahr 2002 insgesamt 27 Fundorte von Leprosen in Großbritannien, darunter stammen acht aus klösterlichen Institutionen.[262] Die nachgewiesenen Belege sind, mit ein bis vier Individuen, auffallend unterrepräsentiert und stehen scheinbar im Widerspruch zur Pflege von an Lepra erkrankten Ordensbrüdern und -schwestern im Kloster, wie dies u. a. für das Zisterzienserinnenkloster von Rottenmünster (später Rottweil) durch Schriftquellen überliefert ist.[263] Jürgen Mehl erwähnt, dass die Betroffenen im Konvent verblieben und „mit eigenem Eßgeschirr und Bettzeug in einem Zimmer für infektiöse Kranke lebten“ (→ Kap. 2.4.2.2.1 *Armen- und Krankengeschirr*).[264] Sicher liegen jedoch beim Umgang mit leprosen Ordensmitgliedern regionale und zeitliche Unterschiede vor. Insbesondere zu Beginn einer Welle von Leprosorienstiftungen im 12. Jh. entstanden demnach separat gelegene Häuser für leprose Brüder, die sukzessive einer größeren Klientel zur Verfügung gestellt wurden (→ Kap. 4.2 *Krankheitsspezifische Einrichtungen/Lepra und Leprosorien*). Archäologisch ist quellenkritisch zu berücksichtigen, dass die Krankheit erst nach Jahren des Verlaufs sichtbare Spuren am Skelett hinterlässt. Dies erschwert eine Diagnose.

### *2.4.3.3 Chirurgische und therapeutische Eingriffe*

Spuren von chirurgischen und therapeutischen Eingriffen liegen aus monastischen Einrichtungen in Form von Kleinstfunden, Schriftquellen und skelettalen Überresten vor. Es ist jedoch nicht zu beantworten, ob Ordensmitglieder oder externe Medizinalvertreter entsprechende Maßnahmen durchführten. Wie oben aufgezeigt werden konnte, wäre es falsch, diesbezüglich zu verallgemeinern, insbesondere, da Geistliche bis zum Ausübungsverbot im 12. Jh. zumindest im Süden Europas mitunter chirurgisch tätig gewesen sind. Einschränkungen sind jedoch ebenso in Erwähnung zu ziehen. Die Wiederholung der Verbote offenbart über einen längeren Zeitraum die Missachtung des Interdikts.[265] Solange medizinisches Wissen tradiert werden konnte und kranke Konventmitglieder

---

261 Ein seltener Belege stammt von dem Dominikanerkloster in Ipswich, Suffolk/England (Mays 2009).

262 Roberts 2002, S. 214. Mittlerweile hat sich die Anzahl der Grabungsorte erhöht (vgl. Katalog: Außerstädtische Einrichtungen sowie Kap. 4.2.2 *Krankheitsspezifische Einrichtungen/Leprosorien*).

263 Roberts – Cox 2003, S. 270, Tab. 5.22.

264 Mehl 1993, S. 52.

265 Snyder 1972, S. 58.

und Laien der Pflege und Behandlung bedurften, wird es mitunter zu solchen Grenzüberschreitungen gekommen sein. Gleichzeitig befürwortete nicht jeder Orden die praktische Ausübung der Chirurgie. Letzteres trifft beispielsweise auf die Zisterzienser zu. Schon der Zisterziensermönch Bernhard von Clairvaux (1090–1153) äußerte sich demnach ablehnend gegenüber einer „Medizin von Laien", Chirurgie und Pharmazie mit eingeschlossen.[266] Diese negative Einstellung gegenüber medizinischen Maßnahmen spiegelt sich möglicherweise auch in der geringen Lebenserwartung von Novizen wider, wie dies u. a. für das Zisterzienserkloster St. Mary Stratford Langthorne, Essex festgestellt wurde. Die auffallende Mortalität in jungen Jahren unterscheidet sich signifikant von der durchschnittlichen Sterberate im höheren Alter bei vielen anderen Orden, wie den Cluniazensern zu Bermondsey oder den Augustinern in St. Mary Merton. St. Mary Stratford erbrachte zudem viele schlecht verheilte Frakturen, die eine Ablehnung zusätzlich zu belegen scheinen. Dagegen spricht jedoch die Anwesenheit von Kupferplatten als therapeutische Maßnahme.[267]

Die osteologisch untersuchten menschlichen Überreste aus monastischen Einrichtungen datieren überwiegend in das 12. bis 16. Jh., folglich in die Zeit der zweiten Gründungswelle von Klöstern bis zum Umbruch im Zuge der Reformation. In diesen 500 Jahren äußern sich sichtbare chirurgische Eingriffe u. a. durch Spuren von Trepanationen, Amputationen und Brenneisenbehandlungen.

Es ist grundsätzlich schwierig, chirurgische Eingriffe mit dem Brenneisen archäologisch nachzuweisen. Demnach betraf ein derart schmerzhafter Eingriff nicht unbedingt den Knochen und auch die hierfür verwendeten, erhitzten Instrumente variierten in der Form (Abb. 20–21). Vor diesem Hintergrund ist der mangelnde Nachweis von Brenneisenbehandlungen verständlich. Entsprechende Belege sind meines Wissens nicht von Bestattungen auf Gemeindefriedhöfen überliefert. Mögliche Beispiele von Klosterfriedhöfen beschränken sich auf den dänischen Raum, ohne dass dieser Eingriff jedoch jemals regionalspezifisch gewesen wäre.

Die als Brenneisenbehandlung vorgestellten Beispiele von den Friedhöfen der dänischen Klöster Øm und Æbelholt veranschaulichen die aufgeführten Schwierigkeiten.[268] Ein Schienbeinknochen aus einer Knochengrube des Klostergeländes Øm zeigt im Röntgenbild eine runde Öffnung von etwa 10 mm, „die sich wie ein Kanal mit gleichbleibendem Lumen durch den kompakten Knochen bis

---

266 Lindenmann-Merz 2009, S. 75.

267 Barber et al. 2004, S. 86–87.

268 Für Æbelholt Bef.-Nr. 507, 12, 167, 473 (Møller-Christensen 1982, S. 254–257).

zum Focus hinzieht und sogar noch etwas in die Compacta der entgegengesetzten Seite hinein" (Abb. 25).[269] Über diesem Kanal befindet sich eine Fistel. In Zusammenhang damit sah Isager den Beleg einer therapeutischen Maßnahme zur Schaffung einer Drainage. Dieser Vermutung ist anhand der Beschreibung zwar nicht gänzlich zu widersprechen; nichtsdestotrotz ist es kaum vorstellbar, dass ein glühender Draht eine derart gleichmäßige Linie ergeben sollte, insbesondere vor dem Hintergrund eines ausgesprochen langwierigen Eingriffs.[270]

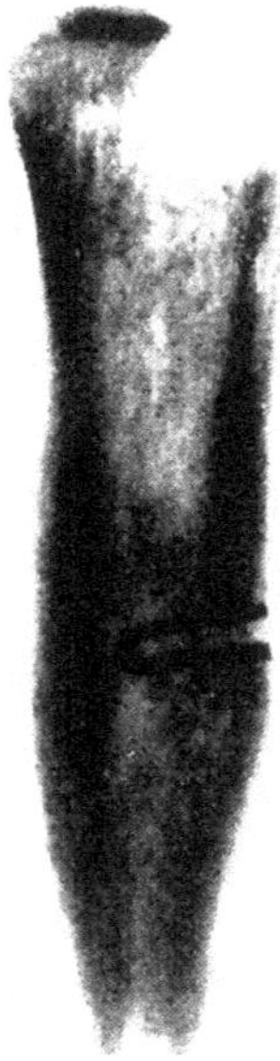

**Abb. 25:** Röntgenaufnahme eines Schienbeins mit „Brenneisengang", Zisterzienserkloster Øm, Dänemark.

Aus dem Augustinerkloster Æbelholt stammen die Überreste eines Mannes, der mehrere Kampfverletzungen aufwies und sich wiederholt in medizinische

269 Isager 1941, S. 89.

270 Auch ein zweiter von Isager vorgestellter Fall ist in seiner Diagnose nicht überzeugend. Dieser betrifft ein ca. achtjähriges Kind mit einer Osteomyelitis am Schienbein. Neben Fisteln weist der Knochen ein weiteres Loch auf, das Isager als operativen Eingriff interpretiert. Es sind keine Röntgenaufnahmen vorhanden, die diese Interpretation bestätigen (Isager 1941, S. 92).

Behandlung begeben hatte. Am rechten Schlüsselbein wurden in der Nähe eines „alten Infektionsherdes" Brenneisenspuren festgestellt.[271] Anmerkungen zum Grund dieser Interpretation, sind Møller-Christensen nicht zu entnehmen.

Trepanationen sind im Gegensatz zur Kauterisation offensichtlicher. Sie bezeichnen das Öffnen des Schädels durch Schaben, Ritzen oder Bohren. Die häufigsten Belege stammen aus dem Neolithikum und der Bronzezeit.[272] Die Gründe dieser frühen Eingriffe werden kontrovers diskutiert. So divergieren die Meinungen von rituellen, schamanistischen Behandlungen bis hin zu kurativen Zwecken. Erstaunlich ist die Beobachtung, dass im Neolithikum bis zu 80 % der Trepanierten den Eingriff überlebten, wie Heilungsspuren am Knochen belegen.[273] Da eine Verletzung der großen Blutleiter unweigerlich zum Tod geführt hätte, ist aufgrund dieser archäologischen Belege ein Eingriff durch erfahrene „Operateure" anzunehmen.[274]

Im Mittelalter dienten Trepanationen wahrscheinlich v. a. medizinischen Zwecken. Nicht immer sind sie jedoch eindeutig erkennbar. Aus dem Zisterzienserkloster von Øm liegen zwei Befunde vor, die bei der Publikation der Grabung in den Jahren 1939 und 1941 fälschlicherweise als letal ausgehende Trepanationen interpretiert wurden.[275] So finden sich bei Bef.-Nr. 5. H. 4. keine Hinweise auf Schabungen oder Bohrungen (Abb. 26). Stattdessen bilden sich mindestens zwei Nekrosen mit unförmigen, zackigen Rand ab. Ein drittes Loch, das als Trepanation angesprochen wurde, ist zwar nicht von zusätzlichen Nekrosen umgeben, weist jedoch auch keine Spuren von Schabungen oder Ähnlichem auf. Die unregelmäßigen Ränder der Nekrose belegen eindeutig einen pathologischen Prozess als Erklärung für die lochartigen Defekte im Schädel. Ein weiterer Befund,

---

271 Møller-Christensen 1986, S. 138.

272 Joachim Wahl beschreibt u. a. drei identische Trepanationen von zwei schnurkeramischen Gräberfeldern, die nur wenige Kilometer voneinander entfernt lagen (Tauberbischofsheim-Dittingheim, Grab 32, Grab 14 und Lauda-Königshofen, Grab 13) und bezüglich der Tradierung medizinischen Wissens von Bedeutung sind: „Die länglich gestreckte Form der behandelten Flächen, ihre vergleichbare Lage und Ausrichtung auf drei Schädeln aus zwei benachbarten Nekropolen sowie die ungewöhnliche Technik legen die Vermutung nahe, dass hier im Taubertal eine spezielle chirurgische Tradition gepflegt wurde. Es wäre auch denkbar, dass alle diese Eingriffe vom selben Operateur durchgeführt wurden. Ihre Häufung und Spezifität legen es nahe, ein ‚Behandlungszentrum' oder eine ‚Chirurgenschule' zu vermuten." (Wahl 2007, S. 102). Ebenfalls hervorzuheben ist der Sammelband von Arnott et al. 2003.

273 Wahl 2007, S. 98.

274 Ebd.

275 Isager 1941, S. 43–46.

Bef.-Nr. 5. R. 5., wurde von Einar Sjövall als doppelte Trepanation beschrieben (Abb. 27). Zu sehen ist eine Öffnung im Schädeldach mit unregelmäßigen Rändern und deutlichen Ablösungsspuren an der Knochenoberfläche. Tatsächlich weist der lochartige Defekt jedoch erneut auf einen krankhaften Prozess hin. Der ovale Bereich, der diesen umgibt, scheint mit dem Prozess im Inneren im Zusammenhang zu stehen. Trepanationen als chirurgische Eingriffe sind folglich aus dem Kloster Øm nicht überliefert.[276]

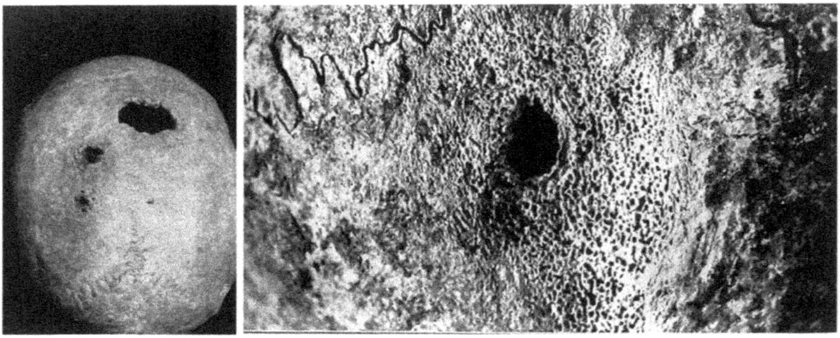

**Abb. 26 und 27:** Als Trepanation angesprochene pathologische Defekte, Zisterzienserkloster Øm, Dänemark (links: Bef.-Nr. 5. H. 4, rechts: Bef.-Nr. 5. R. 5).

Gleiches gilt m. W. für die Klöster Æbelholt und Skriðuklaustur, trotzdem viele der dort Bestatteten Pathologien am Schädel aufwiesen. Aus dem Augustinerpriorat und Hospital St. Mary Spital in London liegen hingegen eindeutige Belege für operative Eingriff am Schädel vor. Der ergrabene Friedhof erbrachte über 10.500 menschliche Skelette, von denen mehr als 7.000 „ostensibly were those who originally had arrived at the hospital for care or treatment".[277] Hinzu kommt eine Dunkelziffer jener, die an akuten Erkrankungen verstarben, welche keine Spuren am Skelett hinterlassen konnten. Ein Mann aus einer Mehrfachbestattung des 13./14. Jh. veranschaulicht die Notwendigkeit chirurgischer Eingriffen bei Schädelverletzungen, die beispielsweise durch scharfe Gewalt

276 Für die Bestätigung dieser Annahme danke ich Prof. Dr. Joachim Wahl (Konstanz) (schriftliche Mitteilung vom 22.01.2013). Es ist zu betonen, dass eine histologische Untersuchung eine klare Diagnose ermöglichen würde.

277 White 2007, S. 59 und 62.

entstanden sind.[278] Das Cranium wies an mindestens drei Stellen Hiebspuren auf. Es wurde trepaniert, um Schädelsplitter zu entfernen und die Knochenränder zu glätten (→ Kap. 3.3.4.5 *Osteologische Belege/chirurgische Eingriffe*).

Auf die Frage, wer diese Eingriffe durchführte, können bezüglich monastischer Einrichtungen nur Vermutungen geäußert werden. Die Unsicherheit ist einer mangelnden Quellengrundlage geschuldet; gleichzeitig gilt es, aufgrund singulärer Überlieferungen keine Verallgemeinerungen vorzunehmen. Hospitäler hingegen, die an ein Priorat gekoppelt waren, belegen insbesondere ab dem ausgehenden Mittelalter das Hinzuziehen externer Chirurgen je nach Bedarf. Diese wurden u. a. durch Schenkungen und Testamente finanziert: „Money was left in 1455 for a surgeon called Thorneton to work at St Mary Spital and a number of other hospitals, and there was a Dr Smith living in the house next to the infirmary in the 16th century."[279] Nichtsdestotrotz ist die Möglichkeit in Betracht zu ziehen, dass chirurgisch behandelte Bedürftige allein zur Pflege in diese Einrichtungen kamen, die Eingriffe jedoch außerhalb stattgefunden hatten.

### 2.4.3.4 *Massengräber*

Osteologische Belege, die Auskunft über *pauperes et infirmi* in monastischen Einrichtungen liefern, liegen überwiegend aus Einzel- und Mehrfachbestattungen vor. Massengräber sind aus diesem Milieu hingegen auffallend selten überliefert – im Gegensatz zu Hospital- und Gemeindefriedhöfen.[280] Die Anlage entsprechender Gräber wurde durch die Notwendigkeit begründet, viele Menschen innerhalb kürzester Zeit bestatteten zu können, die u. a. infolge von Hunger, Epidemien und Krieg verstorben waren.

Der Nachweis von Massengräbern fehlt in Æbelholt, Øm und Skrida. Allein Mehrfachbestattungen kommen vor. Dies könnte dafür sprechen, dass Klöster ihre Aufnahmekapazität nicht überschritten und nur Zugang gewährten, solange ihre ökonomischen Mittel zur Ernährung und Unterkunft von Bittstellern ausreichten. Pauschalisiert werden kann diese Beobachtung dennoch nicht. Ein Massengrab stammt beispielsweise vom Friedhof Blackfriars in London.[281]

---

278 Bef.-Nr. 19893 (Powers 2005).

279 Thomas 2004, S. 56.

280 Vor diesem Hintergrund ist hinzuzufügen, dass Hospitäler nicht zwingend eigene Friedhöfe besaßen. Verstorbene Hospitaliten gelangten dann auf Gemeindefriedhöfe, wie beispielsweise Untersuchungen für Norwich belegen (Fay 2009, S. 198). In diesem Zusammenhang sind folglich ebenso Armenbegräbnisse in Form von Mehrfach- und Massengräbern zu erwarten.

281 Gilchrist – Sloane 2005, S. 77.

Nichtsdestotrotz bietet sich im Londoner Augustinerpriorat und Hospital St. Mary Spital quantitativ ein völlig anderes Bild. Bei den Ausgrabungen des Areals kamen 175 Massen- und Mehrfachgräber zutage, hauptsächlich in den äußeren Grenzen des Friedhofs gelegen. Die Massengräber enthielten 15 bis 43 Individuen pro Grube.[282] Ein Grund für die beobachtete allgemeine Fundleere von Massengräbern auf Klosterfriedhöfen konträr zu der hohen Anzahl von Massenbestattungen in St. Mary Spital dürfte in der enormen Aufnahmekapazität von St. Mary liegen, da das Hospital zu keiner Zeit ausschließlich Kloster gewesen ist. Der Friedhof dieser Einrichtung wurde zwischen ca. 1120 und 1539 belegt. Ein Großteil der ergrabenen Massengräber datiert in das 14. Jh., weshalb v. a. die Große Hungersnot von 1315 bis 1318 sowie der Schwarze Tod als Ursache für die hohe Mortalitätsrate anzusehen sind.[283] Seit der Entdeckung des *Yersinia-pestis*-Genoms in den vergangenen Jahren (→ Kap. 4.5.2.2 *Pest/Osteologische Belege*) werden Interpretationen zum Todesgrund wissenschaftlich gestützt bzw. widerlegt. Sie sind daher von signifikanter Bedeutung, da Massengräber nicht zwingend Pestopfer beinhalten bzw. eine in den Schriftquellen erwähnte *pestis* auch andere Krankheiten bezeichnen kann.[284]

Trotz der Konzentration auf Bedürftige scheint es undenkbar, dass St. Mary Spital den über 4.000 Individuen, die in Massengräbern bestattet wurden, ursprünglich Aufnahme gewährte. Auch die insgesamt 10.500 freigelegten Toten, plus jene, die nicht erfasst werden konnten, ergeben eine zu große Anzahl für einen Bestattungszeitraum von ca. 419 Jahren.[285] Folglich ist zu hinterfragen, warum offensichtlich auch Externe in großer Anzahl auf dem Friedhof von St. Mary Spital ihre letzte Ruhe fanden. Insbesondere zwei Überlegungen sind diesbezüglich denkbar. Einerseits könnten spirituelle oder monetäre Gründe im Vordergrund stehen, etwa mit dem Gedanken an einen besonderen geistlichen Beistand bzw. ein kostenfreies Begräbnis. Vor allem Armenbegräbnisse äußerten sich durch die Anlage von Mehrfach- bzw. Massengräbern; diese Vorgehensweise war bis ins 19. Jh. üblich.[286] Andererseits wurden evtl. auch

282 Connell et al. 2012, S. 217.

283 Massengräber in Periode 15 (ca. 1200–1250) = 880/1390 Individuen, Periode 16 (1250–1400) = 1443/2835 Individuen (Connell et al. 2012, S. 217). Für die große Hungersnot wird eine Vulkaneruption als Auslöser diskutiert (Ebd., 230, mit weiterführender Literatur).

284 Zu kritischen Überlegungen zur Interpretation von Massengräbern siehe Kahlow 2007a; 2007b.

285 Vgl. Connell et al. 2012, S. 19, 25.

286 Descœdudres 1995, S. 74.

Gemeindemitglieder in St. Mary Spital bestattet, sofern die Gemeinde über keinen eigenen Friedhof verfügte oder dessen Kapazität in Notzeiten nicht ausreichte.[287] Klosterfriedhöfe scheinen hingegen nie als Ersatz für Gemeindefriedhöfe gedient zu haben.

## 2.5 Zusammenfassung: Caritative Einrichtungen der Klöster

Seit dem 4. Jh. sorgten christliche Gemeinden und monastische Einrichtungen für Hilfebedürftige. Klöster verfügten zur deren Aufnahme und Pflege in der Regel über Infirmarien, Gästehäuser und Laienhospitäler sowie außerhalb der Klostermauern über Leprosorien.

Archäologisch sind entsprechende Einrichtungen erst ab dem Hohen Mittelalter für verschiedenen Klöster nachweisbar. Auffallend ist eine bauliche Entwicklung von vierflügeligen Infirmarieanlagen zu Hallenbauten mit Chor bzw. Altar.

Gemäß der christlichen Nächstenliebe kümmerten sich die Orden um *pauperes et infirmi*, Bedürftige, die sich nicht allein aus einer existentiellen Not befreien konnten, welche in der Regel aus Armut und gesundheitlichen Einschränkungen heraus resultierte. Ein Blick auf Schriftzeugnisse und archäologische Quellen offenbart jedoch deutlich, nicht alle monastischen Einrichtungen nahmen konsequent Laien zur Pflege auf. Und, die Unterstützung beinhaltete nicht zwingend eine medizinische Pflege. Zeitliche, regionale und ordensspezifische Differenzen lagen vor. So waren v. a. die Zisterzienser der Laienmedizin gegenüber abgeneigt. Archäologische und osteologische Belege für chirurgische, therapeutische und prophylaktische Maßnahmen setzen jedoch erst im 12. Jh. ein, zu einem Zeitpunkt, als wiederholte Verbote die klerikale Medizin unterbanden. Die Auswertung der in diese Zeit datierenden und hier vorgestellten Funde und Befunde (Tab. 2, Karte 1) erbrachte folgende Ergebnisse:

287 Zur hohen Bestattungsdichte vgl. Thomas 2004, S. 47–48.

**Tab. 2:** Archäologisch untersuchte Klöster mit medizinrelevanten Funden. Es wurden nur Einrichtungen berücksichtigt, die mehr als einen Beleg für medizinische Behandlungen erbrachten.

| **Kloster** | **Arznei-gefäße** | **Heilkräuter** | **Urinal** | **Aderlass-messer** | **Schröpf-köpfe** | **Kupfer-platten** | **chirurg. Instrum.** | **Brillen** |
|---|---|---|---|---|---|---|---|---|
| Æbelholt, Dänemark (Augstiner) | ✓ | | | ✓ | ✓ | | ✓ | |
| Freiburg, (Augustinereremiten) | | | ✓ | | | | | ✓ |
| London, Aldgate (Augustiner) | ✓ | | ✓ | | | | | |
| London, St Mary without Bischopsgate (Augustiner) | ✓ | ✓ | | | | ✓ | | |
| Schaffhausen (Augustiner) | ✓ | | | | ✓ | | | |
| Skrida, Island (Augustiner) | | ✓ | | | | | ✓ | |
| Surrey, St Mary Merton, (Augustiner) | | ✓ | | | | ✓ | | ✓ |
| Langthorne St Mary Stratford (Zisterzienser) | | | | | | ✓ | | |
| Øm, Dänemark (Zisterzienser) | | ✓ | | ✓ | | | | |
| Varnhem, Schweden (Zisterzienser) | | | | ✓ | | ✓ | ✓ | |

Berücksichtigt werden allein Klöster, die mehr als ein Merkmal der medizinischen Versorgung aufweisen. Die Ordnung erfolgt alphabetisch und nach Orden.

Die Klosterfriedhöfe verschiedener Orden, insbesondere aus Dänemark und Großbritannien, belegen die Bestattung von Laien. Diese Beobachtung äußert sich durch eine eher ausgeglichene Geschlechterverteilung sowie dem Nachweis von Bedürftigen, wie Schwangeren, Kindern sowie Individuen mit schwere Verletzungen und Pathologien. Prozentual betrachtet ist daher zu vermuten, dass v. a. Augustiner nicht allein für das Seelenheil von *pauperes et infirmi* beteten, sondern ihnen und eigenen Ordensmitgliedern Nahrung, Unterkunft und medizinische Pflege zukommen ließen. Zu letzteren zählten vorrangig pharmazeutische Behandlung sowie das Schröpfen und der Aderlass, wie dazugehörige Fundobjekte archäologisch belegen.

Chirurgische Eingriffe sind deutlich seltener nachweisbar, etwa durch Gerätschaften, wie Skalpelle, Katheter, Sonden, Brenneisen und Seton-Nadeln, sowie durch Operationsspuren am Skelettmaterial der im Klosterbezirk Bestatteten. Im Vordergrund stehen Eingriffe wie Amputationen. Behandlungen mit dem Brenneisen lassen sich am Knochen nicht sicher nachweisen. Die zu jener Zeit ebenfalls bekannte Trepanation wurde eher im Zuge einer Wundbehandlung durchgeführt. Ob diese Eingriffe innerhalb monastischen Einrichtungen stattfanden und ob Kleriker oder Medizinalvertreter dafür verantwortlich waren, ist bisher nicht zweifelsfrei zu beantworten. Differenzierter betrachtet, sind chirurgische, den Knochen einbeziehende Eingriffe, in monastischen Einrichtungen kaum vorhanden. Das mit hinzugezogene Beispiel St. Mary Spital in London hebt sich nicht nur aufgrund der Masse an Bestattungen von den genannten Beispielen ab, auch die Bestimmung der Einrichtung ist für eine entsprechende Unterscheidung verantwortlich. St. Mary Spital war ein Augustinerpriorat und Hospital, in dessen Werdegang Medizinalvertreter hinzugezogen wurden und vor Ort lebten. Dieser Unterschied zwischen Laienhospital eines Klosters sowie Hospital eines Priorats spiegelt sich womöglich auch im Nachweis von Massengräbern wieder. Diese Form von Armen- bzw. Massenbestattungen in einer Notsituation treten eher auf Hospitalfriedhöfen denn auf Klosterfriedhöfen in Erscheinung.

Heilmaßnahmen durch Konventualen konzentrierten sich in monastischen Einrichtungen des vorliegenden Untersuchungsgebiets sicher hauptsächlich auf Diäten, Aderlass und Schröpfen sowie die Ausgabe von Arzneien. Archäologisch sind v. a. schmerzstillende Pflanzen sowie Kräuter und Gewürze nachweisbar. Nicht immer gelingt anhand der Überreste eine Unterscheidung zwischen Arznei und alltäglicher Nahrung. Insbesondere ungenießbare und importierte Pflanzen sprechen für eine medizinische Anwendung. Unsicherheiten kommen auch bei Krankennahrung vs. Fastenspeise zum Tragen, etwa bezüglich von Fischen und Mandeln.

Besonders auffallend ist der Nachweis therapeutischer Maßnahmen, etwa in Form von Kupferplatten, Bruch- und Stützbändern. Nicht geklärt ist, ob einige dieser Objekte hauptsächlich im Kloster hergestellt wurden oder zu jener Zeit allgemein üblich waren. Insbesondere die Konzentration von Kupferplatten auf monastische Bezirke während des 12. bis 16. Jh. scheint für ein klerikales Phänomen zu sprechen.

Die in diesem Kapitel vorgestellten Klöster wurden aufgrund relevanter Funde in Bezug auf *pauperes et infirmi* in die Arbeit miteinbezogen. Darunter sind Einrichtungen der Augustiner und Benediktiner in der Mehrzahl (→ *Katalog* und *Tabelle 2, Karte 1*). Sie dominieren signifikant über die der Zisterzienser. Diese Feststellung deckt sich mit Schriftquellen, wonach Zisterzienser der Heilkunde eher ablehnend gegenüberstanden. Dennoch ist die Auswahl häufig zu gering und regional gestreut, um als repräsentativ zu gelten. Nur für London und Umgebung sind mehrere Befunde bekannt, die verglichen werden könnten. Jedoch entstammen sie ausschließlich Augustinerklöstern bzw. -hospitälern. Ein Grund für die mangelnde Einbeziehung von Zisterzienserklöstern liegt evtl. in deren Abfallbewältigung: Die Entsorgung von beweglichem Inventar sowie organischen Resten erfolgte häufig über Wasserkanäle.

Doch auch die Klöster anderer Bettelorden erbrachten medizinische Funde, wie die der Franziskaner und Johanniter. Völlig isoliert steht der Orden der Dominikaner. Möglicherweise spiegelt der mangelnde medizinische Nachweis des Ordens die Realität wider. So wandten sich Dominikaner sozial besser gestellten Bürgern zu, d. h. jenen Menschen, die einen Physikus oder Chirurgen bezahlen konnten und sich daheim pflegen ließen.

Diese Beobachtungen können nicht mit der tatsächlichen Funddichte ehemaliger Klöster verglichen werden. Bisher liegen etwa im deutschsprachigen Raum scheinbar allein zu den Zisterziensern umfassende Angaben vor. Die statistische Erhebung monastischer Klosterbauten des Mittelalters und der Frühen Neuzeit, verbunden mit der prozentualen Verteilung ergrabener Institutionen, stellt bisher folglich ein Forschungsdesiderat dar.[288]

Monastische Einrichtungen zur Unterstützung von Bedürftigen existierten lange neben städtischen Hospitälern. Mit der Reformation ab 1517 im deutschsprachigen Raum bzw. der Auflassung der Klöster auf britischem Gebiet durch Henry VIII. um 1538–1541 änderte sich diese Form der Fürsorge grundsätzlich.[289] Die jahrhundertelange Unterstützung von Bedürftigen hinter Klostermauern ging verloren.

---

288 Für die Bestätigung dieser Forschungslücke danke ich dem Archäologen und Bauhistoriker Matthias Untermann, Universität Heidelberg (schriftlich Mitteilung vom 03.07.2013).

289 Zur Entwicklung der Orden nach der Reformation vgl. Jürgensmeier – Schwerdtfeger 2005; 2006; 2007.

# 3 Städtische Hospitäler

Zu den städtischen Institutionen, die sich der *pauperes et infirmi* im Mittelalter und in der Frühen Neuzeit annahmen, zählten sog. Hospitäler. Sie kamen während ihres Bestehens einer wechselnden Klientel zugute, konnten der Kirche oder dem Rat unterstehen, und wurden mal wirtschaftlich abhängig, mal autark geführt. Zudem waren sie architektonisch uneinheitlich gestaltet. Es ist daher nicht möglich, ein Hospital *par excellence* herauszugreifen. Kaum ein Hospital glich dem anderen.

Die aufgeführten Differenzen werden im Folgenden anhand archäologischer und bauhistorischer Quellen näher beleuchtet. Der Untersuchungszeitraum beschränkt sich hauptsächlich auf die Zeit des 12. bis 18./19. Jh. und ist regional auf den deutschsprachigen Raum, Skandinavien und die Britischen Inseln beschränkt.

## 3.1 Forschungsstand

Informationen über mittelalterliche Hospitäler liefern v. a. Schriftquellen, wie Hospitalordnungen und Rechnungsbücher. Letztere sind vermehrt seit dem 16. Jh. überliefert. Historische Arbeiten, die u. a. die wirtschaftliche Versorgung von Hospitälern untersuchten, entstanden im deutschsprachigen Raum vermehrt seit den 1960er Jahren.[290] Andere Aspekte der mittelalterlichen und frühneuzeitlichen Hospitalfürsorge, wie Aufnahmegrund und Gebrechen der Insassen sowie die medizinische Versorgung innerhalb der Institutionen, sind z. T. schon früher und außerregional entstanden.[291] Von besonderem Interesse ist beispielsweise die Habilitationsschrift von Uta Lindgren *Bedürftigkeit, Armut, Not* aus dem Jahr 1980, in der sie die Wirtschaftsgeschichte und medizinische Versorgung der Hospitäler Barcelonas untersuchte.[292] Die seit dem 15. Jh. überlieferten Krankenlisten dieser Einrichtungen ermöglichen einen Einblick in die Herkunft der Hospitaliten, zu denen nicht nur Einheimische, sondern beispielsweise auch Schiffsangehörige und andere Fremde zählten. Für den deutschsprachigen Raum

---

290 Vgl. u. a. Haug 1965; Muschel 1965; Heimpel 1966; Militzer 1975; Berger 1972; von Tscharner-Aue 1983.

291 Bereits vor dem Zweiten Weltkrieg entstanden hospitalbezogene Studien. Zu den einflussreichsten Arbeiten dieser Zeit zählen die Untersuchungen des Rechtshistorikers Siegfried Reicke (vgl. Reicke 1932).

292 Lindgren 1980.

sind zudem viele regionalhistorische Arbeiten entstanden, wie die 1978 veröffentlichte Dissertation *Die bürgerlichen Fürsorgeanstalten der Reichsstadt Frankfurt a.M. im späten Mittelalter* von Moritz Werner sowie die Habilitationsschrift *Das Heilig-Geist-Hospital in Nürnberg vom 14.–17. Jh.* von Ulrich Knefelkamp im Jahr 1989.[293] Marie-Luise Windemuth konzentrierte sich in ihrer Publikation *Das Hospital als Träger der Armenfürsorge* im Jahr 1995 hingegen bereits auf die Entwicklung von Fürsorgeeinrichtungen, von monastischen Einrichtungen über Stifte, Bruderschaften, städtische Hospitäler bis zu außerstädtischen Leprosorien.[294] Ihre Untersuchung stützt sich auf Quellen- und Archivstudien in der Region sowie historische Arbeiten; archäologische Belege wurden nicht miteinbezogen.

Für die historische Entwicklung englischer Hospitäler standen zwei Publikationen besonders im Vordergrund dieser Arbeit. In *The English Hospital* aus dem Jahr 1995 beschäftigten sich Nicholas Orme und Margaret Webster sowohl mit regionalen Studien als auch mit spezifischen Sachverhalten mittelalterlicher Hospitäler, wie Ursprung, Lokalisation, Funktion, Organisation und den Insassen. *A History of Britain's Hospitals* von G. Barry Carruthers und Lesley A. Carruthers aus dem Jahr 2005 geht hingegen inhaltlich weit über die Zeit der Reformation hinaus; klösterliche und frühneuzeitliche Fürsorgeeinrichtungen werden nur in einem geringen Umfang behandelt, der Schwerpunkt liegt deutlich auf Spezialeinrichtungen und Institutionen für Kranke.

Zu den älteren bauhistorischen Übersichtsdarstellungen von vormodernen Hospitälern zählen *Das Hospital als Bautyp des Mittelalters* von Ulrich Craemer sowie *Hospitalbauten in Europa aus zehn Jahrhunderten* von Dankwart Leistikow aus den 1960er Jahren.[295] Von besonderer Bedeutung für die vorliegende Arbeit sind die Abhandlungen von Dieter Jetter. Er skizzierte die architektonische Entwicklung sog. Hospitäler von der Antike bis zum 19. Jh. und setzte dabei die Entwicklung dieser Einrichtungen in einen historischen Kontext.[296] Axel Hinrich Murken, Herausgeber der Zeitschrift *Historia Hospitalium*, beschreibt ebenso die Entwicklung des Hospitals und führt darüber hinaus regionalspezifische Studien durch.[297] Zu den jüngsten relevanten bauhistorischen Publikationen zählt

---

293 Moritz 1981; 1983; Knefelkamp 1989. Siehe auch Knefelkamp 1981; 1987; 2000; 2005.

294 Windemuth 1995.

295 Craemer 1963; Leistikow 1967.

296 Vgl. u. a. Jetter 1966; 1972; 1973; 1977; 1978; 1981; 1986.

297 Vgl. u. a. Murken 1985; 1988; 1992; 2007.

der Tagungsband *Städtische Spitalbauten in Südwestdeutschland aus der Sicht der Hausforschung* aus dem Jahr 2009.[298] Konsens bestand u. a. in der schwierigen Erkennbarkeit städtische Hospitäler allein anhand von Baubefunden.

Archäologische Übersichtsdarstellungen zur Entwicklung von Fürsorgeinstitutionen des Mittelalters bis zur Frühen Neuzeit sind bisher ein Desiderat. Befunde und Funde wurden häufig nur singulär beleuchtet, ohne sie in einem regional oder chronologisch vergleichenden Zusammenhang darzustellen. Untersuchungen zur Sachkultur mittelalterlicher Hospitäler liegen für den deutschsprachigen Raum beispielhaft für Lübeck, Magdeburg und Bad Windsheim vor. Diese Grabungen sind jeweils auf einen kleinen Ausschnitt der Institution, in der Regel auf eine Latrine begrenzt.[299] Im deutlichen Gegensatz dazu steht etwa das Hospital Stein am Rhein in der Schweiz.[300] Das gesamte Gebäude wurde bauhistorisch untersucht, hinzu kam die Auswertung von Latrinen und Abfallgruben. Auf den Britischen Inseln sind großflächig angelegte Grabungen häufiger zu beobachten, wie etwa in St. Mary Spital, London.[301] Die Untersuchung von Hospitalfriedhöfen nimmt dort scheinbar einen besonders großen Stellenwert ein, wie eine hohe Anzahl an entsprechenden Publikationen belegt.[302] Vor allem auf den Britischen Inseln wurden in den letzten Jahren vermehrt Sammelbände und Kurzreportagen veröffentlicht, welche die Lebensumstände ehemaliger Hospitaliten anhand skelettaler Überreste und der freigelegten Sachkultur skizzieren. Grundsätzlich ist v. a. in England eine interdisziplinäre Zusammenarbeit von Archäologen, Anthropologen, Biologen und Historikern feststellbar; von besonderer Bedeutung sind hier die seit den 1990er Jahren erschienenen Publikationen des *Museum of London Archaeology*. Diese Intention nimmt im deutschsprachigen Raum ebenfalls zu. Häufig scheitern entsprechende Projekte weniger am Wunsch nach Interdisziplinarität als an fehlende finanzielle Mittel.[303]

---

298 Siehe den Sammelband vom Arbeitskreis für Hausforschung Regionalgruppe Baden-Württemberg 2009.

299 Vgl. zu Magdeburg Nickel 1980, zu Bad Windsheim Janssen 1995. Lübeck wurde mehrfach untersucht, bauhistorisch etwa von Karl Bernhard Kruse (Kruse – Fehring 1997). Archäobiologische Reste aus Latrinen bearbeitete Norbert Pudeck (Pudek 1980), Gebeine aus Massengräbern untersuchte Monika Prechel (Prechel 1996).

300 Bänteli 2006.

301 Thomash et al. 1997.

302 Zu St. Mary Hospital vgl. etwa Connell et al. 2012.

303 An fehlenden finanzielle Unterstützung scheiterte beispielsweise eine umfassende Untersuchung des Skelettmaterials vom Friedhof des Heiligen-Geist-Hospitals in Konstanz (Carola Berszin M. A., Konstanz, schriftl. Mitteilung vom 26.02.2013).

Generell ist in diesem Zusammenhang daher auf universitäre Abschlussarbeiten und laufende Dissertationsprojekte zu verweisen, die eine Zusammenarbeit auch kostengünstiger ermöglichen.[304]

Seit der Frühen Neuzeit entstanden signifikante, umfassende Veränderungen im Fürsorgewesen und folglich in den damit verbundenen Institutionen. So entstanden beispielsweise vermehrt spezialisierte Einrichtungen, wie Marinehospitäler, Militärhospitäler, Waisenhäuser und ab dem 18. Jh. reine Krankenhäuser. Archäologisch liegt eine zusammenfassende Darstellung nachreformatorischer Fürsorgeeinrichtungen bisher nicht vor. Dies ist teilweise dem Forschungsstand geschuldet, beispielsweise wurden Waisenhäuser zwar historisch untersucht, archäologische Grabungen jedoch nur selten durchgeführt. Vielversprechend ist in dieser Hinsicht das Waisenhaus von Altenburg, dessen Sachkultur von Kathrin Schäfer in einer Doktorarbeit am Lehrstuhl für Archäologie an der Otto-Friedrich-Universität in Bamberg aufgearbeitet wird. Bislang existieren zudem nur wenige osteologische Auswertungen ehemaliger Waisenhauskinder.[305] Die archäologische Untersuchung von Militärhospitälern und Invalidenhäusern erfolgte ebenfalls eher selten; diese Einrichtungen waren im vorliegenden Untersuchungszeitraum jedoch generell nicht stark vertreten. Entsprechende Belege beschränken sich auf das Militärhospital in Wien sowie das Invalidenhaus von Greenwich, London.[306] Ebenso rar und regionalspezifisch begrenzt sind archäologisch erforschten Marinehospitäler. Sie liegen bisher allein aus Südengland vor und datieren in das 18. Jh.[307] Das 18./19. Jh. findet bei Archäologen seit etwa 20 Jahren zunehmend mehr Beachtung. Wissenschaftliche Untersuchungen zu Krankenhäusern jener Zeit sind erfreulicherweise häufig interdisziplinär und sowohl von den Britischen Inseln als auch von Deutschland bekannt. Zu den jüngsten Arbeiten zählt die Quellenauswertung

---

304 Dementsprechend erfolgte beispielsweise die Auswertung des mittelalterlichen Hospitalfriedhofs St. Georg in Templin in einer Magisterarbeit durch Juliane Reiche (Reiche 2010). Ceridwen Boston bearbeitet an der University of Oxford das Royal Naval Hospital von Haslar und vergleicht die dort geborgenen Überreste von Marineangehörigen mit denen vom Friedhof des Londoner Invalidenhauses von Greenwich.

305 Bezüglich des Waisenhauses in Leipzig vgl. Graf 1997; Zink et al. 1997; zum Waisenhaus in Erfurt vgl. Evangelische Kirche in Mitteldeutschland 2008.

306 Zu Wien vgl. Binder 2008; zu Greenwich vgl. Boston et al. 2008; van der Merwe 2010.

307 Zum Marinehospital Haslar/Portsmouth vgl. u. a. Shortland et al. 2008. Wie bereits erwähnt ist der Friedhof zudem Bestandteil der Dissertation von Boston. Zum Marinehospital von Plymouth vgl. Hodgins – Salvatore 2009.

des London Hospital von Louise Fowler und Natasha Powers in *Doctors, Dissection and Resurrection Men* aus dem Jahr 2012. Im deutschsprachigen Raum entstand u. a. im Jahr 1993 die Publikation *Armut, Krankheit, Tod im frühindustriellen Basel* von Hansueli F. Etter und Marianne Lörcher, mit Fokus auf die Skelette des Basler Bürgerhospitals. Aus den 2000er Jahren stammen die Untersuchungen des Heilig-Geist-Spitals in Innsbruck durch Alexander Zanesco und George McGlynn, die ebenfalls durch die Verknüpfung verschiedener Quellen eine Fülle an Informationen über das Leben und Leiden der Hospitalinsassen erbrachten.[308]

Der dargestellte Forschungsstand bezieht sich auf Publikationen und laufende Projekte. Er ist demnach eingeschränkt, da der Zugang zu Grabungsergebnissen sowohl von Firmen als auch von Ämtern v. a. im deutschsprachigen Raum erschwert ist. Generell ist mehr Transparenz wünschenswert, etwa durch den uneingeschränkten Zugriff auf Grabungsberichte im World Wide Web.

## 3.2 Allgemeine Einleitung und chronologische Entwicklung

Das 12./13. Jh. war eine Zeit des wirtschaftlichen Aufschwungs. In den neugegründeten sowie größer werdenden Städten florierten Handel und Handwerk. Zunehmend mehr Menschen zogen aus unterschiedlichen Motiven vom Land in die Stadt.[309] Viele dieser Bürger waren trotz harter Arbeit arm. In Notsituationen fehlten ihnen zudem soziale Netzwerke, um im Krankheits- und Pflegefall Unterstützung zu erhalten. Tatsächlich waren Städte ein Nährboden für Parasiten und Krankheiten, v. a. aufgrund schlechter hygienischer Zustände sowie dichter Bebauung.

Die Abwesenheit sozialer Netzwerke zwang Bedürftige dazu, ihren Lebensunterhalt zu erbetteln; anderenfalls siechten sie mitunter hilflos dahin. Die in den Städten ansässigen Kanoniker und Bruderschaften reagierten auf diese Hilflosigkeit, indem Arme und Kranke v. a. in Stiften für eine begrenzte Zeit Nahrung,

---

308 Zanesco 2000; 2001; McGlynn – Zanesco 2007.

309 Der allgemeine Bevölkerungszuwachs seit dem 11. Jh. sowie eine starke Zuwanderung in die Städte seit dem 12./13. Jh. stehen im unmittelbaren Zusammenhang miteinander, jedoch mit regionalen Unterschieden. Als Gründe für die Bevölkerungszunahme, trotz dezimierender Faktoren, wie Kriege, Hungersnöte und Epidemien, führt Windemuth „[…]eine bessere Versorgung mit Nahrungsmitteln durch die Vergrößerung der Anbauflächen und eine Ertragsteigerung mit Hilfe des Räderpfluges und eines Pflugstreichbrettes sowie die zunehmende Ausbreitung der Dreifelderwirtschaft“ an (Windemuth 1995, S. 51–52).

Unterkunft und Seelentrost erhielten. Diesem Handeln lagen die in Kapitel 2 besprochenen christlichen Regeln zugrunde, die die Pflege und Unterstützung von Bedürftigen forderten. Faktisch stellte die städtische Fürsorge ab dem 12. Jh. kein *Novum* dar. Schon für das 9. Jh. sind erste Stiftshospitäler erwähnt, etwa in Köln, Augsburg und Bremen.[310] Die Gründungen dieser frühen Einrichtungen wurden v. a. durch Kanoniker, Bischöfe und Adligen veranlasst. Sie entstanden daher überwiegend in der Nähe von Stifts- und Domkirchen, wie beispielsweise das Hospital in Bremen an der Domkirche um 860.[311] Diese Institution wurde wahrscheinlich durch den Bischof gegründet; weitere Finanzierungen erfolgten durch Testamente und Spenden. Derart frühe Hospitäler bestanden kaum durchgehend bis zur Reformation. So war etwa das Bremer Hospital bereits im 11. Jh. wirtschaftlich ruiniert, da der Erzbischof Adalbert von Bremen (1043–1073) „die Hospitaleinkünfte zur Ausstattung eines von ihm gegründeten Kanonikerstiftes" verwendete und „dem Hospital die Existenzgrundlage entzog".[312] Insbesondere durch Veruntreuung und Vernachlässigung ebbte die erste Gründungsbewegung durch Kanoniker, d. h. Mitglieder einer nicht-klösterlichen Gemeinschaft, ab.

Die zweite Welle von Hospitalgründungen erfolgte im 12./13. Jh. Windemuth äußert, dass die Wiedereinführung dieser Institutionen v. a. auf den Augustinerorden zurückzuführen sei.[313] Weitere Orden, wie die der Antoniter, Johanniter oder der Deutsche Orden, kamen hinzu. Sie unterstützten Bedürftige und stifteten bzw. gründeten Hospitäler.[314] Wirtschaftlich waren diese Einrichtungen einerseits von Testamenten, Geschenken und Abgaben abhängig; andererseits versorgten sie sich überwiegend autark.[315] Als Beweggrund für

---

310 Windemuth 1995, S. 45. Die ältesten Hospitäler im deutschsprachigen Raum datieren in das 9. Jh. und sind bislang allein anhand von Archivalien nachweisbar (Thier 2002, S. 376).

311 Jetter 1966, S. 9. Ein Domspital ist etwa für Aachen sowohl durch Schriftquellen als auch durch archäologische Befunde überliefert. Das *„hospitale paupereum intra muros"*, urkundlich erstmalig erst 1295 erwähnt, ließ bei archäologischen Untersuchungen eine Wasserleitung vom Hospital zu einer seitlich gelegenen Quelle erkennen. Egon Schmitz-Cliever (1971a) schlussfolgerte daher, hierin die Überreste eines „Thermalbades" zu Heilzwecken im Untergeschoss der Fürsorgeeinrichtung zu sehen.

312 Windemuth 1995, S. 46.

313 Ebd.

314 Moritz 1983, S. 80. Zur Rolle der Hospitäler bei den Ritterorden vgl. Militzer 2005.

315 Archäologisch ist die Selbstversorgung von Hospitälern beispielsweise anhand von Spindeln und landwirtschaftlichen Geräten nachweisbar (vgl. für das Heilig-Geist-Hospital in Magdeburg Nickel 1980, für das Heilig-Geist-Hospital in Bad Windsheim Janssen 1995).

Stiftungen sowie die Übertragung von materiellen Gütern und Grundbesitz wird in der Literatur v. a. die Rettung der eigenen Seele angeführt. Spender konnten über den Tod hinaus auf die Fürbitten jener hoffen, die im Hospital Aufnahme fanden.

Bereits in der zweiten Hälfte des 12. Jh. sind für sog. Stiftshospitäler unterschiedliche Entwicklungen feststellbar. Einige wurden zum Kanonikerstift, wie in Bremen, andere zum Bürgerhospital, wie in Regensburg.[316] Somit gingen ehemals unter geistiger Obhut geführte Hospitäler zuweilen und später auch sukzessive in städtische Hand, an vom Rat gewählte Bürger über. Neu gebaute Bürgerhospitäler hingegen, gern in Nähe von Stadtmauern und Gewässern, befanden sich zumindest im deutschsprachigen Raum häufig von Beginn an unter Aufsicht des Rats. Ansonsten erfolgte eine zunehmende Kommunalisierung der Hospitäler, in denen jedoch weiterhin Geistliche, Priester, Beginen[317] und andere fromme Menschen arbeiteten. Sie hielten drei wichtige Funktionen dieser Einrichtung aufrecht: 1. die Aufnahme von Pilgern und Reisenden; 2. die Pflege von Kranken und 3. die Versorgung der *pauperes*.

Seit dem 15. Jh. und v. a. ab der ersten Hälfte des 16. Jh. sind bedeutende Umbrüche in der Armenfürsorge vieler europäischer Städte erkennbar, u. a. durch die Einführung einer sog. Armenkasse. Sie „beruhte auf der Vorstellung einer gemeinsamen Kasse, die sich aus den Vermögen ehemals katholischer karitativer Institutionen speiste, aus Klosterbesitz, aus Schenkungen und Stiftungen und aus laufenden Kollekten der Kirche“.[318] Eine weitere Änderung in der neuen Sozialpolitik war die Unterscheidung zwischen arbeitsunfähigen und arbeitsunwilligen Armen. Sowohl Protestanten als auch Katholiken unterstützen lediglich würdige Arme, die etwa aufgrund von Alter und Gebrechen auf Hilfe angewiesen waren. Eine gesetzlich geregelte Armenpflege ist zudem auch für England

---

316 Windemuth, S. 48.

317 Schriftquellen lassen vermuten, dass Beginen und andere Frauen erst seit dem 12./13. Jh. in größerem Umfang in der Krankenpflege arbeiteten. Diese Beobachtung könnte mit der Laienbewegung im 12./13. Jh. sowie der Auflösung der Pflegeorden bei zunehmender Anzahl von Hospitälern seit dem 14. Jh. zu erklären sein (vgl. Knefelkamp 1989, S. 181). Frauen sind in der Krankenfürsorge nicht nur als Pflegekräfte nachweisbar. Es war ihnen zwar verwehrt zu studieren, jedoch konnten sie bei anderen heilkundigen Frauen medizinisches Handwerk erlernen. Zusammen mit Judenärztinnen bestritten sie ein großes Feld des Medizinalwesens, etwa im Bereich der Geburtshilfe. Sie waren in „Bürgerhäusern und Adelshöfen“ tätig (Reddig 2000, S. 132).

318 Jütte 2000, S. 139.

durch das *English Poor Law* von 1601 überliefert.[319] Es ähnelt den Maßnahmen im deutschsprachigen Raum: Betteln wurde streng bestraft; hilfsbedürftige Arme erhielten Unterstützung, etwa in Form von Almosen und Unterkunft.[320] Gesunde Arbeitslose gelangten hingegen seit dem 17. Jh. in Arbeitshäuser, mit der Absicht, sie „zu bessern".[321]

Teilweise ist im 16./17. Jh. eine dritte Welle von Hospitalgründungen zu beobachten. Neue Institutionen entstanden, zuweilen pompös und spezialisiert. Andere Hospitäler zogen mitunter in aufgelassene Klöster ein. Insgesamt ist für die Zeit nach der Reformation jedoch keine allgemeine Entwicklung städtischer Fürsorgeeinrichtungen aufzeigbar. Stattdessen entstanden je nach Region und Konfession neue Hospitalbauten, während sich andere wirtschaftlich schwer angeschlagene Institutionen aufgrund mangelnder Spenden- und Stiftungsbereitschaft wirtschaftlich kaum halten konnten.

Im Zuge der Frühen Neuzeit und insbesondere seit dem 18./19. Jh. entwickelten sich spezialisierte Krankeneinrichtungen zu Lehr- und Heilanstalten.

## 3.3 Stifts- und Bürgerhospitäler vom 12. bis 16. Jh.

### 3.3.1 Einleitung

Im 12./13. Jh. fanden Bedürftige v. a. in von Kanonikern geführten Hospitälern Aufnahme. Diese Institutionen unterstanden im deutschsprachigen Raum häufig dem Patronat des *Heiligen Geistes*. Ursprünglich geht diese Benennung auf das zwischen 1180 und 1190 gestiftet Hospital St. Spiritus in Montpellier und der damit verbundenen Gründung der gleichlautenden Bruderschaft zurück. Sie zeichnete sich durch die „Hinwendung zu den bindungslos gewordenen Kranken in der Stadt und [der] Aufnahme und Erziehung ausgesetzter Kinder" aus.[322] Im 13. Jh. bestanden die Hospitäler dieses Ordens im gesamten Abendland, mit einem Schwerpunkt in Italien und Frankreich. Im deutschsprachigen Raum gab es hingegen viele Hospitäler, die dem Heiligen Geist geweiht waren und daher auch einen entsprechenden Namen trugen, ohne jedoch mit dem dazugehörigen Orden verbunden gewesen zu sein.[323] Gleiches

319 Porter 2000, S. 240.
320 Jütte 2000, S. 158–163.
321 Porter 2000, S. 240.
322 Windemuth 1995, S. 75.
323 Windemuth 1995, S. 76–77.

gilt für durch Zünfte erbaute Hospitäler, die unter dem Patronat des Heiligen Geistes standen.[324]

Für das 13./14. Jh. ist eine Welle von Hospitalgründungen in Gesamteuropa zu verzeichnen. Windemuth führt dies auf die Verbreitung der Caritas durch die Bettelorden sowie auf eine neue Armutssituation zurück. Letztere wurde durch Hungersnöte, Teuerungen und kriegerische Auseinandersetzungen hervorgerufen.[325] Mit der zahlenmäßigen Zunahme Hilfebedürftiger verlangte der städtische Rat nach der Verwaltung der bis dahin durch die Kanoniker geführten Hospitäler. Der Rat versuchte, die Einrichtungen wirtschaftlich zu erhalten und gleichzeitig seinen Einfluss bei der Aufnahme der Hospitaliten geltend zu machen.[326] Die Kommunalisierung der Hospitäler gelang v. a. dann problemlos, wenn es sich um Bürgerhospitäler handelte und eine Verbindung zur Kirche nicht so eng war, wie dies etwa für Stiftshospitäler zu vermuten ist.

Die meisten mittelalterlichen Bürgerhospitäler boten verschiedenen Hilfebedürftigen Unterkunft und Pflege. Zu dieser Klientel zählten jene, die auch in den Klöstern Aufnahme fanden: Reisende, Pilger, Schwangere, Waisen, Alte und Kranke. Sie wurden i. d. R. auf absehbare Zeit versorgt. Wenige Arme bekamen zudem ein Bleiberecht zugesprochen. Sie zählten zu den sog. gemeinen Pfründnern.

---

324 Das gilt u. a. für die Innung der Gewandschneider, die um 1200 das Hospital in Magdeburg erbauen ließ. Es unterstand dem Patronat des Heiligen Geistes und erhielt erst im ausgehenden Mittelalter den Namen St. Annen (Nickel 1980, Abb. 12b, 15). Gerhard Gosch weist darauf hin, dass die ersten Gründungen von Bürgerhospitälern in Magdeburg generell von den Zünften ausgingen, die anfänglich v. a. ihre eigenen Mitglieder in Notfällen versorgt wissen wollten (Gosch 2005, S. 221). Interdisziplinäre Untersuchungen von Zunftshospitälern bzw. Hospitälern einer Knappschaft liegen auch aus anderen deutschen Städten vor. Demnach ergaben etwa archäologische Belege zusammen mit Schriftquellen den Nachweis eines Hospitals für Bergleute in Goslar (Lauf 2003).

325 Windemuth 1995, S. 89.

326 Windemuth (1995, S. 91) stellt folgende Motive zusammen: „Müdigkeit des Christen, Absinken des Idealismus, Rechenhaftigkeit des reich gewordenen Kaufmanns, Ablösung älterer kommunaler Behörden durch den Rat, als der nun einzigen städtischen Gerichts- und Verwaltungsbehörde, Vernachlässigung der Armenfürsorge in den Hospitälern der Ordensgemeinschaften und wirtschaftliche und politische Motive der Stadt.“

Mit der seit dem 14. Jh. greifbaren Kommunalisierung nahmen Hospitäler sukzessive mehr zahlende Pfründner auf. Diese waren allgemein Bewohner der Stadt. Auch aus klösterlichen Einrichtungen sind zahlende Pfründner überliefert, die u. a. im Alter durch herrschaftliche oder kirchliche Bittgesuche aufgenommen wurden.[327] Entsprechende Petitionen einflussreicher Persönlichkeiten liegen aus Bürgerhospitälern ebenfalls vor, jedoch waren herrschaftliche Beziehungen in diesen Einrichtungen kein Garant für eine Unterbringung. Demnach wurden derartige Anträge mitunter mit der Begründung abgelehnt, dass die Plätze allein den wirklich Hilfebedürftigen zur Verfügung stünden.[328]

Durch schriftliche Überlieferungen sind besonders häufig drei gestaffelte Pfründen nachweisbar, die sogleich eine soziale Einordnung erkennen lassen: die gemeine Pfründe, die Mittelpfründe und die Herrenpfründe. Vereinzelt wurden auch nur Arme und Herrenpfründner aufgenommen, wie etwa im Magdalenenhospital in Münster.[329] Der Preis einer Pfründe war von verschiedenen Umständen abhängig. So spielten Alter, Vermögensverhältnisse sowie Ansprüche an Unterkunft und Verpflegung eine entscheidende Rolle.[330] Mit dem Eintritt ins Hospital hatten die Insassen der Hospitalordnung zuzustimmen; ein Verstoß gegen diese Ordnung konnte zu Strafen, Arrest oder Ausweisung führten. Die gemeinen, oft mittellosen Pfründner bekamen in der Regel ein Bett in einem Gruppenraum gestellt oder mussten sich dieses mit einer weiteren Person teilen. Außerdem hatten sie, sofern sie dazu fähig waren, Hilfsarbeiten im Hospital zu verrichten. Gleiches gilt für jene, die eine mittlere Pfründe erhielten, obwohl sie ihren Platz durch Kauf oder Gabe erworben hatten. Häufig kam es daher zu Auseinandersetzungen zwischen diesen beiden Gruppen und die „Unruhestifter" wurden mitunter des Hospitals verwiesen.[331] Herrenpfründer hingegen verfügten über genügend Geld, Besitztümer und materielle Dinge, um eine eigene Kammer mit Ofen zu beziehen. Zusätzlich durften sie mitunter beweglichen Besitz sowie eine Hilfskraft ins Hospital mitnehmen. Ihr Geld wurde in der Regel verwaltet und wie ein Taschengeld ausgezahlt.[332] Spardosen, die dieses Vorgehen evtl. belegen, sind aus Hospitälern wie in Bad Windsheim und

---

327 Für Supplikationen zur Aufnahme in Hospitäler siehe u. a. Stanislaw-Kemenah 2009.

328 Vgl. u. a. für das Ravensburger Hospital Falk 2000a, S. 48.

329 Krug-Richter 1991, S. 73.

330 Knefelkamp 1989, S. 218.

331 Vgl. u. a. Knefelkamp 1989, S. 260–264.

332 Knefelkamp 1989, S 218.

Magdeburg überliefert, jedoch tendenziell selten aus entsprechenden Einrichtungen bekannt.[333] Gut zahlende Pfründer konnten unter Umständen von einer Außenpfründe Gebrauch machen und Hilfe in den eigenen Wohnhäusern in Anspruch nehmen, indem sie täglich Pflege und Nahrung durch Hospitalangestellten erhielten.[334]

Welche bauliche Gestalt Hospitäler und Pfründnerhäuser bis ins 16. Jh. besaßen und wo sie im Stadtgefüge zu finden waren, wird im folgenden Kapitel diskutiert.

### 3.3.2 Bauliche Gliederungen

Bürgerhospitäler lagen vor dem 13. Jh. bevorzugt in der Nähe von Toren der Stadtmauer, an fließenden Gewässern und viel frequentierten Straßen. Die Lage an fließenden Gewässern hatte hygienische Gründe. Einige Hospitäler, wie die Heilig-Geist-Hospitäler von Nürnberg und Neumarkt, wurden direkt über dem Wasser erbaut, um die Entsorgung von Fäkalien und anderem Unrat zu erleichtern. Der Standort vor den Stadtmauern war eine sichtbare Anlaufstelle und gewährte Bedürftigen, wie Pilgern, alleinstehenden schwangeren Frauen, Findelkindern und Siechen zu jeder Zeit den Zugang ins Hospital, unabhängig davon, wann die Tore der Stadt öffneten. Gleichzeitig erleichterte diese Verortung das Betteln an Straßen, Kreuzungen und Brücken, durch die auch Reisende mit Geld und Waren zogen. Sicherlich haben zudem ökonomische Aspekte zu jener Platzierung der Hospitäler geführt. Land außerhalb der Stadt war für Hospitalgründer, wie Monarchen, Adelige, die Kirche, städtische Gesellschaften und Gilden, günstig zu erwerben. Im Zuge von Stadterweiterungen ab dem 14. Jh. gelangten diese Einrichtungen schließlich sukzessive ins Stadtinnere.

#### *3.3.2.1 Bauliche Merkmale und Unterschiede*

Es ist schwierig, mittelalterliche Hospitäler allein anhand ihrer Architektur als solche zu identifizieren. Die Übergänge zwischen rein kirchlichen und rein bürgerlichen Institutionen waren fließend und so boten Hospitäler ein großes bauliches Spektrum von klosterähnlichen Anlagen über dreischiffige Gebäude mit Altar bis hin zu mehrgeschossigen Wohnhäusern. Cullum, der

333 Zum Magdeburger Exemplar aus dem 17./18. Jh. siehe Nickel 1980, S. 18, Abb. 8a. Zum tönernen Stück aus Bad Windsheim aus dem frühen 16. Jh. siehe Janssen 1995, S. 78, Taf. 54.2.

334 Außenpfründen sind beispielsweise für das Heilig-Geist-Hospital in Stein am Rhein sowie für das Magdalenenhospital in Münster überliefert (Bänteli 2006; Krug-Richter 1991, S. 72).

sich mit der Entwicklung des St. Leonhard's Hospital in York[335] auseinandersetzte, hielt fest:

> „The great variety in date, size, Rule, or no Rule, and indeed the different groups of people for whom the Hospitals were intended to cater – mostly the poor and infirm, but also the sick, lepers, lunatics, and aged, travellers and children – combine to make it impossible to give any general description of what the layout of a medieval Hospital might be expected to be."[336]

Hospitäler unterschieden sich folglich in ihrer Verortung, baulichen Struktur und dem Pflegepersonal, das aus Laien und/oder Kanonikern bestand. Insbesondere sekundär entstandene Hospitäler und Armenhäuser sind ohne Hinzunahme von Schriftquellen mitunter kaum als solche zu erkennen. So wurden Hospitäler beispielsweise schon vor der Reformation in klösterliche Institutionen eingerichtet, sofern die Bruderschaften den alten Standort zugunsten eines neuen aufgaben.[337] Cullum führt weitere Beispiele für sekundäre Nutzungen an: „Guilds built Hospitals in the undercrofts of their guildhalls [...]. In lesser style individuals might leave their own house, or at least one of their properties, to be used as a home for the poor."[338]

Trotz der angeführten Unterschiede wiesen mittelalterliche Bürgerhospitäler auch wiederkehrende Strukturen auf, wie eine mehrschiffige Halle mit einem Chor oder Altar im Osten. Diese Bauten ähnelten daher sowohl Stiftshospitälern als auch klösterlichen Krankeneinrichtungen. Die städtischen Hospitäler waren zudem mit Räumen für das Pflegepersonal sowie Wirtschaftsgebäuden ausgestattet, oft als drei- oder vierflügelige Anlage, wie ein Stich des Heilig-Geist-Hospitals in Bad Windsheim aus dem 18. Jh. belegt (Abb. 28).[339]

---

335 Das Hospital St. Leonard in York zählt zu den ältesten und größten Institutionen diese Art auf den Britischen Inseln. Es wurde wahrscheinlich schon 936 als St. Peter's Hospital gegründet, dass 1137 im großen Feuer von York niederbrannte. St. Leonard entstand als Neubau, wurde von dem Orden der Augustiner geführt und blieb bis zu dessen Auflösung 1539 als Unterkunft für Bedürftige bestehen (Cullum 1993, S. 14). St. Leonard nahm im 13. Jh. bis zu 225 Insassen auf, darunter überwiegend Arme, Kranke, Alte und Waisen. Dementsprechend lang war die Krankenhalle, mit etwa 50 Metern (York Archaeological Trust 2009, S. 14).

336 Cullum 1993, S. 12.

337 Cullum 1993, S. 11.

338 Ebd.

339 Der 1731 von Johann Adam Delsenbach gefertigte Stich zeigt den vierseitigen Hof nach dem Stadtbrand (Bedal 1996, S. 35–36).

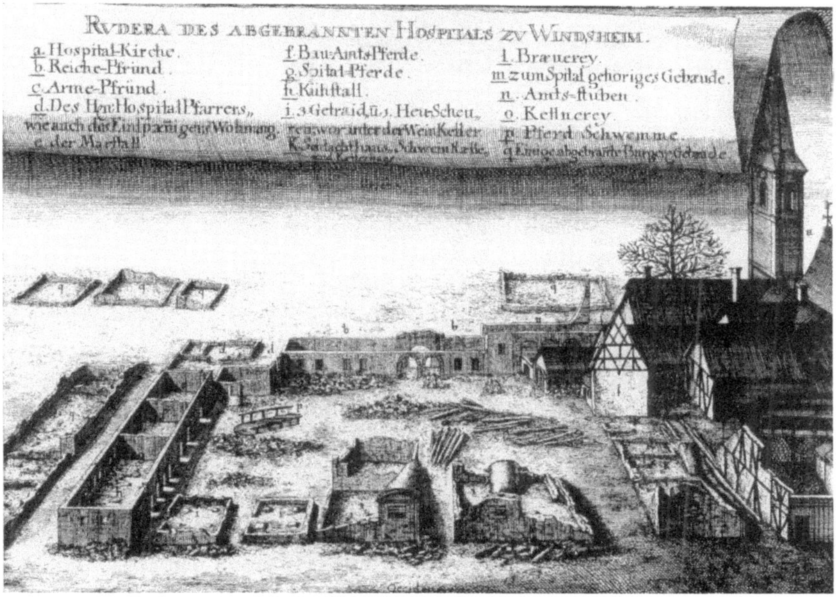


**Abb. 28:** Das Heilig-Geist-Hospital von Bad Windsheim nach einem Feuer im 18. Jh.

Neben diesen Bauten gab es komplexe Einrichtungen, die u. a. zahlenden Pfründern und Herrenpfründnern Annehmlichkeiten in Form von Einzelkammern in einem zweiten Stockwerk, wie im Schweizer Bürgerhospital Stein am Rhein, oder in einem Pfründnerhäuschen, wie in Bad Windsheim, boten (Abb. 29).[340] Das Hospital von Stein am Rhein besaß im Erdgeschoss eine gewölbte, große Stube, in der Armen- und Mittelpfründner zusammen untergebracht waren. Da eine mehrschiffige Halle mit Chor fehlt, ist mit der Platzierung eines Altars zu rechnen.

340 Bänteli 2006. Zum Heiligen-Geist-Hospital in Bad Windsheim heißt es hierzu in der Bestätigung einer Urkunde von 1318 im Jahr 1390 (zitiert nach Thurnwald 1996, S. 41): „*Domicilium habentes in eodem hospitali seu in curia eisdem.*“

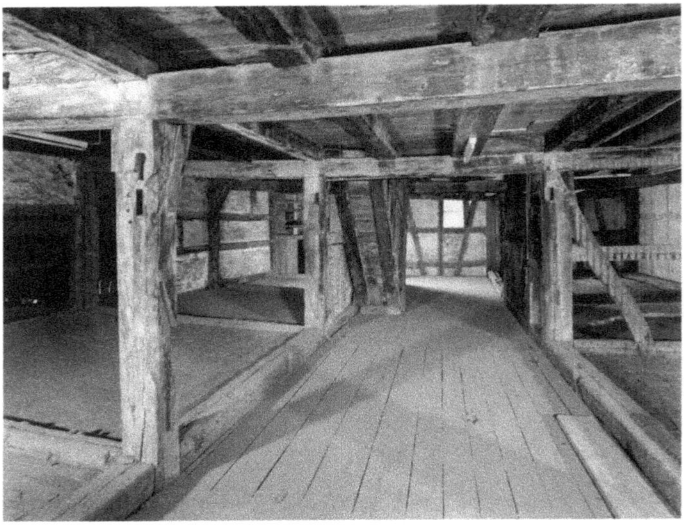

**Abb. 29:** Obergeschoss im Bürgerasyl von Stein am Rhein, etwa 15. Jh.

Das Heiligen-Geist-Hospital zu Lübeck ist eines der größten, archäologisch und bauhistorisch untersuchten Hospitäler Nordosteuropas. Es stellt mit seinen Dimensionen ein Gegenstück zu dem eben erwähnten Hospital in Stein am Rhein dar, das baulich eher einem Wohngebäude ähnelt. Das Lübecker Hospital belegt die im Mittelalter wichtige Verbindung von Krankenhalle und Kirche, Letztere befindet sich ungewohnter Weise im Westen (Abb. 30). Bereits im 14. Jh. besaß diese Krankenhalle eine Größe von 55,50 m Länge und 14,0 m Breite.[341] In den darauffolgenden Jahrhunderten wurde das Gebäude erweitert, um 200 Kranke und Pfründner aufnehmen zu können.[342] Im Vergleich dazu standen

341 Kruse – Fehring 1997, S. 138.

342 Das Hospital zu Lübeck besaß kaum Einnahmen durch zahlende Pfründner. Zwar lassen sich ab der zweiten Hälfte des 15. Jh. Aufnahmegebühren feststellen, jedoch in nur geringem Ausmaß. Die Beträge waren nach den Wünschen der Insassen gestaffelt, je nachdem ob sie im Langhaus, in einer Kammer oder in einer eigenen Wohnung außerhalb des Hospitals versorgt werden wollten. Nach der Reformation konzentrierte sich das Hospital weiterhin auf die Versorgung Bedürftiger. Ein Wandel in eine Pfründneranstalt lässt sich für Lübeck daher nicht nachvollziehen (Schulz 1993).

in kleineren Hospitälern durchschnittlich etwa zwölf Betten zur Verfügung, in Anlehnung an die zwölf Apostel.[343] Das Heiligen-Geist-Hospital zu Lübeck lässt eine strikte Separation der Geschlechter durch die getrennte Unterbringung von Männern und Frauen auf je einer Saalseite sowie durch unterschiedliche Toilettenzugänge erkennen.[344] Diese Aufteilung kann für viele Hospitäler des Mittelalters angenommen werden, in denen die Bewohner in einem Raum zusammen untergebracht waren.

Die Halle des Lübecker Hospitals besaß schon im Mittelalter lange, gegenüberliegende Fensterreihen, die einer gesundheitsfördernden Luftzirkulation dienten. Die zusätzlichen Bedarfsräume, wie Küche, Bad, Wirtschaftsräume und Speisesaal, die bei kleineren Einrichtungen über den Hof zu erreichen waren, befanden sich in der Anlage von Lübeck zusammen mit dem Krankensaal und der Kirche in einem Gebäudekomplex. Dennoch ist die Trennung offensichtlich; die Bedarfsräume wirken wie nachträglich angebaut. Besonders bemerkenswert ist der Nachweis einer Heizung. Heizeinrichtungen spiegeln sich archäologisch v. a. durch den Nachweis von Kacheln wider. Der Keller des Lübecker Hospitals belegt jedoch die Heizkammer einer Warmluftunterbodenheizung. Die erwärmte Luft strömte über einen Mauerschacht in Räume, die sich östlich über dem ersten Längshaus befanden. Möglicherweise handelt es sich um Wärme- und Badestuben.[345]

Trotz der vielen Eigenschaften und Unterschiede mittelalterlicher Hospitäler ist die Verbindung von Krankensaal und Chor/Altar das entscheidende Merkmal dieser Institution. Der Hospitalgrundriss konnte, wie in Lübeck, eine T-förmige Gestalt besitzen, aber auch davon abweichen. Beispielsweise befand sich der Chor des Hospitals am Heidelberger Kornmarkt rechtwinkelig an der Ostwand, wie dies u. a. für den Infirmariebereich einiger Zisterzienserklöster festgestellt wurde (Abb. 31).[346]

343 Das Heiligen-Geist-Hospital von Bad Windsheim besaß im Jahr 1403 Betten für 24 Sieche, 1603 fanden 27 Pfründner Unterkunft in dieser Einrichtung. Arme und Pfründner zusammen umfassten nach Andrea K. Thurnwald etwa 50 Personen. Angesichts dessen, dass Bad Windsheim im Jahr 1606 2.335 Einwohner, davon 519 Bürger zählte, und das Hospital zu diesem Zeitpunkt nur Stadtbürger aufnahm, ist diese Zahl beeindruckend (Thurnwald 1996, S. 41).

344 Kruse – Fehring 1997, S. 143. Das Heiligen-Geist-Hospital zu Lübeck gleicht in seiner Komplexität dem Hospital St. Mary without Bishopsgate in London.

345 Kruse – Fehring 1997, S. 142–143.

346 Lutz 1992; Wendt 2009.

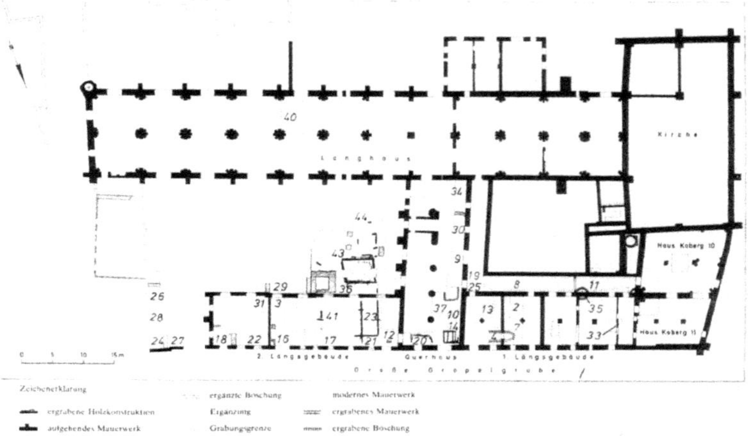


**Abb. 30:** Grundriss des Heiligen-Geist-Hospitals zu Lübeck mit archäologischer Dokumentation.

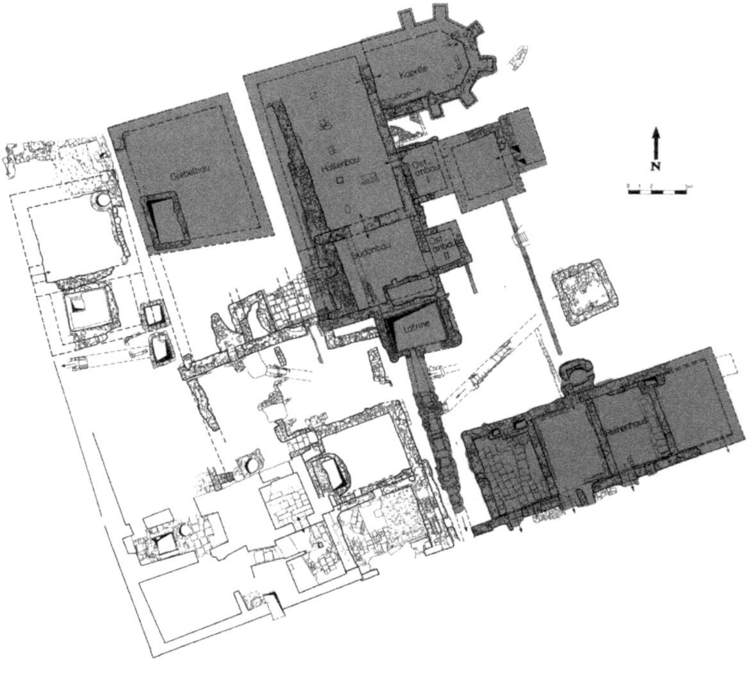


**Abb. 31:** Heidelberg, Umzeichnung des Hospitals am Kornmarkt.

### *3.3.2.2 Bauliche Veränderungen ab dem 15./16. Jh.*

Die Entwicklung zu sog. bürgerlichen Versorgungsanstalten mit einer sozial unterschiedlichen Klientel sowie der Wunsch nach Geschlechtertrennung führten ab dem 15. Jh. sowohl auf dem Kontinent als auch auf den Britischen Inseln vielerorts zu Umbauten der Hospitäler. Standen sich beispielsweise Betten ursprünglich an den zwei Längsseiten einer Krankenhalle gegenüber, maximal mit einer Wandnische und evtl. einem Vorhang ausgestattet, wurden schließlich kleine Kammern um die Betten herum errichtet, wie etwa in St. Mary-Hospital in Chichester, England.[347] Manchenorts wurde nur eine Seite verändert, wie im Hospital von St. Nicholas in Salisbury.[348] Im Heiligen-Geist-Hospital zu Lübeck ist die Ausstattung mit kleinen Kammern noch heute zu sehen (Abb. 32).

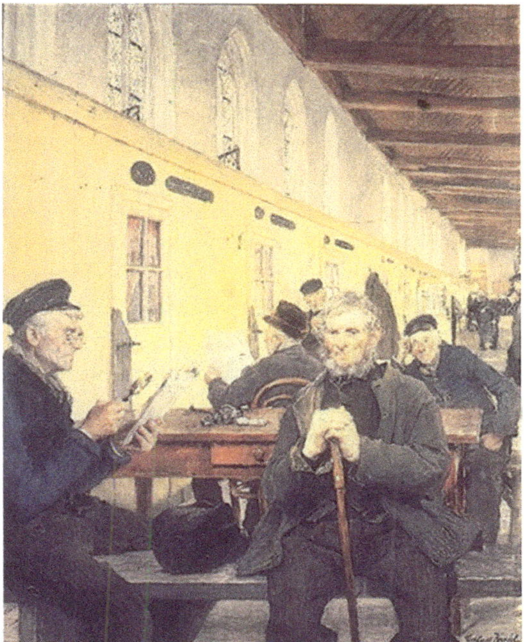

**Abb. 32:** Wohnkabinen im Heiligen-Geist-Hospital zu Lübeck um 1895/96. Ölgemälde von Gotthardt Kuehl (1850–1915). Staatliche Museen zu Berlin.

347 Orme – Webster 1995, Abb. 7, 20.
348 Orme – Webster 1995, S. 91.

Eine weitere wesentliche bauliche Umgestaltung ist in vielen frühneuzeitlichen Hospitälern als Folge der Reformation zu betrachten. Die vielerorts veränderte Glaubensvorstellung führte zur Aufgabe der visuellen Verbindung von Krankenhalle und Altar. Daraus resultierte zuweilen die Einziehung einer Mauer oder eines Sockels zwischen den beiden Hospitalbereichen, wie dies u. a. für die Heilig-Geist-Hospitäler von Lübeck und Bad Windsheim festgestellt wurde.[349] Trotz dieser Veränderung gehören Gebetsräume bis in die Gegenwart zu den Hospitalanlagen.

### *3.3.2.3 Armenhäuser*

Im Gegensatz zum Kontinent entstanden auf den Britischen Inseln bereits im 14./15. Jh. vermehrt Armenhäuser bzw. *almshouses.* Sie präsentierten sich vielgestaltig, mal als um einen Hof gruppierende, kleine Häuschen, sog. *cottages*, mal als Reihenhäuser ohne Hof. In anderen Fällen waren die Armenhäuser bzw. -wohnungen sekundärer Bestandteil von Gebäuden, die grundsätzlich andere Zwecke erfüllten.[350] Es existierte folglich keine verbindliche Armenhausanlage, die archäologisch anhand ihrer Architektur zu erkennen wäre. Zu den Bewohnern zählten jene Bedürftige, die in Hospitälern um Aufnahme baten, v. a. jedoch ältere Mittellose, die unverschuldet in eine soziale Abhängigkeit gelangt, stets gottesfürchtig und nie kriminell geworden waren. Einige Armenhäuser boten diesen Armen zuweilen ungewohnten Komfort, mit eigenem Kamin und privatem Abort.

Hospitäler und Armenhäuser bestanden folglich gleichzeitig; beide Institutionen nahmen sich der Hilfebdürftigen an. Worin bestand also der Unterschied, wenn nicht allein in der Bevorzugung älterer Insassen für Armenhäuser? Die Antwort liegt in der Stigmatisierung, die die Aufnahme von Mittellosen in ein Hospital nach sich zog. Der deutsche Historiker Frank Rexroth etwa schreibt, die armen Insassen von Hospitälern waren „Verlierer der Gesellschaft", in den Armenhäusern hingegen lebten „würdige Arme".[351]

Im deutschsprachigen Raum sind mittelalterliche Armenhäuser erst seit dem 15. Jh. nachweisbar. Einer der seltenen archäologischen Belege stammt wahrscheinlich vom Heidelberger Kornmarkt.[352] Das dort um 1260 entstandene Hospital erfuhr im Laufe des 14./15. Jh. wiederholt Erweiterungen. Dies führte im 15. Jh. zur Aufgabe und Überbauung des Hospitalfriedhofs. Am Südrand entstand

---

349 Zur Architektur des Heilig-Geist-Hospitals von Bad Windsheim, mit einem Hauptaugenmerk auf die Hospitalskirche, vgl. Steeger 2002.

350 Zu den Armenhäusern vgl. Godfrey 1955; Resl 2008.

351 Rexroth 2005, S. 4, 8.

352 Wendt 2009.

ein „Reihenhaus" mit vier gleichgroßen Räumen, die von der Straße und nicht vom Hospital her zugänglich waren (Abb. 31, *Reihenhaus*). Dieses Gebäude blieb auch nach dem Umzug des Hospitals in das Dominikanerkloster im Jahr 1556 bestehen und ist auf einem Stich von Merian aus dem Jahr 1620 abgebildet. Die Befunde des Reihenhauses decken sich gut mit der Darstellung Merians, wonach sich an dieser Stelle ein mehrgeschossiges Haus befand. Die archäologische Grabung gab die Fundamente eines 29,30 x 9,60 m großen Gebäudes frei (Abb. 33). Die Wohnungen waren mit „Stube, Kammer und Küche" ausgestattet. Je zwei Wohnparteien teilten sich einen Keller und Abort.[353]

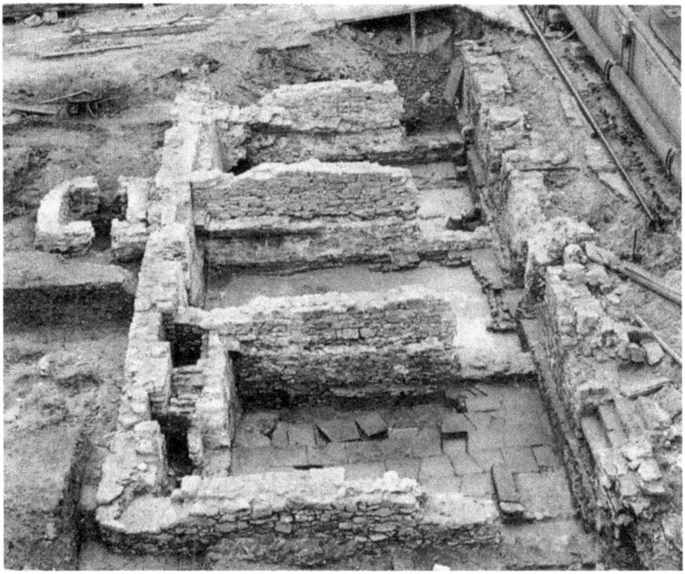

**Abb. 33:** Pfründnerhaus/Armenhaus (?), Heidelberger Kornmarkt.

Für die Interpretation des Reihenhauses als Pfründnerhaus sprechen die Lokalisation des Gebäudes sowie die bauliche Aufteilung der Räume, Aborte und Keller. Fremdartig muten hingegen die zur Straße hin ausgerichteten Eingänge an. Sofern das Gebäude zum Hospital gehörte und die Bewohner von dort aus verpflegt wurden, wären Zugänge vom Hospitalhof zu erwarten. Wendt erklärte

---

353 Wendt 2009, S. 198.

die straßenseitige Ausrichtung als bewusste Abwendung.[354] Demnach lebten reiche Pfründner oder auch ehrenhafte Arme überwiegend eigenständig in diesem Gebäude; im Krankheits- und Pflegefall hatten sie dennoch Betreuung in unmittelbarer Nähe.

Archäologische Untersuchungen eines Friedhofs, der einem Armenhaus oder Hospital zugewiesen wird, liegen bisher u. a. aus Regensburg vor. Es kamen 417 Individuen *in situ* zutage. Das Geschlechterverhältnis der Untersuchungen ist mit 40,8 % Frauen zu 46,5 % Männern beinahe ausgeglichen.[355] Alle Altersklassen sind vertreten, der Sterbegipfel liegt im adulten und maturen Alter. Die Lebenserwartung ist mit 35,8 Jahren für eine Fürsorgeeinrichtung auffallend hoch, nur das Heilig-Geist-Hospital in Berlin-Mitte übertrifft dies mit 42,5 Jahren.[356] Pathologische Veränderungen sind mit 87,5 % ausgesprochen häufig. Besonders hervorzuheben ist die Vielzahl an Frakturen, insbesondere bei Männern, u. a. auch *perimortem* entstanden. In drei Fällen wird eine angeborene Syphilis vermutet.[357] Behandlungsspuren sind nur in wenigen Fällen nachweisbar, etwa durch gut verheilte Knochenbrüche, einer Armamputation mit letalem Ausgang sowie einer möglichen Kopfbehandlung. Ritz- und Schnittspuren um einer Delle am Schädel könnten in diesem Fall m. E. auf eine Wundsäuberung hindeuten, wie sie u. a. in St. Mary Spital nachgewiesen wurde. In ihrer umfassenden Analyse des Skelettmaterials kommt die Anthropologin Kristin von Heking daher zu dem Schluss:

> „Die aus der Frakturanalyse gewonnenen Ergebnisse, kombiniert mit der Tatsache, dass bei nur zwei Individuen Anzeichen einer echten Behandlung festgestellt werden konnten, lässt die Schlussfolgerung zu, dass die Menschen in dieser Fürsorgeinstitution zwar gepflegt wurden, aber keine medizinische Behandlung durch einen Arzt erfolgte.“[358]

Nach den oben genannten Aufführungen, d. h. einem erwartungsgemäß gottesfürchtig geführten Leben und einer Ablehnung gegenüber weniger frommen Menschen, erfüllt diese Untersuchungsserie nicht das, was von einem Armenhäusler unter den genannten Anforderungen erwartet wird. Ähnlich verhält es sich mit dem Nachweis eines auf der Grabungsfläche entdeckten Massengrabs, in dem sich mindestens eine Person befunden hat, deren Schädelverletzung unmittelbar zum Tode geführt hat. Für die Interpretation spricht jedoch die

---

354 Ebd.

355 Heyking 2012, S. 81.

356 Ebd., S. 139.

357 Heyking 2012, S. 114–116. Die Diagnose erfolgte u. a. aufgrund des Nachweises von Maulbeerenmolaren (siehe in diesem Buch Abb. 107 in Kap. 4.4.1.2 *Angeborene Syphilis*).

358 Heyking 2012, S. 258.

relativ hohe Lebenserwartung mit vielen Individuen im maturem Alter. Jedoch gleicht dieses Ergebnis auch dem Heilig-Geist-Hospital in Berlin, das sowohl viele ältere Individuen als auch Massengräber aufwies. Daher ist es wahrscheinlich, in der Regensburger Friedhofsserie Bewohner eines Hospitals zu sehen, das sich armer, alter und gebrechlicher Menschen annahm, ohne ein Armenhaus *per se* zu sein.

#### *3.3.2.4 Hospitäler seit dem 16. Jh. im deutschsprachigen Raum*

Die Reformation hatte Folgen für die Fürsorgeeinrichtungen der Bedürftigen. So kritisierte der zu dem Augustiner-Eremiten-Orden gehörende Theologe Martin Luther (1483–1556) nicht allein die Geldgeschäfte, die beispielsweise aus dem Ablasshandel heraus resultierten und u. U. zur Finanzierung der Hospitäler beitrugen; sondern stellte auch die freiwillige Spende von Geld, Hab und Gut zur Errettung des Seelenheils infrage. In der Konsequenz gingen die finanziellen Mittel für den Erhalt der Hospitäler in einigen Regionen zurück. Zudem sahen sich Landesfürsten veranlasst, „Klöster zusammen mit den Stiftungen und den Hospitälern aufzulösen".[359] Dies war jedoch weniger eine Glaubensfrage, sondern geschah u. a. aus finanziellen Gründen. In Hessen hingegen wurde eine Sekundärnutzung der Klöster umgesetzt. Auf der Homberger Synode erfolgte im Jahr 1526 demnach der Entschluss, 50 Klöster „zur Pflege Notleidender und Kranker, Unerwünschter und Gefährlicher zu verwenden".[360] Im Jahr 1535 entstanden daraufhin die „Hohen Landeshospitäler", u. a. in Haina, Merxhausen, Hofheim und Gronau.[361] Bis ins 18. Jh. hinein wurden dort neben Schwangeren und Kriminellen „Gebrechliche, Arme, Blinde, Lahme, Stumme, Taube, Wahnwitzige, Mondsüchtige, Sinnverrückte, Besessene, Mißgestaltete, Aussätzige, Abgelebte, Höckrige, Wassersüchtige, Gebrochene [und] Schlagberührte" aufgenommen.[362]

---

359 Jetter 1986, S. 117.

360 Jetter 1973, S. 40–41.

361 Vgl. u. a. Jetter 1986, S. 117–118; Friedrich 2004; Vanja 2008; 2009a.

362 Nach einer Quelle von 1711 (Jetter 1973, S. 41). Die Insassen kamen nach wohl überlegten Kriterien zusammen. „So waren die Epileptiker zusammen mit den Blinden und jenen Hilflosen untergebracht, die noch gehen konnten. In einem ‚Gewelb' hatte man ‚Wahn- und Mondsüchtige Leute angeschlagen' (angekettet), und zwar zusammen mit Tauben und Stummen. Eine weitere Gruppe bildeten die ‚armen Rasenden Leut', für die ‚achtzehn gewaltige starke Kisten' (Holzkäfige) bereitstanden, und zwar so, daß ein darunter fließender Bach allen Unrat sofort wegschwemmte." (Jetter 1973, S. 52).

Im Gegensatz zu den Auflösungen und Sekundärnutzungen von Hospitälern infolge der Reformation sind im 16. Jh. auch entsprechende Neubauten im deutschsprachigen Raum feststellbar, v. a. auf weiterhin katholischem Gebiet. Diese Einrichtungen, wie das Juliusspital in Würzburg (1576–1580) oder das Heilig-Geist-Hospital in Augsburg (1625–1630), sollten weiterhin Armen, Kranken und Wöchnerinnen zugutekommen (Abb. 34).[363] Die Bauarchitektur belegt ein gewisses Geltungsbedürfnis der Stifter. Die Bauten wirkten äußerlich imposant, ebenso die Grablege der Stifter. Eine Durchlüftung der Räume sowie Bäder und Aborte in unmittelbarer Nähe der Krankenstuben scheinen hingegen sekundär gewesen zu sein.

Der Stifter des Juliusspitals in Würzburg war der Landesfürst und Bischof Julius Echter von Mespelbrunn.[364] Sein Bau wird als politischer Schachzug gewertet. So setzte sich der Stifter nicht nur ein prächtiges Grabmal, sondern ließ in seiner Stiftungsurkunde gegenreformatorisch verlauten, dass das neue Hospital nicht den Pfründnern der Bürgerhospitäler zur Verfügung stehen sollte, sondern nur „ehrlichen“ Hilfsbedürftigen.[365] Baulich erinnert die Institution an mittelalterliche Hallenbauten mit einem Altar an der östlichen Giebelseite. Das Gebäude war mehrgeschossig, jeweils mit Öffnungen zum Altarraum. Hinter dem Hospitalbau lag ein Hof, der von drei weiteren Gebäuden umgeben war. Derartige mehrflügelige Hospitalanlagen sind auch in den folgenden Jahrhunderten regelmäßig zu beobachten.

### *3.3.2.5 Hospitäler im 16. Jh. auf den Britischen Inseln*

Das Savoy Hospital in London entstand um 1517 und war der letzte Hospitalbau in England vor Auflösung aller kirchlichen Fürsorgeeinrichtungen.[366] Es besaß noch die bekannte Kreuz- bzw. T-förmige Halle.[367] Nach dem Bruch zwischen Henry VIII. und der Römischen Kirche erfolgte zwischen 1534–1539 auch auf den Britischen Inseln die Schließung von Klöstern, Stiften und Hospitälern. Insbesondere einflussreiche, große Hospitäler, die über einen auffälligen Besitz verfügten und regelmäßig mit Einnahmen versehen wurden, waren von der

---

363 Jetter 1986, S. 118–124.

364 Zur Geschichte des Juliusspitals vgl. Mettenleiter 2004.

365 Jetter 1986, S. 119.

366 Als Vorbild für diese repräsentative Einrichtung galt das florentinische Hospital S. Maria Nuova (Henderson 2004, S. 155). Die ist ein weiteres Beispiel für den Einfluss südeuropäischer Entwicklungen auf das Fürsorgewesen in Nord- und Mitteleuropa.

367 Jetter 1986, S. 132–133.

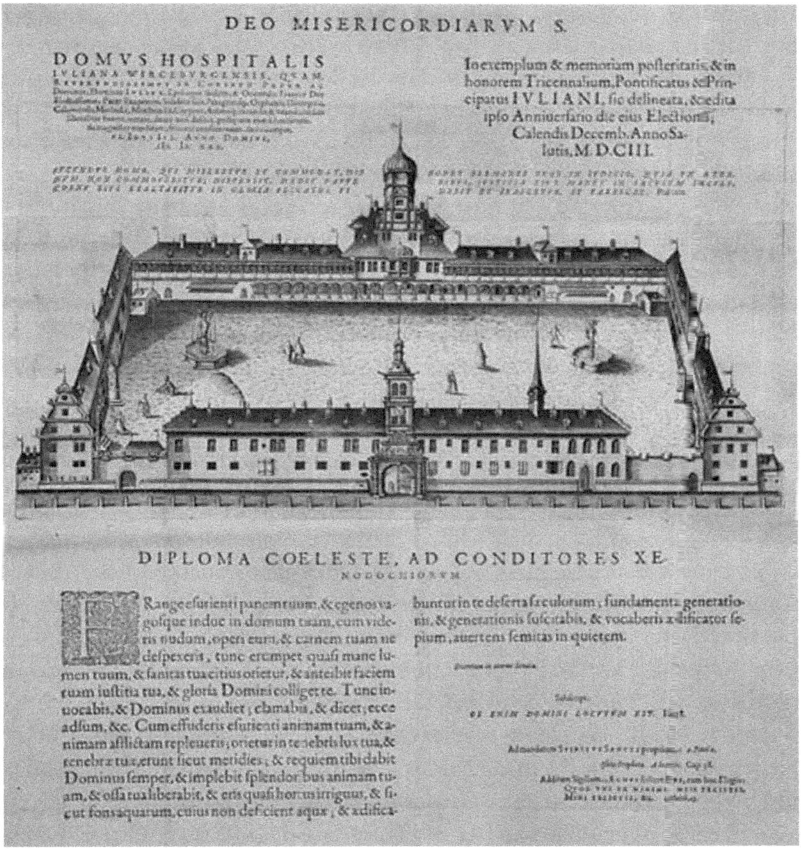


**Abb. 34:** Kupferstich des Juliusspitals in Würzburg im 1603/04.

Auflösung betroffen. Orme und Webster führen dies auf den Umstand zurück, dass große Hospitäler, wie St. Mary Spital in London, von rein monastischen Einrichtungen kaum zu unterscheiden waren.[368] Im Gegensatz zu diesen großen Institutionen waren kleine Fürsorgeeinrichtungen für Henry VIII. unbedeutend. Armenhäuser, Leprosorien sowie arme Hospitäler blieben daher häufig bestehen. Doch auch der Einfluss der Krone auf eine Stadt war für die

368 Orme – Webster 1995, S. 147.

Weiterexistenz der Institutionen von Bedeutung: Je weniger eine Stadt wirtschaftlich und politisch beachtet wurde und je kleiner das Kirchengut war, desto höher stand die Wahrscheinlichkeit, dass die dort bestehenden Fürsorgeeinrichtungen einer Auflösung entgingen.[369] Rückläufige Schenkungen, Spenden und Stiftungen erschwerten deren Finanzierung jedoch zunehmend, sodass diese Institutionen mitunter doch aufgegeben werden mussten.

Henry VIII. bemerkte schon wenige Jahre später die eklatante Zunahme von hilfebedürftige Menschen auf den Straßen der Stadt London. Dies führte zwischen 1546 und 1553 zur Eröffnung von fünf Hospitälern: St. Bartholomew's für Kranke, St. Mary Bethlem für Geistesauffällige, St. Thomas für Kranke, St. Christ's Hospital für Waisen sowie Bridewell Hospital für Verbrecher.[370] Jetter beschreibt eine ansonsten „totenähnliche Starrheit" fürsorgender Institutionen auf den Britischen Inseln zu jener Zeit.[371]

### 3.3.3 Nachweis medizinischer Pflege und Behandlung in Hospitälern

Mittelalterliche und frühneuzeitliche Hospitäler waren trotz zunehmender Verpfründungsprozesse hauptsächlich caritative Einrichtungen für *pauperes et infirmi*, deren Versorgungsangebot sowohl regionale als auch zeitliche Differenzen aufwies. Die Mehrheit der Hospitäler nahm Bedürftige auf, um sie mit Nahrung, Unterkunft und geistlichen Beistand zu versorgen; medizinische Hilfe war für die Aufnahme dieser Hospitaliten weder zwingend noch ausschlaggebend. Zusätzliche, auf Verletzte und heilbare Kranke spezialisierte Einrichtungen, wie das im 14. Jh. errichtete Heilig-Geist-Spital in Nürnberg, waren scheinbar eher selten.[372] Um die 100 Personen wurden im Nürnberger Hospital von heilkundigem Personal bis zur Genesung behandelt und gepflegt.[373] Seit dem 14. Jh. sind die regelmäßigen Dienste eines Baders, seit dem 15. Jh. die eines Wundarztes nachweisbar. Im 15. Jh. befand sich zudem ein universitär gebildeter Arzt im Hospital, der täglich nach den Insassen sah. Bei Bedarf zog er chirurgisch geschulte Medizinalvertretern hinzu. Passende Medikation wurde in der institutseigenen Apotheke angefertigt. Das im Vergleich zu anderen Städten fortschrittliche Versorgungssystem innerhalb der Reichs- und Handelsstadt Nürnberg steht exemplarisch für die regionalen Differenzen im Fürsorgewesen

369 Ebd., S. 161–167.

370 Jetter 1973, S. 42.

371 Ebd., S. 36–37.

372 Knefelkamp 2005, S. 187.

373 Knefelkamp 1989.

des vorliegenden Untersuchungszeitraums.[374] Diese Städte standen im regen Wissens- und Handelsaustausch mit Südeuropa. Ihre medizinischen Einrichtungen orientierten sich daher womöglich an südeuropäischen Hospitälern.[375]

Zeitliche Differenzen im Einsatz von Medizinalvertretern innerhalb dieser Institutionen beruhen auf der Entwicklung des Medizinalwesens. Im 13./14. Jh. finden v. a. Bader (→ Kap. 5.3) und Barbiere (→ Kap. 5.4) in der städtischen Gesundheitsfürsorge Erwähnung, gefolgt von Gewürzkrämern bzw. Apothekern (→ Kap. 5.2). Studierte Ärzte (→ Kap. 5.1) sind vermehrt im 15. Jh. in Städten und Hospitälern belegbar.[376] Der Nachweis dieser Heilkundigen gelingt insbesondere durch Hospitalsrechnungen, die allerdings verstärkt erst seit dem 16. Jh. überliefert sind.[377] Am häufigsten sind Bader verzeichnet, die den Kranken regelmäßig das Bad bereiteten und wundärztliche Versorgungen vornahmen.

#### *3.3.3.1 Maßnahmen und Equipment zur medizinischen Pflege und Behandlung*

Kapitel 2 machte bereits deutlich, dass medizinische Behandlungen in der Vormoderne voranging auf verschiedene Theorien basierten, die seit der Antike tradiert sowie modifiziert wurden und einem Ungleichgewicht der Körpersäfte mit Aderlass, Schröpfen, Bädern, diätetischen Maßnahmen und Arzneien entgegenarbeiten sollten. Chirurgische Eingriffe, v. a. wohl infolge lebensrettender Maßnahmen, waren eher selten. Ob diese Feststellung auch für Hospitäler übernommen werden kann, gilt es anhand archäologischer Belege, wie Kleinstfunde und skelettale Überreste, zu untersuchen.

Verschiedene Medizinalvertreter waren mit einer großen Bandbreite an Instrumenten und Geschirr im vorliegenden Untersuchungszeitraum in Hospitälern

---

374 Ebenso das Heilig-Geist-Hospital der Messenstadt (seit dem 12. Jh.) Frankfurt am Main, in der ein Eid Wundärzte dazu verpflichtete, Kranken beizustehen. Auch jüdische Ärzte sollten visitieren (Knefelkamp 2005, S. 183).

375 Städte im heutigen Italien, Spanien und Frankreich verfügten u. a. über ein völlig anderes und bereits früher initiiertes Gesundheitssystem. Daher waren Hospitäler, die als Krankeneinrichtungen fungierten und ihre Insassen medizinisch betreuten, dort früher verbreitet.

376 Beispielsweise im Heiligen-Geist-Hospital in Dinkelsbühl (Knefelkamp 1987, S. 112).

377 Generell wurden vermehrt erst seit dem 16. Jh. Register in Gemeinden und dort befindlichen Institutionen geführt. Diese liefern u. a. Geburts-, Heirats- und Sterbedaten, und in Hospitälern auch Angaben zu Aufnahmegrund und Herkunft der Hospitaliten (Porter 2000, S. 237).

tätig. Hierzu zählten Apotheker, die diese Einrichtungen mit Salben, Kuren und anderen pharmazeutischen Präparaten belieferten oder direkt vor Ort arbeiteten, sowie universitär ausgebildete Stadtärzte, zu deren beruflichen Pflichten die Visitation der Hospitaliten gehörte. Ohne Zweifel bestritten jedoch bis zum 18. Jh. v. a. Bader und Barbier(-chirurgen) den Hauptanteil der prophylaktischen, therapeutischen und chirurgischen Versorgung von Hospitaliten, wie Rechnungsbücher zeigen. Zum regelmäßigen Angebot der Bader zählten zyklisch stattfindende Bäder, welche die Hospitaliten in der Regel alle zwei bis vier Woche in Anspruch nahmen.[378] Während gehunfähige Kranke und Schwache im hospitaleigenen Zuber gewaschen wurden, suchten die übrigen Insassen das Stadt- oder Hospitalbad auf.[379] Dort konnten sie sich reinigen und prophylaktisch sowie medizinisch versorgt werden. Geradezu synonym für den Bader bzw. sein Angebot steht in diesem Zusammenhang das Schröpfen. Und auch archäologisch sind es v. a. Schröpfköpfe, die sein Wirken bezeugen. Sie sind u. a. aus dem Hospitalbad von Crailsheim überliefert.[380]

In akuten Fällen bereiteten Bader und Barbier(-chirurgen) Arzneien zu und nahmen wundärztliche Versorgungen sowie chirurgische Eingriffe wie Amputationen vor.[381] Für das um 1220 gegründete St. Katharinenhospital in Regensburg ist die Instrumentenausstattung eines Baders aus der Frühen Neuzeit überliefert. Hierzu zählten

> „2 schlechte aderlas zeugl. […] stemeisen und hammer, 3 näglzängl, zahn zeug, 4 scheren, catheder, troceur, zahn instrument, 1 schrepf zeich, clistori, […] 1 mundt schrauben, trepanier zeüch, verschieden chirirgische zangen, ein barbier zeuch mit leder feill, 2 spritzen, 2 scherr messer, 1 aderls zeuch samt band, 3 schleif stein, silber sprizl, 1 scherr, 2 hämmer von bley, […] 1 kleines perspectiv, […] 10 aderlas bindl und bandage, […] 1 arzney und 1 koch buch“.[382]

---

378 Neumaier 2011, S. 354. Nach Knefelkamp (1987, S. 112) fielen diese Bäder häufig auf einen Montag.

379 Hospitalbäder sind für die Heilig-Geist-Hospitäler von Dinkelsbühl in Bayern, Biberach an der Riß und Crailsheim in Baden-Württemberg überliefert. Für Dinkelsbühl vgl. Knefelkamp 1987, S. 112. Die Hospitalsbäder von Biberach an der Riß und Crailsheim wurden archäologisch untersucht, vgl. Arnold 1991;Schmidt 1994; Tuchen 2000.

380 Arnold 1991, S. 45.

381 Scheidemantel 2002.

382 Zitiert nach Neumaier 2011, S. 356, Fußnote 1917.

Zudem wurden Instrumente zum Aufbereiten von Arzneimittel registriert, u. a. ein kleines Sieb, zwei zinnerne Barbierschüsseln, *„2 eiserne mörsel, von denen nur einer mit einem stössl versechen', 2 eiserne spachtl, 2 kupferne grosse pflaster pfannen, 1 alt prenn öferl, 1 klein kupfernes pflaster pännl"*.[383]

#### 3.3.3.1.1 *Armen- und Krankenspeisung*

Ein wichtiger Bestandteil der Gesundheitslehre war und ist die Diätetik.[384] Die Anwesenheit eines Medizinalvertreters war hierfür nicht zwingend notwendig; stattdessen ist anzunehmen, dass die Steigerung des gesundheitlichen Wohls durch eine gesunde Lebens- und Ernährungsweise zum allgemeinen Wissensschatz gehörte. Auch in Bürgerhospitälern kam der Diätetik eine hohe Bedeutung zu. Schriftliche Quellen sowie Untersuchungen von archäozoologischen und -botanischen Überresten können ernährungstherapeutische Maßnahmen innerhalb dieser Institutionen sowohl für den deutschsprachigen Raum (z. B. die Heilig-Geist-Hospitäler von Lübeck, Bad Windsheim und Stein am Rhein) als auch für die Britischen Inseln (z. B. St. Mary Hospital in London, St. Mary Ospringe in Kent sowie dem Hospital von Soutra in Schottland) unter Vorbehalt belegen.[385]

Innerhalb des archäobiologischen Materials ist es jedoch schwierig, Krankenkost vom üblichen Nahrungsangebot zu unterscheiden. Zunächst muss bekannt sein, aus welchen Zutaten die tägliche Nahrung bestand. Es ist zu vermuten, dass das Essensangebot von Hospitaliten und von mit Almosen gespeisten Armen nach Region, Zeit und wirtschaftlicher Lage divergierte. Generell scheint sich abzuzeichnen, dass Hospitalinsassen eine hochwertigere und abwechslungsreichere Kost erhielten als die durchschnittliche Bevölkerung. „Volk, Bauern und Bürger", so der Medizinhistoriker Ulrich Knefelkamp, ernährten sich v. a. von „minderwertiger Kost", bestehend aus verschiedenen Arten von Mus, Brot, Suppen, Gemüse (wie Kraut, Kohl und Rüben), Obst, Schmalz, Käse und Eiern. Fleisch und Fisch kamen selten auf den Tisch. Zur Durstlöschung dienten Wein,

383 Ebd.

384 Siehe Wöhrle 1990; 2005. Eid des Hippokrates: „Diätetische Maßnahmen werde ich nach Kräften und gemäß meinem Urteil zum Nutzen der Kranken einsetzen" (Bauer 1993).

385 Vgl. Pudeck 1980 für Lübeck; für Bad Windhsheim Gregor 1995; und für Stein am Rhein Rehazek 2006; Brombacher – Klee 2006. Für St. Mary Spital in London vgl. Thomas 2004, S. 56–57; für Ospringe, Kent Wall 1981 sowie für Soutra Moffat 1986; 1992; Elliott 2005.

Bier und Wasser.[386] Für etliche Hospitäler hingegen sind Fleisch- und Fischspeisen mehrmals wöchentlich nachweisbar, ebenso wie eine regelmäßige Verpflegung morgens und abends, unabhängig davon, welcher Herkunft die Insassen waren. Dennoch gab es qualitative und wahrscheinlich auch quantitative Unterschiede. Für das Heilig-Geist-Hospital in Biberach im Jahr 1491 fasst Knefelkamp zusammen: „Die typische Verköstigung von Armenpfründern bestand [...] aus Mus, Brot, Wein und dreimal wöchentlich Fleisch. Die reichen Herrenpfründner dagegen bezogen fünfmal in der Woche Fleisch, Frischgemüse, Obst, Fische und Eier sowie zusätzliche Reichungen [...].“[387] Im Markgröninger Hospital wurden an Feiertagen zudem Speisen, wie „Sulz, Braten, Pfefferfleisch, Kuchen und Wein aus Silberbechern“ für zahlende Pfründner aufgetischt. Die Bratenzubereitung erfolgte „für die Pfründner mit Butterschmalz, für Arme und Gesinde mit Schweineschmalz“.[388] Robert Jütte wies am Beispiel zweier Kölner Spitäler darauf hin, dass die Ernährung im Hospital ausreichend, aber nicht übermäßig gewesen war, und fügt hinzu: „Wenn allerdings jemand – was angesichts der damaligen Klientel eines Hospitals durchaus nicht selten vorkam – unterernährt war, dürften die täglichen Rationen kaum ausgereicht haben, um ihn wieder ‚aufzupäppeln‘.“[389] Für die Zeit zwischen 1500 und 1800 nahmen die „meisten Insassen von Spitälern und Armenhäusern [...] im Durchschnitt etwa 3000 Kalorien pro Tag zu sich“, so Jütte.[390] Damit wäre der Tagesbedarf eines normal ernährten und großen sowie körperlich durchschnittlich aktiven Menschen ausreichend gedeckt gewesen.[391]

Eine Unterscheidung zwischen Krankenkost und alltäglicher Nahrung ist im archäologischen Befund ebenso schwierig wie eine Abgrenzung zu Fastenspeisen. Im Mittelpunkt dieser Diskussion stehen die bereits in Kapitel 2 erörterten Überreste von Fischen. Die Latrinen des Heilig-Geist-Hospitals von Stein am Rhein erbrachten auffallend kleine Fische; gleiches konnte bereits für das Allerheiligen-Kloster in Schaffhausen geäußert werden. Die durchschnittliche Länge der Fische des Hospitals betrug 10,0 bis 30,0 cm. Sie waren somit „noch einmal deutlich kleiner als in den Latrinen der Stadt Schaffhausen“.[392] Nach

386 Knefelkamp 1989, S. 243.
387 Knefelkamp 1989, S. 245.
388 Ebd.
389 Jütte 2004, S. 235.
390 Jütte 2000, S. 99.
391 Im Mittelalter lag die durchschnittliche Körpergröße eines Mannes bei ca. 168 cm, einer Frau bei ca. 156 cm (vgl. Siegmund 2010, S. 91, Tab. 38).
392 Rehazek 2006, S. 143. Ebenfalls „kleinere Fische“ stammen aus der Latrine des Heilig-Geist-Hospitals in Bad Windsheim (Gregor 1995, S. 125).

Rehazek galten die kleinen Exemplare als nahrhaft und fanden in Suppen als „Krankenspeise Verwendung".[393] Ein Alleinstellungsmerkmal sind kleine Fische ausschließlich für Krankenkost jedoch nicht. Eintöpfe bzw. Suppen gehörten häufig zu Nahrung einer größeren und ärmeren Gemeinschaft. Für Fischsuppen wurden sicherlich kleine Fische bevorzugt, da sie zusammen mit den Gräten verzehrt werden konnten. Kleinere Fische waren zudem günstiger; sie waren als Nebenprodukt „zufällig" ins Netz geraten.

Aus dem Heilig-Geist-Hospital in Stein am Rhein stammen weitere tierische Überreste, die nach Rehazek möglicherweise zur Krankenkost gehörten. Hierzu zählt beispielsweise ein Bein eines einheimischen Süßwasserkrebses (Latrine G18). Dem Fischbuch des Züricher Naturforschers und Zoologen Conrad Gesner (1516–1565) ist zu entnehmen, das er dem „Fleisch des Flusskrebses, seiner zerriebenen Schale und dem Wasser, in dem der Krebs gekocht wird, vielfältige medizinische Heilkräfte" zusprach.[394]

Die Interpretation von spezifischen Fischarten und anderen Wassertieren als Krankenkost wird zusätzlich erschwert, da die aus verschiedenen Hospitallatrinen geborgenen Überreste keine repräsentative Aussage ermöglichen. So sind generell die Lokalisation der Hospitäler und deren Zugänglichkeit zu Süßwasser- oder Wanderfischen bzw. Seefischen zu berücksichtigen. Beispielsweise fehlten im Heilig-Geist-Hospital Stein am Rhein Seefische, wie Hering und Kabeljau, die etwa seit dem 12. Jh. in Mittel- und Nordeuropa verbreitet sind.[395] Aus dem Hospital St. Mary Ospringe in Kent konnten hingegen beide Fischarten in großer Anzahl geborgen werden.[396] Da Kent bekanntlich nahe der Nordsee liegt, ist diese Beobachtung nicht überraschend.[397] Weder die Abwesenheit dieser Fische in Stein am Rhein noch ihre Anwesenheit in Ospringe sagen folglich etwas über den sozialen Status oder die Krankenversorgung der Hospitalbewohner aus, sondern zeugen allein von ihrer Verfügbarkeit.

Ähnliche regionale Abweichungen sind auch für den Verzehr von Säugetieren festzuhalten. Im deutschsprachigen Raum dominierten im Mittelalter Speisen vom Rind, gefolgt von Schwein, Ziege/Schaf bis hin zum Geflügel. Diese

---

393 Rehazek 2006, S. 149.

394 Ebd., S. 148.

395 Rehazek 2006, S. 149.

396 Wall 1981, S. 256.

397 Auch die archäologische Arbeitsweise kann Grund für einen Negativbefund sein, etwa wenn Latrinenverfüllungen bei der Bergung nicht geschlämmt werden. Das Heiligen-Geist-Hospital zu Lübeck erbrachte kaum Fischreste (Pudek 1980, S. 155).

Tendenz konnte u. a. in den Heilig-Geist-Hospitälern von Stein am Rhein und Lübeck festgestellt werden.[398] Auf den Britischen Inseln ist mitunter regional ein anderes Verhältnis zu vermuten. Demnach besaß beispielsweise Kent über Jahrhunderte einen Schwerpunkt in der Schafzucht. Dies spiegelt sich signifikant in der Ernährung der Bewohner von St. Mary Ospringe wider, da die geborgenen Überreste von Rind und Schaf zu gleichen Teilen über denen anderer Säugetiere dominierten.[399]

Tendenziell gestatteten diese Beobachtungen jedoch keine Aussagen zur Krankenkost, die in den Schriftquellen einiger Hospitäler vermerkt wurde. Zu dieser zählten etwa junge Hühner, Milch, frisches Gänsefleisch sowie die auch als Fastenspeise bekannten Mandeln aus dem Hospital St. Mary Ospringe, Kent. Archäologische Ergebnisse bestätigen den Verzehr dieser fettreichen, stärkenden, immunaktivierenden Speisen.[400] Nach Orme und Webster standen diese hochwertigen Nahrungsmittel dem Krankenpersonal sowie den reichen Pfründnern zu.[401] Herkunft und finanzielle Mittel hätten demnach Einfluss auf Qualität und Quantität der Krankenkost gehabt, zur Benachteiligung von mittellosen Kranken und Armen. Dies mag auf einige Einrichtungen zugetroffen haben, generell ist jedoch von Pauschalisierungen abzuraten. Schriftquellen anderer Hospitäler etwa belegen nahezu eine Gleichbehandlung aller Insassen. Für das im 11. Jh. gegründete Magdalenenhospital in Münster etwa berichtet Barbara Krug-Richter, dass „[...] bis zur Auflösung der Gemeinschaftsküche im Jahre 1636 beide Pfründnergruppen mit dem Gesinde und jeweils anwesenden Tagelöhnern und Handwerkern ohne erkennbare Differenzierung gemeinsam verpflegt" wurden.[402] Nur bei der Zuteilung des täglichen Bieres, dem Fischkonsum in der Vorosterzeit sowie der Bereitstellung von privaten Kammern erhielten die Herrenpfründner des Magdalenenhospitals eine Vorzugsbehandlung.[403]

Soziale Zuweisungen sind im archäologischen Befund generell schwierig und erhöhen sich zusätzlich, sobald die untersuchten Gebäude einst mehrere Gesellschaftsschichten zusammen beherbergten (→Kap. 3.3.5 *Exkurs: Soziale Unterschiede und persönlicher Besitz*). In den verschiedenen Latrinen des Heilig-Geist-Hospitals von Stein am Rhein erkannte Rehazek ein differenziertes Bild

398 Rehazek 2006, S. 145–147; Pudek 1980, S. 123.

399 Wall 1981, S. 265.

400 Zur archäologischen Untersuchung von St. Mary Ospringe, Kent, GB vgl. Rigold 1964; Smith 1980; Wall 1981.

401 Orme – Webster 1995, S. 62.

402 Krug-Richter 1991, S. 73.

403 Ebd., S. 74.

bei der qualitativen Verteilung von „Fleischstücken“ und wertete diese als unterschiedliche Nahrungszuweisung unter den Hospitaliten. Latrine G24 beinhaltete beispielsweise einen „hohe[n] Prozentsatz an Schweineknochen“ sowie überwiegend „fleischtragende“ Rumpf- und Extremitätenknochen junger Tiere.[404] Dieses Bild weicht derart von dem der anderen Hospitallatrinen ab, dass Rehazek nachvollziehbar argumentiert „hier [die] Nahrungsreste einer gehobeneren Qualität [zu sehen], die auch einen Hinweis auf eine gehobene soziale Stellung der ehemaligen Konsumenten“ wiedergeben.[405] Schriftquellen bestätigen dies. Demnach äußert Knefelkamp bezüglich der Verpflegung im Heilig-Geist-Hospital von Nürnberg: „Die reichen Pfründner genossen entsprechend ihrer Stellung höherwertige Kost, wobei vor allem Fleisch, Geflügel und stark gewürzte Speisen sowie bessere Weinqualität auffällt.“[406]

Zusammenfassend ist festzustellen, dass es nach Durchsicht des publizierten, archäozoologischen Materials bisher nicht möglich zu sein scheint, zwischen Alltags- bzw. Krankenkost zu differenzieren. Nur auf Basis von Schriftquellen ist die ursprüngliche Verwendung archäozoologischer Überreste näher interpretierbar.

#### *3.3.3.1.2 Pflanzen zur Herstellung von Arzneien*

Einen weitaus größeren Prozentsatz als Fleisch und Fisch nahmen in der Vormoderne i. d. R. pflanzliche Speisen ein. Sie waren wesentlicherer Bestandteil der Diätetik. Kräuter und Gewürze wurden zudem zum Abschmecken von Speisen sowie als Arznei verwendet, etwa zur Zubereitung von Salben sowie als abführende, harntreibende und narkotisierende[407] Mittel. Sie finden sich auf Hospitalsrechnungen wieder und wurden u. a. von Apothekern vertrieben und geliefert. Bei größeren Hospitälern, wie jenen klosterähnlichen Anlagen auf den Britischen Inseln, sind Kräutergärten in Nähe der Einrichtung vorauszusetzen. Ein entsprechender Nachweis gelang u. a. für St. Mary Spital in London mit den Überresten von Wald- und Wiesenpflanzen, Kräutern und Gewürzen, die als Heilpflanzen gelten: Nesselkraut etwa diente zur Behandlung von Quetschungen. Die Blütenblätter der Ringelblume wurden zusammen mit Essig v. a. bei Hauterkrankungen, wie Röteln, Masern und Skrofulose sowie bei Zahnschmerzen verwendet. Auch narkotisierende Pflanzen, wie Schlafmohn, sind aus

---

404 Rehazek 2006, S. 146.

405 Ebd.

406 Knefelkamp 1989, S. 247.

407 Zu den Schlafschwämmen des Mittelalters vgl. u. a. Husemann 1896.

St. Mary Spital bekannt.[408] Kleinere Institutionen, die sich inmitten städtebaulicher Dichte befanden, hatten die Möglichkeit eines eigenen Gartens nicht oder nur eingeschränkt. Sie ließen sich folglich beliefern oder besaßen womöglich Kräutergärten auf den zu bewirtschaftenden Ländereien. Ihr Nachweis entzieht sich der Archäologie weitestgehend.

Die Zusammenstellung archäobotanischer Untersuchungsergebnisse aus Hospitälern erbrachte insgesamt ein großes Angebot an Heilpflanzen. Der schon erwähnte Schlafmohn sowie Bilsenkraut, die als Anästhetikum dienten, wurden beispielsweise aus dem Heilig-Geist-Hospital in Stein am Rhein geborgen.[409] Weiterhin fanden sich dort Belege für Kornrade, Schwarzen Nachtschatten, Erdrauch, Fenchel und Feigen – alle sind als Heilpflanzen bekannt.[410] Eine ähnliche Auflistung gelingt für das im Jahr 1318 gestiftete Spital zum Heiligen Geist in Bad Windsheim. Die untersuchte Latrine beinhaltete u. a. Hagebutte, Wacholder, Beeren, Feige, Hanf, Kornrade, Augentrost, Bittersüßen Nachtschatten, Fenchel und Koriander.[411] Einige dieser Wildkräuter, wie Roter Augentrost und Bittersüßer Nachtschatten, fehlen bemerkenswerter Weise in städtischen Vergleichsbefunden. Ihre Anwesenheit scheint zunächst allein durch einen medizinischen Gebrauch erklärbar, da sie als Nahrungsmittel ungenießbar sind: Augentrost verfügt über keinen angenehmen Geschmack, stattdessen wird er noch heute bei Augenentzündungen, Halsschmerzen und Husten verwendet. Die Beeren des Nachtschattens sind aufgrund ihrer Steroidalkaloide sogar giftig, als Arznei jedoch vielseitig einsetzbar.

Die größte archäopharmazeutische Untersuchung liegt m. W. für das im 12. Jh. errichtete Hospital of the Holy Trinity in Soutra, Schottland vor. Die Einrichtung wurde von Augustinermönchen geführt. In Anlehnung an die Ergebnisse aus Kapitel 2 ist zu hinterfragen, ob die festgestellte Summierung von Arzneipflanzen aus dieser Institution signifikant für diesen Orden ist oder ob die Kumulation der Ergebnisse das Resultat intensiver Forschungen darstellt, die durch das *Soutra Hospital Archaeoethnopharmacological Research Project*

---

408 Weiterhin konnten Engelswurz, Petersilie, Gurkenkraut, Katzenminze und falsche Kamille geborgen werden (Connell et al. 2012, S. 210).

409 Brombacher – Klee 2006, S. 157. Für Bilsenkraut gab es mehrere Verwendungsmöglichkeiten. Es wurde als Arznei zusätzlich bei Zahnschmerzen angewendet, war jedoch auch für die Bierherstellung beliebt, um dem Getränk eine berauschendere Wirkung zu verleihen, was mitunter zu Vergiftungserscheinungen geführt haben soll (ebd.).

410 Brombacher – Klee 2006, S. 157.

411 Gregor 1995, S. 123–125

möglich wurden.[412] Das Hospital von Soutra schließt an den pharmazeutische Fundreichtum anderer Augustinerklöstern an: Schierling etwa galt als starkes Schmerzmittel; Brunnenkresse wurde als Vitamin-C-Spender bei Skorbut eingesetzt. Mutterkorn und Wachholderbeere wiederum sind giftig. Der Archäologe Brian Moffat vermutet ihre Verwendung bei der Geburtseinleitung und führt für seine These die Überreste von Säuglingen an, die auf dem Hospitalfriedhof ergraben und als unterversorgte Totgeburten gedeutet wurden.[413] Aus frühneuzeitlichen Schriftquellen ist die Einnahme von Mutterkorn bekannt, um Schwangerschaftsabbrüche zu forcieren. Für geistlich geführte Institutionen ist diese Intention kaum vorstellbar. Stattdessen ist es wahrscheinlich, dass Mutterkorn und andere giftige Wildkräuter nicht nur als Arznei, sondern als Zufallsprodukt in Hospitäler und Klöster gelangten. Sie wurden daraufhin ausgelesen und entsorgt. Der Mutterkornpilz entsteht an Roggen- und anderen Getreideähren. Seine regelmäßige Einnahme führt zum Ergotismus, einer nervenschädigenden Krankheit, die ähnliche Symptome wie Lepra erzeugt (→ Kap. 4.3 *Ergotismus*). Ob Augustinermönche bereits im Mittelalter die schädliche, toxische Wirkung des Korns kannten, ist bisher nicht eindeutig zu beantworten.

Pflanzen wie Hanf und Flachs wurden u. a. zur Pflasterherstellung genutzt; archäobotanische Belege liegen aus großen und kleinen Hospitälern vor, wie jenen von Soutra und Bad Windsheim. Roberta Gilchrist weist jedoch darauf hin, dass der Beleg dieser Pflanzen nicht ungewöhnlich ist, sondern zum typischen Pollenprofil jener Zeit gehört.[414] Die vorgeschlagene medizinische Nutzung ist daher nicht zwingend.

Trotz der nachweislich großen Fundmenge an gesundheitsfördernden Wildpflanzen aus Fürsorgeinstitutionen ist bei ihrer Interpretation als Arzneipflanzen unter drei Gesichtspunkten Vorsicht geboten. 1. Aufgrund ihrer Toxizität ist die Einnahme mancher Pflanzen ab einer bestimmten Menge tödlich. 2. Viele Pflanzen belegen eine Mehrfachverwendung sowohl als Arznei als auch als Küchenkräuter. 3. Nicht jede Pflanze kam intentionell, sondern durch Zufall in die Institution. Zur Klärung der zuletzt genannten Möglichkeit könnten größere Vergleichsstudien von Pflanzen aus Hospitälern sowie ihrer Umgebung

---

412 Zu den Ergebnissen des Projekts vgl. u. a. Moffat 1986; 1989; 1992; 1995.

413 Elliott 2005. In seinem *Kreuterbuch* erwähnt Adam Loncier (1528–1586) u. a. das Korn als Arznei zur Wehenerleichterung (Bauer 1973, S. 8–9). Siehe auch Kap. 3.4.4.2 *Geburt und Nachgeburt* in diesem Buch.

414 Gilchrist 1992, S. 109.

Aufschluss geben. Bisher sind entsprechende Vergleichsfunde jedoch selten bzw. korrelieren zeitlich nicht, wie Hans-Joachim Gregor am Beispiel des Bad Windsheimer Heilig-Geist-Hospital belegen konnte.[415]

#### *3.3.3.1.3 Gewürze zur Herstellung von Arzneien*

Küchenkräuter, wie Petersilie, Salbei und Dill, sowie Gewürze, wie Kümmel und Pfeffer, fanden sowohl in täglichen Speisen als auch als Arzneimittel Verwendung. Diese aus Schriftquellen zusammengetragene Beobachtung erschwert die Interpretation archäobotanischer Untersuchungen. Pfeffer ist beispielsweise aus Stadtkerngrabungen wiederholt überliefert, konträr zu dessen Nachweis aus monastische Einrichtungen (→ Kap. 2.4.2.2. *Klöster/Armen- und Krankenspeisung*).[416] Generell ergibt sich ein Problem der Kleinteiligkeit, da die Körner häufig im Mörser zerrieben wurden. Pfeffer war im Mittelalter und in der Frühen Neuzeit ein Importprodukt und daher kostenintensiv. Dennoch findet er auf den Speisezetteln mittelalterlicher Hospitäler als Geschmacksverstärker (weniger als Arznei) Erwähnung, ebenso wie Kümmel. So wurde etwa das Fleisch im Magdalenenhospital in Münster am Wochenende in einer Pfefferwürzbrühe gekocht.[417] Für St. Leonard in York ist überliefert, dass der örtliche Apotheker Pfeffer und Kreuzkümmel ins Hospital lieferte.[418] Da Apotheker und andere Gewürzhändler generell Gewürze vertrieben, weist diese Quelle allerdings nicht zwingend auf mit Pfeffer und Kreuzkümmel hergestellte Arzneien hin. Gleichzeitig spricht auch nichts gegen diese Annahme. Zusätzlich ist zu vermuten, dass diese Gewürze bereits prophylaktisch ins Essen kamen, um weniger aktive Menschen vor Blähungen zu bewahren.

#### *3.3.3.1.4 Arzneibehälter*

Arzneien wurden entweder ins Hospital geliefert oder vor Ort hergestellt, etwa durch Hospitalangehörige oder andere Medizinalvertreter. Wie bereits erwähnt, verfügte beispielsweise das Heilig-Geist-Hospital in Nürnberg sogar über eine eigene Apotheke. Zur Aufbewahrung von Arzneien waren adäquate Gefäße notwendig. Sie sind aus vielen archäologisch erfassten Hospitälern überliefert, sowohl aus dem deutschsprachigen Raum als auch von den Britischen Inseln.

---

415 Gregor 1995.

416 Belege zu Pfefferfunden aus Stadtkerngrabungen finden sich u. a. bei Wiethold 2007b.

417 Krug-Richter 1991, S. 78.

418 Omre – Webster 1995, S. 62.

Aus St. Mary Spital stammen Majolika und Albarelli, die jedoch schon in die Frühe Neuzeit datieren, aus Soutra Arznei- bzw. Aufbewahrungsgefäße, die u. a. noch Rückstände von Nelken und Schlafmohn enthielten.[419] Die Latrine des Spitals zum Heiligen Geist in Bad Windheim barg mindestens ein hölzernes Salbengefäß aus der ersten Hälfte des 16. Jh. (Abb. 35). Auf dem Gefäßboden befanden sich „weißgelbliche" Rückstände, die nicht näher untersucht wurden (→ Kap. 5.2.4.1 *Apotheke/Salbentöpfchen*).[420] Für das Hospital ist zudem durch ein erhaltenes Pflegebuch die Anschaffung von Arzneien für Pfründner im Jahr 1603 belegt.[421]

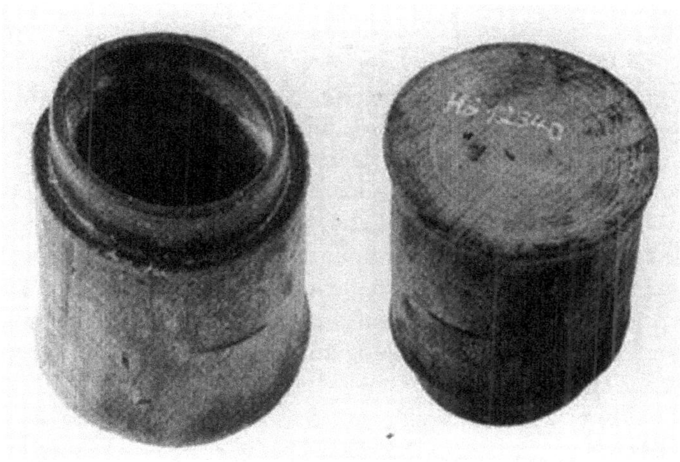


**Abb. 35:** Salbendose aus dem Hospital zum Heiligen Geist von Bad Windsheim.

Pharmazeutische Untersuchungen liegen für Arzneigefäße aus der Latrine des Heilig-Geist-Hospitals (St.-Annen-Hospital) in Magdeburg vor. Zwei annähernd gleichgroße Holzdosen mit Deckel besaßen Bodenrückstände, bei denen es sich um Schwefel handelte. Der Befund wurde als Überrest einer Schwefelsalbe

419 Gilchrist 1992, S. 109.

420 Janssen 1995, S. 57, Taf. 22.2, 134.2. Die Holzdose mit der Inventar-Nr. H.G.12.349 besitzt eine Höhe von 6,0 cm.

421 Seemann 1986, S. 81.

gedeutet.[422] Schwefel liegt zusammen mit Metallen, wie Quecksilber, auch aus Apothekengrabungen vor.[423] Die untersuchten Salbendosen aus dem Magdeburger Hospital besitzen eine Höhe von 6,0 und 5,0 cm.[424] Sie ähneln damit in ihrer Größe einem Stück aus Bad Windsheim. Eventuell besaßen diese hölzernen Arzneidosen ein genau abgemessenes Volumen, wie dies für irdene Salbentöpfchen seit der Mitte des 16. Jh. zu vermuten ist (→ Kap. 5.2.4.1 *Apotheke/Salbentöpfchen*).[425] Bisher ist die Anzahl relevanter Holzdosen zu gering, um derartige Tendenzen aufzeigen zu können.

Arzneien wurden auch in irdenen Gefäßen und gläsernen Abgabefläschchen ausgegeben. Letztere sind aus Hospitalgrabungen kaum überliefert. Aus dem 1218 erbauten Heilig-Geist-Hospital in Höxter stammen vier Apothekenfläschchen, die erst in das 16. Jh. datieren.[426] Der seltene Nachweis von Arznei- und Dispensiergefäßen (Abgabegefäße) ist eklatant, jedoch weniger auf eine schlechte medizinische Versorgung in Hospitälern zurückzuführen. Stattdessen sind verschiedene Gründe für den mangelnden Nachweis heranzuführen: 1. Typische Apothekengefäße aus Keramik und Glas treten erst in der Frühen Neuzeit auf. Die Gefäßnutzung ergibt sich für frühere Zeiten folglich eher aus dem Inhalt, sofern dieser festgestellt werden kann. 2. Arzneigefäße sind auch aus Stadtkerngrabungen nicht in großer Anzahl bekannt. Ausnahmen bilden Apotheken, in denen sie vorrätig sein mussten, und Gewässer, in denen sie mitunter entsorgt wurden. Es ist zu vermuten, dass Dispensiergefäße nach ihrer Nutzung zur Wiederverwendung erneut in die Apotheken gelangten.

Sicher wurde eine große Anzahl von Gefäßen zur Arzneimittelaufbewahrung genutzt, die nicht apothekentypisch waren. Diese Gefäße zu erkennen ist schwierig, außer sie beinhalten Rückstände. Das Problem wird auch am Beispiel einer Grabung am Juliusspital in Würzburg deutlich, die u. a. acht Krausen bzw. Beutelbecher aus Steinzeug aus dem 16. Jh. erbrachte (Abb. 36).

---

422 Nickel 1980, S. 53.

423 Siehe Kap. 5.2.4.1 *Apotheke/Salbentöpfchen*.

424 Nickel 1980, S. 29, Abb. 17k, l, i.

425 Huwer 2011, S. 129–130.

426 König – Stephan 1987. Zur Geschichte des Heilig-Geist-Spitals in Höxter siehe Sagebiel 1969.

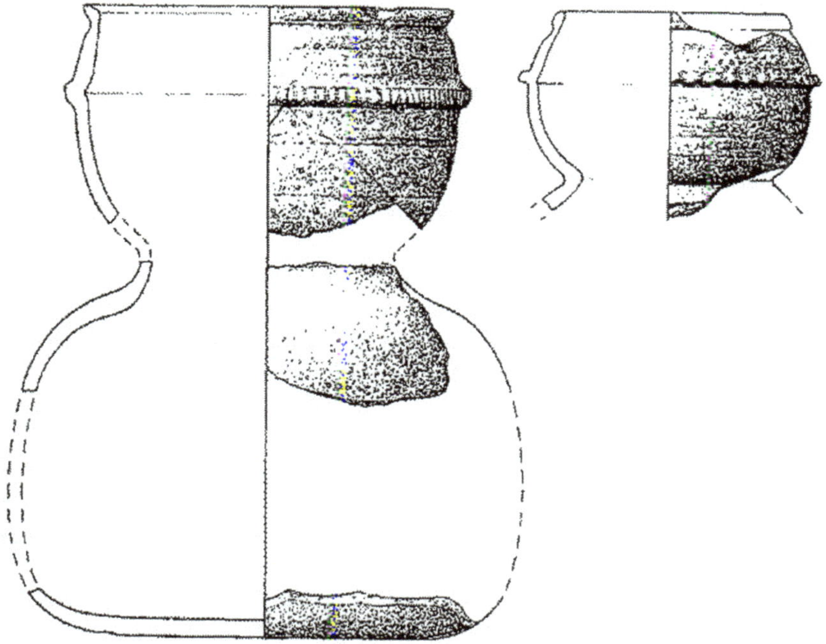

**Abb. 36:** Beutelbecher aus dem „Apothekenabfall" des Juliusspitals in Würzburg, 16. Jh.

Joachim Walther interpretiert diese Stücke aufgrund der Form und des wasserdichten Materials als Gefäße zur Medikamentenherstellung aus der hauseigenen Apotheke des Hospitals.[427] Diese Möglichkeit mag in Hinblick auf das Material bestehen, jedoch sind Beutelbecher sowohl aus dem städtischen als auch ländlichen Umfeld insbesondere als Trinkbecher bekannt. Mehrere Exemplare liegen beispielsweise aus dem Spital zum Heiligen Geist in Bad Windsheim vor. Sie bestehen allerdings aus Ton und besitzen eine doppelkonische Form, die von der der Würzburger Stücke abweicht. Janssen deutete sie nicht als Arzneigefäße, sondern als Trinkbecher.[428]

427 Walther 2000, S. 57, Abb. 7.
428 Janssen 1995, S. 88, Taf. 66.1, Taf. 157.

### *3.3.3.1.5 Destilliergefäße*

Die Destillation zur Herstellung von Arzneien ist eine typische Vorgehensweise. Archäologische Belege, die diese auch in Hospitälern belegen, sind jedoch nur selten in Form von Destilliergefäßen überliefert. Ein gläserner Kolben sowie weitere Gerätschaften, die bei der Destillation eingesetzt wurden, liegen beispielsweise aus dem Juliusspital in Würzburg vor; sie datieren in das 16. Jh.[429] Der älteste Fund, ein tönerner Destillierhelm, stammt aus St. Mary Spital (Abb. 37).[430] Das Stück wurde zusammen mit anderen, gläsernen Destilliergefäßen aus einer Grube geborgen, die sich außerhalb eines Gebäudes befand, das sich dem Mönchsinfirmarium anschloss. Das Gebäude diente offensichtlich speziell der Destillation. Demnach bestand die Hälfte des Bodens aus einer torfgebrannten Feuerstelle, die eine große Anzahl unterschiedlicher Metalle, wie Arsen, Blei, Kupfer und Eisen barg. Diese befanden sich zudem in geborgenen Gefäßen, zusammen mit Calcium und Phosphor.[431]

Destilliergefäße sind, wie ausdrücklich in Kapitel 5 *Medizinalvertreter* zu sehen sein wird, auch aus dem Umfeld von Apotheken sowie Bade- und Barbierstuben überliefert. Diese Einrichtungen waren mit dem Schankrecht ausgestattet und belegen damit ein weiteres Angebot destillierter Produkte: Die archäologisch geborgenen Destilliergefäße dienten zur Herstellung von Arzneien und Alkohol. Tatsächlich war eine Trennung dieser beiden Begriffe zuweilen nicht möglich, da auch alkoholische Getränke als Medizin verkauft wurden. Branntwein etwa galt als allheilbringend; er wurde u. a. in Klöstern hergestellt. Der Idealplan von St. Gallen etwa benennt drei Brauereien: eine für die Mönche, eine für Arme und Pilger sowie eine für vornehme Gäste. Monastische Einrichtungen versorgten sich demnach auch selbst, etwa indem sie Wein kelterten, Bier brauten und diese Getränke sowohl selbst konsumierten als auch veräußerten. Gleiches ist in gewissem Maß für Hospitäler anzunehmen. Es ist überliefert, dass sie Wein kauften, der für die Messen sowie die Herrenpfründner verfügbar sein musste, aber auch, dass sie mitunter eine eigene Brauerei besaßen.[432]

---

429 Dazu zählen auch metallische Objekte, wie beispielsweise ein gitterförmiges Objekt, welches als „Halterung für eine Retorte oder ein anderes Gerät" interpretiert wird (Walther 2000, S. 53–54, Abb. 5, 59, Abb. 9.2).

430 Connell et al. 2012, Abb. 234.

431 Ebd., S. 210–211.

432 Vgl. u. a. für die Entwicklung des Wein- und Bierverkaufs im Wiener Bürgerspital Sailer 1926.

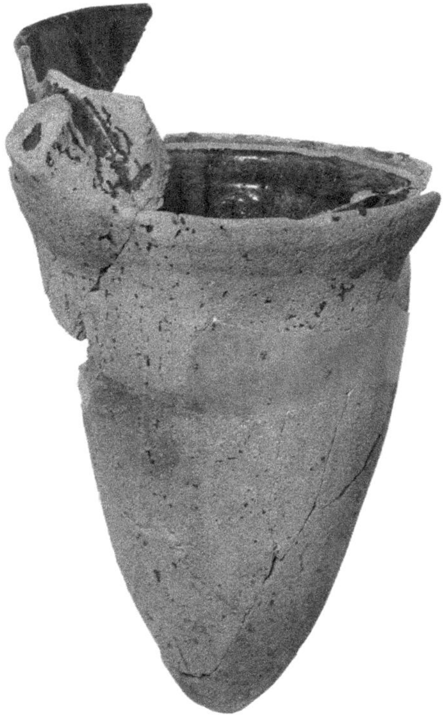

**Abb. 37:** St. Mary Spital, London. Irdener Destillierkolben, Höhe: 29,0 cm.

### *3.3.3.1.6 Schröpfköpfe, Aderlassmesser und Urinale*

Maßnahmen innerhalb der vormodernen Krankheitslehre waren die Urinschau zur Feststellung innerer Krankheiten sowie der Aderlass und das Schröpfen zur Regulierung der Körpersäfte. Aderlass und Schröpfen wurden im Hospital oder in Bade- und Barbiestuben durch Bader, Barbier(-chirurgen) und wahrscheinlich auch durch andere handwerklich gebildete Heilkundige durchgeführt.

Archäologisch sind entsprechende Maßnahme durch Funde von Aderlasseisen, Schröpfköpfen und Urinalen nachweisbar. Die Auswertung der untersuchten Publikationen lässt jedoch erkennen, dass diese Objekte aus Hospitalgrabungen seltener vorliegen als aus monastischen Einrichtungen (→ Kap. 2.4.2.3). Drei irdene Schröpfköpfe stammen beispielsweise aus den Latrinen des Heilig-Geist-Hospitals von Stein am Rhein; aus dem Hospital am Heidelberger Kornmarkt sind Schröpfköpfe aus Glas und Ton bekannt (Abb. 38).[433] Weitere Exemplare kamen in Hospitalsbädern zutage; da diese Einrichtungen jedoch einem breitem Publikum zur Verfügung standen, sind dort geborgene Schröpfköpfe nicht hospitalspezifisch (→ Kap. 5.3.2 *Einrichtungen und Dienstleistungen der Bader*).

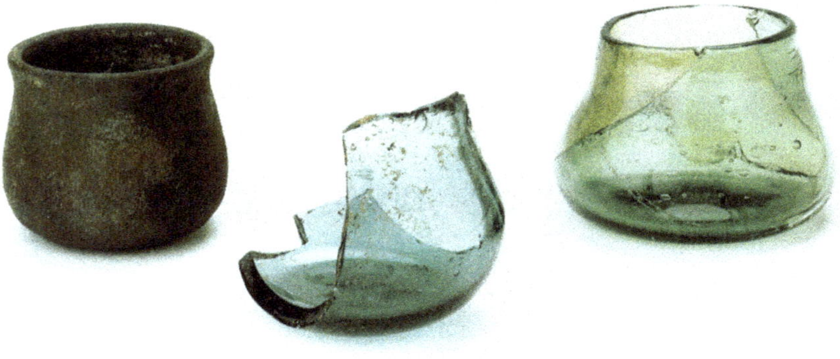

**Abb. 38:** Schröpfköpfe aus dem Hospital am Heidelberger Kornmarkt.

Der Aderlass wurde sowohl prophylaktisch als auch therapeutisch durchgeführt und wenngleich Schriftquellen diese Maßnahme innerhalb von Hospitälern bestätigen, sind entsprechende archäologische Belege eher selten und spekulativ. Ein Exemplar mit rhombenförmiger Schneide stammt aus dem Hospital of the Holy Trinity in Soutra.[434] Ein anderes Stück kam im Juliusspital in Würzburg zutage. Es handelt es sich um ein etwa 6,0 cm langes, schlüsselförmiges Instrument mit einer spitzzulaufenden, scharfen Schneide (Abb. 39).[435]

Der Eingriff erfolgte in der Regel in der Ellenbogenbeuge, seltener am Fuß. Um einen stärkeren Druck auf die Blutgefäße (Vene, Aterie) auszuüben, kam sicher eine Art Druckmanschette zur Anwendung, wenngleich dies auf mittelalterlichen Darstellungen nicht immer eindeutig zu erkennen ist. Druckmanschetten können auch archäologisch kaum nachgewiesen werden, da sie wahrscheinlich aus einfachen Textil- oder Lederstreifen bestanden. Aus Hospitälern sind bis auf

433 Zu Stein am Rhein vgl. Homberger 2006, S. 87; zu Heidelberg Lutz 1992, S. 129, Abb. 183.

434 Moffat 1992, S. 18.

435 Walther 2000, S 59.

eine Ausnahme keine in diese Richtung interpretierbaren Belege bekannt. Einzig aus einem Professorenhaushalt in Rostock liegt eine lederne Manschette vor, die der Archäologe Ralf Mulsow unter Vorbehalt als Aderlassmanchette anspricht.[436] Sie konnte „bis auf einen minimalen Durchmesser von 12,5 cm zusammengezogen werden“ (Abb. 40).[437]

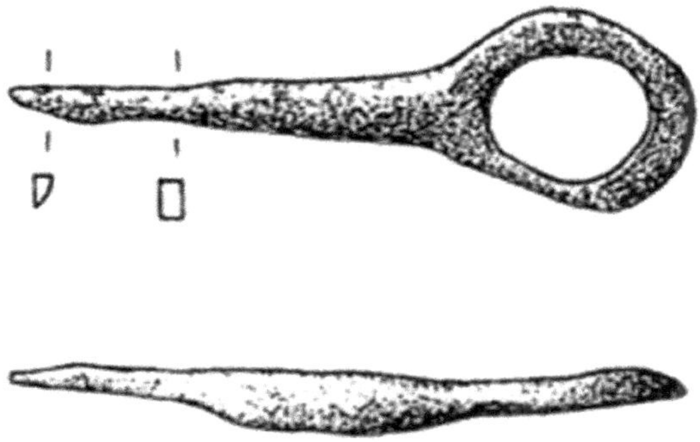

**Abb. 39:** Mögliches Aderlassmesser aus dem Juliusspital Würzburg.

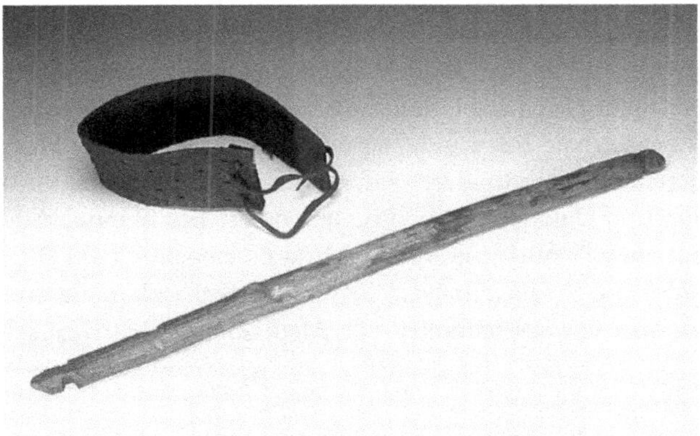

**Abb. 40:** Mögliche Druckmanschette für den Aderlass. Rostock, Breite Straße 23.

436 Mulsow 2005, S. 437, Abb. 10.
437 Ebd. Ebenfalls aus diesem Befund stammen Salbentöpfchen und kleine Glasfläschchen (Mulsow 2007, S. 61).

Während Belege für den Aderlass nur selten aus Hospitalgrabungen vorliegen bzw. nicht sicher als solche interpretiert werden können, sind Schröpfköpfe und Urinale tendenziell häufiger aus diesem Milieu bekannt. Als Urinale bezeichnete Gefäße sind aus Glas und Keramik überliefert.[438] Die gläsernen Urinale dienten der Urinschau. Für die tönernen Stücke ist eine derartige Nutzung zweckbedingt ausgeschlossen. Die Urinschau war vorzugsweise das Metier universitär gebildeter Ärzte, die laut Schriftquellen ab dem 15. Jh. in Hospitälern visitierten. Doch auch andere Medizinalvertreter nahmen die Urinschau vor (→ Kap. 5.2 *Apotheker* und 5.5 *Scharfrichter*). Der Patient musste hierzu nicht persönlich erscheinen. Es reichte, wenn allein sein Urin zur Begutachtung vorlag.

Wie bereits in Kapitel 2.4.2.3 *Klöster/Urinale* erläutert, ist die Funktion dieser gläsernen Gefäße nicht immer eindeutig. Für eine Unterscheidung von Urinal und Destillierkolben könnte die Dickwandigkeit der Behältnisse ein entscheidendes Kriterium darstellen.[439] Während Urinale eher dünn waren, um die Urinschau zu erleichtern, ist von Destillierkolben Stabilität zu erwarten, um der Hitze während des Destilliervorgangs standzuhalten. Urinal- und kolbenähnliche Glasfragmente stammen u. a. aus der jüngeren Hospitallatrine des Hospitals am Heidelberger Kornmarkt (Abb. 41). Hals- und Schulterzone, der runde Boden sowie die Dünnwandigkeit verstärken eine Ansprache als Urinal.[440] Weniger eindeutig ist die Zuweisung bei einem Exemplar aus dem St.-Annen-Hospital in Magdeburg. Es besteht aus grünlichem Glas und besitzt einen konischen Standboden. Nickel äußert unter Vorbehalt eine Zuweisung als „Apothekenflasche oder Urinal".[441] Der Standboden mag zunächst irritieren, doch tatsächlich spricht dieser nicht gegen ein Urinal, sondern liegt einer technischen Entwicklung zugrunde. Urinale mit rundem Boden bestanden in der Frühen Neuzeit parallel zu jenen mit Standboden – eine wichtige Beobachtung hinsichtlich der Interpretation und Datierung von Urinalen, da ihr Erscheinungsbild ansonsten eher konstant blieb.[442] Auch aus Stadtkerngrabungen kamen des Öfteren als Urinale angesprochene Gefäße zutage.[443] Es wäre verlockend, in diesen Stücken die Anwesenheit oder gar Sesshaftigkeit von Medizinalvertretern zu sehen und sie

---

438 Keramische Urinale stammen beispielsweise aus dem Hospital von St. Mary Magdalene, Partney, Linconshire, GB (Atkins – Popescu 2010, S. 259).

439 Tyson 2000, S. 152.

440 Lutz 1992, S. 128–129, Abb. 180.

441 Nickel 1980, S. 18, Abb. 10e.

442 Rademacher 1933, S. 39.

443 Vgl. u. a. Baumgartner – Krueger 1988, S. 431; Scheidemantel 2002, S. 76; Kablitz 2005, S. 223; Bischop 2005–2008, S. 74–75.

mithilfe von Grundstückskatastern abzugleichen. Quellenkritisch ist jedoch zu bedenken, dass Grundstückseigentümer und Grundstücksbewohner nicht identisch sein mussten, vor allem aber, dass Urinale wahrscheinlich in beinahe jedem gut ausgestatteten Haushalt vorkamen.[444]

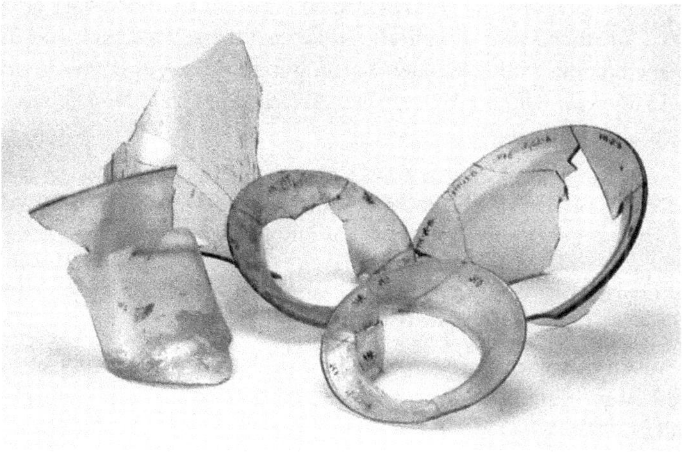

**Abb. 41:** Urinalfragmente. Jüngere Hospitallatrine, Heidelberger Kornmarkt.

Tönerne Urinal waren für die Urinschau irrelevant, dennoch waren sie zuweilen für die Krankenbehandlung von Bedeutung und dienten nicht allein dem Entleeren der Blase. Demnach soll etwa ein tönernes Urinal aus dem um 1115 gegründeten Hospital St. Mary Magdalene in Partney, Lincolnshire zur Aufbewahrung von Urin zu medizinischen Zwecken gedient haben; ähnliche Aussagen wurden schon zu Exemplaren aus monastischen Einrichtungen formuliert (→ Kap. 2.4.2.3 *Klöster/Urinale*).[445] Schriftquellen zur Krankenbehandlung mittels Urin sind ebenfalls überliefert. Beispielsweise sollte ein an Lähmung und Fallsucht Leidender über neun Tage lang Eigenurin trinken, um seine Beschwerden für immer zu kurieren.[446]

444 U. a. Scheidemantel 2002, S. 76.

445 Atkins – Popescu 2010, S. 259.

446 Ebd.

### *3.3.3.1.7 Gehstöcke*

Medizinisches Equipment schließt therapeutische Hilfsmittel wie Prothesen und weitere Gegenstände, die zum Ausgleich einer Beeinträchtigung dienten, mit ein. Aus Hospitälern sind diese jedoch kaum überliefert.[447] Lediglich die Latrine des Magdeburger St.-Annen-Hospitals, vor dem 15. Jh. Heilig-Geist-Hospital genannt, erbrachte 38 Gehstützen – ein Fund, der bisher einmalig ist (Abb. 42). Die Stöcke sind sowohl in Größe und Gestalt als auch von der Holzart her verschieden.[448] Sie bestehen vorrangig aus Ulme und Weide und besitzen eine Länge von 0,86 bis 1,24 m. Der Archäologe Ernst Nickel beschrieb sie folgendermaßen:

> „Einige sind dünn und einfach, andere wieder dick, so daß geschlossen werden kann, daß mancher Stock mit ausgearbeitetem Griff als Stütze unter der Schulter diente. Einmal ist der Griff mit einem Nagel befestigt. Bei manchen Stöcken hat man unten einen Eisenstift eingeschlagen, um die Abnutzung zu verringern. Zwei Stöcke haben sogar Zwingen mit Eisenspitzen, andere zeigen Bearbeitungsspuren, die auf das ehemalige Vorhandensein einer Zwinge hinweisen."[449]

Für die Stöcke mit Eisenzwingen scheint eine Interpretation als Gehstütze am verständlichsten. Auf diese Weise bekamen die Stöcke auf dem Untergrund besseren Halt.

Neben der Interpretation als Gehstützen für Alte, Kranke und Blinde sind weitere Funktionen der Stöcke denkbar. Möglicherweise gehörten sie teilweise zur Pilgerausstattung. Hospitäler nahmen Reisende, darunter auch Pilger, in der Regel für kurze Zeit auf. Zu ihrer Ausstattung gehörten Umhang, Hut, Pilgermarken und Wanderstab. Weiterhin wäre es vorstellbar, in den Stöcken das Erkennungszeichen professioneller Bettler zu sehen, die vom Hospital ausgeschickt wurden, um Almosen zu sammeln.[450]

---

447 Zum archäologischen Nachweis von Prothesen im Mittelalter siehe Kahlow 2009a.

448 Nickel 1980, S. 32, 35.

449 Nickel 1980, S. 35. Siehe zudem Kap. 2.4.2.5.1 *Gehilfen* aus Klöstern in diesem Buch. *Zu* möglichen Krückstöcken mit Eisenzwingen aus der Merowingerzeit siehe Koenig 1982, S. 133–135.

450 Ich danke Friederike Stöhr, Historikerin/Universität Freiburg, für diesen Ansatz (mündliche Mitteilung vom 23.11.2012).

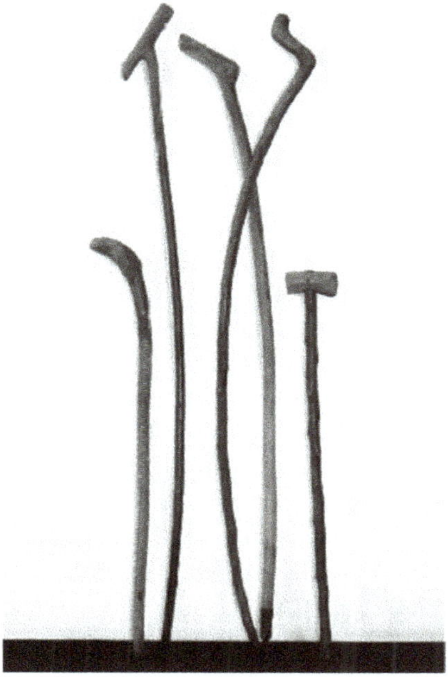

**Abb. 42:** Gehstützen, Heilig-Geist-Hospital in Magdeburg.

### *3.3.3.1.8 Orthopädische Schuhe*

Unter den Schuhfunden des Magdeburger St.-Annen-Hospitals befindet sich ein Exemplar, das aufgrund seines Absatzes aus medizinischer Sicht bemerkenswert ist. Nickel beschreibt ihn wie folgt:

> „Als Absätze wurden 2–3 cm starke Holzkeile verwendet […]. Die Form des Absatzes eines Schuhes wird von der Orthopädieschuhmacherei als ‚Flügelabsatz' bezeichnet. Mit ‚Innenflügel' unterstützt sie die Korrektur des Senkfußes, mit ‚Außenflügel' – wie hier – soll sie einer Außenrandüberlagerung des Fußes entgegenwirken."[451]

Auch das Hospital „Revilien" in Köln verzeichnet im Rechnungsbuch Ausgaben für „Spezialschuhe, Stelzen und Krücken".[452] Zusammengefasst lassen archäologische Belege, Schriftquellen sowie kunsthistorische Abbildungen von Gehbeeinträchtigten vermuten, dass derartige Gehhilfen den Hospitaliten regelmäßig zur

451 Nickel 1980, S. 47.
452 Jütte 2004, S. 230

Verfügung standen.[453] Besonders erwähnenswert ist in diesem Zusammenhang eine Arbeit von Marquita und Serge Volken, die an der Art des Verschleißes von archäologisch geborgenen Schuhen Fußprobleme und Gehbehinderungen des ehemaligen Trägers diagnostizierten, wie Klumpfuß, Plattfuß, Spitzfuß sowie *Hallux valgus* und *Hallux varus*.[454] Zu den deformationsverursachenden Krankheiten und Anomalien zählten beispielsweise *Spina bifida* (offener Rücken) sowie verschiedene Arten von Lähmungen, wie Kinderlähmung (*Poliomyelitis*) und *Hemiplegie* (Lähmung einer Körperseite). Auch eine spezielle Schuhmode konnte zur Verformung von Füßen führen – eine Erkenntnis, die sich ebenfalls im Material des Magdeburger St.-Annen-Hospitals abzeichnet.[455] Die im Mittelalter beliebten spitzen Schuhe begünstigten beispielsweise Spreizfüße. Fußprobleme bespricht auch Nickel am Magdeburger Hospitalfund: „Die Sohlen zeigen deutlich Spuren von Metatarsalschwielen. Abnutzungserscheinungen, wie sie in der Regel bei einem Gang mit außenrotierten Füßen auftreten, konnten an einer Sohle festgestellt werden. Dieser Gang wird als typischer ‚Zivilisationsgang' bezeichnet."[456] Es wäre wünschenswert, archäologisch geborgene Schuhe aus Fürsorgeeinrichtungen generell auf krankhafte Abnutzungsprozesse hin zu begutachten. Dies könnte neue Aussagen zum Gesundheitsstatus sowie zur Hilfebedürftigkeit von Hospitaliten ermöglichen.

##### *3.3.3.1.9 Chirurgische Instrumente*

Chirurgische Eingriffe, wie Amputationen, fanden in mittelalterlichen Hospitälern statt, wie Schriftquellen des Heilig-Geist-Hospitals von Nürnberg oder des Bürgerhospitals in Basel belegen.[457] „Operateure" waren in der Regel Wundärzte, die mitunter auf jahrzehntelange berufliche Erfahrungen in der Ferne

---

453 Sahmland 2004, Abb. 2.

454 Volken – Volken 2001. Die besprochenen Funde entstammen dem ehemaligen Benediktinerkloster Alpirsbach (BW). *Hallux valgus* bezeichnet einen krankhaften Schiefstand der Großzehe, wobei das Grundgelenk nach außen hervorsteht, *Hallux varus* hingegen einen Großzehenschiefstand nach innen (vgl. Münch – Artmann 2006, S. 678).

455 Die Verformung der Füße durch falsches Schuhwerk und die damit entstehenden Pathologien, wie *Hallux valgus*, sind bis heute präsent. Anthropologisch wurde dieses Phänomen auch bei menschlichen Überresten aus der St. Marylebone Church in London (18. und 19. Jh.) untersucht (Miles et al. 2008, S. 122–124).

456 Nickel 1980, S. 47.

457 Zu Hospitälern, die medizinische Fürsorge anboten, vgl. Knefelkamp 1989; 2005 sowie Melzer 1996, S. 115–127.

zurückblickten, bevor sie sich in einer Stadt niederließen (→ Kap. 5.4 Barbier(-chirurg). Wie regelmäßig derartige Eingriffe in vormodernen Hospitälern vorgenommen wurden, ist von vielen Faktoren abhängig, insbesondere jedoch von der eigentlichen Aufgabe und dem Klientel der Einrichtung. Die bisher untersuchten skelettalen Überreste der Hospitalinsassen sprechen deutlich gegen eine Tendenz zu operativen Eingriffen. Die in dieser Arbeit festgestellte Fundleere chirurgischer Gerätschaften aus Hospitalgrabungen bestätigt dies scheinbar zusätzlich. Jedoch könnte der marginale Nachweis auch damit zu erklären sein, dass viele „handwerkliche" Geräte nicht zweifelsfrei in ihrer Funktion angesprochen werden können. Diese Überlegung ist auch auf die wenigen isoliert vorliegenden chirurgischen Instrumente aus Stadtkerngrabungen übertragbar: Sie werden entweder nicht als solche erkannt oder wurden, da sie aus Metall bzw. einer Metalllegierung bestanden, eingeschmolzen. Ein genereller Mangel an chirurgischen Instrumenten in der Vormoderne ist hingegen auszuschließen, wie eine große Anzahl an relevanten Objekten aus geschlossenen Funden und musealen Sammlungen zumindest für die Frühe Neuzeit belegt (→ Kap. 3.4.2.3 *Marinehospitäler/Exkurs Schiffswracks*).

Chirurgische Instrumente sind untergliedert in aufhaltende, fassende, klemmende und schneidende Instrumente sowie Nähgeräte. Aus Hospitalgrabungen liegen entsprechende Metallobjekte generell kaum vor, mit der Ausnahme von Messern. Es ist nicht auszuschließen, dass sich unter diesen „schneidenen" Objekten chirurgische Instrumente befinden.[458] Um Zuordnungen zu erleichtern, gilt es, den Blick auf Stücke zu richten, deren Form oder Größe von der Masse üblicher Alltagsmesser abweicht. Die Latrine des St.-Annen-Hospitals in Magdeburg erbrachte beispielsweise 16 Messer, von denen 13 Herstellerzeichen auf der Klinge aufweisen.[459] Ein Messer fällt besonders auf. Es besitzt, im Verhältnis zur Klinge, einen überdurchschnittlich langen Griff. Dieser ist nicht aus Holz gefertigt, wie bei den restlichen Messern, sondern besteht aus zwei Metallschalen. Auch die Schneide ist außergewöhnlich: „Die Klinge ist nur 2,2 cm lang und endet in einem Bogen von der Schneide zum Rücken hinauf."[460] Aufgrund dieser Besonderheiten vermutet Nickel, in dem Stück ein Skalpell bzw. „Messer für chirurgische Zwecke" zu sehen.[461] Ein Instrument aus dem mittelalterlichen Heilig-Geist-Hospital in Höxter an der Weser wurde ebenfalls als

458 So auch Geoff Egan für die Hospitäler auf den Britischen Inseln (Egan 2007, S. 67)
459 Nickel 1980, S. 38–40, Abb. 21r.
460 Nickel 1980, S. 38.
461 Ebd.

medizinisches Messer vorgestellt: „Eines der Stücke besitzt gut erhaltene hölzerne Griffschalen, die Zierlichkeit des Griffes (Länge 5 cm, Durchmesser max. 0,7 cm) legt den Gedanken an ein Tafelmesser, vielleicht auch an ein chirurgisches Instrument nahe.“[462] Meines Erachtens erscheint jedoch v. a. die „Zierlichkeit des Griffes“ gegen diese Deutung zu sprechen. Gerade der Griff musste über eine ausreichende, handfüllende Länge verfügen, um das Messer gezielt führen zu können.

###### *3.3.3.1.10 Abschlussbemerkungen zum Nachweis medizinischer Funde aus Hospitalgrabungen*

Medizinrelevante Funde liegen aus Hospitälern des Mittelalters und der Frühen Neuzeit im vorliegenden Untersuchungsgebiet nur selten vor, abgesehen von Salbendöschen und archäobotanischen Belegen, die möglicherweise auf Arzneien verweisen. Diese Beobachtung scheint mit Schriftquellen zu korrelieren. Demnach erhielten Insassen nach Bedarf medizinische Hilfe; die dauerhafte Beschäftigung einer heilkundigen Person sowie chirurgische Maßnahmen waren jedoch, zumindest im Mittelalter, in vielen Hospitälern eher selten. Nur wenige Hospitäler nahmen Kranke zum Zweck einer medizinischen Versorgung auf. Die Mehrheit kümmert sich wahrscheinlich um Arme und Alte, *pauperes et infirmi*, die sich nicht aus eigener Kraft aus ihrer Not befreien konnten, sowie um zahlende Pfründner und Pilger bzw. Reisende. Während Alte und zahlende Pfründer ihren Lebensabend im Hospital verbrachten, ist bisher nicht eindeutig, was mit Armen und mittellosen Kranken im erwerbsfähigen Alter geschah. Es ist zu vermuten, dass diese beiden Gruppen durch angemessene Pflege und Kost im Hospital gestärkt bzw. geheilt werden sollten, um im Anschluss daran, wieder für ihren Lebensunterhalt sorgen zu können. Inwiefern es Armen gelang, sich von ihrem schwachen Zustand zu erholen, dürfte individuell zu beantworten sein. Erkenntnisse hierzu liefert auch das Kapitel 3.3.4 *Osteologische Belege*. Die Zusammenstellung medizinischer Funde führt zu der Frage, ob alle im Hospital lebenden Menschen im Krankheitsfall die gleiche Behandlung erfuhren oder soziale Unterscheidungen vorgenommen wurden. Die Antwort ist so differenziert wie es die Institution Hospital gewesen ist. In einigen Einrichtungen erhielten Mittellose ausschließlich „bed rest, warmth, cleanliness and an adequate diet“.[463]

---

462 König – Stephan 1987, S. 369.
463 Orme – Webster 1995, S. 62.

Diachron betrachtet führte die Reformation zu Änderungen in der Finanzierung dieser Einrichtungen. Jütte äußert in diesem Zusammenhang: „Nicht die medizinische Versorgung, sondern die Ernährung und damit die eigentlich Pflege waren […] in einem frühneuzeitlichen Hospital besonders kostenintensiv.“[464] Um dem drohenden Finanzverlust entgegenzuarbeiten, machten Fürsorgeeinrichtungen ab dem 16. Jh. sogar mit Flugblättern auf sich aufmerksam, um für *pauperes et infirmi* sorgen zu können.[465] Andere Hospitäler auf den Britischen Inseln verlangten von zukünftigen Insassen Aufnahmegebühren; sie blieben den wirklich Armen damit verschlossen. Diese Vorgehensweise ist ebenso für Einrichtungen bezeugt, die ausdrücklich für die Behandlung Kranker gegründet worden waren, wie die Londoner Hospitäler St. Mary Bethlehem, das seit 1377 v. a. geistig Erkrankte aufnahm, sowie St. Thomas in Southwark. Diese unkonventionelle Methode der Geldbeschaffung war jedoch zeitlich begrenzt, da die Kirche derart verdiente Einnahmen schnell verbot. Wiederholte Abmahnungen weisen allerdings darauf hin, dass sich die Einrichtungen nur selten und kaum dauerhaft daran hielten.[466] Innerhalb ihres Bestehens änderten viele Hospitäler auch ihre Versorgungsrichtlinien. So vermerkt die Spitalordnung des Heiligengeist-Hospitals von Konstanz im Jahr 1542, dass „[…] die Kranken entsprechend ihrer Krankheit ernährt und individuell gepflegt werden sollten. Es sollte kein Unterschied mehr [sic!] gemacht werden, sämtliche Arzneien aus der Spital-Apotheke sollten auf Anordnung des Arztes bereit stehen“.[467] Für andere Hospitäler ist eine Ignoranz gegenüber den Bedürfnissen der Armen nicht nachweisbar, trotz des Modells „zahlender Pfründner“. Dies schien umso besser zu funktionieren, desto stärker sich auch der Rat verpflichtet sah, Fürsorgeeinrichtungen zu unterstützen, indem sie etwa von der Stadt angestellte Medizinalvertreter zur Visite verpflichteten.

### 3.3.4 Osteologische Belege von Hospitaliten

Ein Großteil der im Mittelalter gestifteten Hospitäler verfügte über einen eigenen Friedhof. Dies trifft etwa auf die im deutschsprachigen Raum befindlichen Hospitäler von Lübeck, Magdeburg, Heidelberg, Konstanz, Bad Windsheim und Stein am Rhein zu. Zuweilen besaß die Begräbnisstätte eine ungewöhnlich lange

---

464 Jütte 2004, S. 235.

465 Orme – Webster 1995, S. 97.

466 Ebd., S. 99, 101.

467 Berszin 1999, S. 129.

Nutzungsdauer. Die Belegung vom Hospitalfriedhof von Konstanz datiert beispielsweise in dem Zeitraum von 1225 bis 1812; um die zunehmende Anzahl an Toten aufzunehmen, wurden sukzessive neue Erdhügel aufgeschüttet.[468]

Anhand der skelettalen Überreste ehemaliger Hospitaliten lässt sich u. a. untersuchen, welcher Personenkreis in Hospitälern Aufnahme fand, aus welchem Grund (Armut, Krankheit) die Betroffenen in die Institutionen kamen und ob Insassen neben Nahrung, Unterkunft und Pflege auch eine medizinische Behandlung erhielten. Im Folgenden werden Tendenzen bezüglich des Alters, Geschlechts und der gesundheitlichen Verfassung von Hospitalinsassen aus der Zeit des 13. bis 16. Jh. aufgezeigt. Zudem ist die Annahme eines diachronen Wandels zu untersuchen, da sich Hospitäler im Zuge der Frühen Neuzeit spezialisierten.

### *3.3.4.1 Quellenkritik*

Hospitalserien sind nur mit Einschränkungen vergleichbar. Das liegt u. a. darin begründet, dass sie selten vollständig ergraben und nach Alter, Geschlecht und pathologischen Veränderungen ausgewertet wurden. Bis auf das Sankt-Georg-Hospital in Templin liegen in der Regel keine genauen Friedhofsgrenzen vor. Die Gesamtbelegung wird daher häufig nur überschlagen. Doch auch Kenntnis von der Begrenzung lässt zur Belegungsdichte nur Schätzungen zu.[469] Differenzen ergeben sich beispielsweise durch die Anlage von Mehrfach- und Massengräbern, gesellschaftsschichtlichen Zonen, Kleinkindarealen usw. Eine vollständige archäologische Erfassung des Areals wäre für Vergleichsstudien daher optimal.

Unwissenheit über die zeitliche Nutzung eines Friedhofes stellt ebenfalls eine Eingrenzung in der Auswertung dar. Nicht alle Hospitäler waren seit Beginn ihres Bestehens mit einem eigenen Friedhofsacker ausgestattet. Für manche Einrichtungen änderte sich zudem die Klientel im Laufe der Zeit – es ist demnach notwendig, zeitliche Entwicklungen zu fassen. Erschwerend kommt jedoch hinzu, dass auch Hospitalfremde mitunter auf Hospitalfriedhöfen bestattet wurden. Ausnahmen sind u. a. für verurteilte Verbrecher, Stadtarme und Pilger anzunehmen. Diese herauszufiltern, ist nicht immer möglich. Andere Friedhöfe wiederum sind nur unter Vorbehalt als Hospitalfriedhöfe anzusprechen, wie jene in Brandenburg an der Havel.[470]

---

468 Berszin 1999, S. 129.

469 In der Mehrzahl wurden Hospitalfriedhöfen zu einem Drittel und weniger archäologisch erfasst (vgl. Kap. 7 *Katalog*).

470 Zu den Heilig-Geist-Hospitälern in Brandenburg a. d. H. Vgl. Jungklaus et al. 2000; Jungklaus – Dalitz 2004.

### 3.3.4.2 *Massengräber und Mehrfachbestattungen*

Ein immer wiederkehrendes Phänomen auf archäologisch untersuchten Hospitalfriedhöfen sind Mehrfach- und mitunter auch Massenbestattungen. Auf Klosterfriedhöfen hingegen treten derartige Grabanlagen tendenziell selten auf (→ Kap. 2.4.3.4 *Massengräber*). Auf den Britischen Inseln sind sie scheinbar nur von Einrichtungen bekannt, die zwar einem Priorat vorstanden, aber dennoch in ihrer Funktion als Hospital gegründet worden waren, wie St. Mary Spital. Aus dem deutschsprachigen Raum gibt es ebenfalls Belege. Beispielsweise kamen an der Südwand des Heiligen-Geist-Hospitals zu Lübeck Massengräber zutage.[471] Die in den Gruben bestatteten Individuen verstarben im 14. Jh., möglicherweise infolge von Hunger und der Pest.[472] Weitere Belege für Mehrfach- und Massengräber liegen u. a. von den Friedhöfen des Heiliggeist-Hospitals in Konstanz und dem Sankt-Georgen-Hospital im uckermärkischen Templin sowie von vielen Gemeindefriedhöfen vor (vgl. Kap. 7 *Katalog*).[473] Insbesondere diese Toten waren sicher selten Insassen der dazugehörigen Hospitäler. Stattdessen ist zu vermuten, dass sie außerhalb des Hospitals verstarben und allein zu Bestattungszwecken auf einen Hospitalfriedhof gelangt waren. Die Gründe hierfür wurden bereits in Kapitel 2 genannt: Platzmangel auf dem Gemeindefriedhof, Abwesenheit eines Gemeindefriedhofs sowie Kosten. Bestattungen von Armen in Mehrfach- und Massengräbern waren kostenlos und sind bis ins 19. Jh. nachweisbar.[474] Trotz der großen Anzahl von Menschen, die innerhalb kurzer Zeit zusammen in nur einer Grube bestattet wurden, sind auf Hospitalfriedhöfen häufig pietätvolle Niederlegungen zu beobachten. Ein Extrem, das das Gegenteil bezeugt, ist die Totenbehandlung auf dem Friedhof des Heilig-Geist-Hospitals in Berlin-Mitte: Die Leichen wurden scheinbar achtlos in die Gruben geworfen.[475]

---

471 Bef.-Nr. 4528 erbrachte die Überreste von 354 Individuen, aus Bef.-Nr. 4562 und 4571 kamen 33 bzw. 87 Skelette zutage.

472 Prechel 1996, S. 325.

473 Für Konstanz vgl. Berszin 1999, S. 130. Im Sankt-Georg-Hospital in Templin kamen Mehrfachbestattungen nur im Mittelalter vor. Sie fehlen folglich in der Frühen Neuzeit, als das Hospital v. a. Witwen und Waisen aufnahm (Hahn-Weishaupt 2010, S. 111; Reiche 2010; Hahn-Weishaupt 2011). Doppel- und Mehrfachbestattungen von Gemeindefriedhöfen sind u. a. von der Marienkirche in Bernau überliefert; der Friedhof musste „1598 aufgrund mehrerer Pestwellen aufgegeben" werden (Wittkopp 2000, S. 122).

474 Vgl. u. a. den Friedhof der Pfarrkirche St. Martin in Schwyz, CH (Descoeudres 1995, S. 55).

475 Der Friedhof des Heilig-Geist-Hospitals in Berlin erbrachte Doppel- und Mehrfachbestattungen sowie fünf Massengräber (Hesse 1998, S. 76).

### *3.3.4.3 Alter, Geschlecht und Herkunft*

Stift- und Gründungsurkunden benennen diejenigen, die in den Hospitälern Aufnahme fanden und folglich auch überwiegend auf den dazugehörigen Friedhöfen zu erwarten sind.[476] Sofern Quellen vorliegen, verweisen sie zumeist auf die „Armen Christi", „*pauperes et infirmi*" bzw. „the sick and the poor".[477] Die Armen der Hospitäler finden auch bei anderen Gelegenheiten Erwähnung. Das Heilig-Geist-Hospital in Berlin erhielt beispielsweise im 13. Jh. „Brot, welches für die Bürger zu minderwertig war, [und] von den Bäckern an die ‚beiden Armenhöfe' abgegeben werden sollte".[478] Zu diesen Armen, d. h. Alte, Kranke, Mittelose, Schwangere und Waisen, gesellten sich infolge der Verpfründungsprozesse ab dem 14. Jh. Mittel- und Herrenpfründner, die nicht bedürftig im engeren Sinne waren, sondern aufgrund von Alter oder Arbeitsunfähigkeit Pflege bedurften. Es wäre daher zu erwarten, die Überreste dieser Menschen unterschiedlicher sozialer Herkunft auch auf Hospitalfriedhöfen wiederzufinden.

Bezüglich der Geschlechterverteilung könnte zunächst ein ausgeglichenes Verhältnis vermutet werden. Während Frauen beispielsweise aufgrund von Mehrfachbelastung durch wiederholte Schwangerschaften, Haushalt und Arbeit gesundheitlich ausgezehrt waren, wiesen Männer ein erhöhtes Unfallrisiko durch gefährliche Arbeiten auf. *Gender Studies*, die für entsprechende Untersuchungen hilfreich wären, sind innerhalb der Hospitalgeschichte bisher selten. Die Historikerin Christina Vanja betont, dass Frauen schneller in Armut und Hilfebedürftigkeit gelangten, Männer allerdings eher über das finanzielle Potential verfügten, sich in ein Hospital einzukaufen.[479] Jütte wies für das im 15. Jh. gegründete St. Ursula-Hospital in Köln einen Männerüberschuss von 60 % nach und erklärte dies mit deren erhöhten Bereitwilligkeit, ein Hospital aufzusuchen, um schneller zu genesen.[480] Für das Heilig-Geist-Hospital in Nürnberg belegte Knefelkamp anhand von

---

476 Allerdings sind viele dieser Dokumente nicht aus der Zeit der Hospitalgründung überliefert. Die Ersterwähnungen für das Heilig-Geist-Hospital in Berlin (für 1280), für Heidelberg (für 1290) und Neuruppin (für 1321) etwa stammen nicht aus Gründungsurkunden, sondern von späteren Stiftungen usw., vgl. Hesse 1998, 75; Lutz 1992, S. 23; Tessman 2007, S. 193.

477 So z. B. überliefert für das Heilig-Geist-Hospital in Nürnberg oder auch St. Mary Spital in London (Knefelkamp 1989, S. 190; Connell et al. 2012, S. 1).

478 Diese Quelle gilt zugleich als Ersterwähnung für das Heilig-Geist-Hospital in Berlin (Hesse 1998, S. 75). Brot wurde als minderwertig betrachtet, wenn es zu stark oder schwach gebacken worden war oder unsauberes Mehl beinhaltete.

479 Vanja 2008, S. 33.

480 Jütte 1984, S. 345.

Toten- und Krankenlisten aus den Jahren 1634 bis 1637 ein beinahe ausgeglichenes Geschlechterverhältnis. Es wurden 774 Männer und 688 Frauen erfasst; 218 Männern und 201 Frauen verstarben im Hospital.[481]

Anthropologische Ergebnisse zu Alter und Geschlecht divergieren sowohl zwischen dem Mittelalter und der Frühen Neuzeit als auch von Insitution zu Institution. Allgemein besteht in mittelalterlichen Hospitälern dennoch ein Männerüberschuss (vgl. Kap. 7 *Katalog*). Es handel sich in der Regel um Jungerwachsene und daher kaum um zahlende Pfründner.[482] Das Resultat entsprach zunächst nicht meiner Erwartungshaltung, da ich eine höhere Moralitätsrate von Kindern, Betagten oder Frauen im gebärfähigen Alter vermutet hatte. Der Überschuss an jungerwachsenen Männer ist womöglich mit der Funktion der Hospitäler, d. h. solche für Akutfälle oder solche für dauerhafte Aufnahmen, sowie der Behandlung bestimmter Berufsgruppen zu erklären. Für das Heilig-Geist-Hospital in Nürnberg liegen für das 17. Jh. Quellen vor, nach denen an Fieber erkrankte Personen v. a. bis zu einem Alter von 30 Jahren verstarben. Knefelkamp sieht in den Betroffen u. a. Soldaten, „die erst bei 25–26 Jahren weniger werden".[483] Tatsächlich hatte das Hospital zwischen 1634 und 1637, also innerhalb von drei Jahren, 235 „Soldaten/Reiter" aufgenommen, was für die Zeit des 30-jährigen Krieges (1618–1648) nicht ungewöhnlich ist.[484] Die Beobachtung Knefelkamps deckt sich mit Ergebnissen aus Kapitel 3.4.1 *Militärhospitäler*. Demnach starben Soldaten insbesondere an Fiebererkrankungen anstatt an Kriegsverletzungen. Militärhospitäler waren *per se* nicht in jeder Stadt anzutreffen und zeitlich generell spät gegründete Spezialeinrichtungen. Daher nahmen sich lange Zeit andere Fürsorgeeinrichtungen und Medizinalvertreter kranker und verletzter Soldaten an.

Diese Erklärung für den beobachteten Männerüberschuss ist überzeugend, jedoch nur eine von vielen. Zudem verhalten sich einige archäologische Quellen völlig konträr zu dem bisher beobachteten Männerüberschuss auf mittelalterlichen Hospitalfriedhöfen. Demnach waren Frühadulte zwischen 20 und 25 Jahren auf dem ausschnitthaft ergrabenen Hospitalfriedhof von St. Mary Magdalene Hospitals in Bawtry, South Yorkshire, gänzlich abwesend. Zudem kamen

---

481 Knefelkamp 1989, S. 305.

482 Ein Überschuss an jungen Männern liegt u. a. im Sankt-Georg-Hospital in Templin, in St. Mary Hospital, London, St. Nicholas, Lewes sowie für St. Leonard, Newark vor (Thomas et al. 1997; Barber – Sibun 2010).

483 Knefelkamp 1989, S. 321.

484 Knefelkamp 1989, S. 307.

auf acht Frauen gerade einmal zwei Männer.[485] Bawtry besitzt hingegen einen Peak bei Säuglingen und Kindern. Dies führt zunächst zu der Vermutung, im dem Hospital von Bawtry eine Aufnahmestation für Schwangere und Waisen zu sehen. Tatsächlich ist die Fundmenge mit 18 erfassten Individuen jedoch nicht repräsentativ.[486] Zudem befand sich der Grabungsausschnitt unmittelbar östlich der Kirche.[487] Dieser galt als bevorzugter Bestattungsort für Kinder und Ungetaufte.[488] Das Beispiel zeigt eindrucksvoll, wie quellenkritisch derartige Auswertungen betrachtet werden müssen. Quellenkritik ist auch bei der Abwesenheit bzw. dem spärlichen Nachweis von Kinderbestattungen auf Hospitalfriedhöfen angeraten. Aus dem Niederen Hospital in Bern etwa liegen weder Knochen von Föten und Neonaten noch von Säuglingen vor. Das verwundert, da ältere Kinder und Jugendliche überdurchschnittlich häufig nachgewiesen wurden, „sieben von zehn Verstorbenen waren immerhin Kinder oder Jugendliche".[489] Die Gründe für das auch in anderen Fürsorgeinstitutionen wiederkehrende Kleinkinderdefizit sind vielgestaltig: So lebten Kinder möglicherweise tatsächlich kaum in Hospitälern, sondern erhielten Pflege in Familien. Dies gilt auch für Waisen und Findelkinder, die bei Pflegefamilien oder Waisenhäusern Aufnahme fanden (→ Kap. 3.4.5 *Waisenhäuser*). Andere Gründe für ein Defizit liegen im Zerfall[490] fragiler Säuglings- und Kleinkindknochen sowie in der bevorzugten Niederlegung in Chornähe begründet. Sofern dieses Areal nicht archäologisch untersucht wurde, verwundert eine Unterrepräsentation von Neonaten folglich ebenfalls nicht. Geschützte Niederlegungen, etwa zwischen zwei Dachziegeln, wie auf dem Hospitalfriedhof von Heidelberg und St. Mary Spital in London überliefert, bewahrten kleine Knochen vor Verfall.[491] Von dem Hospitalfriedhof von Neuruppin ist die Deponierung eines Säuglingskopfes zwischen zwei Ziegelbruchstücken überliefert.[492] Welcher der drei angeführten Punkte, d. h. Pflege in

---

485 McIntyreh – Hadley 2010, S. 41, 48.

486 Durch weitere Streuknochen ist eine Gesamtindividuenzahl von 53 anzunehmen (McIntyre – Hadley 2010, S. 41).

487 McIntyre – Hadley 2010, S. 48.

488 Zu den Traufkindern vgl. u. a. Ulrich-Bochsler 1997.

489 Ulrich-Bochsler 1999, S. 105.

490 Anderson argumentiert ähnlich in Bezug auf den seltenen Nachweis alter Menschen vom Hospitalfriedhof St. Mary Magdalene in Partney, Lincolnshire (Anderson in: Atkins – Popescu 2010, S. 242–244).

491 Lutz 1992, S. 32.

492 Tessmann 2007, S. 194, Abb. 10. Mitunter wurde auch der Kopf eines Erwachsenen zwischen zwei Dachziegelfirststeinen gelegt, wie bei einem Mann aus der Klosterkirche des Zisterzienserklosters Eldena bei Greifswald (Mangelsdorf 2007, S. 131).

der Familie, Zerfall der Knochen oder unterlassene Grabungen im Kinderbezirk, für den Kleinkinderdefizit in Bern verantwortlich war, ist nicht zu entscheiden, da mit nur 41 Individuen keine repräsentativen Zahlen vorliegen.

Während der Geburt verstorbene Frauen sind auf mittelalterlichen Hospitalfriedhöfen ebenfalls selten, im Gegensatz zu entsprechenden Belegen aus klösterlichen Institutionen (→ Kap. 2.4.3.1 *Klöster/Osteologische Belege/Schwangere und Säuglinge*). In diesem Zusammenhang ist zunächst auffällig, dass gerade aus St. Mary Spital, das einem Augustinerpriorat angeschlossen war, Überreste von Schwangeren stammen. Unter den ca. 10.500 Bestatteten befanden sich 13 Individuen mit Föten *in utero*. Drei der Frauen stammen aus Massengräbern. Konträr zum Sterbealter der „Spätgebärenden" aus dem Augustinerkloster Æbelholt, verstarben in St. Mary Spital 70 % der Schwangeren zwischen dem 18. und 25. Lebensjahr. Eventuell handelt es sich bei diesen Jungerwachsenen um unverheiratete Frauen bzw. Einwandererinnen, die keinen familiären Rückhalt besaßen.[493] Das Heilig-Geist-Hospital in Nürnberg nahm beispielsweise schwangere Soldatenfrauen auf, wenn diese keine anderen Unterbringungsmöglichkeiten für die Niederkunft kannten.[494] *In summa* ist der seltene Nachweis schwangerer Frauen auf Hospitalfriedhöfen bisher nur mit der Vermutung zu erklären, dass Schwangere eher selten Hospitäler aufsuchten und wenn doch, dort nur selten verstarben.

Ein Befund wirft jedoch ein völlig anderes Licht auf die scheinbare Fundleere von Schwangeren. Die Konzile von Canterbury (1236) und Trèves (1310) hielten u. a. fest, dass eine Mutter nicht mit dem Fötus im Leib zu bestatteten sei, und stattdessen das Ungeborene zuvor entfernt werden müsse.[495] Ob diese Vorstellungen generell und auch im deutschsprachigen Raum übernommen wurden, ist bisher unklar (→ Kap. 3.4.4.2.5 *Wöchnerinnen*). Der mangelnde Nachweis an Schwangeren und Kindern auf Hospitalfriedhöfen ist nichtsdestotrotz evident und laut Gilchrist und Roberts generell von Friedhöfen religiöser Institutionen, wie Klöster und Hospitäler, bekannt.[496] Dieser Vermutung kann ich mich nach dem aufgezeigten Quellenstand nur teilweise anschließen.

Betagte Menschen zählen ebenfalls zu jenem Personenkreis, der auf Hospitalfriedhöfen zu erwarten ist – unabhängig davon, ob die Einrichtung auf Akutfälle, langfristige Aufenthalte oder Mischangebote spezialisiert war. Zu diesen

493 Connell et al. 2012, S. 211.

494 Knefelkamp 1989, S. 321.

495 Gilchrist – Sloane 2005, S. 72

496 Ebd., S. 204–205.

Bedürftigen zählten demnach sowohl Pfründner, die ihren Hospitalplatz gegen eine Gebühr erhielten, als auch Menschen, die aufgrund ihres Alters und sozialen Standes auf Lebenshilfe von außen angewiesen waren. Insgesamt ist der archäologische Nachweis von Individuen der Altersstufe *senilis* eher selten. Allein im Heilig-Geist-Hospital in Berlin-Mitte beinhalteten 30 % der untersuchten Einzelgräber Individuen von über 60 Jahren.[497] Dieses Ergebnis ist bisher beispiellos. Stattdessen fehlt diese Altersstufe in anderen Einrichtungen, wie etwa in St. Mary Magdalene in Bawtry, zuweilen sogar völlig. Der mangelnde Nachweis liegt u. a. in der Porosität der Knochen und der eingeschränkten Untersuchung der Hospitalfriedhöfe begründet. Weitere Schwierigkeiten ergeben sich bei der Altersbestimmung älterer Individuen. Nicht unberücksichtigt bleiben darf zudem die Demographie der mittelalterlichen Bevölkerung. Ein Negativergebnis entspricht demnach v. a. der Realität – nicht viele Menschen erreichten ein hohes Alter. Noch für das 18. Jh. stellte etwa der Historiker Richard van Dülmen fest: „In der Regel galten bereits 45- bis 50-jährige Männer und Frauen als alt, gebrechlich und verbraucht."[498] Dies scheinen die untersuchten Individuen von Hospitalfriedhöfen zu bestätigen. Ausnahmen treten eher singulär in Erscheinung, wie etwa die Überreste eines 70- bis 80-Jährigen vom Hospital am Heidelberger Kornmarkt – eines der ältesten, aus mittelalterlichen Hospitälern archäologisch überlieferten Individuen. Die soziale Herkunft dieser Person ist aufgrund ihres hohen Alters nur schwer zu bestimmen. Die geringen Abrasionen der Zahnkronen lassen zwei Deutungen zu. Entweder entstammte der Untersuchte einer sozial höheren Gesellschaftsschicht oder er nahm die letzten zehn bis 20 Jahre seines Lebens nur Breinahrung zu sich.[499] Für die erste These spricht, dass Sozialschwache in der Vormoderne hauptsächlich pflanzliche Kost konsumierten und somit einen höheren Abrasionsgrad aufwiesen als jene, die sich proteinhaltig, d. h. tierisch ernährten und zudem auf hochwertiges Brot zurückgreifen konnten. Ähnlich argumentiert die Anthropologin Juliane Reiche bezüglich der älteren Hospitalbewohner aus Templin.[500] Geringe Zahnabrasionen können jedoch auch das Gegenteil bezeugen, wie Untersuchungen im Niederen Spital in Bern belegen. Dort traf dieser Befund auf die „meisten Kinder und Erwachsenen" zu, die gleichzeitig einen hohen Grad an Mangelerkrankungen aufwiesen. Demnach ernährten sie sich überwiegend von Mus, Brei und Suppen.[501] Gleiches gilt

497 Hesse 1998, S. 80.

498 van Dülmen 1995, S. 209–210.

499 Wahl 1992, S. 484.

500 Reiche 2010, S. 116.

501 Ulrich-Bochsler 1999, S. 106.

für ein Individuum (Bef.-Nr. 288) aus dem St. Nicholas Hospital in Lewes. Die Zähne des Mannes waren so stark von Zahnstein befallen, sowohl seitlich (*buccal*) als auch auf den Kauflächen, dass er über Jahre keine feste Nahrung zu sich genommen haben kann.[502] Bedauerlicherweise war das Skelett zu schlecht erhalten, um den Grund des starken Zahnsteinbefalls zu eruieren. Diese Beispiele zeigen jedoch anschaulich, dass Zahnabrasionen nur eingeschränkt als soziale Indikatoren dienen.

#### *3.3.4.4 Pathologien*

Die hohe Mortalitätsrate von Jungadulten in Hospitalserien hatte viele Gründe, u. a. die Zugehörigkeit zu einer bestimmten Personen- bzw. Berufsgruppe. Hierzu zählten, wie bereits angesprochen, beispielsweise Soldaten, die eher an Fieberkrankheiten als infolge gewalttätiger Auseinandersetzungen verstarben. Die wenigen Belege tödlich verlaufender interpersoneller Konflikte äußern sich archäologisch insbesondere durch den Nachweis von Schädelverletzungen und Parierfrakturen.[503] Sie liegen sowohl von Kloster- als auch von Hospitalfriedhöfen vor. Insgesamt scheinen jedoch v. a. Armut und Krankheit das junge Sterbealter der Hospitaliten bzw. derjenigen, die auf den Hospitalfriedhöfen bestattet wurden, begünstigt zu haben. Der Nachweis lang anhaltender und chronischer Erkrankungen ist in den untersuchten Serien bemerkenswert hoch. Im Heidelberger Hospital besaß die Hälfte aller Bestatteten pathologische Veränderungen, im Niederen Spital von Bern sogar zwei Drittel der Erwachsenen.[504] Doch auch jene, die pathologisch nicht auffallen, wie Blinde, Schwache, Alte und „Unsinnige", waren bedürftig.[505] Armut und Krankheit bedingten sich gegenseitig: Während also Krankheiten zu Arbeitsunfähigkeit und Armut führten, hatte Armut schon *per se* den Ausbruch von

---

502 Barber – Sibun 2010, S. 30.

503 Parierfrakturen entstehen im Bereich des Unterarms. Elle und/oder Radius brechen, wenn der Arm schützend, abwehrend erhoben wird und gleichzeitig einen Schlag von vorn und von oben erhält. Das Ergebnis stellt sich als Querbruch dar (Herrmann et al. 1990, S. 125). Probleme der Identifizierung solcher Abwehrbrüche schilderte u. a. Judd (2008).

504 Für Heidelberg siehe Wahl 1992, S. 482; für Bern siehe Ulrich-Bochsler 2009, S. 106.

505 Für die Aufnahme von Blinden, Fallsüchtigen, Kleinwüchsigen usw. liegen u. a. Schriftquellen aus dem Heilig-Geist-Hospital in Koblenz vor (Grundmann 1992, S. 41). Weitere Belege finden sich im Heilig-Geist-Hospital von Nürnberg (Knefelkamp 1989, S. 312).

Krankheiten zur Folge. Osteologisch äußert sich Armut insbesondere durch Mangelerkrankungen, wie transversale Schmelzhypoplasien, Harris-Linien und *Cribra orbitalia*. Sie entstehen, sofern ein Wechsel im Energiehaushalt der Nahrung die Funktionen des Körpers beeinflusst. Jedes Individuum ist davon unterschiedlich schnell und stark betroffen. Schmelzhypoplasien an Zähnen und Harris-Linien an den Beinknochen scheinen auf ähnliche Ursachen zu reagieren: die Umstellung von Muttermilch auf feste Nahrung, Hungerperioden und Krankheiten.

*Cribra orbitalia* ist v. a. als Reaktion auf Eisenmangel zu verstehen, beispielsweise durch „eine Störung der Eisenverwertung, einer mangelnden Eisenresorption, die durch eine Magendarminfektion hervorgerufen werden kann, pathologische Eisenverluste durch Blutungen, die durch parasitären Befall entstehen, sowie durch physiologische Eisenverluste".[506] Schmelzhypoplasien in Form von Rillen und Furchen an Zähnen liegen bei Hospitaliten häufiger vor als *Cribra orbitalia*. So besaßen etwa die Hospitaliten des Heilig-Geist-Hospitals in Berlin und des Hospitals of St. Mary Magdalene in Bawtry nur gelegentlich Spuren von *Cribra orbitalia*; und auch in St. Mary Spital in London lag der Nachweis bei nur 0,3 %. Der Grund für dieses seltene Auftreten liegt wahrscheinlich darin begründet, dass die siebartigen Läsionen in den Augenhöhlendächern mit zunehmendem Alter wieder verschwinden können, im Gegensatz zu den oben angeführten Harris-Linien. Ein hoher Prozentsatz von *Cribra orbitalia* ist allerdings aus dem Siechenfriedhof am Klösterlistutz in Bern überliefert, mit 43 % bei den Erwachsenen und 66 % [sic!] bei Kindern.[507] Der Nachweis transversaler Schmelzhypoplasien lag allerdings noch einmal höher, mit 76 % bei Kindern und 60 % bei den Erwachsenen. Diese Beobachtung sowie das junge Sterbealter von Männern und Frauen vor dem 30. Lebensjahr sind eklatant. Sie deuten darauf hin, dass v. a. Armut zum frühen Tod dieser Menschen geführt hat.

Pathologien, die zur Aufnahme ins Hospital zwangen, sind archäologisch zu unterscheiden zwischen jenen, die sichtbare Spuren am Knochen hinterlassen haben und jenen, die nur kurzzeitig waren oder aus anderen Gründen nicht mehr nachvollzogen werden können. Dies trifft beispielsweise auf Leistenbrüche, Blinddarmentzündungen, Organkrankheiten oder auch Blindheit zu.

---

506 Kahlow 2005, S. 16.

507 Vgl. für Berlin Hesse 1998, S. 80; für Bawtry McIntyre – Hadley 2010, S. 61–62, 67–68; für St. Mary Hospital Connell et al. 2012, S. 49; für Bern Ulrich-Bochsler 1999, S. 105.

All diese Pathologien können auch mithilfe von DNA-Untersuchungen kaum nachgewiesen werden. Blindheit ist jedoch im Fall von Knochenverletzungen zu fassen, wie etwa im Fall eines etwa 50-jährigen Mannes vom Hospitalfriedhof am Heidelberger Kornmarkt (Abb. 43).[508] Der linke Jochbogen weist eine Verletzung auf, verursacht durch einen scharfen Gegenstand. Neue Knochenformationen belegen eine Wundheilung. Dennoch ist der untere äußere Orbitalbereich beschädigt; das Auge war sicherlich direkt betroffen.

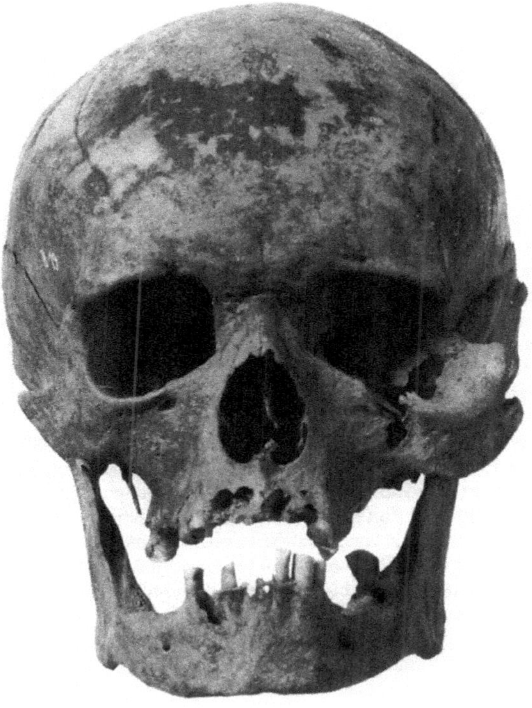

**Abb. 43:** Beschädigtes linkes Jochbein eines älteren Mannes vom Heidelberg Hospitalfriedhof.

508 Mitunter können ungewöhnliche Verformungen des Gesichtsschädels auf Tumore im Inneren des Auges und somit auf Blindheit verweisen (vgl. Duday 2009, S. 87–88; Murphy 2000, S. 67–68). Diese Belege stammen bisher nicht aus Hospitälern.

Statt osteologischer Belege zeugen v. a. Schriftquellen von Hospitaliten mit Sehbeeinträchtigung. Unter den 1.462 Insassen des Heilig-Geist-Hospitals in Nürnberg, die zwischen 1634 bis 1637 auf den Toten- und Krankenlisten vermerkt sind, finden Augenerkrankungen relativ häufig Erwähnung.[509] „Es handelt sich teilweise um Verletzungen, teilweise um Entzündungen oder schließlich um Blindheit. Für 25 Personen ist ‚blind' eingetragen [...]."[510] Auch das Hospital in Koblenz nahm im Jahr 1552 „ein blindes Mädchen" auf.[511] Als alleiniges Aufnahmekriterium reichte diese Beeinträchtigung offensichtlich nicht immer aus. So bekam ein blinder Mann im Jahr 1531 ein Bett im Heilig-Geist-Hospital in Nürnberg zugeteilt, „obwohl es gegen die Ordnung" war. Die Ausnahme wurde nur gestattet, da er „über 100 Jahre alt" war.[512] Andere Blinde erhielten nur kurzzeitig Aufnahme. Im Jahr 1592 wurde beispielsweise ein Mann für vier Wochen in Nürnberg behandelt und betreut, „weil er an seinem Gesicht brechenhaft und so arm" gewesen ist.[513] Die durchschnittliche Aufenthaltsdauer dieser Kurzzeithospitaliten, die nur für einen Eingriff bzw. eine Konvaleszenszeit im Hospital lebten, dauerte im Heilig-Geist-Hospital in Nürnberg etwa vier Wochen.[514]

Eine besondere Berücksichtigung könnten im Zusammenhang mit Blindheit Belege von Hunden finden. Kunsthistorische Abbildungen zeigen Blindenhunde bereits seit dem Mittelalter.[515] Hundeknochen, die diese These stützen, liegen auch aus Hospitalgrabungen vor. Im St. Annenhospital in Magdeburg kamen beispielsweise nicht viele tierische Knochen zutage, unter diesen dominierten jedoch Hunde mit dem Nachweis von mindestens 10 Exemplaren. Ernst Nickel sieht sie eher als „Freund und Begleiter" von „älteren bzw. gebrechlichen" Menschen, die ihren Hund mit ins Hospital nehmen durften.[516]

---

509 Die hohe Anzahl der Hospitaliten, die innerhalb von drei Jahren im Nürnberger Hospital behandelt wurden, lässt bereits erkennen, dass die Einrichtung v. a. zur Aufnahme von Akutkranken diente.

510 Knefelkamp 1989, S. 321.

511 Grundmann 1992, S. 41.

512 Knefelkamp 1989, S. 196. Da vielen Menschen ihr Geburtsjahr nicht kannten, ist ein Alter von über 100 Jahren ein reiner Schätzwert.

513 Knefelkamp 1989, S. 201. Im „Gesicht brechhaft sein" bezog sich häufig auf eine Sehbeeinträchtigung.

514 Knefelkamp 1989, S. 289.

515 Siehe etwa eine Darstellung im Buch der Stunde „Maastricht hours", heute Teil der Stowe Manuskripte in der British Library, Stowe MS 17, fol. 135r, aus dem 14. Jh. (http://www.bl.uk/manuscripts/Viewer.aspx?ref=stowe_ms_17_f135r).

516 Nickel 1980, S. 50.

Wiederholt wurden bisher Quellen angeführt, die die Aufnahme geistig auffälliger Menschen in Hospitälern bezeugen, etwa in den Hohen Hospitälern Hessens. Wie sie allgemein behandelt wurden, ist hingegen weniger bekannt. Besaßen sie keinen familiären Rückhalt, irrten diese Menschen zuweilen ziellos herum, bis man sich ihrer annahm oder sie gar in „Tollkisten" vor den Mauern der Stadt, in Stadttürme oder Hospitäler verbrachte.[517] Die Historikern Antje Sanders wies darauf hin, dass der Name „Tollkiste" kleine, hölzerne Verschläge bezeichnet. Kämmereirechnungen, etwa für Lüneburg, geben über die Bauweise dieser „Kisten" genauer Auskunft, ebenso über die Kosten für die Nahrung der „Irren". Es handelte sich um Unterkünfte, deren Wände und Dächer aus Backsteinmauerwerk bzw. Ziegeln bestanden.[518] Mit der Wende vom Mittelalter zur Frühen Neuzeit kommen schließlich sukzessive Quellen hinzu, die von der Unterbringung der „Unsinnigen" in Hospitälern berichten.[519]

Doch welchen Beitrag können archäologische Quellen zur Behandlung dieser Menschen in der Vormoderne leisten? Und welche Krankheiten, die auch Spuren am Skelett hinterlassen haben, führten zu Verhaltensauffälligkeiten? Einige ausgewählte Beispiele kommen hier in Betracht. So sind aus mehreren archäologischen Hospitalgrabungen Säuglinge und Kleinkinder mit *Hydrocephalus*, also einem Wasserkopf, überliefert.[520] Dieser kann sowohl kongenital (angeboren) als auch erworben sein. Pathologisch nimmt das Flüssigkeitsvolumen im Gehirn stetig zu. Der Druck führt zu Ausfällen im zentralen Nervensystem. Die Betroffenen leiden unter Schmerzen und körperlichen wie geistigen Ausfällen. Möglicherweise lebten die Kinder aus diesem Grund im Hospital.

Eine v. a. ab der Frühen Neuzeit grassierende Krankheit, die zu geistigen Beeinträchtigungen führte, war die Syphilis. Diese konnte ebenfalls sowohl erworben als auch angeboren sein (→ Kap. 4.4 *Syphilis und „Franzosenhäuser"*). Kinder mit kongenitaler Syphilis besaßen eine geringe Lebenserwartung und verstarben in 80 bis 90 % aller Fälle bereits als Fehl- bzw. Frühgeburt.[521] In mittelalterlichen Hospitalserien wurde Syphilis bisher nur selten nachgewiesen, so wie entsprechende Belege vor 1492, und der damit verbundenen Entdeckung

---

517 Zur Behandlung von sog. Unsinnigen vgl. u. a. Sanders 2000; Falk 2000a, S. 47 sowie Hässler – Hässler 2005.

518 Sanders 2000, S. 119.

519 Vgl. Sanders 2000, S. 123.

520 Für Neuruppin vgl. Tessmann 2007, Abb. 10; für Heidelberg vgl. Wahl 1992, S. 484.

521 Alexander et al. 1927, S. 17.

Amerikas, generell selten sind. Eines der ältesten Überlieferungen der kongenitalen Form ist aus St. Mary Spital in London überliefert und betraf einen etwa zehn- bis elfjährigen Jungen (Abb. 44). Sowohl der Schädel als auch das postkraniale Skelett weisen gummatöse Läsionen auf, der Nasen- und Oberkieferbereich ist zerstört und die Zähne aufgrund der Verformung um bis zu 45 Grad zum Mundinneren gekippt.[522]

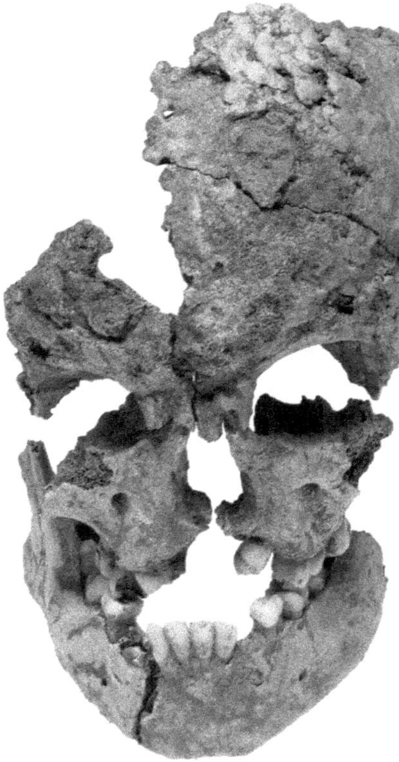

**Abb. 44:** St. Mary Spital. Schädel eines zehn- bis elfjährigen Kindes mit *Caries sicca* und Knochenzerstörungen im Nasen- und Oberkieferbereich als Folge einer angeborenen Syphilis.

522 CONNELL ET AL. 2012, S. 113, Abb. 142, 143.

Die sexuell erworbene Variante trat u. a. im Sankt-Georg-Hospital in Templin, dem Niederen Hospital in Bern sowie im Londoner St. Mary Spital archäologisch zutage.[523] Die Symptome dieser Krankheit manifestieren sich erst im Tertiärstadium am Knochen und sind dann folglich auch makroskopisch erkennbar.[524] Nach etwa 15 Jahren treten neurologische Schäden auf. Der Erkrankte wird intellektuell zunehmend beeinträchtigt, aggressiv und dement, in den Schriftquellen als „unsinnig" bezeichnet.[525] Nicht jedes Hospital nahm Syphilitiker auf. So liegen für das Heilig-Geist-Hospital in Nürnberg ausdrücklich Anweisungen vor, infizierte Personen ins dafür vorgesehene Franzosenhaus zu schicken.[526]

Es stellt sich also die Frage, ob auch Kleinfunde auf die Anwesenheit von „Unsinnigen" in Hospitälern verweisen. Eventuell können Fußfesseln als Indiz verstanden werden, denn das Fixieren von geistig beeinträchtigten Personen ist durch die Epochen bekannt. Aus dem Hospital St. Nicholas in Lewes sind Fußfesseln überliefert. Sie befanden sich am rechten Unterschenkel eines jungen Mannes (Abb. 45). Ein weiteres Individuum wies am Unterschenkel Spuren von unförmigen Knochenneubildungen als mögliche Folge von Ulzerationen auf, deren Ursache laut Barber und Kollegen ebenfalls eine Fesselung gewesen sein könnte.[527] Der Grund für das gewaltsame Festhalten dieser Personen könnte in einer verhaltensauffälligen Art zu suchen sein.[528] Ebenso wäre es möglich, hier die Überreste eines die Regeln brechenden Hospitaliten zu sehen, der zur Bestrafung weggesperrt wurde.[529] Jedoch scheint eine Fixierung in diesem Zusammenhang sehr drakonisch. Eine überzeugendere Erklärung wäre das Anketten kranker Verbrecher, die in Hospitäler mitunter zeitweise lebten; in diesem Sinne

523 Für Templin vgl. Reiche 2010, S. 134–135; für Bern vgl. Ulrich-Bochsler 1999, S. 106.

524 Zum Krankheitsbild der Syphilis vgl. Ortner – Putschar 1981, S. 181–210.

525 Ulrich-Bochsler 2009, S. 190.

526 Knefelkamp 1989, 197, S. 202–203.

527 Barber–Sibun 2010, S 15, Abb. 2, S. 35, Bef.-Nr. 249 und Bef.-Nr. 252.

528 Gilchrist – Sloane 2005, S. 105.

529 Für die Bestrafung von Hospitaliten vgl. Knefelkamp 1989, S. 260–265. Nicht nur Straffällige, sondern auch deren Verwandte konnten die Strafe „absitzen", beispielsweise, wenn der Vater zu alt war, um „ins Loch gesperrt" zu werden (ebd., S. 261). Aus dem Hospital in Flensburg stammen Hand-, Fuß- und Halseisen, die sich heute im Stadtmuseum von Flensburg befinden (Witte 2003, S. 59). Bisher ist nicht geklärt, ob die Funde aus dem Hospital oder dem Kloster stammen. Im Kloster wurden u. a. „peinliche Befragungen" durchgeführt, sodass eine Herkunft der Fesseln aus dem Kloster nicht unwahrscheinlich ist (Ich danke Dr. Dorothee Bieske, Stadtmuseum Flensburg, für die freundliche Mitteilung vom 18.03.2013).

nahm das Heilig-Geist-Hospital in Frankfurt am Main „Geisteskranke und schwerkranke Gefangene“ auf.[530] Zudem wurden zum Tode Verurteilte mitunter auf Hospitalfriedhöfen bestattet.[531] Belege liegen zusätzlich aus Klöstern, Leprosorien und Pfarrfriedhöfen vor.[532]

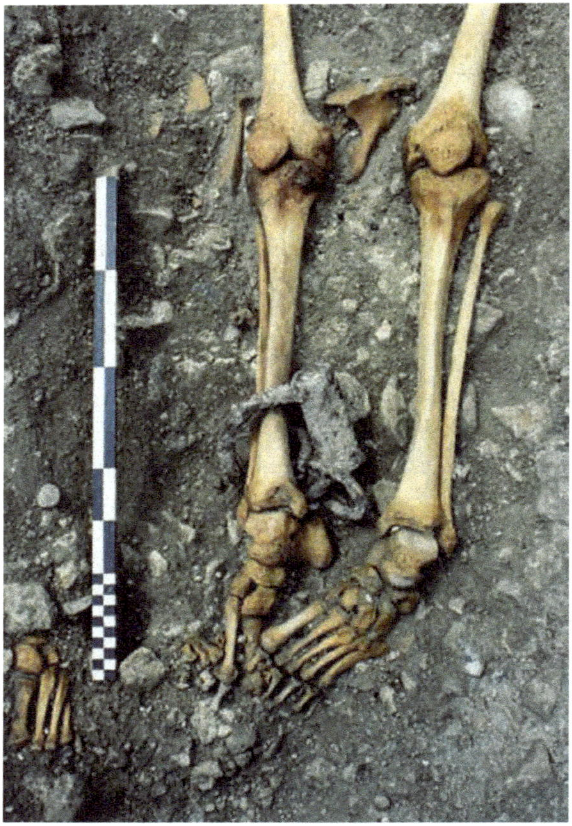

**Abb. 45:** Hospital of St. Nicholas in Lewes, Fußfessel.

530 Knefelkamp 2005, S. 182.

531 Fay 2009, S. 203; McIntyre – Hadley 2010, S. 90–91.

532 Jost Auler wies jüngst darauf hin, dass für „Delinquenten“, die auf dem Friedhof des Leprosoriums in Melaten bestattet wurden, keine sichere Interpretation aus rechtsmedizinischer Sicht möglich ist (Auler 2012, S. 264–266). Zusätzlich ist zu erwähnen, dass St. Nicholas in Lewes wohl ursprünglich tatsächlich als Leprosorium gegründet

Zu den häufigsten im Heilig-Geist-Hospital in Nürnberg genannten Krankheiten zählten in der Frühen Neuzeit „Schäden an Armen und Beinen, Frost und Krebs".[533] Hospitaliten mit diesen Pathologien waren somit gehunfähig, zuweilen handlungsunfähig, schwach und gehörten zu den Bedürftigen. Da das Nürnberger Hospital jedoch auch auf die Behandlung von Kranken spezialisiert war, bot die Einrichtung weit mehr als nur Pflege und seelischen Beistand. Demnach wurden dort auch chirurgische Behandlungen durchgeführt, wenn alle anderen Mittel versagten. Diese Eingriffe bezogen nachweislich ab dem 16. Jh. Amputationen mit ein. Dass dies jedoch nur selten geschah, kann auch anhand der wenigen archäologisch überlieferten Belege angenommen werden. Insbesondere für das Mittelalter gibt es kaum Spuren chirurgischer Behandlungen in Hospitälern.

Die Gründe für Gehunfähigkeit sind vielgestaltig. Sie können etwa aufgrund von Krankheiten oder durch unfallverursachte Frakturen entstehen. Da dieser Zustand in der Regel direkt das Skelett betrifft, ist eine Beeinträchtigung des Gehens häufig schon makroskopisch sichtbar. Aus dem Heilig-Geist-Hospital in Berlin-Mitte liegen beispielsweise die Überreste eines Mannes mit schwerer Trümmerfraktur vor, die ihn zeitlebens am Gehen behindert haben dürfte. Trümmerfrakturen entstehen durch „großflächig einwirkende Kräfte" und sind in diesem Fall mit einem Gewaltgeschehen oder Sturz aus großer Höhe in Verbindung zu bringen.[534] Die ausgeprägten Fistelgänge am rechten Unterschenkel des Mannes lassen vermuten, dass der Bruch permanent von Entzündungsprozessen begleitet wurde, bei denen Eiter sowohl nach außen floss als auch innere Organe schädigen konnte.[535] Der Tod durch eine Blutvergiftung/Sepsis ist damit wahrscheinlich (Abb. 46a/b).

---

wurde, jedoch ab dem 13. Jh. allgemein den Armen zur Verfügung stand. Nach der Auflösung des Priorats St. Nicholas in Lewes im Jahr 1547 wurde die Einrichtung offiziell in ein Armenhaus umgewandelt (Barber–Sibun 2010, S. 81).

533 Knefelkamp 1989, S. 204.

534 Herrmann et al. 1990, S. 122–124; Hesse 1998, S. 82. Derartige durch Unfälle verursachte Trümmerfrakturen liegen auch von anderen Hospitalfriedhöfen vor. Auf dem „Armenfriedhof" von Regensburg kam eine männliche Person mit Läsionen zutage, die wahrscheinlich durch einen Sturz aus großer Höhe verursacht wurden. Sie hatte dabei ein Polytrauma mit neun Frakturen erlitten und dieses Geschehen mehrere Wochen überlebt (Heyking 2012, S. 119–120).

535 Hesse 1998, S. 82. Die Datierung dieses Befundes scheint unklar; der Friedhof wurde in der Zeit 13. bis 17. Jh. genutzt (ebd., 76).

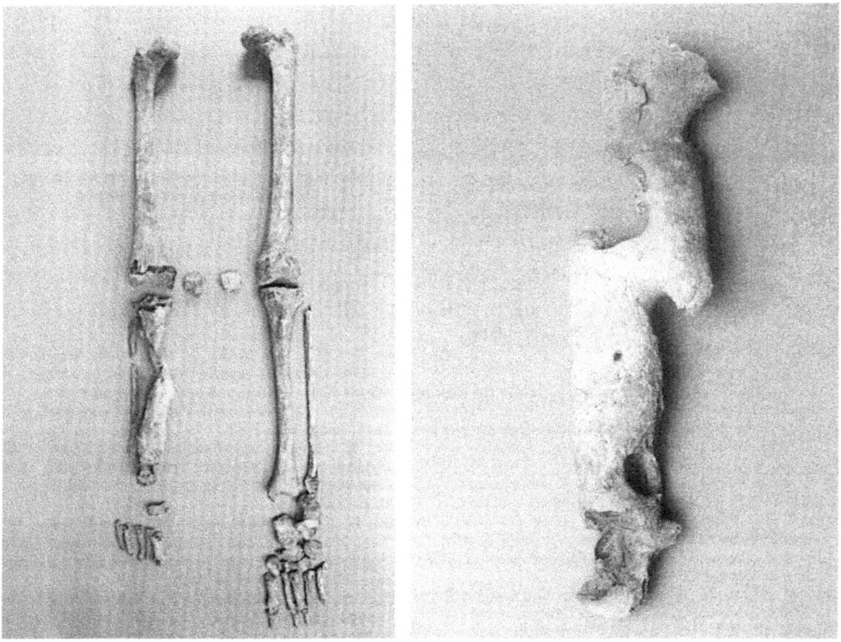

**Abb. 46:** Heilig-Geist-Hospital Berlin, Bef.-Nr. 365, a) Trümmerfraktur der rechten Tibia, Stückfraktur der rechten Fibula, b) Zeichen von Fistelgängen sowie Knochenhaut- und Knochenmarkentzündungen.

Gehunfähigkeit kann weiterhin als Folge einer Lähmung oder Versteifung der Gelenke entstehen. Dass es bereits in der Vormoderne durch medizinische Eingriffe zu einer Besserung dieser Zustände gekommen sein soll, ist kaum vorstellbar, jedoch auch abhängig vom Grund der Einschränkung. In der Regel dürften Betroffene lebenslang beeinträchtigt gewesen sein und mit zunehmendem Alter schließlich auch bedürftig – folglich sind derartige Pathologien auf Hospitalfriedhöfen zu erwarten. Mitunter finden sich entsprechende osteologische Belege, wie die Überreste einer 40- bis 60-jährigen Frau mit Anzeichen einer Kinderlähmung im Niederen Spital von Bern belegen.[536] Auch aus St. Mary Spital in London liegt ein derartiger Befund vor. Zwischen 1040 und 1155 war dort ein Mann von 18 bis 25 Jahren mit angezogenen Knien bestattet worden.

536 Ulrich-Bochsler 1999, S. 105.

Die Beine sind stark atrophiert, trotz normaler Länger der Langknochen.[537] Die Wirbelsäule besitzt eine starke Skoliose, d. h. eine seitliche Verkrümmung der Wirbelsäule. Der Befund lässt vermuten, dass das Individuum nie laufen konnte. Möglicherweise litt der Betroffene unter einer neuropathischen Skoliose, die durch Nerven- und Muskelerkrankungen, wie spinale Muskelatrophien oder auch Poliomyelitis (Kinderlähmung), entstehen kann.[538] Wie sich diese Person fortbewegte, ist ungeklärt; Angaben zur Ausbildung der Muskelansatzmarken an den Oberarmen sind nicht bekannt. Ähnlich verhält es sich im Fall einer erwachsenen Frau, die auf dem Heidelberger Hospitalfriedhof bestattet wurde und im linken Kniegelenk eine Ankylose aufwies. Das Knie war wahrscheinlich aufgrund eines Traumas verletzt und mit der Zeit unbeweglich geworden.[539] Zu einer derartigen, beinahe rechtwinkligen Versteifung kommt es v. a. dann, wenn das Bein nicht mehr bewegt bzw. belastet wird.

Neben Frakturen, Lähmungen und Versteifungen von Gelenken führten auch Infektionskrankheiten zur Gehunfähigkeit. Zu diesen zählten beispielsweise Lepra und Syphilis. Während Leprose kaum in innerstädtischen Hospitälern zu finden sind, waren Syphilitiker nicht immer ausgeschlossen, wie etwa die Überreste einer Frau mit Syphilis im tertiären Stadium aus dem Niederen Spital in Bern belegen.[540] Laut der Anthropologin Susi Ulrich-Bochsler hatte diese Krankheit bei der untersuchten Person zu einer Gehbeeinträchtigung geführt; die Fortbewegung mit einer Gehstütze wird angenommen.[541]

### *3.3.4.5 Chirurgische Eingriffe*

Schriftquellen lassen vermuten, dass chirurgische Eingriffe in Hospitälern kaum durchgeführt wurden, außer die Einrichtungen waren auf Krankenbehandlungen spezialisiert und dementsprechend ausgestattet, wie das Heilig-Geist-Hospital in Nürnberg. Allerdings sind zeitliche und regionale Differenzen bei dieser Aussage zu berücksichtigen. Knefelkamp sah mit der Zunahme der Bevölkerung im 14./15. Jh. eine Tendenz zur Spezialisierung der Hospitäler, vom Bürgerhospital, das als „Sozialasyl" für Hilfsbedürftige aller Art fungierte, hin zu Einrichtungen, wie

537 Connell et al. 2012, S. 136, Abb. 176, Bef.-Nr. 6571.

538 Aufderheide et al. 1998, S 67. Fälle von Kinderlähmung sind bisher selten archäologisch überliefert; wenige Belege liegen auch aus der Schweiz und Österreich vor (vgl. Winkler – Grossschmidt 1986/1987; Wild – Langenegger 2006).

539 Wahl 1992, S. 484.

540 Ein Fall von Lepra konnte beispielsweise im St. Nicholas Hospital von Lewes nachgewiesen werden (Barber–Sibun 2010, S. 35).

541 Ulrich-Bochsler 2009, S. 190.

„Armenspitäler, Waisenhäuser, Findelhäuser, Siechenhäuser und Häuser für alte Handwerker […]".[542] Andere Hospitäler, wie das Heiligen-Geist-Hospital zu Lübeck wandelten sich hingegen kaum und blieben während ihres Bestehens durchweg für Arme offen – Pfründner spielten nur eine sekundäre Rolle.[543] Ernsthaft Erkrankte standen im Lübecker Hospital nicht im Mittelpunkt. Bei Bedarf nahm ein Bader die medizinische Versorgung vor, wie dies seit 1456 durch Rechnungsbücher belegt ist; universitär gebildete Ärzte wurden erst im 18. Jh. hinzugezogen.[544] Im Hospital zum Heiligen Geist in Frankfurt am Main hingegen erhielten v. a. bettlägerige Kranke, darunter „Verwundete, Verletzte oder körperlich Gestrafte" sowie sog. Unsinnige, bis zur Genesung Pflege. Der städtische Wundarzt war verpflichtet, sich um die Kranken zu kümmern.[545] Das Heilig-Geist-Hospital von Nürnberg nahm sowohl Pfründner als auch akute Pflegefälle auf. Seit dem 15. Jh. betreuten Stadtärzte die Kranken; Bader und Wundärzte wurden ihnen zur Seite gestellt, um „Geschwüre, Wunden, Verbrennungen, Brüche, Erfrierungen und andere äußerliche Erkrankungen" zu behandeln sowie Amputationen durchzuführen.[546]

Schriftquellen sowie archäologische Belege lassen chirurgische Eingriffe vor dem 15. Jh. folglich nur sparsam nachweisen. Diese Beobachtung wird von anthropologischen Untersuchungen gestützt: Amputationen und Trepanationen liegen aus Hospitalgrabungen nur selten vor, schlecht behandelte Frakturen, Luxationen und Ähnliches hingegen häufiger. Diese Beobachtung ist auch von Gemeindefriedhöfen bekannt. Eine völlige Ablehnung gegenüber chirurgischen Eingriffen ist dennoch nicht zu verzeichnen. Aus St. Mary Spital in London sind sechs Belege für die Versorgungen von Schädelverletzungen und Amputationen bekannt. In drei Fällen sind Eingriffe am Schädel sichtbar, die als Trepanationen angesprochen wurden. Betroffen waren durchweg Männer zwischen dem 36. und 45. Lebensjahr.[547] Ihre Überreste datieren in das 12. bis 13. Jh. Sowohl Schädel als auch postkraniales Skelett weisen Gewalteinwirkungen auf, beispielsweise in Form von Schädelverletzungen und Parierbrüchen. Somit ist zu hinterfragen, ob es sich bei den Toten um ehemalige Soldaten oder Veteranen handelt, die nicht zwingend in St. Mary Spital, sondern womöglich von einem Feldchirurgen behandelt wurden, bevor sie in diese Einrichtung kamen

542 Knefelkamp 2005, S. 177.

543 „Pfründen machten nur ca. 10 % des Gesamthaushalts aus." Knefelkamp 2005, S. 179.

544 Ebd.

545 Knefelkamp 2005, S. 183.

546 Ebd., S. 185–186.

547 Trepanationsspuren zeigten die Bef.-Nrn. 1934, 19893 und 26580 (Connell et al. 2012, S. 213–216).

(→ Kap. 3.4.1 *Militärhospitäler*).[548] Die vermeintlichen Trepanationen wurden offensichtlich durchgeführt, um primäre Verletzungen zu versorgen. Der Begriff scheint daher unglücklich gewählt, da die Schädel bereits Öffnungen aufwiesen, die gesäubert und geglättet wurden, um eine bessere Wundheilung zu erzielen. Eine Trepanation *per definitionem* lässt hingegen vermuten, dass der Knochen noch kompakt und in einem Stück gewesen ist. Besonders eindrucksvoll ist die Wundversorgung am Schädel von Individuum Bef.-Nr. 26580 aus St. Mary Spital nachvollziehbar, die trotz erster Eindrücke keine Trepanation im eigentlichen Sinn ist. Der Schädel weist zwei rundliche Verletzungen auf, die beide Parietallappen betreffen und wahrscheinlich von einer Art Projektil verursacht wurden (Abb. 47). Die Wunde wurde gesäubert, geglättet und heilte mit neuen Knochenformationen. Operationsspuren äußern sich zudem durch eine halbkreisförmige Furche, die die Wunde umgibt. Sie wird beschrieben als Inzision eines scharfen Skalpells, eines Instruments, mit dem die Haut um die Wunde herum gehoben wurde, um die Verletzung besser einsehen und säubern zu können.[549]

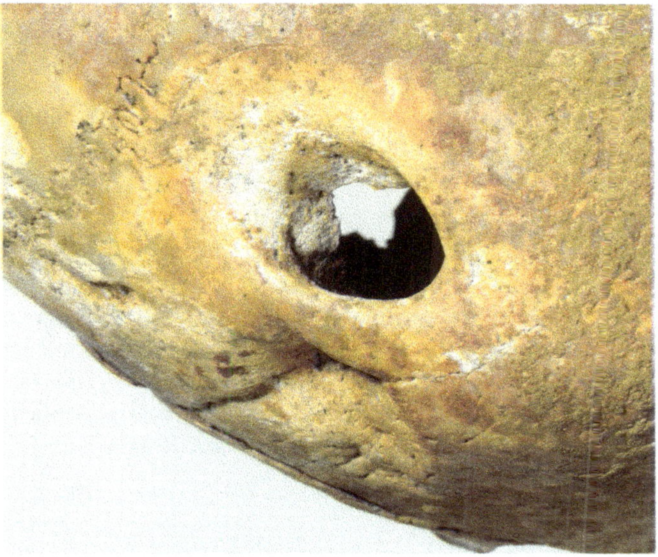

**Abb. 47:** Kopfverletzung aufgrund scharfer Gewalt, umgeben von halbkreisförmigen Riefen als Indikator einer medizinischen Behandlung.

548 Connell et al. 2012, S. 217.
549 Connell et al. 2012, S. 215.

Amputationen, Kontinuitätstrennungen am Knochen, kommen im Mittelalter ebenfalls kaum vor. Ein Beleg für eine medizinische Amputation ist erneut aus St. Mary Spital bekannt.[550] Aus einem Massengrab, das in das 13. Jh. datiert, stammen die Überreste eines jungen Mannes von etwa 26 bis 35 Jahren. Sein rechter Unterschenkel war zu Lebzeiten etwa in der Mitte des Knochens abgetrennt worden. Die Trennfläche war durch Knochenneubildung gerundet und beide Unterschenkelknochen des Beines durch eine Knochenbrücke miteinander verbunden. Der Betroffene hatte den Eingriff folglich für einige Zeit überlebt.[551] Andere Gründe für eine Amputation sind Trennungen von Gliedmaßen als Körperstrafen, die jedoch archäologisch kaum zu fassen sind. Aus dem Hospital St. Nicholas in Lewes, jenem Hospital, dass zwei Belege für Fixierungen erbrachte, stammen die Überreste eines etwa 17- bis 25-jährigen Mannes, der einige Zeit vor seinem Tod die linke Hand durch eine Amputation verloren hatte (Abb. 48). Während die Elle normal erscheint, ist die Oberfläche der Speiche am distalen Ende, dem *Processus styloideus*, unvollständig.[552] Ähnlich dem Befund aus St. Mary Spital ist ein Heilungsprozess sichtbar, jedoch keine Spur einer Atrophie. Von Hospitalfriedhöfen des deutschsprachigen Raums liegen Belege chirurgischer Eingriffe ebenfalls kaum vor. Ein Nachweis stammt vom Heidelberger Hospitalfriedhof. Ein Mann maturen Alters wies eine Kontinuitätstrennung von Elle und Speiche auf.[553] Nach Aussage des Anthropologen Joachim Wahl könnte die Ursache ein „Arbeitsunfall" gewesen sein.[554]

Die wenigen Belege chirurgischer Eingriffe aus der Zeit des Mittelalters beschränken sich folglich auf Amputationen und Wundversorgung. Weichteilbehandlungen, wie die Entfernung von Blasensteinen und Weichteilbrüchen entziehen sich der Analyse. Letztere können eher durch therapeutische Hilfsmittel wie Bruchbänder nachgewiesen werden. Ob die Betroffenen im Hospital behandelt oder nur postoperativ gepflegt wurden, ist nicht zu beantworten. Generell tendiere ich zu der Annahme, dass chirurgische Eingriffe, die die Knochen betrafen, im Mittelalter lange vermieden wurden; wahrscheinlich aufgrund der Erfahrung, dass starker Blutverlust und Wundstarrkrampf zum Tod führten.

---

550 Bei einem weiteren jungen Individuum (Bef.-Nr. 20508) aus einem Massengrab fehlte eine Fingerspitze. Es wird jedoch vermutet, dass diese eher durch einen Unfall, d. h. durch eine traumatische Amputation, verloren ging (Connell et al. 2012, S. 216).

551 Connell et al. 2012, S. 216, Abb. 241.

552 Barber – Sibun 2010, S. 33.

553 Wahl 1992, S. 484, mit Abb.

554 Ich danke Prof. Dr. Joachim Wahl für die schriftliche Mitteilung vom 25.10.2005.

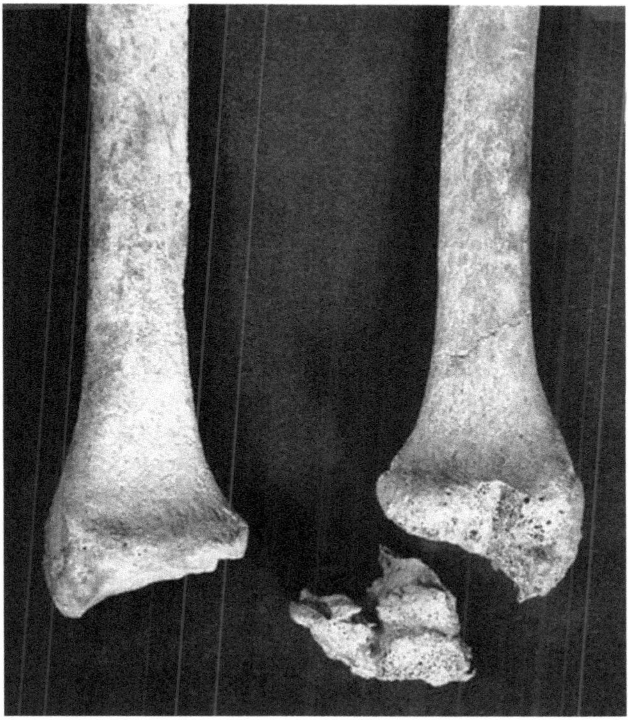

**Abb. 48:** St. Nicholas Hospital, Lewes. Amputationsspuren am linken Handgelenk.

## 3.3.5 Exkurs: Soziale Unterschiede und persönlicher Besitz

Wie mehrfach betont, lebten in Hospitälern der Vormoderne Personen unterschiedlicher sozialer Herkunft zusammen. Mittellose standen Pfründern gegenüber, die sich einen Platz im Hospital erkauft hatten und mitunter über eine eigene Kammer, Besitz und eigenes Personal verfügten. Archäologisch ist es jeher eine spannende Frage, ob sich derartige soziale Differenzen auch in der Sachkultur widerspiegeln. Insbesondere Importe sowie verschiedene Materialgruppen werden der Mittel- und Oberschicht zugeschrieben, so wie wertvoll gearbeitete Glas- und Zinnbecher. Schriftquellen vom 1225 gestifteten Hospital zum Heiligen Geist in Konstanz unterstreichen eine sozial gestaffelte Zuteilung unterschiedlichen Geschirrs für die Insassen: Arme- und Mittelpfründner aßen von hölzernen oder irdenen, Herrenpfründer seit der Frühen Neuzeit mitunter von metallenen Gefäßen, die bevorzugt aus Zinn bestanden.[555] Anhand archäologischer Funde versuchte u. a. Walter Janssen, in den Überresten des Bad Windsheimer Hospitalfundes, der in das 16. Jh. datiert, entsprechende soziale Unterschiede zu fassen. Glasgefäße sah er als Indikator für die sozial besser gestellte Bürgerschicht. Beweisführend führte er Gläser mit „Goldfadenauflage" an.[556] Tatsächlich scheint es sich bei dem Goldschimmer jedoch um irisierende Auflösungserscheinungen zu handeln, wie Herbert Hagn in seiner Rezension anmerkte.[557] Auch die Vielzahl der geborgenen Nuppenbecher kann nur bedingt als sozialer Indikator verwendet werden. Wie erschwinglich und wertvoll sie waren, ist unter regionalen und zeitlichen Gesichtspunkten zu untersuchen. Bei den geborgenen Nuppenbecher handelte es sich um einheimische Gefäße, die zum Datierungszeitpunkt möglicherweise bereits Massenware darstellten. In diesem Fall wären die Anschaffungskosten gering gewesen. Eine weitere Schwachstelle bezüglich der sozialen Einstufung ist jedoch das mangelnde Wissen darum, mit welcher Intention und durch wen scheinbar hochwertige Gefäße ins Hospital gelangt waren. Bereits 2011 kritisierte ich daher soziale Zuweisungen auf Grundlage von Materialgruppen.[558] Für einige Hospitäler ist eine derartige Herangehensweise bereits nicht überzeugend, da „Wohlhabende" zu Hause gepflegt wurden. Herrenpfründer hingegen konnten über eigenen Besitz verfügen, gehörten jedoch nicht der Oberschicht an und besaßen folglich kaum Kostbarkeiten. Arme- und Mittelpfründer brachten in der Regel kein persönliches

555 Falk 2000b, S. 91.

556 Janssen 1995, S. 102. Aus der Hospitalslatrine liegt eine große Anzahl unbeschädigter Gefäße vor, in der Janssen keine Entsorgung, sondern Deponierung des Haushaltsinventars sah (Janssen 1987, S. 143). Obgleich dieser These nicht grundsätzlich zu widersprechen ist, gilt es zu bedenken, dass die bewusste Bergung qualitativer Stücke im Zuge der Grabung das gewonnene Bild stark beeinflusst. Einige Funde lassen dennoch eine Entsorgung vermuten, wie undichte Gefäße und Teller mit Holzwurmbeschädigung oder anhaftenden Essensresten (Janssen 1995, S. 53). Bemerkenswerterweise ist eine intentionelle Entsorgung intakter Gefäße auch für andere Hospitälern zu vermuten, beispielsweise in Magdeburg und Stein am Rhein. Verena Schaltenbrand Obrecht vermutet eine Erklärung hierfür in heute nicht mehr bekannten Sitten, Traditionen, Aberglauben und/oder Glauben. Sie unterstreicht dies durch die v. a. für die Frühe Neuzeit bekannte Handlung, Totenwaschgeschirr sowie Trink- und Essgeschirr mit ins Grab zu geben oder zu zerstören (Schaltenbrand Obrecht 2006, S. 112).

557 Hagn 1996, S. 328.

558 „Possibilities and borders. The material culture of medieval Hospitals and their social context". Vortrag vom 11.07.2011. Eighteenth International Medieval Congress 2011, University of Leeds (11.–14. Juli 2011).

Hab und Gut ins Hospital oder sie hatten dieses der Einrichtung zu überlassen. Meines Erachtens spiegelt sich v. a. der Schenkungswille an Bedürftige durch die Ober- und Mittelschicht im archäologischen Befund wider. Bereits im Mittelalter folgten Bessersituierte aktuellen modischen „Trends". Gegenstände, die aus diesem Rahmen herausfielen, wurden daraufhin eventuell günstig verkauft, verschenkt oder gar entsorgt und gelangten so unerwartet in Personenkreise, denen diese Stücke zuvor versagt geblieben waren. Funde aus Stadtzentren verdeutlichen das Problem der sozialen Zuweisung. Demnach stammen etwa vom Grundstück der Greifswalder Patrizierfamilie Schoepplenberg Funde aus der zweiten Hälfte des 14. Jh., die neben importiertem Steinzeug auch Holzgeschirr umfassen. Diese wohlhabende Familie versah sowohl günstiges Holzgeschirr als auch teures Steinzeug mit Besitzermarken.[559] Im Gegensatz dazu sind aus Greifswald hochwertige Stücke aus den Haushalten ärmerer Stadtbewohner überliefert, die sicher erst dorthin gelangten, als sie für die Oberschicht keine Bedeutung mehr besaßen.[560]

Besitzermarken sind auch auf Holzgefäßen nachweisbar, die aus Hospitallatrinen stammen. Entsprechende Objekte aus dem Hospital von Bad Windsheim erbrachten beispielsweise verschiedene Arten von Sternen, Kreuzen und anderen Symbolen.[561] Im St.-Annen-Hospital Magdeburg variieren die Zeichen auf Messergriffen und den Böden der Holzschalen von einfachen Ritzungen über Symbole bis hin zu Buchstaben (Abb. 49).

Auch aus den Hospitallatrinen am Heidelberger Kornmarkt kamen Gefäße mit eingeritzten und eingebrannten Besitzermarken zutage. Der Archäologe Sascha Schmidt arbeitete Gemeinsamkeiten und Unterschiede zwischen den markierten Gefäßen aus dem Augustinereremiten-Kloster in Freiburg und dem Hospital in Heidelberg heraus. In Freiburg waren „83 % der gedrechselten Gefäße mit Bodenmarken versehen", in Heidelberg nur etwa 15 %.[562] Schmidt konstatierte, dass in monastischen Einrichtungen ein stärkerer „Kennzeichnungswille" als im Hospital vorherrschte. Diese Aussage besitzt jedoch scheinbar keine Allgemeingültigkeit. Zum einen gilt es zu berücksichtigen, dass die große Anzahl von Besitzermarken aus dem Augustinerkloster in Freiburg bisher

559 Schäfer 2008. Vgl. zudem Felgenhauer-Schmiedt 1995, S. 142. Interessant ist die Frage, warum diese Familie überhaupt ihre Holzgefäße kennzeichnete. Sollte es sich um Geschirr für Gesindel handeln, wäre hier doch eine soziale Staffelung sichtbar.

560 Vgl. mit einem Beispiel aus Greifswald Schäfer 2008, S. 439.

561 Janssen 1995, Taf. 4.3, 5.3, 6.3, 12.3, 13, 14, 17.3.

562 Schmidt 2005, S. 707, Abb. 17.

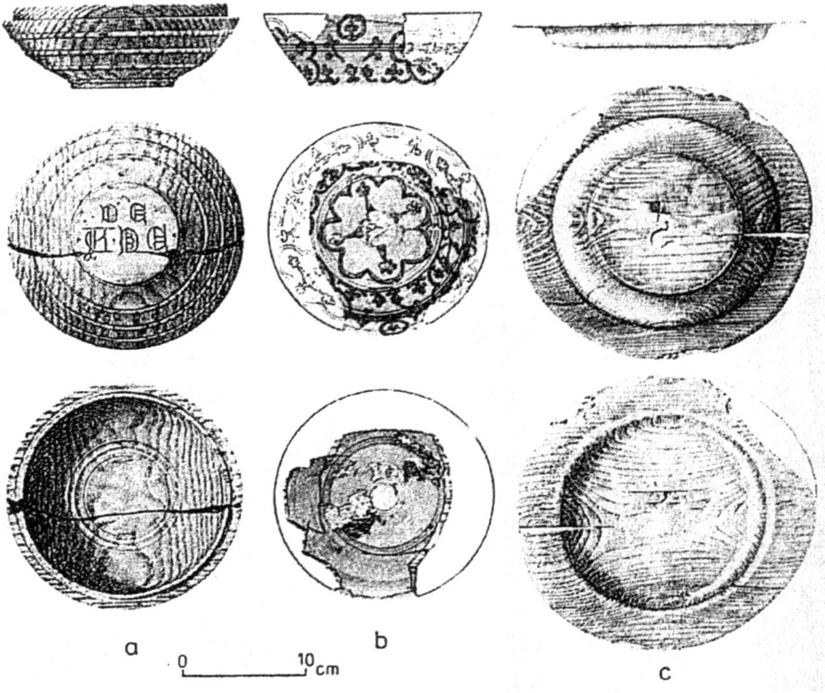


**Abb. 49:** Holzschalen aus dem Heiliggeist-Hospital in Magdeburg, mit Bodenmarken und dekorativen Verzierungen.

singulär zu sein scheint.[563] Zum anderen fehlt es an repräsentativen Vergleichsstudien zur Sachkultur von Hospitälern. Letztendlich erbrachten dennoch alle in dieser Arbeit angeführten Hospitäler mit hölzernen Gefäßen Besitzermarken an einigen Gefäßen, insbesondere an Tellern und Schüsseln. Ein „Kennzeichnungswille" war demzufolge sowohl in monastischen Einrichtungen als auch in Hospitälern vorhanden.

### 3.3.6 Schlussbetrachtung

Die in diesem Kapitel skizzierte Entwicklung von Hospitälern vom Mittelalter bis zur Frühen Neuzeit zeigt, dass der eigentlich Beginn von Stiftshospitäler

563 Ebd.

seit dem 9./10. Jh. archäologisch noch nicht zu fassen ist. Diese frühen, durch geistliche oder weltliche Herren gegründeten Einrichtungen in der Nähe von Stifts- und Domkirchen waren Herberge für Bedürftige, wie Pilger, Waisen, Schwangere, Kranke und Alte. Im 12./13. Jh. setzte eine neue Welle von Hospitalsgründungen in zunehmend dichter besiedelten Gebieten wie Städten ein. Alte Hospitäler blieben bestehen, andere wandelten sich zu Kanonikerstiften oder Bürgerhospitälern. Letztere entstanden auch als Neubauten, v. a. in Nähe von Stadtmauern, viel befahrenen Straßen und fließenden Gewässern. Im Zuge von Stadterweiterungen gelangten sie in die Städte. Diese Phase markiert nun auch den Beginn archäologischer Quellen aus Hospitalgrabungen. Die einst vollständig unter geistlicher Obhut geführten Hospitäler wurden während des 14. Jh. zunehmend kommunalisiert. Damit wandelte sich häufig auch die Bewohnerschaft – zu den bedürftigen Mittellosen gesellten sich Vertretern der Mittelschicht (Mittelpfründner, Herrenpfründner), die sich ins Hospital einkauften. Die soziale Diskrepanz ist archäologisch anhand von Funden nur schwer zu fassen. Schriftquellen belegen unterschiedliche Handhabe in verschiedenen Institutionen und somit ist es archäologisch kaum möglich, etwas über die Nutzergruppe von Holz-, Glas- und Metallgefäßen zu äußern. Auch die Annahme, dass Arme medizinisch vernachlässigt wurden, wie dies u. a. für die Britischen Inseln postuliert wurde, ist weder auf alle Institutionen noch grundsätzlich auf den deutschsprachigen Raum übertragbar. Die im Hospital tätigen Medizinalvertreter, im Mittelalter v. a. Bader und Barbier(-chirurgen), ab dem 15. Jh. zusätzlich Apotheker und universitär gebildete Ärzte, sind archäologisch jedoch nur durch wenige Funde, wie Salbentöpfchen, Urinale und Schröpfköpfe belegbar. Die Behandlung der Hospitaliten bestand gemäß der Zeit insbesondere aus diätetischen Maßnahmen, Arzneien, Aderlass und Schröpfen. Chirurgische Eingriffe sind in Form von Amputationen und Trepanationen auffallend selten. Brenneisenbehandlungen betrafen in der Regel die Weichteile und entziehen sich damit einem sicheren Nachweis. Therapeutische Hilfsmittel, wie Krückstöcke und Bruchbänder, sind ebenfalls kaum bekannt. Hospitäler fungierten in der Regel nicht als Krankenanstalten. Ausnahmen sind nur in Städten zu bemerken, die im regen Austausch mit süd- und mitteleuropäischen Städten standen, welche über ein ausgereiftes Kranken- und Fürsorgesystem verfügten. Die Mehrheit der nordeuropäischen Hospitäler bot Unterkunft, Nahrung, seelischen Beistand und Pflege.

Die skelettalen Überreste der Hospitaliten geben einerseits eine Vorstellung von der Bewohnerschaft und zeigen andererseits, etwa durch die Anlage von Massengräbern, dass nicht alle auf dem Hospitalfriedhof Bestatteten im Hospital gelebt haben können. Je nachdem, wie ausführlich ein Friedhofsgebiet ergraben wurde, können sich Aussagen zur prozentualen Verteilung von Alter und Geschlecht der möglichen Bewohner ändern. Doch kein Friedhof wurde vollständig erfasst. Eine Tendenz ist die Feststellung, dass in der Regel mehr Männer als Frauen und v. a. Jungerwachsene auf den Hospitalfriedhöfen bestattet wurden. Kinder und Alte sind häufig unterrepräsentiert. Die Belegung der Hospitalfriedhöfe unterscheidet sich folglich demographisch von Gemeindefriedhöfen. Der Nachweis von starken degenerativen Verschleißerscheinungen und Mangelerkrankungen bei gleichzeitig hoher Mortalitätsrate der Jungerwachsenen ist als signifikanter Beleg ungünstiger Lebensumstände zu bewerten und lässt die Vermutung zu, v. a. Arme, Schwache und Kranke in einer Vielzahl dieser Individuen zu sehen. Das wäre tatsächlich die Gruppe, die am häufigsten als Begünstigte in Stifts- und Gründungsurkunden Erwähnung finden. Armut spiegelt sich zudem sicherlich in Doppel-, Mehrfach-, und Massenbestattungen wider, die von Hospitalfriedhöfen bekannt sind. In Kriegszeiten sind zudem Soldaten unter den Toten zu vermuten, die im Hospital an Fiebererkrankungen verstorben waren. Abschließend ist festzustellen, dass der archäologische Nachweis frühneuzeitlicher Bürgerhospitäler gegenüber mittelalterlichen Einrichtungen spärlich ist. Dafür treten zunehmend spezialisierte Einrichtungen in den Vordergrund, die Gegenstand des kommenden Kapitels sind.

## 3.4 Ausgewählte Einrichtungen der Frühen Neuzeit

Mit der Frühen Neuzeit sind Tendenzen zu spezialisierten Fürsorgeeinrichtungen nachweisbar. Die historische Überlieferung bezeugt u. a. Geburtshäuser, Waisenhäuser, Krankenanstalten, Armen- und Arbeitshäuser sowie Hospitäler für Marine und Militär. Die Ergebnisse archäologischer Untersuchungen zu diesen Spezialeinrichtungen werden im Kommenden vorgestellt und in einen historischen Kontext eingebunden.

### 3.4.1 Militärhospitäler

Hospitäler für Soldaten sind spätestens seit den *Valetudinarien* der Römischen Kaiserzeit bekannt. Mit dem Ende dieser Epoche verschwinden sie im 4. Jh. n. Chr.; und erst im späten Mittelalter sind Lazarette für die medizinische Versorgung von Soldaten in Europa erneut nachweisbar.[564] Es überrascht, dass Chirurgen, die durch ihre Arbeit auf den Schlachtfeldern zu Erfahrung und Ansehen gekommen waren, wie Hieronymus Brunschwig (1450–1512), Hans von Gersdorff (1455–1529) oder

---

564 Jetter 1973, S. 70.

Ambroise Paré (1510–1590), Feldlazarette oder Militärhospitäler nicht beschreiben.[565] Nach Jetter haben jedoch Schüler Parés in Frankreich sowohl Feldlazarette als auch feststehende Militärhospitäler gesehen.[566] Im deutschsprachigen Raum ist bis zum Ende des 16. Jh. kein organisiertes Sanitätswesen im Militär nachweisbar, ebenso gab es kaum spezielle Militärchirurgen. Stattdessen wurden allgemeine Chirurgen dafür bezahlt, ihren Dienstherrn ärztlich zu betreuen. Die Pflege und Versorgung anderer, einfacher Soldaten oblag überwiegend der Freiwilligkeit der mitreisenden Medizinalvertreter.[567]

### *3.4.1.1 Bauliche Gliederung und medizinische Fürsorge*

Insbesondere ab dem 17. Jh. entstanden im vorliegenden Untersuchungsgebiet sukzessive Militärhospitäler, eventuell als Folge des Dreißigjährigen Krieges und der Einführung stehender Heere (ab 1680).[568] Anders als Bürgerhospitäler entstanden Militärhospitäler nicht aus Sorge um die Armen, um das Seelenheil oder durch das Geltungsbedürfnis der Gründer, sondern mit der Absicht, Soldaten schnell genesen und für die politischen Ziele des Landes weiter kämpfen zu lassen. Mit Aufkommen der Militärhospitäler ist folglich zeitgleich eine medizinische Versorgung aller Soldaten in diesen Einrichtungen zu erwarten. Auf dem Feld war dies nur eingeschränkt möglich. Verwundete und fiebernde Soldaten starben, da der Abtransport im deutschsprachigen Raum bis ins 18. Jh. häufig von Laien organisiert und überwacht wurde, die die Ernsthaftigkeit der gesundheitlichen Situation nicht einzuschätzen vermochten.[569]

---

565 Hieronymus Brunschwig ist u. a. für Werke zur Destillation und Chirurgie bekannt. Hans von Gersdorff schrieb das *Feldbuch der Wundarzney* (1551) und Ambroise Paré u. a. Bücher über die Anatomie des menschlichen Körpers. Paré erkannte beispielweise, dass durch Schusswaffen verursachte Wunden nicht mit siedendem Öl oder Kauterisation ausgebrannt werden sollten und Geschosse am günstigsten zu entfernen sind, indem der Patient jene Position einnimmt, die er zum Zeitpunkt der Verwundung innegehabt hatte. Auch die Ligatur, dass Abbinden größerer Venen bei starkem Blutverlust, z. B. bei Amputation, ist den Beobachtungen und Erfahrungen Parés zu verdanken (Jetter 1986, S. 104–105; Renk 1994).

566 Jetter 1973, S. 70.

567 Sprenger 1998, S. 11.

568 Jetter 1986, S. 173.

569 Frankreich reagierte in dieser Hinsicht gut ein Jahrhundert früher und fungierte sicherlich als Vorbild für das Sanitätswesen Europas. Maximilien de Béthune, Herzog von Sully (1560–1641) und Minister unter Heinrich IV. (1553–1610), richtete bereits flexible, gut ausgestattete Ambulanzen ein, die den Truppen folgten und sich bei Bedarf um Kranke und Verletzte kümmerten (Sprenger 1998, S. 12).

Die Militärhospitäler des 18. Jh. nahmen verwundete Soldaten auf und dienten gleichzeitig als Ort der Lehre und Ausbildung für Ärzte und Studenten, wie dies generell für medizinische Anstalten des 18./19. Jh. belegt ist. Ebenfalls im 18. Jh. sind zudem durchdachte Anstöße zu einer eigenen Architektur von Militärhospitälern greifbar.[570] In seiner 1752 verfassten Abhandlung *Observations on the Diseases of the Army* hebt Sir John Pringle (1707–1782) die Bedeutung der Abstände von Hospitalzelten zueinander hervor.[571] Diese Idee war der Auslöser zur Entstehung des sog. Pavillonsystems von Hospitalgebäuden, das eine gute Durchlüftung gewährleisten und das Ansteckungspotential verringern sollte.

Regional übergreifende Studien scheinen zur medizinischen Fürsorge der Militärhospitäler bisher zu fehlen. Die vorhandenen Quellen lassen jedoch vermuten, dass es beim Einsatz von fachlichem Personal Diskrepanzen gab. Für Österreich ist überliefert, dass geschulte Ärzte erst im Laufe des 18. Jh. in Militärhospitälern und Feldlazaretten arbeiteten, trotzdem Feldlazarette keine neue Institution darstellten. Im Gegensatz dazu belegen die oben angeführten berühmten Chirurgen und Wundärzte des 16. Jh., dass geschultes medizinisches Personal teilweise auch schon früher vor Ort arbeitete. Auch Bader begleiteten das Heer; sie nahmen nach dem Wissen ihrer Zeit chirurgische Behandlungen vor (Abb. 50).[572] Doch bis zum 18. Jh. kümmerten sich hauptsächlich mitziehende Frauen und dienstuntaugliche Soldaten um Kranke und Verletzte.

Das 18. Jh. stellt offensichtlich einen deutlichen Wendepunkt in der Medizingeschichte dar, der sich in kleinen innovativen Schritten wiederholt angekündigt hatte. In dieser „Zeit der Aufklärung" änderte sich auch das menschliche Selbstverständnis. Die Herrscher europäischer Großmächte sahen sich nicht weiter als „Diener von Gottes Gnaden", sondern als Diener des Staates.[573] In Österreich ist in diesem Zusammenhang beispielsweise der

---

570 Nicht immer entstanden neue Bauten für Militärhospitäler. So wurde in Berlin um 1720 ein leer stehendes Pesthaus zu diesem Zwecke genutzt (Jetter 1986, S. 173).

571 Pringle – Brande 1982.

572 Vor allem Barbier(-chirurgen) verbrachten mitunter Jahre im Krieg und in der Fremde, um ihr medizinisches Wissen zu erweitern und schließlich sesshaft werden zu können (vgl. Kap. 5.4 Barbier(-chirurgen)). Kurios muten hingegen Quellen an, wonach sogar Kammerdiener von Offizieren „zu Feldscheren oder […] Regimentchirurgen" ernannt wurden und Behandlungen vornahmen (Binder 2008, S. 42.).

573 Binder 2008, S. 34.

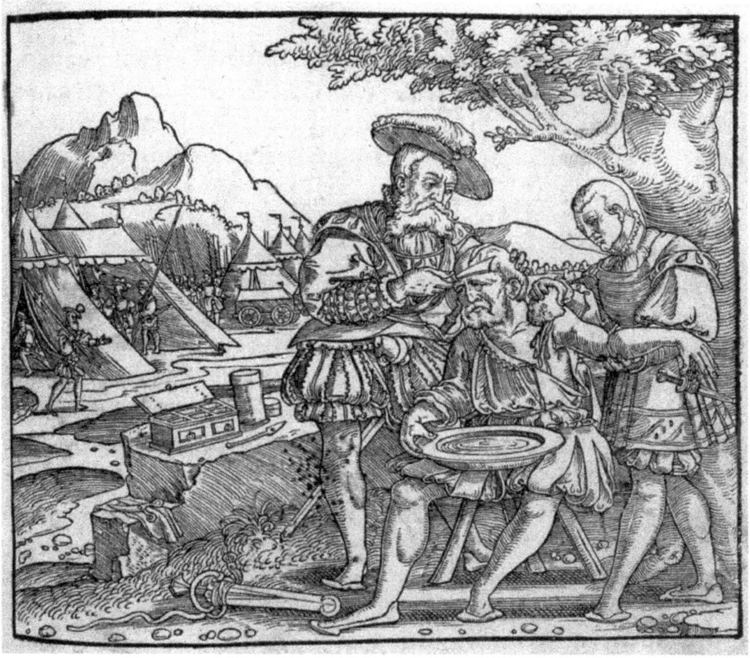

**Abb. 50:** Hans von Gersdorff: Feldtbuch der Wundartzney (1551). Feldscher bei der Behandlung einer Kopf- und Schulterwunde. Im Hintergrund: Arzneikasten und Lager.

Wille nach sozialer und sanitärer Verbesserung zu spüren. Militärhospitäler, wie in Wien-Gumpendorf (1769), beschäftigten fähige Ärzte.[574] Dennoch ist bis ins 19. Jh. mit einer hohen Morbidität und Mortalität der Heere zu rechnen. Übereinstimmend konnte beispielsweise in den Militärhospitälern von Paris und Wien-Gumpendorf eine Sterblichkeit von etwa 20 % festgestellt werden, die u. a. auf Infektionen und Seuchen, wie „Typhus, Ruhr, Cholera, Pocken, Syphilis, Fieber unbekannten Ursprungs und Lungenentzündungen" sowie Mangelerkrankungen und schlechte Wundversorgung zurückzuführen ist.[575] In Militärhospitälern verhinderten schlechte Hygiene und unzureichende Luftzirkulation die Genesung vieler Insassen.

574 Jetter 1986, S. 173.
575 Binder 2008, S. 45.

### *3.4.1.2 Osteologische Belege*

Im Fall ihres Todes erhielten die Insassen der Militärhospitäler eine Bestattung auf dem hospitaleigenen Friedhof. Jene, die bereits auf Feldzügen und in den Feldlazaretten verstarben, gelangten hingegen selten zurück in die Heimat. Lazarette unterschieden sich von Militärhospitälern insofern, als dass sie in der Regel flexibel waren. Sie wurden entweder von den Truppen angelegt oder in bereits bestehenden Gebäuden der umliegenden Dörfer integriert. Ein entsprechender Beleg ist für das im Jahr 1701 gegründete Zucht- und Waisenhaus im ehemaligen Georgenhaus von Leipzig überliefert. Bei archäologischen Grabungen kamen neben der dort befindlichen Kapelle drei Massengräber zutage, trotzdem die Institution ursprünglich kein eigenes Bestattungsrecht besaß.[576] Schriftquellen und skelettale Überreste lassen jedoch einen Bezug zur Völkerschlacht am 3. Oktober 1813 erkennen. Demnach wurden russische Verwundete aufgrund der Überfüllung aller zugänglichen Lazarette in andere soziale Institutionen gebracht, u. a. in das erwähnte Zucht- und Waisenhaus. Bereits in den Lazaretten waren viele Soldaten an Typhus erkrankt. Diese Infektionskrankheit führt unbehandelt häufig zum Tode. Am archäologischen Befund ist die Beobachtung bemerkenswert, dass die verstorbenen Soldaten zusammen mit den Insassen des Zucht- und Waisenhauses in Massengräbern bestattet wurden. So befanden sich unter den 96 sicher bestimmbaren Individuen 81 % Erwachsene und 19 % Kinder. Männer waren zu 72 % vertreten, Frauen erwartungsgemäß unterrepräsentiert (3 %). Die höchste Mortalitätsrate ergab sich bei Personen im adulten Alter. Menschen ab dem 40. Lebensjahr fehlten hingegen beinahe vollständig. Die untersten Grabschichten lassen aufgrund von Säuglings-, Kinder- und Sargbestattungen sowie älteren Individuen die Zucht- und Waisenhausinsassen erkennen. Die Ansprache der oberen Schicht als Soldatengrab geht aus der Zusammenstellung von Alter, Geschlecht und Pathologien hervor. Demnach befanden sich dort Männer v. a. adulten Alters, die Spuren scharfer Gewalt aufwiesen (21 %).[577] Derartige Befunde sind auch aus Hospitalserien, Klosterfriedhöfen und Massengräbern ohne Institutionszusammenhang bekannt. Sie alle weisen Übereinstimmung darin auf, dass es sich häufig um Männer im wehrfähigen Alter handelt, die, wie im vorliegenden Fall, Spuren verheilter Hiebverletzungen besaßen. Es ist daher zu vermuten, dass die betroffenen Individuen häufiger in kriegerischen

---

576 Graf 1997.

577 Für die anthropologische Auswertung der Individuen siehe Zink et al. 1997.

Auseinandersetzungen verletzt wurden und nach ihrer Genesung wieder ins Heer eingetreten sind. Andere Männer des Massengrabs weisen Verletzungen auf, die im unmittelbaren Zusammenhang mit ihrem Tod stehen, wie etwa eine unverheilte Hiebverletzung am Stirnbein eines 50- bis 60-jährigen Mannes (Bef.-Nr. 39) sowie ein Kontinuitätsbruch am Oberschenkel eines anderen männlichen Erwachsenen (Bef.-Nr. 299). Die Tatsache, dass sowohl Soldaten als auch Zucht- und Waisenhausinsassen zusammen in ein Massengrab gelangt sind, deutet darauf hin, dass diese Individuen relativ zeitgleich verstorben waren. Die Wahrscheinlichkeit, v. a. eine schnell tödlich verlaufende Infektionskrankheit als Verursacher der hohen Mortalität zu sehen, ist daher hoch.

Zeitgenössische Aufzeichnungen belegen, dass auch größere Gehöfte bei Bedarf zu Lazaretten umfunktioniert wurden. So beherbergte der Kaltschmiedshof in Königshoven im Rheinland im Jahr 1794 französische Soldaten. Die Toten waren im Garten bestattet und 1987 archäologisch freigelegt worden. Särge fehlten; die Grabgruben waren nicht sonderlich eingetieft und die Grabausrichtung ungenau, „nordwest-südöstlich in Reihen".[578] Eine Niederlegung in Massengräbern blieb aus; die 58 erfassten Individuen lagen in Einzel- bis Dreifachgräbern, bis zu drei Tote in „wechselnder Ausrichtung".[579] Diese Orientierung ist bei Kriegsgräbern häufig zu beobachten und hatte sicherlich platzsparende Gründe. Alle Toten vom Kaltschmiedshof waren männlich. Sie verstarben überwiegend im jungadulten Alter von etwa 25 Jahren, jüngere Individuen von 15–17 Jahren sowie ältere von über 50 Jahren bildeten die Ausnahme. Schwere Verletzungsspuren oder Pathologien wurden in der Regel nicht beobachtet. Der Anthropologe Joachim H. Schleifring konstatiert daher, dass auch diese Soldaten eher an Weichteilverletzungen oder Infektionen verstorben waren.[580] Tatsächlich führten die hygienischen Verhältnisse in den Feld- und Winterlagern zum massenhaften Aufkommen sog. Lagerkrankheiten, wie Ruhr und Typhus. Diese Erkrankungen dezimierten ein Heer i. d. R. weit mehr als Kampfverletzungen.

---

578 Schwellnus 1988, S. 165.

579 Vgl. u. a. ein in Wittstock entdecktes Massengrab, das zur Zeit des Dreißigjährigen Krieges angelegt worden war und mindestens 88 Männer in mehreren Schichten barg – die Gesamtindividuenzahl wurde auf 125 geschätzt (Eickhoff et al. 2012, S. 166). Auch diese Toten lagen überwiegend in gestreckter Rückenlage abwechselnd einander zugewandt.

580 Schleifring 1988, S. 168.

Spuren von Gewalteinwirkungen sind folglich das beste Kriterium, um Soldaten und Veteranen bzw. notdürftig eingerichtete Lazarette zu erkennen. Dennoch verstarben diese Menschen v. a. an Infektionskrankheiten bzw. Lagerkrankheiten und an damit einhergehenden Fieberschüben. Verifizierte Belege für die eigentliche Todesursache der Soldaten gelingen mittlerweile mithilfe kostenintensiver DNA-Untersuchungen. Ein weiterer Hinweis ergibt sich bei einer auffälligen Häufung von Männern im wehrfähigen Alter. Doch wie bereits erwähnt, begleiteten auch Frauen und sogar Familien das Heer. Im Fall einer Epidemie waren Kinder, Frauen und Männer betroffen. Das zu erwartende Bild für Soldaten, also Männer im adulten Alter, wäre damit nicht mehr sichtbar. Ein eindrucksvolles Beispiel für derartige Interpretationsschwierigkeiten erbrachte eine Untersuchung auf dem Stadelhof in Paderborn im Jahr 2005. Insgesamt kamen 41 Individuen aus 13 Gräbern zutage, bei denen es sich um Soldaten und ihre Angehörige handeln soll. Die sterblichen Überreste waren mitsamt ihrem Besitz teilweise pietätlos in ungleiche Gruben gelangt, jedoch gab es eine einheitliche Orientierung. Särge wurden nicht beobachtet. Von den geborgenen Individuen verstarben 81 % vor dem 30. Lebensjahr, d. h. vorrangig im jungadulten Alter; Kinder unter sieben Jahren fehlen und nur eine Person erreichte ein Alter zwischen 40 und 60 Jahren.[581] Auffällig war das beinahe ausgeglichene Geschlechterverhältnis.[582] Die Individuen wiesen keine Spuren von Gewalt auf, dafür jedoch ein Gros an Mangelerkrankungen. Der ungefähre Todeszeitpunkt dieser Menschen ist anhand von Münzfunden eingrenzbar. Die jüngste Münze stammt von 1622. Schriftquellen lassen daher vermuten, dass es sich bei den Toten um Angehörige der kaiserlichen Truppen handelt, die im Zuge des Dreißigjährigen Krieges zwischen 1622 und 1641 Paderborn durchliefen und sowohl an der Pest als auch der Roten Ruhr verstarben.[583]

Lazarette unterscheiden sich von Militärhospitälern in der Dauer ihres Bestandes und in ihrer Verortung. Sie befanden sich meist unweit des Kriegsgeschehens[584], konnten durch Zelte schnell aufgebaut oder in bestehende Gebäude

581 Witt-Stuhr et al. 2007, S. 9–10.

582 Ebd., S. 9.

583 Witt-Stuhr et al. 2007.

584 Auch Bestattungsareale sind aus der Nähe von Feldlagern archäologisch belegt, wie etwa in Latdorf in Sachsen-Anhalt. Im Jahr 1644 waren dort 23 überwiegend junge Menschen, hauptsächlich Männer, bestattet worden. Die jüngsten Individuen verstarben zwischen dem elften und 14. Lebensjahr. Sie lagen in Einzelgräbern und

eingerichtet werden – Letzteres freiwillig oder unter Zwang. Militärhospitäler hingegen waren feste, aus Stein erbaute Institutionen. Sie entstanden auf Wunsch von Regenten und waren eindrucksvolle, repräsentative Bauten. Die Soldaten gelangten aufgrund von Infektionskrankheiten, Schwäche oder körperlicher Verletzungen in die Militärhospitäler. Im Mittelpunkt der Versorgung stand die medizinische Behandlung; die Aufnahme der Hospitalinsassen war daher zeitlich begrenzt.

Im Vergleich zu Bürgerhospitälern waren Militärhospitäler selten. Daher sind auch archäologische Untersuchungen zu diesen Einrichtungen quantitativ rar. Besondere Bedeutung kommt folglich jenen Militärhospitalfriedhöfen zu, die anthropologisch untersucht wurden, wie das Areal Marchettigasse in Wien. Die Belegungsdauer von 1769 bis 1784 ist relativ kurz und dem Umstand geschuldet, dass Kaiser Joseph II. (1741–1790) im Jahr 1784 alle innerstädtischen Friedhöfe aus hygienischen Gründen *ex muros* verlagern ließ. Wenige Zeit zuvor hatte seine Mutter Maria Theresia (1717–1780) die Errichtung eines Allgemeinen Krankenhauses, mehrerer Armenhäuser sowie eines Narrenturms veranlasst. Zur Zeit der Friedhofsnutzung war Österreich in den bayerischen Erbfolgekrieg (1778–1779) verwickelt. Es wird berichtet, dass es keine größeren kriegerischen Auseinandersetzungen gegeben habe und die Heere v. a. „durch Seuchen, Geldmangel und Nachschubprobleme geschwächt waren".[585] Von den 140.000 gemeldeten Kranken verstarben 31.000.[586] In den 15 Jahren der Friedhofnutzung verzeichnet das Wiener Militärhospital in den Sterbematrikeln 4.893 Tote, die allesamt auf dem Hospitalfriedhof bestattet wurden.[587] Archäologisch erfasst sind lediglich 393 Individuen; 60 wurden näher untersucht. Alle Toten befanden

---

zwei Dreifachbestattungen. Funde von persönlichem Besitz und Knöpfe belegen, dass sie mit ihrer Kleidung ins Grab gelangten. Schwere Verletzungen und Pathologien wurden nicht beobachtet. Wahrscheinlich starben auch diese Menschen v. a. an Infektionskrankheiten, Hunger oder Weichteilverletzungen (Fahr et al. 2009). Dass zu jedem Lager auch „spezielle Häuser für Kranke" gehörten, erwähnt Kroll 2006, S. 461.

585 Binder 2008, S. 41.

586 Ebd.

587 Sterbematrikel wurden für das österreichische Militär seit dem 17. Jh. vergeben (Binder 2008, S. 11, 47). Sie sind für die wissenschaftliche Bearbeitung frühneuzeitlicher Friedhöfe und Hospitäler ausgesprochen aufschlussreich, da sie nicht nur Aussagen zur Demographie, sondern zusätzlichen einen Einblick in den Wissensstand der Ärzte ermöglichen.

sich in Kisten – pro Kiste drei bis sechs Individuen, mittels Bretter voneinander getrennt. Wie bereits bei anderen „Soldatengräbern“ beobachtet, lagen die Toten in abwechselnder Blickrichtung zueinander. [588]

96,7 % der untersuchten Individuen waren männlich und verstarben durchschnittlich in einem Alter von 27 Jahren, d. h. im jungerwachsenen Alter (60,3 %). Die jüngsten Individuen kamen zwischen 15 bis 18 Jahren (12,1 %) zu Tode, die ältesten zwischen 30 und 50 Jahren (27,6 %). Dieses Ergebnis stimmt nur teilweise mit den Sterbematriken überein, wonach zwischen 1769 bis 1779 insgesamt 5,45 % Frauen (192) und beinahe genauso viele Kinder (205) auf dem Militärfriedhof bestattet wurden.[589] Die Anthropologin Michaela Binder äußert nachvollziehbar, dass diese Frauen und Kinder wahrscheinlich „Angehörige der Soldaten und Bediensteten der Garnison“ gewesen sind.[590]

Den Sterbematriken ist zu entnehmen, dass 86,6 % der Bestatteten einfache Soldaten gewesen waren.[591] Diese Angabe über den sozialen Status korreliert mit den anthropologischen Ergebnissen. Demnach besaßen viele der untersuchten Individuen einen hohen Grad an Mangelerkrankungen, die in der Regel schon im Kindheitsalter entstanden sind: Schmelzhypoplasien (93,1 %) und *Cribra cranii* (65,5 %).[592] Letztere entstehen durch einen chronischen Eisenmangel. Deren Ursache ist nicht ausschließlich auf eine Lebensmittelunterversorgung zurückzuführen, da Fleisch (und Brot) zu den Hauptnahrungsmitteln der Soldaten zählten. Tatsächlich ist es wahrscheinlicher, pathologische Ursachen zu vermuten, wie parasitäre und bakterielle Infektionen, die zu chronischen Durchfallerkrankungen führten. Schmelzhypoplasien mögen auf den ersten Blick nicht dramatisch wirken, doch für die Lebensprognose ist das Gegenteil bezeugt. Studien ergaben, dass die Betroffenen selten ein hohes Alter erreichten, da „sie bereits im Kindesalter unter physiologischen Stress zu leiden hatten [und] im Erwachsenenalter weniger resistent gegen Krankheiten zu sein“ schienen.[593] Ein Blick auf die Pathologien der untersuchten Militärdienstleistenden offenbart eine hohe Anfälligkeit

588 Binder 2008, S. 14–15.

589 Als Kinder zählen die in den Sterbematriken als „Knab“ oder „Magd“ bezeichneten Personen. Bei allen anderen hält Binder eine Ansprache als Rekruten für möglich (Binder 2008, S. 52).

590 Ebd.

591 Binder 2008, S. 52.

592 Binder 2008, S. 55.

593 Ebd., S. 67.

gegenüber Infektionskrankheiten. Zwölf von 60 Männern litten an Lungentuberkulose und beinahe die Hälfte der Individuen (46,4 %) unter einer chronischen Entzündung der Nasennebenhöhlen (*Sinusitis*).[594] Dieses Ergebnis ist eklatant. Eventuell wurden die genannten Krankheiten durch offenes Feuer der Schwarzen Küche in ländlichen Häusern begünstigt oder liegen in der staubgefüllten Luft Wiens begründet.[595] *In summa* ist anzunehmen, dass die Toten aus der Marchettigasse in Wien eher ein sozialschwaches Leben geführt haben, offensichtlich schon in der Kindheit von Arbeit und Nahrungsmangel geprägt. Sie stammten wahrscheinlich aus dem ländlichen Milieu und sind nicht unbedingt freiwillig in den Militärdienst eingetreten. Häufig wurden junge Männer von ihrem Grundherrn zu diesem Einsatz gedrängt; erst zum Ende des 18. Jh. sollten derartige Abhängigkeitsverhältnisse vollständig verschwinden.[596]

Ähnlich wie jene Individuen, die notdürftig eingerichteten Lazaretten zugeordnet werden, wiesen die untersuchten Skelette des Militärfriedhofs Wien-Marchettigasse nur selten Spuren von Gewalt auf. Möglicherweise in diesem Zusammenhang entstandene Nasenbeinfrakturen lagen bei drei Männern vor. Sie können als Beleg für Unfälle oder interpersonelle Gewalt angesehen werden und finden sich etwa auf dem Friedhof des untersuchten Invalidenhauses von London-Greenwich auffallend häufig wieder (→ Kap. 3.4.3.3 *Invalidenhäuser/ Osteologische Belege*). Schädeltraumata wurden in der Wiener Marchetti-Gasse fünf Mal beobachtet und nur bei Männern, die älter als 30 Jahre alt geworden waren. Die Verletzungen waren verheilt und lagen bereits längere Zeit zurück. Es ist daher wahrscheinlich, dass die Betroffenen wiederholt im Kriegsdienst gestanden hatten. Letztendlich ermöglichen die Befunde keine Aussage darüber, warum die untersuchten Individuen in das Militärhospital gelangt waren und welche Umstände zu ihrem Tod geführt hatten. Nach dem bisher Angeführten, d. h. dem Fehlen offensichtlicher Verletzungen mit Todesfolge sowie den Todesgründen bei anderen Militärangehörigen, drängt sich die Vermutung auf, Infektionskrankheiten, begleitet von hohem Fieber, als Grund für den frühen Tod vieler dieser Menschen zu sehen.

---

594 Binder 2008, S. 73–75.

595 Ebd., S. 74.

596 Binder 2008, S. 66–67.

Ebenso selten wie traumatische Verletzungen sind auf dem Friedhof des Wiener Militärhospitals Spuren chirurgischer Eingriffe zu beobachten. Nach Binder waren Soldaten mit Frakturen oder Amputationen Invaliden. Sie waren für das Militär folglich ungeeignet und gelangten in andere Institutionen, wie Invalidenhäuser. Das Fehlen chirurgischer Eingriffe am Skelettmaterial erklärt dies jedoch nicht. Nicht immer war voraussehbar, dass eine Amputation notwendig werden würde. Es wäre demnach zu untersuchen, ob die Betroffenen stets vor dem Eingriff verlegt wurden bzw. die Operationen generell überlebten. Letzteres ist eher unwahrscheinlich.

### *3.4.1.3 Schlussbetrachtung*

Militärhospitäler sind bereits in der Römischen Kaiserzeit archäologisch überliefert. In der Zeit vom 4. Jh. bis zum Beginn der Frühen Neuzeit scheinen sie jedoch verschwunden zu sein. Insbesondere ab dem 17./18. Jh. treten diese reinen Krankeneinrichtungen schließlich wieder in Erscheinung; schon im 18. Jh. entstanden Hospitalbauten im Pavillonsystem, um die Luftzirkulation zu begünstigen und eine Ansteckung unter den Hospitaliten zu verringern. Militärhospitäler waren dennoch seltene Institutionen. Weitaus häufiger und unmittelbar am Kriegsgeschehen beteiligt kamen flexible Lazarette zum Einsatz. Bis in das 18. Jh. hinein wirkten hier v. a. „Chirurgen" (Bader, Barbiere, Wundärzte, Chirurgen und sogar Scharfrichter), mitgereiste Ehefrauen, untauglich gewordene Soldaten und andere als „Ärzte" und Pfleger. Archäologische Untersuchungen belegen die provisorische Errichtung von Lazaretten in anderen Fürsorgeeinrichtungen und auf Gehöften. Diese Bestattungen zeichnen sich u. a. durch das Fehlen von Särgen aus; mitunter werden die Toten in Massen-, Mehrfach- oder Doppelgräbern platzsparend bestattet. Selten weisen sie Kampfverletzungen auf, die unmittelbar zum Tode geführt haben. Infektionskrankheiten werden eher als Todesursache angenommen. Wenngleich die Vielzahl der Individuen im adulten bis jungadulten Alter verstarb, weicht die Zusammensetzung der Untersuchten in Alter und Geschlecht häufig voneinander ab. Diese Beobachtung kann durch das Mitreisen von Familienmitgliedern erklärt werden, ebenso wie durch das Sterben von Menschen, die regulär in den Institutionen oder auf den Gehöften wohnten.

Die zuweilen gleichmäßige Geschlechterverteilung bei Lazarettbestattungen ist auf den Friedhöfen fest gebauter Militärhospitäler scheinbar nicht nachweisbar. Generell reicht eine einzige Quelle, der Militärhospitalfriedhof von Wien, Marchettigasse, jedoch nicht aus, um einen derartigen Vergleich zu verallgemeinern. Der Befundvergleich von Lazarett- und Militärhospitalfriedhöfen erbrachte bisher ein überwiegend übereinstimmendes Alter der Toten, mit 20 bis 40 Jahren, Männer sind jedoch deutlich überrepräsentiert. Auch die Verstorbenen im Hospital ließen kaum Spuren von Gewalt oder medizinischer Behandlung am Skelett erkennen. Verletzungen und chirurgische Eingriffe, die zur Invalidität führten, wurden eventuell nicht immer im Militärhospital behandelt bzw. vorgenommen, da die Betroffenen für das Militär nicht weiter geeignet waren. In der Mehrzahl entstammten die untersuchten Individuen dem ländlichen Milieu; ihr Leben wurde schon in der Kindheit von Armut, Mangel und Arbeit geprägt.

## 3.4.2 Marinehospitäler

Hospitäler der Marine dienten zur Aufnahme von behandlungsfähigen Seeleuten und Soldaten. Diese Einrichtungen sind ebenfalls hauptsächlich erst seit der Frühen Neuzeit überliefert. Ihr Auftreten geht einher mit der Auflassung monastischer Fürsorgeeinrichtungen, der Europäischen Expansion und einer zunehmenden Nutzung der Meere. Nach der Entdeckung der Seewege zu handelsbegehrten und unbekannten Ländern, folgten die Eroberungen fremden Terrains. Flotten wurden mit Militär ausgestattet, sowohl um sich vor feindlichen Übergriffen zu schützen als auch um angreifen zu können. Ab dem 16. Jh. sind Gründungen von Marinehospitälern von Spanien (ab 1587), über Frankreich (seit 1670), Russland (1715), England (seit 1750) und Dänemark (1777) nachweisbar.[597] Ähnlich den Militärhospitälern waren Marinehospitäler „Krankenanstalten“, die v. a. seit dem 18. Jh. auch zur Ausbildung des medizinischen Personals dienten.

### *3.4.2.1 Bauliche Gliederung*

Architektonisch zeichneten sich Marinehospitäler in der Regel durch eine mehrflügelige Anlage mit Kirche aus, in deren Mitte sich ein Hof befand. Die Royal Navy erbaute Mitte des 18. Jh. in Südengland zwei derartige Institutionen, die z. T. archäologisch erfasst wurden. Das Royal Naval Hospital in Portsmouth-Haslar (1746–1752) entstand nach den Bauplänen des deutschstämmigen Architekten Theodore Jacobsen (1724–1772). Die Institution bestand aus drei Flügeln, die zu allen Seiten geschlossen waren (Abb. 51).

597 Jetter 1986, S. 175–177. Auch Kopenhagen besaß ein Marinehospital. Es stellte jedoch keinen eigenen Hospitaltyp dar, sondern wurde in einem bereits bestehendem Bau, einem Waisenhaus, untergebracht (ebd., S. 182).

Projektskizzen deuten darauf hin, dass das Hospital ursprünglich aus vier derartigen Bauten bestehen sollte. Dies wäre jedoch der Luftzirkulation abträglich gewesen.[598] Um 1787 konnte das Hospital über 2.000 Patienten aufnehmen und besaß 84 Stationen, darunter auch eine Isolationsstation für Menschen mit Fieber und Pocken. Jede Station verfügte u. a. über eine eigene Wassertoilette sowie ein Bad für neu aufgenommene Patienten.[599] Das etwas später entstandene Royal Naval Hospital in Plymouth (1756–1765) besaß hingegen schon die im 19. Jh. europaweit übernommene Architektur des Pavillonsystems, das bereits im vorangegangenen Kapitel über Militärhospitäler zur Sprache kam (Abb. 51). Demnach standen große und kleinere Bauten abwechselnd und mit Abstand zueinander um einen Hof gruppiert.[600] Der Baumeister Alexander Rovehead, auch Rouchead, (gestorben 1776) ließ eine Anlage entstehen, die bis dahin unbekannt gewesen zu sein scheint. Eventuell waren ihm die Baupläne vertraut, die Christopher Wren (1632–1723) für die Invalidenhäuser von Chelsea (1682–1692) und Greenwich (1692–1717) in London angefertigt hatte (→ Kap. 3.4.3.1 *Invalidenhäuser/Bauliche Gliederung*).[601] Die Häuser der Kranken verfügten im Marinehospital von Plymouth über drei Obergeschosse; die Räume waren in der Längsachse halbiert und mit mehreren Fenstern ausgestattet. Bei 25 Betten pro Saal besaß das Hospital eine Aufnahmekapazität von etwa 1.500 Patienten.

### *3.4.2.2 Osteologische Belege*

Marinehospitälern und Militärhospitälern stand ein eigener Bestattungsplatz zur Verfügung. Da jedoch auch Marinehospitäler generell selten waren, gibt es nur wenige archäologisch und anthropologisch untersuchte Institutionen, wie jene von Plymouth und Portsmouth in Südengland. Die freigelegten Skelette geben einen Eindruck vom sozialen Umfeld und der Krankheitsbelastung der Hospitalinsassen, vom medizinischen Kenntnisstand sowie von der Häufigkeit chirurgischer Eingriffe innerhalb dieser Institutionen im 18. und 19 Jh.

---

598 Jetter 1986, S. 177.

599 MacQueen Buchanan 2005, S. 224.

600 MacQueen Buchanan 2005.

601 Die Pläne für Greenwich wurden nie umgesetzt. Sie kamen erst rund 200 Jahre später in den sog. Nightingale-Wards zur Anwendung (Jetter 1986, S. 166).

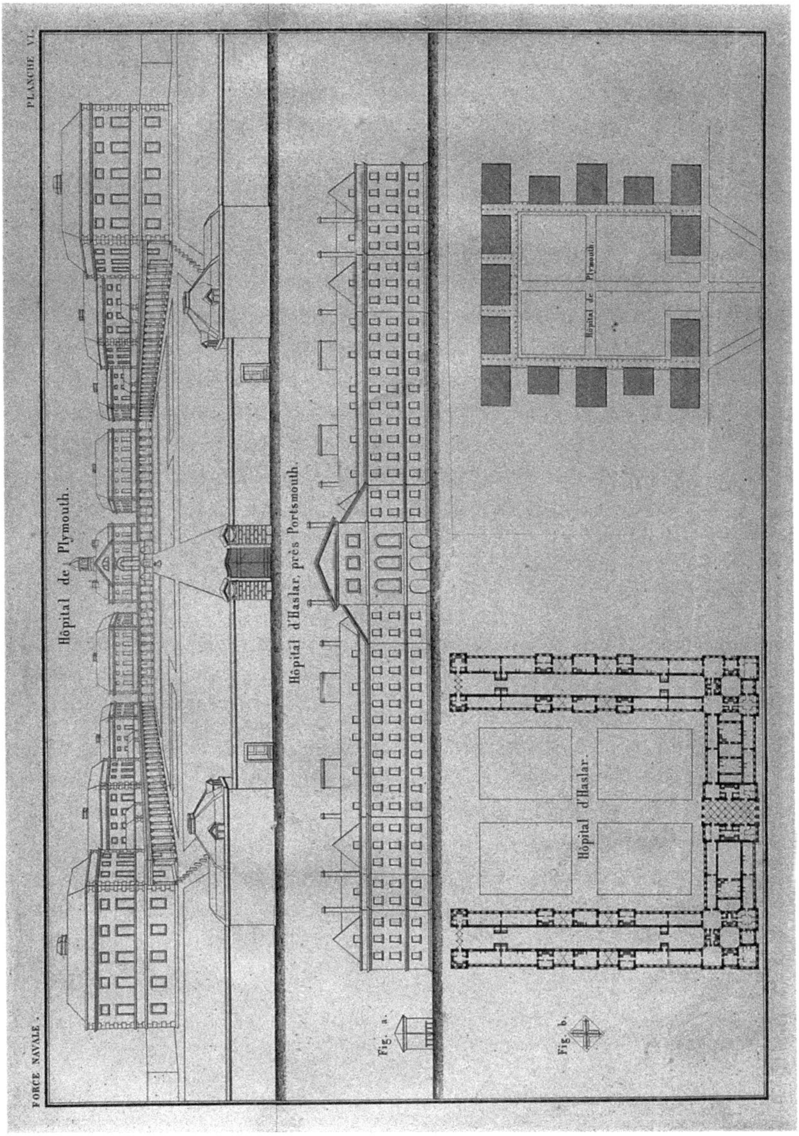


**Abb. 51:** Grundriss des Royal Naval Hospital in Plymouth (oben) und Portsmouth (unten).

### *3.4.2.2.1 Portsmouth*

Der in den Jahren 2005 und 2007 archäologisch untersuchte Friedhofsbereich des Marinehospitals von Haslar-Portsmouth südwestlich des Hospitalgebäudes wurde zwischen 1753 und 1826 belegt.[602] Schriftquellen ermöglichen Aussagen zum Alltag der Hospitalinsassen, den Aufnahmebedingungen und dem Umgang mit den Verstorbenen.[603] Für die archäologisch-anthropologische Auswertung ist jedoch insbesondere festzuhalten, dass auf dem Bestattungsareal nicht nur Seeleute und Soldaten der Marine begraben wurden, sondern auch Soldaten des Militärs, Matrosen und Zivilisten. Unter den Toten finden sich beispielsweise jene, die während des Untergangs der HMS Royal George 1782 ertrunken sind, bei den Schlachten von Trafalgar (1805) und Corunna (1809) tödlich verletzt wurden oder auch während der ständig wiederkehrenden Typhusepidemien gestorben sind. Kurzzeitig mussten viele Menschen auf einmal bestattet werden. Vermutungen zufolge wurden 30.0000 bis 60.0000 Gräber auf dem Areal angelegt. Demnach wäre der Friedhof des Marinehospitals von Portsmouth „the largest burial ground of British service personnel in the UK and possibly the World".[604] Auch die Historiker Christopher Lloyd und Jack L. S. Coulter beschrieben das Hospital als „the largest hospital in the kingdom".[605] Und weiter:

> „No records of burials were kept, but the number must have been enormous when the rate of mortality is considered. To the deaths of patients who died in Haslar had to be added the numbers who were landed already dead, and it has been estimated that, in the last three years of the eighteenth century, 3600 bodies were buried in the hospital paddock".[606]

Die Überbelegung spiegelt sich auch in der beobachteten Grablegung wider. Die Toten befanden sich in Reihen und Särgen, auf engstem Raum aneinander gepresst. Ungewöhnlich ist die Ausrichtung der Individuen, nicht wie üblich in Ost-West-Richtung, sondern von Nordwest nach Südost. Wahrscheinlich sollten sie mit Blick zum Meer liegen. Bei den wenigen anthropologisch untersuchten Toten handelt es sich ausschließlich um Männer, die vor ihrem 35. Lebensjahr verstorben sind; zwei hatten das 20. Lebensjahr noch nicht

---

602 Für die folgende Beschreibung sowie Hinweise auf Schriftquellen vgl. Shortland et al. 2008.

603 Lloyd – Coulter 1963, S. 215–244.

604 Shortland et al. 2008.

605 Lloyd – Coulter 1963, S. 214.

606 Ebd., S. 223.

erreicht[607] An einigen der Skelette konnte eine stark ausgeprägte Oberkörpermuskulatur beobachtete werden, die mit einer arbeitsintensiven, sich jahrelang wiederholenden Tätigkeit in Verbindung gebracht wird, wie etwa dem Seilziehen. Verletzungen durch scharfe Gewalt wurden ebenfalls festgestellt. Einer der jüngeren Männer besaß eine tiefe Hiebverletzung am rechten Oberarmkopf (Abb. 52). Da keine Heilungsspuren am Knochen erkennbar sind, starb das Individuum also unmittelbar an den Folgen der Verletzung. Medizinische Behandlungsspuren in Form von Kleinfunden oder chirurgischen Spuren traten kaum in Erscheinung. Relevant sind in diesem Kontext jedoch zwei annähernd ovale Leinenstücke von etwa 20 mm Durchmesser, die mit einer Kupfernadel befestigt worden waren und als Bestandteil einer Wundbandage interpretiert werden (Abb. 53).[608]

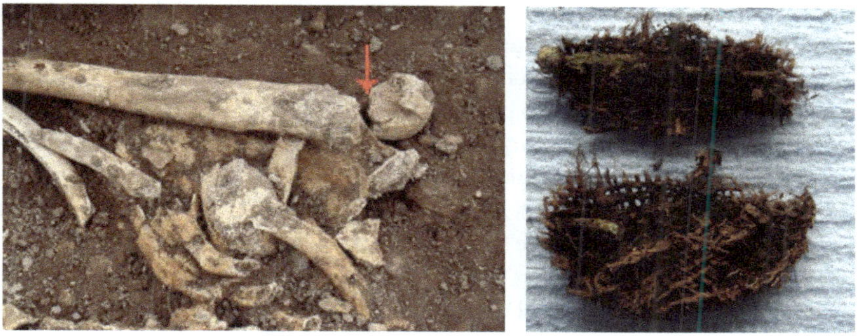

**Abb. 52:** Tödliche Hiebverletzung bei einem Jungerwachsenen, Marinehospital Haslar.
**Abb. 53:** Wundbandage aus einem Grab, Marinehospital Haslar.

### *3.4.2.2.2 Plymouth*

Das Marinehospital von Plymouth erbrachte bei archäologischen Ausgrabungen bis zum Jahr 2009 160 vollständige und unvollständige Skelette.[609] Die Toten waren zwischen 1758 und 1824 in Einzel-, Doppel- sowie

607 Im Jahr 2005 kamen 169 Gräber, 2007 weitere 15 Gräber zutage.
608 Bisher war es noch nicht möglich, Informationen zum dazugehörigen Skelett zu erhalten. So ist unklar, ob die Wundauflagen zu einer sichtbaren Knochenverletzung gehörten.
609 Für die anthropologische Auswertung siehe Hodgings – Salvatore 2009.

Mehrfachgräbern bestattet worden und datieren damit etwa zeitgleich mit dem oben vorgestellten Befund aus Haslar. Bis zu drei Individuen lagen in einem Grab.[610] Schriftquellen belegen, dass auf diesem Friedhof Seeleute und Marineangehörige auf Staatskosten oder „by order of Sick and Hurt Board" bestattet wurden; allein zwischen 1813 und 1814 laut Grabregister mindestens 360 Männer. Die Toten waren hauptsächlich Seeleute (233) und Marineangehörige (80), die Übrigen Köche, Zimmermänner, Chirurgieassistenten (→ Kap. 3.4.2.3 *Exkurs Schiffswracks*) und andere Schiffsangehörige.[611] Zwei Amerikaner sind als Gefangene vermerkt. Im Gegensatz zu Haslar fanden sich in Plymouth auch Kleidungsbestandteile wie Knöpfe. Sie belegen, dass die Toten in ihrer Kleidung bestattet wurden; zusätzlich geben sie Auskunft über den Dienstgrad der begrabenen Personen.[612] Wie die anthropologische Untersuchung ergab, handelt es sich bei den Individuen überwiegend um Männer im adulten Alter, zwischen 20 und 40 Jahren. Kein Individuum war jünger als 13 Jahre. Ein Junge von etwa 13 bis 15 Jahren hatte sich einer Amputation unterhalb des rechten Knies unterziehen müssen, den Eingriff jedoch nicht überlebt. Insgesamt ist der Nachweis chirurgischer Eingriffe innerhalb der kleinen Untersuchungsgruppe von 160 Individuen relativ häufig. Es fanden sich elf Kontinuitätstrennungen: eine über dem rechten Knie, acht unter dem rechten Knie, eine über dem linken Knie und eine unter der linken Schulter. Über die Prädominanz von Amputationen unterhalb des Knies wird aufgrund eines Vergleichs erst im kommenden Kapitel 3.4.3 *Invalidenhäuser* gesprochen. Die Bevorzugung der rechten Seite hingegen soll hier Gegenstand einiger Überlegungen sein. Meines Erachtens könnte diese Beobachtung durch die Dominanz von Rechtshändern gegenüber Linkshändern sowie damit einhergehenden Angriffs- und Verteidigungspositionen zu erklären sein. Mit dem Einsatz des rechten Arms waren auch gleichzeitig das rechte Bein und überhaupt die rechte Seite dem Feind im Nahkampf zugewandt. Eine Verletzung des Beins mitsamt der Hauptarterie führte häufig zu einem letalen Ausgang. Ob Amputationen als chirurgische Notwendigkeit in solch einem Fall noch auf den Schiffen oder erst im Hospital vorgenommen wurden, ist nicht immer nachvollziehbar und sicher von den Umständen an Bord abhängig. Aus den Gräbern des Marinehospitals von

---

610 Hodgins – Salvatore 2009, S. 355.

611 Ebd.

612 Hodgins – Salvatore 2009, S. 355.

Plymouth liegen jedoch vier distale Amputationsglieder[613], d. h. abgetrennte Stümpfe, vor – ein Indiz dafür, dass die damit einhergehenden Amputationen im Hospital stattgefunden hatten. Die Stümpfe geben zudem Auskunft über die Operationstechnik, in Form von Ritzspuren an zwei Knochenstücken. Die Inzisionen befanden sich etwa 4,0 cm von der eigentlichen Amputationsstelle entfernt und lassen darauf schließen, dass Haut und Muskeln weiter unterhalb des Sägeschnitts mit einem Messer bzw. Skalpell durchtrennt worden waren. Wahrscheinlich sollte der nach dem Eingriff entstandene Stumpf mit der so vorhandenen überschüssigen Haut überdeckt und zugenäht werden. Auch die deutlich sichtbaren Sägespuren an den Trennflächen zeugen vom medizinischen Wissen jener Zeit. Die Riefen und Rillen belegen, dass die Säge beim Operationsschnitt stets *anterior* (vorn) Richtung *posterior* (hinten) geführt wurde – so, wie es heute noch üblich ist.[614] Die Abwesenheit von Heilungsspuren bei vielen Individuen zeugt davon, dass die Betroffenen den Eingriff nicht überlebt hatten. Diese Beobachtung darf jedoch zu keiner Verallgemeinerung gegenüber der Sterbewahrscheinlichkeit infolge von Amputationen führen. So ist zu bedenken, dass Patienten, die diesen Eingriff überstanden, nicht auf den Friedhöfen der Marinehospitäler zu finden sind (→ Kap. 3.4.3 *Invalidenhäuser*). Es gibt zudem noch jene Gruppe von Patienten, die einen derart radikalen Eingriff zumindest kurzzeitig überlebte. Davon zeugen leichte Heilungsspuren in Form von Knochenneubildungen. Sie sind in Plymouth in zwei Fällen nachweisbar – die Amputation war jeweils oberhalb des Knies erfolgt. Die Todesursache dieser Patienten war folglich kein zu hoher Blutverlust oder Schock usw., sondern ist in postoperativen Prozessen zu suchen. Besonders gefährlich war der Wundbrand, d. h. eine Infektion der Wunde. Hinter diesem Sammelbegriff verbergen sich verschiedene Phänomene wie Abszess, Phlegmone, Gangrän und Sepsis. Wundbrand konnte noch Monate nach der Operation eintreten. So hatte auch ein Individuum aus dem Marinehospital in Plymouth eine Amputation über dem rechten Knie mindestens sechs Monate überlebt (Abb. 54). Die Umgestaltung und Knochenbildung an der Amputationsstelle lässt vermuten, dass sich der Betroffene mit einer Prothese fortbewegt hatte.[615] Ein ca.

613 Nach Hodgins und Salvatore handelt es sich bei den distalen Knochenenden um amputierte Glieder, bei proximalen Enden um die Reste des Glieds, mit dem der Betroffene weiterhin verbunden war (Hodgins – Salvatore 2009, S. 356).

614 Hodgins – Salvatore 2009, S. 356.

615 Ebd., S. 356.

18-jähriger Mann hingegen starb bereits etwa 14 Tage nach der Amputation seines linken Oberarms.[616] An der Schnittfläche des Knochens befinden sich zwei große Sprünge. Sie sprechen dafür, dass der Eingriff entweder technisch schwierig gewesen ist oder sich der Patient ruckartig bewegt haben könnte. Dies ist ohne geeignete Narkosemittel ein vorstellbares Szenario.[617] Schlafmohn, Schierling und Bilsenkraut waren als Narkotika zwar längst bekannt, eine individuell passende Dosierung zu finden, stellte Chirurgen jedoch vor große Herausforderungen. Zudem ist nur zu mutmaßen, wie wirksam entsprechende Narkotika eingesetzt wurden und ob sie überhaupt regelmäßig zur Anwendung kamen.

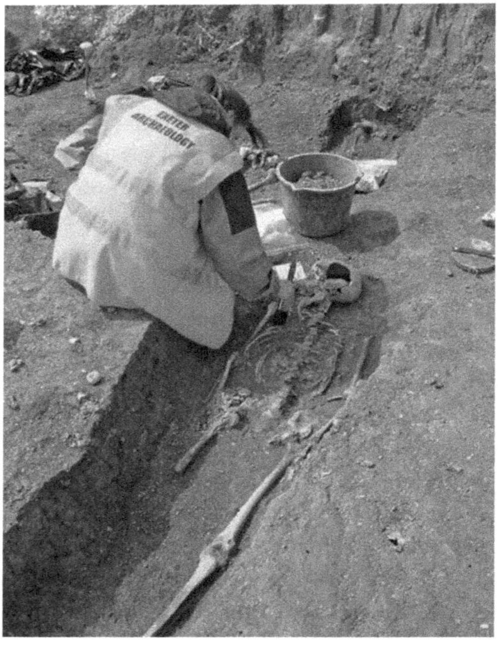

**Abb. 54:** Beinamputierter mit beginnenden Heilungsspuren, Marinehospital Plymouth.

616 Hodgins – Salvatore 2009, S. 356–357.
617 Ebd., S. 357.

### 3.4.2.2.3 *Aussagen zur Herkunft und Ernährung von Seeleuten und Marinesoldaten*

Mithilfe der Isotopenanalyse ist es möglich, die regionale Herkunft eines Individuums zu ermittelt. Bei 50 Skeletten aus dem Marinehospital von Plymouth wurden zu diesem Zweck Proben aus dem Dentin und den Langknochen entnommen. Sie belegen, dass die untersuchten Individuen über einen längeren Zeitraum u. a. in England, Indien und in mediterranen Ländern gelebt hatten. Die Angaben korrelieren zudem mit zeitgenössischen Quellen, wonach zwar ein Großteil der Britischen Marine aus England stammte, viele Männer jedoch auch aus Europa, Indien, China und Amerika kamen.[618] Die Isotopenanalyse ergab weiterhin, dass die Männer aus Plymouth Richtung Nordamerika gereist waren und damit weiter als jene, die im Marinehospital von Portsmouth bestattet wurden.[619]

Sowohl Marinesoldaten als auch einfache Seeleute gehörten zur Besatzung frühneuzeitlicher Schiffe. Sie nahmen jeweils unterschiedliche Aufgaben an Bord wahr. Soldaten kamen in Kämpfen und zur Verteidigung zum Einsatz. Seeleute hingegen kümmerten sich um alle Belange, die es brauchte, das Schiff zu erhalten und voranzubringen. Differenzen in der Aufgabenteilung spiegelten sich auch in der Unterbringung wider. Marinesoldaten schliefen selten zusammen mit den Seeleuten unter Deck. Dies hatte auch soziale Ursachen. Seeleute waren aufgrund unterschiedlicher Umstände an Bord. Sie heuerten für Lohn an oder kamen gegen ihren Willen an Bord. Freiwillig nahmen v. a. Männer der Berufsgruppe Arbeiter[620] teil. Sie suchten u. a. Geld und/oder Abenteuer. Andere Männer waren auf der Flucht, beispielsweise vor Geldeintreibern, einer Gefängnisstrafe, schlecht bezahlter Arbeit oder der Familie.[621] Fern der Heimat ergänzte die Britische Marine ihre Mannschaft zudem durch Zwangsrekrutierung, sog. Pressen, von Einheimischen aber Besatzungsmitgliedern anderer Schiffe.[622] Bevorzugt fingen sie Handelsschiffe ab und suchten sich geeignete Leute heraus.[623] Das sprachliche Durcheinander, das häufig an Bord herrschte,

---

618 Boston et al. 2008, S. 14; Roberts et al. 2012, S. 7, 9.

619 Roberts et al. 2012, S. 7, 9.

620 Zu diesen zählten sowohl unerfahrene als auch gelernte Arbeiter sowie Handwerker, wie Schreiner, Schneider und Bäcker (Boston et al. 2008, S. 16.)

621 Boston et al. 2008, S. 13.

622 Nicht gepresst werden durften „Fremde, Jungen unter 18 und Männer über 55 Jahren, Lehrlinge, Ernteleute, Seemänner von Handelsschiffen in ihren ersten zwei Jahren auf See sowie Fischer" (übersetzt nach Boston et al. 2008, S. 14).

623 Ebd.

war möglicherweise einer der Gründe, warum so manches Kriegsschiff in einer Gefechtssituation nicht adäquat reagieren konnte und unterging. Der französische Zisterziensermönch Alanus ab Insulis (gest. 1202) verglich bereits im 12. Jh. die Gebärdensprache tauber Menschen mit der Verständigungsmethode von Seeleuten.[624] Dies könnte als Hinweis darauf verstanden werden, dass an Bord eines Schiffes, aufgrund von starkem Seegang und dem Sprachgewirr, v. a. mit Handzeichen kommuniziert wurde.

Trotz aller Unterschiede, die Alter, Stand, Bildung und Aufgabenrolle betrafen, erhielten alle im Dienst der Marine Stehenden offensichtlich eine überwiegend gleiche Ernährung. Der in den Untersuchungen festgestellte hohe Gehalt an Stickstoffisotopen lässt erkennen, dass die Männer des Marinehospitals Haslar in Portsmouth v. a. proteinhaltige Kost und demnach viel Fleisch zu sich genommen hatten. Ein ähnliches Ergebnis wurde bereits bei entsprechenden Untersuchungen von Soldaten in Militärhospitäler konstatiert. Schriftquellen aus England belegen, dass Seeleute und Marinesoldaten über das *Victualling Board* versorgt wurden, das im 18. und 19. Jh. für die Ernährung der Britischen Royal Navy verantwortlich war und für alle das gleiche Essen orderte.[625] Skelettale Überreste von Soldaten, die auf Kriegsschiffen fuhren und dieses Ergebnis bestätigen könnten, sind rar, jedoch u. a. von der britischen Mary Rose (gesunken 1545) sowie der schwedischen Kronan bekannt (gesunken 1676).[626] Die Gründe für die seltene Entdeckung menschlicher Überreste aus den zahlenmäßig häufig geborgenen Schiffen liegen zum einen darin, dass untergegangene Leichen nach einiger Zeit in der Regel weitertreiben oder an die Oberfläche gelangen, sofern sie nicht eingeklemmt oder anderweitig festgehalten werden. Der Auftrieb wird insbesondere durch Luftblasen in der Kleidung sowie im Körper entstehende Fäulnisgase hervorgerufen; letztere sind von der Wassertemperatur abhängig. Erst nach zwei bis drei Tagen sinkt der Leichnam wieder; durch Wasserbewegungen im Meer jedoch weit von der eigentlichen Unglückstelle entfernt. Zum anderen sind Wasserbewohner und Lagebedingungen für die Zerstörung und Verschleppen von Knochen verantwortlich. Der Archäologe Simon Mays wies darauf hin, dass Knochen meist dann überliefert sind, wenn sich die geborgenen Schiffe in Ufernähe befinden. Dies trifft sowohl auf die Kronan als

624 Für diesen Hinweis danke ich Irina Metzler, University of Swansea/Großbritannien (mündliche Mitteilung vom 02.03.2012).

625 Zur Nahrungsbereitstellung in der Britischen Marine vgl. u. a. Macdonald 2004.

626 Für die menschlichen Überreste von der Mary Rose vgl. Stirland 2005, für die der Kronan vgl. During 1997.

auch auf die Mary Rose zu.[627] Isotopenanalysen an den geborgenen Skeletten von der Mary Rose machen unter Zuhilfenahme von Schriftquellen deutlich, dass die Ernährung von Marineangehörigen zwischen dem 16. Jh. und dem 18./19. Jh. kaum einer Veränderungen unterlag. Sie bestand v. a. aus Weizenbrot bzw. Schiffszwieback, Hafermehl, Talg, Käse, Rosinen, getrockneten Erbsen, Essig, Öl oder Butter, Bier, Stockfisch sowie Rind- und Schweinefleisch.[628] Die überwiegend fleischreiche und salzhaltige Ernährung ging zulasten einer unzureichenden Wasser- und Vitaminversorgung.[629] Zusammen mit einer übermäßigen Schweißabsonderung durch körperlich anstrengende Arbeit, zuweilen auch in heißen Klimazonen, dürfte ein Großteil der Crew häufig dehydriert gewesen sein, was wiederum Krankheiten und geistige Ausfälle zur Folge gehabt hatte.

##### *3.4.2.2.4 Arbeitsbedingte Veränderungen an den Skeletten von Marineangehörigen*

Die Arbeit von frühneuzeitlichen Seeleuten und Marinesoldaten war körperliche Schwerstarbeit. Sie hinterließ bereits in jungen Jahren sichtbare Spuren am Skelett, etwa in Form von Arthrose sowie anderen arbeitsbedingten Veränderungen. Nicht selten dürften diese Erkrankungen zur Aufnahme ins Hospital oder gar ins Invalidenhaus geführt haben. Einige der arbeitsbedingten Pathologien von Seeleuten und Marinesoldaten, wie das Arbeiten am Ruderstock (1), den Seilen (2) den Kanonen (3) sowie das Schießen mit dem Bogen (4) sind archäologisch-anthroplogisch überliefert. Die menschlichen Überreste stammen u. a. direkt von Schiffswracks.

1. Die *Osteochondrosis dissecans* (OCD) ist eine Knochenerkrankung der Gelenkflächen, die v. a. in jungen Jahren, zwischen dem 17. und 23. Lebensjahr entsteht. Auslöser sind gewohnheitsbedingte, regelmäßig ausgeführte Handlungen, die zu einer dauerhaften Belastung an einem bestimmten Punkt des Knochens und zur Absprengung eines Knochenstücks führen. Pathologisch äußert sich OCD als Knochennekrose unterhalb des Gelenkknorpels. Ein archäologischer Beleg hierfür fand sich u. a. an den Oberarmknochen eines etwa 20- bis 22-jährigen Mannes, der im Jahr 1628 auf dem schwedischen Kriegsschiff Vasa verstarb.[630] Die Gebeine wurden in Nähe des

627 Mays 2008, S. 132. Vgl. zudem Dunkley 2011.

628 Roberts et al. 2012, S. 3, 9.

629 Zur Essensversorgung der Besatzung der Mary Rose siehe Coy – Hamilton-Dyer 2005, S. 608.

630 Auch die Vasa sank in Hafennähe, vermutlich aufgrund einer Fehlbelastung des großen Schiffes. Etwa 30 bis 50 Personen ertranken, Seeleute und ihre Familienmitglieder.

Steuerungsmechanismus (*steering mechanism*) entdeckt. Die bei dem Individuum beobachtete Pathologie passt auffallend zur schweren, repetitiven Arbeit am Ruderstock.[631] Die Wasserkraft, die auf den Ruderstock wirkte, belastete die Arme des Mannes extrem. Daher könnte die OCD als berufsspezifische Erkrankung infolge einer ständigen Druckausübung auf die Oberarmgelenke entstanden sein. In diesem Fall müsste das hier vorgestellte Individuum bereits auf anderen Schiffen am Ruderstock gearbeitet haben, da die Vasa bereits auf ihrer ersten Fahrt nach ca. zwei Kilometern sank.

2. Andere berufsspezifische Anomalien von Seeleuten wurden u. a. bei der Crew der Mary Rose (1545) festgestellt.[632] 42 % der untersuchten Individuen wiesen degenerative Erscheinungen an den Sehnen- und Muskelansatzpunkten der Knochen auf, 25 % davon waren Männer jüngeren Alters. Diese Beobachtung ist ungewöhnlich und ein entsprechender Befund ist eher bei älteren Menschen zu erwarten. Es ist daher wahrscheinlich, diesen frühen Verschleiß auf eine außergewöhnliche Belastung zurückzuführen.[633] In der Regel waren bei den untersuchten Individuen die Oberarmknochen betroffen, v. a. in jenen Bereichen, in denen große Muskeln einen Knochen berührten. Diese waren an Drehungen und Bewegungsabläufen zur Brust hin beteiligt. Auch an den Schlüsselbeinen befanden sich in 16 Fällen Furchen an jener Stelle, die die Bänder mit der ersten Rippe verband.[634] Zusammen mit anderen Muskeln war dieser Bereich für das Heben des Oberarms zum Schulterblatt hin sowie zur Stabilisierung des Schulterblatts verantwortlich. Eine denkbare, alltäglich wiederkehrende motorische Bewegung könnte im Rudern oder Ziehen und Senken von Seilen zu sehen sein.[635]
3. Ein Großteil der jungen Crew der Mary Rose zeigte Verknöcherungen innerhalb der Wirbelsäule, bestehend aus Schmorl'schen Knötchen, einer Abflachung und Verbreiterung der Wirbelränder bis hin zur Verschmelzung einzelner Wirbelkörper. Dieser Befund wird auf eine schwere körperliche Arbeit zurückgeführt, die v. a. den Rücken belastete.[636] Individuen mit derartig kombinierten

---

Die Überreste von 25 Personen wurden archäologisch geborgen. Darunter befanden sich drei Individuen juvenilen Alters sowie 20 Erwachsene, bis auf eine Ausnahme ausschließlich Männer (During et al. 1994, S. 22).

631 Zur Steuerung der Vasa siehe auch: Pipping 2000.

632 Stirland 2005, S. 117–146.

633 Ebd., S. 131.

634 Stirland 2005, 132; Atlas der Anatomie 2009, S. 71.

635 Stirland 2005, S. 132.

636 Stirland 2005, S. 135–144.

Veränderungen wurden auf der MARY ROSE hauptsächlich in Nähe der Kanonen geborgen. Sie gehörten womöglich zur „gun crew".[637] Nach historischen Quellen arbeitete diese vom Bug bis zum Heck und musste schwere Kanonen sowie die dazugehörigen, fahrbaren Geräten bewegen; in der Regel handelt es sich um Gewichte von mehreren 100 Kilogramm. Es ist daher denkbar, den frühen Umbau von Wirbelplatten in diesen Aktivitäten zu suchen.

4. Unter den skelettalen Überresten der MARY ROSE befanden sich unerwartet häufig Anomalien des Akromion (Abb. 55).[638] Die Epiphyse des Akromions verbindet sich in der Regel zwischen dem 18. und 19. Lebensjahr vollständig mit dem Rest des Schulterblatts. Innerhalb der modernen Gesellschaft ist bei gerade drei Prozent der Bevölkerung ein Nichtzusammenschluss in Form eines *Os acromiale* bekannt. Bei der Besatzung der MARY ROSE hingegen wiesen 12,5 % eine derartige Veränderung auf. Nach Ann J. Stirland deutet der ausbleibende Verschluss auf eine ständige Belastung in diesem Bereich hin, die infolge jahrelangen Bogenschießens entstanden sein könnte. Die im Krieg verwendeten Bogen wogen bis zu 78 kg.[639] Diese Waffe zu halten, bedurfte daher einer jahrelangen Übung und konnte folglich die Bildung eines *Os acromiale* begünstigen. Der tendenziell hohe Nachweis auf der MARY ROSE ist wahrscheinlich ein zeittypisches, aber auch berufsbedingtes Phänomen und deckt sich mit Informationen aus Schriftquellen. Demnach wies König Henry VIII. von England (1491–1547) alle körperlich fähigen Männer zwischen dem 7. und 60. Lebensjahr an, das Bogenschießen zu üben. Von mittelalterlichen Friedhöfen ist ein *Os acromiale* jedoch kaum überliefert. Daher vermutet Stirland in Bezug auf die MARY ROSE, spezialisierte Bogenschützen in den Individuen mit der angesprochenen Anomalie nachweisen zu können.[640]

### 3.4.2.3 *Exkurs: Medizinrelevante Funde von Schiffswracks*

Chirurgische Instrumente und pharmazeutische Belege liegen aus Marinehospitälern kaum vor. Archäologisch erlauben daher allein die skelettalen Überreste von möglichen Marineangehörigen sowie die Verbandsrückstände aus dem Marinehospital von Plymouth einen Einblick in die medizinische Versorgung dieser Hospitäler. Daher bot es sich an, medizinische Instrumente aus geschlossenen Funden zu untersuchen, die in diesem Fall einen maritimen Bezug aufweisen

637 EBD.
638 STIRLAND 2005, S. 120.
639 STIRLAND 2005, S. 126.
640 EBD., S. 129.

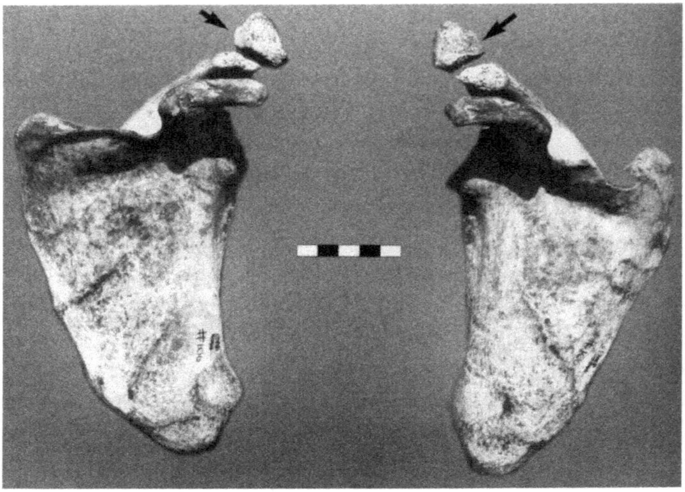

**Abb. 55:** Beidseitiges *Os acromiale* bei einem jungen Mann von der Mary Rose.

mussten. Dieses Kriterium erfüllen Wracks von untergegangenen Handels- und Kriegsschiffen. Die im Folgenden zusammengestellte Auswahl datiert in das 16. bis 19. Jh. Dieser Zeitabschnitt überbrückt folglich die festgestellte Fundleere an Land. Archäologisch geborgene, medizinische Objekte ermöglichen eine hervorragende, einzigartige Ergänzung zu den Schriftquellen jener Zeit und setzen den Gegenstand *medicina nautica* in einen bisher nicht gekannten interdisziplinären Kontext. Bisweilen ist es möglich, geborgene Schiffswracks namentlich zu identifizieren, genau zu datieren, die Untergangsursache nachzuvollziehen und Männer der Besatzung zu nennen, mitunter auch jene, die als medizinisches Personal an Bord gewesen sind.

Die von mir zu diesem Thema untersuchten Wracks beschreiben in ihrer Kartierung insbesondere den Seeweg nach Indien (Abb. 56). Diese Beobachtung stimmt damit überein, dass viele der gesunkenen Schiffe auf Handelsmission waren. Ausreißer bilden auf der Karte durchweg Kriegsschiffe, wie die Mary Rose (1545) und Dartmouth (1690) vor den Britischen Inseln, die Kronan (1676) vor Öland und die San Diego (1600) vor Manila.[641]

641 Die San Diego war ursprünglich als Handelsschiff nach Cavite gelangt. Die Rückfahrt nach Acapulco wurde jedoch von den Holländern vereitelt. So wurde das Schiff zu einem Kriegsschiff umgebaut und sank im Gefecht am 14. Dezember 1600 (Desroches et al. 1996, S. 49–57).

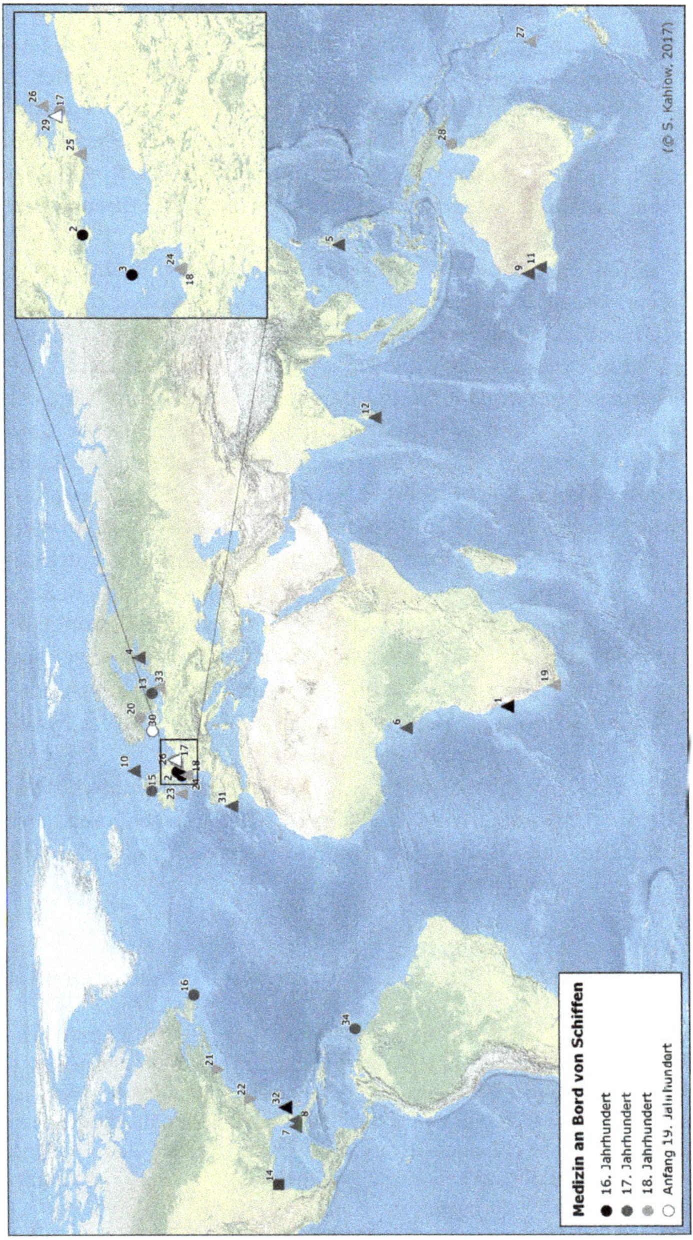


**Abb. 56:** Karte der medizinrelevanten Schiffe aus der Zeit des 16. bis frühen 19. Jh.

#### *3.4.2.3.1 Krankheiten und Krankheitsprävention an Bord*

Die in eine Richtung bis zu sieben Monate andauernde Seereise der Handels- und teilweise auch Kriegsschiffe brachte viele Gefahren mit sich: Krankheiten aufgrund von Mangel, schlechter Hygiene, Klimaveränderungen und Infektionen sowie Verletzungen durch interpersonelle Gewalt und Wetterkapriolen. Noch zwischen 1793 und 1813 wurden 79 % der Todesfälle in der Royal Navy auf Krankheiten und Unfälle zurückgeführt, statt auf kriegerische Auseinandersetzungen.[642]

In der Regel waren Hochseeschiffe und Kriegsschiffe der Frühen Neuzeit mit Schiffsärzten oder zumindest einer Bordapotheke ausgestattet. Die Schiffsärzte von Handelsschiffen waren häufig Barbier(-chirurgen). Ihnen oblag sowohl die Behandlung als auch die Prävention von Krankheiten. Letztere schloss die Hygiene mit ein. Die Mannschaft selbst besaß kaum Möglichkeiten, ihren Körper sauber und parasitenfrei zu halten. Die Enge an Bord begünstigte die Existenz von Ungeziefer, die u. a. in Hängematten, Matratzen, Decken und Kleidung lebten. Entsprechende Nachweise finden sich beispielsweise in Form von Nissen, die in Kämmen von der Mary Rose überliefert sind.[643] Bereits kleine Parasiten verursachten Hauterkrankungen und Infektionen. Das Waschen von Körper und Kleidung war kaum eine Option, da Süßwasser zu kostbar war und Salzwasser auf der entzündeten Haut schmerzte. Unangenehme Gerüche waren an Bord daher sicherlich üblich. Möglicherweise halfen Pomander, gefüllte Geruchskugeln, um sich vor Parasiten und unangenehmen Gerüchen zu schützen.[644] Belege stammen ebenfalls von der Mary Rose.[645]

Die Reduzierung der Körperbehaarung trug sicher ebenfalls dazu bei, Parasiten das Einnisten zu erschweren. Archäologische Belege für das Scheren, aber auch Waschen von Haupt- und Barthaaren liegen in Form von Barbierbecken

---

642 Alpers 2008, S. 193.

643 Ungenutzt hätten die etwa 80 Kämme auch als Handelsware interpretiert werden können.

644 Flohfallen waren mit klebrigen Substanzen, wie Honig, Harz oder Sirup und Lockmitteln wie Blut oder Haaren gefüllt. Die Tiere wurden von den Stoffen angelockt und hafteten an der Masse fest. Der Fund eines solchen Behälters in länglicher Form ist u. a. auch aus Stralsund überliefert (Samariter 2007). Im Museum zu Allerheiligen von Schaffhausen ist ein runder Pomander aus Buntmetall ausgestellt (Inv.-Nr. MzA 5385), der als Bisamsapfel angesprochen wird. Er sollte Unheil abwehren (Herrbach-Schmidt 2001, S. 258).

645 Richards 2005, S. 161, 163.

(Abb. 57) und seltener durch Rasiermesser vor.[646] Es fällt auf, dass die bisher von Schiffswracks geborgenen Barbierbecken nicht über die Mitte des 17. Jh. hinausgehen, obwohl sie auf dem Land nach wie vor im Umlauf gewesen waren, wie museale Objekte belegen. Bisher ist es nicht möglich, diese Beobachtung zweifelsfrei zu erklären. Eventuell wurde die Anschaffung als unnötig angesehen und anderes Geschirr dazu zweckentfremdet. Besonders denkbar ist, dass eine fachliche Umstrukturierung zum Rückgang der Barbierbecken auf Seereisen führte. Demnach wurden handwerklich geschulte Medizinalvertreter im 18. Jh. zunehmend von akademischen Ärzten verdrängt (→ Kap. 5.4 Barbier(-chirurgen)). Auch auf Schiffen muss die Anwesenheit von Barbier(-chirurgen) und ihrem Equipment folglich rückläufig gewesen sein.

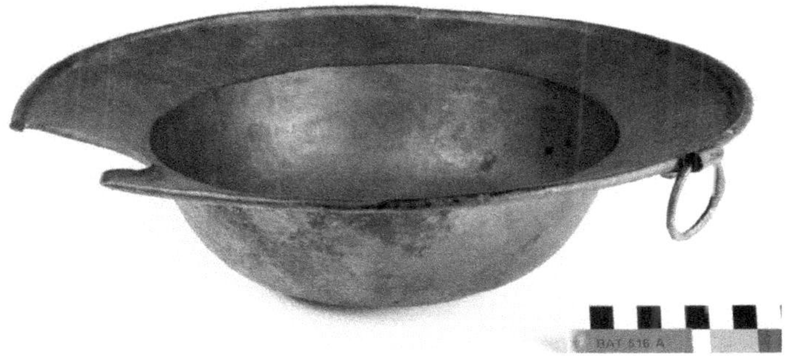

**Abb. 57:** Barbierbecken von der Batavia (1629).

Weitere Fundobjekte, die in den Bereich der Körperreinigung fallen, waren neben den schon erwähnten Kämmen Pinzetten, Nagelreiniger, Ohrlöffelchen und Zahnstäbchen. Diese Funde gehören nicht zwingend in den Besitz von Barbier(-chirurgen), wie es etwa aufgrund der gemeinsamen Auffindung von entsprechenden Objekten zusammen mit medizinischem Equipment für die Mary Rose postuliert wird.[647] Stattdessen waren Einzelstücke eher der Privatbesitz einzelner Mannschaftsmitglieder.

646 Barbierbecken liegen beispielsweise von der Mary Rose (1545), der Batavia (1629) und der Avondster (1659) vor. Der Archäologe Jeremy N. Green vermutet, dass Barbierbecken auch zum Aderlass genutzt wurden (Green 1989, S. 96). Im Gegensatz zu Barbierschalen besaßen Aderlassschale offensichtlich keine typische Form (→ Kap. 5.4.3 *Archäologische Belege aus dem Umfeld von* Barbier(-chirurgen)).

647 Gardiner 2005, Taf. 20.

Als weitere Präventionsmaßnahme vor bzw. zur Behandlung von Parasitenbissen waren mit Quecksilber gemischte Salben gebräuchlich. Quecksilber ist von vielen Schiffswracks der Frühen Neuzeit überliefert, beispielsweise von der MARY ROSE (1545), VERGULDE DRAECK (1656), AVONDSTER (1659), KRONAN (1676) und HOLLANDIA (1743), folglich von Kriegs- und Handelsschiffen. Quecksilber zählte ab dem 16. Jh. zu einer wichtigen Handelsware, um die Lösung reinen Silbers aus dem Gestein zu erleichtern.[648] Besonders in geringen Dosen und vergesellschaftet mit weiteren medizinischen Funden ist eine einst medizinische Verwendung des Metalls jedoch wahrscheinlich. Der Nachweis von Quecksilber aus untergegangenen Schiffen wird in diesem Zusammenhang häufig mit der Behandlung venerischer Krankheiten, wie Tripper und Syphilis, in Verbindung gebracht. Zur Syphilisbehandlung wurde das Metall auf die Haut gerieben, eingeatmet oder anal verabreicht (→ Kap. 4.4.3 *Syphilis und „Franzosenhäuser"/Behandlungsmöglichkeiten*).[649] Für die rektale Anwendung war ein Klistier erforderlich. Dieses Instrument kam zudem bei Verdauungsstörungen zum Einsatz und ist überraschend häufig aus Schiffswracks überliefert (Abb. 58, Mitte; Tab. 3).[650]

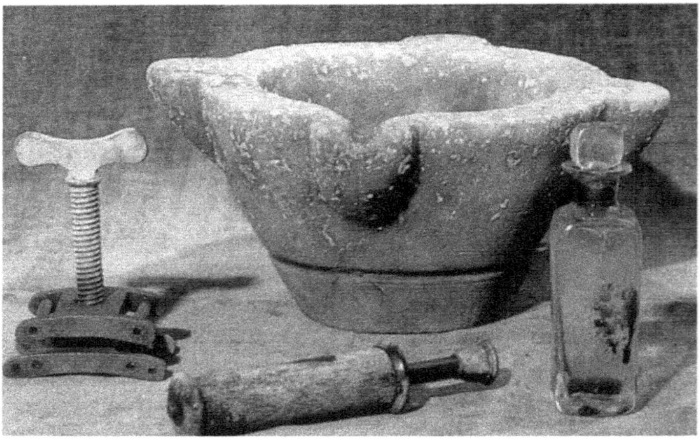

**Abb. 58:** Chirurgisches Equipment der PANDORA (1791). Von links: Aderklammer, Klistier aus Bein, Fläschchen mit Nelkenöl, im Hintergrund ein Mörser.

648 COWAN ET AL. 1975, S. 297–299.

649 Vgl. u. a. OHLSON – EINARSSON.

650 Weitere Ausführungen zu Entwicklung und Aussehen der Klistiere folgen in Kap. 3.4.6.3 *„Krankenhaus"/Medizinrelevante Einzelfunde.*

Ein Klistier, geborgen von der QUEEN ANNE'S REVENGE (1718), enthielt im Kolben Quecksilberrückstände.[651] Dieser Beleg beweist die rektale Verabreichung von Quecksilber, jedoch nicht, welche Krankheit damit kuriert werden sollte. Das Ergebnis ist jedoch allgemein gleich: Die Heilung einer Krankheit ist unwahrscheinlich. Auf die Haut als Salbe aufgetragen hatte Quecksilber hingegen tatsächlich eine desinfizierende Wirkung. Dies konnte vorübergehend zur Verbesserung von Hautkrankheiten beitragen. Da die notwendige, individuelle Dosierung jedoch nur schwer zu ermitteln war, führte insbesondere die Aspiration zu einer Quecksilbervergiftung (Merkurialismus) und nicht selten zum Tod des Betroffenen (→ Kap. 4.4.3.3 *Syphilis/Behandlungsmöglichkeiten/Quecksilberbehandlung*).[652] Quecksilber kam bis ins 20. Jh. hinein als Medizin zur Anwendung. Der Mediziner Paul Ehrlich (1854–1915) erfand schließlich zusammen mit Kollegen ein synthetisches Mittel, das direkt auf die Bakterien, nicht aber auf die Wirtzellen wirkte. Aufgrund seiner Arsenverbindung war jedoch auch dieses Medikament nicht frei von heute unbedenklichen Nebenwirkungen.

An Bord von Seeschiffen waren auch Mangelerkrankungen die Regel. Eine gefürchtete Krankheit der sozial Schwachen und Seefahrer war der Skorbut, hervorgerufen durch einen mindestens drei Monate anhaltenden Mangel an Vitamin C. In der Konsequenz kommt es zu Geschwüren an Unterschenkeln und Füßen, Zahnfleischbluten und -wucherungen sowie einer Anfälligkeit gegenüber Infektionskrankheiten.[653] Weitere Begleiterscheinungen sind Durchfall, Schwäche, Aggression, Depression, Halluzination und Blindheit. Als Folge des labilen Gesundheitszustands und einer zunehmenden Herzschwäche kann nach etwa sieben Monaten der Tod eintreten. Der Franzose Jean Mocquet (1574–1616), der 1608 auf einer Reise nach Goa die schrecklichen Ausmaße dieser Mangelkrankheit am eigenen Körper erlebte, schilderte wie sein Zahnfleisch aufgrund des Skorbuts schwarz, seine Beine von Geschwüren zerfressen wurden und er sich

---

651 Zur Auswertung des mit Quecksilber gefüllten Klistiers der *Queen Anne's Revenge* siehe HANDWERK 2005, S. 63–64.

652 Zum chemischen Nachweis quecksilberhaltiger Behandlungen in der Frühen Neuzeit vgl. TUCKER 2007.

653 Beingeschwüre wurden in medizinischen Quellen des 18. und 19. Jh. überdurchschnittlich häufig erwähnt. Im Royal Infirmary von Edinburgh beispielsweise stellten „sores on the leg“ den dritthäufigsten Einweisungsgrund dar. Dieser Befund spiegelt sich auch osteologisch wider, etwa durch den Nachweis von *Periostitis*, die u. a. darüberliegende Wunden reflektiert (HENDERSON ET AL. 1996, S. 936).

kaum auf den Beinen halten konnte. Er behandelte seinen Mund mit Eigenurin, Veilchensirup und Rotwein.[654]

Im Kampf gegen den Skorbut werden immer wieder die Verdienste des englischen Schiffsarztes James Lind (1716–1794) hervorgehoben, der Mitte des 18. Jh. die erfolgreiche Behandlung dieser Krankheit mittels Zitrusfrüchten u. a. durch Ausschlussverfahren wissenschaftlich nachwies. Schon James Cook (1728–1779) versorgte seine Mannschaft auf seiner zweiten Südseereise (1772–1775) mit frischen Früchten, Malzbier und Sauerkraut, um mit Erfolg Skorbut zu vermeiden.[655] Archäologisch ist es hingegen schwierig, die bewusste Ernährung mit skorbutvorbeugenden Mitteln nachzuweisen, zumal die Verbindung zum Inhaltsstoff Vitamin-C zur damaligen Zeit noch nicht bekannt gewesen ist. Von der britischen HMS Pandora, die 1791 am Great Barrier Riff sank, wurden jedoch etwa 100 Krüge geborgen, die mit einem Eintrag in Verbindung stehen, wonach die Pandora 340 Töpfe mit Kiefernessenz an Bord genommen hatte, wohl um Kiefernbier zu brauen.[656] Kiefernessenz war eine hervorragende Vitamin-C-Quelle und so schilderte etwa Vizeadmiral Samuel Graves (1713–1787) in einen Brief im Jahr 1775 die exzellente Wirkung des Kiefernbiers. Seiner Einschätzung nach waren Seeleute durch den regelmäßigen Konsum dieses Getränks immer gesund und aktiv, während Rum das absolute Gegenteil erzeugte.[657]

### *3.4.2.3.2 Chirurgie und Pflege*

Arbeitsunfälle, Schwächeanfälle, Mangelerkrankungen und ernsthafte Infektionskrankheiten waren auf Handels- und Kriegsschiffen alltäglich. Die Behandlung der Kranken und Verletzten oblag den an Bord arbeitenden Medizinalvertretern, sofern sie überhaupt mitgeführt wurden. Die Quellen urteilen über den häufig genannten Barbier(-chirurgen) recht kontrovers. So finden sich Angaben, nachdem diese „Schiffsärzte" junge, ignorante Barbiere gewesen seien, die kaum über Berufserfahrung verfügten.[658] Diese Ansicht scheint v. a. auf die Schilderungen Jacob Haafners (1754–1809), selbst Sohn eines Schiffsarztes, zurückzugehen und kann nicht als allgemeingültige Einschätzung übernommen

654 Schmitt 2008b, S. 274–275.
655 Lind 1753; Cook 2004.
656 Sturgess 1998.
657 Clark et al. 1964, S. 178–179.
658 Watt 1983.

werden.[659] So belegte die Historikerin Iris Bruijn, dass Barbier(-chirurgen) in der niederländischen *Vereenigde Oostindische Compagnie* (VOC) im 17./18. Jh. auf langjährige Erfahrungen zurückblickten.[660] Bewerber unterzogen sich einer Prüfung, um als Schiffschirurgen zugelassen zu werden. Und es ist erstaunlich, dass mehr Freiwillige als Plätze zur Verfügung standen. Immerhin starben zu Beginn des 18. Jh. etwa 50 % der Chirurgen in den ersten zehn Jahren an Bord. Zum Ende des 18. Jh. war dieser Prozentsatz bereits innerhalb von drei Jahren auf See erreicht. Einige Medizinalvertreter gelangten wohl schwerkrank noch an Land in Marinehospitäler. So befanden sich unter den Verstorbenen im Marinehospital von Plymouth auch „Chirurgassistenten" (→ Kap. 3.4.2.2 *Marinehospitäler/Osteologische Belege*).

Jene gesundheitsfördernden Maßnahmen, die zu den Aufgaben eines an Bord arbeitenden Barbier(-chirurgen) bzw. Schiffsarztes gehörten, sind u. a. im Pflichtenprotokoll der VOC im Jahr 1695 benannt. Hierzu zählten die tägliche Untersuchung und Behandlung der Kranken, jedoch nicht zwingend niedere Barbierarbeiten, wie das Scheren.[661] Der umfassendste Besitz eines Schiffsarztes ist von der MARY ROSE (1545) archäologisch überliefert. Aus der ihm zugesprochenen Kabine stammen mehrere medizinische Einzelfunde sowie eine gefüllte Arzneikiste. Die Ausstattung umfasst pharmazeutische Mittel und Gefäße, Bandagen, Klistiere und chirurgische Instrumente. Letztere bestehen u. a. aus Brenneisen, einem Trepan sowie die möglichen Überreste von Bestecken, Aderpressen und einer Amputationssäge.[662] Aderpressen (*Tourniquets*) sind ein wichtiger Beleg für chirurgische Eingriffe. Sie kamen zur Anwendung, um den Blutverlust bei Amputationen oder generell bei lebensbedrohlichen Verletzungen von Blutgefäßen zu minimieren. Eine komplett erhaltene Aderpresse stammt von der PANDORA (1791), mehrere Überreste sind zudem von dem britischen Handelsschiff ALBION (1765) überliefert (Abb. 58, links außen).[663] Diese wenigen Belege

659 HAAFNER ET AL. 2006, S. 95–98.

660 BRUIJN 2009

661 BRUIJN 2009, S. 250–251. Somit ist denkbar, dass sich Barbier(-chirurgen) für das Scheren bezahlen ließen oder, als Bestandteil der Gesundheitsvorsorge, diese Maßnahme kostenlos anboten.

662 CASTLE ET AL. 2005. Ein weiterer Trepan liegt von dem niederländischen Handelsschiff LASTDRAGER (1653) vor (STÉNUIT 1974, S. 246–247). Für eine mögliche Identifizierung eines zuvor unbekannten Trepans von der MERESTYN (1702) siehe KAHLOW 2017, S. 170, Abb. 9.

663 Zur ALBION vgl. REDKNAP 1990, S. 27; zur PANDORA GESNER 1991, S. 36.

lassen keine repräsentativen Aussagen zu. Es ist jedoch auffällig, dass die geborgenen Aderpressen ausschließlich von englischen Schiffen stammen, die in die zweite Hälfte des 18. Jh. datieren.

Schwerkranke bzw. –verletzte Crewmitglieder bedurften einer besonderen Pflege. In der Regel waren sie zu schwach bzw. körperlich eingeschränkt, um sich an Bord fortzubewegen oder auch zu essen. Pflegeobjekte sind ein besonders spannendes Thema innerhalb dieser Arbeit, da sie kaum im archäologischen Befund auftreten bzw. nur selten als solche interpretiert werden können. Im Fall von Bettpfannen, wie sie von der BATAVIA (1629) überliefert sind, mag eine entsprechende Zuweisung zweifelsfrei sein.[664] Anders verhält es sich hingegen mit dem Fund einer hölzernen Saugflasche von der MARY ROSE (1545), die ähnlich den hölzernen Babyflaschen jener Zeit gearbeitet ist (Abb. 59). Hier weist insbesondere die Fundvergesellschaftung mit anderen medizinischen Gerätschaften darauf hin, dass das Gefäß als Hilfsmittel zur Speisung schwacher oder verletzter Patienten diente und nicht der Ernährung eines Babys oder Kleinstkindes.[665] Zudem konnte der Patient mittels des schlanken Mundstücks Flüssigkeiten zu sich nehmen, ohne auf einem schaukelnden Schiff das Verschütten des Inhalts zu riskieren.

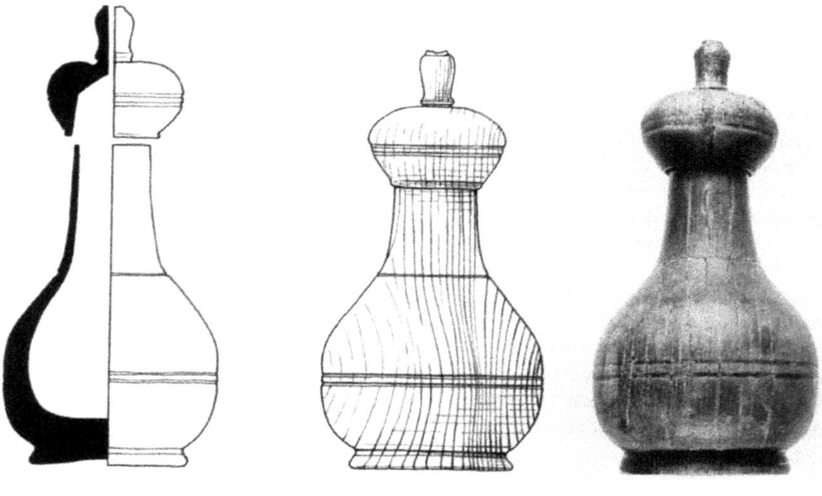

**Abb. 59:** Saugflasche, 14,5 x 6,6 cm, aus der Arzneikiste der MARY ROSE (1545).

664 GREEN 1989, S. 98.
665 CASTLE 2005, S. 212.

### 3.4.2.3.3 *Objekte zum Säfteausgleich*

Schröpfköpfe und Aderlassmesser, die explizit zur Regulierung der Körpersäfte eingesetzt wurden, sind im Vergleich zu den anderen Objektgruppen Chirurgie, Pflege, Hygiene und Prävention auffallend unterrepräsentiert. Von der AVONDSTER (VOC), die 1659 vor Sri Lanka sank, stammen beispielsweise medizinrelevante Funde, wie Barbierschale, Salbentöpfchen, ein Albarello sowie ein Gefäß mit Quecksilber. Für das Therapieren im Sinne der Viersäftelehre ist jedoch insbesondere der Fund eines Schröpfkopfs von Bedeutung (Abb. 60).[666] Das geborgene Objekt ist von besonderer Machart und unterscheidet sich daher von zeitgenössischen Stücken aus den Niederlanden, England und dem deutschsprachigen Raum. Demnach ist das Stück nicht tulpen- sondern zwiebelförmig, mit gerundetem Bauch und engem Hals. Ein ähnliches Objekt wurde von dem niederländischen Handelsschiff HOLLANDIA (VOC) geborgen, das 1743 bei den Skilly-Inseln auf Grund gelaufen war. Es handelt sich bei den Exemplaren um typisch asiatische Schröpfköpfe.[667] Ebenso wie ihre europäischen Gegenstücke wurden sie erhitzt und auf die Haut gepresst, um einen Unterdruck zu erzeugen und Blut sowie andere Körperflüssigkeiten nach oben zu leiten. Auch wenn diese zwei Stücke nicht repräsentativ sind, ist festzuhalten, dass die beiden außergewöhnlichen Exemplare ausschließlich von Handelsschiffen stammen, die nachweislich mit Asien Warenaustausch betrieben haben. Es ist demnach wahrscheinlich, dass nicht nur Güter, sondern auch Wissen von Asien nach Europa transferiert wurden.

Weitere relevante Objekte zur Regulierung des Säftehaushalts, wie Aderlassmesser und Urinale, sind von Schiffen der Frühen Neuzeit selten bis gar nicht überliefert.

### 3.4.2.3.4 *Pharmazeutische Belege*

Beinahe jedes in Tab. 3 aufgeführte Schiffswrack erbrachte Apotheken- und Salbengefäße. Zuweilen befanden sich diese noch *in situ* in jenen Arzneitruhen, in denen sie vor mehreren hundert Jahren verwahrt worden waren. Über welche Ingredienzien diese Kisten verfügen mussten, ist seit dem frühen 17. Jh. u. a. für die VOC in Arzneimittellisten und Empfehlungen festgehalten.

---

666 PARTHESIUS ET AL. 2005. Mein besonderer Dank gilt Dr. Robert Parthesius, Universität Leiden, für die Bereitstellung der Bilder.

667 FINDS FROM THE AVONDSTER 2011.

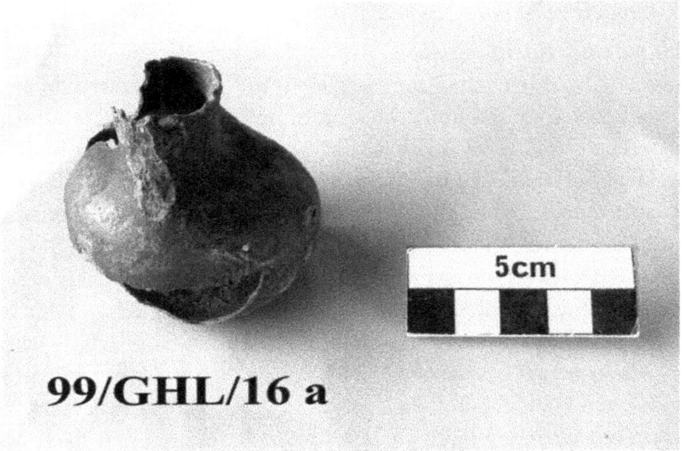


**Abb. 60:** Asiatischer Schröpfkopf von der Avondster (1659).

Die Amsterdam (VOC, 1749) barg neben einem Klistier aus Zinn und diversen Kanülen aus Holz eine beträchtliche Anzahl von Bestandteilen, die sich auf diesen Arzneimittelverordnungen wiederfinden, wie etwa Samen des Tamarindenbaums, einer Akazienart. Die Früchte wurden u. a. bei Skorbut und als Abführmittel verwendet. Neben pflanzlichen waren auch mineralische und tierische Substanzen für die Arzneimittelzubereitung vorgesehen. Zu letzteren zählen Überreste der Spanischen Fliege (*Lytta vesicatoria*). Da das in dem Käfer befindliche Reizgift *Cantharidin* die Erhitzung der Haut fördert, wurde der zerdrückte und unmittelbar darauf mit Fett vermengte Körper des Insekts u. a. als Wärmepflaster bei rheumatischen Beschwerden verwendet. Abgedeckt mit einem Tuch führte der Aufstrich nach einigen Stunden zu Hautblasen, die als „weißer Aderlass" bezeichnet wurden. Dieser sollte dem Körper giftige Stoffe entziehen.

Einige Salbengefäße der Amsterdam (1749) beinhalteten Rückstände von Substanzen mit Teer als Hauptbestandteil.[668] Chemische Untersuchungen und

668 Fläschchen mit teerhaltigen Substanzen liegen mitunter aus Stadtkerngrabungen vor, wie aus der Londoner Coleman Street. Es ist jedoch nicht sicher, ob es sich um eine bewusste Füllung oder nachträgliche Verunreinigung handelt (Sygrave 2009, S. 101).

zeitgenössische Quellen lassen vermuten, dass es sich bei diesem Gemisch um „*Unguentum basilicum*" handelt, das zur Reinigung von Geschwüren und Entfernung von Splittern diente. Den medizinischen Überresten von der AMSTERDAM können sogar jene Personen gegenübergestellt werden, die einst mit den Ingredienzen an Bord gearbeitet haben. So sind die Namen des Ersten Chirurgen und zweier Assistenten überliefert. Die Initialen des zweiten Chirurgen Willem Bujis fanden sich auf einem Teller wieder, der zusammen mit dem medizinischen Equipment geborgen wurde.[669]

Von dem schwedischen Kriegsschiff KRONAN (1676) stammen zwei Arzneitruhen (Abb. 61).[670] Neben Gewichten und medizinischen Werkzeugen beinhalteten die Truhen u. a. in Gefäßen verschlossene Substanzen, welche makro- und mikroskopischen Untersuchungen unterzogen wurden (Abb. 62).[671] Es gelang der Nachweis verschiedener pflanzlicher Heilmittel, wie Anis, Nelke, Nadelholzharz, Fenchel, Zyperngras, Kürbis, Rosskastanie, Paprika, Melone, Rhabarber und Sennesblätter.[672] Zusätzlich fanden sich Reste von Fetten und Wachsen, die insbesondere bei der Herstellung von Salben verwendet wurden, sowie geringe Mengen von Alkohol[673] zur Mischung von Medikamenten. Zu den mineralischen Komponenten zählen beispielsweise Antimon, Quecksilber, Schwefel, Bernstein und Gold. Gold wurde in Gestalt von Partikeln, auch mit anderen Substanzen gemischt, sowie in Blättchenform geborgen (Abb. 63). Belege befanden sich u. a. in einem gedrechselten, schüsselähnlichen Objekt, wahrscheinlich eine Pillenpresse (Abb. 64), sowie in zwei Glasbehältern.

---

669 Zu den pharmazeutischen Funden der AMSTERDAM vgl. GAWRONSKI 1990, S. 60–61.

670 Zum pharmazeutischen Inhalt der KRONAN vgl. LINDEKE ET AL. 2009, S. 25–30. Zur medizinischen Besatzung der schwedischen Marine gehörten zwei aus Deutschland stammende Medizinalvertreter: der Apotheker Alexander Steckert sowie der Chirurg Herman Fuchs (EBD.).

671 Mein besonderer Dank für die Bereitstellung der Bilder sowie den schriftlichen Hinweisen zur Auffindung von Mörser und Klistierhülle gilt Prof. Dr. Björn Lindeke, Stockholm (27.02.2012).

672 Senna ist eine Unterart der Johannisbrotgewächse und war u. a. als Abführmittel beliebt.

673 Ich danke Prof. Dr. Björn Lindeke für die hilfreiche Mitteilung vom 29.02.2012.

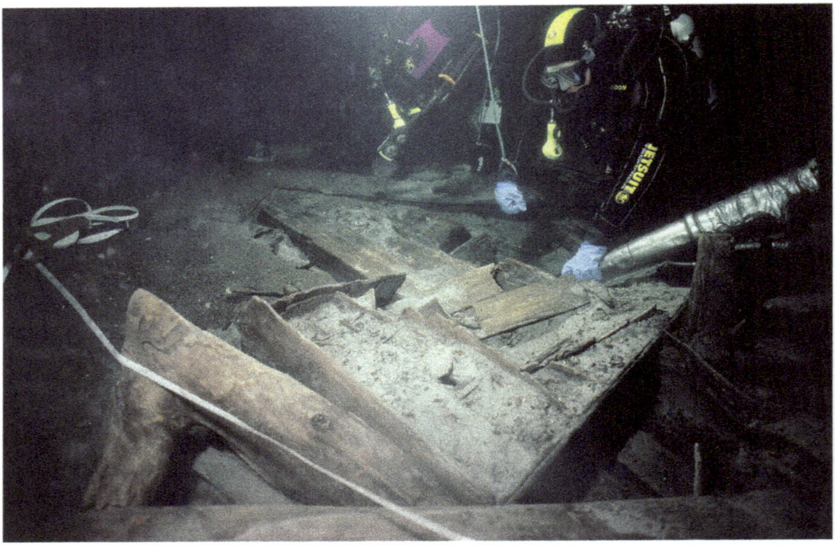

**Abb. 61:** Arzneikasten von der Kronan (1676) *in situ*.

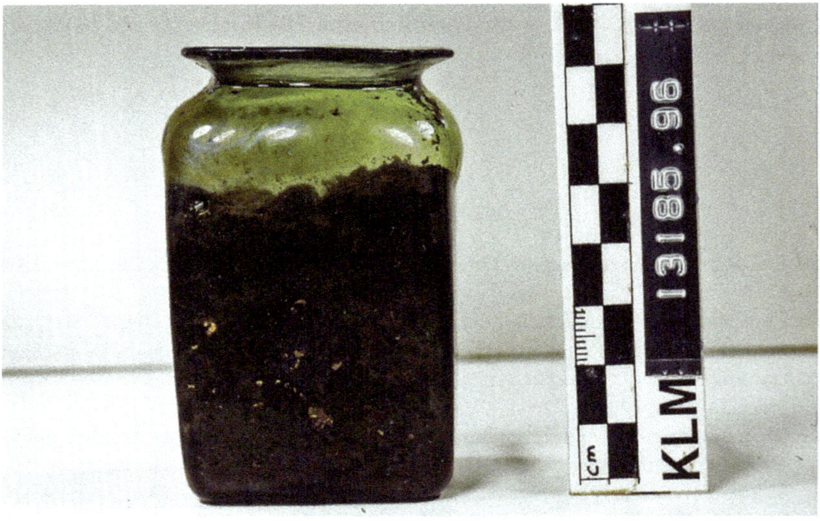


**Abb. 62:** Bindeglas mit Goldpartikeln von der Kronan (1676).

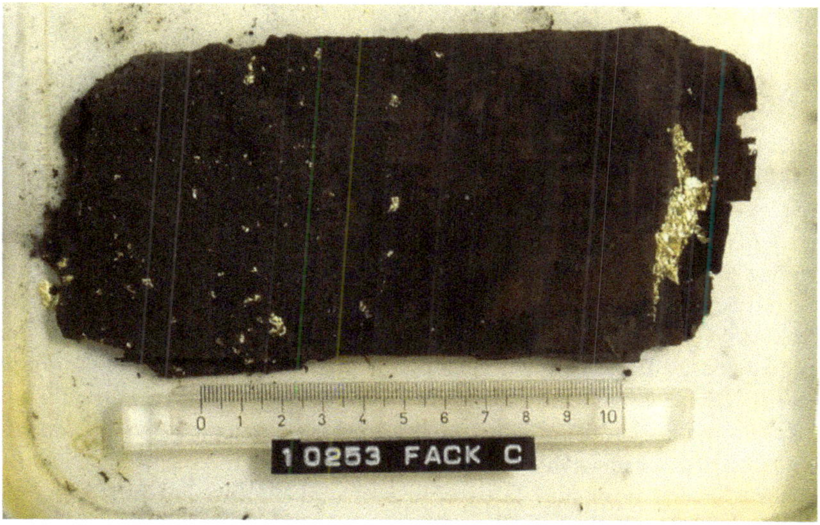


**Abb. 63:** Goldblättchen von der KRONAN.

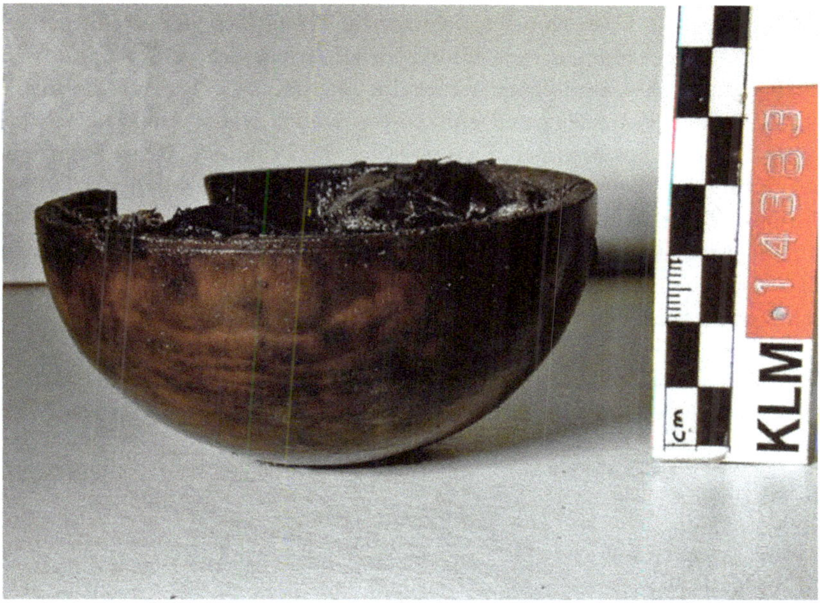


**Abb. 64:** Pillenpresse von der KRONAN.

Gold und Silber fanden seit der Antike als Medizin Verwendung. Diese Edelmetalle belegen v. a. den sozialen Status von Nutzer und Verbraucher.[674] Noch im 17. Jh. zählte Gold zu einem beliebten Heilmittel unter Aristokraten und diente beispielsweise zur Behandlung von Syphilis und Tuberkulose.[675] Gold findet tatsächlich auch u. a. in zwei schwedischen Pharmakopöen des 17. und 18. Jh. Erwähnung: der *Pharmacopoea Holmiensis* (1686) sowie der *Pharmacopoea Svecica* (1775).[676] Die Arzneitruhen und damit auch die Goldbelege kamen in jenem Bereich der KRONAN zutage, in dem sich generell hochwertige Objekte einer offensichtlich gut situierten Belegschaft befanden. Hier hielten sich Personen, wie Baron Lorentz Creutz (1615–1676) auf, dessen Initialen mehrere geborgene Gegenstände zieren. Dies kann als Hinweis darauf verstanden werden, dass der erste Chirurg wie auch deren aristokratische Patienten in unmittelbarer Nähe zueinander auf dem Schiff untergebracht gewesen waren.[677]

Zusammenfassend ist in diesem Exkurs festzuhalten, dass sowohl Handels- als auch Kriegsschiffe während des 16. bis 19. Jh. eine medizinische Fachkraft an Bord haben konnten.[678] Je nach Region und Einfluss auf den Seehandel unterlag die Verpflichtung zur Mitführung jedoch scheinbar zeitlichen Differenzen.[679] Das Personal, in der Regel Barbier(-chirurgen), war geschult und blickte auf langjährige Erfahrungen zurück – im Gegensatz zum ausgehenden 19. Jh., indem u. U. erneut der Kapitän die Versorgung der Kranken übernahm.[680] Alle hier untersuchten Schiffswracks der Handels- und Kriegsmarine besaßen zumindest eine pharmazeutische Ausstattung. Chirurgische Instrumente, Objekte zur Pflege und zum Säfteausgleich waren hingegen weniger häufig. Somit ist anzunehmen, dass im Sinne der Profitabilität viel unternommen wurde, um die hohe Morbiditäts- und Mortalitätsrate von Seeleuten und Marinesoldaten zu reduzieren. Angesichts der Mannschaftsstärke, mangelnden Hygiene, dem inadäquaten Nahrungs- und Flüssigkeitsangebot sowie dem Verletzungs- und Krankheitsrisiko stand die Medizin jener Zeit jedoch zu hohen Herausforderungen gegenüber.

---

674 Zum medizinischen Gebrauch von Gold bei Avicenna (980–1037) vgl. BELA 2006, zum Gebrauch speziell im 18. Jh. vgl. HAGEN 1781.

675 Die Wirkung des Metalls wurde seit dem 18. Jh. berechtigterweise infrage gestellt.

676 Zu den als Arzneien angesehenen Goldfunden der KRONAN vgl. LINDEKE ET AL. 2009, S. 27–28, 30.

677 EINARSSON 1997, S. 212–215.

678 Ausführlicher KAHLOW 2013.

679 Hierzu MÜLLER 1969.

680 MÜLLER 1975, S. 167.

### *3.4.2.4 Schlussbetrachtung*

Hospitäler für Marineangehörige sind im Untersuchungsgebiet seit der Frühen Neuzeit durch Schriftquellen u. a. für Spanien, die Niederlande und England überliefert. Archäologisch ist die Existenz dieser Einrichtungen jedoch erst ab dem 18. Jh. und ausschließlich für den englischen Raum nachweisbar. Pragmatischerweise befanden sich diese Hospitäler an der südenglischen Küste; nur so gelangten Kranke und Verletzte schnell vom Schiff ins Hospital bzw. vor der Entstehung der Einrichtungen auf das Hospitalschiff und an Land. Die Institutionen waren mit mehrflügeligen Bauten und Kapellen ausgestattete. Das Hospital von Plymouth besaß das viel gelobte Pavillonsystem mit auseinanderstehenden Gebäuden.

Die ergrabenen Friedhöfe der Marinehospitäler von Plymouth und Portsmouth datieren in das 18./19. Jh. Anthropologische Untersuchungen erbrachten eine ähnliche Geschlechts- und Altersverteilung wie in den Militärhospitälern bzw. Lazaretten. Demnach waren die Toten beinahe ausschließlich Männer zwischen dem 20. und 40. Lebensjahr, also im wehrfähigen Alter. Sie lagen in Einzel-, Doppel- und Mehrfachgräbern (mit bis zu drei Individuen). In den eher kleinen Grabungsarealen sind keine Massengräber zutage getreten. Da auf den Friedhöfen der Marinehospitäler auch Menschen begraben wurden, die keine Hospitalinsassen bzw. –angehörige waren, sondern infolge von Epidemien, kriegerischen Auseinandersetzungen oder anderen Katastrophe zu Tode gekommen waren, ist die Anlage von größeren Grabgruben durchaus denkbar. Weitere Ausgrabungen können hierüber Aufschluss geben.

Isotopenanalysen bestätigen die Schriftquellen, wonach Seeleute und Marinesoldaten zwar überwiegend von den Britischen Inseln, jedoch u. a. auch aus Indien, China und Amerika stammten. Der Todesgrund dieser Menschen war anthropologisch nur selten feststellbar. Traumen oder chirurgische Eingriffe, die zum Tod geführt haben könnten, waren, wie schon in Lazaretten und Militärhospitälern beobachtet, rar. Die einzig belegbaren Operationen spiegelten sich in Form von Amputationen wider. Sie erfolgten bevorzugt unterhalb des Knies. Zwei Amputationen an anderer Stelle heilten über einige Wochen. Amputationsreste lassen vermuten, dass die Eingriffe direkt in den Hospitälern stattfanden. Medizinisches Equipment, das diese Handlungen bestätigt, ist zunächst allein durch Wundauflagen archäologisch überliefert. Dieser Fundleere steht eine große Anzahl medizinrelevanter Funde von Handel- und Kriegsschiffen aus der Zeit des 16. bis 19. Jh. gegenüber. Ihre Fülle ist darauf zurückzuführen, dass es sich bei diesen Schiffswracks um sog. geschlossene Funde handelt. Die aus den Schiffen geborgene medizinische Ausstattung erlaubt Aussagen zur Behandlung unterschiedlichster Krankheiten. Die Objekte können in die Gruppen Pharmazie, Chirurgie, Hygiene/Prävention, Pflege und Säfteausgleich unterteilt werden. Die Überschneidung Letzterer mit allen Gruppen ist mir durchaus bewusst. Dennoch sehe ich eine Kategorisierung von Schröpfköpfen und Aderlassmessern als angemessen.

Die Überreste belegen mitunter einen regen transkontinentalen Wissens- und Warenaustausch. Spuren von Arzneimittelbehandlungen liegen von allen untersuchten Schiffen vor. Sie machen mitunter soziale Unterschiede in der Patientenbehandlung erkenntlich. Im Gegensatz zur Pharmazie sind die anderen Fundgruppen weniger ergiebig.

Marinehospitäler, medizinische Funde von Schiffen sowie Militärhospitäler bieten einen umfassenden Einblick in die medizinische Versorgung der Frühen Neuzeit. Diese Einrichtungen differenzieren sich deutlich von einer Vielzahl mittelalterlicher Bürgerhospitäler, da sie konsequent auf die Heilung der Hospitalinsassen ausgerichtet waren. Entsprechend dem Wissensstand jener Zeit wurden Kranke und Verletzte auf Schiffen und in Marinehospitälern medizinisch behandelt, wobei die „konservative" Medizin in Form von Arzneimittelvergabe gegenüber blutigen Eingriffen überwog.

**Tab. 3:** Medizinisches Equipment von Handels- und Kriegsschiffen der Frühen Neuzeit.

| Nr. | Name des Schiffes | Untergangs-jahr | Herkunfts-land | Verwendung | Hygiene | Objekte zum Säfte-ausgleich | Phar-mazie | Chirur-gie | Pflege-objekte |
|---|---|---|---|---|---|---|---|---|---|
| 1 | Bom Jesus | 1533 | P | H | | ✓ | | ✓ | |
| 2 | Mary Rose | 1545 | E | K | ✓ | ✓ | ✓ | ✓ | ✓ |
| 3 | Wreck of Alderney | Ende 16. Jh. | | | ✓ | | ✓ | | |
| 4 | Wreck of Tallin | um 1600 | | | | ✓ | ✓ | ✓ | |
| 5 | San Diego | 1600 | S | H, K | | | ✓ | | |
| 6 | Mauritius | 1609 | NL | H | | | ✓ | ✓ | |
| 7 | Buen Jesús y Nuestra Señora del Rosario | 1622 | S | H | | | ✓ | | |
| 8 | Nuestra Señora de Atocah | 1622 | S | H | | | ✓ | | |
| 9 | Batavia | 1629 | NL | H | ✓ | | ✓ | | ✓ |

**Tab. 3:** Fortsetzung

| Nr. | Name des Schiffes | Untergangs-jahr | Herkunfts-land | Verwendung | Hygiene | Objekte zum Säfte- ausgleich | Phar-mazie | Chirur-gie | Pflege-objekte |
|---|---|---|---|---|---|---|---|---|---|
| 10 | Lastdrager | 1653 | NL | H | | ✓ | | ✓ | |
| 11 | Vergulde Draeck | 1656 | NL | H | ✓ | | ✓ | | |
| 12 | Avondster | 1659 | NL | H | ✓ | ✓ | ✓ | | |
| 13 | Kronan | 1676 | SW | K | ✓ | ✓ | ✓ | | |
| 14 | La Belle | 1686 | F | EX | ✓ | ✓ | ✓ | ✓ | |
| 15 | Dartmouth | 1690 | E | K | | ✓ | ✓ | | |
| 16 | Sapphire | 1696 | E | K | | ✓ | ✓ | | |
| 17 | Stirling Castle | 1703 | E | K | ✓ | | | | |
| 18 | La Dauphine | 1703 | F | K | | ✓ | ✓ | | |
| 19 | Meresthyn | 1702 | NL | H | | | ✓ | ✓ | |
| 20 | Lossen | 1717 | NL | K | ✓ | | ✓ | | |
| 21 | Whydah | 1717 | F | H | | ✓ | | | |
| 22 | Queen Anne's Revenge | 1718 | F | H | | ✓ | ✓ | | |
| 23 | Hollandia | 1743 | F | H | | ✓ | ✓ | | |
| 24 | L'Aimable Grenot | 1749 | F | H | ✓ | | ✓ | ✓ | ✓ |
| 25 | Amsterdam | 1749 | NL | H | | ✓ | ✓ | | |
| 26 | Albion | 1765 | E | H | | | | | |
| 27 | Sirius | 1790 | E | H | | ✓ | ✓ | | |
| 28 | Pandora | 1791 | E | K | | ✓ | ✓ | | |
| 29 | Hindostan | 1803 | E | H | | | ✓ | | |
| 30 | St. Georg | 1811 | E | K | | | ✓ | ✓ | |

Abk.: E = England, F = Frankreich, N = Norwegen, NL = Niederlande, P = Portugal, S = Spanien, SW = Schweden; Ex = Expeditionsschiff, H = Handelsschiff, K = Kriegsschiff, SK = Sklavenschiff

### 3.4.3 Invalidenhäuser

Militär- und Marinehospitäler nahmen kranke bzw. kriegsverletzte Soldaten und Seeleute auf, also „lediglich behandlungsfähige Kranke". Doch was folgte nach gesundheitlicher Untauglichkeit oder im Alter? Bis zum 16. Jh. kümmerten sich v. a. die Familien um ihre bedürftigen Verwandten. Brach dieser Zusammenhalt weg oder war das Bestreiten des eigenen Lebensunterhalts unmöglich, waren die Betroffenen auf Almosen angewiesen oder genötigt, um Aufnahme in einem Hospital oder Armenhaus zu bitten. Insbesondere Veteranen waren jedoch in Armenhäusern nicht gern gesehen; diese Einrichtungen sollten allein den „Unschuldigen“ zur Verfügung stehen. Diese Eigenschaft traf auf Veteranen, unter denen sich gepresste Landstreicher und verurteilte Verbrecher befanden, größtenteils nicht zu.[681]

In der Frühen Neuzeit entstanden schließlich Invalidenanstalten. Sie waren nicht häufig, jedoch prunkvoll und in der Regel auf der Initiative von Regenten erbaut. Europaweit sind etwa 20 Gründungen dieser Einrichtungen verzeichnet, u. a. 1634 nahe Paris, einige Jahrzehnte später in London (1682), Wien (1686) und Berlin (1748), Abb. 65. Neben diesen Institutionen existierten seit der Reformation sog. Seefahrerheime, wie etwa das 1561 bezogene „Haus Seefahrt“ in Bremen.[682] Diese eher kleinen Einrichtungen boten bedürftige Seeleuten und deren Witwen Wohnungen, Essen und weitere Unterstützungen an. Das Angebot wiederholt sich auch in den großen Invalidenanstalten, sowohl für interne als auch externe Antragsteller.

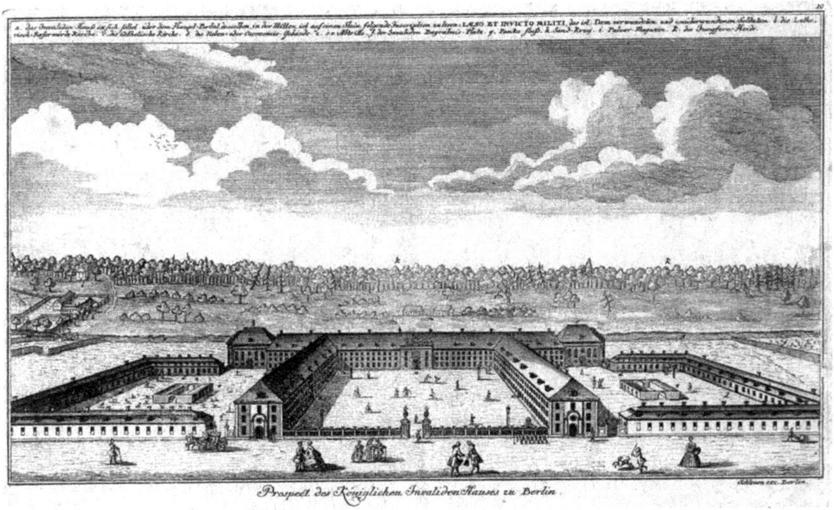


**Abb. 65:** Königliches Invaliden-Haus Berlin, Kupferstich von Johan David Schleuen (1711–1771).

681 Die Abneigung, Veteranen in Armenhäuser aufzunehmen, ist insbesondere für den britischen Raum bestens belegt (Hudson 2003, S. 119).

682 Kohl 1912.

#### 3.4.3.1 Bauliche Gliederung

Frühneuzeitliche Invalidenhäuser waren durchweg eindrucksvolle großflächige Bauten, die, von Machthabern gestiftet, Einfluss und Reichtum repräsentieren sollten. In der Regel lagen die Einrichtungen etwas abgeschieden von der Stadt und in Gewässernähe. Nach französischem Vorbild ließ Charles II. (1660–1685) zwischen 1682 und 1692 das erste Invalidenhaus in London-Chelsea errichten. Baumeister war der bereits in Kapitel 3.4.1 *Militärhospitäler* erwähnte Architekt Christopher Wren (1632–1723).[683] Im Jahr 1692 folgte der Bau eines Invalidenhauses der Marine in London-Greenwich (Abb. 66). Die Bauten besaßen einen Zugang von der Flussseite, der über eine Allee oder einen größeren Platz zum Hospital führte. Die Mitte der Anlage wurde von einer bzw. zwei Kirchen dominiert. Entsprechend den Institutionen der Frühen Neuzeit bestand die Einrichtung aus „rechteckig[m] H[of] mit langen Gebäuden allseits umschlossen".[684] Mit vier eigenen Höfen war die Invalidenanstalt von Greenwich viermal größer als das Hospital in Chelsea: 2.000 Bettenplätze standen im *Royal Hospital for Seamen* zur Verfügung. Diese Größe war einmalig. Im Vergleich dazu war das königliche Invalidenhaus in Berlin mit seiner mehrgeschossigen Dreiflügelanlage und zwei Kirchen deutlich kleiner. „In der Mitte wohnten die Offiziere, links saß im Erdgeschoss der Kommandant. Darüber lebten die Prediger. Auf der rechten Seite gab es ein Lazarett mit 36 Betten in fünf Zimmern. Außerdem wohnten hier die Ärzte und Apotheker."[685]

#### 3.4.3.2 Alltag im Invalidenhaus von Greenwich

##### 3.4.3.2.1 Unterkunft

Das Invalidenhaus in Greenwich bestand aus vier Quartieren bzw. Höfen. Jeder Flügel war mit Kabinen ausgestattet, in denen Pensionäre sowohl allein als auch in kleinen Gruppen leben konnten (Abb. 67). Kranke waren in einem speziellen Trakt untergebracht. Im *Royal Hospital of Seamen* lebten ausschließlich ehemalige Marineangehörige. Ihre näheren Verwandten, wie Ehefrau und Kinder,

---

683 Sir Christopher Wren war v. a. als Baumeister in London aktiv, wie auch die Bauten St. Paul's Cathedral sowie die Sternenwarte von Greenwich belegen. Nicht uninteressant ist zudem sein Interesse an der Medizin. Er führte erste Injektionsexperimente mit Alkohol an Hunden durch (→ Kap. 3.4.6.5 *Osteologische Belege/postmortale Eingriffe*).

684 Jetter 1986, S. 168.

685 Ebd., S. 170.

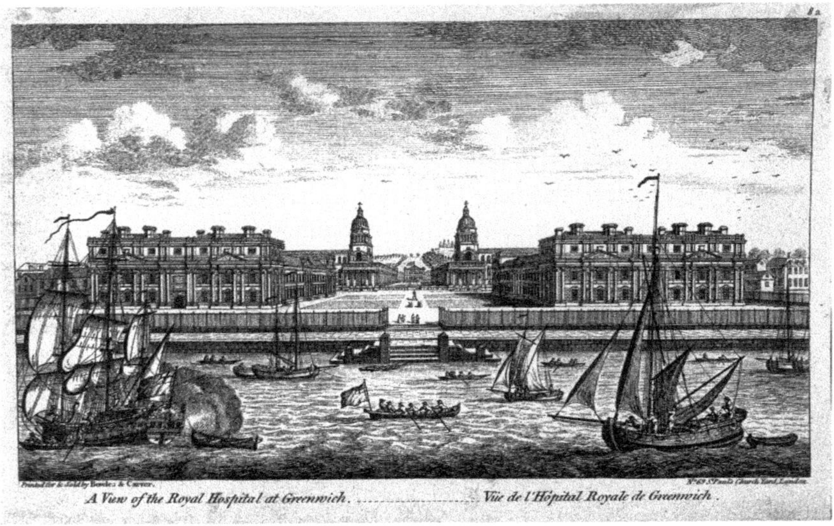


**Abb. 66:** Das Royal Hospital for Seamen in London-Greenwich, von der Themse aus, Stich von T. Bowles, 1753.

konnten nur zu Besuch kommen. In diesem Zusammenhang ist verständlich, dass es, wie in Bürgerhospitälern auch, sog. „out-pensions" gab. Die Veteranen erhielten demnach jährlich eine Pension und lebten weiterhin bei ihren Familien.[686] Ende des 18. Jh. wurden 1.800 Insassen verzeichnet, dem gegenüber standen im Jahr 1811 insgesamt 12.000 Veteranen, die bei ihren Familien lebten und staatlich unterstützt wurden.[687] Die Anzahl der zu verpflegenden Veteranen in Greenwich stand unmittelbar im Zusammenhang mit den von England geführten Kriegen.[688] Ein deutlicher Peak ist zwischen der Mitte des 18. und dem frühen 19. Jh. verzeichnet.[689]

---

686 Van der Merwe 2010, S. 16.

687 Boston et al. 2008, S. 10.

688 Ebd., S. 10.

689 Verschiedene Schriftquellen ermöglichen Aussagen zu den Insassen der Invalidenanstalt: Zulassungsbescheide, Bestattungs- und Grabregister aus dem 19. Jh., Aufzählungen über kranke und verwundete Seeleute sowie die *Trafalgar Roll*. Letzterer ist zu entnehmen, dass 703 Seemänner und Marinesoldaten, die gegen Napoleon gekämpft hatten, nach Greenwich kamen. Grund der Aufnahme waren v. a. Krankheiten und Beeinträchtigungen im Alter (vgl. Boston et al. 2008, S. 12).

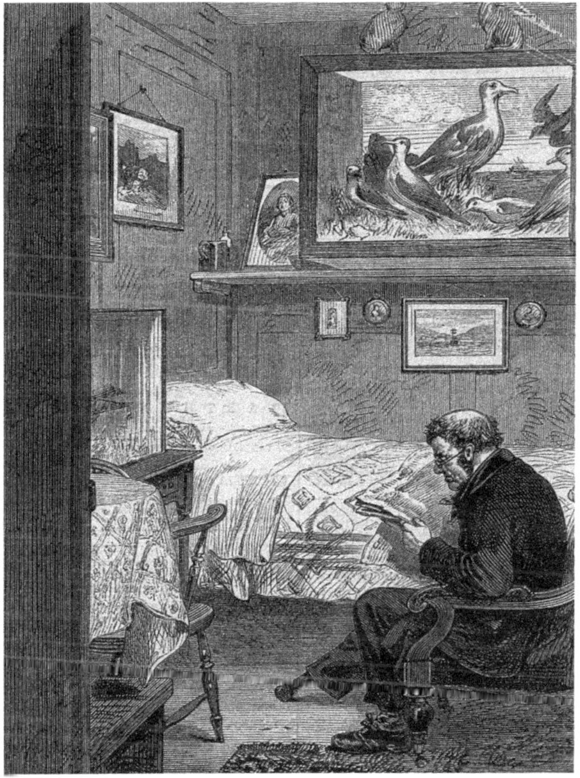

**Abb. 67:** Leben im Royal Hospital for Seamen in Greenwich, Holzstich von M. Jackson, 1865.

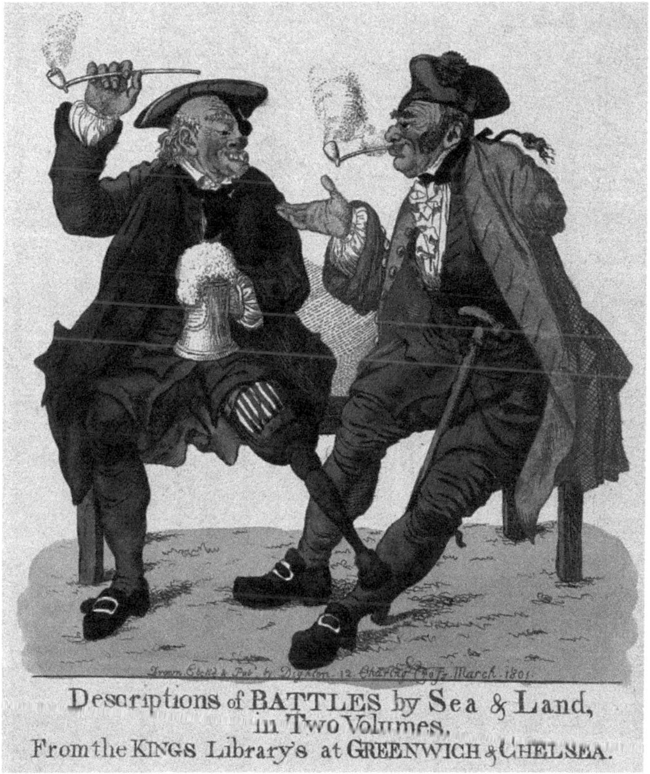


**Abb. 68:** „Battle by Sea and Land". Zwei Veteranen von Greenwich und Chelsea beim Plausch. Zeichnung von Rober Dighton, 1801.

### 3.4.3.2.2 *Kleidung*

Die etwa 2.000 in Greenwich lebenden Veteranen hatten, ähnlich anderen Gruppen, die in Fürsorgeeinrichtungen lebten, spezielle Kleidung, die sie als Insassen dieser Institution kennzeichnete. Das Aussehen dieser Anstaltskleidung wechselten in den Farben von grau über braun bis zu blau. Männer, die gegen die Disziplin des Hauses verstießen, etwa bei übermäßiger Trunkenheit, mussten mit einem auffälligen gelbroten Mantel als „canary" herumlaufen. Sie waren damit gekennzeichnet und hatten für andere Insassen Aufgaben zu verrichten, sofern sie dazu aufgefordert wurden.[690]

### 3.4.3.2.3 *Verpflegung*

Die Ernährung der Insassen von Greenwich war überdurchschnittlich gut und reichhaltig. Fleisch kam zweimal täglich auf den Tisch, davon an drei Tagen Rind und an zwei Tagen Hammel. Dazu gab es Kartoffeln, Brot, Butter und Käse. Jeder Mann erhielt täglich etwa zwei Liter Bier und Tee.[691] Bemerkenswert ist die Zuweisung von Schokolade zum Frühstück.[692] Als ein weiteres Extra erhielten die Veteranen Tabak.[693] Gemälde lassen vermuten, dass dieser in den

---

690 Van der Merwe 2010, S. 10.

691 Das Invalidenhaus verfügte über eine eigene Brauerei und Bäckerei (van der Merwe 2010, S. 14).

692 Van der Merwe 2010, S. 13. Schokolade war seit dem 17. Jh. als Arzneimittel beliebt und gehörte im Militär und in der Marine neben Tee, Tabak und Kaffee zur Ausstattung der Feldapotheke. In archäologisch untersuchten Apotheken scheinen sie bisher ein Desiderat zu sein (→ Kap. 5.2.2 *Apotheker/Dienstleistungen*). Schokolade und Kaffee fanden als medizinische Getränke zudem gegen Skorbut Verwendung (Gaude 1979, S. 159).

693 Tabak galt vom 16. bis 18. Jh. als Arznei und war u. a. in Apotheken erhältlich (→ Kap. 5.2.2 *Apotheker/Dienstleistungen*). Er kam zur „Anwendung in Form von Extrakten, Tinkturen, Aufgüssen, Sirupen, Pulvern, Pillen, Klistieren und Salben. [...] Die spitzovalen oder breiten Blätter wurden mit Arzneistoffen imprägniert, in Rollen gewickelt und bei starken Schmerzzuständen oder vorgesehenen Operationen in den After eingeführt. [...] Weiterhin gebrauchten die Ärzte ihn gegen Ausschläge, Typhus, Pest, Epilepsie, als Linderungsmittel bei Asthma, bei katarrhalischen Entzündungen, ja, sogar gegen Darmverschlingung und zur Einrichtung von Brüchen." Gaude 1979, S. 160. Insbesondere arme und schwer arbeitende Menschen sprachen dem Tabak in der Frühen Neuzeit zu. Womöglich steht diese Gewohnheit in enger Verbindung mit dem Versuch, Hunger auszuschalten, Krankheiten vorzubeugen bzw. Schmerzen und bereits bestehende Pathologien zu bekämpfen. Wie Nikotin das im Hypothalamus ausgelöste Hungergefühl unterdrückt, ist seit 2011 wissenschaftlich bekannt (Mineur et al. 2011).

Invalidenanstalten überwiegend geraucht wurde. In Zeiten auf See war dies aufgrund der Explosionsgefahr zuweilen verboten (Abb. 68). Tabak wurde daher auf Schiffen eher gekaut.

Dass die Bewohner von Greenwich über Jahre Tabak rauchten, belegen Pfeifenlöcher. Diese mechanisch verursachten Abnutzungsspuren zeichnen sich in der Regel durch Ausrundungen (*Abrasionen*) dort ab, wo der Pfeifenstiel bevorzugt festgehalten wurde.[694] Archäologisch treten Pfeifenlöcher zur Zeit der Tonpfeifen, d. h. zwischen dem 17. und 19. Jh., beinahe weltweit auf.[695] Auf dem Friedhof des Invalidenhauses von Greenwich besaßen 14 der 90 untersuchten Individuen insgesamt 24 Pfeifenlöcher (15,56 %). Neben diesen offensichtlichen Nebenwirkungen wiesen auch anthropologisch festgestellte Belege von Lungentuberkulose und weiteren Atemwegserkrankungen auf einen übermäßigen Tabakkonsum der Insassen hin.[696]

### *3.4.3.3 Osteologische Belege aus der Invalidenanstalt von Greenwich*

Zwischen 1749 und 1856 wurden auf dem Friedhof des Royal Hospital for Seamen in London-Greenwich schätzungsweise 20.000 Menschen, v. a. pensionierte Seemänner, bestattet.[697] Viele waren ehemalige Veteranen. Die auf diesem Friedhofsbezirk durchgeführten archäologisch-anthropologischen Untersuchungen von einem Invalidenhaus sind bisher singulär. Bei baubegleitenden Grabungen kamen 107 Individuen aus 55 Gräbern zutage. Wie in beinahe allen in dieser Arbeit vorgestellten Fürsorgeinstitutionen waren Mehrfachbestattungen folglich wiederholt nachweisbar. Die Gründe dürften in der Ersparnis von Platz und finanziellem Aufwand liegen. Holzspuren beweisen die Niederlegung der Toten in einem Sarg. Als Besonderheit sind Erkennungsmarken in Form von Brustplatten zu nennen, die wenigstens die Namen der Bestatteten enthielten. Eine Entzifferung war aufgrund schwerer Eisenkorrosion bisher unmöglich.

---

694 Boston et al. 2008, S. 67.

695 Hotz et al. 2010, S. 59.

696 Rauchen beeinträchtigt den Reinigungsprozess der Lungen und ermöglicht somit das ungehinderte Eindringen von Erregern und Fremdkörpern. Anthropologisch verweisen etwa Knochenneubildungen an jenen Bereichen der Rippen, die den Eingeweiden zugewandt sind, auf entsprechende Atemwegserkrankungen (Boston et al. 2008, S. 46–47). Das gemeinsame Auftreten von Pfeifenlöcher und Lungenerkrankungen ist auch von anderen Friedhöfen des 19. Jh. bekannt, z. B. von St. Mary und St. Michael in Whitechapel, London (Walker – Henderson 2010).

697 Boston et al 2008, S. X.

Wie erwartet, handelte es sich bei den Toten hauptsächlich um ältere Männer. Im Durchschnitt verstarben sie zwischen dem 66. und 75. Lebensjahr.[698] Unter ihnen befanden sich zwei Individuen afrikanischer Abstammung.[699] Überraschenderweise waren zudem Frauen und Jugendlichen unter den Toten, wenn auch nur in geringer Anzahl. Sie gehörten eventuell zum Personal.

### *3.4.3.3.1 Pathologien*

Die skelettalen Überreste der Insassen erbrachten eine Vielzahl von pathologischen Veränderungen, wie Rachitis, Tuberkulose, Syphilis, Skorbut und Krebs sowie unspezifische Infektionen und Frakturen.[700] Von 85 Individuen besaß jedes mindestens einen Kontinuitätsbruch, häufiger waren multiple Brüche. Innerhalb einer Institution derart viele Frakturen festzustellen, ist bisher einmalig und steht im Widerspruch zu den Befunden der Jungverstorbenen aus Militär-und Marinehospitälern. Der häufige Nachweis ist sicherlich auf das raue und schwere Leben zurückzuführen, dem Marineangehörige jahrzehntelang ausgesetzt waren. Unter den Brüchen sind Nasenbeinfrakturen besonders häufig. Sie treten 47 (von 76 = 61,8 %) Mal auf und sind überwiegend auf Unfälle und interpersonelle Gewalt zurückzuführen (Abb. 69). Der prozentual häufige Nachweis verwundert zunächst, da Schlägereien an Bord in der Regel schwere Strafen nach sich zogen. Doch sicherlich reichten die Trinkfreudigkeit der Besatzung sowie zunehmender mentaler Stress an Bord eines Schiffes aus, um Hemmschwellen zu überschreiten. In diesem Zusammenhang ist ebenso bedeutsam, dass das Boxen eine im 18. und 19. Jh. überaus beliebte Sportart gewesen ist.[701] Folgen dieser Faustkämpfe waren ebenfalls und insbesondere Nasenbeinbrüche, aber auch Fingerfrakturen. Frakturen der ersten bis dritten *Metacarpalia* wurden in

698 Diese Beobachtung korreliert mit Angaben zu Veteranen aus Greenwich, die in der *Trafalgar Roll* Erwähnung finden. Demnach wurden die dort lebenden Pensionäre durchschnittlich 70 Jahre alt. Darüber hinaus gibt es ungewöhnliche Altersangaben. Im Jahr 1803 etwa waren in Greenwich 96 Männer über 80 Jahre, 16 über 90 und einer über 100 Jahre alt (Boston et al. 2008, S. 15).

699 Wie schon im Kapitel der Marinehospitäler aufgezeigt wurde, stammten Marineangehörige der Navy nicht nur von den Britischen Inseln, sondern auch vom Festland. Unter ihnen befanden sich demnach Briten und Europäer, wie „Dutch, Germans, Swedish, Danish, a few Portuguese, Prussians, Hungarians, Swiss and Italians" sowie einige Männer aus Indien, China und Amerika. Vgl. Boston et al. 2008, S. 1–15, 68. Als „Schwarze" wurden auch Menschen aus Ost-Indien und China bezeichnet (Ebd.).

700 Zur Geschichte der Krebsbehandlung von der Antike bis zur Neuzeit vgl. u. a. die kurze Darstellung von Ackerknecht 1980.

701 Brickley – Smith 2006.

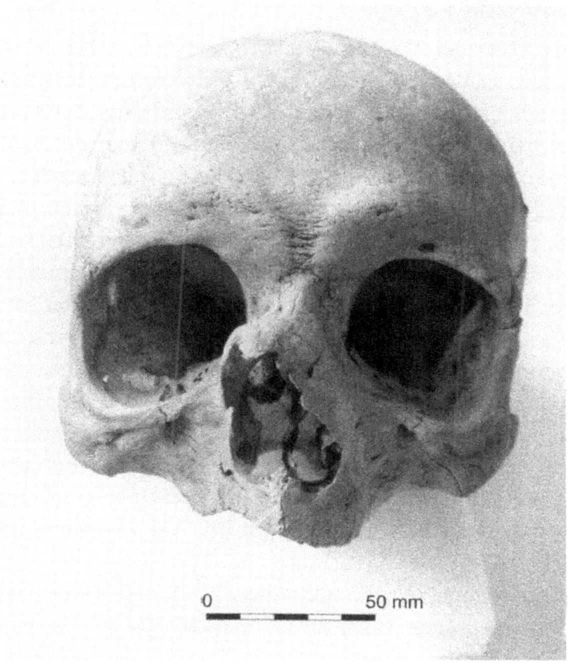


**Abb. 69:** Greenwich. Schief verheilte Nasenbeinfraktur, Skelett 3103.

Greenwich 20 (von 763 = 2,6 %) Mal beobachtet. Vorrangig war die rechte Hand betroffen, möglicherweise wurde häufiger mit der dominanten Hand geschlagen. Finger- und Nasenbeinbrüche können jedoch ebenso durch Stürze entstanden sein, z. B. auf Schiffen bei rauer See.[702]

Schädelfrakturen im Allgemeinen wurden in Greewich zu 57,1 % (52 von 91) nachgewiesen; auch sie sind folglich auffallend häufig. Schädelbrüche entstehen v. a. infolge von Unfällen und kämpferischen Auseinandersetzungen. Zu Letzteren zählen Frakturen, die auf stumpfe oder scharfe Gewalt zurückzuführen sind. Bei einem untersuchten Individuum fehlte ein Teil des Unterkiefers, abgetrennt mit einem scharfen Gegenstand. Die starke Atrophie am Unterkieferast lässt vermuten, dass der Betroffene sein Kiefergelenk daraufhin nicht mehr bewegen konnte.[703] Eine lebenslängliche Pflege dürfte die Folge gewesen sein.

---

702 Boston et al. 2008, S. 42.

703 Boston et al. 2008, S. 41, Bef.-Nr. 3032.

#### *3.4.3.3.2 Chirurgische Eingriffe*

Die knöchernen Überreste der Insassen von Greewich belegen chirurgische Eingriffe. Sie wurden bei Verletzungen und chronischen Erkrankungen inner- und außerhalb des Invalidenhauses durchgeführt, sowohl lange Zeit vor als auch lange Zeit nach der Aufnahme. Die Operationen äußern sich durch Amputationen und postmortale Schädelöffnungen auch archäologisch. Amputationen endeten durch starken Blutverlust[704] und häufig folgendem Wundbrand nicht selten letal, wie dies schon für das Marinehospital in Plymouth festgehalten wurde (→ 3.4.2.2 *Marienhospitäler/Osteologische Belege*). Häufig waren Amputationsnachweise *in summa* jedoch weder in den Marinehospitälern noch in der Invalidenanstalt. In Greenwich besaßen von den 107 untersuchten Individuen nur sechs (6,19 %) Kontinuitätstrennungen am Knie (Abb. 70) sowie am Handgelenk. Neben einer Trennung im Handgelenk, besaßen vier Individuen eine Amputation oberhalb des Knies und ein Individuum eine Amputation unterhalb des Knies. Im Vergleich dazu wurden in Plymouth v. a. Amputationen unterhalb des Knies nachgewiesen, die den unmittelbaren Tod der Betroffenen zur Folge hatten. Es scheint daher, dass die Überlebenschancen bei Amputationen über dem Knie höher waren.[705]

Die Oberarmknochen bzw. Schultergelenke der Beinamputierten besaßen teilweise stark ausgeprägte Muskelansatzmarken. Es ist daher zu vermuten, dass sich die Betroffenen nach dem Eingriff mit Gehstützen fortbewegten.[706] Holzbeine sind aus Greenwich weder durch Funde in den Gräbern noch in Form von derart zu interpretierenden Umbauprozessen an den Beinstümpfen nachweisbar.[707] Erstaunlicherweise zeigen kunsthistorische Darstellungen von

---

704 Das Verbluten bezieht sich v. a. auf den Zeitraum vom Verletzungsbeginn bis zur medizinischen Behandlung. Bereits seit dem 16. Jh. hatten Chirurgen insbesondere durch die Arbeit von Ambroise Paré (1510–1590) demnach Kenntnis vom Unterbinden größerer Gefäße zum Zweck der Blutstillung (Haeser 1884, S. 183).

705 Boston et al. 2008, S. 62. Handgelenkamputation bei Bef.-Nr. 6089; Amputation oberhalb des Knies bei Bef.-Nr. 3032, 3045, 3086 und 3261 sowie eine Amputation unterhalb des Knies bei Bef.-Nr. 3061. Der in der vorangegangenen Fußnote zitierte Amroise Paré beschrieb im 16. Jh. hingegen ausschließlich Amputationen unterhalb des Knies und riet von jenen oberhalb des Gelenks ab (Haeser 1884, S. 183).

706 Boston et al. 2008, S. 62.

707 Boston et al. 2008, S. 63. Archäologisch sind Prothesen in Gräbern mit Arm- oder Beinamputierten generell selten. Das wohl früheste Beispiel stammt aus Capua (Italien) und datiert um 300 v. Chr. (Brunn 1926). Das fränkische Gräberfeld in der Nähe von Griesheim (6. bis 8. Jh.) erbrachte den Befund eines etwa 60-jährigen

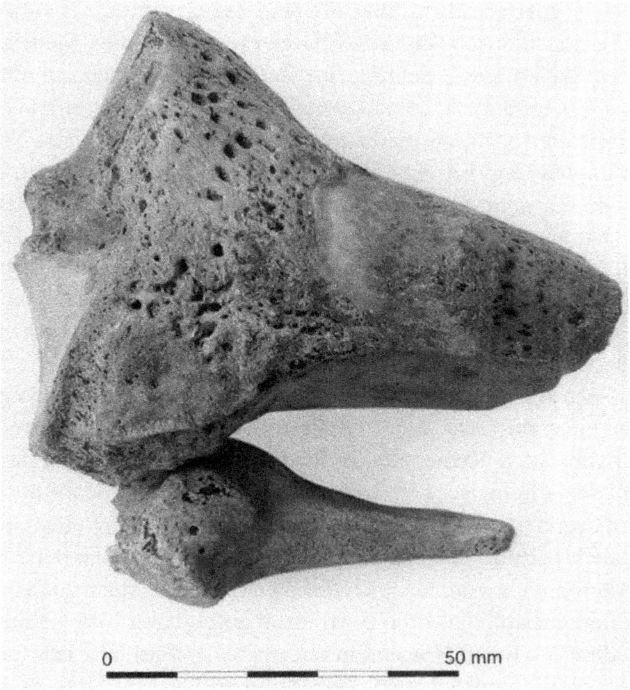


**Abb. 70:** Greenwich, Bef.-Nr. 3061. Amputation unterhalb des Knies.

Greenwich- und Chelseainsassen mit Holzbeinen wiederholt Pensionäre mit „Unter-Knie-Amputationen", also jene Gruppe, die aufgrund der Grabungsergebnisse am ehesten bei der Operation verstarb.

---

Mannes mit einer Exartikulation (Trennung im Gelenk) im Kniegelenk, die bereits Jahrzehnte vor dem Tod des Betroffenen erfolgt war. Anstelle des linken Unterschenkels befand sich ein Holzbein, von der die konische Bronzestelze im Bereich des Fußes überdauert hatte (vgl. u. a. KAHLOW 2009, S. 216–218, mit weiterführender Literatur). Hölzerne Stelzfüße sind auch ohne Grabzusammenhang überliefert, wie aus dem dänischen Boringholm (13. Jh.) oder aus einer Kloake am Fuße des Schlosses Siegen (15.–17. Jh.), vgl. KOCK – ROESDAHL 2005, S. 137, Abb. 8.75; THIER – HOLZE-THIER 1996, S. 52, Abb. 10. Eine Untersuchung zum Prothesengebrauch bei Unter-Knie-Amputationen aus dem 19. Jh. ist u. a. bei LAZENBY – PFEIFFER 1993 nachzulesen.

*Post-mortem* durchgeführte Eingriffe sind aus Greenwich ebenfalls überliefert. Sie äußern sich durch Schädelöffnungen (Kraniotomie), Mehrfachschnitte am gesamten Skelett sowie Schnitte im Bereich der Rippen zur Öffnung des Brustkorbs (→ Kap. 3.4.6.5. *„Krankenhaus"/postmortale Eingriffe*). Leichenöffnungen waren im 18. Jh. zu medizinischen Untersuchungs- und Forschungszwecken in England legitim; zur Untersuchung wurden zunächst v. a. Verbrecher herangezogen. Für gottesfürchtige Bürger, die an eine Wiederauferstehung nach dem Tode glaubten, war die Vorstellung einer Sektion undenkbar. Erst im Jahr 1832 wurde die wachsende Nachfrage an Anatomieleichen mit dem *Anatomy Act* in England gefördert, indem auch die sterblichen Überreste von Armen, Hospitaliten sowie Menschen der Randgesellschaft für *post-mortem*-Untersuchungen zur Verfügung standen.

In Greenwich wiesen vier der 107 untersuchten Personen horizontal gesägte Schädelöffnungen auf (Abb. 71).[708] Weitere Belege postmortaler Eingriffe wurden nicht beobachtet. Keines der Individuen mit Spuren einer Kraniotomie besaß sichtbare pathologische Veränderungen, die eine Leichenöffnung aus heutiger Sicht nötig erscheinen lassen. Es ist jedoch überliefert, dass sowohl körperlich als auch geistig Versehrte in Greenwich Aufnahme fanden.[709] Eventuell sahen die Anatomen mit der Schädelöffnung eine Möglichkeit, zu Lebzeiten festgestellte Verhaltensauffälligkeiten portmortal zu erklären bzw. zu untersuchen. Da der Friedhof des Royal Hospital in Greenwich erst im Jahr 1857 geschlossen wurde, könnten die beobachteten Kraniotomien legal zu Untersuchungszwecken erfolgt sein.

### *3.4.3.4 Schlussbetrachtung*

Seit den großen Entdeckungs- und Eroberungsfahrten wuchs die Notwendigkeit, Seeleuten und Soldaten eigene Hospitäler zu errichten. Medizinische Versorgung erfolgte auf Kriegsschiffen in der Regel durch handwerklich geschulte oder studierte Ärzte. Für die Handelsmarine lag die Mitnahme eines Schiffsarztes für lange Zeit im Ermessen des Schiffers. An Land fanden im Dienst des Staates stehende kranke oder verletzte Soldaten- und Marineangehörige Unterkunft und Behandlung in Marine- und Militärhospitälern. Invalide oder Altgewordene hatten seit dem 17. Jh. die Möglichkeit, in Invalidenhäusern zu leben oder außerhalb dieser Einrichtungen als Pensionäre Unterstützung zu erhalten. Die

---

708 Bef.-Nr. 3105, 3106, 3119 und 3159 wiesen Kraniotomien auf (Boston et al. 2008, S. 63).

709 Boston et al. 2008, S. 12.

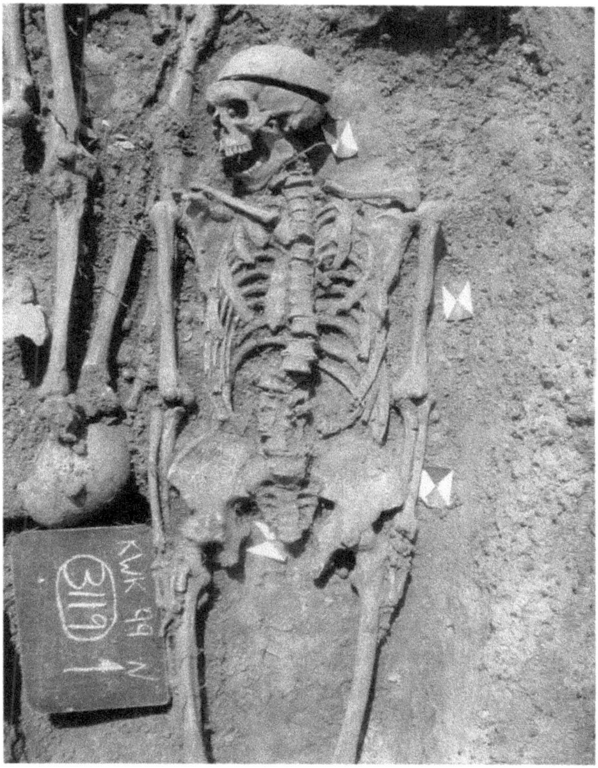


**Abb. 71:** Greenwich, Bef.-Nr. 3119 aus Grab 3118, mit Spuren einer Kraniotomie.

einzige archäologisch untersuchte Invalidenanstalt für Marineangehörige befindet sich in Greenwich, London. Die im 17./18. Jh. gegründete Anlage gehört zu den wenigen und baulich imposanten Institutionen dieser Art. Der Friedhofsbereich des Royal Hospital in Greenwich wurde zwischen 1749 und 1857 belegt und erbrachte die Überreste von 107 untersuchten Individuen. Diese ehemaligen Insassen waren mit einem Durchschnittsalter von etwa 70 Jahren überwiegend betagt. Die festgestellten Pathologien, wie Frakturen, degenerativen Erscheinungen, Syphilis, Skorbut und Tuberkulose spiegeln den Aufnahmegrund dieser Menschen wider. Chirurgische Eingriffe beschränkten sich auf Amputationen und lagen schon längere Zeit zurück. Post-mortale Untersuchungen waren v. a. in Form von Kraniotomien sichtbar und datieren womöglich nach den *Anatomy Act* von 1832.

### 3.4.4 Geburtshäuser – vom Privaten zum Institutionellen

Im Laufe der Frühen Neuzeit entstanden weitere Spezialeinrichtungen. Zu diesen zählten auch Geburtshäuser bzw. Gebärstationen. Bis zum 18. Jh. fand die Geburt jedoch im privaten Haushalt statt; den Gebärenden standen weise Frauen, Wehmütter und Hebammen zur Seite. Archäologisch sind Belege für die Geburt sowie damit verbundene Medizinalverteter bis zum 18. Jh. eher außerhalb von Hospitälern nachweisbar. Aufgrund der langen Abwesenheit von entsprechenden Einrichtungen waren Geburtshäuser daher zunächst v. a. Privathäuser. Im Folgenden stehen demnach zunächst jene Gefahren im Mittelpunkt der Untersuchung, denen Mutter und Kind infolge der Geburt ausgesetzt waren und mit denen sich u. a. Hebammen konfrontiert sahen. Im Anschluss an diese Ausführungen wird die Institution Geburtshaus thematisiert.

#### *3.4.4.1 Hebammen*

Hebammen, fachkundliche Frauen, die sich auf die Versorgung von Schwangeren, Säuglingen und Wöchnerinnen spezialisieren, sind bereits für die Antike nachweisbar. Sie besuchten ihre Klientel bis in die Frühe Neuzeit zu Hause und überwachten u. a. die Geburt. In Gebieten ohne Hebamme unterstützten Wehmütter, Nachbarinnen und ältere Frauen die Gebärenden.[710] Im Fall von Komplikationen zog die Hebamme einen Arzt hinzu, der, so lassen historische Darstellungen vermuten, bis in die Frühe Neuzeit keinen Blick auf die Scham warf, sondern den Geburtsvorgang nur ertastete.[711]

Hebammen hatten in der Regel selbst mehrere Kinder geboren und das 50. Lebensjahr überschritten.[712] Sie waren für Frauen aller sozialen Stände zuständig und teilweise ebenso wie Bader, Barbier(-chirurgen) und *physici* mitunter von der Stadt angestellt.[713] Alleinstehende Frauen verzichteten häufig auf die Unterstützung von Hebammen, da diese verpflichtet waren, uneheliche Schwangerschaften und Geburten zur Anzeige zu bringen.[714] Die genauen Aufgaben

---

710 Zur Gebärlage der Frau sowie der Behandlung von Neugeborenen anhand zeitgenössischer Quellen vgl. Martin 1917.

711 Mörgeli – Wunderlich 2002, S. 94.

712 Jütte 2001, S. 92.

713 Die Stadt Nürnberg bestallte Hebammen bereits seit 1381 (Probst 1987, S. 133). Hebammen wurde eine besondere Wertschätzung entgegengebracht, wie etwa das Testament einer „sterbenden Kindbetterin" aus Schweinfurt belegt, die 1564 „10 fl. für Hebammen stiftete, die armen Frauen in Kindsnöten beistehen sollten" (ebd.).

714 Probst 1987, S. 133–134.

der Hebammen sind durch Medizinalordnungen überliefert. Die Rothenburger Bestimmungen von 1656 und 1710 zählen zusammenfassend folgende Erwartungen auf: ständige Einsatzbereitschaft, Kindsbewegungen untersuchen, Geburt einleiten, Nachgeburt verfolgen, Kind versorgen. Bei Geburtskomplikationen hatte die Hebamme „geschworene Frauen", einen Wundarzt oder Physikus hinzuzuziehen. Mit Letzteren hatten Hebammen häufig Konflikte, da sie auch innere Behandlungen durchführten. Sie drangen damit in das Monopol der universitär gebildeten Ärzte ein.[715]

### *3.4.4.1.1 Archäologische Belege?*

Im Gegensatz zu den Bauten einiger Medizinalvertreter, wie etwa Badestuben und Apotheken, ist der Hebammenberuf archäologisch durch Baubefunde nicht nachweisbar. Gleiches gilt u. a. auch für die akademischen Ärzte (→ Kap. 5.1 *Physikus*). Hebammen besaßen in der Regel keine eigenen, architekturspezifischen Behandlungsräume. Sie besuchten ihre Patienten vor Ort. Des Weiteren verfügte sie zunächst über kein signifikantes Equipment. Es ist daher generell schwierig, diesen Berufsstand archäologisch zu fassen.

Hinweise auf den Beruf der Hebamme verdichten sich durch die Kombination aussagekräftiger Gegenstände aus einem Befund. Bedeutsam scheint in diesem Zusammenhang eine Sonderbestattung aus einem Wald bei Tarrenz (Tirol).[716] Dabei handelt es sich um eine etwa 30- bis 40-jährige Frau, die im frühen 17. Jh. abseits eines Friedhofs oder einer Siedlung, mit dem Kopf nach unten und leicht verdreht, nur etwa 40 cm tief in einer ovalen Grube bestattet wurde (Abb. 72). Der linke Oberschenkelknochen fehlte.

Eine reine Entsorgung des Körpers schließt sich aufgrund der bewusst angeordneten Fundstücke aus, die sich um den Kopf der Toten befanden. Aufgrund dieser Gegenstände wird angenommen, in dem Befund eine „Heilerin" zu sehen, wie von den Archäologen Harald Stadler und Michael Schick vorgeschlagen. Zu den Objekten zählen u. a. sechs Schröpfköpfe aus Messing, Nähnadeln samt Behältnis, eine Schere sowie eine Fraisenkette. Letztere galt bis ins 19. Jh. hinein u. a. als Schutzamulett gegen Säuglingskrämpfen.[717] Aufgrund dieser Funde halte

---

715 Ebd., S. 133.

716 Stadler – Schick 2011.

717 Fraisen ist eine historische Bezeichnung für Krampfanfälle und Epilepsie. Fraisenketten waren v. a. in Süddeutschland und Österreich verbreitet und mit profanen sowie heiligen Gegenständen behängt. Ein Stück befindet sich u. a. im Medizinhistorischen Museum der Universität Zürich, Inv.-Nr. 8766 (Mörgeli – Wunderlich 2002, S. 138, mit Abb.).

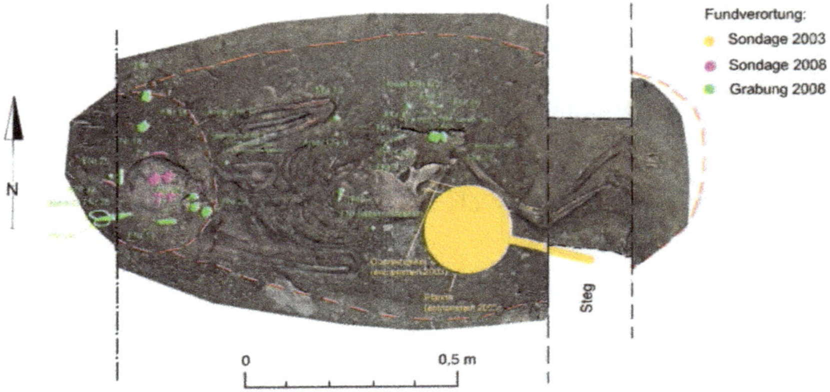


**Abb. 72:** Tarrenz. Tote aus dem Strader Wald in ihrer Befundsituation.

ich es für möglich, in der Toten eine Hebamme zu sehen. Die Aussagekraft der Fraisenkette muss kaum näher erklärt werden. Auch Nadeln und Schere passen ausgezeichnet in diesen Kontext. Die Schröpfköpfe sind hingegen besonders auffällig. Sie waren mit Heilkräutern gefüllt und aus einem besonderen Material gefertigt. Messing war nicht günstig und könnte als sozialer Indikator bewertet werden. Demnach stammte die „Heilerin" entweder aus einer gut situierten Familie oder die wohlhabendere Schicht zählte zu ihrer Klientel. Doch wie dem auch sei, die Zusammensetzung der Funde macht es wahrscheinlich, die Stücke im Besitz einer Person zu sehen, die mit diesem Equipment womöglich als Hebamme arbeitete.

### *3.4.4.2 Geburt und Nachgeburt*

#### *3.4.4.2.1 Geburt als Todesursache*

Ungünstige Kindslagen, Mehrlingsgeburten, geschwächte Wehenaktivität oder auch pathologische Veränderungen des Beckens, etwa durch Rachitis, führten während der Geburt häufig zum Tod von Mutter und Kind.[718] Archäologisch spiegelt sich dies in variierenden Grablegungen wider. Verschieden war zudem der Umgang mit dem im Körper verbliebenen Fötus. Entsprechende Belege

---

718 Deutliche Belege für Kinder, die während des Geburtsvorgangs im krankhaft veränderten Becken der Mutter stecken geblieben sind und damit den Tod beider verursachten, liegen aus archäologischen Grabungen vor (vgl. u. a. Cruz – Codinha 2010).

sind auch von monastischen Institutionen, wie St. Mary Spital in London und dem Augustinerkloster von Æbelholt in Dänemark, sowie Hospitälern, wie dem Johannspital in Basel, überliefert. Die Föten befanden sich im Bauchraum sowie zwischen den Oberschenkelknochen der erwachsenen Individuen. Nicht immer ist es bei diesen Befunden möglich, zwischen Sarggeburt und natürlicher Geburt zu unterscheiden, sofern das Säuglingsskelett außerhalb des Beckens zwischen den Oberschenkeln aufgefunden wird (→ Kap. 2.4.3.1 *Klöster/Osteologische Belege/Schwangere*).

Seit der Antike fanden Versuche statt, den Fötus aus dem Bauch einer Toten zu entfernen.[719] Demnach ordnete der sagenhafte König Numa Pompilius (715–672 v. Chr.) an, Kinder aus dem Leib der verstorbenen Mütter zu schneiden, sofern sich diese in der Spätphase der Schwangerschaft befanden.[720] Bis ins 19. Jh. sollten entsprechende Versuche Normalität bleiben. Ihnen war wenig Erfolg beschieden, da der Zusammenhang von Herz- und Kreislaufaktivität sowie die Versorgung des Kindes unmittelbar nach der Geburt weitgehend unverständlich blieb.[721] In der Literatur finden sich widersprüchliche Angaben zu den Motiven einer *sectio*. Zunächst mag der Gedanke an das Kindeswohl diese rechtfertigen. Für das 13./14. Jh. liegen jedoch auch Quellen vor (*Council of Canterbury*, 1236; *Council of Trèves*, 1310), wonach verstorbene Mütter erst nach Entfernung der toten Feten bestattet werden sollten. Archäologische Beobachtungen von den britischen Inseln scheinen die Einhaltung des Gesetzes unter Vorbehalt zu belegen. Aus dem Altarbereich von Wymondham Abbey in Norfolk stammt beispielsweise eine mittelalterliche Grabgrube mit zwei Bleisärgen, die dahin gehend interpretiert werden.[722] In dem großen Sarg befanden sich die Überreste einer Frau mittleren Alters; der zweite Sarg von nur 40 cm Länge beinhaltete die Überreste eines etwa vier Monate alten Fötus. Sicherlich könnte das Kind noch vor dem Tod der Mutter abgegangen sein. Die Größe des Kindes

---

719 Im antiken Griechenland blieben derartige Eingriffe scheinbar aus. Hans Ulrich Renker (1978) legte in seiner Promotionsschrift verschiedene griechische Grabepigramme vor, die das Schicksal von Wöchnerinnen und den z. T. tot geborenen Kindern näher beleuchten. Häufig handelte es sich um Mehrlingsgeburten.

720 Speert 2004, S. 298.

721 Viele Säuglinge kamen daher tot zur Welt oder überlebten die nächsten Stunden nicht. Bis 1850 soll die Mortalitätsrate dieser Kinder bei 90–99 % gelegen haben (Quecke 1952a, S. 1868). Zur *sectio caesarea* in medizinischen Schriften des Mittelalters und der Frühen Neuzeit vgl. auch Blumenfeld-Kosinski 1990.

722 Gilchrist – Sloane 2005, S. 72.

macht dies jedoch unwahrscheinlich. Da der Unterleib der Mutter mit Kalk und Talg gefüllt war, wird die Entfernung des Kindes mittels Bauchschnitt angenommen.[723] Ob die Operateure das Kind für lebensfähig gehalten haben oder der Tod längst angenommen wurde, bleibt jedoch ebenso offen wie die Frage, welcher Medizinalvertreter diesen Eingriff einst durchgeführt hat.

#### *3.4.4.2.2 Entfernung verstorbener Föten*

Aus der Literatur lassen sich bisher kaum Kenntnisse zur Behandlung der im Mutterleib verstorbenen und verbliebenen Föten ziehen. Schrift- und kunsthistorische Quellen lassen vermuten, dass seit der Antike eine *sectio caesarea* durch den Bauch erfolgte, um das lebende Kind aus dem Leib der verstorbenen Mutter zu retten. Aus dem 2. Jh. liegen schließlich Beschreibungshilfen für die Entfernung toten Föten durch Zerstückelung im Hebammenlehrbuch *Gynaikeia* von Soranus von Ephesus (um 98 bis um 138 v. Chr.) vor – ein Leitfaden, der sich direkt an Hebammen richtete und aus den Erfahrungen dieser bestand.[724] Die Zerstückelung in letzter Instanz scheint sich in einem Befund von einem Gräberfeld in Poundbury, nahe Dorchester, widerzuspiegeln. Er datiert in das 1. bis 5. Jh. In einem kleinen Sarg befanden sich die Überreste eines ausgewachsenen Föten, der an mehreren Körperstellen Schnittmarken aufwies: „Cut marks were observed on a neck vertebra, across a shoulder and a hip joint, and on a humerus and femur. The other humerus had been fractured."[725] Auch hier stellt sich die Frage, wer diesen Eingriff wagte. Vaginale Eingriffe dürften zu diesem Zeitpunkt in den Händen der Hebammen gelegen haben. Auch ein Bauchschnitt könnte von einer Hebamme durchgeführt worden sein. So halten mehrere Hebammenverordnungen fest, die Hebamme habe beim Tod der Mutter die Verpflichtung, das Kind per Kaiserschnitt zu holen, damit die Seele des Kindes gerettet werden könne. Hebammen führten in diesen Fälle auch Nottaufen mit einer Taufspritze durch, die in den Unterleib der Mutter eingeführt wurde.[726]

Eine andere Methode zur Entfernung von Föten könnte ein Fund vom Friedhof Wiebelskirchen, Stadt Neunkirchen belegen. In einem Grab aus dem 18. Jh. befanden sich die sterblichen Überreste eines erwachsenen Individuums und eines Föten. An mehreren Stellen des Schädels wurden kleine, unterschiedlich große, kreisförmige Defekte festgestellt (Abb. 73). Sie wurden als Versuch

723 Ebd.

724 Soranus – Temkin 1994.

725 Molleson 1992, S. 53.

726 Kruse, S. 119.

interpretiert, „das Kind mittels Werkzeugeinsatz zur Welt zu bringen, um wenigstens das Leben der Mutter zu retten".[727] Das Medizinhistorische Museum der Universität Zürich zeigt mehrere frühneuzeitliche Instrumente zur Entfernung toter Föten aus dem Mutterleib. Zu diesen zählen auch trepanartige Perforatorien mit Schrauben und Spitzen. Möglicherweise gehen die kreisrunden Defekte des besprochenen Neonaten aus Wiebelskirchen auf die Anwendung eines derartigen Geräts zurück.[728] Angesichts der Datierung könnte der Eingriff bereits durch einen männlichen Geburtshelfer erfolgt sein.

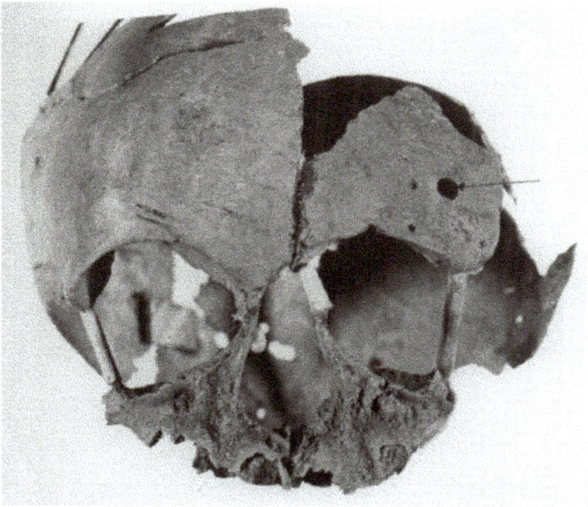

**Abb. 73:** Wiebelskirchen. Schädel eines Neonaten mit Perforierungen.

Aus dem 16. Jh. liegen Schriftquellen zur Entfernung verstorbener Föten vor, deren Lage bzw. Entwicklung aus unterschiedlichen Gründen als abnorm zu bezeichnen ist.[729] So trug etwa die Wienerin Marguerite Walezer vier Jahre lang einen „versteinerten" Fötus außerhalb der Gebärmutter mit sich, den ein

727 Adler et al. 1984, S. 23–32.

728 Mörgeli – Wunderlich 2002, S. 154–155, mit Abbildungen. Vgl. zudem die Geburtshilflich-Gynäkologische Sammlung der Universität Greifswald.

729 Derartige Schriftquellen sind kritisch zu betrachten, da sie nicht immer die Wahrheit widerspiegeln und zu Übertreibungen neigen.

Wiener Stadtarzt im Jahr 1550 entfernte. Die Patientin soll den Eingriff überlebt haben.[730] Etwa 300 sog. Steinkinder sind archäologisch, aber insbesondere medizinhistorisch[731] dokumentiert. Dabei handelt es sich um im Mutterleib verstorbenen Föten, die aufgrund ihrer Größe etwa ab der 14. Schwangerschaftswoche nicht mehr abgehen können. Um sich vor einer Infektion zu schützen, beginnt der Körper den Fremdkörper mit einer kalkartigen Schicht aus Calciumsalzen zu umgeben und diesen zusätzlich zu trocknen. Durch Zunahme der diagnostischen und gynäkologischen Fähigkeiten der Ärzte sind derartige Versteinerungen in heutiger Zeit selten.[732] Das bekannteste historische Exemplar stammt aus dem Jahr 1720. Der Geschichte nach hatte die 91-jährige Anna Mullern bzw. Müller aus Leinzell auf dem Sterbebett um die Entfernung eines Kindes gebeten, das sie ihrer Aussage nach seit 46 Jahren in ihrem Bauch trug.[733] Tatsächlich entdeckter der ausführende Chirurg in ihrer Bauchhöhle „ein[en] voll entwickelte[n], mumifizierte[n] und teilweise zu Kalk gewordene[n] Föt[en] männlichen Geschlechts".[734] Als Exponat ist das *Lithopaedion* noch heute in der Natur- und Kulturwissenschaftlichen Sammlung der Universität Tübingen zu sehen.[735] Aus archäologischen Grabungen sind Steinkinder hingegen kaum bekannt. In das 4. Jh. datieren die Überreste eines Steinkindes, das im siebten Lunarmonat verstarb.[736] Der Befund aus Kerr County, Texas, ist damit früher als die älteste bisher bekannte relevante Schriftquelle von Abulcasis (936–1013).[737]

### *3.4.4.2.3 Entfernung lebender Föten*

Stoppt der Geburtsvorgang, müssen andere Maßnahmen ergriffen werden, um das Kind zu holen. Hierzu zählte in der Vormoderne beispielsweise die Verabreichung von Pflanzen, um die Wehen einzuleiten bzw. zu verstärken (→ Kap. 3.3.3.1.2 *Städtische Hospitäler/Pflanzen zur Herstellung von Arzneien*). Diese waren jedoch zwecklos, sofern die Mutter während der Geburt verstarb. Um dem Kind dennoch eine Lebenschance zu geben, war ein chirurgischer

---

730 Ebd., S. 76–77.

731 Passini et al. 2000 mit weiterführender Literatur.

732 Für weitere Belege vgl. u. a. Speert 2004, S. 185, 262.

733 Bondeson 1996.

734 Renz 2006.

735 Siehe https://www.unimuseum.uni-tuebingen.de/de/sammlungen/anatomische-sammlung.html.

736 Rothschild et al. 1993.

737 Ebd.

Eingriff notwendig. Wann dieser erstmalig allein zum Wohle von Mutter und Kind Anwendung fand, ist schwer nachvollziehbar. Schriftquellen belegen den Kaiserschnitt (*sectio caesarea*)[738] bei lebenden Müttern ab der Frühen Neuzeit. Eine der bekanntesten Dokumentationen datiert in das Jahr 1610.[739] Die vom Wittenberger Chirurg Jeremias Trautmann operierte Frau überlebte den Eingriff 25 Tage. Insbesondere die Annahme, die Gebärmutter (lat. *uterus*) müsse nach dem Schnitt nicht genäht werden, hatte lange Zeit eine tödliche Wundinfektion zur Folge.[740] Angesichts der hohen Mortalität sprach sich sogar der französische Chirurg Ambroise Paré (1510–1590) gegen diesen Eingriff aus. Bis zum Ende des 19. Jh. waren Ärzte aufgrund der hohen Mortalitätsrate folglich eher abgeneigt, einen Kaiserschnitt vorzunehmen – auch aus Angst vor schlechter Reputation.[741]

Neben dem Bauchschnitt waren in der Frühen Neuzeit Instrumente bekannt, mit denen das Kind durch die natürliche Öffnung geholt werden konnte. Diese Art von Geburtszangen, Geburtshebel, Haken und Schlingen sind zuweilen noch heute im Einsatz. Archäologisch fehlt ihr Nachweis bislang völlig, stattdessen sind entsprechende Instrumente insbesondere in Sammlungen erhalten geblieben. Die Entwicklung der Geburtszange scheint erst in die Frühe Neuzeit zu datieren. Mehrere Medizinalvertreter sahen zu diesem Zeitpunkt die Notwendigkeit für ein entsprechendes Gerät. Die Erfindung wird letztendlich jedoch dem französischen, nach England emigrierten Chirurgen und Gynäkologen Peter Chaberlen (1560–1631) zugesprochen.[742] So fortschrittlich diese Instrumente auch waren, so sehr konnte eine falsche Anwendung aufgrund anatomischer Unwissenheit um den weiblichen Unterleib große Gefahren für Mutter und Kind nach sich ziehen. Dies änderte sich insbesondere erst durch die legitimierte Zunahme weiblicher Leichen für das anatomische Theater zu Schulungszwecken an der Wende vom 18. zum 19. Jh. (→ Kap. 3.4.6.5.2 *Theatrum anatomicum*).

---

738 Der Begriff *sectio caesarea* geht auf das lateinisch *caedere* (aufschneiden) zurück (Scholz 2000, S. 384).

739 Zur Operationstechnik vgl. Lehmann 2006.

740 Quecke 1952c, S. 1870; Speert 2004, S. 307.

741 Es ist schwer zu beziffern, wie hoch die Mortalität infolge einer *sectio* in der Frühen Neuzeit gewesen ist. „Manche Autoren sprechen von einer Sterblichkeit von fast 100 %, andere von […] nur 20 %. Eine wirklich exakte Aufstellung existiert nicht, mit Sicherheit darf jedoch eine kindliche und mütterliche Sterblichkeit von mindestens 80–85 % angenommen werden (Quecke 1952c, S. 1877).

742 Mörgeli – Wunderlich 2002, S. 101.

Insbesondere Hebammen dürften in der Frühen Neuzeit die geburtsunterstützende manuelle Befreiung der Föten aus dem Geburtskanal praktiziert haben. Archäologisch sind derartige Eingriffe selten nachweisbar. Ausgrabungen auf dem Friedhof des mittelalterlichen Hospitals La Madeleine (Orléans, Frankreich) erbrachten die Überreste eines sechs- bis siebenjährigen Kindes mit auffallenden pathologischen Veränderungen. Es starb zwischen dem 10. und 12. Jh. Der rechte Arm des Kindes ist gebeugt, im Vergleich zum linken Arm zu klein und an den Diaphysen beschädigt (Abb. 74). Entzündliche und andersartige Prozesse am Körper, die Mangelerkrankungen als mögliche Ursache erklären könnten, fehlen. Daher wird vermutet, in dem Befund *humerus varus* eine traumatische Pathologie zu sehen, die während der Geburt entstanden ist, „as a result of to vigorous an effort by the obstetrician in liberating the arm at the time of delivery".[743] Der beobachtete *humerus varus* bezeichnet eine Fehlstellung im Schultergelenk, bei dem der Oberarmknopf medial abgeknickt ist. Die Pathologie ist „probably as a consequence of hematologic, infectious metabolic, genetic and neurologic disorders".[744] Dementsprechend ist die Beurteilung des vorliegenden Befundes nicht zweifelsfrei.

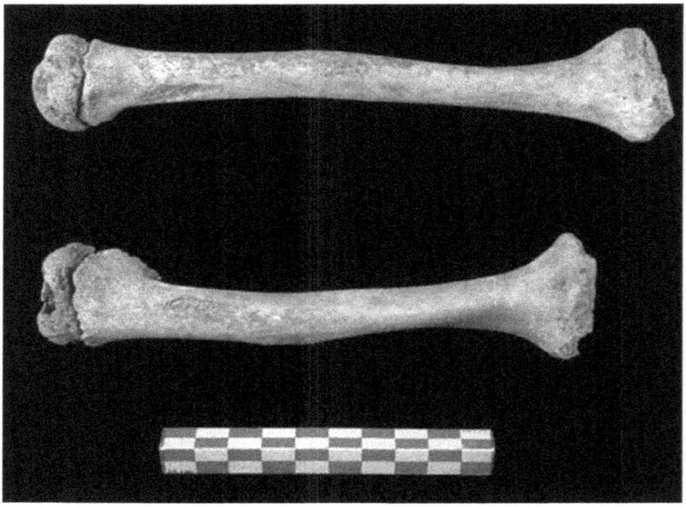

**Abb. 74:** La Madelein, Orléans, Frankreich. *Humerus Varus* des rechten Oberarms (unten) als mögliche Folge eines perinatalen Traumas.

743 Kacki et al. 2013, 124, Bef.-Nr. T2017.
744 Odgen et al. 1976, S. 158.

### *3.4.4.2.4 Abtreibungsversuche*

In der Antike galt das ungeborene Leben für lange Zeit als seelenlos, das keinem besonderen Schutz bedurfte.[745] Dies betraf auch Neonaten. Sie konnten ausgesetzt werden, sofern sie in der Familie unerwünscht waren – strafrechtliche Folgen hatte dies in der Regel nicht.[746] Mit dem frühen Christentum änderte sich diese Sichtweise. Männliche Nachkommen erhielten ab dem vierzigsten Schwangerschaftstag das Recht auf Leben zugesprochen, weibliche erst ab dem achtzigsten. Es stellt sich damit zwangsläufig die Frage, wie das Geschlecht des Kindes zu einem so frühen Zeitpunkt der Entwicklung pränatal festgestellt werden sollte. Dass Hebammen diese Untersuchungen vornahmen, ist belegt. In der Frühen Neuzeit wird die Abtreibung der lebenden Frucht schließlich sowohl im kirchlichen als auch im weltlichen Recht verurteilt und unter Todesstrafe gestellt, so etwa in der „peinlichen Halsgerichtsordnung" von 1532 unter Kaiser Karl V. (1500–1558).[747]

Auch spätere Hebammen-, Apotheker- und Medizinalordnungen schließen sich dieser Beurteilung an und stehen damit zuweilen im Gegensatz zu ihrem Handeln, indem sie mitunter zu Kontraktionen auslösenden Pflanzen rieten und diese auch anboten. Robert Jütte wies jedoch darauf hin, dass es kaum nötig war, Hebammen und Apotheker unter Vorwand um entsprechende Mittel zu bitten (etwa gegen „Blutstockung") und damit womöglich strafrechtlich verfolgt zu werden. Stattdessen war das mit der Abtreibung verbundene medizinische Wissen in der Alltagskultur verbreitet. Der Einsatz von Galgan(t) (*radix galangae*) oder Sadebaum (*juniperus sabina*) etwa war insbesondere unter Prostituierten verbreitet.[748] Und dieses Wissen hielt durch Hören-Sagen auch in anderen Bevölkerungsschichten Einzug. Wenn Schriftquellen mehr Kindstötungen als Schwangerschaftsabbrüche belegen, ist dies auf den schweren Nachweis von vorzeitigen Aborten zurückzuführen.[749]

---

745 Jütte 1993.

746 Besonders medienwirksam wurde in den letzten zwei Jahrzehnten ein Befund aus Ashkelon, Israel diskutiert. In einem Abwasserschacht unter einem Badehaus aus byzantinischer Zeit (4. bis 6. Jh.) lagen die skelettalen Überreste von ca. 100 Säuglingen, die ein bis zwei Tage nach der Geburt verstorben waren. Es wird vermutet, die Neugeborenen seien von den Frauen, die sich als Prostituierte in dem Badehaus verdienten, ausgesetzt und ihrem Schicksal überlassen bzw. zuvor getötet worden (Smith – Kahila 1992). Die DNA-Analyse ergab, soweit auswertbar, mehr Jungen als Mädchen (Faerman – Bar-Gal 1998).

747 Für ein Kompendium an Belegen siehe Bode 1914; anders als der Titel besagt, datieren die Quellen durchgehend in die Frühe Neuzeit.

748 Jütte 2007.

749 Mörgeli – Wunderlich 2002, S. 177.

Als probate Abtreibungsmittel galten weiterhin u. a. Vaginalzäpfchen, Schwämme, Räucherwerk, Tränke und andere Gemische sowie hüpfende, zerrende und Lasten tragende Bewegungen.[750] Vaginalklistiere[751], die auch zur Behandlung von Geschlechtskrankheiten bei Frauen Verwendung fanden, erleichterten den Gebrauch von Abreibungsmitteln. Entsprechende Szenen sind auf kunsthistorischen Abbildungen, v. a. auf Karikaturen, zu beobachten.[752] Frauenklistiere weisen eine leicht gebogene, sich dem weiblichen Unterleib anpassende Spitze auf. Aus einer Latrine im niederländischen Zwolle liegen u. a. zwei Exemplare aus poliertem Buchsbaum vor, die in das 17. Jh. datieren und ihrem Aussehen nach dem männlichen Geschlechtsteil nachempfunden sind (Abb. 75).[753] Die Objekte besitzen einen Flüssigkeit befördernden Kolben, weshalb ihr Einsatz für Vaginalspülungen (zu welchem Zweck letztendlich auch immer) vermutet werden kann.[754]

Abtreibungsversuche verursachten häufig den Tod von Kind und Mutter. Da auch die Rechtsprechung verzweifelte Frauen nicht davon abhielt, gezielte Schwangerschaftsabbrüche oder Kindsmord zu begehen, kam es ab dem 19. Jh. zur Anerkennung medizinisch begründeter Abtreibungen, die daraufhin von Ärzten in Hospitälern durchgeführt wurden.[755]

#### *3.4.4.2.5 Wöchnerinnen*

Frauen, die vom Zeitpunkt der Geburt bis zur Rückbildung schwangerschafts- und geburtsbedingter Veränderungen das „Wochenbett“ oder „Kindbett“ nehmen, um sich von der Schwangerschaft und Niederkunft zu erholen, werden als Wöchnerinnen bezeichnet. In der Frühen Neuzeit blieben frisch Entbundene bis zu sechs Wochen außerhäuslichen Aktivitäten fern. Regional und chronologisch variieren diese Angaben. So wies der Historiker Gottfried Lammert auf die unterschiedliche Einhaltung dieser „Richtlinien“ zwischen den Bewohnern von Stadt und Land in Bayern und dessen Nachbarregionen hin:

---

750 Viele dieser Methoden wurden auch zur Schwangerschaftsverhütung angewendet. Schwämme zu diesem Zweck sind u. a. aus dem Science Museum in London bekannt, Inventar-Nr. A626884 und A606555. Sie datieren in das 19. Jh.

751 Das Wort Klistier lässt sich von den griechischen Wörtern κλυστήρ *klystér* (der Spüler) und κλυστήριον *klystérion* (Reinigung) ableiten.

752 Vgl. Mörgeli – Wunderlich 2002, S. 68 und 71, mit Abb.

753 Das größere Stück misst 22,5 cm, das kleinere 14,5 cm Länge. Die Vaginalduschen gehören nach Hemmy Clevis in den Haushalt einer höher gestellten Gesellschaftsschicht (Clevis 2001, S. 119–120).

754 van Vilsteren – Weiss 2003/2004, S. 93.

755 Mörgeli – Wunderlich 2002, S. 63–74.

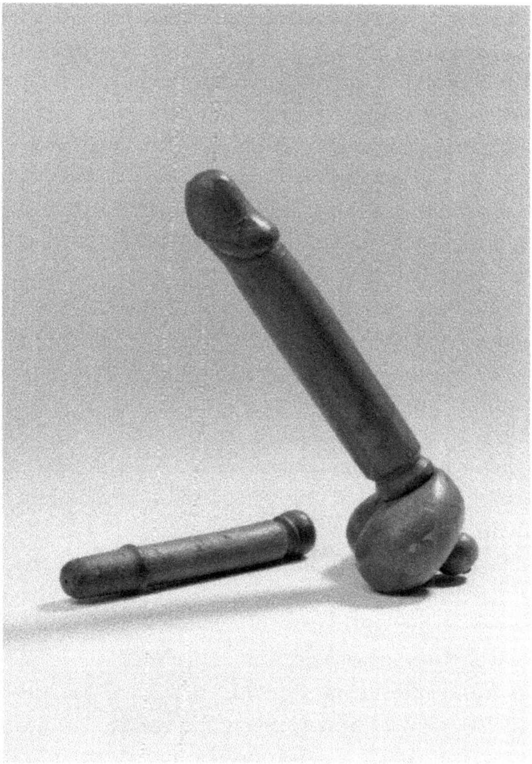

**Abb. 75:** Vaginalduschen, 17. Jh., Zwolle, Niederlande.

> „Die alte Hebammenregel, dass eine Wöchnerin in den ersten neun Tagen nach der Niederkunft das Bett hüte, wird auf dem Lande seltener befolgt, wo namentlich in Gebirgsgegenden, Spessart, Rhön, nach wenigen Tagen die Haus- oder Feldarbeit wieder aufgenommen wird. […] In Oberfranken darf […] die Kindbetterin acht Tage die Stube bis zur Aussegnung nicht verlassen, sechs Wochen nicht über die Hofrieth gehen.“[756]

Die „Sechswöchnerinnen“ sollten in den ersten drei Wochen nach der Niederkunft im Wochenbett, in den darauf folgenden drei Wochen außerhalb dessen sein. In dieser Zeit hatten sie „reinlich und nett ausgesputzt und angekleidet den

756 Lammert 1869, S. 173.

Gevatter- und Wochenbesuch“ zu erwarten.[757] Erst im Anschluss daran durfte die junge Mutter die Kirche besuchen, da sie wieder als rein galt. Die Historikerin Elke Schlenkrich merkt an, dass „die Sechswöchnerin und die Gevatterinnen fleißig dem Biere [zusprachen], so daß am Ende der Sechswöchnerinnenzeit ein regelrechtes Weiberbesäufnis stehen konnte“.[758] Pauschalisieren lässt sich diese Aussage sicher nicht; sie spiegelt jedoch mit großer Wahrscheinlichkeit die Freude über die überlebte Geburt wider. Viele Frauen hatten diese Möglichkeit nicht; sie starben infolge der Niederkunft bzw. in den Tagen darauf am Kindbettfieber (Puerperalfieber).

Der Tod der Mutter zog oft den Tod des Säuglings nach sich. Archäologisch wird dieses Szenario zuweilen durch Doppelbestattungen von Mutter und Kind sichtbar. Die Annahme, in den Überresten einer erwachsenen Person und eines Säuglings das unmittelbare Verwandtschaftsverhältnis zu sehen, ist jedoch trügerisch. Tatsächlich sind entsprechende Bestattungen vom Mittelalter bis ins 19. Jh. zu beobachten und Alters- und Geschlechtsdiagnosen haben so manche Mutter-Kind-Bestattung als unrichtig belegt, da dem Säugling etwa ein Mann zur Seite gelegt wurde.[759]

Um verstorbene Wöchnerinnen im Grab archäologisch identifizieren zu können, gibt es mittlerweile verschiedene Methoden. Hierzu zählen dem Toten beigelegte konnotierte Gegenstände sowie biochemische Analysen. Entsprechende Objekte sind vermehrt für das späte Mittelalter und die Frühe Neuzeit nachweisbar. Vom spätmittelalterlichen Friedhof der Alten Martinskirche in Völklingen sind beispielsweise acht Bestattungen überliefert, deren Grabbeigaben die 25- bis 40-jährigen Frauen als Wöchnerinnen auszeichnen könnten. Mitunter befanden sich Föten sowohl im Becken der Individuen als auch seitlich gelegen. Dies ergab „sechs potentielle ‚Wöchnerinnen‘ und [zwei] schwangere Frauen“. Zu den spezifischen Objekten gehören eiserne Bügelscheren, Tassen, Stülpflasche und Beutel.[760] Die geborgenen Gegenstände belegen eine Maßnahme aus Angst vor Wiedergängern, die noch bis ins 19. Jh. nachgewiesen werden kann. Sie sollten die verstorbenen Mütter besänftigen.[761] In diesen Kontext gehören auch Objekte

---

757 Schlenkrich 2002, S. 119.

758 Ebd.

759 Siehe u. a. entsprechende Doppelbestattungen vom frühindustriellen Hospitalfriedhof in Basel (Etter – Lörcher 1994, S. 357) oder dem Friedhof vom Adolf-Pichler-Platz in Innsbruck (Zanesco 2001, S. 24).

760 Held et al. 2010, S. 30.

761 Held et al. 2010, S. 31.

wie „Nadeln (Nadelbüchse), Garn, Fingerhut, Schere, Tuch, Seife, Windeln, Puppen, Gefäße usw.", die zuweilen Doppelfunktionen erfüllten.[762] Die Schere bot Schutz vor bösen Geistern und stand zudem für das Durchtrennen der Nabelschnur. Im Grab der Wöchnerinnen befindliche Gefäße dienten womöglich der Versorgung des Kindes im Jenseits, zeugten jedoch v. a. vom „letzten Geschirr", das „stärkende, Wehen fördernde oder schmerzstillende Tränke" beinhaltete.[763]

Biochemische Untersuchungen an skelettalen Überresten könnten den Nachweis sog. Wöchnerinnen ermöglichen, die einige Zeit vor ihrem Tod gestillt haben. Demnach besitzen Schwangere und Stillende eine geringere Konzentration an Zink und Calcium, gleichzeitig liegt die Konzentration an Strontium höher.[764] Eine ähnliche Abweichung stellt sich für den während dieser Periode sinkenden Nitrogenwert ein.[765] Gegenwärtige Studien bestätigen diese Beobachtung v. a. an Haaren von Schwangeren; jedoch lässt sich Ähnliches auch für das menschliche Knochenkollagen vermuten. Mithilfe derartiger Untersuchungen wäre es demnach möglich, besser zu bestimmen, welche archäologisch freigelegten weiblichen Individuen kurz vor ihrem Tod schwanger gewesen waren. Die Dunkelziffer ist recht hoch. Sofern Wöchnerinnen bzw. frisch Entbundene ohne Kind bestattet wurden, ist die Identifizierung dieser Frauen beinahe unmöglich – so scheint es. Der Nachweis eines bestimmten Östrogengehalts in der Knochenmatrix könnte hier für Klarheit sorgen. Entsprechende Untersuchungen waren Bestandteil eines Projekts der Universität Mainz. Im Fokus standen Bestattungen der Friedhöfe Völklingen und Hettstedt. Drei von vier Individuen, die zusammen mit Föten geborgen wurden, belegten eine Schwangerschaft mithilfe der sog. „Radioimmunoassay-Methode", mit Werten von über 100 pg (E2)/ml.[766] Der fehlende Nachweis für Grab V-164 belegt womöglich, dass auch diese Methode nicht

---

762 Ebd.

763 Held et al. 2010, S. 31. Zum „letzten Geschirr" vgl. u. a. Thier 1999 und Gregor – Oexle 2002. Auf dem Friedhof von Breunsdorf, südlich von Leipzig, wurden vielfach Waschgeschirr sowie Abgabefläschchen für Medizin dokumentiert. Diese waren u. a. noch mit dem Namen der Apotheke versehen und datieren in das 18./19. Jh. (Kenzler 2002, S. 153).

764 Vgl. u. a. King 2001.

765 Fuller 2004.

766 Positive Ergebnisse erbrachten die Individuen aus den Gräbern V-172, H-3, H-41. Die Methode erlaubt „eine quantitative Bestimmung kleinster Substanzmengen trotz Gegenwart von Fremdstoffen. Bei dieser Untersuchung zum quantitativen Nachweis von 17β-Estradiol (E2) im Knochenmaterial wurden Doppelbestimmungen durchgeführt und die Estradiol-Konzentration im Knochen in pg/ml gemessen" (Held

fehlerfrei ist.[767] Innerhalb der Mainzer Studie wurden zudem sechs mögliche Wöchnerinnen untersucht, mit dem Ergebnis, dass vier Individuen (Grab V-185, V-303, V-327, V-352) einen erhöhten Östradiolwert besaßen und evtl. im Kindbett gestorben sind. Doch auch ein negatives Ergebnis ist nicht sicher. Sofern die Geburt länger als zwei Monate zurückliegt, wird Östradiol im Knochen wieder abgebaut.[768]

### *3.4.4.2.6 Nachgeburtsbestattungen*

Nachgeburtsbestattungen sind ein Brauch, bei dem die Nachgeburt, bestehend aus Plazenta, Eihäuten und Nabelschnurrest, einem der vier Elemente übereignet wird, um das Wohlergehen von Mutter und Kind zu schützen. Da Wöchnerinnen in den ersten Tagen kaum das Bett verließen, ist zu vermuten, dass Familienangehörige oder gar die Hebamme diese Handlung durchführten. Hierzu äußerte u. a. der Regensburger Arzt und Medizinhistoriker Gottfried Lammert in der zweiten Hälfte des 19. Jh., dass der Mutterkuchen in ein fließendes Gewässer geschüttet und nicht an einen unreinen Ort gebracht werden solle und er erklärt weiterhin, dass die Plazenta in „alten Zeiten […] in besonders geformten Töpfen in d[er] Erde verscharrt“ wurde.[769] Volkskundliche Arbeiten erwähnen, dass die Nachgeburt gemäß den Elementen, Erde, Wasser, Luft und Feuer, im Keller, unter Türschwellen und Bäumen, in Dachtraufen, fließenden Gewässern oder ins Feuer verbracht wurde.[770] Mitunter fand der Mutterkuchen zudem als „Arznei“ Verwendung. In Deutschland, Frankreich, Österreich und Italien war er ein beliebtes Mittel gegen Warzen und Krämpfe sowie Schmerzen beim Zahnen.[771]

Die erwähnte Bestattung der Nachgeburt in Töpfen macht ihren archäologischen Nachweis möglich. Diese Quellen bieten ein differenziertes Bild von den Niederlegungsorten. Am häufigsten stammen Nachgeburtstöpfe aus dem

---

et al. 2010, S. 33). Östradiol zählt neben Östron/Estron und Östriol/Estriol zu den wichtigsten Östrogenen. Der Östrogenspiegel liegt in der Schwangerschaft um ein 10- bis 100-faches höher.

767 Auch männliche Bestattungen wiesen in Völklingen erhöhte Östrogenwerte auf. Sie können einem gestörten Hormonhaushalt und Krankheiten zugrunde liegen, wie etwa „Fettleibigkeit, Gynäkomastie (Vergrößerung der Brustdrüse beim Mann), Leberzirrhose oder Prostatakrebs“. Auch sind anthropogene Einflüsse, wie beispielsweise Dünger, zu berücksichtigen (ebd., S. 34).

768 Held et al. 2010, S. 34.

769 Lammert 1869, S. 169.

770 Rademacher – Waidelich 1996, S. 653. Vgl. weiterhin Kummer 1987.

771 Rademacher – Waidelich 1996, S. 657.

Boden, v. a. entlang von Kellerräumen, auch mit „Massierung in den Ecken", und mit 5 bis 20 cm nicht sehr stark in die Erde eingetieft.[772] Zudem wurden derartige Funde auf dem Feld und an fließenden Gewässern beobachtet.[773]

Die Ansprache dieser Behältnisse als Nachgeburtstöpfe gelangte erst in den 1980er Jahren in den Fokus der Archäologie. Grundlage boten 50, in einem Keller vergrabene Töpfe aus dem Haus Michaelsbergstraße 17–19 in Bönnigheim, Baden-Württemberg, Abb. 76.[774] Die stattliche Anzahl dieser Behältnisse aus nur einem Befund scheint bisher einzigartig zu sein und es gilt nach dem Grund dieser Anhäufung zu fragen. Das Haus könnte über einen recht langen Zeitraum genutzt worden sein oder vielen weiblichen Familienmitgliedern als Wohnraum zur Verfügung gestanden haben. Es drängt sich jedoch auch der Gedanke auf, das Gebäude mit einer bestimmter Funktion oder Person, evtl. einer Hebamme, in Verbindung zu bringen.[775] Meines Wissens sind Hebammenhäuser als Geburtshäuser in der Vormoderne bisher nicht bekannt. Archivalisch ist das Gebäude bedauerlicherweise nur schwer zu fassen, sodass dieser Frage hier nicht weiter nachgegangen werden kann.

Schriftquellen können helfen, Nachgeburtstöpfe den Besitzern zuzuordnen. Dies gelingt insbesondere durch den Vergleich von Besitzermarken und Messprotokollen. So stammen aus dem Keller eines 1663 erbauten Hauses in der Langen Straße 26 in Sindelfingen mehrere Tongefäße, die Anlass zu Recherchen gaben.[776] Ein hellgrün glasierter Topf wies auf seiner Schulterzone die Buchstabenkombination *M B D* auf (Abb. 77). Das Messprotokoll von 1719 lässt vermuten, darin die Initialen einer *Maria Barbara Dinkelacker* (1685–1753), der Frau des Barbiers und Wirts *Christoph Dinkelacker*, zu sehen.[777] Sie hatte neun Kinder geboren, von denen sechs früh verstarben.[778] Von den insgesamt 22 geborgenen Henkeltöpfen wiesen zwei weitere ebenfalls Buchstaben auf. Auf einem Gefäß waren die Buchstaben *B D*, auf einem anderen ein *D* oder *B* eingeritzt. Sie wurden trotz dieser Einschränkung als „Monogramm der Maria Barbara" gedeutet.[779] Allerdings ist es nicht zweifelsfrei möglich, zwischen Besitzer- und Herstellermarken zu unterscheiden,

---

772 Ade-Rademacher – Satorius 1997, S. 17.

773 Szédeli 2006.

774 Beitler – Satorius 1997.

775 Der Fundliste von Beitler und Sotarius ist zu entnehmen, dass eine Zahl von mehr als zehn Nachgeburtstöpfen aus einem Gebäude häufiger zu beobachten war (Beitler – Sotarius 1997, S. 24–25).

776 Zimmer 1988, S. 291.

777 Ebd.

778 Rademacher – Waidelich 1996, S. 650.

779 Ebd., S. 647.

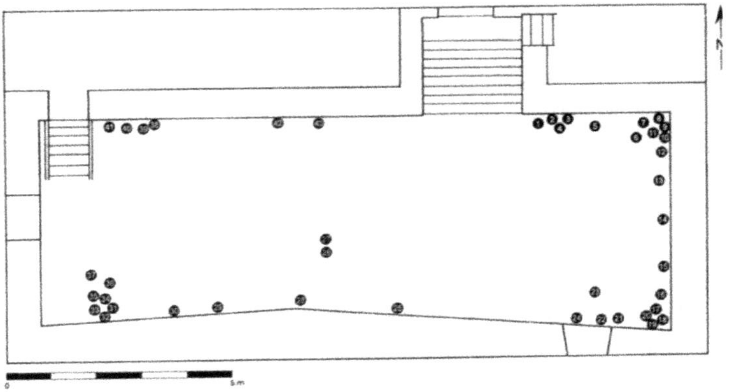

**Abb. 76:** Mögliche Nachgeburtstöpfe aus Bönnigheim, Michaelsbergstraße 17–19.

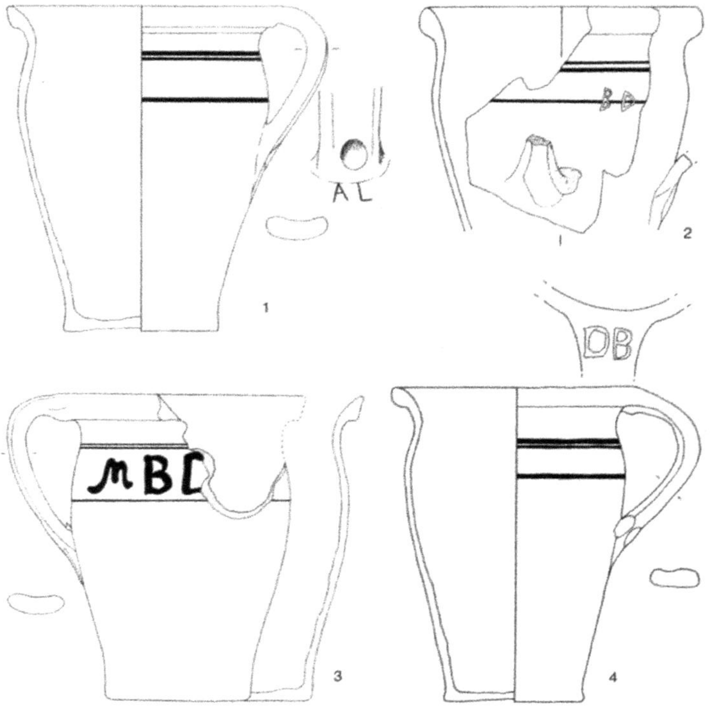


**Abb. 77:** Sindelfingen. Mögliche Nachgeburtstöpfe mit Monogrammen.

wie bereits Rademacher und Waidelich betonten.[780] Sollte die Zuweisung gewisser Buchstabenkürzel jedoch richtig sein, wird neben der Möglichkeit, eine historische Person mit dem Topf fassen zu können, auch eine chronologische Einordnung der Funde präziser. Dies ist besonders vor dem Hintergrund der schwierigen Datierung frühneuzeitlicher Hafnerkeramik von Bedeutung.

Dass die Tradition der Nachgeburtsbestattungen sehr viel älter ist als die bisher angeführten Funde erahnen lassen, könnte ein entsprechend gedeutetes Gefäß aus der Wüstung Alverstede bei Alberstedt in Sachsen-Anhalt belegen. Der Topf befand sich eingetieft im Kellerboden eines Wohnhauses und war mit einem Stein abgedeckt. Er datiert in das 13. Jh.[781]

Wenngleich Schriftquellen vermuten lassen, in der Vielzahl geborgener Töpfe aus Kellerbefunden den Brauch der Nachgeburtsbestattung fassen zu können, sind jedoch auch andere Interpretationen in Erwähnung zu ziehen. Als wegweisend ist unter diesem Gesichtspunkt ein Topf aus der Karlstraße 17 in Bönnigheim zu deuten. Er war etwas größer als die oben angeführten Exemplare aus der Michaelisstraße und nicht abgedeckt. In dem Gefäß lagen die Überreste von mindestens elf Mäuseskeletten. Die Nager waren wahrscheinlich mit Essensresten in den Topf gelockt worden und konnten ihn aufgrund seiner Höhe nicht mehr verlassen. Dies unterstreicht eine Interpretation entsprechender Töpfe als Mausefallen.[782]

Dieses Beispiel belegt, wie schwierig es ist, im Keller eingetiefte Töpfe der ursprünglichen Nutzung zuzuweisen.[783] Archäochemische Untersuchungen können zur Klärung beitragen. Die Töpfe von Sindelfingen wurden einer derartige Analyse unterzogen. Sie wiesen Cholesterin, Östradiol und ein einziges Mal Östron auf. Die Kombination der Ergebnisse führte zu der Vermutung, in den Töpfen Nachgeburten nachgewiesen zu haben.[784] Besonders bedeutsam ist

780 Rademacher – Waidelich 1996, S. 648.

781 Szédeli 2006, S. 258.

782 Beitler – Satorius 1997, S. 13; Szédeli 2006.

783 Eingetiefte Töpfe sind auch aus Gewässernähe bekannt. So kamen beispielsweise 17 Töpfe unweit dem Weiler Zeicha, bei der Stadt Mügeln, zutage. Die Gefäße befanden sich in einer Linie, auf einer Länge von 33,2 m verteilt und datieren in das 16. Jh. (Matthes 2011).

784 Jeder Bestandteil für sich allein wäre für die hier vorliegende Interpretation nicht ausreichend. *Cholesterin* weist beispielsweise lediglich darauf hin, dass die untersuchte Probe organische Bestandteile enthält, die tierischen oder menschlichen Ursprungs sind (Beitler – Sotarius 1997, S. 14). „*Östrogene* kommen nicht nur in Tieren und Menschen (auch nicht nur in den Plazenten), sondern auch in Pflanzen vor. Von daher ist der rein qualitative Nachweis von Östrogenen lediglich ein Hinweis auf eine ehemalige Kontamination mit Plazenten." Rademacher – Waidelich 1996, S. 653.

die Menge der nachgewiesenen weiblichen Geschlechtshormone Östrogene. Während sie bei Erwachsenen und Kindern im Durchschnitt unter 1 μg liegen, weisen schwangere Frauen bis zur Geburt zunehmende Werte von „3–20 μg Östron [und] 10–40 μg Östradiol pro 1 l Blut“ auf.[785] Die Ergebnisse Waidelichs führten dazu, bei der Bergung und Aufbewahrung möglicher Nachgeburtstöpfe besonders vorsichtig zu sein.[786]

### *3.4.4.3 Bauliche Gliederung von Gebäranstalten*

Geburtshilfe war lange Zeit das Metier heilkundiger Frauen, wie Hebammen, die Gebärende in deren Häusern aufsuchten. Die ausschließlich private Niederkunft änderte sich ab der ersten Hälfte des 17. Jh. mit der Einrichtung von Geburtshäusern bzw. Gebärabteilungen, wie zunächst in Paris, in denen die Patienten, ähnlich wie in anderen medizinischen Institutionen jener Zeit, zwar Behandlung erfuhren, aber auch der Lehre dienten. Im Laufe des 18. Jh. ging die Geburtshilfe zunehmend in männliche Hände über. So erhielt etwa Johann Jakob Fried, „der spätere Begründer der Geburtshilfe in Mitteleuropa“, im Jahr 1714 in der Gebärabteilung von Paris seine Ausbildung.[787] Andere nennenswerte Einrichtungen des 18. Jh. sind im deutschsprachigen Raum das St. Marxer Hospital in Wien (1712) sowie die Entbindungszimmer der Charité in Berlin (1727).[788] In der Gebäranstalt von Straßburg begann Fried in der ersten Hälfte des 18. Jh., Hebammen und Medizinstudenten auszubilden. Sein Schüler Johann Georg Roederer lehrte wiederum im ersten Göttinger Accouchier-Haus.[789] Es entstand 1785, „ausschließlich für den Zweck entworfen, schwangeren Frauen, Wöchnerinnen und dem geburtshilflichen Unterricht zu dienen“.[790] Das H-förmige Gebäude verfügte über drei Etagen und berücksichtigte das Bedürfnis nach einer geeigneten Belüftung, in Hinblick auf breite Gänge mit Lufttoren sowie einem Schacht, der bis zum Dach hinaufführte, „wo einst eine Entlüftungskuppel als Auffang- und Absaugglocke gasförmiger Abfallstoffe eingebaut gewesen sein dürfte“.[791]

---

785 Rademacher – Waidelich 1996, S. 653. Vgl. zudem Alt 1999.

786 Dementsprechend wurden beispielsweise acht, teilweise abgedeckte Gefäße aus Bodelhausen bei Tübingen in der Hoffnung auf spätere archäochemische Untersuchungen eingefroren (Schmidt 2008).

787 Jetter 1973, S. 80.

788 Ebd.

789 Frz. *accoucher* = entbinden.

790 Jetter 1973, S. 82.

791 Ebd.

Das Aufsuchen von Geburtshäusern war vom 17. bis zum 19. Jh. die *ultima ratio*. Vor allem Angst und Verzweiflung trieb Gebärende in jene Hospitäler. Einerseits ist die Abneigung der Scham zuzuschreiben, die die Frauen empfanden, wenn Studenten und Ärzte bei Geburt und Untersuchung dabei standen. Noch wesentlicher ist andererseits der Moment, dass sie ihren Körper im Falle ihres Todes ab dem 19. Jh. in der Regel dem *theatrum anatomicum* zur Verfügung stellen mussten. Die soziale Klientel dieser Einrichtungen ist somit offensichtlich: Während Bessersituierte weiterhin in ihren Häusern Behandlungen erfuhren (von Operationen abgesehen), kamen in Geburtshäuser „nur die Armen, meist unverheiratete oder geschlechtskranke ‚schwangere Subjekte' […] bereit, sich als ‚lebende Phantome' behandeln und Studenten demonstrieren zu lassen".[792]

Der schlechte Ruf der Geburtshäuser ging auch auf die Beobachtung zurück, dass ungewöhnlich viele Gebärende in diesen Einrichtungen verstarben – statistisch gesehen mehr als dies für Hausgeburten bekannt war. Das tödliche Zusammenspiel von Hygiene und Kindbettfieber (Puerperalfieber) blieb lange Zeit unbekannt. Jene, die helfen wollten, wurden zum Überträger gefährlicher Bakterien. So behandelte das medizinische Personal, mit von Husten, Niesen und Sektionen verschmutzten Händen, Schwangere und Wöchnerinnen auch vaginal. Folglich übertrugen sie das Bakterium *Streptococcus pyogenus*, woraufhin die Wöchnerinnen unter hohem Fieber, rasendem Puls und stark geschwollenem Bauch innerhalb von zwei bis drei Tagen nach der Übertragung an einem septischen Schock verstarben.[793] Erst Mitte des 19. Jh. erkannte der ungarische Chirurg und Geburtshelfer Ignaz Semmelweis (1818–1865), dass Mediziner das Puerperalfieber übertrugen, indem sie sich nicht regelmäßig die Hände wuschen. Der französische Naturwissenschaftler Louis Pasteur (1822–1895) entdeckte 1879 die Streptokokken als Haupterreger für das Kindbettfieber.[794] Noch in der zweiten Hälfte des 19. Jh. führten diese Erkenntnisse zu einer zunehmenden Hygiene in Geburtshäusern sowie auf -stationen und die Mortalitätsrate der Mütter sank auffällig.[795]

Archäologisch wurden Geburtshäuser bzw. Accoucierhäuser bisher nicht untersucht. Das ist in Hinblick auf die Tatsache, dass sie entweder noch Bestand haben oder nur als Abteilungen in anderen Hospitälern vorkamen, nachvollziehbar.

---

792 Jetter 1973, S. 80.

793 Hallett 2005; Carter 2008.

794 Zum Wirken von Semmelweis und Pasteur vgl. Jankrift 2012, S. 113–121; 124–134.

795 Kompanje 2011, S. 90–91.

### *3.4.4.4 Schlussbetrachtung*

Geburtshäuser entwickelten sich relativ spät vom Privaten zum Institutionellen. Bis ins 18. Jh. lag die Geburtshilfe v. a. in den Händen heilkundiger Frauen; ebenso war die Geburt bis dahin eine rein private Angelegenheit, in der die Hausgeburt zur Normalität gehörte. Archäologisch spiegelt sich die Geburt folglich zunächst in Bestattungen wider, etwa durch das gemeinsame Auffinden von Mutter und Fötus oder auch von Säuglingen und Kindern mit geburtstraumatischen Veränderungen, die manuell oder mittels Werkzeugen zugefügt wurden. Wenige Hinweise belegen möglicherweise die Sitte, die Seele des Kindes durch einen Kaiserschnitt retten zu wollen. Bis zum 18. Jh. wurden derartige Eingriffe, ebenso wie die Nottaufe, auch von Hebammen durchgeführt.

Die Zeit nach der Geburt spiegelt sich archäologisch durch den Nachweis von Wöchnerinnen wider. Hinweise liefern spezielle Beigaben, wie Schere und Tasse, welche verstorbene Mütter davon abhalten sollten wiederzukehren. Beigaben sind jedoch nicht frei von Überinterpretationen, sodass sichere Untersuchungsmethoden helfen könnten, entsprechende Vermutungen zu verifizieren. Insbesondere biochemische Analysen, die das weibliche Geschlechtshormon nachweisen, können sowohl bei Grablegungen als auch bei sog. Nachgeburtsbestattungen angewendet werden. Jedoch scheinen verschiedene Einflüsse die Ergebnisse mitunter zu verfälschen.

Die Einführung von Gebäranstalten ab dem 17. Jh. hat im Vergleich zu anderen medizinischen Spezialeinrichtungen auffallend spät stattgefunden. Untersuchungen dieses Phänomens könnten im Bereich der *Gender Studies* ihren Platz finden: Schwangerschaft, Geburt und Säuglingspflege war eine weibliche Domäne, die Gründung und Führung von Hospitälern lag jedoch in männlichen Händen.

Die sog. Accoucierhäuser dienten als Aufnahmestation für sozial benachteiligte, schwangere Frauen sowie als Lehrstätte. Ohne Notwendigkeit blieb die Hausgeburt dennoch bis zum 19. Jh. üblich. Sie wurde von Hebammen oder weiblichen Familienmitgliedern und Bekannten begleitet. Hebammen sind archäologisch kaum nachweisbar. Sie führten hauptsächlich Hausbesuche durch. Hebammenhäuser im Sinne einer medizinischen Einrichtung bzw. Praxis existierten wahrscheinlich nicht, wenngleich die Häufung von Nachgeburtstöpfen innerhalb eines Kellers diese Vermutung von archäologischer Seite aufkommen lassen könnte. Ebenfalls durch archäologische Untersuchungen überliefert, ist die Sonderbestattung eines weiblichen Individuums aus dem 17. Jh. Die Tote war womöglich eine Hebamme, wie auffällige Objekte, d. h. Schröpfköpfe mit Heilkräutern, Nadeln, Schere und Fraisenkette vermuten lassen.

Institutionelle Geburtshäuser sind archäologisch bisher nicht in Erscheinung getreten.

## 3.4.5 Waisenhäuser

Waisenhäuser zählen zu den spezialisierten Fürsorgeinstitutionen, die seit dem Mittelalter bekannt, jedoch hauptsächlich seit der Frühen Neuzeit entstanden sind. Im Folgenden werden die Lebensumstände innerhalb dieser Einrichtung sowie archäologische Beispiele vorgestellt.

### *3.4.5.1 Einleitung*

Waisenhäuser erhielten seitens der Hospitalsforschung bisher wenig Aufmerksamkeit, trotzdem seit einer gleichlautenden Kritik durch Jetter im Jahr 1973 mittlerweile auch archäologische Untersuchungen hinzugezogen werden können.[796]

Die Notwendigkeit von Findel- oder Waisenhäusern spiegelt Armut in Familien sowie die Hoffnungslosigkeit lediger Mütter wider. In purer sozialer und wirtschaftlicher Aussichtslosigkeit führten diese Umstände zur Aussetzung oder gar Ermordung von Kindern, v. a. von Säuglingen und Kleinkindern. Dieses Thema wurde in historischer und archäologischer Forschung gerade in den letzten zwei Jahrzehnten wiederholt thematisiert.[797]

Um den Taten entgegenzuwirken und um bettelnde Kinder vom Straßenbild fernzuhalten, stifteten einflussreiche Bürger schon im Mittelalter Findel- und Waisenhäuser. Diese entstanden etwa ab dem 14. Jh. zunächst im süddeutschen Raum, etwa in Nürnberg, Ulm, Freiburg im Breisgau, Straßburg, Esslingen und Köln.[798] Der Historiker Claus Veltmann sieht in der Konzentration dieser frühen Anstalten in Süddeutschland einerseits eine Widerspiegelung der hohen Bevölkerungsdichte innerhalb der Städte, andererseits die Folgen der *Pestepidemie* von 1348, durch die viele Kinder elternlos geworden waren (→ Kap. 4.5 *Pest und Pesthäuser*).[799]

796 Jetter 1973, S. 84.

797 Zum Infantizid vgl. u. a. Bode 1914; Smith – Kahila 1992; Faerman – Bar-Gal 1998; Devlieger 2000; Krebs 2002; Schrader 2006; Murphy 2008; Tuor-Kurth 2010.

798 Knefelkamp 1989, S. 217; Veltmann 2009, S. 17.

799 Ebd.

Die Anzahl der gestifteten Einrichtungen reichte jedoch nicht aus und noch immer fehlten entsprechende Institutionen in einzelnen Gegenden völlig. Daher gelangte Säuglinge und Kinder auch in Hospitäler und Klöster. In den Hospitälern verbleiben sie nicht lange, außer das Kind war für ein Leben lang schadhaft oder das soziale und caritative Netzwerk der Stadt fand keine andere Lösung für die Unterbringung. Belege für die Aufnahme von Säuglingen und Kindern liegen u. a. für „Hospitäler von Frankfurt, Göttingen, Bamberg, Biberach, Einbeck und Esslingen" vor.[800] Informationen zu ihrer Betreuung bleiben weitestgehend aus. Claus Veltmann vermutet, dass die Kinder für das Hospital betteln gingen. Ein schulisch geprägter Alltag war im Mittelalter eher unwahrscheinlich.[801] Nach der frühesten relevanten Schriftquelle aus dem mitteldeutschen Raum nahm das außerstädtische Georgenhospital in Leipzig im Jahr 1439 auch Findlinge auf. Diese Findlinge waren jedoch offensichtlich bereits älter; jüngerer Kinder kamen in Pflegefamilien unter.[802] Für die Frühe Neuzeit belegt das Heilig-Geist-Hospital in Nürnberg die Beherbergung von elf Findelkindern in den Jahren 1634 und 1637. Besonders auffallend ist die Feststellung, dass diese Kinder, darunter sechs Jungen und fünf Mädchen, alle im Hospital verstarben. Dies könnte auf eine unzureichende Versorgung oder einen allgemein schlechten Gesundheitszustand der Kinder zum Zeitpunkt der Aufnahme zurückzuführen sein.[803] Knefelkamp führt dementsprechend an, dass Nürnberg zu diesem Zeitpunkt bereits über zwei Findelhäuser verfügte und Kinder im Hospital nur vorübergehend Aufnahme fanden, wenn sie krank, vernachlässigt und unternährt waren.[804]

Im Nachbeben der Reformation entstanden schließlich seit dem 16. Jh. in vielen Städten Findel- und Waisenhäuser. Sie waren teilweise Hospitälern angegliedert, wie beim Würzburger Juliusspital, oder wurden in aufgelassene Klöster eingerichtet. Zudem unterstanden sie der Aufsicht des Rats. Auch die Kirche begrüßte die staatliche Errichtung von Findel- und Waisenhäusern, einerseits da sie Gegenmaßnahmen zum Kindsmord darstellten, andererseits, da sie die Kirche selbst entlasteten.[805] Insbesondere nach dem Dreißigjährigen Krieg nahm die Anlage von Waisenhäusern im deutschsprachigen Raum signifikant

800 Veltmann 2009, S 16–17.
801 Veltmann 2009, S. 17.
802 Ebd.
803 Knefelkamp 1989, S. 311.
804 Ebd., S. 217.
805 Jetter 1973, S. 81.

zu, weshalb die Zeit von 1650 bis 1750 mitunter als „Zeitalter der Waisenhäuser" bezeichnet wird.[806]

Findelhäuser, Pflegefamilien und Waisenhäuser nahmen Kinder bestimmten Alters auf. In Findelhäusern gelangten überwiegend unehelich geborene Säuglinge. „Die Mortalität war [...] enorm, und es ist mit Recht gesagt worden, daß man die Kinder im Findelhaus ja doch nur auf Staatskosten sterben lasse."[807] Die Medizinhistorikerin Iris Ritzmann betont hinsichtlich der hohen Mortalitätsrate, dass die „Sterblichkeitsziffer von bis zu neunzig Prozent" v. a. auf das Fehlen einer Bezugsperson zurückzuführen sei.[808] Pflegefamilien nahmen sich der Kleinkinder aus ärmeren Verhältnissen an. Kinder ab sechs Jahren kamen in die Waisenhäuser.[809] Um der Familie entrissen zu werden, musste ein Kind keineswegs Halb- oder Vollwaise sein. Existenznot traf Familien bereits beim Verlust oder der Krankheit eines Elternteils. In der Frühen Neuzeit boten Waisenhäuser dem Staat eine probate Möglichkeit, Kinder früh, im Alter von sechs bis acht Jahren, an ein Arbeitsleben zu gewöhnen und sie als günstige Arbeitskräfte zu vermitteln.[810] Der Nürnberger Bettelorden von 1587 bestätigt etwa, dass Findelkinder ab dem 8. Lebensjahr „als Arbeitskräfte an städtische und bäuerliche Haushalte im Umland" weitergereicht wurden. Viele Waisenhäuser waren zudem an Zucht- und Arbeitshäuser gebunden, wie etwa das Arbeits- und Waisenhaus in Leipzig. Etliche Insassen dieser Einrichtung waren im Jahr 1813 auf dem Gelände zusammen mit russischen Soldaten in Massengräbern bestattet worden (→ Kap 3.4.1.2 *Militärhospitäler/Osteologische Belege*).[811]

Bemerkenswerterweise änderte sich an den mitunter desaströsen Zuständen in den Waisenhäusern auch nichts, als im 18./19. Jh. der medizinischen Zweig der Kinderheilkunde, die Pädiatrie, entstand.[812] Die Zukunft hielt für die

---

806 Vanja 2009b, S. 118.

807 Jetter 1973, S. 85.

808 Im Gegensatz zur Mortalitätsrate in Findelhäusern, war diese innerhalb der Waisenhäuser zumindest im 18. Jh. scheinbar nicht hoch. Ritzmann äußert eine durchschnittliche Rate von 2,5 bis 4,4 % *per annum* (Ritzmann 2008, S. 254).

809 Unehelich geborene Kinder wurden nicht immer in Waisenhäusern aufgenommen, sondern erfuhren eine differenzierte Behandlung. Das im Jahr 1557 ins Beginenkonvent übergesiedelte Waisenhaus von Lübeck nahm sich der unehelich geborenen Kinder beispielsweise nicht an. Stattdessen wurden sie ab dem 17. Jh. in das 1601 gegründete St. Annen Armen- und Werkhaus verwiesen (Veltmann 2009, S. 23).

810 Irsigler 2009, S. 173.

811 Graf 1997.

812 Zur Geschichte der Pädiatrie vgl. Kotek 1992.

Heranwachsenden aus Waisenhäusern, die häufig als günstige Arbeitskraft physisch wie psychisch ausgebeutet wurden, keine günstigen Prognosen bereit. Aufgrund der Entbehrungen und Arbeitsbedingungen waren sie schon in jungen Jahren körperlich schwach und kränklich. Diese Konstitution führte mitunter dazu, dass sie das Erwachsenenalter nicht erreichten oder zu krank waren, um für ihren Lebensunterhalt zu arbeiten.

#### *3.4.5.2 Alltag*

Waisenhäuser waren nicht immer derart negativ geprägt, wie dies die vorangegangen Zeilen vermuten lassen. So war etwa der Alltag im protestantischen Waisenhaus von Regensburg im 17./18. Jh. von Religiosität und bürgerlicher Moralisierung geprägt. Jungen und Mädchen, häufig zwischen dem 6. und 14. Lebensjahr, waren dazu angehalten, die Bibel zu kennen, sich schulisch zu bilden und zu arbeiten. Ab dem 12. Lebensjahr begann die Lehre, die finanziell weiterhin vom Waisenhaus getragen wurde. Jungen erlernten zumeist ein Handwerk, Mädchen sollten sich als Näherin verdingen.[813] Der Alltag der Regensburger Waisenkinder gestaltete sich wie folgt:

> „Die älteren Waisenkinder standen im Sommer um fünf Uhr, in den Wintermonaten eine Stunde später auf, wuschen sich, verrichteten die Gebete und begannen den Schulunterricht, der im Sommer um neun, im Winter um zehn Uhr endete. Im Anschluss daran folgte eine Stunde, in der die Waisenkinder ihre Hausaufgaben erledigten oder lernen sollten. Danach fand um zehn bzw. elf Uhr das Mittagessen statt, das durch Gebete begleitet und abgeschlossen wurde, woraufhin sich die Kinder bis zwölf Uhr ausruhen durften. Im Anschluss daran begann der Nachmittagsunterricht, der bis 15 Uhr dauerte. Zu diesem Zeitpunkt bekamen die Kinder als Zwischenmahlzeit ein Stück Brot zu essen, um daraufhin noch einmal eine Stunde zu lernen oder zu arbeiten. Die Stunden von 16 bis 17 Uhr standen ihnen hierauf zur freien Verfügung, bis um 17 Uhr das erneut mit religiösen Übungen umrahmte Abendessen eingenommen wurde. Um 19 Uhr, nachdem die Waisenkinder bis dahin frei gehabt hatten, endete der Tag im Waisenhaus mit den Nachtgebeten, woraufhin sie zu Bett geschickt wurden.“[814]

Die Verpflegung war im Regensburger Waisenhaus überdurchschnittlich gut. Anders als ärmere Bevölkerungsschichten, die sich vorzugsweise von Mehlspeisen ernährten, erhielten die Kinder täglich Fleisch. Als Getränk wurde v. a. braunes Bier gereicht.[815]

Ein völlig gegensätzliches Bild zeigt sich in den meisten anderen Waisenhäusern des 17./18. Jh. Nicht die schulische Bildung, sondern Arbeiten in den

---

813 Veltmann 2009, S. 21.
814 Barth 2002, S. 114.
815 Ebd., S. 115–124.

angegliederten Fabriken oder bei externen Arbeitgebern standen im Vordergrund des Alltags. Hierzu zählten u. a. Woll- oder Baumwollzupfen, Spinnen, Sockenstrickerei, Pflücken von Maulbeeren für die Seidenspinnerei sowie Tabakrollen. In der Regel standen etwa vier Unterrichtsstunden acht Arbeitsstunden gegenüber.[816] Die Arbeitsmaßnahmen verfolgten insbesondere „ordnungspolitische Ziele".[817] Das Resultat war eine oft ausweglose Situation der Kinder. Sie arbeiteten und wurden krank. Kranke Kinder konnten wiederum nicht arbeiten und wurden nicht in die Lehre genommen.[818] Mitunter finden sich Hinweise darauf, dass beeinträchtigte Kinder im Waisenhaus verblieben und dort für Kost und Logis arbeiteten, wie im Fall eines sehbehinderten Jungen aus dem Waisenhaus in Pforzheim. Über mehrere Jahre versuchte die Institution, ihn in die Lehre zu geben. Aufgrund seiner Beeinträchtigung wurde er jedoch entweder nicht angenommen oder nach einiger Zeit wieder fortgeschickt. Schließlich verblieb er im Waisenhaus zum Strümpfe stricken.[819]

### *3.4.5.3 Krankheiten*

Viele Waisenhäuser des 18. Jh. nahmen keine kranken Kinder auf. Insbesondere evangelische/protestantische Waisenhäuser scheinen hingegen öfter Ausnahmen gemacht zu haben.[820] Es muss jedoch vermutet werden, dass Kinder nicht nur gebrechlich in Waisenhäuser gelangen konnten, sondern dort erst krank wurden. Mangelnde Hygiene und Krankheit waren daher eine Dauerbelastung dieser Institutionen und es fragt sich, wer sich in welchem Umfang um die betroffenen Kinder kümmerte und wie sie in der Gemeinschaft behandelt wurden. Die Antworten darauf sind nicht eindeutig. Einige Berichte lassen vermuten, dass das einzelne Individuum in Waisenhäusern kaum Aufmerksamkeit erfuhr und mitunter schwer krank bis zum Tod ein kümmerliches Dasein fristete. Ein derartiger Bericht ist aus dem 18. Jh. für das Waisenhaus in Diez bei Wiesbaden überliefert. Es verfügte weder über Krankenzimmer noch über geeignetes Pflegepersonal. Stattdessen hatten die übrigen Waisenkinder, Kranke oder Sterbende in unmittelbarer Nähe zu dulden und sich um sie zu kümmern bzw. dies zu unterlassen. Nur so ist beispielsweise der Tod eines Jungen zu verstehen, der „fast bis unter die Armen im unrath und in der Näße gelegen" und

816 Vanja 2009a, S. 119.
817 Veltmann – Birkenmeier 2009, S. 10.
818 Ritzmann 2008, S. 270.
819 Ritzmann 2008, S. 270–271.
820 Ebd., S. 244–245.

dessen Gesicht vor lauter Ungeziefer nicht mehr zu erkennen war.[821] Andere Waisenhäuser zeigten hingegen Bemühungen, Kinder vor Krankheiten zu schützen. Entsprechende Beobachtungen beziehen sich v. a. auf das 18./19. Jh.[822] Demnach setzte sich der Waisenpfleger Eberhard Friedrich Georgii des Ludwigsburger Waisenhauses Ende des 18. Jh. vehement dafür ein, dass die ihm anvertrauten Kinder nicht zur Wollarbeit in der Tuchfabrik herangezogen wurden, die dem Zucht-, Arbeits- und Waisenhaus angegliedert gewesen war. Er begründete dies mit seiner Beobachtung, wonach die Arbeit in der Tuchfabrik den Ausbruch der Krätze begünstigte. Durch die Arbeit in der Baumwollspinnerei, so Georgii, wären die Kinder weit weniger befallen und auch sauberer.[823]

Krätze ist eine durch die Krätzmilbe *Sarcoptes scabiei* hervorgerufene Hauterkrankung. Die etwa 0,4 mm lange weibliche Milbe bohrt zur Kot- und Eierablage ein bis zwei Zentimeter lange Gänge in die Haut des Wirts. Besonders betroffen sind Stellen zwischen den Zehen, an den Achseln sowie den Geschlechtsteilen. Die daraus resultierenden Entzündungen zeichnen sich durch Juckreiz, nässende Ekzeme, Eiterbläschen sowie Hautverkrustungen und Schwellungen der Lymphknoten aus.[824] Aufgrund mangelhafter Reinigung von Körper, Kleidung, Bettwäsche usw. war Krätze ein gängiges Problem in vielen Fürsorgeinstitutionen des 16. bis 18. Jh. Milben und Läuse waren jedoch auch in Institutionen nachweisbar, die ein hohes Maß an Reinlichkeit erkennen lassen – immer dann, wenn das Immunsystem der Insassen aufgrund verschiedenster Umstände geschwächt war. Im beinahe vorbildlich geführten Waisenhaus von Regensburg etwa sollten sich die Insassen täglich Mund und Hände waschen und alle 14 Tage oder vier Wochen gebadet werden, ebenso wie ihre Bettwäsche.[825] Die Kleidung war alle acht Tage zu reinigen. Trotz dieser Maßnahmen brach die Krätze u. a. im März 1714, nach einem langen Winter und andauerndem Vitamin-C-Mangel, auch im Regensburger Waisenheim aus.[826]

---

821 Ritzmann 2008, S. 256.

822 Das Anfang des 19. Jh. gegründete Waisenhaus *Infant Orphan Asylum Hall* in London war eine beinahe klosterartige Anlage mit eigenem „Infirmarium“ (http://www.childrenshomes.org.uk/LondonOrphan/).

823 Ritzmann 2008, S. 259–261.

824 Schmitt 2008a, S. 255. Zur Geschichte der Krätze vgl. Winkle 2004.

825 Im Findelhaus von Nürnberg sollte das Baden sogar wöchentlich stattfinden (Veltmann 2009, S. 20).

826 Barth 2002, S. 127–129.

Eine ähnliche immer wiederkehrende Krankheit in Waisenhäusern war Fleckfieber bzw. Flecktyphus, jene sog. Lagerkrankheit, die auch zum Tod vieler Militärangehöriger führte (→ Kap. 3.4.1.2 *Militärhospitäler/Osteologische Belege*). Die Infektionskrankheit wird durch Bakterien der Gattung *Rickettsia* u. a. in Kopfläusen, Kleiderläusen, Flöhen und Milben übertragen.[827] Häufig waren sozialschwache Familien und deren Behausungen befallen, weshalb Fleckfieber im Volksmund auch Hunger-, Kriegs- oder Läusetyphus genannt wurde.

Zu den Betreuern und Medizinalvertretern kranker Waisenkinder zählten ab dem 17. Jh. mitunter Krankenwärterinnen, Barbier(-chirurgen) und Ärzte. Etwa 100 Jahre zuvor finden sich hingegen kaum Belege. Medizinalvertreter wurden häufig vom Rat der Stadt angestellt und dazu verpflichtet, Kranke in Hospitälern, Waisen-, Zucht- und Tollhäusern medizinisch zu versorgen.[828] So behandelte ein Barbier im „Kindtshaus" des Heilig-Geist-Hospitals in Ravensburg in den Jahren 1698 und 1699 Waisenkinder mit Pflaster, Kopfsalbe, Tinkturen und Schröpfen.[829] Die kranken Kinder des Regensburger Waisenhauses wurden in ein eigenes Krankenzimmer verlegt und dort von Ärzten, Bader, Barbieren und anderen Wundärzten gepflegt. Für einen Zeitraum von zehn Jahren ist dort, trotz gesundheitlicher Fürsorge, eine Mortalitätsrate von bis zu 35 % nachweisbar. Unter den Todesursachen finden sich Anmerkungen, wie „gest. im Lazarett", „am Stein gest.", „gest. an einem geschwulst".[830]

Es bleibt festzuhalten, dass die Gesundheitsvorsorge und Fürsorge kranker Waisenhauskinder regionale und chronologische Unterschiede aufwies. Nicht alle Einrichtungen verfügten über ein separates Krankenzimmer oder Pflegepersonal. Ein weiterer Punkt ist jedoch, dass auch der Wille nicht immer zum Genesungserfolg führte, da für „kleine Patienten" bis zum 19. Jh. keine spezielle Kindermedizin existierte. Säuglinge, Kleinkinder und Kinder wurden teilweise wie Erwachsene behandelt, erhielten jedoch eine geringere Dosierung und mildere Therapien.[831] Das Behandlungsproblem begann bereits beim Erstellen einer Diagnose, da Kinder in jungen Jahren selten äußern können, wo genau ihnen was fehlt. Gemäß der Zeit wurden daher gern abführende Mittel, *Laxativa*, verabreicht. Diese waren, ebenso wie Medikamente gegen Wurmbefall, häufig mit Quecksilber angereichert. Bei der Behandlung von Kindern wurde jedoch schon

---

827 Dobler – Wölfel 2009.

828 Ritzmann 2008, S. 249.

829 Ebd., S. 250.

830 Barth 2002, S. 131.

831 Ritzmann 2009.

im 18. Jh. zur Vorsicht bei der Verwendung von Quecksilber und eher zur Verwendung pflanzlicher Arzneien geraten.[832]

Bis ins 18. Jh. wurden Kinder, die im Waisenhaus verstarben, auf dem Waisenhaus eigenen oder der Gemeinde zugehörigen Friedhof bestattet. Doch schon einige Jahrzehnte später gelangten ihre Leichen häufig, ebenso wie die der Stadtarmen, unverheirateten Mütter und deren Kinder sowie die der Toten aus Zucht- und Arbeitshäusern, zu Lehrzwecken in das *Theatrum anatomicum* (→ Kap. 3.4.6.5 *Osteologische Belege/postmortale Eingriffe*). Verwandte konnten den Leichnam ihrer Angehörigen freikaufen. Da sie jedoch in der Regel selbst arm waren, kam dies sicherlich nur selten vor. Die Wut der Angehörigen, aber auch der Waisenhauspfleger, angesichts ihrer Machtlosigkeit führte während der Übergabe an die Anatomie häufig zu Protesten; und Präparatoren bangten mitunter um ihr Leben. In der Konsequenz sollte die Übergabe daher zuweilen bei Nacht erfolgen, wie es für eine Anfrage aus dem Jahr 1771 in Tübingen überliefert ist.[833] Trotz der Abwehrhaltung der Öffentlichkeit bekam die Anatomie ihr Recht zugesprochen. Um kein Aufsehen zu erregen, öffneten Medizinalvertreter die Kinderleichen zuweilen noch im Waisenhaus. Zudem nutzten Anatomen einen anderen Begriff und sprachen nicht mehr von der Zergliederung der Leichen, sondern von „Experimenten".

### *3.4.5.4 Archäologische Belege*

#### *3.4.5.4.1 Sachkultur*

Waisenhäuser wurden bisher nur selten archäologisch erfasst. Befunde und Funde liegen u. a. aus Altenburg, Erfurt, Leipzig, Pforzheim und London vor. Das Waisenhaus in Pforzheim wurde im Jahr 1714/18 erbaut – zuvor hatte sich dort seit dem 13. Jh. ein Dominikanerkloster befunden, das nach der Reformation in die Nutzung des Heilig-Geist-Hospitals überging. Nur wenige Jahre nach seiner Errichtung erhielt das Waisenhaus ein Zuchthaus zur Seite gestellt. 1773/74 wurde das Waisenhaus wieder aufgelöst und an einen anderen Platz verlegt.[834] Die archäologisch geborgenen Funde können bei dieser wechselhaften Geschichte nur unter Vorbehalt den jeweiligen frühneuzeitlichen Institutionen zugeordnet werden. Arzneidosen in Form von Salbengefäßen, Abgabefläschchen, Destillierzubehör und Schröpfköpfe, die einen Einblick in die medizinische Versorgung der Frühen Neuzeit ermöglichen, werden überwiegend der

832 Zur Reaktion auf Quecksilberbehandlungen vgl. Fanconi 1949.
833 Ritzmann 2008, S. 274–275.
834 Schneid-Horn 1991, S. 10.

Hospitalsphase im 16. bis 17. Jh. zugeschrieben – sicher ist dies jedoch nicht.[835] Gleichsam problematisch ist die Zuweisung von Spielzeug, wie Miniaturpferden und -geschirr, Rassel, Murmeln usw.[836] Häufig ist in der Fachliteratur zu lesen, Waisenhauskinder hätten weder Zeit noch Möglichkeit besessen, sich im kindlichen Spiel zu üben. Doch wie gesehen, waren die Führung dieser Einrichtung sowie die Behandlung der Kinder regional und zeitlich durchaus verschieden. Daher ist von Verallgemeinerungen abzuraten. Spielzeug könnte als Geschenk oder persönlicher Besitz in die Waisenhäuser gelangt sein. Ein zweifelsfreier Beleg stammt aus dem Waisenhaus von Altenburg in Thüringen und datiert um 1700 (Abb. 78). Das Fundspektrum dieser Einrichtung stammt aus dem Keller des Gebäudes, der sekundär als Latrine genutzt wurde.[837] Eine medizinische Betreuung im Altenburger Waisenhaus ist durch Reste von Arzneifläschchen und Läusekämmen belegt (Abb. 79).[838]

Das Haushaltsgeschirr eines neuzeitlichen Waisenhauses ist hingegen aus Snaresbrook in London überliefert; die Funde datieren in die zweite Hälfte des 19. Jh. Zu den Objekten zählen Küchengeschirr, bestehend aus Tellern, Schüsseln und Bechern, sowie Tafelgeschirr aus chinesischem Porzellan. Weiterhin kamen Nachttöpfe ohne Henkel zutage. Sie verfügten über ein Fassungsvermögen von etwa zweieinhalb Liter und waren, wie Schriftquellen vermuten lassen, an jedem fünften Bett aufgestellt.[839] Die zweifelsfreie Zuordnung des geborgenen Geschirrs gelingt auch durch besitzanzeigende Beschriftungen (Abb. 80). Bemerkenswerter WeiseBemerkenswerterweise war das entsorgte Geschirr völlig intakt – eine ähnliche Beobachtung wurde bereits in mittelalterlichen Hospitäler festgestellt (→ Kap. 3.3.5 *Hospitäler/Exkurs: Soziale Unterschiede und persönlicher Besitz*). Die Gefäße von Snaresbrook wurden wahrscheinlich im Zuge einer kompletten Haushaltsauflösung entsorgt, da sie verschiedenen Räumlichkeiten zugehörig sind. Als Grund für die Auflösung vermutet der Bearbeiter der Funde die Aufgabe des Waisenhauses. Es hatte während des Zweiten Weltkriegs als Kriegsministerium fungiert. Der Haushalt ist demnach spätestens 1946 entsorgt worden.[840]

---

835 Das Hospital wurde 1689 während der pfälzischen Erbfolgekriege zerstört (Schneidhorn 1991, S. 35–38).

836 Ebd.

837 Der Befund wird innerhalb einer Dissertation an der Universität Bamberg aufgearbeitet (Kathrin Schäfer: Frühneuzeitliche Funde aus dem ehemaligen Augustiner-Chorherrenstift zu Altenburg – Ein Waisenhausinventar? Laufende Dissertation am Institut für Archäologie des Mittelalters und der Neuzeit der Otto-Friedrich-Universität).

838 Ich danke Kathrin Schäfer für die freundliche Mitteilung vom 20.03.2013.

839 Hughes 1992, S. 382.

840 Ebd., S. 387.

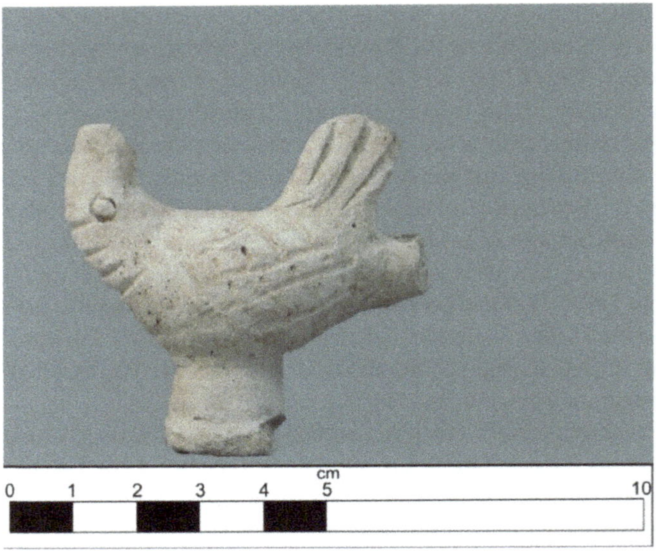


**Abb. 78:** Waisenhaus Altenburg, Kinderspielzeug.

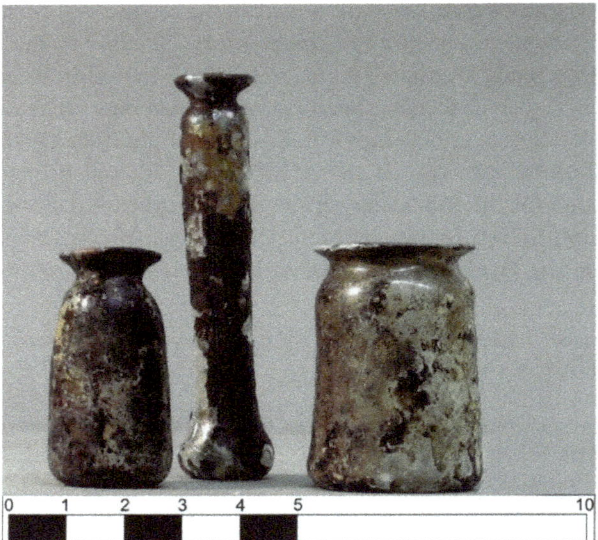


**Abb. 79:** Waisenhaus Altenburg, Arzneifläschchen.

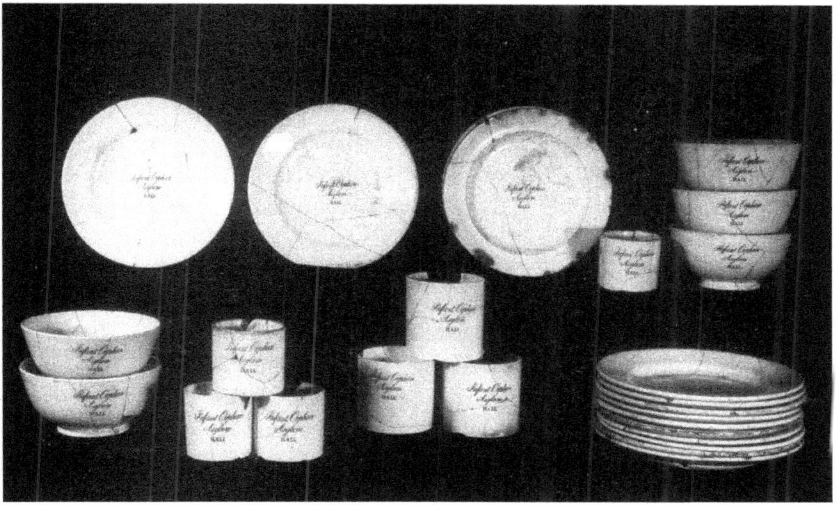

**Abb. 80:** Snaresbrook, Orphan Asylum Hall. Besitzanzeigende „Staffordshire Blue Ware", 19. Jh.

### *3.4.5.4.2 Bestattungen*

Bestattungen von Waisenhauskindern sind bisher nur selten archäologisch in Erscheinung getreten. So wurde etwa der Friedhof des Waisenhauses auf dem Gelände des Augustinerklosters in Erfurt ergraben. Er datiert in das 17. bis 19. Jh. Die Chroniken berichten, dass zwischen 1669 und 1821 2.259 Kinder in dieser Einrichtung lebten. In der Regel verblieben sie dort bis zu ihrem 16. Lebensjahr. Solange hatten sie täglich in einer Manufakturfabrik für ihren Unterhalt zu arbeiten. Vor diesem Hintergrund versteht sich evtl. die Flucht von 119 Kindern. Das Friedhofsareal des Waisenhauses war von 1680 bis 1814 in Benutzung; 237 im Waisenhaus verstorbene Kinder wurden dort bestattet. Bei Ausgrabungen gelang es, 82 Individuen zu bergen und anthropologisch zu untersuchen.[841] Ergebnisse zur Altersverteilung sowie pathologische Veränderungen sind mir nicht bekannt. In dem von Veltmann herausgegebenen Band befindet sich jedoch die Abbildung eines geborgenen Kinderkiefers mit stark ausgeprägten transversalen Schmelzhypoplasien. Es ist daher zu vermuten, dass

841 Evangelische Kirche in Mitteldeutschland 2008. Die Wiederbestattung der Kinderskelette erfolgte im Jahr 2008.

das Individuum zu Lebzeiten keine adäquate Versorgung erhalten hatte.[842] Die Anfälligkeit gegenüber Krankheiten könnte demnach zu einem frühen Tod geführt haben.

Neben dem Schicksal Einzelner steht der Tod mehrerer Institutsinsassen gleichzeitig, wie dies archäologisch für das 1701 errichtete Zucht- und Waisenhaus St. Georg in Leipzig angenommen werden muss (→ Kap. 3.4.1.2 *Militärhospitäler/Osteologische Belege*). Zum einen belegt diese Einrichtung bereits früh die Zusammenlegung von Zucht- und Waisenhaus. Zum anderen ermöglicht sie eine Vorstellung davon, unter welchen Umständen Waisenhauskinder zuweilen leben mussten. Die Einrichtung besaß ursprünglich kein eigenes Bestattungsrecht. Dennoch kamen auf dem Gelände drei Massengräber zutage, die mit der Völkerschlacht im Jahr 1813 in Verbindung zu stehen scheinen. Aufgrund der mangelnden Lazarettunterbringungsmöglichkeiten kamen russische Verwundete in das Zucht- und Waisenhaus St. Georg. Innerhalb kürzester Zeit verstarben daraufhin ca. 100 Menschen, 81 % Erwachsene und 19 % Kinder.[843] Als Ursache ist eine schnell ausbreitende Infektionskrankheit wie Typhus zu vermuten. In der Gegenwart ist es undenkbar, Menschen mit ansteckenden Krankheiten in Nähe von Kindern unterzubringen. Typhus trat zwar gelegentlich in Waisenhäusern auf, die Aufnahme der Soldaten dürfte die Infektion jedoch initiiert oder verschärft haben.

Die Kinder aus St. Georg in Leipzig befanden sich durchweg in den untersten Schichten der Massengräber. Sie verstarben entweder zuerst oder es war zunächst offen, was mit den toten Soldaten passieren sollte oder die Trennung war gewollt. Interessanterweise befanden sich unter den Toten auch Kinder vor Vollendung des ersten Lebensjahres.[844] Dies steht konträr zu der geläufigen Annahme, Säuglinge und Babys wären nicht in Waisenhäusern untergekommen. Sieben Individuen waren Neonaten, zehn weitere Kinder verstarben zwischen dem 2. und 7. Lebensjahr, ein Kind war älter als acht Jahre.[845] Aussagen zur Bewertung von Mangelerkrankungen oder zu anderen pathologischen Veränderungen sind nicht bekannt.

---

842 Veltmann – Birkenmeier 2009, S. 208, Abb. 6.12.

843 Graf 1997; Zink et al. 1997.

844 Zink et al. 1997, S. 207.

845 Zink et. al. 1997, S. 208. Da sich auch weibliche Individuen unter den Bestatteten befanden, ist es denkbar, die Säuglinge als Kinder der im Arbeitshaus lebenden Frauen zu sehen. Ebenso könnten Letztere als Ammen im Waisenhaus tätig gewesen sein.

### *3.4.5.5 Schlussbetrachtung*

Das Angebot, Findel- und Waisenkindern sowie Kindern aus sozialschwachen Familien, Unterkunft und Verpflegung zu bieten, ist seit dem frühen Mittelalter greifbar und in der christlichen Caritas verankert. So nahmen beispielsweise *Xenodochien* mitunter Waisen auf. Gleiches ist für monastische Einrichtungen und mittelalterliche Hospitäler belegt, wobei Säuglinge und jüngere Kinder v. a. bei Ammen oder in Pflegefamilien untergebracht wurden. Mit dem Städtewachstum, der zunehmenden Bevölkerungsdichte sowie infolge von Seuchen und Kriegen nahmen bettelnde und verlassene Kinder auf den Straßen zu. Wohl daher entstanden im 14. Jh. in Süddeutschland erste Findel- und Waisenhäuser. Mitteldeutschland folgte im 15. Jh.

Wissenschaftlich untersucht wurden bisher v. a. Waisenhäuser der Frühen Neuzeit. Dies geht einher mit einer Epoche zunehmender Schriftlichkeit sowie der wachsenden Popularität von Waisenhäusern, deren Insassen als Arbeitskräfte, insbesondere in der Textilfabrikation, eingesetzt wurden. Diese Umgebung sowie die hygienischen Bedingungen in den Institutionen begünstigten Krankheiten, wie Flecktyphus und Krätze. Die Pflege und medizinische Behandlung kranker Kinder divergierten. Einige Quellen berichten von unhaltbaren Zuständen, bei denen die Betroffenen ihrem Schicksal überlassen wurden, andere Quellen informieren über die Anwesenheit von Medizinalvertretern und zeitgemäßen Behandlungen. Diese positiven Erwähnungen treten insbesondere ab dem 18. Jh. verstärkt in Erscheinung.

Archäologische Untersuchungen zu Waisenhäusern des Mittelalters sind m. W. bisher nicht bekannt. Dies ändert sich erst mit der Frühen Neuzeit. Insbesondere Kleinfunde und Schriftquellen berichten über Alltag, Pflege und medizinische Versorgung in Waisenhäusern, mit regionalen und chronologischen Differenzen. Archäologische Funde aus dem 19. Jh. belegen Besitzermarken der Institution, wie sie auch aus anderen Hospitaleinrichtungen jener Zeit überliefert sind, z. B. aus dem London Hospital.

Eine funktionstypische Architektur der Waisenhäuser war hingegen nicht vorhanden. Häufig wurden sie in bereits bestehende Gebäude eingerichtet bzw. zusammen mit Zucht- und Arbeitshäusern auf einem Gelände erbaut. Ausnahmen sind jene Einrichtungen, die durch Stiftungen und Spenden begüterter Adeliger und Bürger entstanden sind, wie beispielsweise das 1741 eröffnete Foundling Hospital in London; eine Institution von drei Bauten inklusive Kapelle, die sich U-förmig um einen langen Hof gruppierten. Das Waisenhaus diente besonders der Aufnahme von Säuglingen und Kleinkindern. Babys konnten durch eine Klappe anonym abgegeben werden.[846] Die Ähnlichkeit zu anderen frühneuzeitlichen Hospitälern ist architektonisch unverkennbar.

In der Regel verfügten Waisenhäuser über einen eigenen Friedhof. Die geborgenen Skelette können durch die Verbindung mit anderen Institutionen gemischte Altersgruppen aufzeigen. Osteologische Untersuchungen von Waisenhauskindern sind bisher selten und scheinen den Schriftquellen bezüglich der Altersgrenze zu widersprechen.

### *3.4.5.6 Exkurs: Kindesmisshandlung*

#### *3.4.5.6.1 Schriftquellen*

Gelegentlich berichten Schriftquellen von Überführungen ins Waisenhaus oder Hospital, da die Kinder physisch oder psychisch misshandelt worden waren. Aus dem Heilig-Geist-Hospital in Nürnberg wird beispielsweise 1602 von einem etwa zehnjährigen Jungen berichtet, der „todkrank auf dem Mist gefunden worden war“. Er berichtete, wie ihn sein Vater mit der Aufforderung ausgesetzt hatte, „sich auf einen Stein zu setzen und auf ihn zu warten, bis er beim Messerschmiedt eingekauft habe“.[847]

Aus dem Aufnahmeregister des „Hachenburgischen Waysenhaußes“ ist zu entnehmen, dass viele Kinder aufgrund von Verwahrlosung ins Waisenhaus kamen. Zwischen den Jahren 1716 und 1725 wurden 30 Jungen und 18 Mädchen aufgenommen; die Dominanz von Jungen ist auch in anderen Waisenhäusern jener Zeit zu beobachten. Von diesen 48 Kindern war beinahe die Hälfte bereits bei Einlieferung chronisch krank.[848] Dies ist nicht allein mit ungünstigen Wohnsituationen und Unterernährung, sondern auch mit einem Maß an Desinteresse gegenüber den Kindern zu erklären – eine Gleichgültigkeit, wie sie beispielsweise für einen vierjährigen, unehelich geborenen Jungen nachgewiesen wurde, dessen Mutter verstorben war. In der Obhut seines Onkels war es ihm derart schlecht ergangen, dass das Hachenburger Waisenhaus eine bessere Versorgung für ihn vorsah.[849]

---

846 Zur Geschichte des Foundling Hospitals siehe MacClure 1981; zur Architektur siehe The Foundling Hospital 1952.

847 Knefelkamp 1989, S. 203.

848 Ritzmann 2008, S. 244–245.

849 Ebd., S. 245.

### 3.4.5.6.2 *Auslöser*

Auch die körperliche Züchtigung von Kindern ist überliefert. Kindesmisshandlung resultiert zumeist aus einer Kombination von persönlichen, sozialen und kulturellen Gründen.[850] In der Gegenwart zählen hierzu u. a. allgemeine Gewaltbereitschaft, Stress, Isolation, mehrköpfige Familiengröße, Armut, psychische Erkrankungen sowie Alkohol- und Drogenmissbrauch.[851] Öffentlich akzeptiert waren exzessive Misshandlungen oder gar Kindstötung weder im Mittelalter noch in der Frühen Neuzeit.[852] Für derartige Vergehen wurden Eltern strafrechtlich belangt. Vor allem ab dem 16. Jh. sind zunehmend mehr Gesetze für das Kindeswohl verzeichnet.[853]

Die britische Anthropologin Mary E. Lewis sieht Auslöser für schwierige soziale Zustände, die zur Misshandlung von Kindern führen konnten, weniger in historischen als vielmehr in städtischen und industriellen Zeiten, u. a. durch „tired and fractious parents returning home from work in dirty and often lethal factories".[854] Um dem Alltag zu entkommen, Hunger und Schmerzen zu unterdrücken, war der Konsum von Alkohol v. a. in ärmeren Familien weitverbreitet. Auf den Britischen Inseln war insbesondere Gin, im deutschsprachigen Raum Branntwein günstig und beliebt.[855] Der übermäßige Alkoholkonsum der Eltern hatte folgenschwere Konsequenzen für die Kinder. Zum einen kümmerten sich die Erwachsenen im berauschten Zustand weniger um ihren Nachwuchs, zum anderen waren sie unkontrolliert und hemmungsloser.

Der Ginmissbrauch war bereits im 18. Jh. ein scharf kritisiertes Thema in England und vielfach Gegenstand kunsthistorischer Darstellungen, u. a. auf der Radierung „Gin Lane", von William Hogarth (1697–1764), einem Künstler, der die sozialen Zustände kritisch wiederzugeben vermochte und u. a. auch Mitbegründer des erwähnten Foundling Hospitals in London gewesen ist (Abb. 81).

---

850 In der Literatur liegt häufig eine Verwechslung zwischen den Begriffen Kindesmissbrauch und Kindesmisshandlung vor. Dies ist v. a. auch im englischsprachigen Raum der Fall, wo Kindesmisshandlung mit *child abuse* gleichgesetzt wird, obwohl *abuse* eher den Missbrauch bezeichnet. Ich danke der Historikerin Ivette Nuckel, Universität Bremen, für den Hinweis (schriftliche Mitteilung vom 28.11.2012).

851 Lewis 2007, S. 181.

852 Zur strafrechtlichen Verfolgung bei Kindstötung siehe u. a. Bode 1914; Ulbricht 1990; Dülmen 1991; Kemkes – Grottenthaler 2002.

853 Jungklaus 2010, S. 10.

854 Lewis 2007, S. 181.

855 Gin bzw. Wachholderschnaps gelangte im 17. Jh. auf die Britischen Inseln.

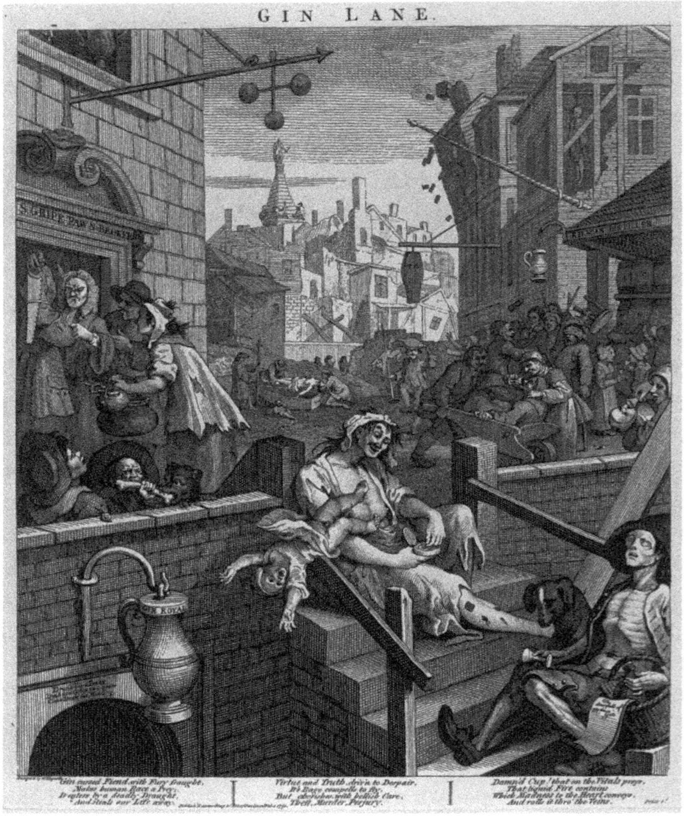


**Abb. 81:** Gin Lane. Stich nach William Hogarth, 1751.

„Gin Lane" stellt die verarmte Gemeinde von St. Giles in London dar, in welcher 30.000 Menschen auf engstem Raum lebten. Im Jahr 1750 verkaufte hier jedes vierte Haus Gin; dementsprechend hoch muss auch die Nachfrage ausgefallen sein.[856] Der Konsum schlägt sich in Hogarths Werk durch die Darstellung von Kindsmord, Wahnsinn, Hunger, Selbstmord und Verfall nieder. Während am rechten Bildrand, mittig, eine Mutter erscheint, die ihrem Kind ein Glas Gin zur Beruhigung einflößt, wird die ganze Aufmerksamkeit des

856 Clayton 2007, S. 90.

Betrachters v. a. auf eine Frau in der unteren Bildmitte gezogen. Sie hebt sich sowohl durch ihre Größe als auch durch ihre beinahe isolierte Positionierung auf einer Steintreppe von den anderen dargestellten Personen ab. Ihr Gesicht erhellt ein abwesendes Lächeln, Augen und Gestik wirken entrückt, während sie zu einer Dose greift und dieser etwas entnimmt. Die Dramatik der Szene entsteht dadurch, dass sie in ihrem deliriumartigen Zustand nicht bemerkt, wie das Kleinkind, das sie offensichtlich kurz zuvor noch stillte, aus ihren Armen schreiend in die Tiefe stürzt. Das Zusammenspiel von Gin, Müttern und Kindesmissbrauch bzw. Kindstod spiegelt sich auch in Schriftquellen wider. So töte etwa die Arbeitshausinsassin Judith Dufour am 29. Januar 1734 ihr zweijähriges Kind, nachdem sie es im Arbeitshaus hatte neu einkleiden lassen. Nach dem Mord nahm die Mutter die neue Kleidung, um diese gegen Gin einzutauschen.[857]

Auch das von Hogarth dargestellte Ruhigstellen von Kindern mittels Alkohol wird in historischen Schriften wiederholt erwähnt. Diese Vorgehensweise gehörte womöglich zum Alltag innerhalb armer Bevölkerungsgruppen im England des 18. bis 19. Jh. Ein ähnliches Phänomen ist zur gleichen Zeit in Deutschland zu beobachten. Hier hatte der Branntwein denselben Stellenwert wie der Gin auf den Britischen Inseln. Branntwein wurden kostengünstig aus Kartoffeln hergestellt und war damit für eine breite Masse der Bevölkerung erschwinglich. Er konnte zudem als Heilmittel in Apotheken, aber auch bei Bader und Barbieren erworben werden (→ Kap. 5.2 bis 5.4 *Medizinalvertreter*).[858]

### *3.4.5.6.3 Archäologische Belege*

Belege für Kindesmisshandlung sind im archäologisch-anthropologischen Befund bisher überwiegend selten. Wenngleich dies teilweise auf die Tatsache zurückzuführen ist, dass sich Gewalt insbesondere durch Weichteilverletzungen äußert, überrascht der mangelnde osteologische Nachweis angesichts der vielen Erwähnungen derartiger Vorkommnisse in Schriftquellen dennoch.[859] Die Misshandlung anvertrauter Schützlinge ist bereits in antiken Quellen überliefert So rät etwa *Soranus von Ephesus* (um 98–um 138) im zweiten Buch seiner *Gynecology* (II, 12,), Ammen mit aufbrausendem Gemüt keine Säuglinge anzuvertrauen, da diese Frauen die Kleinen fallen lassen, wenn sie anders nicht zur Ruhe

857 George 1985; 2000, S. 41.

858 Wyrwa et al. 1990.

859 Zum medizinischen Befund entsprechender Symptome siehe u. a. Lewis – Rutty 2003 sowie Ashby 1997.

zu bringen wären.[860] Der persische Arzt *Rhazes* (865–923) wies darauf hin, dass manche Verletzungen an Kindern intentionell erfolgt sein könnten.[861]

Spuren von Gewalt an archäologisch geborgenen Überresten zu entdecken und zu verifizieren, ist sogar mittels moderner Untersuchungen nicht einfach. Gewisse Muster aus gegenwärtigen Studien über Kindesmisshandlungen bieten jedoch Hinweise. Ein signifikantes Merkmal für gewalttätige Übergriffe an Kindern sind beispielsweise Frakturen, die über einen längeren Zeitraum wiederholt auftreten. Am Skelett äußern sich folglich Heilungsspuren älterer Brüche zusammen mit frischen Frakturen.[862] Dieses Phänomen ist bei Säuglingen und Kleinkindern in archäologischen Serien nahezu unbekannt. Der mangelnde Nachweis ist wahrscheinlich sowohl auf die Fragilität von Kinderknochen als auch auf die Tatsache zurückzuführen, dass viele tätliche Übergriffe überlebt wurden und somit die Spuren der Gewalt verheilen konnten.[863] Bruchmuster sind nach Abschluss der Wachstumsphase nur noch schwer zu erkennen, sofern in der Kindheit entstandene Verletzungen nicht zu abnormen Verwachsungen geführt haben. Eine dritte Erklärung ist die Tatsache, dass gewalttätige Angriffe v. a. den Oberkörper und Kopf betreffen. In diesem Fall sind v. a. Parierfrakturen zu erwarten, die entstehen, wenn eine Person ihr Gesicht mit hochgehaltenen Armen vor einem Schlag zu schützen versucht.[864] Ein recht eindeutiger Beleg für Kindesmisshandlung und Gewalt gegen den Kopf lag bei einem etwa zweieinhalbjährigen Mädchen vor, das im 4. Jh. auf einem Gräberfeld in Lisieux, in der Normandie, bestattet wurde. Das Geschlecht konnte zweifelsfrei mittels DNA-Analyse ermittelt werden. Das Kind wies zwei schwere Frakturen am Schädel auf, die zwar verheilt waren, jedoch Entzündungen nach sich gezogen hatten (Abb. 82). Mindestens ein frontaler Milchzahn (I1) war zu Lebzeiten verloren gegangen. Ob dieser Verlust im Zusammenhang mit häuslicher Gewalt steht oder aufgrund einer vorliegenden hypoplastischen Rachitis abhandengekommen ist, muss offenbleiben.[865]

---

860 Soranus – Temkin 1994, S. 93.

861 Waldron 2001, S. 114.

862 Ebd., S. 115.

863 Nach Waldron stirbt in der Gegenwart 1 von 10.000 Kindern infolge von Gewalt (Waldron 2001, S. 113).

864 Glencross – Stuart-Macadam 2000, S. 200–201. Das parallele Auftreten von Schädelverletzungen und multiplen Frakturen am Oberkörper von Säuglingen und Kleinkindern konnte u. a. auch an knöchernen Überresten beobachtet werden, die in das 20. Jh. datieren (Kerley 1978).

865 Blondiaux et al. 2002. U. U. ist auch ein Unfall in Betracht zu ziehen.

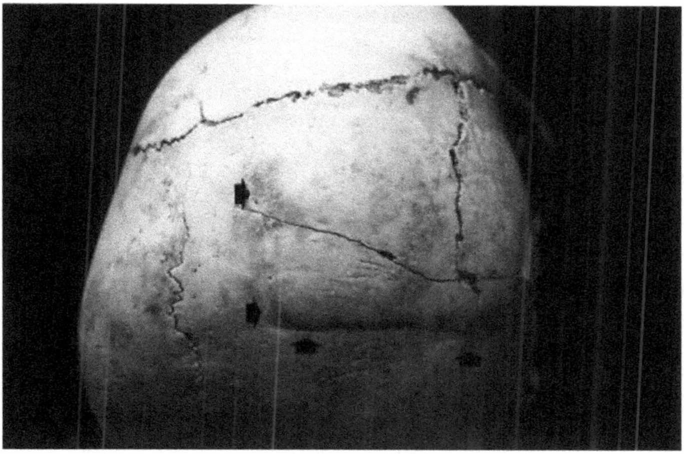

**Abb. 82:** Lisieux, Normandie. Verheilte Schädelverletzungen bei einem zweijährigen Mädchen.

Ein weiteres Indiz für Kindesmisshandlung sind Verletzungen von Epiphysen und Metaphysen, infolge von Muskel-Sehnen-Zerrungen *(Myotendopathien)*, v. a. bei Kindern bis zum fünften Lebensjahr.[866] Im anthropologischen Befund äußert sich dies durch Verstärkungen der Muskelansatzmarken. Die Gründe für das Aufkommen solcher Läsionen am kindlichen Skelett sind jedoch nicht zweifelsfrei zu interpretieren, da sowohl Misshandlung als auch Kinderarbeit zur Diskussion stehen. Laut der Anthropologin Bettina Jungklaus sind „derartige Überlastungszeichen regelmäßig [an (prä-) historischen Kinderskeletten]" zu beobachten.[867] Für die Interpretation ist das Alter des untersuchten Individuums entscheidend. Während verstärkte Muskelansatzmarken folglich bei Säuglingen und Kleinkindern als Folge wiederholter Kindesmisshandlung zu deuten sind, könnten sie bei älteren Kindern auf arbeitsbedingte Überlastungserscheinungen zurückzuführen sein. Bei Erwachsenen wiederum sind sie insbesondere als muskuläre Stressmarker (MSM) zu interpretieren, die „Auskunft über generelle und spezifische Aktivitätsmuster" geben. Jungklaus stellte bei der mittelalterlichen

---

866 Glencross – Stuart-Macadam 2000, S. 201. Mit zwei archäologischen Belegen aus Kanada, 17. Jh.

867 Jungklaus 2010, S. 167.

und frühneuzeitlichen Kinderpopulation von Tasdorf *Myotendopathien* v. a. an den Oberarmen fest und schlussfolgerte:

> „Denkbar ist im Zusammenhang mit Kindesmisshandlungen, dass der Täter an den Armen des Kindes zieht und zerrt oder es am Arm hochreißt; desgleichen ist für das Bein vorstellbar, hier fand sich besonders die *Tuberositas glutea* als Ansatzbereich des *Musculus gluteus maximus* am Femur betroffen."[868]

Bemerkenswert ist die Feststellung, dass in der untersuchten Serie von Tasdorf mehr Mädchen als Jungen von Muskel-Sehnen-Zerrungen betroffen waren.[869] Darin sieht Jungklaus „einen Zusammenhang mit der gesellschaftlichen Position der Mädchen", was ebenso mit der erhöhten Sterblichkeit der Mädchen in der Altersklasse Infans I korreliert. Möglicherweise wurden diese eher vernachlässigt.[870]

#### 3.4.5.6.4 *Schlussbetrachtung*

Kindesmisshandlungen kamen auch im vorliegen Untersuchungszeitraum vor. Dies belegen v. a. Schriftquellen. Archäologische Belege sind hingegen rar, wenngleich medizinische Untersuchungen eindeutige Muster von Misshandlungen vorlegen. Jedoch sind periodisch wiederkehrende Frakturen am Schädel und Oberkörper anthropologisch häufig nur erkennbar, wenn die Übergriffe nicht überlebt wurden. Bei erwachsenen Individuen sind in der Kindheit erlebte Traumen makroskopisch kaum noch belegbar. Muskeln- und Sehnenrisse an den Epiphysen und Metaphysen der Langknochen wiederum können verschiedene Ursachen haben. Eine Unsicherheit bezüglich der Zuweisung von Misshandlungsspuren bleibt folglich bestehen.

### 3.4.6 Das „Krankenhaus" des 18./19. Jh.

„Krankenhäuser" des 18./19. Jh. behandelten verletzte und kranke Personen ambulant oder nahmen sie stationär auf, allein mit der Absicht, Patienten zu heilen – i. d. R. unabhängig davon, welchen Beruf sie ausübten, welcher Konfession sie angehörten, wo sie herkamen oder über welche finanziellen Mittel sie verfügten. Diese Krankenanstalten stehen seit etwa 15 Jahren im Fokus der Forschung. Die Ergebnisse des vorliegenden Kapitels gehen auf eine zunehmende Bandbreite entsprechender interdisziplinärer Untersuchungen zurück.

---

868 Jungklaus 2010, S. 168.

869 Allgemein ist festzuhalten, dass das Geschlecht bei Kindern rein makroskopisch nicht zweifelsfrei feststellbar ist, da sich geschlechtsspezifische Erkennungsmerkmale am Knochen v. a. erst im Jugendalter entwickeln.

870 Jungklaus 2010, S. 169.

### 3.4.6.1 *Einleitung und bauliche Gliederung*

Dem Rückgang, regional sogar Stillstand von Hospitalgründungen im 16. Jh., folgte kein unmittelbarer Aufschwung. Sowohl der Kontinent als auch die Britischen Inseln waren stattdessen mit Problemen konfrontiert, die eine „Starrheit“ in der Entwicklung der Hospitalgeschichte verständlich machen. Während im deutschsprachigen Raum von 1618 bis 1648 der Dreißigjährige Krieg menschliche und finanzielle Kapazitäten verzehrte, wurde die Gründungsbereitschaft etwa in London durch die Pest von 1665 sowie dem darauffolgenden verheerenden Großen Feuer (1666) gedämpft. Dies führte zu einer „Abwehr von allen Dogmen [hin] zu einer Relativierung, die in der ‚Aufklärung‘ nur noch Vernunft und Erfahrung gelten ließ“.[871] Es folgte eine Veränderung, die an altbekannte Muster anknüpfte. Wieder waren es begüterte Bürger, die ab dem frühen 18. Jh. neue Hospitäler stifteten, um Bedürftigen zu helfen. Es entstanden sog. *Voluntary Hospitals*, in denen weniger die Versorgung der Armen, sondern vielmehr die Krankenpflege im Vordergrund stand und die auch jene aufnahmen, die für ihre Behandlung nicht oder nur wenig bezahlen konnten. In London ging in diesem Zuge beispielsweise das 1723 erbaute Guy's Hospital für unheilbar Kranke aufgrund seiner Behandlungsversuche als „Wiege der Londoner klinischen Schule“ hervor.[872] Im Jahr 1730 wurde das seit dem 12. Jh. bestehende Londoner Bartholomew's Hospital (kurz Barts) neu gebaut. Es besaß nun vier Gebäudeflügel, die sich offen um einen Hof gruppierten (Abb. 83).[873] Während der Nordblock den Ärzten und Schwestern vorbehalten war, bestanden die übrigen Gebäude aus Bettenhäuser, mit Wand-an-Wand-Sälen, die über Abortanlagen und Feuerstätten verfügten.[874] Die Krankenhallen wurden durch Längswände getrennt. Bereits wenige Jahrzehnte später entstanden auch im deutschsprachigen Raum Hospitäler, die allein zur Untersuchung und Behandlung kranker Patienten dienten und teilweise aus anderen Institutionen hervorgingen: 1784 in Wien, 1789 in Bamberg und 1797 in Berlin.[875] Zum Ende des 19. Jh. kamen schließlich Spezialkliniken auf, wie Einrichtungen für Frauen und Kinder, Ohren- und Augenkliniken sowie solche, die sich auf Orthopädie verstanden.[876]

---

871 Jetter 1986, S. 135.

872 Ebd., S. 138.

873 Zur Geschichte des St. Bartholomew's Hospital vgl. u. a. Griffin – Hill o. J.

874 Jetter 1986, S. 138–139.

875 Zuvor existierten dort mitunter Armenhäuser, beispielsweise 1693 in Wien und 1697 in Berlin (Jetter 1973, S. 46).

876 Jetter 1986, S. 207.

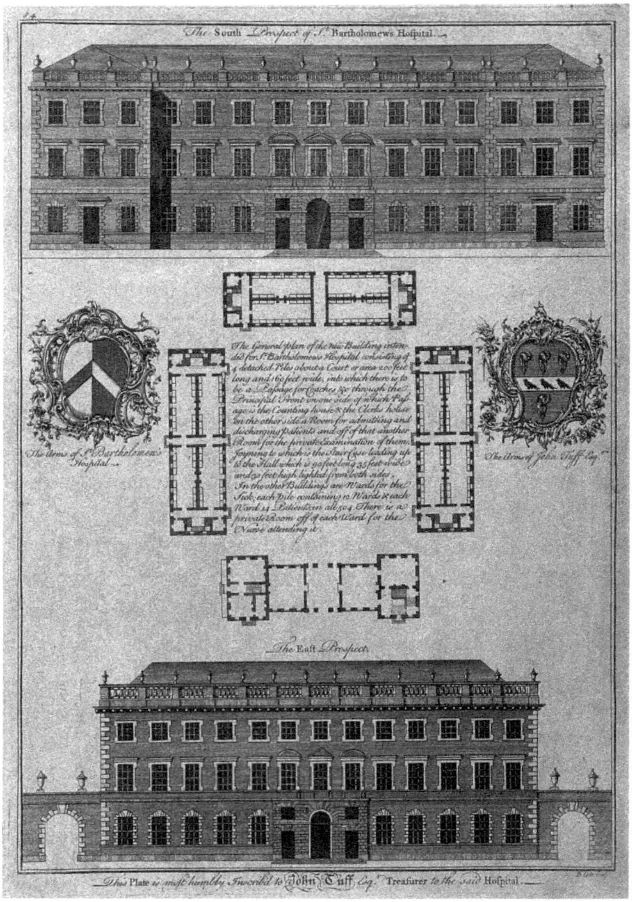


**Abb. 83:** Grundriss des St. Bartholomew's Hospitals in London, 1756.

### *3.4.6.2 Alltag am Beispiel des Londoner Hospitals*

Mitte des 18. Jh. besaß London mehrere von Grund auf reformierte Hospitäler: St. Barts, Guy's (1733), Westminster (1719), St. George (1733) und Royal London (1740). Der Alltag in den *Voluntary Hospitals* des 18./19. Jh. ist mittlerweile gut aufgearbeitet. Dennoch soll im Kommenden das Royal London Hospital (oder auch nur London Hospital) in Whitechapel im Vordergrund der Beschreibung stehen, da sowohl Schrift- als auch archäologische Quellen für diese Institution vorliegen (Abb. 84). Das 1740 gegründete London Hospital erhielt erst im Jahr 1757 ein eigens zum Zweck der Krankenbehandlung erbautes Gebäude mit Platz für 300 Betten. Die dreigeschossige, dreiflügelige Hospitalanlage besaß einen offenen Hof; die Häuser waren miteinander verbunden. Die Räume wiesen eine in der Längsachse durchbrochene Trennmauer auf, um eine adäquate Luftzirkulation zu ermöglichen.[877]

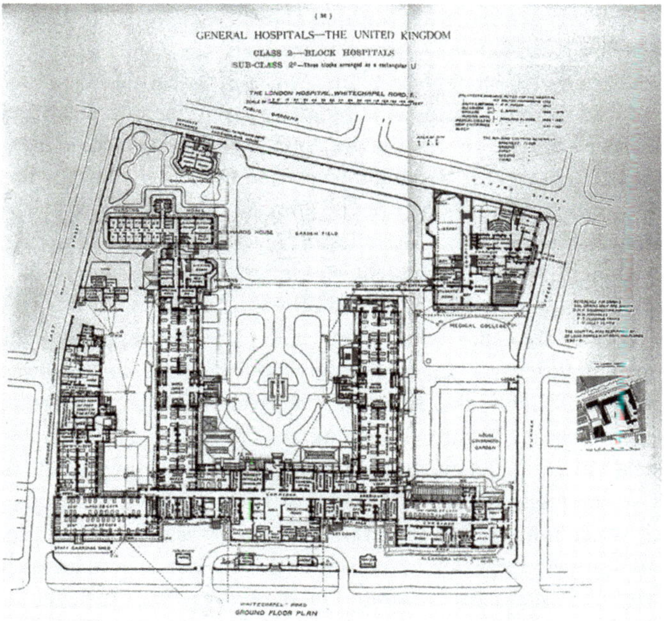


**Abb. 84:** Übersichtsplan des Royal London Hospital von 1893.

Die *Voluntary Hospitals* des 19. Jh. verlangten keine Gebühren von den Patienten und dienten einzig der Behandlung kranker Menschen. Während akute Fälle, „accidental and extraordinary cases“, sofort Aufnahme fanden, benötigten andere einen „governor's letter“, mit dem sie einmal in der Woche vorsprechen durften.[878] Der Brief allein genügte jedoch nicht, um ein Bett zu erhalten.

877 Fowler – Powers 2012, S. 14–15. Das Gebäude befindet sich noch heute als London Hospital an diesem Standort, weist jedoch Erweiterungen auf.

878 Insbesondere Unfälle zählten mit zu den häufigsten Behandlungs- und Aufnahmegründen. In der Woche zum 23. Juni 1831 wurden beispielsweise 49 Unfälle registriert. Davon führten 35 zur Aufnahme der Patienten, 14 konnten wieder entlassen und zu

Die endgültige Entscheidung traf das Hauskomitee, zusammen mit den dort arbeitenden Ärzten, Chirurgen und Apothekern.[879] Akute Fälle wurden in den Warteräumen sowohl vom medizinischen Personal als auch von Apothekern begutachtet. Im Jahr 1827 warteten beispielsweise jeden Tag 90 bis 100 Menschen auf eine medizinische und 40 bis 50 auf eine chirurgische Versorgung.[880] Die Klientel dieser Einrichtung entstammte eher der armen Arbeiterklasse. Gutbegüterte Bürger zogen nach wie vor den Hausbesuch vor oder ließen sich nur in chirurgischen Notfällen ins Hospital verweisen.

Krankenblätter ermöglichen genaue Angaben zu Alter, Geschlecht, Herkunft, Beruf und Behandlungsgrund. Bedauerlicherweise sind diese nicht für das London Hospital des 19. Jh. überliefert. Eine Volkszählung aus der Nacht vom 6. Juni 1841 gibt jedoch eine Vorstellung von den Patienten: Die Hospitalinsassen waren zwischen acht Monate und über 80 Jahre alt und mit 200 von 312 Patienten mehr Männer als Frauen.[881] Die Geschlechtertendenz wurde in dieser Arbeit auch für ältere Hospitalfriedhöfe festgestellt. Besonders aussagekräftig ist die Herkunft der Befragten. „Although 44.9 % (140/312) of the patients were born in Middlesex, 10.3 % (32/312) came from Ireland, 1 % (3/312) from Scotland and 1.9 % (6/312) from ‚foreign parts'; the remainder (131/312) were born elsewhere in the United Kingdom." Nichteinheimische machten demnach den größten Anteil aus! Ebenso bemerkenswert ist die Feststellung, dass unter den Fremden nur Männer verzeichnet waren, unter jenen, die aus anderen Regionen von England und Wales stammten, waren mehr als die Hälfte Männer, während Frauen v. a. aus der näheren Umgebung stammten. Bei den Fremden handelt es sich sowohl um Arbeiter als auch um Männer, die gezielt nach London gekommen waren, um sich im Hospital chirurgisch behandeln zu lassen. Für die finanziellen Auslagen der Heimreise konnte Unterstützung von der *Samaritan Society* angefordert werden.[882] Ähnlich wie in anderen Hospitälern dieser Zeit waren die Patienten überwiegend als Arbeiter, Dienstboten und Dienstmädchen beschäftigt. Interessanterweise

Hause weiter behandelt werden (Fowler – Power 2012, S. 101–103; Royal London Hospital Archives & Museum. Minute books of the meetings of the house committee, commencing, respectively, 6 January 1831).

879 Fowler – Powers 2012, S. 95.

880 Ebd., S. 96. Quelle für einzelne Abschnitte in den Jahren von 1777 bis 1840: Royal London Hospital Archives & Museum: Minute books of the meetings of the house committee.

881 Fowler – Powers 2012, S. 96. Quelle: The National Archives, Public Record Office, 1841 England census, parish St Mary Whitechapel.

882 Ebd.

stammten 34,9 % der Arbeiter aus Irland. Sie könnten Dockarbeiter gewesen sein; ein ebenfalls schifffahrtbezogener Zusammenhang ergibt sich für „five seamen, two sailors, two shipwrights, one ship's cook and an apprentice to sea“.[883]

Wie der Zensus von 1841 zeigt, befanden sich unter den stationär befindlichen Patienten des London Hospital auch Kinder. Kinder unter sieben Jahren sollten zunächst allein im Fall von Frakturen, Amputationen oder Steinschnitt aufgenommen werden. Erst 1832 entschied das Komitee, auch andere dringende Gründe für eine Aufnahme gelten zu lassen.[884] Unter den 1841 gezählten Kindern waren zehn jünger als sieben Jahre und 30 zwischen sieben und 14 Jahren. Kinder wurden zu Beginn der Institutsgeschichte mit den übrigen Kranken zusammen untergebracht. Im Jahr 1840 erhielten sie schließlich eine separate Unterkunft in einem anderen Gebäudeflügel. Der archäologisch untersuchte Hospitalfriedhof spiegelt diese jungen Patienten kaum wider; er erbrachte nur wenige Kinderbestattungen. Und auch Schriftquellen lassen vermuten, dass im Hospital verstorbene Kinder häufig von Verwandten beansprucht und auf einem Gemeindefriedhof bestattet wurden.[885] Auch Mutter-Kind-Begräbnisse sind auf dem Friedhof des London Hospitals kaum zu erwarten, da diese Institution die Aufnahme von Schwangeren ausdrücklich ablehnte, wenngleich Ausnahmen zu verzeichnet sind.[886] Stattdessen unternahmen Ärzte auch ambulante Hausbesuche, um Schwangere zu untersuchen. Die Einschränkung gegenüber Kindern und Schwangeren spiegelt wahrscheinlich auch den Männerüberschuss wider, der zwar in beinahe jeder Alterskategorie nachvollziehbar ist, jedoch einen besonderen Peak im Alter zwischen 25 und 44 Jahren aufweist und somit in die gebärfähige Zeit der Frauen fällt.

Auch „Unsinnige“ und Sterbende wurden nicht zugelassen, wenngleich sich die Situation bei letzteren nicht immer eindeutig abzeichnete.[887] In diesem Zusammenhang ist zu verstehen, dass Patienten nicht länger als zwei Monate im Hospital verweilen sollten.[888] Ebenfalls ausgeschlossen waren Insassen aus Arbeitshäusern.[889] Im Krankheitsfall wurden diese auf Kosten der Stadt von

883 Fowler – Powers 2012, S. 97.

884 Ebd., S. 99.

885 Fowler – Powers 2012, S. 99.

886 Ebd., S. 99.

887 Für psychisch Auffällige gab es zudem ein eigenes Hospital: das Bethlem Royal Hospital, allgemein als Bedlam bezeichnet. Ob entsprechende Einrichtungen auch für Sterbende vorhanden waren, ist noch zu klären.

888 Fowler – Powers 2012, S. 100.

889 Arbeitshäuser wurden wahrscheinlich im 16. Jh. in den Niederlanden initiiert.

verschiedenen Medizinalvertretern behandelt. Erst im 19. Jh. befürwortete das Hospital die Aufnahme von Armen aus Arbeitshäusern für einen Obolus von den zuständigen Gemeindeämtern.[890]

### *3.4.6.3 Medizinrelevante Einzelfunde*

Das London Hospital ist eines der wenigen Hospitäler der Neuzeit, das archäologisch medizinrelevante Funde erbrachte. Hierzu zählen u. a. Arzneifläschchen. Wie im Londoner Waisenhaus besaßen diese besitzanzeigende Aufschriften, u. a. „STOLEN FROM THE LONDON HOSPITAL" (Abb. 85).[891] Diebstahl war in Hospitälern ein wiederkehrendes Thema; betroffen waren sowohl die Institution als auch die Mitpatienten. Während die Kennzeichnung mit Besitzermarken das Eigentum des Hospitals vor Diebstahl schützen sollte, konnten Patienten private Habe in abschließbaren Holzschränken verwahren. Ähnliche Beobachtungen wurden bereits für das mittelalterliche St. Mary Spital festgehalten. Die Schränke des London Hospital waren jedoch oft defekt und konnte Diebe nicht vom Stehlen abhalten.[892]

Besitzermarken sind bereits aus dem Mittelalter überliefert. Auch das Augustinereremiten-Kloster in Freiburg kennzeichnete sein Geschirr mit einem „A" (→ Kap. 2.4.2.2*Klöster/Equipment/Armen- und Krankenspeisung*). Während dies noch von Hand und sicherlich durch die Bewohner der Einrichtung geschah, wurden derartige Markierungen in der Frühen Neuzeit in Manufakturen in Auftrag gegeben.[893] Davon zeugt auch das krankenhauseigene Geschirr des London Hospital, das nicht nur den Namen der Institution, sondern auch die Konturen des Gebäudes in blauer Farbe wiedergibt, wie u. a. auf einem archäologisch freigelegten Spucknapf zu sehen ist (Abb. 86). Ebenfalls zum Hospitaleigentum gehören Bettpfannen für gehbeeinträchtigte oder schwache Patienten, die die auf den Gängen befindlichen Toiletten nicht erreichen konnten (Abb. 87). Wie wenig sich die Form dieser Bettpfannen seit der Frühen Neuzeit weiterentwickelt hat, zeigt ein Exemplar aus dem 17. Jh, das von dem niederländischen Handelsschiff Batavia (1629) stammt und funktionsbedingt dem Stück aus London ähnelt, (→ Kap. 3.4.2.3 *Marinehospitäler/Exkurs Schiffswracks*). Auch Pflegeobjekte, die

---

890 Fowler – Powers 2012, S. 100.

891 Jeffries – Richardson 2012.

892 Fowler – Powers 2012, S. 104.

893 In den Manufakturen arbeiteten auch Kinder, mitunter aus Waisenhäusern (→ Kap. 3.4.5.2 *Waisenhäuser/Alltag*). Dies belegt möglicherweise ein Teller aus Hungate, York. Die farbliche Dekoration ist nach Einschätzung der Bearbeiter „surely the work of children" (Connelly et al. 2008, S. 27).

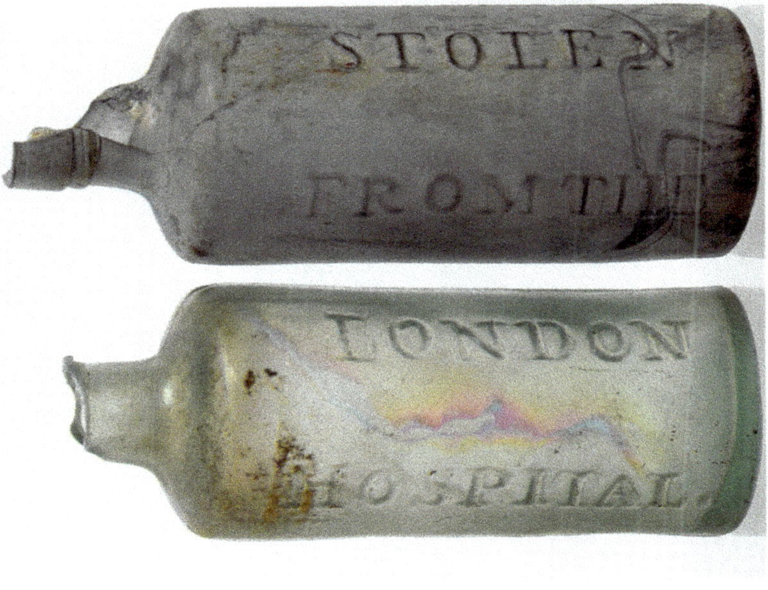


**Abb. 85:** Arzneiflaschen aus dem London Hospital, ca. 16 bis 18 cm, 19. Jh.

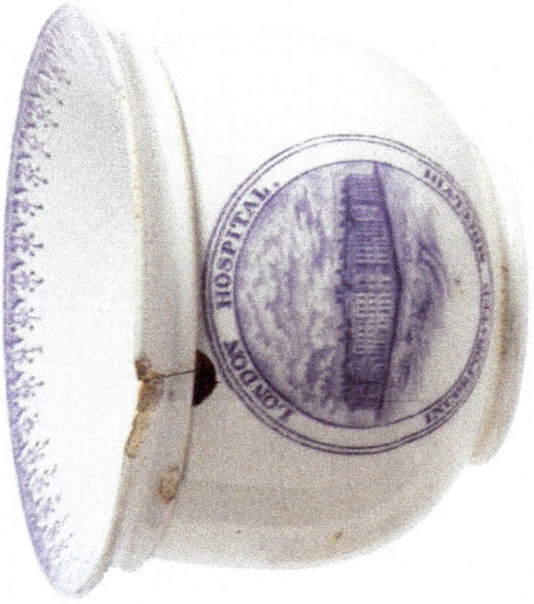


**Abb. 86:** Hauseigenes Geschirr: Spucknapf mit Trichter, London Hospital.

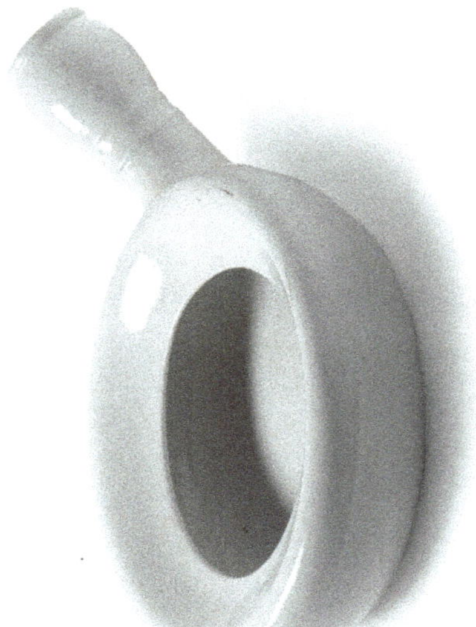

**Abb. 87:** Bettpfanne, London Hospital.

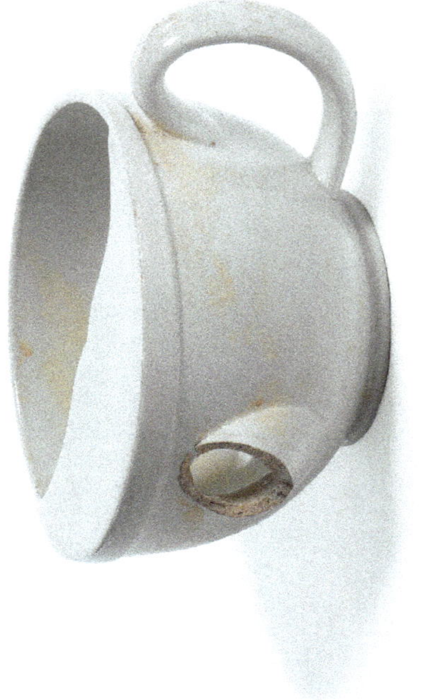

**Abb. 88:** Schnabeltasse, Royal London Hospital.

die Aufnahme flüssiger Nahrung erleichtern sollten, sind sowohl von Schiffswracks, wie der MARY ROSE (1545), als auch vom London Hospital überliefert. Die Schnabeltasse aus dem London Hospital könnte jedoch auch von jüngeren Patienten verwendet worden sein (Abb. 88).

Die medizinische Behandlung der Hospitalinsassen ist durch Klistierkanülen für anale oder vaginale Behandlungen archäologisch belegt (Abb. 89). Die beinernen Stücke besitzen ein Gewinde, mit dem die Befestigung am wahrscheinlich metallenen Kolben ermöglicht wurde. Klistiere sind aus geschlossenen Funden, wie Schiffswracks, Stadtkerngrabungen und musealen Sammlungen überliefert.[894] Sie sind seit der Antike bekannt. Vor dem 16. Jh. waren v. a. Trichter- und Gießklistiere aus Leder und Tierblasen in Benutzung. Wohl aufgrund der Vergänglichkeit des Materials wurden diese archäologisch bisher nicht erfasst. Die organischen Ausführungen erzeugten nicht genug Druck, um Flüssigkeit gezielt in die Körperöffnungen zu spülen. Dementsprechend erfuhren sie eine Weiterentwicklung, zunächst in Form von Blasrohren und schließlich wohl ab dem 15. Jh. mittels Kolben.[895] Klistiere, so zeigten die bisherigen Kapitel, fanden bei Verstopfungen und Schmerzen, der Behandlung innerer Krankheiten, der Beschleunigung des Geburtsvorgangs sowie als Schwangerschaftsverhütung Anwendung.[896]

---

894 Weitere Klistiere aus dem 16. bis 19. Jh. sind aus dem gesamten Untersuchungsgebiet bekannt. Aus London-Southwark stammt beispielsweise ein Stück aus Messing aus dem 16. Jh. (EGAN 2005a, S. 122). In einem Brunnen in Lübeck, Schüsselbuden 16/Fischstraße 1–3, befand sich ein Klistier aus dem 17./18. Jh. Es besitzt „eine am Ende verdickte Kanüle und kann durch Abschrauben der beiden Endstücke in seine Bestandteile zerlegt werden“ (FALK 1983, S. 124). Weitere Stücke sind auch aus dem neuzeitlichen Friedhof von Breunsdorf überliefert (KENZLER 2002, S. 156).
Klistiere aus Messing wurden in der Frühen Neuzeit u. a. vom Rotschmied hergestellt. Überdimensionierte Klistiere finden sich etwa auf der Darstellung des ehemaligen Rotschmieds Hans Zeuller, der 1567 mit etwa 73 Jahren im Nürnberger *Zwölf-Brüder-Haus* verstarb sowie auf der Darstellung des Rotschmieds Jacob Geiger, etwa 80 Jahre später (http://www.nuernberger-hausbuecher.de/75-Amb-2-317b-22-v/data; http://www.nuernberger-hausbuecher.de/75-Amb-2-317b-121-v/data; 12.03.2012). Es ist daher zu vermuten, dass das Klistier zumindest im 16. Jh. als Standeszeichen der Rotschmiede diente. Gleiches ist für den Berufsstand der Apotheker belegt, die Klistiere verkauften. Jütte erwähnt, dass bei Umzügen im mittelalterlichen Lille ein plastisch dargestelltes Klistier auf einem Holzschild mitgeführt wurde (JÜTTE 1992, S. 790).

895 JÜTTE 1992, S. 780–781. Aus einem Friedhof des 6. Jh. in Cambridgeshire (Cambridge, GB), stammt ein Gegenstand aus Blei, der ebenfalls als Klistier interpretiert wird. Es wäre eines der frühesten Klistiere, die aus dem Mittelalter überliefert sind (PATRICK 2010).

896 JÜTTE 1992, S. 789.

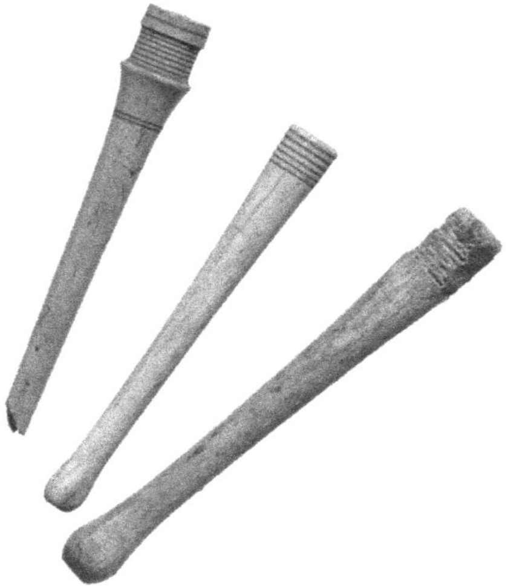

**Abb. 89:** Klistierkanülen aus dem 19. Jh., London Hospital.

### *3.4.6.4 Osteologische Belege/medizinische Eingriffe*

Die vorangegangenen Ausführungen zeigten auf mittelalterlichen Hospitalfriedhöfen selten chirurgische Eingriffe wie Sektionen, Obduktionen oder auch Amputationen. Diese Beobachtung korreliert mit den Schriftquellen, wonach das mittelalterliche Hospital Bedürftige und Pfründner aufnahm, die medizinische Betreuung jedoch in der Regel nicht Ziel der Beherbergung war, von einigen Ausnahmen, wie etwa Nürnberg, abgesehen. Das Hospital des 18./19. Jh. diente indessen explizit der Heilung der Patienten. Dementsprechend hoch ist die Erwartungshaltung gegenüber drei Hospitalfriedhöfen, die im Folgenden vorgestellt werden und hauptsächlich in das 19. Jh. datieren. Sie stammen aus der Schweiz, Österreich und England.

#### *3.4.6.4.1 London*

Grabungen auf dem Hospitalfriedhof des London Hospital im Jahr 2006 erbrachten die skelettalen Überreste von 262 Individuen. Die durch Schriftquellen erwartete Dominanz von Männern gegenüber Frauen, die Unterrepräsentation von Kindern und Schwangeren spiegelte sich auch im archäologischen Befund wider. Die Anwesenheit des 1785 gegründeten *Medical College* zeigt sich deutlich durch Spuren von Sektionen und multiplen Probierschnitten. Einige Leichen sowie Tierkadaver von einheimischen und exotischen Tieren wurden als

Lehrpräparate genutzt, wie Durchbohrungen zum Aufhängen vermuten lassen. Ausführliche Informationen zu diesem Thema, auch bezüglich des London Hospitals, befinden sich in Kapitel 3.4.6.5 *Osteologische Belege/postmortale Eingriffe.*

Doch zunächst zu den Aufnahmegründen. Hierzu zählten, wie bereits erwähnt, am häufigsten Unfälle. Dies bestätigen auch die anthropologischen Untersuchungen, die vermehrt Amputationen und Frakturen nachweisen konnten – ein klares Indiz für die Funktion des Hospitals als Anlaufstelle bei Un- und Notfällen.[897] Männer wiesen mehr als doppelt so häufig Knochenbrüche auf wie Frauen, beide mit einem Peak zwischen dem 26. und 45. Lebensjahr.[898] Neben vielen gut verheilten Frakturen gab es Kontinuitätsbrüche ohne Reaktionsspuren. Die Betroffenen müssen bei letzterem innerhalb kürzester Zeit nach dem Unfall verstorben sein. Schwerwiegende Brüche führten häufig zu Amputationen. Archäologische Belege machen es jedoch bei ausbleibenden Reaktionsspuren schwierig, zwischen Amputationen *in vivo* und postmortalen Eingriffen zu unterscheiden.[899]

Im völligen Gegensatz zu der hohen Anzahl an Frakturen und Amputationen steht der überraschend geringe Nachweis anderer Krankheiten, die in frühindustriellen Städten grassierten, wie etwa Tuberkulose.[900] Weitere Bezeichnungen für diese Infektionskrankheit waren Schwindsucht, „Phthisis, Abzehren, Auszehrung, Abnehmen, Seitenstich, Dörrsucht oder Skrofulose“.[901] Tuberkulose wurde bereits für das Neolithikum sporadisch nachgewiesen, gehörte jedoch insbesondere während der industriellen Revolution zu den häufigsten Erkrankungen. Dieses Phänomen stand u. a. im Zusammenhang mit engen Wohnverhältnissen, mangelnder Hygiene, schlechter Versorgung mit Nahrung, Luft und Licht sowie körperlicher Erschöpfung. Die ärmere Bevölkerung hatte kaum Gelegenheit, diesen Zuständen zu entgehen. Bemerkenswerterweise sind Belege für Tuberkulose im London Hospital mit nur drei betroffenen Individuen ausgesprochen rar. Da die Krankheit jedoch v. a. die Weichteile betraf, ist ein Mangel an osteologischen Nachweisen nicht generell auf das seltene Auftreten der Tbc zurückzuführen. Auch andere, im 19. Jh. weitverbreitete Infektionskrankheiten, wie

---

897 Ebd., S. 102

898 Frakturen waren bei 33,5 % der Bestattungen nachweisbar. Männer waren mit 52,5 % häufiger betroffen als Frauen mit 23,3 % (Fowler – Power 2012, S. 60–69).

899 Fowler – Power 2012, S. 166–169.

900 Die Sterberegister des Bürgerspitals in Basel nennen 164 Todesursachen. Demnach verstarb ein Drittel (sic!) an Tuberkulose, 30,1 % davon Männer, 26,6 % Frauen (Etter – Lörcher 1994, S. 351).

901 Lörcher 2000, S. 198.

etwa Syphilis, sind aus der Serie des London Hospital mit nur 8 Belegen kaum bekannt.[902] Diese Beobachtung ist jedoch damit zu erklären, dass Syphilitiker in der Regel nicht stationär, sondern ambulant mit Quecksilber behandelt wurden (→ Kap. 4.4.3 *Syphilis/Behandlungsmöglichkeiten*).

Ein wirklich großes Problem für frühindustrielle Hospitäler waren vor allem Cholera- und Typhusepidemien. Angesichts der Massen, die sich im 19. Jh. mit diesen durch mangelnde Hygiene verursachten Krankheiten infizierten, war auch das London Hospital überfordert. So starben etwa im Jahr 1866 ca. 8.000 Menschen in London an Cholera, das Hospital nahm 586 Erkrankte auf. Ein Teil dieser Toten könnte sich in den geborgenen, mit Kalk überschütteten Gräbern widerspiegeln.[903]

#### *3.4.6.4.2 Basel*

Das 1844 gegründete Bürgerhospital in Basel bietet eine Bandbreite an Quellen; von den knöchernen Überresten der Hospitalinsassen bis hin zu Sterberegistern und Gräberverzeichnissen. Die Akten nennen Namen, Alter, Herkunft und Beruf der Kranken, ebenso Krankheitsverlauf und Todesursache. Die Grablegungen der verstorbenen Patienten erfolgten auf dem Hospitalfriedhof St. Johann, dessen Nutzungsdauer zwischen 1845 und 1868 datiert. Die Bestattungen wurden in einfachen Särgen aus Tannenholz vorgenommen, in Reihen dicht an dicht, auch übereinander. In einer Ecke befand sich ein Massengrab, deren menschliche Gebeine mit Kalk überdeckt waren – womöglich Opfer einer Typhus-Epidemie.[904]

Insgesamt wurden 219 Individuen untersucht, darunter waren 143 Männer und 76 Frauen.[905] Auch Schriftquellen belegen, zwei Drittel der Hospitalinsassen waren Männer, ein Drittel Frauen. Der Anthropologe Gerhard Hotz begründete dieses Ungleichgewicht u. a. damit, dass Frauen „widerstandsfähiger" seien und die Behandlung im Hospital zudem Geld kostete, das Frauen weniger zur Verfügung stand.[906] Schriftquellen weisen im Basler Bürgerspital auf eine durchaus gemischte Klientel, von mittellosen über besser situierte Patienten bis hin zu Pfründern. Zu Letzteren zählten insbesondere Frauen.[907] Die soziale Staffelung

---

902 Fowler – Powers 2012, S. 17.

903 Ebd., S. 44–46.

904 Etter – Lörcher 1994, S. 357.

905 Insgesamt erbrachte die Grabung 1.061 Individuen, die größtenteils jedoch wiederbestattet wurden. Die Geschlechterverteilung war in dieser Serie nicht so unterschiedlich, wie die der Auswahl: 43,3 % Frauen und 50,7 % Männer (Lörcher 1994, S. 344).

906 Nach Michael 2007, S. 54. Tatsächlich entstammten 90 % der Frauen der sozialen Unterschicht (Dank an Dr. Gerhard Hotz für die freundliche Mitteilung).

907 Pfründner lebten in einem Pfrundhaus, das nicht zum Hospital gehörte.

spiegelt sich auch archäologisch u. a. im Nachweis von Gold- und Metallfüllungen an Zähnen sowie in Stiftszähnen wider.[908]

Männer waren mehrheitlich als Handwerker tätig, Frauen als Magd.[909] In Basel waren Bauarbeiter, die beispielsweise ungesichert vom Gerüst stürzen konnten, am häufigsten in Unfälle involviert, gefolgt von Tagelöhnern, Handwerkern, Dienstmägden und Fabrikarbeiterinnen.[910] Aus Stürzen resultierende Brüche führten in vielen Fällen zum Tod der Hospitalinsassen – und auch im London Hospital zählten Unfälle zu den häufigsten Aufnahmegründen. Während bei Männern Unfälle dominierten, befanden sich Frauen vielfach aufgrund von Krebsgeschwüren im Hospital. Sie verstarben hauptsächlich im maturen Alter. Die Sterberegister geben einen Eindruck davon, dass Gebärmutterkrebs und „Krebs an anderen Organen“ dominierten. Die Behandlungen, etwa in Form von Ätzmitteln, Ausbrennen mit dem Glüheisen und andere operative Eingriffe, waren nicht anhaltend gesundheitsfördernd.[911]

Frauen sind auch als Schwangere, Gebärende und Wöchnerinnen im historischen und archäologischen Kontext von St. Johann vertreten, zuweilen zusammen mit Säuglingen und Neonaten.[912] Kinder fehlen hingegen. Im eklatanten Gegensatz zu den Frauen des London Hospitals, die hauptsächlich aus London kamen, stammten etwa 80 % der im Basler Bürgerspital gelisteten Frauen nicht aus der Stadt.[913] Dies könnte u. a. darauf zurückzuführen sein, dass viele Frauen aus ländlichen Gegenden in frühindustrielle Städte zogen, um dort Arbeit zu finden. Sie „kamen häufig schon mit 15 Jahren [...] in die Stadt“ und führten

908 Aus ästhetischen Gründen waren Goldfüllungen an den sichtbaren Vorderzähnen angebracht, Metallfüllungen an den Prämolaren und Molaren (Etter – Lörcher 1993, S. 40–41, mit diversen Abbildungen).

909 Etter – Lörcher 1993, S. 25.

910 Ebd., S. 28.

911 Etter – Lörcher 1993, S. 32.

912 Nicht immer handelt es sich hierbei um Mutter-Kind-Gräber, wie der Befund eines sieben bis acht Monate alten Föten zusammen mit den Knochen eines 60- bis 70-jährigen Mannes in einem Grab belegt (Lörcher 2000, S. 156). Kirk – Start 1999. Archäochemische Untersuchungen (→ Kap. 3.4.4.2.5 *Geburtshäuser/Wöchnerinnen/Biochemischer Nachweis*) liegen aus Basel nicht vor.

913 Lörcher 2000, S. 160. Die geborgenen Individuen des Basler Bürgerspitals stammten aus der deutschsprachigen Schweiz (31,5 %), Deutschland (23,7 %), Basel-Stadt (14,6 %), Basel-Landschaft (11,4 %), Frankreich (4,1 %) und Italien (0,5 %); 0,9 % waren heimatlos, 13,3 % unbekannter Herkunft (Etter – Lörcher 1993, S. 25). Ein letzter wesentlicher Unterschied zum London Hospital betrifft die Aufnahmedauer. Für Frauen liegen Einträge von einem Tag bis zu 153 Tage vor.

ein Dasein zwischen Arbeitszwängen und häuslicher Enge.[914] Ohne finanzielle Absicherung im Krankheitsfall oder im Alter arbeiteten Frauen auch im schwangeren, schwachen und kranken Zustand weiter, bis eine Einlieferung ins Hospital unumgänglich war. Davon zeugt beispielsweise das Skelett einer 48-jährigen Frau, deren Skoliose derart stark ausgeprägt war, dass diese eine Quetschung der Brustorgane verursachte (Abb. 90). Die Pathologie führte zu einer erschwerten Atmung, Bluthochdruck und einer Belastung der rechten Herzkammer. Trotzdem arbeite die als Carolie A. identifizierte Person bis zu ihrer Aufnahme ins Bürgerspital in einer Fabrik und starb schließlich infolge eines „Herzleidens".[915]

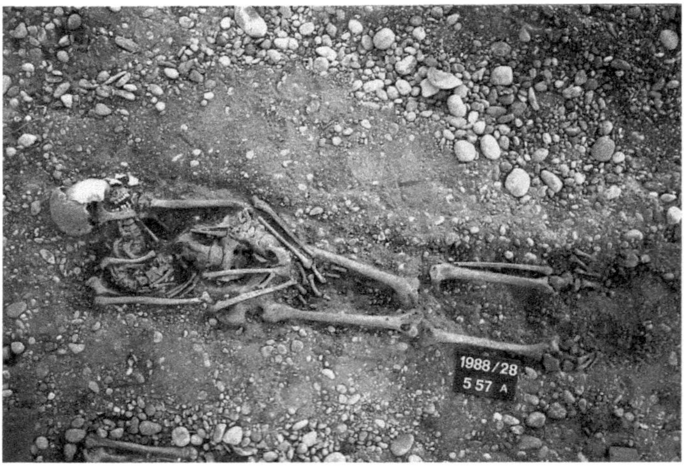


**Abb. 90:** Basel, Hospitalfriedhof. Skelett der 48-jährigen Caroline A., mit sichtbaren Spuren einer Skoliose.

Im Jahr 1864 wurde das Basler Bürgerspital Universitätsklinikum.[916] Vor diesem Hintergrund ist es verständlich, dass viele Erwachsenenskelette Sektionsspuren aufweisen. In einem Fall fanden sich sogar Quecksilberrückstände im Brust- und Bauchraum, die womöglich darauf hindeuten, dass die Gefäße zur besseren Sichtbarkeit durch eine Injektion damit ausgegossen wurden.[917] Einige Särge

914 Etter – Lörcher 1993, S. 30.

915 Ebd., S. 31.

916 Etter – Lörcher 1994, S. 358.

917 Lörcher 1994, S. 358–359. Ähnliches ist vom Hospitalfriedhof des London Hospital überliefert (Fowler – Powers 2012, Abb. 189).

enthielten zudem Leichenteile, „die im Präpariersaal der Anatomie zu Lehrzwecken von den Medizinstudenten bearbeitet worden waren“.[918] Gleichbedeutend ist die Feststellung, dass bei einigen Skeletten Knochen fehlten. Womöglich wurden auch bei der Geburt Verstorbene seziert, um nach der Todesursache zu forschen. So wies beispielsweise eine Frau im adulten Alter Sektionsspuren im Beckenbereich auf. Die Knochen des etwa sieben Monate alten Föten lagen zwischen Kopf und Becken der Frau.[919] Es ist demnach ebenso denkbar, dass der Befund den Versuch widerspiegelt, das Kind zu retten (→ Kap. 3.4.4.2.3 *Geburt/Entfernung lebender Föten*).

### *3.4.6.4.3 Innsbruck*

Das Heilig-Geist-Spital in Innsbruck wurde im 14. Jh. gegründet. Es besaß bis ins 19. Jh. einen Hospitalfriedhof, der erst 1856 aufgelassen wurde. Archäologisch liegen aus der Einrichtung Skelette aus 444 Gräber vor. Sie datieren vorrangig in die Zeit nach 1785, als Kaiser Joseph II. aus hygienischen Gründen die Verlegung aller Friedhöfe außerhalb der Stadt verlangte. Von den 189 untersuchten Individuen waren 85,7 % erwachsen und 13,2 % nicht erwachsen. Von 13 Kindern der Altersstufe Infans I (0–6 Jahre) verstarben fünf während bzw. kurz nach der Geburt.[920] Das Geschlechterverhältnis der Erwachsenen ist relativ ausgeglichen, mit 77 Frauen zu 73 Männern.[921] Die Mehrzahl der Frauen starb zwischen dem 20. und 40. Lebensjahr, d. h. im gebärfähigen Alter. Bei den Männern lag das durchschnittliche Sterbealter zwischen 20 und 60 Jahren gleichmäßig verteilt.

Ein großer Prozentsatz der ehemaligen Hospitalinsassen zeigt signifikante Knochenveränderungen, die zu starken Einschränkungen im Alltag der Betroffenen geführt hatten.

> „Auffallend sind etwa starke Skoliosen und Kyphosen, Verkrümmungen der Wirbelsäule, die zu deutlichen Beeinträchtigungen der Beweglichkeit führten. Weiter in Fehlstellung verheilte Knochenbrüche, die mit starken Behinderungen des Bewegungsapparates verbunden gewesen sein müssen. Auf massive Belastungen lassen auch arthritische Veränderungen im Bereich von Gelenken und Wirbelsäule schließen. […] Weitere bisher nachgewiesene Krankheiten sind: Rachitis, Syphilis, Tuberkulose, Meningitis, morbus Paget, Osteoporose, Osteomyelitis und Osteosarkome.“[922]

---

918 Lörcher 2000.

919 Lörcher 2000, S. 156–157.

920 Ebd.

921 McGlynn – Zanesco 2007, S. 63.

922 Zanesco 2001, S. 28.

Dass das Hospital auch Lehranstalt war, belegen u. a. Schädelöffnungen und Kontinuitätstrennungen von Langknochen und Rippen (Abb. 91). In manchen Fällen ist es schwierig, zwischen einer tödlich verlaufenden Amputation und einem postmortalen Eingriff zu unterscheiden. Von den untersuchten Individuen liegt jedoch kein Nachweis einer verheilten Amputation vor. Multiple Knochentrennungen konnten an nur einem Individuum beobachtet werden – ein klares Indiz für eine Untersuchung *post mortem*.[923]

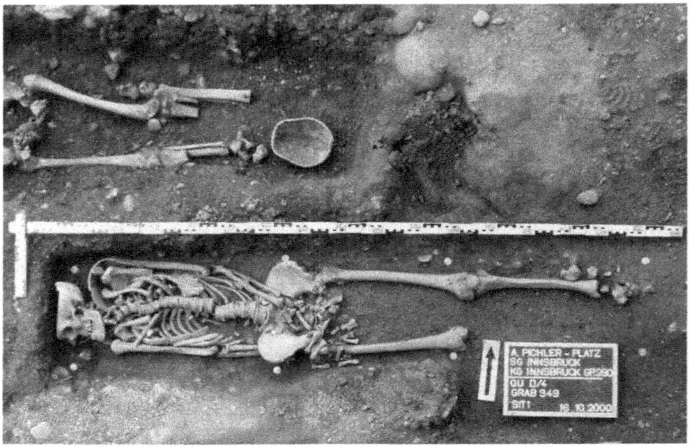


**Abb. 91:** Erwachsene mit Spuren von post-mortem-Untersuchungen, Friedhof des Heilig-Geist-Spitals Innsbruck.

### *3.4.6.4.4 Zusammenfassung*

Wie sich zeigte, divergieren in den Krankenhospitälern des 19. Jh. Alter und Geschlecht der Insassen. Während Schwangere und Säuglinge im London Hospital keine Aufnahme fanden, sind sie in Innsbruck und Basel nachweisbar. Anders verhält es sich mit Kindern. Diese fehlen beispielsweise in Basel; eventuell wurden sie Daheim oder in anderen Einrichtungen behandelt. Die Erwachsenen überwiegen in allen drei Skelettserien. Doch sind die Geschlechter nicht überall gleich vertreten. Demnach dominierten in London und Basel immer

923 McGlynn – Zanesco 2007, S. 64–66, Abb. 7.

Männer, im Heilig-Geist-Hospital von Innsbruck waren beide Geschlechter etwa gleich vertreten.[924]

Sowohl Sterberegister und Krankenakten als auch osteologische Belege lassen erkennen, dass die Hospitaliten der Krankenanstalten schwere Infektions- und Mangelerkrankungen, andere Pathologien und Frakturen erlitten hatten. Häufig handelte es sich um arme, körperlich arbeitende Beschäftigte. Finanziell besser situierte Personen ließen sich zu Hause behandeln, sofern keine operativen Maßnahmen durchgeführt werden mussten. Im Falle ihres Todes wurden diese Menschen zudem sicherlich selten auf dem Hospitalfriedhof bestattet, denn ein derartiges Begräbnis kam einem Armenbegräbnis gleich. Es war kostenlos, der Körper des Toten wurde jedoch für die Anatomie freigegeben. Daher waren Sektionen bei Verstorbenen der sozialen Unterschicht häufiger als bei jenen der Mittel- oder Oberschicht, die von Verwandten ausgelöst und auf Gemeindefriedhöfen bestattet wurden. Bei den wenigen Fällen von gut situierten Patienten mit postmortalen Eingriffen kommen daher auch Obduktionen als Grund für eine Leichenöffnung Frage.[925]

### *3.4.6.5 Osteologische Belege/postmortale Eingriffe*

Bis ins 18. Jh. kämpften Mediziner für die Nutzung von Leichen zu schulischen Zwecken.[926] Die Anfänge dieser Entwicklung sind im deutschsprachigen Raum bereits seit dem 16. Jh. zu beobachten, ausgehend von mittelalterlichen Vorreitern in Italien und Frankreich. Auch Deutschland besaß medizinische Fakultäten, die Anatomie unterrichteten und hierzu männliche wie weibliche Leichen zu Übungszwecken herangezogen, wie etwa in Ingolstadt ab dem Jahr

---

924 Vgl. für Basel ETTER – LÖRCHER 1993, S. 25; für Innsbruck MCGLYNN – ZANESCO 2007, S. 63. Im Clemenshospital von Münster (Westfalen) wurden von 1745 bis 1818 nur Männer aufgenommen. Eine archäologische Untersuchung bestätigte dies. Wahrscheinlich handelt es sich bei dem Friedhofsausschnitt um einen „internen, weitgehend unbekannten Friedhof“, bei dem Arme und Fremde, wie Soldaten und Wanderhandwerker bestattet wurden. Einige der 25 untersuchten Individuen wiesen Spuren von postmortalen Eingriffen auf (THIER 1999, S. 139).

925 Bei postmortalen Untersuchungen ist zwischen Autopsie, Obduktion und Sektion zu unterscheiden. Während die Autopsie eine Leichenöffnung beschreibt, die aufgrund des Verdachts auf eine unnatürliche Todesursache hin geschieht, wird bei der Obduktion der tote Körper seziert, d. h. zergliedert, um den Todesgrund bzw. das Sterbeprozedere nachzuvollziehen, mitunter auch aus wissenschaftlichem Interesse. Die pure Zerteilung des Körpers (Sektion) diente in der Frühen Neuzeit insbesondere zu Lehrzwecken. Zur Unterscheidung vgl. auch MILES ET AL. 2008, S. 147–149.

926 STUKENBROCK 2007, S. 437.

1555.[927] Ein frühes Beispiel mit Spuren eines postmortalen Eingriffs, das nach der Archäologin Andrea Hahn-Weishaupt noch vorreformatorisch sein könnte, stammt aus dem St. Georg Hospital in Templin, das jedoch keine Verbindung zu einer Lehreinrichtung aufzeigt. Der Schädel eines Kindes der Altersstufe Infans II wies Spuren einer Kraniotomie auf (Abb. 92).[928] Sollte der Befund tatsächlich derart früh datieren, handelt es sich wahrscheinlich um eine Obduktion, die demnach nicht zu Lehrzwecken diente, sondern allein den Todesgrund des Jungen untersuchen sollte.

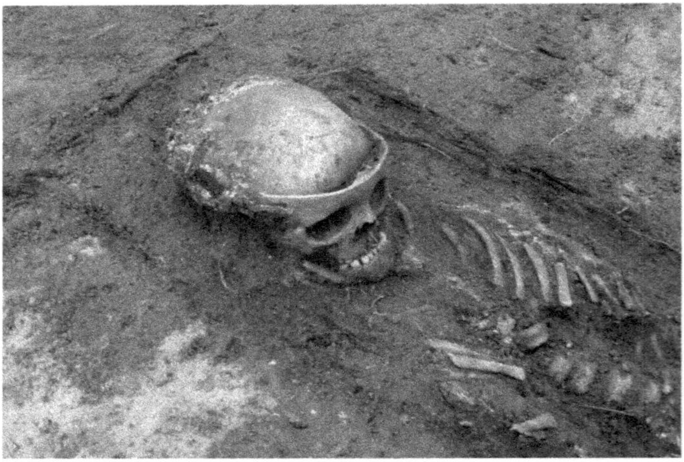

**Abb. 92:** Sankt Georg Hospital Templin. Spuren einer Kraniotomie bei einem Kind, Infans II.

In der Frühen Neuzeit waren in der Regel nur Leichen hingerichteter Verbrecher für Sektionen zu Lehrzwecken vorgesehen.[929] Dies konnte zu einem zusätzlichen Einkommen der Scharfrichter führen (→ Kap. 5.5 *Scharfrichter*).[930] Obduktionen hingegen betrafen v. a. sozial besser situierte Menschen und höhergestellte

927 Nowosadtko 1993, S. 54.

928 Hahn-Weishaupt 2010, S. 111, Abb. 103.

929 Auch die Übergabe toter Verbrecher an die Anatomie verlief nicht immer reibungslos. Mitunter verweigerten Kreisbeamte die Herausgabe. Hinzu kamen die Transportkosten, die aus den Privateinkünften der Anatomen stammten und nicht in jedem Fall finanziell zu verantworten waren (Lück 2007, S. 457).

930 Nowosadtko 1993, S. 54.

Persönlichkeiten, sobald Anverwandte den Todesgrund erfahren wollten und die Leiche aus diesem Grund zur Untersuchung freigaben. Ein derartiger Beleg könnte aus der Marienstiftskirche zu Lich in Hessen vorliegen. Aus dem Chor wurde ein Zinnsarg geborgen, der die Überreste eines Mannes beinhaltete.[931] Während die Positionierung der Bestattung an eine einflussreiche Persönlichkeit denken lässt, hätte die rein anthropologische Auswertung zu einem völlig anderen Schluss geführt. Der Mann wies eine Kraniotomie auf. Ein Fehlschnitt führte deutlich sichtbar zum Abbruch eines Kalottenstücks. Zusätzlich fehlten die beiden ersten Wirbel (Atlas und Axis) der Halswirbelsäule. Dies hätte derart interpretiert werden können, dass der Tote durch das Schwert hingerichtet wurde, auch wenn in diesem Fall eher die nächsten Halswirbel betroffen gewesen wären. Die besondere Grablegung macht diese Interpretation jedoch unwahrscheinlich.[932] Stattdessen scheinen auch hier Spuren einer Obduktion bzw. Autopsie vorzuliegen, die darüber entscheiden sollte, ob der Tod gewöhnlich oder durch ein Verbrechen eingetreten war.[933] Archäologische Befunde machen es schwierig zu entscheiden, ob ein postmortaler Eingriff zur Feststellung der Todesursache oder allein aus wissenschaftlichen Gründen durchgeführt wurde. Jedoch sind Spuren von Obduktionen häufig auf bestimmte Körperregionen beschränkt, dazu zählen die Entfernung des Calvariums und/oder Schnitte im Brustbereich, wie an Rippen und Brustbein. Auf Hospitalfriedhöfen finden sich hingegen auch untypische Schnittmuster, wie beispielsweise Schnitt- und Sägespuren am Kiefer bzw. an mehreren Körperteilen.[934] Sie deuten auf Sektionen, auf Untersuchungen zu Lehr- und Lernzwecken hin. Schädelöffnungen sind für die Frühe

931 Schaefer 1965.

932 Ein weiterer Befund gleicher Deutung ist aus einem ebenfalls geistlichen Umfeld, dem Kloster (sic!) St. Esprit in Luxemburg, überliefert. Auch dieser datiert in die Zeit um 1600, weist eine Kraniotomie als Beleg einer Obduktion auf und betrifft einen Mann, der im Chor bestattet wurde (Nothwang et al. 2006).

933 Für Belege von Sektionen aus der Zeit des Mittelalters vgl. u. a. Ficarra 1942 und Hiestand 1989. Zur gerichtsmedizinischen Wundbegutachtung vgl. Fischer – Homberger 1983 für das 16. bis 18. Jh.

934 Auf dem Friedhof des Charity Hospitals in New Orleans, USA, wiesen beispielsweise 26 von 271 Individuen zerschnittene Kieferknochen auf. Es ist nicht anzunehmen, dass in jedem Fall ein Tumor oder Ähnliches entfernt werden sollte, sondern dass es sich um experimentelle Untersuchung *post mortem* handelte. Vor demselben Hintergrund ist auch die Zerlegung des Schädels eines über 60 Jahre alten Mannes afrikanischer Abstammung aus dem eben genannten Friedhof zu verstehen. Sein Schädeldach war entfernt und sein Gesichtsschädel vom Kiefer bis zu den Augen zerteilt worden (Owsley 1995, S. 127, 130).

Neuzeit, aber v. a. für das 18./19. Jh., häufig nachzuweisen. Auf dem Friedhof des Hospitals von Newcastle an der Tyne wurden beispielsweise 130 Skelettelemente mit Spuren postmortaler Eingriffen geborgen – allein 64 davon waren die einer Kraniotomie.

Während des 18. und 19. Jh. erfolgte die Öffnung der knöchernen Schädeldecke mithilfe einer Handsäge. In der Regel wurde zur Durchführung des Eingriffs eine Metallklammer mit vier Schrauben am Schädel befestigt; je eine über den Ohren, eine in der Mitte der Stirn und eine in der Mitte des Hinterkopfes. Die Klammern dienten der Schnittführung. Dennoch war eine präzise Schädeldeckenöffnung nicht einfach durchzuführen, davon zeugen Schädel, an denen der Startschnitt falsch angesetzt wurde, was u. a. durch Knochentreppen und -lippen an der Schnittlinie festzustellen ist. Ebenso variieren die Schnittpositionen. So sind Frontal- und Parietalknochen zwar immer durchtrennt, Unterschiede ergeben sich jedoch bei der Einbeziehung des Temporal- oder Occipitalknochens.[935] Die Schnitte sind mitunter derart schief, dass das *Os temporale* zwar auf einer Seite Sägespuren aufweist, diese Stelle auf der anderen Seite jedoch völlig verfehlt wurde. In Bezug auf die Kraniotomie besonders erkenntnisreich ist ein in das 18. Jh. zu datierender Fund aus dem Royal Infirmary in Edinburgh. Hier weist ein Schädel mit kreisrundem Schnitt um die Kalotte herum punktuell grünliche Verfärbungen auf. Diese stammen von Nadeln, die *in situ* beobachtet wurden. Eine an der Stirn befindliche Nadel zeigt Anhaftungen von Haaren und Kopfhaut.[936] Der Befund belegt das genaue Prozedere einer Kraniotomie vor dem Eingriff am Knochen. Demnach wurde die Kopfhaut sagital durchtrennt und über die Ohren geklappt. Nach der Schädelöffnung legten die Mediziner die Kopfhaut wieder an Ort und Stelle und steckten sie mit Nadeln fest. Die archäologischen und historischen Ergebnisse aus dem Royal Infirmary in Edinburgh belegen damit einen ausgesprochen pietätvollen Umgang mit Anatomieleichen. Auch Schriftquellen zeigen sich diesbezüglich eindeutig. Für die Freigabe einer Leiche allein zu Obduktionszwecken (sic!) waren sechs Unterschriften nötig: drei von Freunden oder näheren Verwandten des Toten und drei von am Hospital angestellten Personen.[937] Nicht unrelevant ist in diesem Fall jedoch die Tatsache, dass die Quellen ins 18. Jh. vor dem *Anatomy Act* von 1832 datieren.

---

935 Start 2002, S. 117.
936 Henderson et al. 1996, S. 937.
937 Ebd., S. 393.

### *3.4.6.5.1 Leichenbeschaffung: Verbrecher und Arme*

Seit dem 14. Jh. wurden Leichen von Verbrechern für anatomische Untersuchungen freigegeben. Die Konnotation von Gesetzeswidrigkeit und Zerstückelung der Leichen hegte bei der Bevölkerung eine negative Vorstellung von postmortalen Eingriffen, sodass diese zutiefst abgeneigt waren, ihren toten Körper für den medizinischen Erkenntnisgewinn zur Verfügung zu stellen. Der Widerwille verschärfte sich im Laufe des 18./19. Jh., als die Überreste anderer Personengruppen zu medizinische Lehrzwecken genutzt werden durften:

> „Überall erließ man Verordnungen, die die Leichen von armen Unbekannten, von in Hospitälern und Zuchthäusern Verstorbenen, von Fremden, Verunglückten und Totgefundenen sowie den Armen für die Anatomie bestimmten. Die Ablieferungsbestimmungen für ledige Mütter und uneheliche Kinder folgten […]."[938]

Ebenso war die Abgabe von Waisenkindern vorgesehen. Bezüglich der Armen gab es zunächst Einschränkungen. Nur jene, die „sich zu Lebzeiten als unwürdig erwiesen hatten", sollten nach ihrem Tod in die Anatomie überführt werden. Verständlich ist der Wunsch der Betroffenen, sich daraufhin den Hospitälern und Armenhäusern zu entziehen. Trotz der Weigerung, betreffende Institutionen aufzusuchen, wurden viele Arme dennoch nach ihrem Tod seziert, da sie in den Augen der Obrigkeit keinen angemessenen Lebenswandel geführt hatten.[939]

Es ist bemerkenswert, dass die Kirche scheinbar seit dem 14. Jh. europaweit kaum Einwände gegenüber anatomischen Sektionen zu Unterrichtszwecken erhoben hat.[940] Dies steht im eklatanten Gegensatz zu den Verboten der Kirche

---

938 Archäologische Befunde für anatomische Untersuchungen von Gefängnisinsassen sind rar. Belege sind u. a. aus dem Bezirksgefängnis Oxford Castle in England überliefert. Es wurden 62 Gräber untersucht, die in das 17./18. Jh. datieren. Zergliederungsspuren fanden sich an fünf Individuen, hauptsächlich in Form von Sägespuren am Schädel und der Wirbelsäule (Mitchell et al. 2011, S. 93–94). Auch der Sektionsnachweis von Armenhäuslern ist bisher selten. Während etwa das ins 17. Jh. zu datierende mögliche Armenhaus in Regensburg aufgrund der frühen Datierung keine postmortalen Eingriffe erbrachte, wiesen im Arbeitshaus von Rats and Mice Hill in Oxford, dass in das 18./19. Jh. datiert, acht Individuen Sektions- bzw. Obduktionsspuren auf, die offenbar nach der Freigabe durch den *Anatomy Act* 1832 erfolgt waren (Codreanu-Windauer et al. 2009). Auch hier dominieren v. a. Eingriffe am Schädel und an der Wirbelsäule (Mitchell et al. 2011, S. 94).

939 Stukenbrock 2007, S. 443.

940 Ebd., S. 444. Diese Aussage ist sicherlich nicht zu pauschalisieren. Die Stellung der Kirch dürfte in diesem Fall regional und sicher auch individuell variieren.

einige Jahrhunderte zuvor sowie zu den Sorgen der Bevölkerung, die mit der Behandlung des Körpers die Totenruhe gestört sahen. Der geistlichen Obrigkeit und allgemeinen Bevölkerung war sicherlich bekannt, „dass die Leichen der Hingerichteten üblicherweise nach der anatomischen Sektion lediglich in der Nähe der Anatomie verscharrt wurden".[941] Vom „Verscharren" der Anatomieleichen zeugen mitunter archäologisch erforschte Armen- und Gemeindefriedhöfen des 18. und v. a. des 19. Jh.[942] Der von 1800 bis 1881 belegte Armenfriedhof in Berlin-Friedrichshain etwa erbrachte in 48 freigelegten Gräbern 15 Mehrfachbestattungen. Auch diese sind weniger mit katastrophalen Ereignissen, die zum gleichzeitigen Tod vieler Menschen geführt haben, in Verbindung zu bringen als vielmehr mit sog. Armenbegräbnissen. Diese These wird dadurch untermauert, dass 13 dieser Mehrfachbestattungen „keine vollständigen Individuen [waren], sondern nur eine unterschiedliche Anzahl verschiedener Leichenteile" enthielten, die Schnittspuren an Schädel, Wirbelkörper und Langknochen aufwiesen.[943] Eventuell stammten die Leichenreste aus der Charité, die seit dem Jahr 1727 auch als Lehrkrankenhaus fungierte.[944] Die Angst, „verscharrt zu werden", war

941 Ebd.

942 Roberts und Cox (2003, S. 315) stellten für den britischen Raum u. a. 31 Nachweise von postmortalen Eingriffen vor; 20 Belege stammten von Gemeindefriedhöfen, auf denen nachweislich arme Menschen bestattet wurden. Belege aus dem deutschsprachigen Raum sind u. a. für Berlin-Mitte überliefert, etwa vom Garnisonsfriedhof sowie den Friedhöfen der St. Marien- und St. Nikolaikirche (Fester – Sewell 2003; Dressler – Escobedo 2010).

943 Fester – Sewell 2001, S. 101–102. Ähnliche Beobachtungen sind für Friedhöfe in Berlin-Mitte, Berlin-Spandau und in Vetschau in der Lausitz überliefert, die in das 17. bis 19. Jh. datieren (ebd., S. 102).

944 Entsprechende Befunde können in weiter Entfernung zu Hospitälern liegen und dennoch mit diesen im Zusammenhang stehen. Verfügte ein Hospital beispielsweise nicht über einen eigenen Bestattungsplatz, erhielten die Toten u. a. ein Begräbnis auf angrenzenden Gemeindefriedhöfen, wie beispielsweise im Fall des Royal Infirmary in Edinburgh (Henderson et al. 1996, S. 930). Hier lag der Kirchhof der Institution direkt gegenüber. Die Anfrage des Stadtrats, den Friedhof auch für Begräbnisse der Hospitalinsassen nutzen zu können, wurden mit der Auflage genehmigt „to keep […] a distance from the walls, because they were disposed for private burying places". Tatsächlich hätten die 2.809 zwischen 1760 und 1800 im Hospital Verstorbenen (insgesamt 2.809 = 4,6 % pro Jahr) auf dem eher kleinen Friedhofsareal auch keinen Platz gefunden. Die Mehrheit der verstorbenen Hospialinsassen wurde jedoch nachweislich von Verwandten geholt; Soldaten „returned to the Army for a military burial" (Ebd., S. 939).

somit nicht unbegründet. Noch im 18. Jh. wurde daher etwa in Braunschweig und Wolfenbüttel angeordnet, „zergliederte Leichen“ auf einem „gewöhnlichen Friedhof“ zu bestatten, „damit die Leute nicht stutzig werden“, wie sich der Graf von Wolfenbüttel im Jahr 1752 äußerte.[945]

### *3.4.6.5.2 Das Theatrum anatomicum*

Der Begriff *Theatrum anatomicum* war im 18. und 19. Jh. gebräuchlich und bezieht sich auf einen Raum mit Bühne (grch. *theatron* = Schaubühne) und darum befindlichen Zuschauerplätzen. Die Bühne wurde von einem Tisch dominiert, an dem Chirurgen anatomische Vorführungen im Sinne von Operationen, Zergliederungen und Obduktionen an Menschen und Tieren[946] vornahmen. Amphitheater-ähnliche Gebäude kamen wahrscheinlich erst im Zuge des 16. Jh. auf, zeitgleich mit der Zunahme von Sezierungen und dem Wunsch, zweckdienliche Bauten zu entwerfen und an den Universitäten anzugliedern. Entsprechende Belege sind zuweilen sogar erhalten geblieben, mitunter bewahrt durch das Vergessen. Als beispielsweise das Londoner St. Thomas Hospital im Jahr 1862 von Southwark nach Lambeth wechselte, wurde das 1822 für weibliche Patienten eingerichtete *Theatrum anatomicum* im Dachgeschoss der Kirche verschlossen und erst 1956 wiederentdeckt. Abbildungen vermitteln einen Eindruck von der Enge, die während eines chirurgischen Eingriffs oder einer postmortalen Untersuchung bestand und in zeitgenössischen Quellen wiederholt beschrieben wird (Abb. 93). Der Chirurg John Flint South (1797–1882), der einige Jahre in St. Thomas arbeitete, beschreibt die Szene, in der sich Studenten wie „herrings in a barrel“ in das kleine Amphitheater drängten. Demnach waren die Zuschauer

> „not so quiet, as those behind were continually pressing on those before, often so severely that several could not bear the pressure, and were continually struggling to relieve temselves of it, and had not infrequently to be got out exhausted. There was also a continual calling out of 'heads, heads' to those about the table whose heads interfered with the sightseers, with various appellatives [...] I have often known even the floor so crowded that the surgeon could not operate till it hade been partially cleared“.[947]

945 Stukenbrock 2007, S. 444–445.

946 Das anatomische Theater der Tierarzneischule in Berlin entstand 1789/90 und ist das älteste, noch erhaltene akademische Lehrgebäude Berlins (Kempf 2008).

947 Hale-White 1938, S. 16–17.

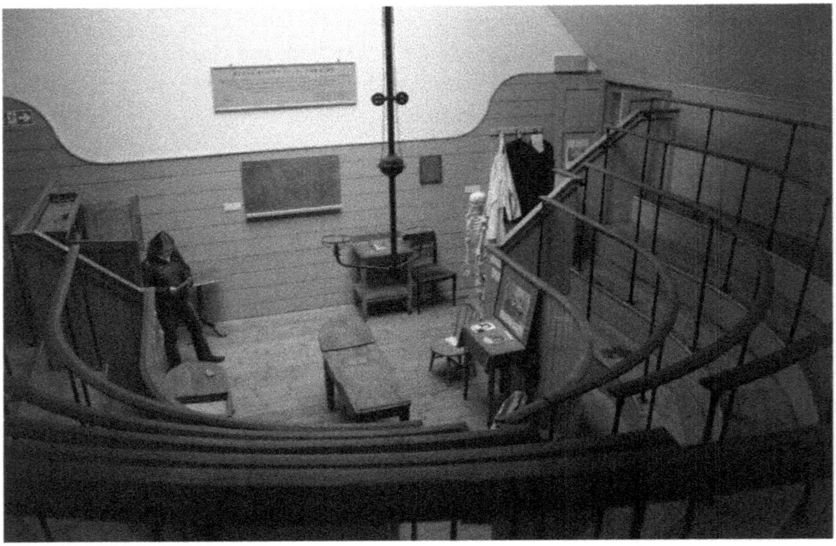

**Abb. 93:** Blick in das Old Operating Theater in Southwark-London, 19. Jh.

### *3.4.6.5.3 Lehrpräparate*

Um die Anatomie des Menschen zu verstehen, studierten Mediziner und angehende Ärzte zunehmend ab der Frühen Neuzeit sowohl lebende Patienten als auch Leichen. Bücher komplettierten die Ausbildung. Die Anschauung durch Lehrpräparate gewann in der Zeit ebenfalls an Bedeutung, durch immer ausgefallenere Verfahren, die beispielsweise die Konservierung von Organen und die Darstellung des Gefäßsystems ermöglichten. Archäologisch gelingt der Nachweis dieser Präparate insbesondere durch das Auftreten einzelner Körperteile sowie in Kombination mit Metallen, sei es als Spuren einer Aufhängung oder ab dem 18. Jh. durch Gefäßinjektionen, etwa mit Quecksilberchlorid, Arsenik, Phenol und Zinkchlorid.[948] Entsprechende Belege sind u. a. aus den Hospitälern von Newcastle upon Tyne, London und Basel bekannt.[949] Zu den ältesten Nachweisen dieser Epoche zählen Präparate, die bei der Umgestaltung des Innenhofes

948 Im Jahr 1855 fußten viele Experimente schließlich in die Konservierung durch Formaldehyd.

949 Etter – Lörcher 1994, S. 358; Start 2002; Fowler Powers 2012, S. 165–196.

vom Wilhelm-Weber-Haus in Wittenberg zutage traten. Insgesamt wurden 400 Knochenfragmente mit Durchbohrungen und Buntmetallresten geborgen. Schriftquellen lassen vermuten, dass sie zum Besitz des Universitätsprofessors und Mediziners Abraham Vater (1684–1751) gehörten, der seit 1697 Eigentümer des Grundstücks gewesen ist.[950] Aufgrund der Datierung dürften die geborgenen Leichenteile v. a. von Verbrechern stammen; nur diese Personengruppen stand zu jenem Zeitpunkt legitim *post mortem* zu Lehrzwecken zur Verfügung. Andererseits ist anzunehmen, dass auch schon vor dem 19. Jh. diesem Grundsatz zuwidergehandelt wurde, da die Bereitstellung von Leichen Krimineller für die Lehre quantitativ nicht genügte. Kriminielle Machenschaften, wie etwa jene von Burke und Hare 1827/1828 in Edinburgh sowie pure Leichenfledderei waren das Ergebnis.[951] Nach dem *Anatomy Act* von 1832 datieren hingegen geborgene Präparate aus dem London Hospital. Sie weisen u. a. Durchbohrungen und grünliche Verfärbungen auf, die für eine Aufhängung bzw. die Befestigung mehrerer Knochenteile miteinander sprechen. Andere Knochen besaßen rote Verfärbungen, die auf die Bemalung von Knochen zu Lehrzwecken hinweisen (Abb. 94). Gelbe Verfärbungen lassen die Verwendung von Schwefel vermuten. Von besonderer Bedeutung sind sieben Fälle von mit Bleikarbonat ausgegossenen Blutgefäßen (*Aorta abdominalis*, Bauchaorta).[952]

Lehrpräparate stammen von den britischen Inseln auch aus Grabungen in der Nähe von Lehrstätten, den *Anatomy schools*, bzw. den Häusern von Anatomen. Folglich steht der Befund aus Wittenberg nicht isoliert da, wenngleich diesem Thema im deutschsprachigen Raum bisher nur wenig Aufmerksamkeit entgegengebracht wurde. Ein Blick auf die Belege aus England und Schottland lässt erkennen, dass die Lehrpräparate aus Lehrstätten häufig eine Kombination von Menschen- und Tierknochen darstellen. Im Surgeon's Square von Edinburgh, nahe dem Royal Infirmary gelegen, kamen neben menschlichen Überresten auch Knochen von Braunbär und Robbe zutage.[953] Die Londoner Anatomy School in der Craven Street, ebenfalls eine Einrichtung des 18. Jh., erbrachte

950 Reetz 2012, S. 9. Auch Wilhem Weber (1804–1809), nach dem das untersuchte Haus benannt ist, war Arzt. Die Tatsache, dass das Gebäude offensichtlich über mehrere Generationen von Medizinern bewohnt wurde, ist bezeichnend für die Nutzungstradition, in denen derartige Bauten standen.

951 Zum System und den Verflechtungen illegaler Leichenbeschaffung auf den britischen Inseln siehe Fido 1988.

952 Fowler – Roberts 2012, S. 188–189, Abb. 187–189.

953 Henderson et al. 1996, S. 940.

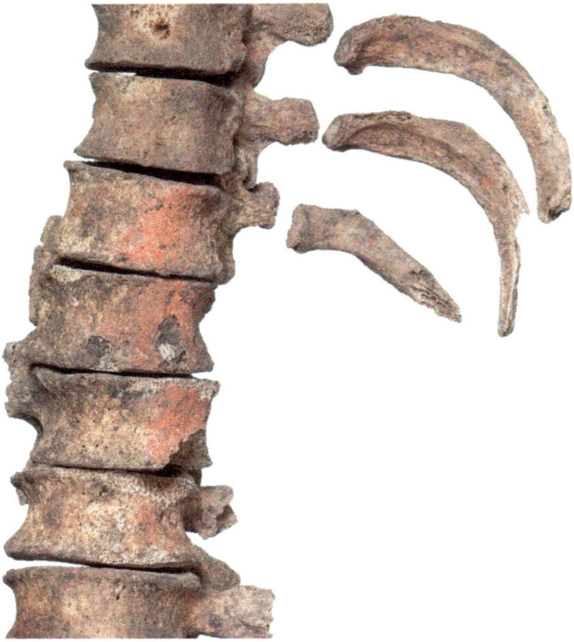

**Abb. 94:** Rippen mit Spuren roter Verfärbung, London Hospital.

Knochen von Vögeln, Fischen, Wasserschildkröten und Hunden.[954] Mindestens 24 Hundeskelette stammen, zusammen mit anderen Tier- und Menschenknochen, aus dem Old Ashmolean Museum in Oxford, in dessen Kellerräumen die Anatomie untergebracht war.[955] Hundeknochen sind zudem aus dem London Hospital überliefert, ebenso wie die Überreste von Kaninchen, Pferden, Schildkröten und Affen.[956] Dass einheimische wie exotische Tiere Studien- und

954 Hillson et al. 1998/1999, S. 15.

955 Mitchell et al. 2011, S. 94.

956 Fowler – Roberts 2012, S. 160–165. Affen sind bis ins 19. Jh. nicht häufig in die Anatomie gelangt, was v. a. auf Beschaffungsprobleme und hohe finanzielle Ausgaben zurückzuführen ist. Zu den ältesten Belegen aus dem medizinisch-akademischen Umfeld stammen die Überreste einer Meerkatze aus dem *domus medicorum* in der Breiten Straße in Rostock. Sie datieren in das späte 16./frühe 17. Jh. Der Stadtarchäologe Ralf Mulsow vermutet in dem Tier ein Statussymbol, hält es jedoch ebenso für wahrscheinlich, dass die Meerkatze nach ihrem Ableben zu schulischen Zwecken in der Fakultät verblieb (Mulsow 2005, S. 434, Abb. 3; siehe auch Kahlow 2018).

Demonstrationszwecken dienten, belegen Schnittmarken, Bohrungen und metallische Drähten an den Knochen. Insbesondere die Gebeine von sich schnell vermehrenden Tieren könnten die Praxis von Tierversuchen widerspiegeln. Für das London Hospital sind beispielsweise Experimente mit Katzen überliefert, an denen die tödliche Dosierung von Blausäure untersucht wurde.[957]

### *3.4.6.5.4 Zahnverkauf*

Postmortale Eingriffe an Hospitalinsassen dienten nicht immer dem Erkenntnisgewinn. Insbesondere die Extraktion der Zähne, vornehmlich *Incisivi*, *Canini* und *Praemolaren*, war rein monetärer Natur. Zähne waren ein begehrtes Gut für Transplantationen oder die Anfertigung von Zahnprothesen und Stiftzähnen. Der Zahnraub an Hospitaliten ist archäologisch u. a. für das Royal Infirmary im schottischen Edinburgh überliefert.[958] Die freigelegten Individuen datieren nach 1748. Zu jener Zeit besaß das Hospital einen vortrefflichen Ruf, auch aufgrund der pietätvollen Behandlung der Toten, welche nach einer Obduktion zusammengenäht und angezogen wurden. Im völligen Widerspruch steht daher die Beobachtung, dass acht der 14 untersuchten Individuen postmortale Zahnentfernung erkennen ließen. Mehrere Punkte sprechen für eine Manipulation und das zufällige Herausfallen der Zähne ist somit unwahrscheinlich. Zum einen befanden sich keine lockeren Zähne in den Gräbern, zum anderen wiesen die Zähne Schnittmarken sowie Belege für das Anknipsen am Zahnhals auf.[959] Die Bearbeiter des Befundes vermuten hier einen illegalen Eingriff durch Schwestern oder Pförtnern des Hospitals. Diese Berufsgruppen zählten zu den Schlechtverdienern, mit dem Verkauf der Zähne konnten sie ihr spärliches Einkommen aufbessern.[960]

Das mutwillige Ziehen von Zähnen zur Anfertigung von Prothesen betraf nicht allein Verstorbene. Im 18. Jh. verkauften demnach auch arme, junge Menschen, v. a. Kinder, ihre bleibenden Zähne an vermögende Personen. Abbildung 95 gehört zu einer Reihe von satirischen Bildern, auf denen sich Personen der gehobenen Gesellschaftsschicht ihre verfaulten Zahnstumpen von Zahnärzten ziehen und durch Gebisse bzw. Zähne ersetzen lassen. Auf der kolorierten Zeichnung des Londoner Malers Thomas Rowlandson (1756–1827) befinden sich zudem die Zahnlieferanten: Kinder, die nach der Extraktion ihre schmerzenden Kiefer halten und dennoch bei der Betrachtung

957 Fowler – Roberts 2012, S. 162.
958 Henderson et al. 1996.
959 Ebd., S. 937.
960 Henderson et al. 1996, S. 939.

des erhaltenden Lohns Glück ausstrahlen.[961] Die so gewonnenen Zähne sollten unmittelbar im Anschluss an die Extraktion transplantiert werden; ein anhaltender Erfolg war bei dieser Behandlung jedoch selten.

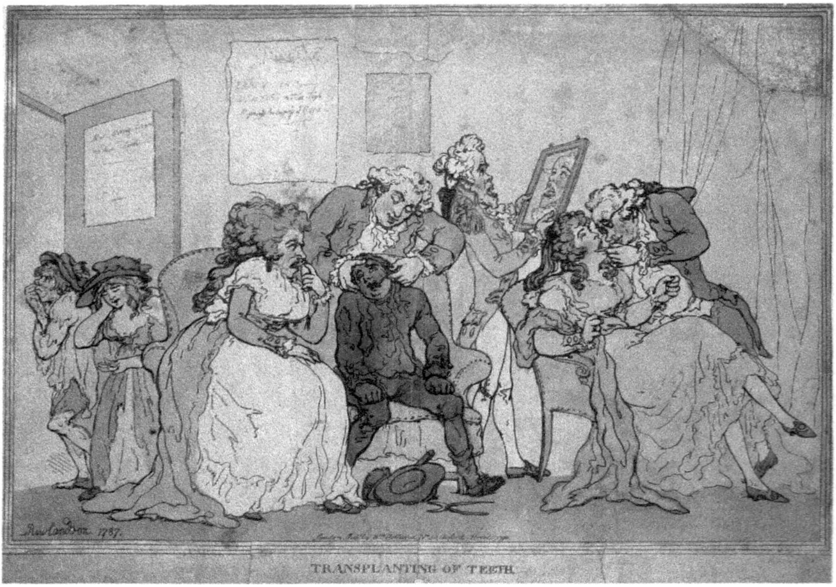


**Abb. 95:** „Transplanting of Teeth", Zeichnung von Thomas Rowlandson, 1787.

### *3.4.6.6 Schlussbetrachtung*

Hospitäler des 18./19. Jh. differenzieren sich auffallend vom Großteil gleichnamiger Einrichtungen aus dem Mittelalter und der beginnenden Frühen Neuzeit. Sie waren Krankenhospitäler, die ambulant und stationär medizinische Behandlung durch qualifiziertes Personal anboten, sowohl unentgeltlich als auch gegen Bezahlung. Die ersten Einrichtungen entstanden in der ersten Hälfte des 18. Jh. in London. Noch zum Ende des Jahrhunderts sind gleichartige Hospitäler auch im deutschsprachigen Raum zu beobachten. Zunächst eröffneten viele dieser Krankenhäuser in bereits bestehenden Institutionen, wie Armenhäuser. Wenige Jahre später erfolgten nutzungsorientiert geplante

961 Hillam 1990, S. 21–22, Abb. 2.27.

Neubauten: mehrflügelige Anlagen, die sich um einen Innenhof gruppierten, Luftzirkulation gewährleisteten und medizinischen Ansprüchen bedingt genügten. Auch archäologische Untersuchung von Hospitälern des 18./19. Jh. belegen die medizinische Versorgung kranker und verletzter Menschen. Diese litten häufig an Infektions- und Mangelerkrankungen; die Pathologien weisen auf den schlechten Allgemeinzustand der Insassen hin. Es verdichten sich die Argumente dafür, in den auf dem Hospitalfriedhof Bestatteten v. a. Arme und schwer arbeitende Menschen zu sehen. Patienten der Mittelschicht und Oberschicht ließen sich v. a. zu Hause behandeln. Doch sollte ein Eingriff im Hospital unabdingbar gewesen und tödlich ausgegangen sein, dürfte diese Klientel ein Begräbnis auf Gemeindefriedhöfen erhalten haben. Chirurgische Eingriffe waren häufig die *ultima ratio* bei der Behandlung von Frakturen, die insbesondere bei Männern beobachtet wurden. Die Art der Brüche belegt ein erhöhtes Verletzungsrisiko infolge von Unfällen, v. a. durch Stürze – möglicherweise das Ergebnis berufsbedingter Tätigkeiten.

Unter Einbeziehung von Schriftquellen kann vermutet werden, dass viele Hospitaliten in vor- und frühindustriellen Handelsstädten nicht einheimisch, sondern zum Arbeiten oder zur Behandlung in die Stadt gekommen waren. Isotopenanalysen, die dies bestätigen können, stehen bisher aus. Schriftquellen belegen jedoch Unterschiede in der Herkunft der Hospitalinsassen. Waren unter den Fremden in London hauptsächlich Männer, kamen in Basel viele Frauen vom Land. *In summa* suchten dennoch in der Regel deutlich mehr Männer als Frauen Krankenhospitäler auf, unabhängig davon, ob Behandlung und Aufnahme kostenpflichtig waren oder nicht. Diese Dominanz korreliert mit den Ergebnissen mittelalterlicher Hospitalfriedhöfe. Allein in Innsbruck war das Geschlechterverhältnis ausgeglichen, doch generell unterschied sich die Klientel hier von der anderer Krankenhospitäler, da die Einrichtung Schwangere und Kinder aufnahm, während in Basel Kinder und in London Schwangere und Säuglinge fehlten.

Ein wichtiges archäologisches Merkmal von Krankenhospitälern des 18./19. Jh. ist der Nachweis postmortaler Eingriffe. Sie dienten entweder zur Feststellung der Todesursache oder der Lehre und äußern sich beispielsweise durch Kraniotomien, Mehrfachschnitte und Lehrpräparate. Unterrichtet wurde in Hospitälern, medizinischen Schulen und der Anatomie. Gerade im englischsprachigen Raum wurden diese Einrichtungen wiederholt archäologisch untersucht. Auffällig ist das dort häufig gemeinsame Aufkommen von menschlichen und tierischen Skeletten und Präparaten. Unter den tierischen Knochen dominieren Überreste von Hunden. Sie wurden ebenso wie Katzen für Tierversuche herangezogen und waren – anders als exotische Tiere, wie etwa Affen – schnell einzufangen und günstig in der Anschaffung.

Medizinrelevante Funde aus Hospitälern des 18./19. Jh. äußern sich durch Gefäße und Gerätschaften, die unmittelbar mit der Krankenpflege und -behandlung in Verbindung stehen, wie Spucknapf, Bettpfanne, Schnabeltasse, Arzneifläschchen und Klistierkanülen. Bemerkenswert ist die seit dem Mittelalter zu beobachtende Tradition, Gefäße (Geschirr und Arzneiflaschen) aus Fürsorgeeinrichtungen zu markieren, um sie vor Diebstahl zu schützen.

## 3.5 Zusammenfassung: Städtische Hospitäler

Städtische Hospitäler entwickelten sich im deutschsprachigen Raum und auf den Britischen Inseln während des 12. bis 19. Jh. von allgemeinen zu spezifischen Institutionen (1), in denen die medizinische Pflege und Behandlung (2) zunehmend mehr Raum einnahm (→ Karte 2). Insbesondere anthropologisch Untersuchen führen zu dem Ergebnis, dass sich die Klientel in Bezug auf Alter, Geschlecht und Gesundheitszustand (3) kaum änderte, von Spezialeinrichtungen für Kinder und Frauen abgesehen.

1) Institutionen: Zu den Fürsorgeinstitutionen des Mittelalters zählten neben monastischen Einrichtungen auch Hospitäler. Sie zeichnen sich architektonisch durch die Verbindung von Krankenhalle und Kirche, Chor oder Altar aus. Gegen Ende des Mittelalters treten spezialisierte Fürsorgeinstitutionen neben Hospitälern auf, wie etwa Armen- und Waisenhäuser. Sie besaßen kein typisches Aussehen und wurden häufig in bereits bestehenden Gebäuden eingerichtet. Da sich diese Institutionen u. a. durch Spenden finanzierten und ein gottgefälliges Leben oberste Priorität hatte, verfügten auch sie über eine Kirche oder einen Altar, damit Insassen für das Seelenheil der Stifter und Spender beten konnten. Im 16. Jh. kamen imposante Hospitäler hinzu, in denen sich Stifter eindrucksvolle Grabdenkmäler setzen ließen. Seit dem 17. Jh. treten im Untersuchungsgebiet neue Spezialeinrichtungen auf, wie Invalidenanstalten, Marine- und Militärhospitäler, wahrscheinlich hervorgerufen durch kriegerische Auseinandersetzungen und dem Einsatz von bis dahin nie da gewesenen Waffen, die starke Verletzungen und hohe Todeszahlen zur Folge hatten. Archäologisch untersuchte Einrichtungen datieren durchweg in das 18./19. Jh. Baupläne sowie Ausführungen lassen erstmalig das durchdachte Pavillonsystem bei der Anlage dieser institutionellen Bauten erkennen. Mehrere Gebäude standen mitunter voneinander abgerückt mit unterschiedlicher Etagenhöhe, um eine gesunde Luftzirkulation fördern zu können. Die Verbindung von Unterkunft und Kirche blieb weiterhin bestehen. Im 18. Jh. kommen Geburtshäuser auf. Es handelte sich sowohl um eigenständige Bauten als auch separate Flügel in bestehenden Hospitälern – keines

wurde bisher archäologisch untersucht. Im 18./19. Jh. entstehen schließlich jene Krankenanstalten, die nicht nur Marineangehörige und Soldaten, sondern allen kranken und verletzten Bürgern zur Verfügung standen (Karte 2). Architektonisch waren es häufig mehrgeschossige, dreiflüglige Anlagen mit Kapelle oder Chor und einem offenen Hof in der Mitte. Wie schon bei den Anlagen des 17./18. Jh. handelt es sich bei den Krankenbauten um Wand-an-Wand-Säle mit wenigstens zwei Fensterseiten. Die Mitte der Säle wurde in der Regel durch eine eingezogene Wand unterbrochen. Wichtige Anlagen, wie Aborte, befanden sich in der Nähe der Krankenräume.

2) Medizinische Pflege und Behandlung: Mittelalterliche Hospitäler standen in der Regel Bedürftigen und Pfründnern zu. Die Unterbringung von *pauperes et infirmi* konnte sowohl temporär begrenzt als auch auf Lebenszeit sein. Hospitaliten erhielten Unterkunft, Verpflegung und seelischen Beistand. Medizinische Pflege sowie prophylaktische Maßnahmen sind zwar bezeugt, waren jedoch nicht zwingend. Wirkliche Krankenanstalten, wie das Heilig-Geist-Hospital in Nürnberg, bildeten eher die Ausnahme und wurden wahrscheinlich von Institutionen des südeuropäischen Raums inspiriert. Medizinalvertreter boten neben prophylaktischen Behandlungen, wie Baden, Aderlass und Schröpfen, auch akute medizinische Versorgung und Eingriffe an. Zunächst waren diese Maßnahmen insbesondere auf Bader und Barbier(-chirurgen) begrenzt. Universitär gebildete Ärzte und Apotheker sind erst im ausgehenden Mittelalter nachweisbar. Medizinische Maßnahmen können archäologisch unter Vorbehalt durch pharmazeutische Belege (Wildkräuter und Gewürze) nachgewiesen werden, sicher jedoch durch Arzneien (Schwefelsalbe), Arzneigefäße (hölzerne Salbentöpfchen), Schröpfköpfe und Urinale. Sie sind sichtbare Zeugnisse einer medizinischen Behandlung, in der das Gleichgewicht der Körpersäfte im Mittelpunkt stand. Chirurgische Instrumente, wie Skalpelle, sind selten und im archäologischen Hospitalbefund in keinem Fall sicher ansprechbar. Auch chirurgische Eingriffe, etwa in Form von Amputationen, Brenneisenbehandlungen und Wundversorgungen, treten kaum auf, sowohl auf Hospital- als auch auf Gemeindefriedhöfen – dies ist bei Brenneisenbehandlungen jedoch auch auf Weichteilbehandlungen zurückzuführen, die sich nach der Verwesung dem Blick der Archäologen entziehen. Selten ist zudem der Nachweis von Hilfsmittels, wie Gehstöcken und orthopädischem Schuhwerk.

Aussagen zu medizinischen Behandlungen in Armenhäusern sind bisher nicht möglich. Das Heidelberger Beispiel lässt vermuten, dass die Bewohner der Armenhäuser von Hospitälern gepflegt und medizinisch versorgt wurden, sofern sie sich in unmittelbarer Nähe zueinander befanden. Andere Spezialeinrichtungen, wie

frühneuzeitliche Waisenhäuser, machen medizinische Maßnahmen nach dem Wissen der Zeit sichtbar, etwa in Form von Schröpfköpfen und Arzneigefäßen. Die archäologischen Belege datieren erst in das 18. Jh. und korrelieren zeitlich mit Schriftquellen, wonach die medizinische Versorgung von Waisenhauskindern innerhalb der Institution zuvor kaum eine Rolle spielte. Ebenfalls in das 18. Jh. datieren Geburtshäuser, für die medizinische Maßnahmen archäologisch bisher nicht belegbar sind, da es an entsprechenden Untersuchungen mangelt. Hinweise auf den Hebammenberuf könnten sich in auffälligen Kombinationen von Funden widerspiegeln, wie Schere, Schröpfköpfe, Fraisenkette oder durch Ansammlungen von Nachgeburtstöpfen. Geburtsunterstützende Eingriffe sind anhand von skelettalen Überresten archäologisch nachweisbar und erfolgten sowohl per Hand als auch mittels mechanischer Instrumente.
Militär- und Marinehospitäler sowie Invalidenanstalten treten seit dem 17./18. Jh. im Untersuchungsgebiet auf, im Zusammenhang mit „vaterländlische[r] Begeisterung“[962] sowie dem Erreichen staatspolitischer Ziele durch kriegerische Auseinandersetzungen. In diesem Sinne versteht sich die Zunahme von Spuren scharfer Gewalt, Frakturen und Amputationen im Skelettmaterial der untersuchten Marinehospitäler. Bemerkenswerterweise dominierten bei den auf den Hospitalfriedhöfen beobachteten Amputationen sog. Unter-Knie-Amputationen. In der Regel verstarben die Betroffenen infolge des Eingriffs innerhalb von 48 Stunden; es zeigten sich keine Reaktionsspuren am Knochen, dafür aber Anhaltspunkte zur Durchführung der Operation. Konträr zu dieser Beobachtung dominierten auf dem Friedhof des untersuchten Invalidenhauses in Greenwich Über-Knie-Amputationen. Es ist daher zu vermuten, dass diese häufiger überlebt wurden. Im Vergleich zu Marinehospitälern ließ das einzige, bisher archäologisch untersuchte Militärhospital, in Wien, keine chirurgischen Eingriffe erkennen. Dies wird u. a. damit erklärt, dass bereits stattgefundene oder geplante Amputationen eine Kriegsuntauglichkeit nach sich zogen. Die Betroffenen waren damit für staatspolitische Ziele uninteressant und gelangten *per se* in andere Hospitäler oder Invalidenanstalten. Hospitäler waren ab dem 18./19. Jh. v. a. Krankenanstalten. Die medizinische Betreuung spiegelt sich archäologisch durch Pflegeobjekte, wie Spucknapf und Schnabeltasse, pharmazeutische Behandlungsobjekte, wie Klistierkanülen und Arzneiflaschen sowie chirurgische Belege, wie Amputationen, wider. Zudem weist das hospitaleigene Geschirr Besitzermarken auf – Markierungen, die auch für andere Fürsorgeeinrichtungen, wie Klöster und

962 Jetter 1987, S. 160.

Waisenhäuser, seit dem Mittelalter überliefert sind. Hospitäler des 18./19. Jh. dienten gleichzeitig als Lehrstätten – lebende wie verstorbene Hospitalinsassen wurden zu Lehrobjekten. Sektionsspuren sind daher aus vielen der archäologisch untersuchten Einrichtungen dieser Zeit überliefert. Postmortale Eingriffe äußern sich in Form von Schädel- und Brustkorböffnungen sowie der Verwendung einzelner Leichenteile zur Herstellung von Lehrpräparaten. Weiterhin sind medizinische Untersuchungen durch die Kombination von Menschen- und Tierknochen aus Hospitälern, Anatomieschulen und Professorenhäusern nachweisbar. Immer dominieren im Material Säugetiere, bevorzugt Hunde und Katzen. Sie waren schnell und wahrscheinlich auch kostenlos zu beschaffen.

3) Alter, Geschlecht und Gesundheitszustand der Insassen: Die wenigsten Friedhöfe der untersuchten Institutionen wurden vollständig ergraben. Daher ist es nicht möglich, statistische Auswertungen vorzubringen – außer weitere Quellen, wie Krankenakten und Sterberegister, komplettieren das Bild. *In summa* zeichnen sich jedoch Tendenzen ab. Demnach lagen auf mittelalterlichen Hospitalfriedhöfen hauptsächlich Jungerwachsene zwischen dem 20. und 30. Lebensjahr. Pathologisch zählen sie offensichtlich zu den *pauperes et infirmi*. Insbesondere Mangelerkrankungen und verfrühte degenerative Verschleißerscheinungen zeichnen das Bild einer armen und schwer arbeitenden Bevölkerungsschicht. Abweichungen äußern sich durch zwei Hospitalfriedhöfe, die beinahe ausschließlich Frauen- und Kinderskelette oder die Überreste betagter Individuen erbrachten. Diese Beobachtungen können insgesamt nicht allgemein auf den Befund angewendet werden und sind in der Regel einmalig. In Bezug auf die große Anzahl der Altersgruppe *senilis* aus einem einzigen Hospitalfriedhof mag hingegen die Wahrscheinlichkeit bestehen, hierin Pfründner der Mittelschicht zu erkennen. Die Geschlechterverteilung macht deutlich, dass auf mittelalterlichen Hospitalfriedhöfen in der Regel deutlich mehr Männer als Frauen in die Gräber gelangten. Dies könnte bedeuten, dass Männer generell häufiger in Hospitälern Aufnahme fanden oder, dass Frauen eher auf Gemeindefriedhöfen bestattet wurden, da sie in dieser Altersgruppe über einen anderen familiären Rückhalt verfügten. Institutionen der Frühen Neuzeit bieten aufgrund der unterschiedlichen Bedürftigkeit der Insassen ein differenzierteres Bild der Bewohnerschaft. Friedhöfe von Waisenhäusern erbrachten die Überreste von Kindern der Stufe Infans I und II. Sie deuten an, dass eine altersbedingte Unterteilung in arbeitende und nicht arbeitende Kinder für die Aufnahme nicht zwingend war – sicherlich hingen entsprechende Entscheidungen mit dem Vorhandensein anderer Auffangstationen wie Pflegefamilien und Findelanstalten

zusammen. Häufig gelangten mehr Jungen als Mädchen in diese Einrichtungen. Friedhöfe von Geburtshäusern wurden bisher nicht archäologisch untersucht. Marine- und Militärhospitäler erbrachten überwiegend Tote im wehrfähigen Alter, zwischen 20 bis 40 Jahren, beinahe nur Männer; Jungen von knapp 13 Jahren zählten zu den jüngsten Individuen. Chirurgische Eingriffe mit tödlichem Ausgang belegen, dass auch Heranwachsende am Kampfgeschehen involviert waren. Konträr dazu liegen aus Invalidenanstalten hauptsächlich Individuen der Altersgruppe senilis vor. Es handelte sich beinahe ausschließlich um Männer, die im Durchschnitt das 70. Lebensjahr erreichten, obwohl ihre sterblichen Überreste von Frakturen, Infektions- und Mangelerkrankungen sowie chirurgischen Eingriffen gekennzeichnet sind. Das hohe Alter der Insassen spricht dafür, dass diese entweder häufig erst im hohen Alter in der Anstalt Aufnahme fanden und/oder dass sie als Pensionäre über Jahre finanziell abgesichert waren und demnach einen guten Lebensstandard mit Unterkunft, adäquater Verpflegung und medizinischer Fürsorge pflegten. Die Friedhöfe der Krankenhospitäler des 18./19. Jh. unterschieden sich in der Alters- und Geschlechtsverteilung kaum von mittelalterlichen Hospitälern. Bestattet wurden hauptsächlich Menschen im adulten Alter, zwischen dem 20. und 40. Lebensjahr. In der Regel dominierten Männer (seltener Kinder, Säuglinge und Frauen), häufig mit einem hohen Prozentsatz an Infektions- und Mangelerkrankungen. Auffallend in frühindustriellen Städten ist jedoch der vielfache Nachweis von Frakturen, die vielfach auf arbeitsbedingte Unfälle zurückzuführen sind. Bis auf wenige Ausnahmen zeichnet sich auch in diesem Fall das Bild einer armen, hart arbeitenden Bevölkerungsschicht ab. Schriftquellen belegen u. a. einen hohen Zulauf von Bürgern der Mittelschicht, die sich jedoch nicht zwingend im archäologischen Befund widerspiegeln. Wahrscheinlich erhielten sie ein Begräbnis auf dem Gemeindefriedhof. Zudem gelang durch Schriftquellen der Nachweis, dass viele Patienten der Krankenhospitäler Fremde waren, die es v. a. aufgrund beruflicher Tätigkeiten in die Städte zog. Das Geschlechterverhältnis kann hier je nach Tätigkeit zu abweichenden Ergebnissen führen. Zählten in Basel v. a. Frauen zu den Fremden, die es vom Land in Fabriken und Anstellungen als Mägde zog, überwogen in London deutlich mehr Männer, die häufig aus dem maritimen Arbeitsmilieu stammten und daher generell sehr mobil waren.

*In summa* korrelieren die archäologischen Ergebnisse überwiegend gut mit den Schriftquellen. Während mittelalterliche Hospitäler der großen Gruppe von Bedürftigen und Pfründnern Unterkunft und Verpflegung boten, sind zum ausgehenden Mittelalter bereits spezialisierte Einrichtungen nachweisbar. Ab der Frühen Neuzeit treten im vorliegenden Untersuchungsraum schließlich Institutionen in Erscheinung, die der Fürsorge einer bestimmten Klientel dienten und Pflege sowie medizinische Behandlung anboten. Krankenhospitäler für jedermann, mit ambulanter wie stationärer Hilfe, datieren archäologisch jedoch erst in das 18./19. Jh.

# 4 Krankheitsspezifische Einrichtungen außerhalb von Städten

Infektionskrankheiten hatten im vorliegenden Untersuchungszeitraum wirtschaftliche, soziale und gesundheitliche Folgen für die Betroffenen. Vor allem an Lepra, Syphilis und Pest Erkrankte wurden mitunter aus der Stadt verwiesen und kamen in Einrichtungen unter, die als „Quarantänestationen" zu interpretieren sind. Im Folgenden sollen diese Krankheiten sowie ihre spezifischen Einrichtungen beschrieben und in einen historisch-archäologischen Kontext eingebunden werden.

## 4.1 Forschungsstand

Außerstädtische, krankheitsspezifische Institutionen erfuhren vonseiten der Forschung bisher unterschiedlich intensiv und oftmals nur innerhalb einer wissenschaftlichen Disziplin Aufmerksamkeit. In diesem Sinne ging beispielsweise auch Marie-Luise Windemuth in ihrer Dissertation *Das Hospital als Träger der Armenfürsorge* allein auf Leprosorien ein.[963] Leprosorien stehen u. a. seit den Untersuchungen von Vilhelm Møller-Christensen im Fokus der Forschung. Der dänische Medizinhistoriker veröffentlichte u. a. Einblicke in die Klostermedizin des Mittelalters und prägte den Begriff „Osteoarchäologie".[964] Für die Diagnose Lepra stellte Møller-Christensen an skelettalen Überresten erstmals Identifizierungsmerkmale fest, wie etwa das *facies leprosa*, das er an Skeletten des St. Georg-Hospitals in Næbsted beobachtet und in *Ten lepers from Naevsted in Denmark* im Jahr 1953 publiziert hatte.[965] Die durch ihn gewonnenen Erkennungsmerkmale sind bis heute gültig. Mittlerweilen können die makroskopischen Untersuchungen von Møller-Christensen und Weiteren mit molekularbiologische Methoden verifiziert werden.[966] Mit diesen Voraussetzungen stellte ein Team unter Leitung von Johannes Krause an der Universität Tübingen

963 Windemuth 1995, S. 113–147.

964 Møller-Christensen 1973, S. 412. Synonym wird *facies leprosa* auch als *Møller-Christensen-Syndrom* bezeichnet (vgl. u. a. Goerke 1982).

965 Møller-Christensen 1953.

966 In diesem Zusammenhang sind v. a. die Arbeiten von Johannes G. Andersen und Keith Manchester hervorzuheben (Andersen 1969; Andersen – Manchester 1988; 1992; Andersen et al. 1992; 1994.

fest, dass sich das Leprabakterium über die Jahrhunderte zuweilen kaum verändert zu haben scheint, da die heute noch in Afrika vorherrschende Form der Lepra offensichtlich auf europäische Ursprünge zurückgeht.[967]

Die Erforschung von Leprosorien erfolgte bisher häufig schon interdisziplinär. Dies umfasst beispielsweise kombinierte bauhistorische, archäologische und anthropologische Untersuchungen. Im deutschsprachigen Raum wurde u. a. die Leprosorie Burgdorf bei Bern von Regula Glatz und Daniel Gutscher unter archäologischen und bauhistorischen Aspekten im Jahr 1995 in einer Monographie vorgestellt.[968] Die archäologisch erfasste Leprosorie Melaten ist ebenfalls historisch behandelt worden, insbesondere da Köln als „Zentrum der Lepraschau" galt.[969] Eine der frühesten Arbeiten entstand 1908 durch Johannes Asen als Dissertationsprojekt: *Das Leprosenhaus Melaten bei Köln*. Noch mehr Bekanntheit erreichte die Abhandlung *Der Aussatz in Köln* von Georg Heinrich Klövekorn aus dem Jahr 1966.[970] Auf Melaten wurden Wohn- und Wirtschaftsbauten sowie eine Kapelle archäologisch untersucht und insbesondere in dem 1972 veröffentlichtem Artikel *Topographie und Baugeschichte des Leprosoriums Melaten bei Aachen* von Egon Schmitz-Cliever besprochen. Die Erfroschung baulicher Überreste von Leprosorien ist ansonsten eher stiefmütterlich behandelt worden. Stattdessen liegt v. a. das Bestattungsareal dieser Institution im Fokus des wissenschaftlichen Interesses. So war beispielsweise der in Melaten untersuchte Friedhof seit den 1970er Jahren wiederholt Gegenstand von Untersuchungen durch die Medizinhistoriker Schmitz-Cliever und Møller-Christensen.[971] Interdisziplinär und überregional sowie diachron vergleichend sind weitere Forschungen zu Leprosenfriedhöfen in Deutschland, Dänemark, Großbritannien.[972] *Lepers outside the gate* aus dem Jahr 2008 gehört zu den bekanntesten britischen Arbeiten, herausgegeben von dem Archäologen John Magilton und der Anthropologin Margaret Judd. Die Untersuchung gilt v. a. dem Friedhof der Leprosorie St. James und St. Mary Magdalene in Chichester, unter Einbeziehung überregionaler Vergleichsserien. Simon Roffey und Katie Tucker

967 Archäologie online 2013 (18.06.2013).

968 Glatz – Gutscher 1995.

969 Uhrmacher 2000.

970 Asen 1908; Klövekorn 1966.

971 Schmitz-Cliever 1971b; 1973a/b. Weitere Untersuchungen folgten v. a. durch Wilfried Maria Koch und Joachim H. Schleifring (vgl. Schleifring 1989; Koch 1989a; 1989b; 1992).

972 Farley – Manchester 1989; Lee – Magilton 1989; Manchester – Roberts 1989; Schultz – Roberts 2002.

stellten den jüngsten, archäologisch untersuchten Leprosenfriedof in Großbritannien, Winchester vor.[973] Die Überreste von Leprosen sind nicht immer rein makroskopisch zu erkennen. Bedeutend sind daher biochemische Studien, die die vollständigen Genome des Bakteriums aus verschiedenen Epochen sequenzieren, wie in den letzten Jahren im Team um Verena J. Schünemann geschehen.[974]

Abschließend sei bezüglich der Leprosorien auf die Zeitschrift *Die Klapper* verwiesen. Seit 1986 von der Gesellschaft für Leprakunde herausgegeben, steht sie im Zusammenhang mit dem einzigen Lepramuseum in Deutschland. Die Zeitschrift bietet u. a. eine bibliographische Datenbank zur bisher publizierten Leprageschichte sowie einen Überblick zu den mittelalterlichen Leprosenhäuser Deutschlands. Besonders hervorzuheben sind die Veröffentlichungen interdisziplinärer Forschungsansätze sowie überregionaler Arbeiten, wie beispielsweise die Aufsätze von Helga Brömmelhaus zu *Lepra und Leprosorien in England*.[975]

Die Pest, eine weitere Infektionskrankheit mit sozioökologischen Folgen im vorliegenden Untersuchungszeitraum, war zunächst v. a. Gegenstand medizinhistorischer Abhandlungen. Im Fokus standen etwa Ursprung, Vorkommen, Folgen, die Zahl der Opfer sowie ihr saisonales Auftreten. Kein Ausbruch wird jedoch derart häufig diskutiert wie der Schwarze Tod im 14. Jh. Der bisher entstandenen Fülle an Publikationen, darunter etwa die 1994 publizierte Abhandlung *Der Schwarze Tod in Europa* von Klaus Bergdolt, kann hier kaum Rechnung getragen werden. Esther Härtels Arbeit ist besonders hervorzuheben. Sie erforscht die Wechselwirkung von Krankheit, Heilkunde und Demographie, veröffentlichte im Jahr 2004 einen wegweisenden Aufsatz über *Frauen und Männer in den Pestwellen der Frühen Neuzeit* und schlug damit gleichzeitig eine Brücke zu den *Gender Studies*.[976] Zu den jüngsten Publikationen gehören u. a. die Ergebnisse der im Jahr 2010 in Rostock stattgefundenen Tagung zum Thema *Seuche und Mensch*, die 2012 publiziert wurden und die Auswirkungen der Pest vom Mittelalter bis zur Frühen Neuzeit beleuchten.[977]

Das Pesthaus scheint innerhalb der historischen Disziplin ein Desiderat darzustellen. Die Quarantäne infizierter Personen wird zwar wiederholt angesprochen, jedoch keineswegs in einem größeren Zusammenhang vorgestellt bzw. diskutiert. Häufiger finden sich hingegen kurze Einblicke, wie etwa bei Härtel.

---

973 Roffey – Marter 2010; Roffey – Tucker 2012.

974 Schünemann et al. 2013.

975 Brömmelhaus 2002.

976 Härtel 2004.

977 Wahrmann et al. 2012.

Bauhistorische Untersuchungen über Pesthäuser bzw. Lazarette behandelte v. a. Dieter Jetter, beispielsweise in seiner Monographie *Das europäische Hospital.*[978] Jetter ermöglicht einen ersten Überblick zur topographischen Lage dieser Institutionen und lässt erkennen, dass Pesthäuser im Gegensatz zu Leprosorien marginal auftraten.

Konträr zu den seltenen Belegen von regulären Pesthäusern stehen Friedhofsareale und Massengräber, die als Pestfriedhöfe oder Pestgräber angesprochen wurden. Auf den Britischen Inseln ist in diesem Zusammenhang etwa *The Black Death cemetery, East Smithfield, London* in den Fokus der Öffentlichkeit gerückt; eine interdisziplinäre Auswertung entstand durch ein Team um Ian Grainger im MOLAS Monograph 2008. Im deutschsprachigen Raum sind als Pestbestattungen angesprochene Massengräber ebenfalls überliefert. Vor der Zeit der Bekanntwerdung der DNA-Zusammensetzung des Pestgenoms waren u. a. die Datierung und das demographische Bild der in einer Grube zeitgleich Bestatteten für eine entsprechende Zuweisung ausschlaggebend. Dass jedoch ohne molekularbiologische Untersuchungen häufig eine vorschnelle Interpretation derartiger Gräber als Pestgräber möglich ist, betonte ich u. a. im Jahr 2007.[979] Seit den 2000er Jahren ist die Zusammensetzung der Pesterreger-DNA mittlerweile bekannt. Dies ermöglicht eine sichere Ansprache historischer Pestopfer, wie beispielsweise Christina Garrelt und Ingrid Wiechmann in ihrem Aufsatz *Detection of Yersina pestis DNA in early and late Medieval Bavarian burials* im Jahr 2003 belegen.[980] Doch erst in jüngster Zeit gelangen derartige Ergebnisse durch das Ausschließen möglicher Kontaminationen zu mehr Sicherheit.[981]

Der Forschungsstand zu sog. Franzosenhäusern (Syphilishäuser) ist eher ungenügend. So wird die Syphilis v. a. von historischer Seite innerhalb der Thematik „Seuchen der Frühen Neuzeit“ besprochen, wie etwa in den schon erwähnten Publikationen von Keil sowie Ruffié und Sournia, jedoch ohne Franzosenhäuser zu benennen und vorzustellen. Auch in Arbeiten zu frühneuzeitlichen Hospitälern wird die Einweisung von Syphiliskranke in Franzosenhäuser wiederholt vermerkt; näherer Erläuterungen bleiben jedoch aus.[982] So behandelte etwa Birgit Adam in ihrer 2001 herausgegeben Monographie *Die Strafe*

---

978 Jetter 1986, 182–193.

979 Kahlow 2007 mit archäologischen Belegen.

980 Garrelt – Wiechmann 2003.

981 Tran et al. 2011; Schünemann et al. 2011; Bos et al. 2012.

982 Knefelkamp 1989.

*der Venus* Franzosenhäuser auf nur einer halben Seite.[983] Auch Windemuth und Jetter, die sich mit den europäischen Hospitälern auseinandersetzten, umgehen detaillierte Beschreibungen von Institutionen, die für Syphilitiker entstanden sind. Bauhistorisch ist dieser Mangel insbesondere durch die Abwesenheit einer spezifischen Architektur von Franzosenhäusern zu erklären. Einschränkend ist jedoch zu erwähnen, dass dies auch auf Leprosorien zutrifft, dennoch nehmen entsprechende Publikationen zu. Stattdessen scheint bezüglich der Franzosenhäuser die Quellenlage das Forschungsdesiderat zu begründen. Auch archäologische Disziplinen tragen nur bedingt zur Lösung dieser Problematik bei. So fehlen archäologische Untersuchungen zu Franzosenhäusern gänzlich, stattdessen treten syphilitisch veränderte Knochen im Zusammenhang mit anderen Fürsorgeeinrichtungen und Gemeindefriedhöfen in Erscheinung.[984] Je älter diese Belege sind, desto mehr bewegen sie sich im Diskurs um Entstehung und Herkunft der Syphilis, wie dies etwa ein von Yılmaz Selim Erdal publizierter Fall aus der Türkei verdeutlicht, der in das 13. Jh. datiert.[985]

Zusammenfassend ist zum Forschungsstand krankheitsspezifischer, außerstädtischer Institutionen anzumerken, dass allein Leprosorien bisher europaweit interdisziplinär untersucht wurden. Die wissenschaftliche Erforschung von Pest- und Franzosenhäusern ist indessen ein Desiderat, welches zunächst von historischer Seite durch Aufarbeitung von Schriftquellen einen Erkenntnisgewinn erhoffen lässt. Archäologische Untersuchungen stoßen insbesondere aufgrund der Kurzzeitigkeit entsprechender Einrichtungen auf Zuweisungsschwierigkeiten.

## 4.2 Lepra und Leprosorien

Lepra war eine im Mittelalter weitverbreitete Infektionskrankheit, die schwerwiegende Konsequenzen für die Betroffenen hatte, und deren zunächst zunehmende

983 So auch Robert Jütte u. a. in Vom mittelalterlichen Hospital zum modernen Krankenhaus (Jütte 2000, S. 9).

984 Die Überreste von Syphilitikern sind beispielsweise aus dem Marinehospital in Plymouth sowie dem Invalidenhaus in London-Greenwich bekannt (vgl. Boston et al. 2008, S. 47–50; Hodgins – Fanmant 2009, S. 357). Auch von Gemeindefriedhöfen wie St. Pancras in London sind sie überliefert (Powers – Emery 2007). Sie alle datieren in das 18./19. Jh, wie eine Vielzahl weiterer archäo-anthropologischer Belege. Diese Beobachtung korreliert mit Schriftquellen, die eine Zunahme von Geschlechtskrankheiten zu jenem Zeitpunkt vermuten lassen.

985 Erdal 2006.

Ausbreitung wahrscheinlich im Zusammenhang mit einer dichteren Besiedlung zu verstehen ist. Erkrankte litten insbesondere unter pathologischen Veränderungen, die sie u. a. äußerlich entstellten, sowie sozialer Ausgrenzung. *In summa* führte die Erkrankung zur völligen Bedürftigkeit der Betroffenen. In der mittelalterlichen Gesellschaft lebten sie in der Regel von der Gemeinschaft abgesondert als Feldsiechen oder in Leprosorien. Mit der Frühen Neuzeit ging die Lepra im vorliegenden Untersuchungsgebiet zunehmend zurück und damit auch der Bedarf an Isolationsmöglichkeiten. Das folgende Kapitel gewährt einen Eindruck von dem Krankheitsbild der Lepra, unter Berücksichtigung archäologischer und anthropologischen Belege. Es befasst sich mit dem Nachweis sowie den Aussagemöglichkeiten wissenschaftlich untersuchter Leprosorien.

### 4.2.1 Krankheitsbild der Lepra

Lepra ist eine bakterielle Infektionskrankheit, die über die Haut sowie durch Tröpfcheninfektion übertragen werden kann. Nicht jede Ansteckung mit dem *Mycobakterium leprae*, das 1873 von dem Arzt und Zoologen Gerhard Henrik Armauer Hansen (1841–1912) entdeckt wurde, hat jedoch einen Krankheitsausbruch zur Folge. So war die mittelalterliche Lepra demographisch betrachtet von geringem Ausmaß. Etwa 90 % der Infizierten entwickeln keine Krankheitssymptome.[986] Insbesondere Genetik und Umweltfaktoren, wie Ernährung, prägen die Immunkompetenz der Betroffenen. Enger bzw. lang anhaltender Kontakt mit infizierten Personen ist ein ebenso relevanter Übertragungsfaktor. Die Krankheit verläuft lange latent. Erste Symptome treten in der Regel nach einer Inkubationszeit von etwa drei bis fünf Jahren auf.[987] Lepra ist in einigen Drittmittelländern der Welt nach wie vor beheimatet, so etwa in Brasilien, Indien und Indonesien. Im Jahr 2012 meldete die WHO (*World Health Organisation*) 232.857 Neuerkrankungen, darunter war jeder 10. Betroffene ein Kind. Die Krankheit ist mittlerweile durch Antibiotika heilbar.

#### *4.2.1.1 Symptomatik*

Es werden drei Varianten der Lepra unterschieden. In der gutartigen, sog. tuberkuloiden Verlaufsform sind vorrangig Haut- und Nervengewebe betroffen. Der Befall äußert sich in de- oder hyperpigmentierten sowie teilweise geröteten und permanent gefühlslosen Hautflecken. Unter Mitbeteiligung peripherer

---

986 Roberts – Cox 2003, S. 268.
987 Miles et al. 2008, S. 128.

Nervenstränge können am Nacken sowie an den Gliedmaßen knotenartige Aufreibungen (*Lepra nervosa*) entstehen, die u. U. zu neurologischen Störungen sowie zur Mutilation der Extremitäten führen.

Die virulentere, sog. lepromatöse Verlaufsform kommt bei Infizierten zum Ausbruch, die eine niedrige Resistenz aufweisen. Die Immunreaktion auf den Erreger ist stark verzögert bzw. bleibt gänzlich aus. Dadurch breitet sich das Bakterium im gesamten Körper aus. Insbesondere der Befall des Nervengewebes führt zu Entstellungen. Es entstehen u. a. symmetrisch flache oder erhabene Knoten, oft zuerst im Gesicht, Alopezie, Ulzerationen, Mutilationen von Fingern und Zehen, chronisch blutiger Schnupfen, Verdickungen der Ohrläppchen, Verlust der Augenbrauen (Lucio-Zeichen), Sehstörungen bis hin zur Erblindung, Zungenatrophie, *Vox rauca* durch Infiltration der Stimmenbänder sowie das Anschwellung der peripheren Nerven. Das *Facies leonina* äußert sich durch flächige und knotige Infiltrationen im Gesicht, Zerstörung des Nasenskeletts und Lockerung der Schneidezähne. Weiterhin werden innere Organe durch den Einbruch der Erreger in die Blutbahn befallen. Diese Form ist für Archäologen und Anthropologen erkennbar. Die dritte, dimorphe Form weist die Kennzeichen der lepromatösen sowie der tuberkulösen Lepra auf und wird als Borderline-Lepra bezeichnet.[988] Allen Verlaufsformen gemein ist die Tatsache, dass die Betroffenen nicht an der Krankheit Lepra sterben, sondern infolge begleitender Sekundärinfektionen, allen voran Tuberkulose.[989]

#### 4.2.1.2 *Erkennungsmerkmale innerhalb von Skelettserien*

Lepratypische Veränderungen am archäologischen Skelettmaterial sind v. a. durch die Forschungen von Møller-Christensen, Andersen und Manchester bekannt.[990] Zu den auffälligsten Erkennungsmustern zählt das *facies leprosa*[991] oder *rhinomaxillary syndrome*[992] (Abb. 96). Zu den Merkmalen zählen eine Atrophie des vorderen Nasenstachels, Atrophie und Zurückweichen des

---

988 Windemuth 1995, S. 114.

989 Roberts – Cox 2003, S. 268.

990 Neben Vilhelm Møller-Christensen trug insbesondere Johannes Andersen, ebenfalls ein dänischer Mediziner, zum Verständnis des Erscheinungsbildes der Lepra bei. Andersen behandelte über Jahre Leprakranke in Äthiopien. Die so entstandenen Erkenntnisse publizierte er zusammen mit dem englischen Arzt Keith Manchester (u. a. Andersen 1969; Andersen – Manchester 1988; 1992; Andersen et al. 1992; 1994). Zum Lebenswerk von Møller-Christensen vgl. u. a. Bennike 2002.

991 Møller-Christensen 1986, S. 135.

992 Andersen – Manchester 1992.

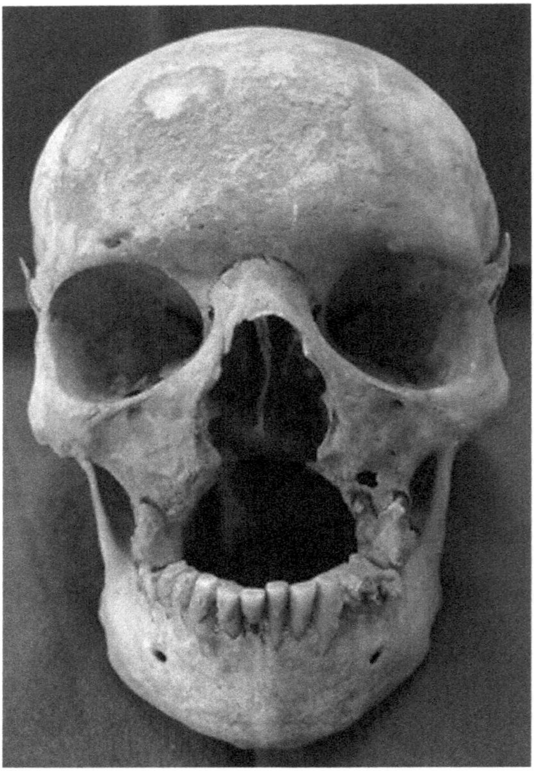

**Abb. 96:** St. Mary Magdalene, Winchester. *Facies leprosa*, SK 19.

Alveolarfortsatzes am Oberkiefer im Frontalbereich, mit Lockerung und Verlust der Schneidezähne, Entzündungen des Naseninnenraumes bis hin zum Abbau der Nasenmuschel und Perforation des knöchernen Gaumens.

Weiterhin zeigen sich an den Langknochen periostale Veränderungen. Diese äußern sich in Form feinstreifiger, längsorientierter Auflagerungen. Regelmäßig auftretende Gefäßgruben an den Unterschenkelknochen werden mit Verstümmelungen der Füße durch die Zerstörung der Mittelfußknochen (*Metatarsalia*) in Verbindung gebracht (Abb. 97).[993] Zusätzlich sind die Phalangen der Hände betroffen. Sie weisen aufgrund der Knochenzerstörungen ebenfalls spitz

993 Herrmann et al. 1990, S. 160–161.

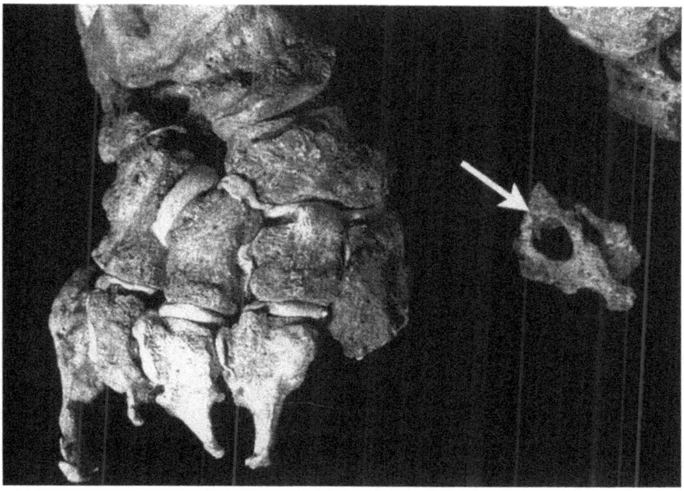

**Abb. 97:** Hospital of St. James and St. Mary Magdalene, Chichester, Grab 62. Zerstörende Umbauprozesse an den Mittelfußknochen.

zulaufende Knochen an den distalen Enden auf. Mitunter sind sog. Klauen infolge von Muskel- und Sehnenschädigungen festzustellen.[994] Die zerstörten Glieder weisen aufgrund einer fehlenden Sensibilität ein besonders hohes Verletzungs- und Infektionsrisiko auf und gehen u. U. infolge von Unfällen oder durch chirurgische Eingriffen verloren.[995] Amputationen wurden an mittelalterlichen Skeletten mit lepratypischen Veränderungen bisher kaum beobachtet. Ein seltener Befund stammt aus der Leprosorie St. Mary Magdalene in Winchester,

994 „Klauenhände" sind als Folge lepröser Nervenschädigungen u. a. von St. Mary Magdalene in Winchester, einem Leprosenfriedhof in South Acre, Norfolk sowie von St. James and St. Mary Magdalene in Chichester überliefert (Roffey - Tucker 2012, Abb. 9; Wells 1967, Taf. 27; Lee - Manchester 2008, Abb. 15.6). Aus dem 19. Jh. stammt ein Nachweis aus der St. Marylebone Church in London (Miles et al. 2008, Abb. 130), Abb. 100 in diesem Buch. Gekrümmte Finger können jedoch auch in Zusammenhang mit anderen Pathologien stehen, etwa mit Nervenschädigungen aufgrund von Unterarmfrakturen, wie im Fall eines Mannes (Grab 14) von einem angelsächsischen Gräberfeld am Worthy Park in Kingsworthy, nahe Winchester (Hawkes - Grainger 2003, S. 144, Abb. 7).

995 Die oftmals beobachtete Annahme, erkrankte Gliedmaßen würden bei Leprakranken einfach abfallen, ist demnach falsch.

England. Die Amputation erfolgte im unteren Drittel des linken Unterschenkels, wahrscheinlich um eine fortschreitende Infektion oder Gangrän zu verhindern.[996]

### *4.2.1.3 Zeitgenössische Lepradarstellungen*

Leprose wurden häufig in der mittelalterlichen Kunst dargestellt. Sie finden sich etwa wiederholt mit dem Heiligen Martin, der seinen Mantel teilt, sowie im Zusammenhang mit den mildtätigen Werken der Heiligen Elisabeth wieder.[997] Eines der anschaulichsten Darstellungen stammt aus dem Heiligen-Geist-Hospital zu Lübeck. Auf dem 17. Zyklus befinden sich mehrere Kranke, von denen eine männliche Person, die in unmittelbarer Interaktion mit der Heiligen Elisabeth steht, als Aussätziger anzusprechen ist (Abb. 98).[998] Er besitzt ein ödematös geschwollenes Gesicht und zeigt Anzeichen von massiver Infiltration sowie Knötchen. Auch seine Lippen sind verdickt und teilweise ulzeriert. Der rechte Fuß scheint ab dem Sprunggelenk zu fehlen. Zur Unterstützung trägt der Kranke deshalb eine schalenförmige Prothese, in welcher der Unterschenkel liegt. Derartige Beinschalen oder auch Handbänkchen, wie sie auf unzähligen Malereien dargestellt werden, sind bisher archäologisch nicht überliefert, aber aus Museen v. a. als Nachbauten bekannt.[999] Der defizitäre Nachweis ist möglicherweise damit zu begründen, dass diese Hilfsmittel, wie wahrscheinlich viele Gehstützen

---

996 Roffey – Tucker 2012, Abb. 12.

997 Zu den Lepradarstellungen vgl. u. a. Frohn 1936 und Kuder 1982. Die in Marburg tätige Elisabeth von Thürigen (1207–1231) führte ihr Leben ganz im Sinne der christlichen Nächstenliebe. Von ihrem Witwenerbe errichtete sie u. a. in Marburg ein Hospital für Bedürftige. Überreste dieser Anlage sowie Gräber, die dem Hospital zugehörig zu sein scheinen, darunter ein Dreifachgrab, sind archäologisch überliefert (siehe u. a. Atzbach 2006).

998 Hofmann 1983, S. 34–35.

999 Derartige Handbänkchen befinden sich beispielsweise im Londoner Science Museum, Inventar-Nr. A 635024 (https://wellcomecollection.org/works/pwmzc4xt). Die Stücke sind Nachbildungen aus dem 19. Jh., die wahrscheinlich in Anlehnung an historische Abbildungen entstanden sind. Zu den ältesten überlieferten Handbänkchen zählen Exemplare, die bis 1644 einer Frau namens Katharina Hummel gehörten, die durch eine angebliche Wunderheilung wieder gehen konnte und ihre Bänkchen der Stadtkirche Leonberg hinterließ (Bauer – Dürr 1998). Die Objektrecherche erweist sich insgesamt als schwierig, da diese Bänkchen keinen allgemein akzeptierten Terminus besitzen und u. a. auch als „bockförmige Krücken mit runden Handgriff" bezeichnet werden (Habrich et al. 1982, S. 66–67, mit Abb.).

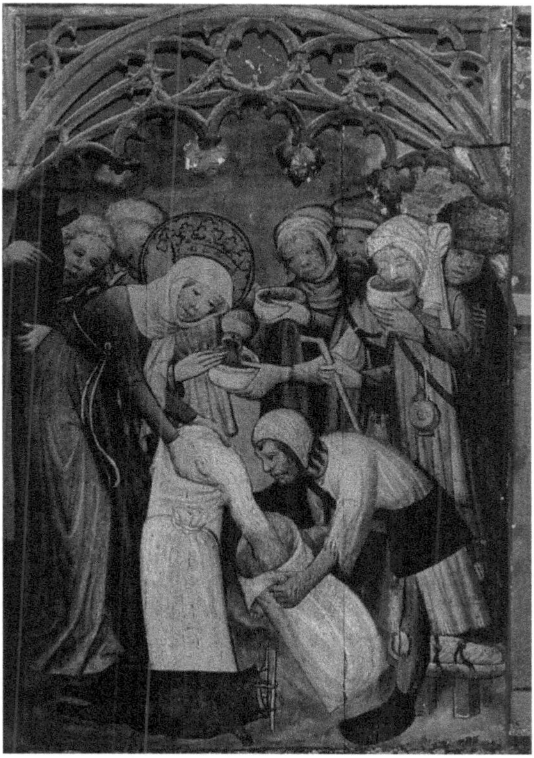

**Abb. 98:** Heiligengeist-Hospital zu Lübeck. Wandgemälde von der Brüstung des Sängerchores. Zweiter Konrad von Soes-Schüler, 1420–1450.

auch, nach dem Tod des Nutzers oder bei Bruch ins Feuer gelangten oder vergangen sind.

Kunsthistorische Quellen sind, wie zu Beginn der Arbeit angeführt, nicht als reales Abbild der Zeit zu verstehen, da sie Stereotypen wiedergeben. Dementsprechend ist beispielsweise auffallend, dass Leprose auf bildlichen Darstellungen in der Regel volles Haar besitzen, obwohl Alopezie eine leprakenntypische Erscheinung gewesen ist. Möglicherweise sind verschiedene Krankheiten und

Symptome in diesen Bildern dargestellt, trotzdem Lepra bereits im Mittelalter relativ sicher erkannt wurde.[1000]

### *4.2.1.4 Lepraschau*

Galt eine Person als verdächtig, an Lepra erkrankt zu sein, musste sie sich in der mittelalterlichen Gesellschaft der sog. Lepraschau unterziehen. Zunächst suchte der Betroffene aus eigenem Antrieb bzw. auf Drängen anderer Personen den Stadtrat auf. Nach Überprüfung des Gesuchs erhielt er ein Schreiben, mit dem er sich in Begleitung eines städtischen Bediensteten zur Schauuntersuchung, zum *Examen leprae*, zu begeben hatte. Mitunter erfolgte eine lange Reise, da die Untersuchungen nicht an jedem Ort möglich waren. Die Betroffenen mussten für Lepraschau und Reise finanziell selbst aufzukommen, sofern sie nicht mittellos waren. Im Fall einer sozialschwachen Lage, erhielt der Betroffene hingegen Unterstützung.

Für das 11./12. Jh. sind relativ verlässliche Diagnosemethoden des *Examen leprae* überliefert.[1001] Beispielsweise suchte ein Medizinalvertreter, darunter Bader, Babier(-chirurgen) und *physici*, mittels eines Kolbens, der die Nasenöffnung spreizte, nach Geschwüren in den Naseneingängen. Mit einer Nadelprobe wurden Sensibilitätsstörungen überprüft. Eine Singprobe sollte veranschaulichen, ob der Betroffene unter einer rauen Stimme litt. Die genaue Untersuchung des Daumens bezweckte die Feststellung eines möglichen Muskelschwunds. Aus heutiger Sicht weniger hilfreich war hingegen der Aderlass zum Auffinden erdiger Rückstände.

Bestätigte sich der Lepraverdacht, erfolgten z. T. drastische Maßnahmen, die jedoch zeitliche, regionale und standesbegründete Abweichungen aufwiesen. In der Regel hatte der Betroffene sich außerhalb einer Siedlung niederzulassen. Er erhielt spezielle Kleidung und Attribute, die ihn als Leprosen kennzeichneten. Hierzu gehörten ein dunkler Umhang und eine dem Pilgerhut ähnliche Kopfbedeckung sowie ein Bettelsack, zudem ein Gefäß und ein Geräusche erzeugendes Instrument, wie Glocke, Klapper oder Horn (Abb. 99).[1002] Die angesprochenen Attribute sind kaum durch archäologische Grabungen überliefert. Ein seltener Fund, eine bronzene Schelle, stammt aus dem Abraum der Leprosorie St. Nikolai

---

1000 Zur Ansprache mehrere Krankheiten unter dem Sammelbegriff Lepra vgl. u. a. SCHADEWALDT 1969, insb. S. 125 sowie RUFFIÉ ET AL. 2000, S. 83.

1001 Zu den Methoden der Lepraschau vgl. KLÖVEKORN 1966, S. 61–63 und WINDEMUTH 1995, S. 135–138.

1002 WINDEMUTH 1995, S 138–140.

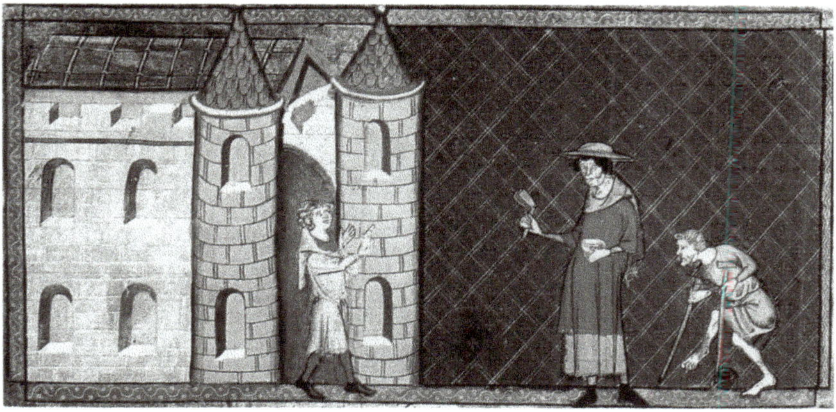

**Abb. 99:** Bettelnde Kranke vor der Stadt, mit mindestens einem Leprosen (Mitte). Miroire Historical des Vincent de Beauvais, um 1333–1350.

in Hildesheim und datiert nach 1422; ihr Zweck ist nicht mit Sicherheit zu bestimmen.[1003] In der Regel sind derartige Relikte jedoch eher aus Sammlungen und Museen bekannt, so beispielsweise aus den Museen von Leiden und Gauda sowie dem Science Museum in London.[1004] Die in den Ausstellungen befindlichen Lepraklappern datieren in das 16. bis 18. Jh., zeichnen sich durch annähernd gleicher Größe von ca. 20,0 cm aus und besitzen geschnitzte Ornamente. Die späte Datierung der angesprochenen Stücke ist nicht ungewöhnlich; Lepra kam im vorliegenden Untersuchungsgebiet bis ins 19. Jh. sporadisch vor.

Lepromatöse Veränderungen sind auch noch in der Frühen Neuzeit sowie im frühindustriellen 18./19. Jh. an archäologisch-anthropologisch untersuchtem Skelettmaterial nachweisbar, wenngleich die Infektionskrankheit im vorliegenden Untersuchungsgebiet zu dieser Zeit nicht mehr endemisch gewesen ist. Wahrscheinlich führten nun anderen Faktoren zu einer Ansteckung als die oben für das Mittelalter genannten. Ein besonderer Schwerpunkt liegt in diesem Zusammenhang auf der Mobilität breiter Bevölkerungsschichten, wie die

---

1003 Habrich et al. 1982, S 140–141. Ein weiteres Glöckchen stammt aus dem schweizerischen Siechenhaus von Burgdorf. Es datiert in das 18./19. Jh. Die Zeitstellung lässt bei der Interpretation als Siechenschelle Zweifel aufkommen (Glatz – Gutscher 1995, Kat.-Nr. 133, Abb. 83).

1004 Habrich et al. 1982, S. 130–140.

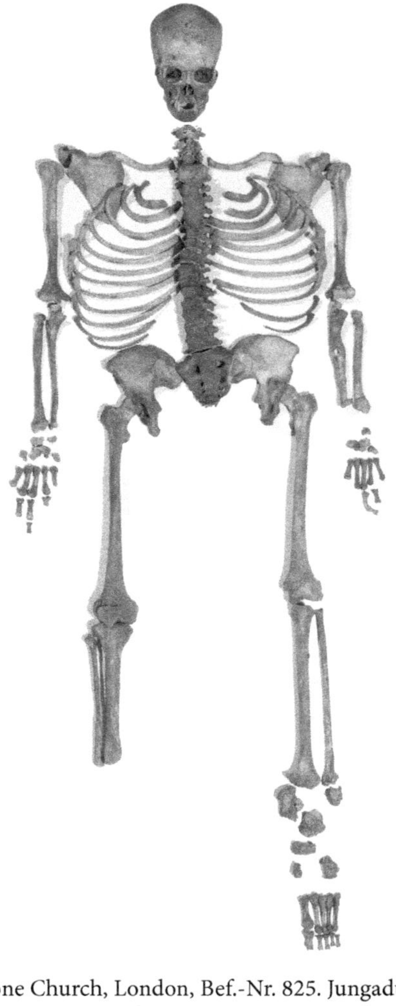

**Abb. 100:** St. Marylebone Church, London, Bef.-Nr. 825. Jungadultes Individuum mit lepratypischen Veränderungen sowie Spuren einer Amputation.

knöchernen Überreste eines jungen Mannes aus St. Marylebone Church in London veranschaulichen (Abb. 100).[1005] Er verstarb zwischen dem 18. und 25.

1005 Vgl. Hundeiker – Brömmelhaus 2007; Walker 2009.

Lebensjahr im 19. Jh. und wies lepratypische Merkmale auf. Der Grad der Veränderungen deutet darauf hin, dass sich das betroffene Individuum bereits im Kindesalter infiziert hatte. Die Amputation des rechten Unterschenkels am distalen, d. h. dem Körper abgewandten Ende, geschah wahrscheinlich als Reaktion auf eine Infektion oder Gangrän des Fußes. Lepra war im 19. Jh. in Großbritannien selten. Die Bearbeiter des Fundes vermuten daher, dass der junge Mann einer reichen Londoner Familie entstammte, die für einige Zeit, eventuell zwecks Pflege von Handelsbeziehungen, in Indien, Ostasien oder Afrika lebte. Infolgedessen könnte sich der Junge im Ausland angesteckt haben und mit Beginn der Schulreife wieder nach England gekommen sein. Ebenso ist eine Krankheitsübertragung durch reisende, infizierte Familienmitglieder denkbar.[1006]

## 4.2.2 Leprosorien

Leprosorien, außerstädtische Hospitäler v. a. für Leprakranke, sind bereits für die Völkerwanderungszeit in Frankreich außerhalb von Siedlungen nachweisbar. Zu unterscheiden sind Behausungen von Feldsiechen, die nur für kurze Zeit Bestand hatten, sowie fest errichtete Institutionen.[1007]

### *4.2.2.1 Feldsiechen*

Die ältesten Nachweise lepratypischer Skelettveränderungen sind aus Ägypten überliefert und wurden u. a.von Møller-Christensen vorgestellt.[1008] Aus Indien stammen die Überreste eines Leprosen, die ca. 4000 Jahre alt sein könnten.[1009] Zu den frühesten osteologischen Belegen im deutschsprachigen Raum gehören Skelette mit lepratypischen Veränderungen aus Rottenburg am Neckar, die in das 7. Jh. datieren.[1010] Die Toten aus Rottenburg waren außerhalb von Wohn- und

---

1006 Miles et al. 2008, S. 128–132, Bef.-Nr. 825.

1007 Außerstädtische Siedlungen für Leprose existierten wahrscheinlich schon früher, so wie auch die Krankheit bereits in der Antike bekannt war. Beispielsweise berichtet der griechische Arzt Aretaios von Kappadokien (Aretaios II, 13) im 1. Jh. n. Chr. von der Aussetzung erkrankter Verwandter (Leven 2005, S. 79–82; Gerhard – Kropf 2008).

1008 Møller-Christensen – Hughes 1966, S. 232–233; Kolta 1982.

1009 Robbins et al. 2009.

1010 Zum Befund von Rottenburg vgl. Löwen 2000. In das 6. Jh. scheint das Skelett eines leprosen Mannes zu datieren, der würdevoll und mit Waffenausrüstung auf einem Gräberfeld in Burggen, Lkr. Weilheim-Schongau, Oberbayern, bestattet wurde (Gerhard – Kropf 2008). Befunde von den Britischen Inseln sind mitunter noch älter und stammen bereits aus dem 4./5. Jh. (Reader 1974).

Nutzflächen bestattet worden. Diese Beobachtung wird unter Berücksichtigung von Schriftquellen umso verständlicher, da die Absonderung von Aussätzigen seit dem 7. Jh. rechtlich bestimmt wurde. So lautet das Edikt des Langobardenkönigs Rothari aus dem Jahr 643:

> „Wird einer aussätzig und steht der Sachverhalt für Richter und Volk zweifelsfrei fest, verweist man ihn aus der Stadt und seinem Haus, auf dass er abgeschieden hause, da ist er nicht (mehr) befugt, sein Gut zu veräußern oder jemanden anzudingen. Denn (von) demselben Tag (an), da er aus seinem Hause verwiesen ward, gilt er als tot.“ [1011]

Einblicke in die *registres* ermöglichen eine Vorstellung von der Unterbringung der Leprosen. Das Register des Dekanats von Maastrich vermerkt, dass

> „[...]eine Feldsiechensiedlung oder auch Einzelunterkunft außerhalb des Dorfes zu liegen habe und zwar 60 Fuß vom nächsten Haus entfernt an einem fließenden Gewässer, andernfalls müsse ein Brunnen gebohrt werden zum ausschließlichen Gebrauch der Leprakranken. Hausgeräte und Wäschestücke werden aufgeführt, mit denen die Feldhütten auszustatten sind, die Bereitstellung von Lebensmitteln und Brennholz wird geregelt und die Kleidung – graues Gewand mit Pelerine und Wintermantel mit Pelzmütze – vorgeschrieben.“[1012]

Nach dem Ableben der Kranken wurden die Behausungen der Feldsiechen in der Regel niedergebrannt.[1013] Die geforderte Umgebungssituation blieb bis in die Neuzeit bestimmend und übertrug sich auf die festen Bauten: die Leprosorien. Auch sie entstanden immer außerhalb der Stadt, in der Nähe zu Gewässern sowie einer viel frequentierten Straße.

#### *4.2.2.2 Leprosorien*

Die Ausbreitung der Lepra erlebte im 12. Jh. einen Aufschwung, erreichte im 13. Jh. den Höhepunkt und klang daraufhin allmählich wieder ab.[1014] Dieses Phänomen steht zeitlich im Zusammenhang mit der Entstehung neuer Städte, zunehmenden Bevölkerungszahlen, wirtschaftlichem Aufschwung und

---

1011 Kap. 176 *De leproso*, zitiert nach Beyerle – Schröbler 1947, S. 62–63.

1012 Windemuth 1995, S. 119.

1013 Ebd.

1014 In Bezug auf den Ausbruch der Lepra wurde u. a.ein Zusammenhang zwischen Zunahme der Infektionskrankheit und dem Klima vermutet (Roberts – Cox 2003, S. 228): „The rise and falls of leprosy coincide respectively with what is known as the ‚medieval warm epoch‘ of AD 1150–1300 and the ‚climatic worsening‘ of AD 1300–1500. It is known that survival of the bacilli outside the body is reduced with lower temperatures and that precipitation levels also play a part.“

florierendem Handel.[1015] Leprose hatten sich auch im Hoch- und Spätmittelalter von Gesunden zu distanzieren und eine sie kennzeichnende Kleidung zu tragen. Sie sollten akustisch auf sich aufmerksam machen und es war ihnen untersagt, jederzeit zu betteln. Ein Unterschied zur Leprosenbehandlung im Frühmittelalter war jedoch die Entstehung fester Behausungen für Leprose im gesamten Untersuchungsgebiet. So entstanden ab dem 11./12. Jh. auch im deutschsprachigen Raum gestiftete Unterkünfte, wie sie in Frankreich wahrscheinlich bereits seit dem 6. Jh. und auf den Britischen Inseln seit dem 7. Jh. existierten.[1016] Anders als Bürgerhospitäler blieben Leprosorien jedoch auch nach den Stadterweiterungen außerstädtisch. Der Übergang von geistlichen zu kommunalen Einrichtungen, die etwa seit dem 14. Jh. unter städtischer Aufsicht bestanden, schließt Leprosorien hingegen mit ein.[1017]

Leprosorien nahmen selten mehr Insassen als kleine Hospitäler auf, d. h. in der Regel zwölf bis 30 Kranke; das Melatenhaus in Köln nennt im Jahr 1247 dennoch ca. 100 Menschen, zu denen jedoch auch das gesunde Personal zählte.[1018] Aussätzige, die keinen Platz in einer Leprosorie fanden, gingen auf Wanderschaft und erbettelten sich ihren Lebensunterhalt außerhalb der Städte.[1019] Es stellt sich die demnach die Frage, nach welchen Kriterien die Plätze vergeben wurden, da doch scheinbar mehr Anwärter als Betten in Leprosorien zur Verfügung standen.[1020] Schriftquellen lassen erkennen, dass v. a. eigene Stadtbürger das Anrecht

---

1015 Der Rückgang der Lepra ist eventuell teilweise auf eine Immunisierung der Menschen zurückzuführen. Da Handel und Bevölkerungsdichte konstant blieben bzw. sogar zunahmen, können sie nicht zum Rückgang beigetragen haben.

1016 Roberts – Cox 2003, S. 271. Stiftungsurkunden von Leprosorien sind häufig nicht erhalten. Dies erschwert die Feststellung von Gründungszeitpunkt und Stifter (vgl. Mehl 1993, S. 61).

1017 Für das Leprosorium Allerheiligen in Rottweil vgl. Mehl 1993, S. 121.

1018 Verschiedene Quellen werden u. a. in Windemuth 1995, S. 133 vorgestellt. Zu Melaten in Köln siehe Schmitz-Cliever 1972, S. 202–203.

1019 Jankrift 2003, S. 119. Leprosorien boten jedoch auch umherziehenden Leprosen Unterkunft und Verpflegung für maximal zwei Tage an. Danach mussten sie eine andere Einrichtung aufsuchen (Jankrift 2005, S. 140).

1020 Aufgrund der langsam voranschreitenden Krankheit lebten manche Betroffene mehrere Jahrzehnte im Leprosorium, bis sie schließlich verstarben. Windemuth arbeitete beispielsweise anhand von Schriftquellen heraus, dass die Insassen der Leprosorie Melaten in Aachen zwischen wenigen Tagen und bis zu 37 Jahren in dieser Institution verbrachten (Windemuth 1995, S. 134). Diese Beobachtung deckt sich mit der Tatsache, dass sich viele Leprosen im Kindesalter mit dem *Mycobacterium leprae* infizierten (Brander – Lynnerup 2002, S. 146).

auf einen Platz in der zugewiesenen Einrichtung erhielten und die Vergabe auch an Pfrüdner erfolgte, die entweder zu arm und zu krank waren, um weiterzuziehen oder sich einkauften. Gerade zum Ende des Mittelalters führten erkaufte Pfünden wiederholt zum Missbrauch, da auch Gesunde gegen einen finanziellen Aufwand Unterkunft in Leprosorien erhielten.[1021] Dieser Prozess wurde aufgrund des Rückgangs der Krankheit schließlich sukzessive zur Norm.

Der Alltag war in Leprosorien ähnlich wie in anderen mittelalterlichen Fürsorgeeinrichtungen präzise gegliedert und streng reglementiert. Ein absichtlicher Verstoß gegen die Bestimmungen konnte zur Ausweisung des Betreffenden führen.[1022] Die nach Geschlechtern getrennt lebenden Insassen verbrachten ihre Zeit v. a. im Gebet.[1023] Zudem hatten sie zu arbeiten, solange sie dazu gesundheitlich fähig waren. Zu ihren Aufgaben zählten beispielsweise „Kochen und Waschen, den Siechengarten bewirtschaften, Brennholz schlagen und sammeln [sowie] andere Kranke [zu] pflegen und [zu] versorgen".[1024] Teilweise durfte sie auch über Besitz verfügen, der nach ihrem Tod an die Einrichtung überging.[1025]

### *4.2.2.2.1 Archäologische Belege zur Ausstattung*

Leprosorien bestanden in der Regel aus einem größeren Hof, Wohn- und Wirtschaftsgebäuden, Kapelle und Friedhof.[1026] Die Unterkünfte konnten ähnlich den Beginenhöfen aus einzelnen, sich um eine Kirche gruppierenden Häusern bzw. Wohnungen bestehen und demnach ein recht individuelles Leben ermöglichen – dies wird u. a. für Melaten bei Aachen vermutet.[1027] Eine andere Möglichkeit war die Unterbringung in einen Hallenbau, wie im Leprosorium von Stettin, ähnlich vielen städtischen Hospitälern.[1028] Die Rechtmäßigkeit eines Leprosenfriedhofs

---

1021 Windemuth 1995, S. 146.

1022 Zu den schlimmsten Vergehen zählte das unerlaubte Verlassen des Leprosenhofes. Dies wurde u. a. mit Aussetzen der Pfründe, Verlust der Pfründe oder auch Geldbußen gemahnt (Windemuth 1995, S. 142).

1023 „Das emsige Beten war als beschäftigungstherapeutische Maßnahme wohl überlegt und gab darüber hinaus den Aussätzigen als bewußt erlebte Handlung auch einen gewissen Lebenssinn." Windemuth 1995, S. 143.

1024 Mehl 1993, S. 128.

1025 Windemuth 1995, S. 142; Mehl 1993, S. 127.

1026 Die Leprosorie Allerheiligen in Rottweil besaß zudem ein Gefängnis zur Verwahrung von kriminell gewordenen Leprosen, „Narren und tobsüchtigen Kranken" (Mehl 1993, S. 66).

1027 Schmitz-Cliever 1972, S. 203.

1028 Ebd.

wurde auf dem 3. Laterankonzil von 1179 in Rom beschlossen.[1029] Zu den angeführten Ausstattungen einer Leprosorie zählten weiterhin Ländereien zur Selbstversorgung mit Obst, Gemüse und Getreide. Überlieferte Speisezettel lassen eine ähnlich gute Kost erkennen, wie dies schon für städtische Hospitäler festgestellt wurde. Sie bestand aus Fleisch und mitunter aus Feigen, Mandeln sowie Bier und Wein.[1030] Die Finanzierung von Speisen, die nicht aus Eigenanbau verfügbar waren, ist v. a. auf zahlreiche Stiftungen und Spenden zurückzuführen.

Nach dem Rückgang der Lepra blieben viele Leprosorien Fürsorgeinstitutionen, jedoch für eine andere Klientel. Das im 14. Jh. gegründete Leprosorium von Spangenberg im Schwalm-Eder-Kreis nahm beispielsweise ab der zweiten Hälfte des 16. Jh. Arme und Pfründer auf, Gleiches ist auch für St. James und St. Mary Magdalene in Chichester zu bemerken (s. u.).[1031] Andere Einrichtungen wurden mitunter zu Pest- oder auch Franzosenhäusern umgewandelt.

Die bauliche Ausstattung sowie der Alltag in einer Leprosorie sind u. a. durch archäologische Untersuchungen im Siechenhaus von Burgdorf in der Schweiz überliefert.[1032] Es stammt aus dem 15. Jh. und lag außerhalb der Stadt an der *via regia*, in der Nähe zur Emme. Die Siechenamtsrechnungen nennen Gebäude, für die u. a. Reparaturen anfielen. Demnach verfügte das Leprosorium Burgdorf über Küche, Fleischkammer, Keller, Stall, Schuppen und Speicher, weiterhin über eine Bade- und Schwitzstube sowie ein Gefängnis.[1033] Diese Aufteilung findet sich auch in anderen Leprosorien wieder, die nur mithilfe von Schriftquellen näher bekannt sind.[1034] Die Konventstube im Erdgeschoss diente sicherlich als

1029 MAGILTON – JUDD 2008, S. 33.

1030 WINDEMUTH 1995, S. 144–145. Feigen und Mandeln wurden auch im Zusammenhang mit den städtischen Hospitälern öfter erwähnt (→ Kap. 3.3.3.1 *Hospitäler/medizinische Pflege und Behandlung*), beispielsweise in St. Mary Hospital in London, St. Mary Ospringe, Kent sowie den Heilig-Geist-Hospitälern von Stein am Rhein und Bad Windsheim. Diese Feststellung führt zu zwei Interpretationsmöglichkeiten: Entweder waren derartige Produkte generell nicht so selten wie oft postuliert, oder sie stellten eine krankentypische Kost innerhalb von Hospitälern dar. Mandeln waren zudem während der Fastentage beliebt.

1031 WINDEMUTH 1995, S. 122.

1032 Gebäudestrukturen sind auch von der Leprosorie Melaten bei Aachen überliefert (vgl. zur Baugeschichte von Melaten SCHMITZ-CLIEVER 1972).

1033 GLATZ – GUTSCHER 1995, S. 12.

1034 Eine ähnliche Bebauung und Raumaufteilung ist beispielsweise für das Leprosenhaus Allerheiligen in Rottweil bekannt. Das im 17. Jh. errichtete Gebäude soll zwei Stockwerke besessen haben, mit einem großen Gemeinschaftsraum, teilweise beheizbaren Einzelkammern, einer Stube für die Schwerkranken, einer Stube für „Insassen mit ansteckenden und ekelerregenden Krankheiten“ sowie einer Arrestzelle. Im

Aufenthalts- und Speiseraum, wahrscheinlich befand sich dort auch ein Altar. In den im Erd- und Obergeschoss befindlichen Kammern waren Pfründner untergebracht. Der Wunsch nach Privatsphäre, wie er schon für städtische Hospitäler festgestellt werden konnte, wurde im ausgehenden Mittelalter folglich auch in Leprosorien akzeptiert und unterstützt.

Siechenamtsrechnungen sowie eine „Rodel über den Hausrat des Siechenhauses 1672–1794“ beleuchten einen wichtigen Punkt innerhalb dieser späten Einrichtungen: die Gesundheitspflege. Für Burgdorf sind Badestube und Schwitzbad überliefert, ebenso die Nutzung von Barbierbecken, Schröpfköpfen und Salbentöpfchen.[1035] Schwitz- und Badestube befanden sich im Erdgeschoss, nach der Interpretation der Bearbeiter jedoch räumlich voneinander getrennt (Abb. 101 und 102). Dies erscheint angesichts des Ablaufs in einer städtischen Badestube ungewöhnlich (→ Kap. 5.3.2.2 *Badebetrieb*). Der als Badestube angesprochene Raum besitzt eine Größe von nur 1,35 x 2,0 m und verfügte über eine nach außen führende Abflussrinne sowie einen Bottich. Zwei aus dem Inneren des Raumes geborgene Salbengefäße könnten die Deutung des Bottichs als Badegefäß unterstützen.[1036] Die Größe der Badestube sowie die Distanz zur Schwitzkammer lassen Zweifel an der Interpretation aufkommen. Demnach könnte der Raum auch im Zusammenhang mit der Tätigkeit der Köchin zu sehen sein, deren Stube und Küche unmittelbar anschlossen. Eine Waschküche wäre folglich denkbar. Die Schwitzstube hingegen misst 3,5 x 4,6 m und war mit einem nach außen führenden Abfluss sowie einem Gewölbe versehen. Ein Gefälle beförderte Abwasser zur Rinne. An der Ostwand wurde ein Sockel rekonstruiert, auf dem sich wahrscheinlich eine Wanne befand. Ein Ofen komplettiert diesen Befund. All diese Merkmale entsprechen denen einer Badestube.

Medizinische Maßnahmen spiegeln sich archäologisch in Apothekenfläschchen, Salbentöpfchen und Schröpfköpfen wider.[1037] Sie verdeutlichen zeitgemäße Behandlungen von frühneuzeitlichen Leprosen mit pharmazeutischen Heilmitteln, Bädern, Aderlass und Schröpfen.[1038] Chirurgische Instrumente, wie Amputationssägen und Brenneisen, fehlen in Burgdorf, wie sie auch in anderen

---

Erdgeschoss befanden sich Badestube, Küche, ein Raum für die Wäsche sowie ein Raum für die Siechenmagd (Mehl 1993, S. 68).

1035 Glatz – Gutscher 1995, S. 14, 48.

1036 Ebd., S. 31–32.

1037 Glatz – Gutscher 1995, S. 54–60.

1038 Rawcliffe 2006, S. 213–232.

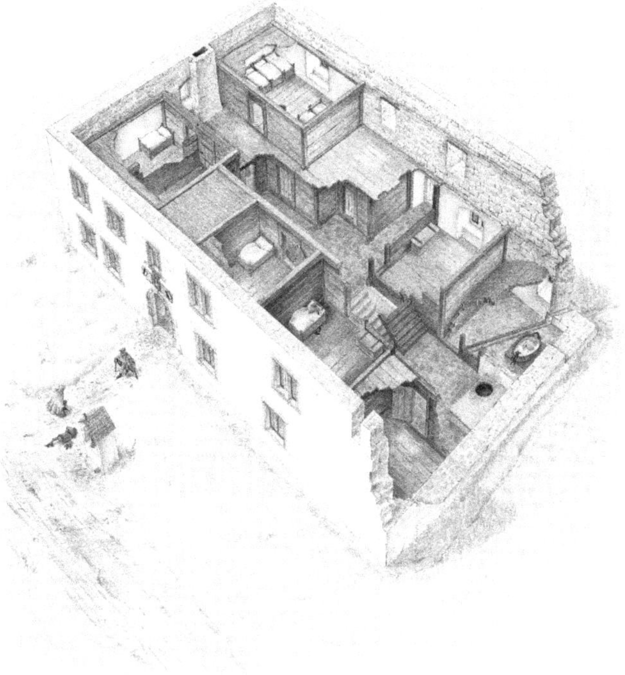

**Abb. 101:** Siechenhaus von Burgdorf. Mögliche Innenaufteilung.

Fürsorgeeinrichtungen kaum bis gar nicht nachweisbar sind.[1039] Dies ist u. a. damit zu erklären, dass chirurgisch gebildete Medizinalvertreter nicht vor Ort wohnten. Brenneisenbehandlungen bei lepratypischen Pathologien waren nachweislich auf den Britischen Inseln weitverbreitet. Mit dieser Methode wurden beispielsweise Geschwüre ausgebrannt. Eine andere Möglichkeit, die ebenfalls

1039 Archäologisch-anthropologische Belege für chirurgische Eingriffe von Leprosenfriedhöfen sind ebenfalls selten. Sie liegen beispielsweise aus der Leprosorie St. Mary Magdalene im britischen Winchester vor. An den knöchernen Überresten eines leprosen Jugendlichen (SK19) waren die Folgen einer Fußamputation sichtbar (ROFFEY – TUCKER 2012, Abb. 12).

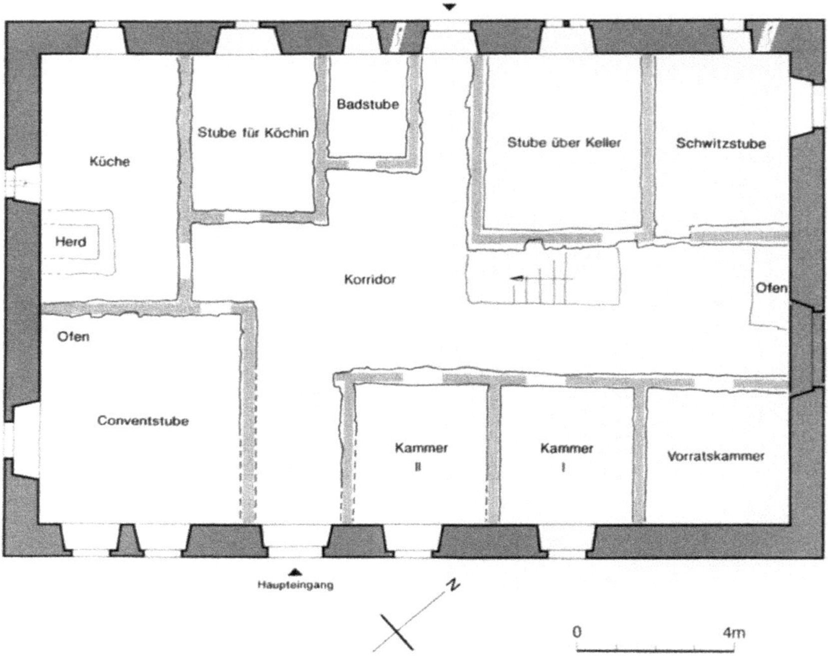


**Abb. 102:** Siechenhaus von Burgdorf. Grundriss und mögliche Innenaufteilung im Erdgeschoss.

nur durch Schriftquellen belegt ist, bestand im Bestreichen der Wunden mit ätzenden Mitteln, die beispielsweise Bestandteile von Arsen oder Vitriol enthielten.[1040]

Historische Arbeiten lassen vermuten, dass Medizinalvertreter, wie Stadtärzte, Scherer, Bader, Balbierer, Chirurgen, fremde Ärzte und Scharfrichter, erst seit der Frühen Neuzeit regelmäßig in Leprosorien arbeiteten, wie etwa im Leprosenhaus Allerheiligen in Rottweil.[1041] Aufgrund des Rückgangs der Krankheit lebten zu jener Zeit bereits zunehmend weniger Leprose in

1040 Rawcliffe 2006, S. 236. Vitriole sind kristallwasserhaltige Sulfate (Salze der Schwefelsäure) von zweiwertigen Metallen, die schon im Mittelalter Interesse bei Wundärzten erweckten (siehe Lehmann 1985, S. 117).

1041 Mehl 1993, S. 138.

diesen Einrichtungen, sondern vielmehr Menschen „ungesunden leibs".[1042] Inventarlisten und geborgene Trinkgefäße, wie Stangen- und Kelchgläser, Warzenbecher und bunt gefärbte Gläser aus dem 16. Jh. bezeugen einen guten Lebensstandard für die Insassen im Siechenhaus von Burgdorf.[1043]

### 4.2.3 Kritische Überlegungen

#### *4.2.3.1 Identifizierungsprobleme*

Leprosorien sind auf Grundlage skelettaler Überreste von den dazugehörigen Friedhöfen archäologisch nur schwer identifizierbar, sofern allein makroskopische Untersuchungen zur Verfügung stehen. Ursache ist der latente Krankheitsverlauf, infolgedessen sich typische Knochenläsionen erst relativ spät entwickeln und selbst dann nicht sicher von den Symptomen anderer Krankheiten wie Syphilis oder Tuberkuose unterschieden werden können.[1044] Tatsächlich sterben noch in der Gegenwart über 85 % der mit Lepra Infizierten vor Entstehung dieser Manifestationen.[1045] Zuweisungsprobleme, die sich in diesem Zusammenhang ergeben, verdeutlicht beispielsweise ein Friedhof im dänischen Stubbekøbing. Dieser wurde zunächst auf Grundlage von Schriftquellen als Bestattungsplatz einer spätmittelalterlichen bis frühneuzeitlichen Leprosorie identifiziert. Anthropologische Untersuchungen schienen dieser Zuschreibung jedoch zu widersprechen, da unter den 60 freigelegten Individuen nur vier ein *facies leprosa* aufwiesen.[1046] Die übrigen Individuen besaßen zu einem hohen Prozentsatz andere Pathologien, wie Mangelerscheinungen, Periostitis und

---

1042 Ebd., S. 134.

1043 Glatz – Gutscher 1995, S. 50.

1044 „Tuberculosis and the treponemal diseases of yaws and veneral syphilis may affect the rhinomaxillary area. The changes in the hands and feet may also be caused by the joint diseases such as psoriatic and non-specific septic arthritis, and conditions that lead to flexion deformities of the hands and feet such as congenital claw-hand, and dorsal tarsal bars caused by flatfootdness, pyogenic osteomyelitis, frostbite and diabetes mellitus. The lower leg periostitis may also be the result of a number of conditions such as non-specific infection, which may be the result of ‚stress', trauma, treponemal disease, primary and secondary hypertrophic osteoarthropathy, vitamin C deficiency, overlying soft tissue infection, including venous stasis, and infantile cortical hyperostosis." Schultz – Roberts 2002, S. 90.

1045 Roberts – Cox 2003, S. 270.

1046 Im Gegensatz dazu besaßen in St. Mary Magdalen, in Winchester, 33 von 38 Toten leprose Veränderungen (Roffey – Tucker 2012). Ein derart hoher Nachweis ist bisher singulär.

Frakturen. Diese Aufzählung mag auf den ersten Blick gegen Leprose sprechen. Tatsächlich unterstreicht die Kumulation der Symptome jedoch die Zuweisung. So kennzeichnet die überwiegende Abwesenheit lepromatöser pathophysiologischer Schädigungsmuster den latent fortschreitenden Krankheitsverlauf und den frühen Tod der Betroffenen. Zudem kann der prozentual häufige Nachweis von Periostitis und Frakturen zwar viele Ursachen haben, er ist jedoch auch bei einer Infektion mit dem *Mycobacterium leprae* symptomatisch. Periostitis an den Langknochen ist eine bekannte Erscheinung bei Leprosen. Insbesondere männliche Leprakranke weisen häufig Knochenbrüchen auf, da sie aufgrund eines niedrigen Testosteron- und Östradiolspiegels über eine geringe Knochendichte verfügen.[1047] Dies bestätigen die Auswertungen in Stubbekøbing: Alle sechs Individuen, die Frakturen aufweisen, sind Männer. Ihre Knochen besitzen eine geringe Knochendichte und sind zu Lebezeiten wiederholt gebrochen; 20 Frakturen kommen auf sechs Individuen.[1048] Die Prädominanz ist nicht mit einem Männerüberschuss zu erklären, da das Geschlechterverhältnis in Stubbekøbing relativ ausgeglichen ist.

Ebenfalls bemerkenswert im Befund von Stubbekøbing ist die Verteilung von Nichterwachsenen (15) zu Erwachsenen (45).[1049] Zwar erfolgt eine Ansteckung häufig bereits in der Kindheit, erste sichtbare Krankheitsspuren treten allerdings erst Jahre später auf. Thomas Brander und Niels Lynnerup stellten vier Interpretationsmodelle vor, die die verschiedenen Pathologien sowie die Altersverteilung erklären und ebenso auf andere mögliche Leprosenfriedhöfe zutreffen könnten.

1. Möglichkeit: Keines der 60 Individuen von Stubbekøbing kam aufgrund einer Lepraerkrankung in die Institution und die derart interpretierten Pathologien haben andere Ursachen, etwa Rheuma und/oder Osteomyelitis.
2. Möglichkeit: Stubbekøbing nahm Bedürftige, aber generell selten Leprose auf.
3. Möglichkeit: Die Bewohnerschaft bestand hauptsächlich aus Leprakranken und die festgestellten Pathologien weisen auf einen allgemein schlechten

1047 Auch in der Skelettserie der Leproserie St. James and St. Mary Magdalene in Chichester sind Frakturen mit 15,1 % häufig vertreten. Zu 85,4 % betreffen sie auch hier v. a. Männer. Der Schwerpunkt liegt bei Brüchen der Schlüsselbeine und Vordergliedmaßen; er gleicht in der Ethologie damit jenen Frakturen, die durch Unfälle verursacht werden. Diese Beobachtung bei Leprosen steht im deutlichen Zusammenhang mit Sensibilitätsstörungen an Füßen und anderen Lähmungserscheinungen sowie daraus resultierenden Stürzen (Judd – Roberts 1998).

1048 Brander – Lynnerup 2002, S. 146.

1049 Ebd., Tab. 1.

Gesundheitszustand der Insassen hin. Daher verstarben sie häufig vor der Manifestation sichtbarer Knochenläsionen.

4. Möglichkeit: Lepra verschwand im Zuge der Frühen Neuzeit, wahrscheinlich infolge einer gewissen Immunisierung des menschlichen Organismus. Die Friedhofsserie datiert spät, somit könnte sich die Krankheit bereits auf dem Rückzug befunden haben und der Ausbruch der Krankheit setzte erst im späten Alter ein. Da Leprose generell kein hohes Alter erreichten, bildeten sich keine lepratypischen Veränderungen.[1050]

Für Stubbekøbing ist zusammen mit weiteren archäologisch untersuchten Leprosenfriedhöfen aus Großbritannien, Dänemark und dem deutschsprachigen Raum anzunehmen, dass die Einrichtung sowohl Leprose als auch Menschen mit anderen Gebrechen sowie Arme aufnahm, jedoch ist dies stets unter chronologischen Geschichtspunkten zu betrachten.

Leprosenfriedhöfe erbringen folglich nicht allein leprose Individuen. Dies führt bei mangelnder Quellenlage zu Unsicherheiten in der Ansprache entsprechender Einrichtungen und mit Blick auf mögliche Leprose außerhalb von Leprosorien verstärken sich die Bedenken, da ihr Nachweis nicht in die Vorstellung von der Aussetzung Leproser zu passen scheint. Charlotte Roberts stellte 2002 Belege von lepromatös veränderten Bestatteten aus unterschiedlichen Kontexten im Britischen Raum zusammen:

> „For the later and post-Medieval periods the range of contexts include, for […] 27 sites, general Medieval cemeteries (4), a cist cemetery (1), cemeteries associated with abbeys (2), friaries (4), churches (3), a chapel (2), a priory (1), cathedrals (2), non-leprosy hospitals (3), leprosy hospitals (4) and a monastery (1).“[1051]

Diese Beobachtung ist in Hinblick auf jene wandernden Leprakranken, die keine dauerhafte Aufnahme fanden, verständlich. Es kann daher postuliert werden, dass nicht nur Kranke und Arme in Leprosorien, sondern zuweilen ebenso Leprose in städtischen Hospitälern bzw. monastischen Einrichtungen unterkamen – ob sie dort nur temporär oder für länger Zeit Unterstützung erhielten, ist nicht allgemein zu beantworten und divergierte sicherlich aufgrund verschiedenster Umstände. Um dies näher zu untersuchen, wäre eine genaue Datierung der Leprosen erforderlich. Möglicherweise finden sie sich auf Gemeindefriedhöfen und in städtischen Hospitälern erst wieder, als sich die Krankheit bereits auf dem Rückzug befand. Quellenbelege, die diese These stützen und gleichzeitig

---

1050 Brander – Lynnerup 2002, S. 146.
1051 Roberts 2002, S. 214.

aufzeigen, dass Leprose dennoch die Teilnahme am bürgerlichen Leben versagt blieb, sind vorhanden. Demnach wurden etwa die Siechen des Leprosenhauses Allerheiligen in Rottweil ab Mitte des 17. Jh. häufig fern dieser Einrichtung, etwa auf den Kirchhöfen der Altstadt, bestattet.[1052]

Wahrscheinlich waren Aufnahme und Abgrenzung Einzelner nicht nur von der Krankheit *per se* und deren zeitlicher Entwicklung abhängig, sondern auch von sozialwirtschaftlichen Faktoren und regionalen Gebräuchen. In dicht bewohnten Städten etwa infizierten sich Menschen schneller; dort könnte die Ausgrenzung Leproser stringenter durchgeführt worden sein als auf dem Land. Soziale Unterschiede sind v. a. bei der Behandlung weltlicher und kirchlicher Personen zu erkennen. Gerade die wenigen Beispiele aus klösterlichen Einrichtungen lassen vermuten, dass Leprose in dieser Gemeinschaft mitunter verblieben, jedoch mit eigenem persönlichem Besitz ausgestattet wurden. Die Kombination aus skelettalen Überresten und Grabbeigaben aus der Völkerwanderungszeit verdeutlicht, das Besitz und der damit verbundene soziale Status vor Ausgrenzung schützen konnten. In diesem Zusammenhang lassen sich die Überreste eines Leprosen interpretieren, der mit voller Waffenausstattung regulär auf einem Gräberfeld des 6. Jh. in Burggen, Oberbayern, bestattet wurde. Ob er wirklich die Ausnahme einer Regel darstellte, ist allerdings nicht eindeutig. Stattdessen könnte die frühe Datierung darauf hinweisen, dass Betroffene im 6. Jh. nicht *per se* ausgeschlossen wurden, da aufgrund der seltenen Erscheinung der Krankheit zu diesem Zeitpunkt noch keine entsprechenden Regularien vorlagen – dies sollte sich schließlich innerhalb eines Jahrhunderts ändern.

#### *4.2.3.1.1 DNA-Nachweis*

DNA-Analysen können hypothetische Leprabelege verifizieren, wie der Fall eines 15- bis 17-jährigen Jugendlichen vom Norse Christian Friedhof in Newark Bay, Orkney, Schottland, veranschaulicht.[1053] Die Überreste datieren in das 13./14. Jh. Das Individuum hatte sich wahrscheinlich sehr früh in der Kindheit infiziert, da der Schädel bereits alle Spuren einer *facies leprosa* aufweist. Um diese offensichtliche Beobachtung auch molekularbiologisch belegen zu können, wurden fünf Knochenproben, aus dem Schlüsselbein, Schulterblatt, Oberschenkel, der Nase sowie einem Wirbel, entnommen. Bemerkenswerterweise erbrachte allein die Probe des Nasenknochens ein positives Ergebnis. Daher ist festzuhalten, dass

1052 Mehl 1993, S. 72.
1053 Taylor et al. 2000.

der Nachweis des *Mycobacterium leprae* v. a. an jenen Stellen gelingt, die am stärksten mit Umbauprozessen auf diese Krankheit reagieren.

DNA-Untersuchungen können auch dazu beitragen, Interpretationen zu gesonderten Bestattungsbereichen für Infizierte zu belegen. Diesbezüglich wurden zwei Individuen mit lepratypischen Veränderungen von einem Gemeindefriedhof in Žatec, Böhmen untersucht, die in das 11./12. Jh. datieren.[1054] Die Proben aus dem Wirbel- und Nasenbereich erbrachten positive Ergebnisse. Da die Untersuchten dicht beieinanderlagen, ist zu vermuten, dass diese Nähe aufgrund der gleichen Erkrankung beabsichtigt war. Eine ähnliche Interpretation erfolgte bereits für das Augustinerkloster in Skrida auf Island (→ Kap. 2.4.3.2 *Klöster/Pathologien*). Die in Skrida bestatteten Personen waren jedoch nicht an Lepra erkrankt, sondern wiesen durch Wurmbefall hervorgerufene Zysten im Bauchraum auf.

### *4.2.3.2 Geschlechter- und Altersverteilung*

Alter und Geschlecht von Leprakranken wurden bereits wiederholt thematisiert. Roberts stellte 2002 für den britischen Raum fest, dass von 128 Leprosen aus der Römischen Kaiserzeit bis zur Frühen Neuzeit zwei Drittel männlichen Geschlechts waren.[1055] Doch bereits das aufgeführte Beispiel Stubbekøbing belegt, dass solche Beobachtungen nicht zu pauschalisieren sind, sondern unter pathologischen, historischen und stratigraphischen Gesichtspunkten divergieren können. Demnach sterben Frauen beispielsweise häufiger infolge von Sekundärinfektionen vor dem Erreichen sichtbarer lepromatöser Schädigungen und somit früher als mit Lepra infizierte Männer.[1056] Historisch betrachtet könnte dies bedeuten, dass sie generell seltener in außerstädtische Institutionen verwiesen wurden. Das Leprosorium St. James und St. Mary Magdalene im englischen Chichester beweist zudem, dass die chronologische Entwicklung dieser Einrichtungen Relevanz für die Geschlechterverteilung hat. Der Friedhof war vom 14. bis 17. Jh. in Benutzung. Alle Belegungsphasen zusammengenommen, wurden doppelt so viele Männer (190) wie Frauen (80) nachgewiesen (Abb. 103).[1057] Der diachrone Vergleich zeigt jedoch eine auffällige Prädominanz der Männer (7:1) allein zu Beginn der Friedhofsnutzung, in den Phasen A1 und A2 im westlichen

---

1054 Likovský et al. 2006.

1055 Roberts 2002, S. 214.

1056 Boldsen et al. 2013.

1057 Magilton – Judd 2008, S. 151. Aus insgesamt 374 Gräber kamen 384 Individuen zutage.

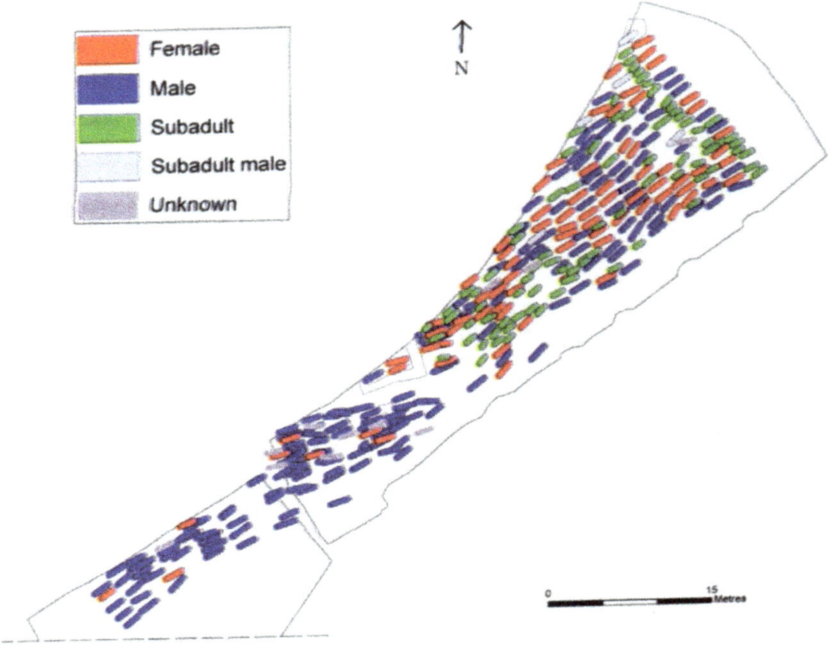


**Abb. 103:** Hospital of St. James, Chichester. Verteilung von Kindern, Männern und Frauen.

Bereich. Mehr als die Hälfte der Individuen weisen Spuren lepröser Veränderungen auf. Je jünger die Bestattungszonen gen Osten jedoch wurden, desto seltener sind Leprose nachweisbar und umso ausgeglichener zeigt sich die Alters- und Geschlechtsverteilung.[1058] Demnach befanden sich im zuerst belegten westlichen Friedhofsbereich jene „leper brethren", für die die Leprosorie ursprünglich gegründet wurde.[1059] Seit dem 16. Jh. und dem Rückgang der Krankheit nahm die Einrichtung Bedürftige aller Art auf, darunter auch Frauen und Kinder.

Der Nachweis von Nichterwachsenen auf den Friedhöfen von Leprosorien überrascht zunächst aufgrund des latenten Krankheitsverlaufs; doch auch dieses

1058 A1 = 61,5 % Leprose, A2 = 43 % Leprose, B1/B2 = 15 % Leprose (Magilton – Judd 2008, S. 104, Tab. 7.1). A1 bis B2 umfassten zeitlich das 14. bis zum 17. Jh. Für die Alters- und Geschlechtsverteilung (ebd., S. 107).

1059 Magilton – Judd 2008, S. 151–152.

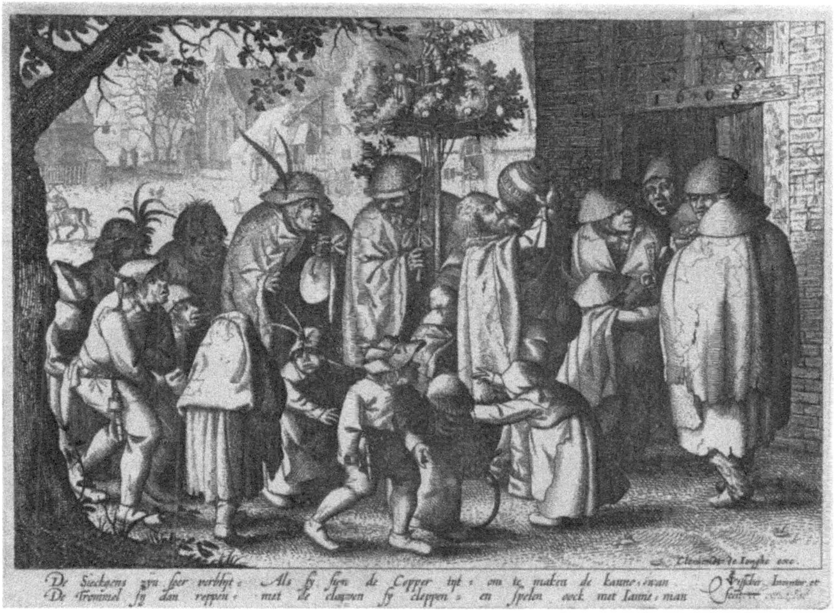

**Abb. 104:** Umzug von Leprosen in ein Dorf, von Claes J. Visscher, 1608.

Phänomen ist chronologisch zu betrachten. So fehlen Kinder in dem Leprosorium von Chichester zu Beginn der Friedhofsnutzung beinahe völlig (2/125). In Phase B sind hingegen 40 % der freigelegten Individuen Nichterwachsene (103/258).[1060] Der größte Teil der Kinder (27 %) verstarb zwischen dem ersten und sechsten Lebensjahr; diese Feststellung korreliert mit Skelettserien zeitgleicher Gemeindefriedhöfe. Sichtbare lepromatöse Veränderungen hatten Kinder in diesem Alter eher sporadisch. Schriftquellen geben nur unzureichende Antwort auf die Frage nach der Anwesenheit von Kindern der Stufe Infans I in Leprosorien. John Magiton und Kollegen erörterten die Möglichkeit, Findel- und Waisenkinder in den skelettalen Überresten zu sehen.[1061] Auf historischen Darstellungen lassen sich Kinder häufig im Zusammenhang mit Leprosen wiederfinden, etwa auf einer Zeichnung des niederländischen Künstlers Claes

1060 Ebd., S. 153.
1061 Ebd., S. 110–111.

Janszoon Visscher (1587–1652) aus dem Jahr 1609 (Abb. 104).[1062] Auf „Optocht van Leprozen in een dorp" sind die mitlaufenden Kinder gleich den Leprosen gekleidet, wahrscheinlich weniger, um sie als Aussätzige zu kennzeichnen, als um ihre Zugehörigkeit zu dieser Gruppe zu verdeutlichen.

Keines der von Visscher dargestellten Kinder trägt sichtbare Spuren der Krankheit. Eines ist jedoch dem Betrachter abgewandt und von einem Tuch gänzlich eingehüllt – wahrscheinlich soll dieses künstlerische Mittel bewusst für Spekulationen sorgen. Wie angedeutet, war eine Infektion mit Lepra für Kinder in der Frühen Neuzeit nicht mehr zwingend für eine Aufnahme ins Leprosorium. Somit ist denkbar, dass die dargestellten Kinder als Waisen, Findelkinder, Arme oder körperlich bzw. geistig Beeinträchtigte in den Leprosorien lebten und zusammen mit den Erwachsenen bettelten. Möglicherweise waren einige Kinder auch mit Insassen der Leprosorien verwandt.[1063] Schriftquellen belegen diese Annahme. In einer schwedischen Einrichtung wurde beispielsweise ein Mädchen zusammen mit ihren an Lepra erkrankten Eltern aufgenommen. Sie infizierte sich nicht, blieb jedoch bis zu ihrem 16. Lebensjahr in der Institution, „because ‚she was and is of a weak brain' ". In dieser Zeit pflegte sie die Kranken.

Wie das Beispiel und die vorangegangene Ätiologie aufzeigen, infizierten sich Kinder nicht zwangsläufig bei leprosen Verwandten. Da jedoch die Lebensbedingungen und Gene für Eltern und deren Kinder in der Regeln dieselben blieben, war das Ansteckungsrisiko relativ groß. Mary E. Lewis berichtet, dass laut einer klinischen Studie 25 bis 50 % dieser Kinder noch vor dem 5. Lebensjahr lepratypische Symptome entwickelten, die spontan ausheilten und erst Jahre später wieder ausbrachen.[1064] In diesem Zusammenhang erklärt sich der Nachweis von zwei Kinder aus der Leprosorie Chichester, die noch in Phase A datieren, als das Hospital allein Leprosen vorbehalten war. Beide Kinder waren älter als sieben Jahre. Sie hatten wahrscheinlich bereits sichtbare Symptome der Krankheit entwickelt.[1065] Ein ähnliche Feststellung wurde für die osteologische Auswertung der dänischen Leprosorie St. George's in Næstved geäußert.[1066] Dort waren 66 %

1062 Am „Kupfernden Montag", auf den das Bild Bezug nimmt, wurden in den Niederlanden im 16. und 17. Jh. Umzüge veranstaltet, in denen u. a. auch Leprose in die Stadt kamen und Geld sammeln durften (Meckseper 1985, S. 668–669).

1063 Magilton – Judd 2008, S. 111; Richards 2000, S. 60–61.

1064 Lewis 2008, S. 175. Ortner äußerte hingegen im selben Band, dass nur etwa 8 % dieser Kinder Krankheitssymptome entwickelten und bei Ehepartner nur etwa 6 % (Ortner 2008, S. 198).

1065 Lewis 2008, S. 174.

1066 Bennike et al. 2005.

der untersuchten Kinder ebenfalls älter als sieben; Kinder bis zu einem Jahr fehlten hingegen grundsätzlich. In beiden Einrichtungen dürften die Individuen der Altersstufe Infans II bereits hauttypische Symptome der Infektionskrankheit Lepra entwickelt haben.

Die Leprosorie von Chichester erbrachte nicht nur eine unerwartet hohe Anzahl von Nichterwachsenen, sondern auch drei pränatal verstorbene Föten.[1067] Daher ist anzunehmen, dass auch Schwangere in der Leprosorie Aufnahme fanden, zumindest kurzzeitig. Mehr und mehr glich diese Institution folglich einer Anstalt für allgemein Bedürftige.[1068]

Zusammenfassend ist festzustellen, dass die geborgenen Individuen der untersuchten Leprosorien selten ein höheres Alter erreichten. Ähnlich den Bewohnern städtischer Hospitäler verstarben die Insassen hauptsächlich zwischen dem 20. und 40. Lebensjahr. Diese Beobachtung mag auf ein generell geschwächtes Immunsystem der Insassen hindeuten, die krank und/oder arm waren. Die Ansteckung mit anderen bakteriellen und viralen Krankheiten, die den menschlichen Körper zusätzlich schwächten, war folglich gegeben. Archäologisch ist die Dominanz zusätzlicher Infektionskrankheiten in Leprosorien, wie in St. Margaret in High Wycombe nachgewiesen worden; insbesondere Tuberkulose trat vermehrt auf.[1069] Während folglich Lepra nicht zu einem schnellen Tod führte, tat dies möglicherweise die Ballung immunschwacher und kranker Menschen in den Leprosorien. Trotz dieser Beobachtungen ist jedoch zu bedenken, dass das

1067 Schwangere könnten erst in Kindsnöten bzw. lepromatös in die Einrichtungen gekommen sein oder ihre Kinder dort empfangen haben. Letzteres hätte allgemein gegen die Hausregeln verstoßen und sicherlich zur Ausweisung geführt.

1068 In der mittelalterlichen Leprosorie Melaten bei Aachen (etwa 1230–1550) wurden Leprose und andere Beeinträchtigte nachgewiesen. Wilfried Maria Koch sah dies als Indiz dafür, dass „auffällige Kranke einfach abgeschoben und aus der Gesellschaft eliminiert" wurden (Koch 1992, S. 30). Angesichts der gehobenen Behandlungen in diesen Einrichtungen scheint eine derart negative Konnotation nur teilweise nachvollziehbar. Vielmehr ist auch in diesem Zusammenhang die Stratigraphie und damit die zeitliche Einordnung der Gräber von Bedeutung – zum Ende des Mittelalters lebten wahrscheinlich weniger Leprakranke als viel mehr andere Bedürftige in dieser Institution. Andererseits wurden einige Lepromatöse in den 1970er und 1990er Jahren wahrscheinlich nicht erkannt, da DNA-Untersuchungen noch nicht möglich waren.

1069 Farley – Manchester 1989, S. 87. Im Gegensatz dazu erbrachte beispielsweise die Leprosorie Melaten in der Grabungskampagne der 1970er Jahren weder Tuberkulose noch Syphilis (Schmitz-Cliever 1973b, S. 200).

Sterbealter in adulten Jahren allgemein mit der üblichen Lebenserwartung der Erwachsenen in mittelalterlichen Skelettserien korreliert.[1070]

### 4.2.4 Schlussbetrachtung

Eine Infektion mit Lepra hatte im Mittelalter weitreichende Konsequenzen für die Erkrankten, sofern die Krankheit ausbrach. Die Betroffenen, die häufig aus armen Verhältnissen stammten, lebten mit schweren gesundheitlichen Schädigungen, die zur Bedürftigkeit führten. Gleichzeitig wurde ihnen größtenteils ihre soziale und wirtschaftliche Existenz entzogen, in dem sie sich außerhalb der Stadt aufhalten mussten.

Die Infektionskrankheit Lepra hinterlässt nach einigen Jahren sichtbare Spuren am Knochen, wie *facies leprosa*, Periostitis an den Langknochen und Zerstörungsprozessen an Finger- und Zehengliedern. Den veränderten Langknochen, Händen und Füßen können aber ebenso andere Pathologien zugrunde liegen, was eine rein makroskopische Identifizierung der Krankheit häufig erschwert. DNA-Analysen verifizieren Verdachtsfälle; insbesondere Proben aus Knochenbereichen, die von den Lepraerregern am stärksten betroffen waren, wie die Nase, bieten bestmögliche Ergebnisse.

Wie die vorangegangen Ausführungen veranschaulichen, wurden Leprose nicht *per se* ausgesetzt; stattdessen gab es regionale, chronologische und standesbezogene Unterschiede. Erste archäologische Belege für sog. Feldsiechen aus dem deutschsprachigen Raum stammen aus dem 7. Jh. Die Stiftung und Gründung von Leprosorien mit Wohn- und Wirtschaftsgebäuden sowie einem Friedhof datieren hauptsächlich in den Zeitraum ab dem 12./13. Jh. Doch auch noch im 15./16. Jh., als sich die Infektionskrankheit auf dem Rückzug befand, sind Neugründungen nachweisbar, trotzdem sich die Klientel von ausschließlich Leprosen zu Bedürftigen aller Art änderte. Bedürftig waren u. a. Schwangere, Kinder, Frauen sowie Arme und Kranke. Diese Entwicklung ist sowohl durch Schriftquellen als auch durch archäologische Belege nachweisbar. Anthropologische

---

1070 Diese anthropologischen Daten decken sich mit den historischen, die beispielsweise aus den „Parish register (burial)" enthoben wurden. Von der Mitte des 13. Jh. bis 1500 lag das durchschnittliche Sterbealter auf den britischen Inseln nach dem Erreichen des Erwachsenenalters zwischen 24 und 36 Jahren (Roberts – Cox 2003, S. 226); im 18./19. Jh. anhand der „Bills of Mortality" in London zwischen dem 30. und 50. Lebensjahr. Die Lebenserwartung hätte im Erwachsenenalter vom Mittelalter bis zur frühindustriellen Zeit folglich zugenommen (ebd., S. 303–304). Demographische Auswertungen werden jedoch unpräziser, je länger sie zurückliegen. Es ist daher fraglich, ob diese Daten als Maßstab herangezogen werden können.

Untersuchungen lassen erkennen, dass zunächst Männer in Leprosorien überwogen und zum Ende des Mittelalters auch Frauen und Kinder hinzukamen. Frauen starben in der Regel schon vor den sichtbaren Folgen der Krankheit und gelangten dadurch zunächst weniger häufig in Leprosorien. Das Durchschnittsalter der verstorbenen Insassen lag zwischen dem 20. und 40. Lebensjahr. Diese Daten decken sich mit den Erwachsenen auf Hospital- und Gemeindefriedhöfen, wenngleich Insassen von städtischen Hospitälern häufig einen Peak im 20. Lebensjahr aufweisen.

Es bestehen deutliche Parallelen zu den städtischen Fürsorgeeinrichtungen. Schriftquellen belegen u. a. eine gestaffelte Vergabe von Plätzen in Form von Pfründen. Solange die Insassen dazu körperlich fähig waren, hatten sie in der Institution zu arbeiten. Der Tag war zudem geregelt, das Gebet stand im Vordergrund. Bei Überschreitung der Hausregeln drohten Gefängnis und Ausweisung. Die medizinische Behandlung in Leprosorien ist insbesondere durch archäologische Belege und Schriftquellen nachvollziehbar. Im Vordergrund standen Arzneien, Aderlass, Schröpfen, Bäder und diätetischen Maßnahmen. Chirurgische Eingriffe waren aufgrund von Verletzungen infolge von Sensibilitätsstörungen sicherlich häufig notwendig. Dennoch sind sie archäologisch nur selten nachweisbar. Ein mittelalterlicher Beleg stammt aus dem Leprosorium St. Mary Magdalene, Winchester; ein anderer von dem Gemeindefriedhof St. Marylebone Church in London aus dem 19. Jh. Beide Male handelt es sich um junge Männer, denen ein Fuß amputiert worden war.

Lepra war und ist eine stigmatisierende Krankheit. Die Betroffenen büßen zunehmend ihre Bewegungsfreiheit und Selbstständigkeit ein. Der Ausschluss der Erkrankten aus der Gesellschaft war zunächst grausam; angesichts der Angst vor einer Ansteckung und ohne geeignete Therapie ist dieses Handeln jedoch nach vormodernem Verständis nachvollziehbar. Leprosorien werden in der Literatur mitunter negativ als Abschiebungsorte verstanden. Es ist jedoch zu betonen, dass auch sie caritative Institutionen für *pauperes et infirmi* waren, die durch den Stiftungs- und Schenkungswillen Dritter über Jahrhunderte bestanden und in denen neben Leprakranke auch andere Bedürftige versorgt wurden.

## 4.3 Ergotismus und Antoniterhospitäler

Ergotismus, auch *ignis sacer* bzw. „Antoniusfeuer" genannt, ist eine Krankheit, die ebenso wie Lepra Entstellungen verursachen kann.[1071] Die durch den

1071 Zum Begriff „Antoniusfeuer" vgl. Bauer 1973, S. 19–31.

Verzehr des Mutterkorns hervorgerufene Erkrankung führte in historischen Zeiten wiederholt zu regelrechten Epidemien. Tausende Menschen waren betroffen und wurden aufgrund körperlicher und geistiger Ausfälle bedürftig. Im Folgenden sollen Auslöser, Symptome, Geschichte und mögliche osteologische Belege vorgestellt werden, um die Problematik dieser Krankheit sowie ihre Rolle bei der Entwicklung spezifischer Hospitäler zu erhellen.

### 4.3.1 Krankheitsbild

Ergotismus wird durch den Verzehr des sog. Mutterkorns hervorgerufen. Die Dauerform des Schlauchpilzes *Claviceps purpurea Tulasne* befällt v. a. Roggen, seltener Gerste und Weizen.[1072] Der Parasit äußert sich in Form eines übergroßen, hellbraun bis stark violett gefärbten Getreidekorns, welches sich zwischen den Spelzen der Ähren bildet. Das im Mutterkorn enthaltene Hauptalkaloid Ergotamin löst bei Einnahme zentrale, neurohumorale und periphere Effekte aus; diese gehen mit einer Verengung der Blutgefäße einher, die schließlich zu Durchblutungsstörungen, Empfindungsstörungen und Lähmungserscheinungen führen können.[1073] Ergotamin wurde in historischen Zeiten zum Hervorrufen von Uteruskontraktionen, sei es als Mittel für Schwangerschaftsabbrüche oder zum Einleiten bzw. Verstärken von Geburtswehen, verwendet (→ Kap. 3.3.3.1. *Hospitäler/medizinische Behandlung*). In der modernen Medizin kommt Ergotamin aufgrund seiner gefäßverengenden Wirkung u. a. in der Migränetherapie zum Einsatz.[1074]

Schriftquellen lassen vermuten, dass der Verzehr des Mutterkorns v. a. im Mittelalter, aber auch in jüngeren Zeiten Massenerkrankungen mit tödlichem Verlauf in vielen Teilen Europas hervorrief.[1075] So sollen im Jahr 922 in Südwestfrankreich und Spanien 40.000 und 1128/29 allein in Paris 14.000 Menschen am Mutterkornbrand gestorben sein.[1076] Derartige Zahlen sind sicherlich mit Skepsis zu behandeln, dennoch, eine Dosis von 5 bis 10 g Mutterkorn ist bereits tödlich. Lange Zeit blieb die Ursache dieser „Seuche" im Unklaren. Die erste

---

1072 Da dunkles Brot v. a. von ärmeren Bevölkerungsschichten konsumiert wurde, die zudem generell einen Nahrungsmangel besaßen und kaum Fleisch aßen, betraf die Krankheit häufig sozial Schwache. Die Krankheit erhielt daher u. a. den Namen „Arme-Leute-Krankheit" (Hecker 2001, S. 209).

1073 Bauer 1973, S. 7–8.

1074 Hecker 2001, S. 210.

1075 Bauer 1973, S. 33–38.

1076 Keil 1980, S. 203, Anm. 12.

wissenschaftliche Abhandlung zur Toxizität des Mutterkorns auf Grundlage von Tierversuchen entwarf im Jahr 1676 der Mediziner Denis Dondard, Leibarzt des französischen Königs Ludwig XIV.[1077] In Deutschland wies der Hannoversche Hofarzt Johann Daniel Taube im Jahr 1771 zum ersten Mal den Zusammenhang von Mutterkorn und dem Ausbruch der Krankheit nach.[1078] Im Laufe des 18. Jh. sorgten Präventionsmaßnahmen und Verbesserungen der Ackerböden für einen Rückgang der Ergotismuserkrankung.[1079]

Wie sich die Krankheit unter den Betroffenen äußerte, belegt eindrücklich eine historische Quelle, die einen entsprechenden Ausbruch im Jahr 943 in Frankreich, in der Gegend von Limoges, beschreibt:

> „Schreiend, jammernd und sich krümmend brachen die Menschen auf der Straße zusammen. Manche standen von ihren Tischen auf und rollten sich wie Räder durch das Zimmer, andere fielen um und schäumten in epileptischen Krämpfen; noch andere erbrachen sich und zeigten Zeichen plötzlichen Wahnsinns. Von diesen schrieen viele: ‚Feuer – ich brenne'."[1080]

Die Krankheit kann eine von zwei Verlaufsformen annehmen; ihnen gemein sind nur die anfänglichen Symptome, wie Erbrechen, Kopfschmerzen, Halluzinationen und Kribbeln. *Ergotismus convulsivus*, auch „Kriebelkrankheit" genannt, zeichnet sich durch schmerzhafte Krampfanfälle aus, die mitunter mehrere Stunden anhalten. Die Kontraktionen betreffen v. a. die Beugemuskeln der Arme und Beine, die starr in „abnormer Stellung festgehalten" werden.[1081] Die Betroffenen sterben mitunter im epileptischen Zustand, andere leben mit irreversiblen Nervenschädigungen sowie Demenz.[1082]

*Ergotismus gangraenosis*, eine Form, die in historischen Zeiten v. a. im südlichen und südwestlichen Europa mit einem Hauptverbreitungsschwerpunkt in Frankreich vorkam, führt zu einer Verengung der Blutgefäße und folglich zur Unterbindung der Blutzirkulation.[1083] Aus der Klosterchronik von Xanten

---

1077 Schmersahl 2010.

1078 Hecker 2001, S. 214–215.

1079 Ebd.

1080 Schmersahl 2010. Die dabei entstandenen Schmerzen gaben der Erkrankung den Namen „Heiliges Feuer" oder auch „Antoniusfeuer".

1081 Bauer 1973, S. 16.

1082 Horst Hecker zufolge trat der *E. convulsivus* nicht vor dem Ende des 16. Jh. auf (Hecker 2001, S. 214). Diese Aussage ist für die Datierung von Befunden nicht unwesentlich, jedoch lassen kunsthistorische Darstellungen und schriftliche Quellen m. E. durchaus eine convulsive Form im Mittelalter vermuten.

1083 Zur Verbreitung in Frankreich vgl. Priewer – Priewer 2010, S. 200.

stammt ein Bericht, der das Krankheitsbild nach einem Ausbruch im Jahr 857 genau beschreibt: „Es wütete eine große Plage mit Anschwellungen und Blasen unter dem Volke und raffte es durch eine entsetzliche Fäulnis hinweg, so dass Körperglieder sich ablösten und vor dem Tode abfielen.“[1084]

Die Ergotismusformen sowie das Auftreten des Pilzes sind von Klima und Boden abhängig. Das Gemisch der Mutterkornalkaloide löst die Vergiftung aus; die Zusammensetzung des Gemischs ist für die unterschiedlichen Erscheinungsformen, d. h. *E. convulsivus* bzw. *E. gangraenosis* verantwortlich.[1085]

### 4.3.2 Hospitäler der Antoniter

Die körperlichen und geistigen Folgen einer Mutterkornvergiftung führten häufig zu einer Bedürftigkeit der Erkrankten, da sie ihren Lebensunterhalt nicht mehr allein bestreiten konnten. War die Versorgung durch Angehörige nicht gesichert, kam die Aufnahme in ein Hospital in Betracht. Diese Einrichtung musste neben Kleidung und Nahrung, auch medizinische Hilfe bieten – Voraussetzungen, die der Antoniterorden erfüllte, der sich bewusst Ergotismuserkrankten und Pilgern zuwandte.

Der Antoniterorden war Ende des 11. Jh. aus einer Laienbruderschaft in Frankreich entstanden. Bereits im frühen 12. Jh. hatte er „ausgehend von den Krankheitssymptomen [des Mutterkornbrandes], Therapien, die Linderung der Schmerzen und sogar Heilung möglich machten“ entwickelt.[1086] Hierzu zählten v. a. Behandlungen mit Heilkräutern sowie diätetische Maßnahmen, ebenso sind Brenneisenbehandlungen und Amputationen überliefert.[1087] Einer der berühmtesten Wundärzte im Antoniterhospital von Straßburg war Hans von Gersdorff (1455–1529). Er berichtete in seinem *Feldtbuch der Wundartzney*, dass er im Antoniterhospital „ungefähr zweihundert Amputationen in einem Jahr“ durchgeführt habe.[1088] Die von ihm vorgeschlagenen narkotischen Rezepte hatte er

1084 Windemuth 1995, S. 53.

1085 Schmersahl 2010.

1086 Irsigler 2009, S. 168.

1087 Knefelkamp 1981, S. 100.

1088 Dieterich 2007, S. 144. Für das Antoniterhospital in Straßburg wird auch „eine medizinische Fachfrau […], die als chirurgische Oberschwester“ fungierte und „kleinere operative Eingriffe selbst vor[nahm]“, genannt (ebd., S. 145). Frauen finden in der Vormoderne eher selten unter den Medizinalvertretern Erwähnung. In England wurden beispielsweise sog. *surgeoness* relativ jung zu Chirurginnen ausgebildet und auch aus Italien und Frankreich sind ähnliche Bezeichnungen bekannt (Wyman 1984).

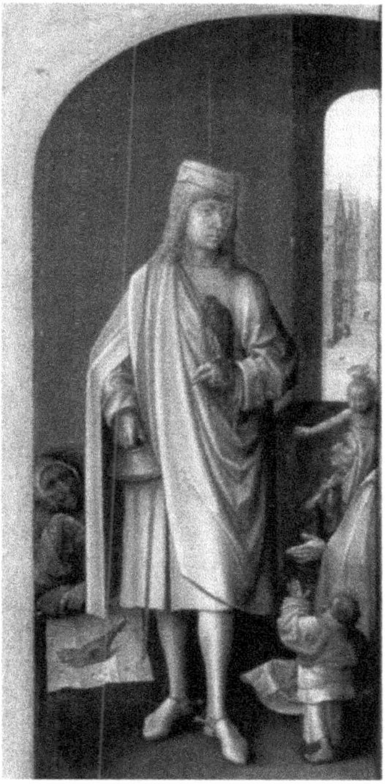

**Abb. 105:** Ergotismus in der zeitgenössischen Kunst. Detail vom Altarbild „Das jüngste Gericht“. Hieronymos Bosch, 1500.

seiner Aussage nach nie gebraucht, da die zu amputierenden Glieder durch Gangrän unempfindlich geworden waren.[1089] Auf zeitgenössischen Antonius-Darstellungen finden sich amputierte Gliedmaßen wieder, wie etwa auf einem, um 1500 entstandenen Altarbild von Hieronymos Bosch (1450–1516), Abb. 105.

Nach der erfolgreichen Niederlassung des Antoniterordens in La Motte aux Bois in der Dauphiné, heute Saint-Antonine, entstanden bis zum 15. Jh. europaweit ca. 370 Antoniterhospitäler, die hauptsächlich an Ergotismus Erkrankte aufnahmen.[1090] Die Finanzierung gestaltete sich ähnlich anderer Fürsorgeeinrichtungen, mittels Stiftungen, Spenden und durch das Sammeln von Almosen.

---

1089 Hanebeck 2011, S. 31.
1090 Kolbecker 2012, S. 51.

Ebenfalls einträglich war die kostenlose Aufzucht der sog. Antoniusschweine, die u. a. eine fleischhaltige Nahrung der Hospitalinsassen gewährleisteten.[1091]

Im deutschsprachigen Raum datieren die ersten Niederlassungen des Antoniterordens in das 13. Jh.; der älteste Nachweis stammt aus Memmingen (1215).[1092] Andere Städte lassen hingegen relativ spät eine Ansiedelung des Ordens erkennen. So sind Antoniter etwa erst in der ersten Hälfte des 15. Jh. in Bern nachweisbar; dort eröffneten sie im sog. „Hus Bern" ein Hospital für Ergotismuskranke. In einem Regierungserlass vom 24. Dezember 1516 ist vermerkt, dass die Bedürftigen nach ihrer Aufnahme mit Pflege, Kleidung und Nahrung versorgt wurden. Zu den Patienten heißt es im gleichen Dokument: „[...] und erst in kurzem ein Knab uffgenommen, dem Hend und Füß durch Angriff des lieben Heilligen abgeschnitten sind [...]."[1093] Die Einrichtung in Bern bestand nur etwa 100 Jahre und wurde wahrscheinlich im Zuge der Reformation um 1525 aufgelöst.[1094]

Das Leben im Antoniterhospital ähnelte dem Alltag vieler anderer Fürsorgeeinrichtungen jener Zeit. Die in der Regel nach Geschlechtern getrennten Bewohner verbrachten ihre Tage im Gebet und durften das Hospital nicht ohne Erlaubnis der Oberen verlassen. Sie besaßen das Recht auf Eigentum, dass jedoch nach ihrem Tod nicht zwingend an das Hospital überging.[1095] Unter den Bewohnern befanden sich einerseits Patienten, andererseits bedürftige Pfründner.[1096] Letztere hatten die Einrichtung und einander zu unterstützen. In einer Ordnung, abgeschlossen zwischen der Regierung und dem „Ordenscomthur" der Antoniter in Bern im Jahr 1517, heißt es beispielsweise: „Und ob der Pfründner eins oder mer krank würde, so söllen die übrigen schuldig und verbunden sin, denselben zu warten, und je eins dem andern dienen."[1097]

---

1091 Siehe Hanebeck 2011.

1092 Windemuth 1995, S. 60.

1093 Von Sinner 1876, S. 300.

1094 Ebd., S. 311. Kurz vor der Auflösung erhielt auch diese Einrichtung ein Altarbild mit der Darstellung von Bedürftigen, die die Merkmale der Ergotismuserkrankung aufweisen. Das Gemälde von Niklaus Manuel, genannt Deutsch (1484–1530), befindet sich heute im Kunstgewerbemuseum in Bern.

1095 Bauer 1973, S. 61–70.

1096 Der Verpfründungsprozess setzte demnach auch in diesen Hospitaleinrichtungen ein, trotzdem Antoniterhospitäler ursprünglich allein für *pauperes et infirmi* gegründet worden waren (Irsigler 2009, S. 169).

1097 Von Sinner 1876, S. 302.

### 4.3.3 Osteologische Belege?

Archäologisch gibt es bisher nur wenige Hinweise auf Ergotismus, abgesehen von den pflanzlichen Überresten, die das Leiden verursachten. Sie sind beispielsweise aus dem Augustinerkloster in Soutra sowie aus dem Mageninhalt einer Moorleiche aus Jütland überliefert.[1098] Bei Letzterem wird vermutet, dass der sog. Grauballe-Mann zum Zeitpunkt seines Todes unter einer Mutterkornvergiftung gelitten hatte.

Aus Fürsorgeeinrichtungen stammt bisher nur ein Befund, der als osteologischer Nachweis des *Ergotismus convulsivus* bekannt wurde. Dieser betrifft das unvollständige Skelett eines weiblichen, ca. 25-jährigen Individuums aus der späten Friedhofsphase des dänischen Augustinerklosters Æbelholt (Abb. 106). Møller-Christensen beschrieb den Befund wie folgt[1099]:

> „Von den erhaltenen Knochen sind Schädel, Rippen, Brustbein und Wirbel ohne Auffälligkeiten. Hingegen sind beide Arme im Ellenbogengelenk in maximaler Beugehaltung fixiert. Hände und Finger fanden sich in tetanischer Verkrampfung. An den Skelettelementen ist ein progressiver Knochenschwund festzustellen, begleitet von gleichzeitigen schweren knochendestruierenden Markentzündungen. Die Knochenmarkentzündungen finden sich am sich am Schulterblatt, dem Ellenbogen, dem Handgelenk, der Handwurzel, sämtlichen Mittelhandknochen und einzelnen Fingergrundgliedern sowie den größten Teilen der Diaphysen von Radius und Ulna. Die Intensität der Läsionen nimmt in Richtung der körperfernen Gelenke zu. Die Affektionen treten symmetrisch auf. Die linke Körperseite ist bevorzugt, insbesondere am linken Oberarm und den Fingern der linken Hand. Das distale Viertel der linken Ulna ist zu einem spindelförmigen massiven Knochenzapfen umgebaut, das Grundglied des linken kleinen Fingers auf etwa die Hälfte seiner normalen Länge eingeschrumpft. Die fehlenden Fingerknochen, v. a. Endglieder, sind zu Lebzeiten verlorengegangen. [...] Im Vergleich mit nachweislich leprösen Skeletten zeigt das der jungen Frau von Æbelholt jedoch nicht die spezifischen Lepramerkmale. Da auch andere Krankheitsbilder, die dem Erscheinungsbild nahe kommen (Syphilis, Tuberkulose, chronischer Gelenkrheumatismus, Boecks Sarkoid) ausgeschlossen werden können, bleibt Ergotismus als wahrscheinlichste Diagnose.“[1100]

Diese Zuweisung ist nicht überzeugend. Møller-Christensen scheint an der Beugestellung der Arme *E. convulsivus* und durch den Verlust der Fingerglieder *E. gangraenosus* nachweisen zu wollen. Beide Erscheinungsformen traten

---

1098 Zu Soutra siehe Elliott 2005; zum Grauballe-Mann vgl. Stødkilde-Jørgensen et al. 2008.

1099 Der untere Skelettbereich war im Zuge nachfolgender Bestattungen verloren gegangen.

1100 Møller-Christensen 1986, S. 134–135.

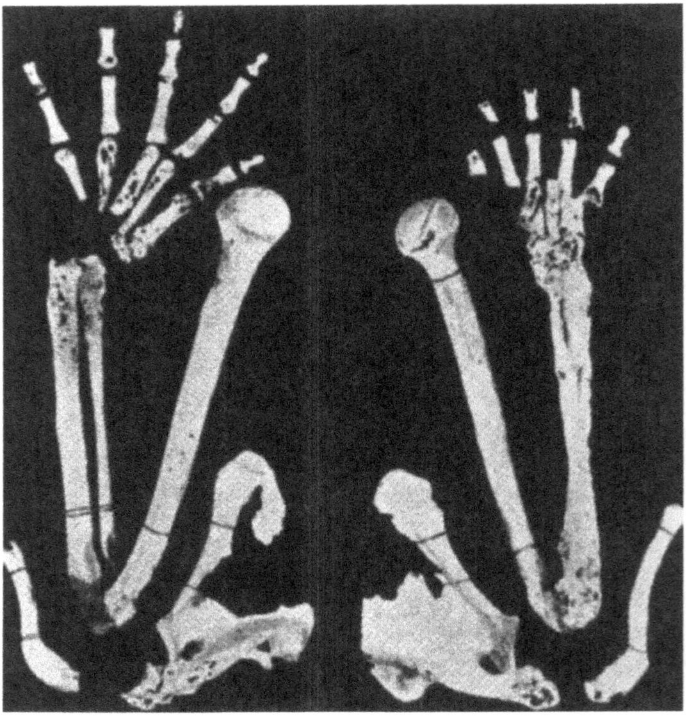

**Abb. 106:** Kloster Æbelholt. Verdachtsdiagnose Ergotismus.

jedoch nicht zusammen auf und waren, wie gesehen, regional unterschiedlich vertreten.[1101] In Dänemark dominierte wahrscheinlich hauptsächlich die convulsive Form. Der Verlust der Fingerglieder könnte bei *E. convulsivus* einzig durch Amputation herbeigeführt worden sein. Im Fall von Æbelholt sind die Glieder jedoch mutiliert. Die einzige Verstümmelung bei der Form *E. convulsivus* ist ein Phänomen, das als „Häutung" bezeichnet wird, dabei trocknet die Haut an Fingern und Zehen aus und löst sich in ganzen Stücken vom übrigen Gewebe.[1102]

Die Diagnose „Ergotismus" ist für das untersuchte Skelett sicher nicht zutreffend. Meines Erachtens lassen die vorliegenden Skelettelemente stattdessen

---

1101 Vgl. Bauer 1973, S. 33–51. Weiterhin führte *E. conlvulsivus* nicht zu Gangrän (Ulrich-Bochsler – Baumgartner 1988, S. 333).

1102 Bauer 1973, S. 48.

entzündliche, lythische Prozesse an Knochen und Gelenken erkennen, die für viele Erkrankungen symptomatisch sein können. Zunächst vermutete ich eine *erosive Arthropathie*, eine Form der rheumatischen Arthritis, die häufig schon im Jungerwachsenenalter erste pathologische Schädigungen zeigt. Belege liegen u. a. aus St. Mary Spital in London vor; insbesondere Individuum SRP98 zeigt ähnliche Merkmale wie das Individuum aus Æbelholt. Der Mann aus St. Mary Spital verstarb zwischen dem 18. und 25. Lebensjahr.[1103] Entzündliche Prozesse bis hin zur Auflösung konzentrieren sich v. a. an den Gelenken des postcranialen Skeletts, sind jedoch auch am Kiefergelenk bemerkbar. Besonders betroffen sind Schulterblatt, Oberarm, Schlüsselbein, Ellenbogen, Handgelenk und den zum Körper zeigenden Fingerknochen. Auch Hüfte und Kniegelenke sind berührt, hier liegt jedoch kein Vergleich zum Skelett aus Æbelholt vor, da nur Oberkörper und Schädel des weiblichen Individuums vorhanden sind. Im Fall von Æbelholt könnte die bilaterale Beugestellung der Arme auf eine Schonhaltung hinweisen, die schließlich zu einer Versteifung der Ellenbogengelenke geführt hat.

Die Revision der Diagnosen älterer Grabungen im dänischen Raum wurde in den letzten Jahrzehnten auch von dänischer Seite vorgenommen. Im Jahr 2007 bewerteten die Anthropologen M. Lefort und Pia Benneke den vorgestellten Befund aus Æbelholt ebenfalls neu.[1104] Nach Darlegen des Krankheitsbildes schlossen sie die möglichen Diagnosen Lepra, Pocken, Ergotismus[1105], Tuberkulose, Sarkoidose, aber auch eine Rheumatische Arthritis völlig aus. Gegen letztere Annahme spricht demnach die Tatsache, dass entzündliche Prozesse am Befund von Æbelholt auch an gelenkfernen Stellen nachgewiesen wurden, was für eine rheumatische Arthritis eher untypisch ist.[1106] Die Bearbeiter tendierten stattdessen zur Treponematose, einer bakteriellen Infektionskrankheit, die durch Treponema-Bakterien verursacht wird.[1107] Diese Bakterien sind beim

---

1103 Walker 2012, S. 174–175.

1104 Lefort – Bennike 2007.

1105 Das Krankheitsbild des Ergotismus wurde im Vergleich zu den anderen Krankheiten jedoch nur unzureichend dargelegt (Lefort – Bennike 2007, S. 344). Die Unterscheidung zwischen *E. convulsivus* und *E. gangraenosis* fand nicht statt. Insbesondere der *E. convulsivus* kann jedoch chronische Schäden verursachen, die Entzündungs- und Umbauprozesse am Knochen begünstigen.

1106 Ebd., S. 347.

1107 „The characteristics of the lesions are comparable to those seen in treponematosis: excessive periosteal new bone […], especially in the area of the metaphyses, numerous lytic lesions which could be due to gummas, and destruction and remodeling of the joints which could be described as ‚charcot joints'. Dactylitis has also been seen in yaws. New coritical bone formation is also seen on the X-ray pictures

Menschen verantwortlich für Syphilis (*Treponema pallidum ssp. pallidum*), Bejel (*T. pallidum ssp. endemica*), Pinta (*T. carateum*) und Frambösie (*T. pertenue*).

Wie zu sehen war, hat der Ergotismus als Auslöser für die Entstehung spezifische Hospitäler seinen berechtigten Platz in dieser Arbeit. Die durch das Mutterkorn hervorgerufenen Schädigungen bis hin zum Tod waren bereits in der Antike bekannt, doch erst die christliche Nächstenliebe und das Verständnis der Orden trug zur Herausbildung des krankheitsspezifischen Antoniterhospitals bei, das sich der Kranken annahm und sowohl Pflege, Nahrung und Kleidung als auch Therapien zur Heilung anbot.

## 4.4 Syphilis und „Franzosenhäuser"

Syphilis zählte in der Frühen Neuzeit zu den häufigsten Geschlechtskrankheiten; sie konnte jedoch auch auf anderem Wege übertragen werden. Betroffene litten körperlich und geistig an den Folgen dieser chronisch verlaufenden Infektion. Entstellt und unfähig, für sich zu sorgen, gelangten Erkrankte mitunter in sog. Blatter- oder Franzosenhäuser. Medizinische Behandlungen fanden institutionell wie auch ambulant statt und führten nicht selten zum Tod.

Das folgenden Kapitel widmet sich dem Krankheitsbild der Syphilis sowie vergleichend dem aus archäologischen Untersuchungen gewonnenen Skelettmaterial. In diesem Zusammenhang sind Worte zur Datierung dieser venerischen Krankheit angebracht. Bemerkungen zu den Institutionen, den sog. Blatterhäusern schließen sich dieser Betrachtung an. Sie sind relativ kurz gehalten, da Syphilishäuser im Regelfall keine eigenständigen Institutionen darstellten, sondern, ähnlich den Geburtenhäusern, häufig innerhalb anderer Fürsorgeinstitutionen bestanden.

### 4.4.1 Krankheitsbild der Syphilis

Sowohl immunkompetente als auch kranke Menschen können durch eine Ansteckung mit dem Bakterium *Treponema pallidum ssp. pallidum* an Syphilis erkranken.[1108] Weitere Bezeichnungen der Krankheit sind *Lues venerus*[1109], *Franzosenkrankheit, harter Schanker* und *Ulcus durum*. Der Begriff Syphilis stammt

---

which provide evidence of cortical thickening of the left humerus and the right ulna." Lefort – Bennike 2007, S. 346.

1108 Der mikroskopische Nachweis des Erregers gelang erstmalig an der Berliner Charité im Jahr 1905 (Schaudinn – Hoffmann 1905). Zur Syphilis vgl Netter – Franke 2006, S. 214–217; zum Krankheitsbild Ortner – Putschar 1981, S. 181–210.

1109 *Luēs* = Seuche, Unheil; *venereus* leitet sich von *venus* = Liebeslust, Liebesgenuss ab.

wahrscheinlich von dem italienischen Arzt Girolamo Fracastroro (1478–1553). In seinem 1530 veröffentlichten Lehrgedichte *Syphilis sive Morbus gallicus* erwähnt er einen Hirten namens Syphilus, der als Folge einer Gotteslästerei von einer neuen Krankheit heimgesucht wird.[1110]

Die Ansteckung mit dem *Treponema pallidum ssp. pallidum*-Erreger erfolgt vornehmlich durch sexuellen Kontakt, jedoch auch über Haut- und Schleimhautwunden in Verbindung mit kontaminierten Essgeschirr, Badeutensilien sowie womöglich über die Wäsche. Ebenso ist eine Übertragung während der Schwangerschaft von der Mutter auf das Kind möglich.[1111] Es ist daher zwischen erworbener und angeborener Syphilis zu unterscheiden.

### *4.4.1.1 Erworbene Syphilis*

Die erworbene Syphilis wird in mehrere Krankheitsstadien unterschieden. Nach ca. drei bis vier Wochen *post infectionem* bilden sich im Primärstadium Lues 1 an der Stelle, an welcher die Bakterien eingedrungen sind, schmerzlose bis schmerzarme Geschwüre. Sie sind gerötet und sondern eine farblose Flüssigkeit ab, die stark virulent ist. Anders als die ebenfalls entstehenden Lymphknotenschwellungen gehen die angesprochenen Primäraffekte innerhalb von zwei bis sechs Wochen wieder zurück.

Das Sekundärstadium Lues II beginnt nach etwa sechs bis zehn Wochen *post infectionem*. Es ist gekennzeichnet durch grippeartige Symptome, wie Fieber, Abgeschlagenheit sowie Kopf- und Gliederschmerzen. Zudem entsteht ein Hautausschlag (*Exanthem*), der sich zu Beginn durch schwachrosa gefärbte Flecken äußert und später zu dunkleren Knötchen (Pappeln) verändert. Diese Pappeln nässen, sofern sie aufgehen. Auch in diesem Fall ist die austretende Flüssigkeit hoch infektiös. Mitunter leiden Betroffene unter Haarausfall. Doch auch diese Hauterscheinungen beginnen nach ca. vier Monaten abzuheilen.

Das Tertiärstadium Lues III beginnt nach ungefähr zwei bis fünf Jahren *post infectionem* und hinterlässt als einzige der drei genannten Entwicklungen persistierende Knochendeformationen, die demnach im archäoanthropologischen Material makroskopisch erkannt werden können. Der marginale Nachweis infizierter Individuen im archäologischen Kontext scheint allerdings dafür zu sprechen, dass Erkrankte nur selten dieses Stadium erreichten.[1112] Phänotypisch sind ulzerierte, mit Krusten überzogene, narbige Abheilungen sowie granulomatöse

1110 David et al. 1987, S. 2055.

1111 Herrmann et al. 1990, S. 162–163.

1112 So auch Roberts – Cox 2003, S. 272.

Gummen (knotige Infiltrate). Letztere enthalten ebenfalls ein zähflüssiges Sekret. Doch selbst wenn in diesem noch einzelne Treponeme nachgewiesen werden können, sind sie nicht mehr infektiös. Am Skelett äußert sich die tertiäre Syphilis v. a. durch lochfraßähnliche Läsionen am Schädel (*caries sicca*) und den Beinen. Letztere sind an den betroffenen Stellen zudem sichtbar verdickt. Der Gesichtsschädel weist mitunter Nekrosen im Nasenbereich auf, die bis zum Gaumen durchbrechen können.[1113]

Weniger sichtbar sind schließlich jene neurologischen Störungen, die etwa zehn bis 15 Jahre *post infectionem* auftreten und als *Quartäre Lues* oder häufiger als Neurolues bezeichnet werden.

#### *4.4.1.2 Angeborene Syphilis* (Lues connata)

Föten können etwa ab dem vierten Schwangerschaftsmonat bis zur Geburt über die Plazenta mit Treponema-Bakterien infiziert werden. Häufig sind in diesem Fall Fehl- oder Frühgeburten zu beobachten; die Geburt gesunder Kinder ist selten.

Je nachdem, wann die Syphilis nach der Geburt symptomatisch wird, ist zwischen *Lues connata praecox* (vor dem 2. Lebensjahr) und *Lues connata tarda* (nach dem 2. Lebensjahr) zu unterscheiden. Die letztgenannte Form ist archäologisch v. a. deshalb von Bedeutung, da sie an Zähnen und Knochen typische Läsionen hinterlässt, die bei der Zuweisung als Indikatoren herangezogen werden. „Als Spätfolgen [...] sind die Hutchinson-Trias (Tonnenzähne, Innenohrschwerhörigkeit und *Keratitis parenchymatosa*), Maulbeerenmolaren, Leberzirrhose, Sattelnase und Säbelscheidentibia zu nennen.“[1114] Die halbmondförmigen Schneidezähne und maulbeerenförmigen Molare sind ein entscheidendes Indiz für die Interpretation einer *Lues connata*, jedoch nicht zwingend (Abb. 107).

Die Folgen einer angeborenen Syphilis sind wiederholt auf Darstellungen aus der Zeit des 19. Jh. zu sehen. Im Museum des St. Bartholomäus Hospital in London befindet sich das Bild eines 16-jährigen Mädchens, dessen Krankheit bereits derart fortgeschritten war, dass sein baldiger Tod nach der Dokumentation

---

1113 Netter – Franke 2006, S. 214. Siehe zudem Powers – Emery 2007, Abb. 3–5.

1114 Netter – Franke 2006, S. 216. Bei den sog. Tonnenzähnen weisen die oberen mittleren verbleibenden Schneidezähne eine tonnenförmige Gestalt auf. Zusätzlich finden sich halbmondförmige Einkerbungen am Zahnrand. Ebenso häufig wie die Schneidezähne können die ersten bleibenden Molaren betroffen sein. Wie die Bezeichnung vermuten lässt, besitzen sie die Form von Maulbeeren.

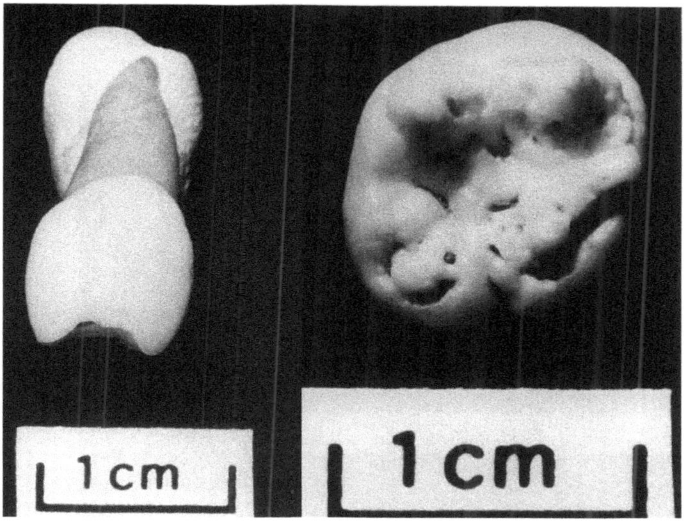


**Abb. 107:** Schneidezahn mit halbmondförmiger Einkerbung (links), Maulbeerenmolar (rechts).

vermutet werden muss (Abb. 108). Der Kopf weist kaum mehr Haare und Haut auf, stattdessen ist der Schädel von Ulzerationen übersät. Die Darstellung der Augen lässt vermuten, dass das rechte Auge blind gewesen ist; die Sicht des linken Auges war, wie der weiße Film vermuten lässt, zumindest getrübt. Die Zähne lassen deutlich die von Hutchinson beschriebenen halbmondförmigen Einkerbungen erkennen.

## 4.4.2 Osteologische Belege: Ursprung und Nachweis

Ein in der Paläopathologie und Medizingeschichte kontrovers diskutiertes Thema ist die Frage nach dem zeitlichen und geographischen Ursprung der Krankheit. Weitverbreitet ist dabei die Ansicht, Columbus hätte die Geschlechtskrankheit 1492 von Amerika nach Europa gebracht.[1115] Von besonderer

1115 Hierzu eine kritische Literaturübersicht bei Leven 2005, S. 840–841. Zudem wird vermutet, Treponema-Krankheiten könnten von den in Afrika heimischen Schimpansen stammen. Die Bakterien wären demnach über den Handel, der seit dem späten Mittelalter zugenommen hatte, nach Europa gelangt (Magilton – Judd 2008, S. 223).

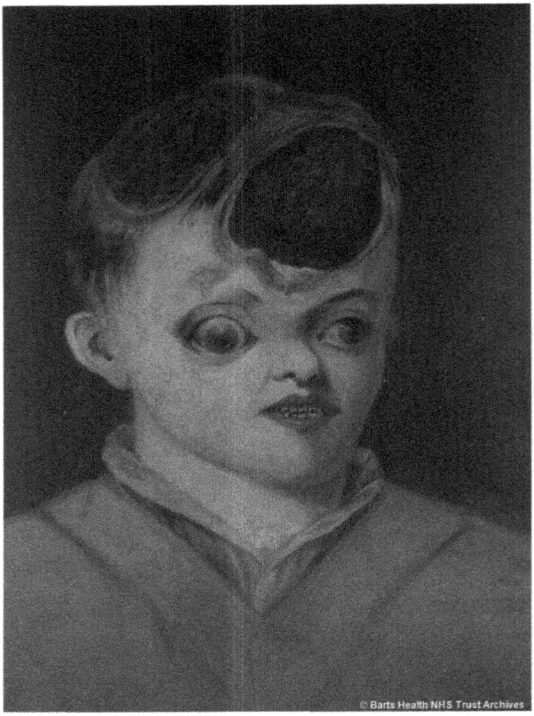


**Abb. 108:** St. Bartholomew's Hospital, London. 16-jähriges Mädchen mit *Lues connata tarda*.

Bedeutung für die Datierung sind die Aufzeichnungen des spanischen Arztes Ruy Diaz de Islas (1467–1542), der erste Fälle dieser „neuen“ Krankheit bei der Mannschaft des Columbus erkannt haben wollte.[1116] Diese Äußerung ist quellenkritisch zu betrachten, da „neu“ auch im Sinne von unbekannt gedeutet werden kann.[1117] Gleiches gilt für eine Quelle aus Nürnberg, wonach der Rat am 14. November 1496 Badern verbot, die „*von der neuwen Krankheit, mala Franzosen*“ Befleckten in ihren Einrichtungen zu behandeln.[1118] Im Jahr 1505

1116 Arrizabalaga 2008.

1117 Vgl. in diesem Zusammenhang Jütte 1991, S. 120.

1118 Zitiert nach Heffner 1864/65, S. 194. Die Angst vor der Ansteckung war nicht unbegründet, da Erreger auch über das Blut übertragen werden können. Insbesondere

schrieb Albrecht Dürer aus Venedig: „Nichts fürcht' ich mehr als die Franzosen, schier jedermann hat sie."[1119] Nach der Columbus-These verweisen diese „frühen" Belege auf eine großflächige Ausbreitung der Krankheit innerhalb weniger Jahre. Allerdings ist nicht eindeutig, ob die „neue Krankheit" auch wirklich die Syphilis bezeichnete.

Tatsächlich verbreiten Treponema-Bakterien auch andere tropische Infektionskrankheiten, wie *Frambösie*, *Bejel* und *Pinta*. Die Erreger hinterlassen ähnlich charakteristische Knochenläsionen. Frambösie, Bejel und Pinta sind jedoch keine Geschlechtskrankheiten, sondern entstehen unter schlechten hygienischen Verhältnissen bei Menschen, die auf engstem Raum zusammenleben. Differenzen in der DNA dieser Treponema-Krankheiten werden seit den 2000er Jahren im archäologischen Kontext untersucht. Sie belegen bisher zumindest den Nachweis von Treponema-Bakterien in Amerika vor Columbus.[1120] Molekulargenetische Untersuchungen sind unerlässlich für eine sichere Zuweisung der Krankheit Syphilis. So lassen makroskopische und histologische Einschätzungen noch immer andere Deutungsmuster zu. Histologische Untersuchungen wurden beispielsweise herangezogen, um den Nachweis für Syphilis am historischen Material auf dem europäischen Kontinent zu erbringen.[1121] Insbesondere Untersuchungen aus dem britischen Raum lassen zunächst vermuten, Syphilis wäre bereits vor Columbus in Europa heimisch gewesen. Jedoch sind diese Belege nicht ohne Kritik geblieben, weshalb bisher keine der beiden Theorien favorisiert werden kann. Makroskopisch ist eine Einschätzung ebenfalls fraglich, da die mit dem Treponema-Erreger übertragenen Krankheiten anderen spezifischen und unspezifischen Infektionen, wie Tuberkulose, Lepra, Osteomyelitis, Osteosarkom, Meningiom sowie Brucellose, ähneln.[1122] Die Reaktion des Knochens auf Entzündungen bietet naturgemäß häufig ähnliche Muster, weshalb

---

ungereinigte Schröpfköpfe, die während des blutigen Schröpfens zum Einsatz kamen, galten als Übertragungsherd (→ Kap. 5.3 *Bader*).

1119 Zitiert nach Keil 1986, S. 121.

1120 Untersucht wurden die Bewohner eines Siedlungsplatzes in Loma Salvatierra, im nördlichen Tieflands Boliviens, aus der Zeit des 6. bis 14. Jh. Der schon durch makroskopische Inaugenscheinnahme geäußerte Verdacht einer *Lues connata* bei einigen Individuen, aufgrund von Säbelscheidentibia und halbmondartigen Einbuchtungen an den oberen Schneidezähnen, konnte durch paläogentische Untersuchungen und dem Erkennen des *Treponema pallidum ssp. pallidum*-Erregers verifiziert werden (Trautmann 2011, S. 62).

1121 von Hunnius et al. 2006; Jungklaus et al. 2010.

1122 Lüscher 2006, S. 16–17.

der Nachweis einer erworbenen Syphilis nicht immer eindeutig ist. Gleiches gilt für die angeborene Syphilis, sofern nur einzelne Indikatoren vorliegen, etwa die Fehlentwicklung der Zähne oder die sog. Säbelscheidentibia. Der Fund eines etwa 15-jährigen Individuums aus Niciäa, Kleinasien erregte in diesem Zusammenhang besondere Aufmerksamkeit, da der im 13. Jh. Verstorbene diese Symptome zusammen erbrachte und daher als Beispiel einer präkolumbianischen *Lues connata* interpretiert wurde.[1123] Beinahe alle Knochen zeigten periostale Reaktionen und gummatöse Defekte. Das phänotypische Bild der Säbelscheidentibia (engl. *saber shin*) mit Schwellung und Krümmung des kortikalen Gewebes ist jedoch auch bei anderen Krankheiten wie *Rachitis* und *Morbus paget* zu beobachten.[1124] Gleiches gilt für halbmondförmige Zähne und Maulbeerenmolaren.[1125] Sie sind das Resultat einer schweren *Stomatitis* (Entzündung der Mundschleimhaut) und *Rhinitis* (chronische Entzündung der Mundschleimhaut) während der ersten Lebensjahre. Diese Zahndefekte sind bei einer angeborenen Syphilis folglich nicht zwingend.

*In summa* ist zum derzeitigen Forschungsstand festzuhalten, dass die Frage nach der Herkunft der Syphilis noch nicht abschließend geklärt ist und mehr historische Treponema-Genome isoliert werden müssen, um eine Antwort zu finden. Knochenveränderungen, ob makroskopisch oder histologisch untersucht, scheinen nicht weiterzuführen, wenn es darum geht, speziell Syphilis und nicht verwandte Krankheiten wie die Frambösie nachzuweisen.

### 4.4.3 Behandlungsmöglichkeiten

Der Krankheitsverlauf der Syphilis verläuft oft chronisch. Unbehandelt führt sie zu Entstellungen, Betroffene riechen unangenehm und büßen Bewegungsfreiheit, Augenlicht und geistigen Fähigkeiten ein.[1126] Die Folgen der Erkrankung gleichen damit denen der Lepra. Es gilt zu hinterfragen, ob sich diese Ähnlichkeit auch auf die Behandlung der Infizierten auswirkte.

#### *4.4.3.1 Quarantäne*

Menschen mit syphilitischen Krankheitssymptomen konnten sowohl auf eigenem Wunsch als auch durch obrigkeitliche Anordnung zu einer Kommission

---

1123 Erdall 2006, S. 27.

1124 Ebd., S. 24. Hierbei handelt es sich um eine nach vorn gerichtete Krümmung des Schienbeins.

1125 Erdal 2006, S. 25–26.

1126 Keil 1986, S. 119.

geladen werden. Sie untersuchte die Betroffenen, äußerte eine Diagnose und hielte diese schriftlich fest.[1127] Die Vorgehensweise der Medizinalvertreter war dabei nicht immer mitfühlend. So mussten sich etwa im Jahr 1624 zwei Männer mit ihren Frauen vor einem Barbier zur Untersuchung entblößen. Aufgrund dieser Vorgehensweise hatte sie Klage gegen den Amtsmeister eingereicht.[1128]

Die Reaktion auf einen positiven Bescheid konnte zunächst jenen Maßnahmen ähneln, die auf die Diagnose Lepra erfolgten, sie waren jedoch nicht von vergleichbarer Dauer. So wurden Syphilitiker mitunter in Quarantäne verbracht und auch in Leprosorien und Hospitälern aufgenommen. Andere Hospitäler, wie in Köln, verweigerten hingegen die Aufnahme der Infizierten.[1129] Drakonische Strafen konnten bei Nichteinhaltung der durch den Rat verlauteten Auflagen erfolgen. Für Paris führt Knefelkamp beispielsweise auf, dass Syphilitiker die Stadt verlassen mussten, „wer sich weigerte, wurde aufgehängt. In den folgenden Jahren wurden die Gesetze noch verschärft: Wer infiziert war, wurde in die Seine geworfen und ertränkt. Infizierte sollten in ihren Häusern bleiben, bis sie vollständig geheilt waren".[1130] Es bleibt festzuhalten, dass ein mit der Syphilis Behafteter in der Frühen Neuzeit häufig in Isolation geriet, sobald seine Krankheit offenkundig wurde.[1131]

Knochendefekte, die auf eine Infektion mit Treponema-Bakterien hinweisen, nehmen im archäoanthropologischen Befund vermehrt erst für die Zeit ab dem 15. Jh. zu. Damit tritt die Krankheit zu einem Zeitpunkt pandemisch in Erscheinung, an dem sich die Lepra bereits auf dem Rückzug befand. Aus diesem Grund nahmen Leprosorien (→ Kap. 4.2 *Lepra und Leprosorien*) seit dem 15. Jh. zunehmend Menschen mit anderen Krankheiten sowie Bedürftige aller Art auf. Der Nachweis von *Treponema-pallidum*-Infizierten ist folglich auch auf Friedhöfen von Leprosorien zu erwarten. Tatsächlich sind entsprechende Befunde belegt, wenngleich auch in erstaunlich geringer Anzahl. In diesem Sinne erbrachte die Leprosorie St. James und St. Mary Magdalene im britischen Chichester mehrere Fälle von Treponemainfektionen. Es gelang den Bearbeitern jedoch aus bereits erwähnten Gründen nicht, zwischen Syphilis, Bejel und Frambösie zu entscheiden.[1132]

---

1127 Jütte 1991, S. 115–116.
1128 Ebd., S. 113.
1129 Jütte 1991, S. 169.
1130 Knefelkamp 1981, S. 94.
1131 Jütte 1991, S. 169, 177.
1132 Magilton – Judd 2008, S. 223–224.

Auch auf dem Hospitalfriedhof von St. Mary without Bishopsgate in London wiesen 25 Individuen Treponemainfektionen auf. Mit 18 Individuen stammt die Mehrheit aus Periode 17 (etwa 1400–1539). Folglich ist auch hier eine Datierung nach 1492 nicht unwahrscheinlich. Es handelt sich um sechs Männer, sieben Frauen und zwei Individuen unbestimmten Geschlechts. Beinahe alle befanden sich im fortpflanzungsfähigen Alter. Drei Individuen aus Periode 17 waren jedoch deutlich jünger. Ein 10- bis 11-jähriges Individuum (Bef.-Nr. 6974) wies die charakteristischen gummatösen Knochenläsionen einer *Lues connata* am Schädel sowie an den Langknochen auf. Die Zerstörung im Nasen- und Gaumenbereich war derart groß, dass die Zähne im darunter liegenden Oberkiefer um 45 Grad nach innen gerichtet waren (Abb. 44).[1133] Der Betroffene besaß keine Maulbeerenmolaren, diese konnten jedoch bei einem 16- bis 17-jährigen Individuum beobachtet werden (Bef.-Nr. 20634), dessen Schädel von *Caries sicca* und gummatöse Veränderungen gekennzeichnet war.[1134]

Neben der Versorgung von Treponema-palladium-Infizierten in Hospitälern und Leprosorien, wurden an Syphilis Erkrankte zuweilen auch auf Inseln isoliert. Diese Vorgehensweise weist starke Ähnlichkeiten zur topographischen Lage der Pesthäuser auf, wie im kommenden Kapitel zu sehen sein wird. Ebenso waren Institutionen, die zur Isolation und Behandlung von Syphiliskranken dienen sollten, keine eigenständigen, zu diesem Zweck errichteten Bauten. Dies verwundert v. a. in Hinblick auf den langen Zeitraum, in dem die als Syphilis angesprochene Krankheit vorherrschte. Bis ins 18. Jh. hinein war sie allgegenwärtig. Ihr Auftreten wird v. a. mit Soldaten und dem Zuzug Fremder in Verbindung gebracht.[1135] Nach Birgit Adam wurden äußerlich entstellten Syphilitiker bewusst der Gesellschaft entzogen, in Quarantäneeinrichtungen verbracht und dort zwangsbehandelt, weshalb sie ihrer Meinung nach häufig an Vergiftungen starben. Weiterhin äußert sie, die Behandlung wäre von unausgebildetem Personal vorgenommen worden und fügt hinzu: „Diesen katastrophalen Zuständen haben wir das Wort ‚Quacksalber‘ zu verdanken, das sich vom Quecksilber herleitet. […] Ein Quacksalber war lediglich ein Arzt, der Syphiliskranke behandelte.“[1136] Tatsächlich dürfen berechtigte Zweifel an dieser Verunglimpfung bestehen. Etymologisch hat „Quacksalber“ nichts mit Quecksilber zu tun, sondern stammt aus dem Niederländischen, wo „quacken“ so viel wie prahlen, schwatzen, quaken bedeutet

1133 Connell et al. 2012, S. 113, Abb. 142, 143.
1134 Ebd., S. 113.
1135 Powers – Emery 2007.
1136 Adam 2001, S. 101.

und „zalven“ den Verkäufer von Salben bezeichnet.[1137] Auch die Behandlung durch Medizinalvertreter war nicht von vornherein Fusch. Gemäß dem medizinischen Wissen der Zeit wurden probate Mittel gesucht und mit diesen auch in der Quantität experimentiert. Ab der Zeit des 18. Jh. nehmen Schriftquellen über die Behandlung von Syphiliserkrankten zu und werfen somit ein genaueres Licht auf die Methoden. Keine „Quacksalber“, sondern Ärzte nahmen sich dieser Klientel in Hospitälern an, wie beispielsweise im Londoner Lock Hospital am Grosvenor Square. Dort rühmten sich die Ärzte, innerhalb von zwei Jahren 646 der 695 aufgenommenen Patienten geheilt zu haben, was aus heutiger Sicht bezweifelt werden dürfte.[1138] Andere Bürgerhospitäler bzw. Voluntary Hospitals hingegen scheinen die Aufnahme von an den „Franzosen“ Erkrankten nach wie vor verweigert zu haben und behandelten stattdessen ambulant mittels Quecksilber. Sowohl archäologische Untersuchungen als auch klinische Studien lassen vermuten, dass unter den Syphilitikern ebenfalls mehr Männern als Frauen behandelt wurden – jedoch nicht, weil sie Ärzte und Hospitäler eher aufsuchten, sondern nachweislich häufiger an Syphilis erkrankten.[1139] Eine weitere Übereinstimmung zur Klientel der Ärzte ergibt sich im Alter der Betroffenen zur Zeit der tertiären Syphilis. Es dominieren die 20- bis 25-Jährigen.[1140]

### *4.4.3.2 Medizinische Behandlungen*

Der Umgang mit sowie die medizinischen Behandlungen von Syphilitikern divergierten zu Beginn der Frühen Neuzeit regional, zeitlich und gesellschaftsbedingt: Nicht alle Erkrankten wurden isoliert oder unmittelbar nach Auftreten der Symptome in Franzosenhäuser verwiesen.[1141] Es ist anzunehmen, dass die Syphilis nach einigen Jahrzehnten ihre beinahe seuchenartige Verbreitung wieder einbüßte, indem die Menschen eine gewisse Immunität entwickelten. Dessen ungeachtet kommt Syphilis noch in der Gegenwart vor; im Jahr 2012 wurde eine Zunahme von Syphilisfällen in Deutschland gemeldet, 3.700 bekannt gewordene

---

1137 https://www.dwds.de/wb/Quacksalber (19.12.2018).

1138 Powers – Emery 2007, S. 33.

1139 Zu den aktuellen Ergebnisse vgl. etwa Volkmann 2012; zu den archäoanthropologischen Studien vgl. Powers – Emery 2007, S. 34–35.

1140 Powers – Emery 2007, S. 34–35

1141 Demnach wurden in der Frühen Neuzeit „geschlechtskranke Männer und Frauen […] meist an einen Wundarzt verwiesen, der sich auf Syphilisbehandlungen spezialisiert hatte“ (Jütte 1991, S. 115).

Ansteckungen wurden im Jahr 2011 registriert.[1142] Eine erfolgreiche Behandlung ist mithilfe von Penicillin möglich.

In der Frühen Neuzeit sah die Behandlung von Syphilis, neben abergläubischen und pharmazeutischen Mitteln, insbesondere die Quecksilbertherapie sowie die sog. Holzkur vor. Letztere nutzte die Späne des in Mittelamerika beheimateten Guajakbaumes.[1143] Die Genesung der Erkrankten sollte mittels oraler Einnahme, beispielsweise als Tee, oder als Schwitzbad erreicht werden. Mangelnde Therapieerfolge mögen dazu geführt haben, dass die Holzkur nur kurze Zeit zum Einsatz kam. Stattdessen sollte Quecksilber für Jahrhunderte als Mittel der Wahl Verwendung finden. Drei Therapiemethoden standen im Vordergrund: 1. Einatmen der Dämpfe, die bei der Verbrennung von Quecksilberoxyd entstanden; 2. Einreibung einer Quecksilbermischung auf die entzündete Haut;[1144] 3. Orale Einnahme von Quecksilber, v. a. im 18. und 19. Jh. in Form von Pillen oder auch im flüssigen Zustand.[1145] Aus gegenwärtiger Sicht ist festzuhalten, dass sich Treponema-Bakterien im ganzen Körper ausbreiten und eine äußerliche Behandlung mit Quecksilber allein auf die phänotypischen Hauterscheinungen Auswirkungen hatte.[1146] Bemerkenswert ist die Feststellung, dass Belege für die anale Verabreichung von Quecksilber unter den häufigsten Behandlungsmethoden bei Syphilis nicht aufgeführt werden, obwohl Funde von Klistieren mit Quecksilberrückständen, wie von dem Schiffswrack der Queen Ann’s Revenge, derartige Methoden im frühen 18. Jh. archäologisch belegen.[1147] Möglicherweise lagen Behandlungen *per rectum* andere Pathologien zugrunde, wie Verstopfungen und Bandwurmbefall.

Quecksilberbehandlungen waren sehr schmerzhaft und hatten unzählige Nebenwirkungen zur Folge. Hohe Dosen führten zu akuten und gelegentlich

---

1142 Volkmann 2012.

1143 Die Pflanze gelangte im frühen 16. Jh. von Mittelamerika nach Europa und war aufgrund ihrer Verwendung u. a. unter der Bezeichnung „Franzosenbaum“ bekannt. Der Reformator Ulrich von Hutten (1488–1523) war überzeugt, mithilfe des Guajakharzes seine Syphiliserkrankung kuriert zu haben, nachdem die Quecksilbertherapie keine Besserung erbracht hatte (von Hutten 1519). Aus heutiger Sicht ist eine Heilung durch die „Holztherapie“ unwahrscheinlich. So weist auch Adam (2001, S. 101) darauf hin, „dass eine positive Wirkung des Holzes wohl psychosomatisch war und höchstens die körpereigenen Abwehrkräfte stimulierte“.

1144 Arrizabalaga et al. 1997, S. 139–142.

1145 Tucker 2007, S. 220.

1146 Adam 2001, S. 99–100.

1147 Siehe Kap. 3.4.2.3 Marinehospitäler/Exkurs Schiffswracks.

tödlichen Vergiftungen. Schon kleine, regelmäßig eingenommene Mengen bewirkten eine chronische Vergiftung (*Merkurialismus*).[1148] Entsprechende Symptome äußerten sich u. a. durch übermäßige Speichelabsonderung, Entzündungen und Geschwüre an Mund und Hals, Erethismus (d. h. krankhafte Erregbarkeit mit Wesensveränderung), Zittern, Erschöpfung, Gewichtsreduktion, gastrointestinale Störungen und Nierenprobleme.[1149]

Dessen ungeachtet wurde die Quecksilbertherapie bis ins 20. Jh. beibehalten und unter dem Standpunkt vertreten, Quecksilber besäße die Fähigkeit, bakterielle Wunden zu heilen. Nebenwirkungen wurden offensichtlich bewusst ignoriert und viele Ärzte rühmten sich, Patienten mittels Quecksilber von den „Franzosen" geheilt zu haben.[1150] Bei richtiger Anwendung sollten „die gesamten Erscheinungen der Syphilis in 6–8" Wochen verschwunden gewesen sein.[1151] Dies war ein Irrglaube. Doch erst seit den 1940er Jahren ist eine Syphilisbehandlung heilend und ohne große Nebenwirkungen mit Penicillin möglich.[1152]

#### *4.4.3.2.1 Nachweis von Quecksilberbehandlungen an skelettalen Überresten*

Quecksilberbehandlungen an Treponema-Erkrankten in historischen Zeiten sind mitunter am Knochen nachweisbar, wie Studien belegen. Insbesondere hervorzuheben ist die Arbeit *Kill or Cure* von Fiona Tucker, die zwölf Skelette mit syphilitischen Veränderungen aus der Sammlung des *Museum of London* auf ihren Quecksilbergehalt hin untersuchte. Im Vordergrund stand die Fragestellung, ob diese Individuen aus der Zeit des 17. bis 19. Jh. eine höhere Quecksilberkonzentration am Knochen aufweisen als menschliche Überreste aus

---

1148 Sogar Kleinstkinder erhielten mitunter Quecksilber in Salben- oder Pillenform, um sie gegen Spulwürmer zu behandeln. Die jungen Patienten reagierten unmittelbar allergisch auf derartige Präparate. Die Symptome äußerten sich v. a. in großfleckigem Ausschlag, Fieber, allgemeiner Unpässlichkeit, Haarausfall, Erbrechen und Schlaflosigkeit. Erst im Jahr 1949 wurde diese Reaktion genauer untersucht und seinem Ursprung zugeordnet. Der Verfasser der Abhandlung wies darauf hin, dass „wir das Quecksilber aus unserer Medikamentenliste gestrichen [haben]. Wir verordnen weder per os noch in Salbenform Quecksilberpräparate – es ist ein durchaus ersetzbares Mittel" (Fanconi 1949, S. 154).

1149 Tucker 2007, S. 220.

1150 Vgl. hierzu Arrizabalaga et al. 1997, S. 131–132.

1151 Knefelkamp 1981, S. 95.

1152 Zu Beginn des 20. Jh. wurde Syphilis auch mit Salvarsan, einer Arsenverbindung behandelt. Diese hatte ebenfalls lebensbedrohliche Nebenwirkungen, konnte jedoch richtig dosiert zur Heilung der Syphilis führen (Jakob 2011).

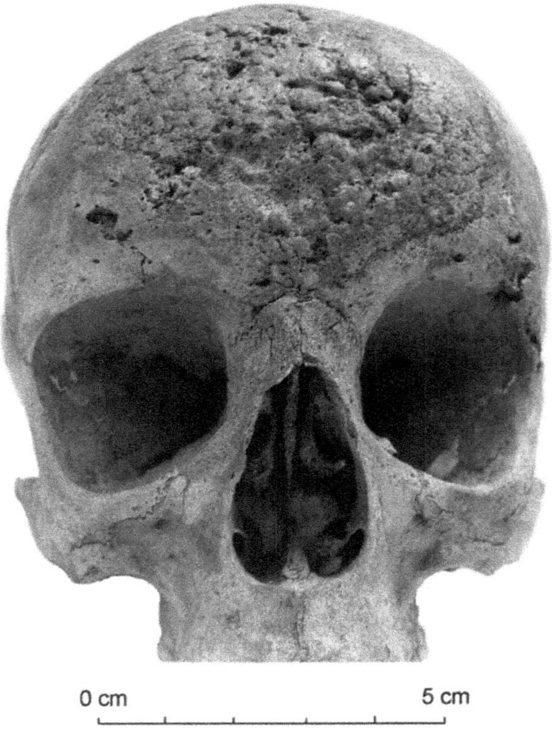


**Abb. 109:** London, Grabung Redcross Way, Individuum 99. Deutliche Spuren von *Caries sicca* auf dem Schädeldach.

noch älteren Serien.[1153] Die charakteristischen Läsionen der frühneuzeitlichen Treponema-Infizierten sind bereits makroskopisch sichtbar; allein zehn der 12 untersuchten Individuen waren im Stadium einer tertiären Syphilis verschieden (Abb. 109). In zwei Fällen handelte es sich zudem um Säuglinge, deren metaphysäre Veränderungen und diffuse Periostitis als Zeichen einer frühen *Lues connata* interpretiert wurden.

Zur Ermittlung der Werte von Quecksilberresten im Knochen wurde die Methode der Massenspektrometrie mit induktiv gekoppeltem Plasma

1153 Tucker 2007, S. 221.

verwendet, kurz ICP-MS genannt.[1154] Das Verfahren ermöglicht, eine Vielzahl von Elementen in relativ kurzer Zeit ermitteln zu können. Aufgrund ihrer hohen Nachweisstärke ist die ICP-MS eine der meistgenutzten Methoden zur Spurenelementanalytik. Der durchschnittliche Quecksilberwert am modernen trockenen Knochen liegt bei 0,5 ppm.[1155] Getestet wurden die Enden der Rippen. Diese spongiösen Knochen weisen, wie Langknochen auch, an den Enden höhere Konzentrationen von Quecksilber auf, sofern vorhanden.

Kritisch gesehen ist diese Methode nicht fehlerfrei; so können Umwelteinflüsse und Lagerungsbedingungen der Knochen im Boden die ursprünglichen Werte verändern. Nichtsdestotrotz beweist Tuckers Untersuchung signifikante Unterschiede bezüglich der Quecksilberwerte ihrer Untersuchungsserie, verglichen mit einer Kontrollserie aus angelsächsischer Zeit. Während die mittelalterlichen Individuen eher unauffällige Werte von 1,5 bis 2 ppm aufweisen, zeigen neun Individuen der frühneuzeitlichen Serie deutlich höhere Konzentrationen mit einem Wert von über 2 ppm. Besonders dramatisch sind die Werte bei den Individuen aus dem 17. Jh., darunter auch Neonaten. Sie erreichten ein Level von bis zu 17,24 ppm.[1156] Anders als zunächst vermutet, entstammten die Betroffenen nicht der Mittelschicht oder Oberschicht, die für entsprechende Arztbesuche und Behandlungen finanziell aufkommen konnten. Stattdessen belegt der Zahnstatus der Toten ihre Herkunft aus einem ärmlichen Milieu.[1157] Schriftliche Überlieferungen belegen tatsächlich eine unentgeltliche, ambulante Quecksilbertherapie für mittellose Menschen im Londoner St. Thomas Hospital und St. Bartholomew's Hospital im 17. Jh.[1158] Vor diesem Hintergrund ist es auffallend, dass die vier untersuchten Individuen mit den höchsten Quecksilberkonzentrationen nahe dem St. Thomas Hospital ergraben wurden.[1159]

---

1154 ICP-MS, engl. = *inductively coupled plasma mass spectrometry.*

1155 ppm = *parts per million.*

1156 Die hohe Quecksilberkonzentration der Neonaten ist mit einer derartigen Therapie der Mutter erklärbar.

1157 Alle Individuen mit nennenswert erhöhtem Quecksilberwert besitzen schlechte Zähne. Besonders hohe Werte wurden an jenen Skeletten festgestellt, die starke Karies und andere Pathologien aufweisen. Im Gegensatz dazu hat das älteste Individuum der Serie die gesündesten Zähnen (NLB91 15) und mit 1,38 ppm den geringsten Quecksilberwert (Tucker 2007, S. 223).

1158 Tucker 2007, S. 224.

1159 Ebd., S. 221.

### 4.4.4 Schlussbetrachtung

Syphilis, eine durch das *Treponema-pallidum*-Bakterium übertragene Infektionskrankheit, war in der europäischen Bevölkerung der Frühen Neuzeit weitverbreitet. Da diese, durch Körpersekrete übertragene Erkrankung über viele Jahre chronisch verlief und Betroffene sowohl entstellte als auch in die Bedürftigkeit führte, wurde unmittelbar nach dem massenhaften Auftreten Infizierter nach passenden Behandlungsmethoden gesucht. Wie Schriftquellen und archäologische Belege vermuten lassen, stand v. a. die Heilung und weniger die Pflege von Syphilitikern in Hospitälern im Vordergrund der Behandlung. So sind die knöchernen Überreste der Betroffenen, die erst für die Zeit ab dem 15. Jh. im archäologischen Befund zunehmen, eher selten aus entsprechenden Einrichtungen überliefert. Als Erklärung kann herangeführt werden, dass Patienten mit syphilitischen Hautveränderungen nach einer angeblichen Heilung durch die Quecksilbertherapie entlassen wurden, aber auch, dass jene, die charakteristische Knochendefekte erlitten und somit erst im Tertiärstadium verstarben, selten diese Phase lebend erreichten – sie entziehen sich damit dem archäologischen Befund. Diese Aussage kann durchaus revidiert werden, sobald DNA-Untersuchungen zum Nachweis des Bakterium *Treponema pallidum ssp. pallidum* anwendbar sind. Bisher lassen jedoch auch schriftliche Zeugnisse vermuten, dass eine Vielzahl von Hospitälern keine Syphiliskranken aufnahm und die Betroffenen stattdessen ambulant durch sog. Quacksalber, Wundärzte und Chirurgen oder in speziellen Einrichtungen behandelt wurden. Eine Fallstudie aus London belegt zumindest für das 17. Jh., dass insbesondere mittellose Betroffene mitunter hohe Dosen erhielten, die zu tödlichen Vergiftungen geführt haben müssen. Einschränkend ist zu berücksichtigen, dass auch andere Krankheiten, die etwa den Intestinaltrakt oder die Haut betrafen, mit Quecksilber behandelt wurden und sich in den auffallenden Knochenproben eine entsprechende Behandlung widerspiegeln könnte.

Insgesamt sind Aussagen zur Behandlung und Unterbringung von Syphilitiker in der Frühen Neuzeit angesichts des Forschungsstands sowie naturwissenschaftlicher Methoden nur eingeschränkt möglich. Es bedarf v. a. einer größeren Quellenbasis. Die Thematik stellt somit weiterhin ein Desiderat dar, dass es aufzuarbeiten gilt.

### 4.4.5 Exkurs: Kondome als Verhütungsmittel

Die Zunahme Syphiliskranker in Deutschland aktuell im Jahr 2011 wird u. a. darauf zurückgeführt, dass Männer im Vergleich zu den 1990er Jahren seltener

Kondome beim Geschlechtsverkehr benutzen.[1160] Diese Feststellung führt innerhalb dieser Arbeit zu den Fragen, ab welchem Zeitpunkt Kondome generell nachweisbar sind, aus welchen Materialien sie in historischen Zeiten gefertigt wurden und seit wann sie zur Verhütung von Geschlechtskrankheiten zum Einsatz kommen.

Erste überzeugende Belege für die Anfertigung und Nutzung von Kondomen sind wahrscheinlich nicht vor dem 16. Jh. überliefert. So führt etwa Jeanette Parisot in ihrer Darstellung zur Geschichte des Kondoms sowohl kunsthistorische als auch Schriftquellen an, wird jedoch nicht vor der Frühen Neuzeit fündig.[1161] Demnach empfahl frühestens im Jahr 1564 der italienische Arzt Gabriello Falloppio Männern präparierte Leinensäckchen, um sich beim Geschlechtsakt nicht mit Syphilis anzustecken.[1162] Hercules Saxonia (1551–1608), dessen Arbeit möglicherweise Falloppios Buch entlehnt ist, beschreibt ähnliche Stücke in zwei unterschiedlichen Größen: kleinere Exemplare, die nur die Vorhaut bedeckten sowie größere, die das gesamten Glied umhüllten.[1163] Weder das kleine Exemplar noch die Wahl des Stoffes dürften dem Träger Erfolg beschieden haben.

Als Namensgeber für das Kondom wurde über Jahrhunderte ein gewisser Dr. Condom (auch Condon, Cundum, Controm) vermutet, angeblicher Hofarzt König Karl (Charles) II. (1630–1685). Da der Herrscher dem weiblichen Geschlecht sehr zugeneigt war, soll ihm Dr. Condom zur Verhütung weiterer Nachkommen angeblich Präservative empfohlen haben. Tatsächlich ist die Existenz dieses Arztes bisher nicht belegt.[1164]

Mitte des 18. Jh. dürften Kondome schließlich in Massen frei verkäuflich gewesen sein. Zu diesem Zeitpunkt werden sie wiederholt im Zusammenhang mit Bordellen in London erwähnt. Um Geschlechtskrankheiten und ungewollte Schwangerschaften zu verhüten, wurden der Kundschaft Kondome zum Verkauf angeboten.[1165]

1160 Volkmann 2012.

1161 Parisot 1985, S. 1–4.

1162 Ebd., S. 5.

1163 Ebd.

1164 Collier 2007, S. 371. Erst in einer erweiterten Edition von *A Panegyrick upun Cundum* aus dem Jahr 1741 findet Condom Erwähnung (Gaimster et al. 1996, S. 140).

1165 Powers – Emery 2007, S. 32.

### *4.4.5.1 Archäologische Belege*

Archäologische Belege frühneuzeitlicher Verhütungsmittel sind selten. Mit großer Wahrscheinlichkeit sind die Überreste von Kondomen aufgrund eines schlechten Erhaltungszustands nur schwer ihrer Funktion zuzuordnen. Aus der Latrine von Dudley Castle (West Midlands) sind dennoch zehn fragmentarisch erhaltene Präservative überliefert (Abb. 110). Sie datieren wahrscheinlich in die erste Hälfte des 17. Jh. Zu dieser Zeit, während des Englischen Bürgerkriegs (1642–1646), diente die Burg als Heim einer Garnison von Royalisten. Die fundbringende Latrine gehörte zum Wohnturm. Aufgrund des Inhalts wird angenommen, dass sie vor der Nutzung durch die Royalisten geleert und schließlich bis 1647 wiederverwendet wurde. Für die Datierung der Funde ergäbe sich folglich eine kurze Zeitspanne von wenigen Jahren.

Die freigelegten Präservative sind braun und bestehen aus Tierdarm, v. a. aus dem Blinddarm von Schafen. Allein die Kuppen haben die Zeit im Boden überdauert. Fünf der 10 Stücke lagen ineinander verpackt. Dies deutet darauf hin, dass sie auf diese Art aufbewahrt oder auch verkauft wurden. Die Anfertigung von Tierdarmkondomen war aufwendig, was sich im Verkaufspreis widergespiegelt haben muss. Es wird daher vermutet, dass insbesondere Offiziere im Besitz dieser Kondome gewesen sind. Da ganze Familien auf der Festung lebten, ist die Verwendung von Präservativen auch in Zeiten der Belagerung nicht

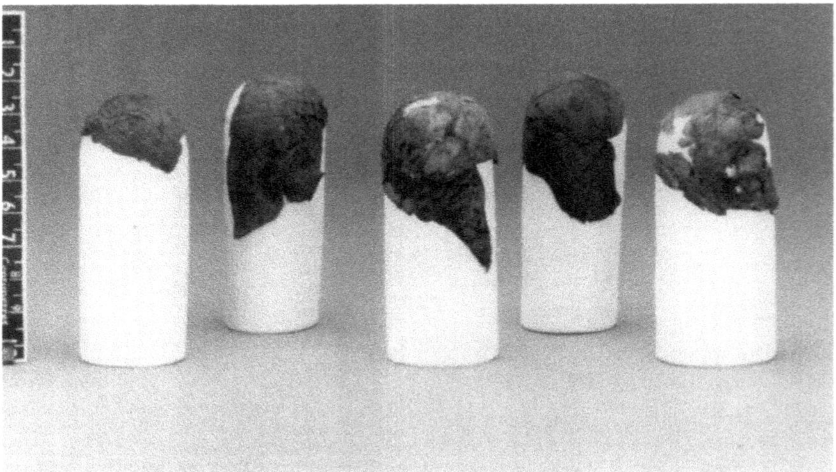

**Abb. 110:** Dudley Castle, West Midlands. Präservativfragmente, 1. Hälfte 17. Jh.

überraschend. Schriftquellen berichten u. a. von Dorothy Beaumont, der Frau des Leutnant-Colonel John Beumont. Sie gebar während der Belagerung im Jahr 1644 ein Kind, das kurz nach der Geburt verstarb. Die Mutter folgte ihm zwei Jahre später.[1166]

Für die Zeit ab dem 18. Jh. liegen Kondome auch aus Sammlungen und Museen vor, wie beispielsweise zwei Präservative, die heute im British Museum in London ausgestellt sind (Abb. 111).[1167] Sie befanden sich in einem Buch, das in das 18. Jh. datiert und der Britisch Library übereignet wurde.[1168] Die Präservative bestehen aus Tierdarm. Das kleinere Exemplar lag in dem größeren. Weiterhin waren sie in einer Papierhülle eingeschlagen, einer äußeren blauen und einer inneren weißen. Aufgrund ihrer Zellstruktur werden die Stücke in die Zeit um 1790 bis 1810 datiert.

Das größere der beiden Exemplare misst 20,8 cm in der Länge und besitzt einen maximalen Durchmesser von 6,8 cm am offenen Ende, 6,2 cm in der Mitte und 5,0 cm zur Spitze hin.[1169] Das kleinere Stück weicht in Länge (19,0 cm) und Durchmesser (6,0 cm) von dem anderen Exemplar leicht ab. Mit dem optischen Mikroskop konnte eine Durchschnittsdicke von 0,040 bis 0,037 mm errechnet werden. Im Gegensatz dazu besaßen die Stücke aus Dudley Castle eine Durchschnittsdicke von 0,1 bis 1,2 mm.[1170] Am offenen Ende der beiden Präservative aus dem British Museum war die Haut ein Stück umgeschlagen und mit einem Garn grob gesäumt worden, um einen Kanal zu formen. Im Kanal lag ein rosafarbenes Band zum Festbinden des Kondoms. Weitere Nähte waren nicht vorhanden.[1171] Im Kuriositätenkabinett des Historischen Museums der Universität von Lund, Schweden, befindet sich ein Präservativ aus dem frühen 19. Jh., das sogar mit einem Beipackzettel ausgestattet ist (Abb. 112). Die Notiz beschreibt, welche Bedeutung dem Kondom zukam. Das in lateinischer Handschrift verfasste Etikett besagt übersetzt:

---

1166 Gaimster et al. 1996, S. 132.

1167 Inventarnummer BM MLA 1953, 2–6,1.

1168 Auch der Titel des Buches *Guide to Health, Beauty, Riches and Honour* aus dem Jahr 1783 ist in diesem Zusammenhang bedeutsam (van Vilsteren – Weiss 2003/2004, S. 88–89).

1169 Im Vergleich dazu besitzen dehnbaren Latexkondome in der Gegenwart eine Standardbreite von 5,2 cm bis 6,9 cm und eine Länge von etwa 17,0 cm und mehr (vgl. http://www.test.de/Kondome-Fast-schon-perfekt-1765421-0/ (18.06.2013)).

1170 Gaimster et al. 1996, Tab. 1.

1171 Gaimster et al. 1996, S. 136.

„Um sich selbst vor veneralen Erkrankungen zu schützen, sollten jene, welche dazu neigen sexuellen Verkehr zu haben, den Penis mit einer dünnen Membran bedecken, welche in warmer Milch aufgeweicht wurde, und dieses Kondom gebrauchen, wenn sie mit Prostituierten Unzucht treiben. 16. April 1813.“[1172]

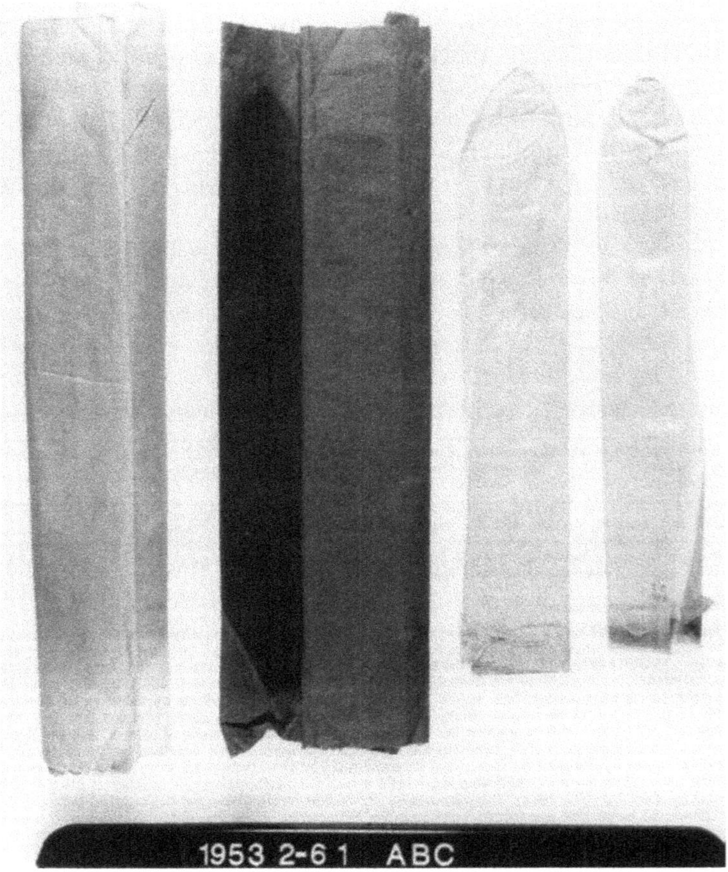


**Abb. 111:** British Museum. Rechts ein Paar Präservative, links die Originalhüllen, ca. 1790–1810.

1172 van Vilsteren – Weiss 2003/2004, S. 95.

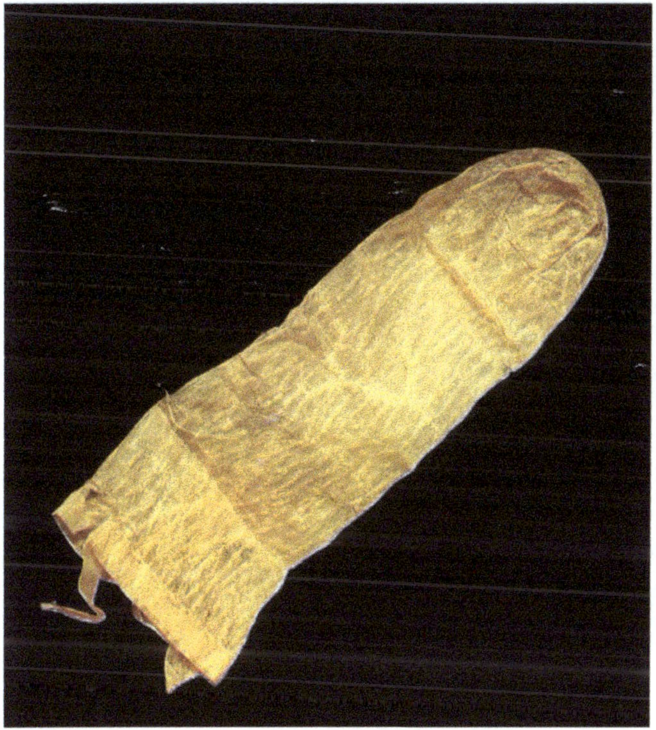

**Abb. 112:** Lunds Universitets Historika Museum, Schweden. Kondom, 1813.

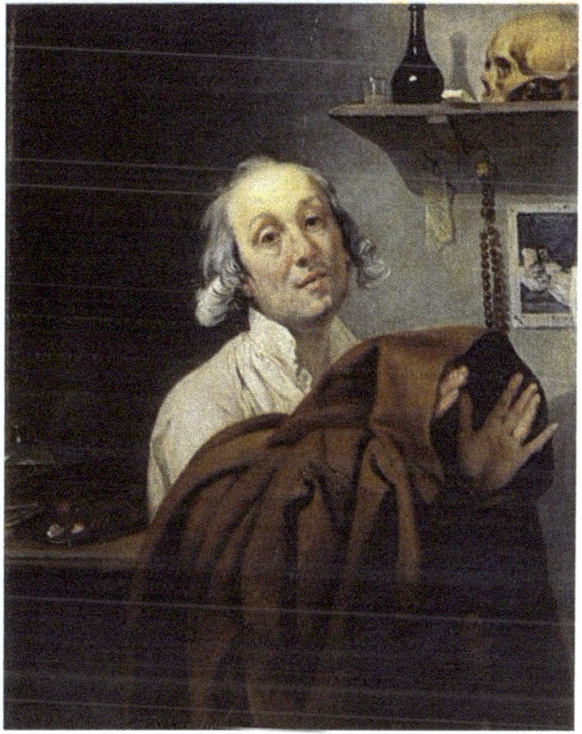

**Abb. 113:** Selbstporträt des Malers Johann Zoffany als Mönch, 1779. Ölgemälde, 43 x 39 cm, Detailansicht. Galleria Nationale di Parma.

Die Entdeckung vulkanisierten Gummis im Jahr 1843 hatte in der Industrie bahnbrechende Erfolge. Die neue Technologie, bei der Schwefel und Hitze zur Haltbarkeit des Materials beitrugen, ermöglichte eine zuverlässige und günstige Massenfabrikation von Kondomen. Aus medizinischer Perspektive barg die Fertigung von Kondomen nun jedoch gesundheitliche Risiken für die Hersteller, da die chemischen Dämpfe u. a. zum Ausfall von Zähnen unter den Mitarbeitern der Fabriken führten. In den 1930er Jahren ersetzte flüssiger Latex den Kreppgummi.[1173] Doch erst seit Kurzem ist die Anfertigung so hauchdünner Latexkondome möglich, dass sie den frühneuzeitlichen Äquivalenten aus Tierdarm in der Stärke ähneln.

### *4.4.5.2 Schlussbetrachtung*

Fragen zur Geburtenkontrolle sowie neue Geschlechtskrankheiten könnten dazu geführt haben, dass die Anfertigung von Präservativen im Laufe der Frühen Neuzeit viele Gemüter beschäftigte. Relativ zeitnah sind Kondome in Schriftquellen somit schon im 16. Jh. nachweisbar, die ältesten archäologischen Belege datieren in das 17. Jh. Diese Exemplare bestanden zunächst aus Leinensäckchen, deren Wirkung zweifelhaft ist. Aufgrund dieser Beobachtung sowie einer gewissen Unverträglichkeit war die Suche nach einem geeigneten Material noch nicht beendet. Ebenfalls im 17. Jh. sind schließlich Kondome aus Tierdarm aus dem archäologischen Kontext überliefert. Die Auffindungssituation lässt vermuten, dass Kondome übereinander geschoben aufbewahrt und bereits auf diese Art verkauft wurden. Dies verhinderte die Verschmutzung der Präservative, zudem waren sie schneller zu fassen, ohne aufgrund ihrer Dünnwandigkeit zu zerreißen. Einen zusätzlichen Schutz bot ein Einwickelpapier. Es ist zu überlegen, ob Präservative aus Tierdarm nach ihrer Nutzung gesäubert und zur Wiederbenutzung aufbewahrt wurden.[1174] Davon könnte ein Selbstporträt von Johann Zoffany (1733–1810) aus dem Jahr 1779 zeugen, das ihn als Mönch darstellt (Abb. 113); die Präservative finden sich unter einem Regal hängend - neben einem Rosenkranz.

---

1173 Ebd.

1174 So auch Gaimster et al. 1996, S. 139.

## 4.5 Pest und Pesthäuser

Krankheiten mit seuchenartigen Züge fanden bereits in der Antike als *pestis* Eingang in schriftliche Überlieferungen. Sie meinten jedoch selten jene Pandemie, die u. a. im 6. Jh. als *Justinianische Pest* oder im 14. Jh. als *Schwarzer Tod* in Europa grassierten. Allein zwischen 1347 und 1351 könnte die europäische Bevölkerung um mehr als ein Drittel dezimiert worden sein.[1175] Das Leid und der Tod zehntausender Menschen innerhalb kurzer Zeit hat Spuren hinterlassen. Diese gilt es im kommenden Kapitel zusammenzuführen. Im Vordergrund stehen ein Überblick über die Ätiologie der Krankheit und ihr molekulargenetischer Nachweis, die Darstellung sog. Pesthäuser sowie ein Einblick in die Behandlung der Kranken und Toten.

### 4.5.1 Krankheitsbild und Behandlung

In der Antike wurden Seuchenzüge wiederholt als *pestis* bezeichnet, so etwa bei Herodot, Livius, Sueton und Cassios Dio.[1176] Die beschriebenen Syptome sind jedoch häufig allgemeintypisch und sprechen für eine Vielzahl weiterer Infektionskrankheiten, wie Typhus und Pocken. So vermuten Medizinhistoriker beispielsweise, die von Thukydides geschilderte Pest in Athen im Jahr 429 v. Chr. könnte eine Pocken- oder Masernepidemie gewesen sein.[1177] Erst mit der zunehmenden Organisation des Medizinalwesens, spätestens seit der Schule von Salerno, schildern zeitgenössische medizinische Abhandlungen und Pestgutachten, wie die Krankheit, die heute als Pest bekannt ist, wahrgenommen wurde, welche Konsequenzen sie hatte und welche prophylaktischen und therapeutischen Behandlungen vorgesehen waren.

Das Pestbakterium *Yersinia Pestis* wurde Ende des 19. Jh. durch den Arzt und Bakteriologen Alexandre Yersin (1863–1943) während einer Epidemie in Hongkong entdeckt.[1178] Erst dadurch bestand die Möglichkeit einer medizinisch

1175 Keil 1987, S. 177. Nach Ruffié und Sournia könnte sogar die Hälfte der Bevölkerung an der Pest verstorben sein (Ruffié et al. 2000, S. 31).

1176 Bergdolt 1994, S. 12–14. Die beschriebenen Symptome, wie Gewichtsreduktion, Benommenheit, Flüssigkeitsverlust, Bluthusten, Durchfall, Hautgeschwüre, Augenentzündungen und Lymphknotenschwellungen (Bubonen), die im folgenden Krankheitsverlauf zum Zusammenbruch der körpereigenen Abwehr und zum Tod führten, sind mitunter auch bei Typhus, Dengue-Fieber und Pocken feststellbar.

1177 Bergdolt 1994, S. 13–14; Carmichael 2008.

1178 Yersin 1894; Vasold 2003, S. 29.

sicheren Diagnose. Der polymorphe Pesterreger zeichnet sich durch eine starke Virulenz sowie verschiedenartige Übertragungsmechanismen aus. Er verstopft die Kapillaren und verursacht daher Blutungen und Ödeme im Gewebe.[1179]

Die Übertragung des Pestbakteriums auf den Menschen erfolgt entweder durch Tröpfcheninfektion oder durch infizierte Flöhe. Vier unterschiedliche Krankheitsverläufe sind bekannt: Beulenpest (Bubonenpest); Lungenpest; Pestsepsis und Pestmeningitis. Besonders häufig treten die Beulenpest und die Lungenpest auf. Die Beulenpest wird in der Regel durch Bisse infizierter Flöhe übertragen.[1180] Nach einer Inkubationszeit von wenigen Stunden bis zu sieben Tagen bilden Infizierte bis zu 10 cm große Schwellungen der Lymphknoten in der Hals-, Achsel- und Leistengegend. Diese Beulen sind aufgrund von Blutungen in den Gefäßen blau-schwarz. Die Symptome werden von Fieber, Kopf- und Gliederschmerzen sowie Benommenheit begleitet. Gelangen die Pesterreger in die Blutbahn, etwa durch Aufplatzen der Bubonen nach innen, stirbt der Infizierte unbehandelt innerhalb von 36 Stunden infolge der *sekundären Lungenpest* an Pestsepsis. Antibiotika können den Heilungsprozess unterstützen. Sie kommen seit dem Ende des 19. Jh. zum Einsatz.[1181]

Die *primäre Lungenpest* wird durch *Tröpfcheninfektion* von Mensch zu Mensch oder von Tier zu Mensch übertragen. Sie ist in der Gegenwart relativ selten, was in verschiedenen Ursachen begründet liegt, u. a. in der unmittelbaren physischen Nähe zum Überträger (max. 30 cm) sowie dem relativ schnellen Tod der Infizierten innerhalb weniger Tage. Die ansteckenden Erreger werden erst im Endstadium infolge des Bluthustens übertragen. Das Zeitfenster für eine Ansteckung ist folglich sehr kurz. Betroffene reagieren mit Atemnot, Husten und blutigem Auswurf. Lungenödeme und Kreislaufversagen verursachen in der Regel nach drei bis fünf Tagen den Tod.

#### *4.5.1.1 Medizinische Behandlungen*

Pestgutachten ermöglichen eine Vorstellung von prophylaktischen und therapeutischen Maßnahmen zur Vermeidung und Behandlung der Pest in der Vormoderne. Am bekanntesten ist ein Gutachten, das 1348 an der Medizinischen

1179 Keil 1986, S. 113.

1180 Sobald die befallenen Nager sterben, sucht sich der infizierte Floh einen neuen Wirt. Aus diesem Grund wurde in historischen Zeiten häufig ein großes Rattensterben beobachtet, bevor die Pest auch auf den Menschen übergriff.

1181 Zur Behandlung der Pest mit Antibiotika Knauer 1994, S. 18.

Fakultät zu Paris entstand und bis zur Neuzeit hinein „Grundlage der Pestbekämpfung“ blieb.[1182] Die darin geäußerten Anordnungen waren so erfolgreich, dass die Pest nach 1352 keine pandemischen Ausmaße mehr annahm. Sie beinhalteten:

> „1. Menschenansammlungen waren zu vermeiden, 2. genauso die Erkrankten; 3. bei Herannahen der Seuche galt es, in sicher erscheinende – das heißt entlegene Gebiete – zu fliehen; 4. war eine Flucht nicht möglich, mußten Räucherungen der Wohnräume und 5. starke Parfümierungen den ‚Pesthauch‘ beseitigen. – 6. Im Erkrankungsfall sollten gleich nach Auftreten des Primärkomplexes milde Maturativa sowie Ätzmittel die Bubonen zum Reifen und Durchbrechen nach außen bringen; 7. mit gleicher Zielsetzung wurde das Naßschröpfen über den geschwollenen Lymphdrüsenpaketen empfohlen. – 8. Pesttote mußten unverzüglich bestattet werden, und selbst Tierkadaver durften nicht frei liegenbleiben: auch sie galt es zu vergraben.“[1183]

Die Behandlung Pestkranker beruhte sowohl auf empirische Erfahrungen als auch auf Aberglauben (Abb. 114). In der Volksmedizin galt es beispielsweise, die Seuche durch Notfeuer, Amulette, Prozessionen, laute Geräusche und Rauch zu vertreiben.[1184] Letzterer entstand durch das Verbrennen bestimmter Pflanzen, wie Wacholder, Enzian und Eberwurz. Bis ins 18. Jh. wurde zudem Tabak in speziellen „Pestpfeifen“ geraucht. Zur oralen Einnahme dienten Bibernelle, Pestwurz und Baldrian.[1185] Weiterhin streuten Menschen „zum Schutze gegen die Pest Sägemehl und Asche aus, belegten die Gassen mit Mist [...] und grub[en] die Kranken bis an den Hals in Düngerstätten“.[1186] Keil stellte einen Unterschied in der Prävention und Behandlung der Pest zwischen der spätantiken-frühmittelalterlichen Zeit und dem späten Mittelalter fest. Während vom 6. bis 8. Jh. keine Maßnahmen beobachtet werden konnten, änderte sich dies zum 14. Jh. In Vielen Städten wurden Stadtärzte angestellt, um pestvorbeugende Maßnahmen durchzuführen und während einer Seuche die Kranken zu überwachen (Abb. 117).[1187]

---

1182 Ebd. Zu den Pestschriften der Frühen Neuzeit vgl. beispielsweise Koelbing et al. 1979.

1183 Keil 1987, S. 178. Zum Öffnen von Pestbubonen mittels blutigem Schröpfen und Messer siehe auch Bretscher-Gisiger – Meier 2000, LexMa 6, 1918–1920.

1184 Reddig 2000, S. 94. Ein „Pestrauchgefäß“ aus dem 16. Jh. findet sich u. a. in Schmauder 2000, S. 128 abgebildet.

1185 Ebd.

1186 HdA 6, 1513–1514.

1187 Keil 1987, S. 177.

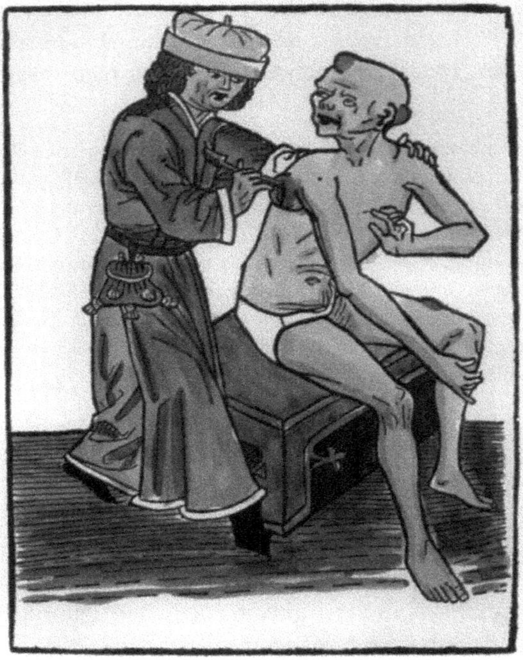

**Abb. 114:** Hans Folz (1437–1513), *Spruch der Pestilenz*, Nürnberg 1482. Kolorierter Holzschnitt.

### *4.5.1.2 Geschlechts- und sozialspezifische Differenzen*

Von epidemischen Krankheiten war jeder Mensch bedroht, unabhängig von Geschlecht und sozialem Status. Nichtsdestotrotz waren Bessersituierte durchaus im Vorteil, da sie bei einem Krankheitsausbruch die Möglichkeit besaßen, die Stadt zu verlassen. Mittellose, Alte, Kranke, Arbeiter oder zurückgelassenes Personal hingegen mussten in der Situation ausharren. Unter den Berufsgruppen waren Mägde am stärksten betroffen, wie schriftliche Quellen belegen.[1188] Sie hatten viel Laufarbeit zu tätigen, wuschen Bettzeug und Kleidung, in den Flöhe nisteten, und kamen täglich mit Händlern, Verkäufern und anderen Menschen in Kontakt. Wie gravierend sich dies auf die Mortalität auswirkte, zeigt

1188 Härtel 2004, S. 87.

eine Quelle aus Halberstadt. Im Jahr 1681 starben dort 125 Mägden gegenüber 60 Knechten und Gesellen an der Pest.[1189] Auch außerhalb dieser Berufsgruppe gingen Frauen Arbeiten nach, die eine Ansteckungsmöglichkeit unterstützten, etwa während der Reinigung und Herstellung von Textilien sowie im Lebensmittelgewerbe. Derartige Berufe forderten die meisten Pestopfer, die insbesondere Frauen waren, da sie jene Tätigkeiten ausführten.[1190] Sowohl eine Ansteckung über den Pestfloh (Beulenpest) als auch eine Tröpfcheninfektion (Lungenpest) wurden innerhalb dieser Tätigkeiten begünstigt.

Belege dafür, dass die Unterschicht deutlich häufiger infiziert wurde als besser gestellte Personengruppen, liefert auch die Archäologie. Auf dem Gelände des Heiligen-Geist-Hospitals zu Lübeck kamen zwei Massengräber und Mehrfachgräber zutage, die in das 14. Jh. datieren. Die geborgenen Individuen waren infolge der Hungersnot zwischen 1315 und 1317 sowie der Pestepidemie um 1350 verstorben.[1191] Der Gesundheitsstatus der über 800 Toten wurde als „ungewöhnlich schlecht" bezeichnet.[1192] Sowohl der hohe Grad an Mangelerkrankungen als auch an degenerativen Verschleißerscheinungen in jungen Jahren spricht für ein entbehrungsreiches und arbeitsintensives Leben der Verstorbenen und folglich für ihre niedere soziale Herkunft. Ähnliche Vermutungen wurden bereits gegenüber den menschlichen Überresten aus den Hospitälern des Mittelalters und der Frühen Neuzeit geäußert (→ Kap. 3.3.4 *Hospitäler/osteolog. Belege*).

## 4.5.2 Archäologische Belege

### *4.5.2.1 Pesthäuser*

Wie schon bei vorangegangenen Infektionskrankheiten besprochen wurde, war die Isolation von Kranken in der Frühen Neuzeit gängige Praxis, sobald eine hohe Ansteckungsgefahr wahrscheinlich war. Dies galt und gilt auch für Pestkranke. Dennoch sind bezüglich von Quarantänemaßnahmen zwischen Pest- und Leprakranken in der Frühen Neuzeit Unterschiede erkennbar. Beispielsweise wurden Pesthäuser, im Gegensatz zu Leprosorien, nur temporär genutzt, da auch die Krankheit nicht dauerhaft grassierte. Dennoch waren Pesthäuser mitunter extra zu diesem Zweck erbaute Institutionen. Seit 1500, v. a. seit der zweiten

---

1189 Ebd.

1190 Härtel 2004, S. 84.

1191 Die Lübecker Chronik hält für das Jahr 1316 in diesem Zusammenhang ausdrücklich fest (zitiert nach Prechel 2002, S. 327–328): „Binnen den twen Jaren starf to dene hilghen gheste 2300 volkis unde de hunger was so grot."

1192 Prechel 2002, S. 284.

Hälfte des 16. und im 17. Jh., entstanden Pesthäuser, die einflussreiche Bürger der Stadt finanzierten.[1193] Sie waren eher selten und befanden sich v. a. in Städten mit wichtigen Umschlagplätzen für Handelsgeschäfte. Dieter Jetter äußert, Pesthäuser seien weder in der Stadt, noch einige Kilometer außerhalb der Stadtmauern erbaut worden, sondern „fast immer auf einer Insel oder wenigstens in einer künstlichen Isolation hinter tiefen Wassergräben".[1194] Weiterhin konstatiert er, Leprosorien hätten zu keiner Zeit Pestkranke aufgenommen.[1195] Dieser Äußerung widersprachen verschiedene Historiker auf Grundlage ihrer Quellen.

Für England ist überliefert, dass sich v. a. Frauen gegen eine Unterbringung in Pesthäusern wehrten – jenes Geschlecht also, das auch in anderen Fürsorgeeinrichtungen, wie den städtischen Hospitälern, im vorliegenden Untersuchungszeitraum häufig unterrepräsentiert ist. Esther Härtel formulierte mögliche Gründe: Demnach sahen sich Frauen in derartigen Einrichtungen, ohne familiären oder gesellschaftlichen Schutz, anderen, ihnen fremden Personen, Männern wie Frauen, ausgeliefert.[1196] Tatsächlich ist für einige Pesthäuser überliefert, dass sich Pfleger an Frauen sexuell vergingen. So wurden im Jahr 1679 im Wiener Pestlazarett Alsterbach Pestknechte verhaftet, da sie über 300 Frauen geschwängert haben sollen. Auch Mord aus Habgier ist überliefert: Im Jahr 1545 beging ein Totengräber im Voigthland Raubmord und soll zudem „mit krancken und todten Weibspersonen entsetzliche Schande getrieben haben".[1197]

Nach dem Rückzug der Pest blieben Pesthäuser vakant oder wurden von Bedürftigen mit anderen Krankheiten bzw. von „Bettlern, Irren, Kranken und Schwangeren" bewohnt. Mitunter entwickelten sich aus den Bauten eigenständige sog. „Irren- und Krankenbehandlungsstätten". Die Charité in Berlin ging ebenso aus dem *Großen Lazarett* hervor und auch das Militärhospital in Wien richtete sich in einem ehemaligen Pesthaus ein.[1198] Architektonisch handelte es

1193 Mitunter finden sich Parallelen zu dem Stiftungswillen der Handwerker gegenüber den Hospitälern, wonach sie den Bau von Pesthäusern unterstützen und sich das Recht vorbehielten, erkranktes Gesinde dort unterbringen zu können (Bulst 1985, S. 261).

1194 Jetter 1986, S. 183.

1195 Jetter 1973, S. 19.

1196 Härtel 2004, S. 91

1197 Ebd., S. 93.

1198 Ebd. Das 1710 errichtete Pesthaus in Berlin scheint als solches nie genutzt worden zu sein (Jetter 1986, S. 189). In Italien entstanden erste Isolieranstalten für Pestkranke. Das deutsche Wort „Lazarett" geht auf das italienische *Lazzaro* zurück und steht für Lazarus. Von dort aus verbreiteten sich die Institution Pesthaus u. a. nach Deutschland und Holland (Murken 1985, S. 196).

sich häufig um vierflügelige Anlagen, die von einem Kanal umgrenzt waren und somit die von Jetter erwähnte Isolation boten. Archäologisch untersucht wurden derartige Pesthäuser m. W. bisher nicht.

Eine Isolation war nicht zwingend mit einer außerhäuslichen Abschiebung verbunden. Ebenso ist die Festsetzung von Pestkranken in ihren Wohnstätten belegt. Um die Häuser und ihre Bewohner zu kennzeichnen, wurden die Türen u. a. mit einem weißen oder schwarzen Kreuz oder auch Strohbündeln markiert.[1199] Eine Kennzeichnung galt zudem für Menschen, die mit den Infizierten und Toten in Berührung kamen, wie Pfleger, Ärzte und Totengräber.[1200]

### *4.5.2.2 Osteologische Belege*

Massengräber und Mehrfachbestattungen werden im archäologischen Kontext oft beschrieben und häufig mit Pestepidemien in Verbindung gebracht.[1201] Hier gilt es jedoch, sichere naturwissenschaftliche Methoden anzuwenden, um derartige Vermutungen zu verifizieren. Makroskopische Untersuchungen ermöglichen keine Identifizierung der Krankheit. Die Pest verlief zu kurz, um Knochenläsionen am Skelett zu hinterlassen. Auch das zu beobachtende Sterben von Menschenmassen ist kein Kriterium, da auch andere Krankheiten, wie Typhus oder die „Rote Ruhr", dieses Resultat innerhalb einer eng zusammenlebenden Gemeinschaft erbrachten (→ Kap. 3.4.1.2 *Militärhospitäler/Osteologische Belege* sowie Kap. 3.4.5.3 *Waisenhäuser/Krankheiten*). Seit dem Jahr 2001 können DNA-Analysen mithilfe der DNA-Sequenzierung bei der Identifizierung der Pest helfen, sofern die Proben nicht kontaminiert sind.[1202] Sichere Untersuchungsmethoden liegen v. a. seit 2011 vor, dank intensiver internationaler Forschung eines Teams von Wissenschaftlern um Johannes Krause und Verena Schünemann.[1203] Die DNA des Pestbakteriums hat sich im Vergleich zum Leprabakterium über die Jahrhunderte scheinbar kaum verändert. In der Gegenwart haben Menschen wahrscheinlich Resistenzen gegen das Pestbakterium entwickelt.

---

1199 Murken 1985, S. 196; Bulst 1985, S. 260.

1200 Bulst 1985, S. 260–261.

1201 Zur Kritik vgl. u. a. Kahlow 2007.

1202 Parkhill et al. 2001. Kritische Meinungen, wonach der Schwarze Tod nicht durch *Yersinia pestis* ausgelöst wurde und die archäologischen Proben kontaminiert worden seien, finden sich u. a. bei Duncan – Scott 2005.

1203 Schünemann et al. 2011. Für Italien vgl. Tran et al. 2011.

### *4.5.2.2.1 Molekulargenetische Belege (6. Jh.): Aschheim-Bajuwarenring*

Mithilfe der DNA-Sequenzierung des Pesterregers gelingt es auch in der Archäologie die historische Epidemie in Mehrfachbestattungen und Massengräbern nachzuweisen. Untersuchungsproben werden hierfür den Zähnen entnommen.

Ein entsprechend positives Ergebnis erbrachten Untersuchungen auf einem Gräberfeld im bayrischen Aschheim-Bajuwarenring. Unter 444 Gräbern war eine hohe Anzahl an Doppel- und Mehrfachbestattungen, mit „27 Doppelgräbern, vier Dreifachgräbern, einem Vierfach- und einem Fünffachgrab“, sofort

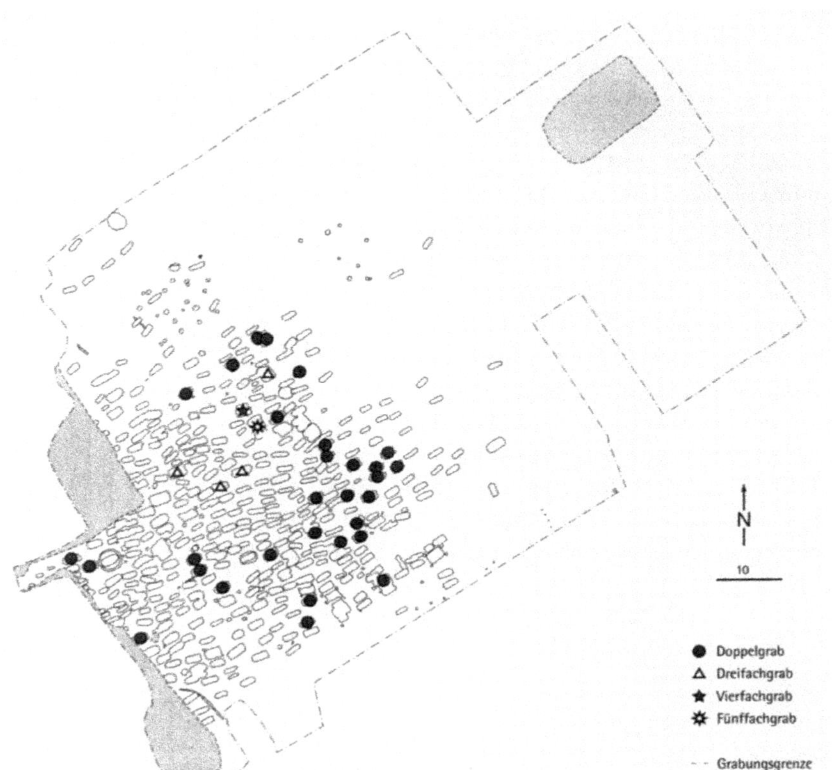


**Abb. 115:** Aschheim-Bajuwarenring, Gräberfeldplan mit Auflistung der Doppel- und Mehrfachbestattungen.

auffällig (Abb. 115).[1204] Die DNA-Untersuchungen konnten zweifelsfrei belegen, dass einige Tote an der *Justinianische Pest* verstorben waren. Sie war wahrscheinlich 541 n. Chr. in Ägypten ausgebrochen und über den Schiffsverkehr nach Europa gelangt. Bis um 750 kehrte sie alle acht bis zwölf Jahre wieder.[1205] Im Fall des Gräberfelds von Ascheim-Bajuwarenring befanden sich die Betroffenen in einem Doppelgrab (Bef.-Nr. 166/167). Die zwei untersuchten, reich ausgestatteten Frauen verstarben im 3. Viertel des 6. Jh. Molekulargenetische Untersuchungen bestätigten nicht nur die auf dem Plasmid pPCP1 befindliche pla-Sequenz der *Yersinia Pestis*, welche die Frauen eindeutig als Pestopfer identifiziert, sondern auch die Verwandtschaft der beiden Individuen.[1206] Aufgrund des Alters von 13 bis 15 Jahren sowie 48 Jahren wurde ein Mutter-Tochter-Verhältnis postuliert.[1207] Die Ergebnisse lassen vermuten, dass auch weitere Doppel- und Mehrfachgräber des Gräberfeldes Pesttote beinhalteten.

##### *4.5.2.2.2 Molekulargenetische Belege (14. Jh.): East Smithfield, London*

Die nächste große Epidemie nach der *Justinianischen Pest* war wahrscheinlich der sog. Schwarze Tod, der Europa im 14. Jh. heimsuchte. Im September oder November 1348 trat die Seuche auch erstmals in London auf. Sie war über den Seeweg am Hafen von Melcombe Regis in Dorset auf die Insel gelangt.[1208] Die Pest wütete bis zum Frühjahr 1350; darüber hinaus blieb sie bis 1665 endemisch. Wie viele Menschen in London am *Schwarzen Tod* verstarben, ist unbekannt, ebenso die tatsächliche Größe der damaligen Bevölkerung.[1209] Die Zahl muss jedoch die Kapazität der normalen Gemeindefriedhöfe bei Weitem überstiegen haben. So legte die Stadt 1348/1349 zwei Notfriedhöfe an, um die Toten überhaupt bestatten zu können. Der Londoner Bischof Ralph Stratford gründete zu

---

1204 Gutsmiedl 2005, S. 199.

1205 Bos et al. 2012; Gutsmiedl 2005, S. 208. Zur Geschichte der Justinianischen Pest vgl. zudem Leven 1987.

1206 Garrelt – Wiechmann 2003; Gutsmiedl 2005. Weitere Opfer der Justinianischen Pest wurden auch in Sens, nahe Paris, durch molekulargenetische Untersuchungen erkannt (Duday 2009, S. 98–99).

1207 Gutsmiedl 2005.

1208 Grainger et al. 2008, S. 10.

1209 Grainger et al. nehmen eine Dezimierung der Londoner Bevölkerung um ein Drittel bis zur Hälfte an. Diese Angabe ist ebenso unspezifisch wie jene zur Bevölkerungsdichte, die nach den Bearbeitern zwischen 45.000 bis 80.000 schwankt (Grainger et al. 2008, S. 10). Roberts und Cox (2003, S. 266) äußern, dass etwa 20.000 bis 30.000 Londoner während dieser Pestepidemie verstarben.

diesem Zweck in den letzten Wochen des Jahres 1348 den Pardonfriedhof in West Smithfield. Bereits im Januar 1349 war eine Erweiterung des Areals notwendig. Da das Land nicht ausreichte, erwarb John Corey, ein Angestellter der königlichen Familie, eine Fläche, die unmittelbar an den Friedhof der Holy Trinity in East Smithfield grenzte. Dort entstand im März 1349 der zweite Notfriedhof, der 1980 archäologisch untersucht wurde und der größte bisher bekannte Pestfriedhof aus der Zeit des 14. Jh. ist.[1210] Von schätzungsweise 2.400 Individuen kamen 759 auf zwei Grabungsarealen im Westen und im Osten zutage. Beide Bereiche erbrachten sowohl Einzel- als auch Massengräber. Die Toten waren respektvoll bestattet worden, in der Regel in Rückenlage, mit dem Kopf im Westen, Blick gen Osten. Molekulargenetische Untersuchungen an einigen Skeletten erzielten den Nachweis des Erregers *Yersinia Pestis.*[1211]

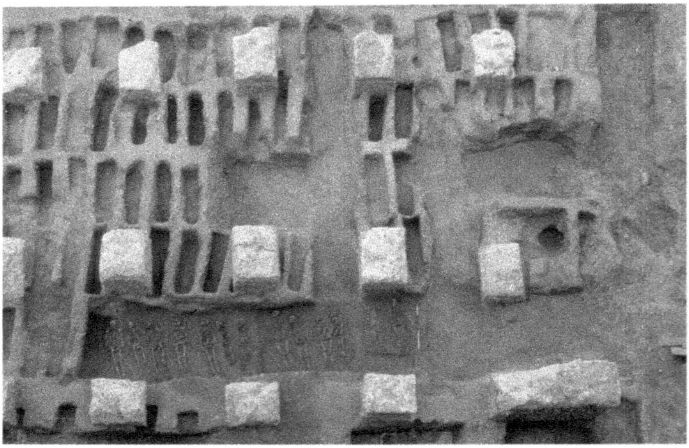

**Abb. 116:** Pestfriedhof East-Smithfield, London. Ausgrabungsdetail von MBT2.

East Smithfield, London, OA2: Die Grabung des westlichen Friedhofsbereichs erfasste 75,0 x 30,0 m und damit etwa 50 bis 60 % der ursprünglichen Größe des Areals. Die Toten lagen in elf dokumentierten Reihen. Wahrscheinlich war jede Reihe als Ganzes ausgehoben und anschließend mit jeder Bestattung sukzessive

1210 Grainger et al. 2008, S. 1–2, 10–11. Erst kürzlich wurde ein weiterer Pest-Notfriedhof aus dem 14. Jh. in London ergraben (Topham 2013).

1211 Schünemann et al. 2011. Der Nachweis war bis zur Publikation von Ian Grainger und Kollegen im Jahr 2008 noch nicht gelungen (Grainger et al. 2008, S. 27).

wieder zugeschüttet worden (Abb. 116).[1212] Innerhalb der Reihen wurden Einzel-, Doppel-, und Massengräber beobachtet.[1213] Särge waren bei allen Grabtypen, insbesondere bei Einzelbestattungen nachweisbar. Spuren von Kleidung, etwa in Form von Trachtzubehör, traten selten auf.[1214] Dass die Toten jedoch sowohl in ihrer Kleidung als auch in Leichentüchern bestattet wurden, ist wahrscheinlich. So kamen bei einer etwa 26- bis 35-jährigen Frau 181 Münzen aus der Zeit von 1333 bis 1351 zutage.[1215] Die Pennys lagen in Nähe ihrer Brust, womöglich in einem Beutel aufbewahrt, der sich ursprünglich an einer Schnur befestigt um den Hals gehängt befand. Viertelpennys lagen dagegen nur im Beckenbereich. Möglicherweise wurden die Geldstücke, die mehr Wert besaßen, direkt am Körper getragen, um sie vor Diebstahl zu schützen. In diesem Fall ist zu vermuten, dass das Geld mit in die Erde gelangte, da die Tote vor der Bestattung nicht weiter untersucht bzw. für das Begräbnis hergerichtet wurde. Auch eine Angst vor dem Geld eines Pestopfers ist möglich.

Der Nachweis von Massengräber (MBT) gelang auf dem Pestfriedhof von East Smithfield im westlichen und im östlichen Friedhofsbezirk.[1216] Der Grabungsplan vermittelt den Eindruck, diese Gräber seien zwischen die schon bestehenden Grabreihen gedrängt worden. Ein Team um Ian Grainger vermutet jedoch, dass die Massengräber zu den ersten Anlagen auf dem Areal gehörten. Tatsächlich verfügen sie über eine Ausdehnung, die eine nachträglich hinzugefügte Anlage beinahe unmöglich erscheinen lassen: In *MBT1*, mit 67,0 m Länge, ca. 2,0 m Breite und ca. 1,25 m Tiefe, lagen die Toten in bis zu fünf Schichten übereinander. Die Dichte vermittelt gleichzeitig einen Eindruck von der maximalen Nutzung freier Flächen für die Bestattung der 242 Toten. Kinder und Jugendliche wurden häufig in die übrig gebliebenen Hohlräume zwischen die Erwachsenen gelegt.[1217]

*MBT2* besaß eine Länge von 9,50 m und eine Breite von etwa 2,0 m. Die archäologisch vollständig erfasst Grube barg 50 Individuen (Abb. 116). Die Toten lagen sorgsam in bis zu fünf Schichten übereinander. Auffallend war die Beobachtung der zunehmenden Tiefe von MBT2 von Norden nach Süden.[1218]

---

1212 Grainger et al. 2008, S. 19.

1213 163 Gräber beinhalteten 268 Bestattungen (ebd., S. 13).

1214 Grainger et al. 2008, S. 13.

1215 Bef.-Nr. 6120. Ein vergleichbarer Befund konnte bei einer Gleichaltrigen aus Befund 12897 nachgewiesen werden. Die acht Münzen datieren in die Zeit von 1280/81 bis 1351 (Grainger et al. 2008, S. 15, 17).

1216 MBT = *mass burial trench.*

1217 Grainger et al. 2008, S. 12.

1218 Ebd., S. 13.

Das Team um Ian Grainger vermutet das Verfüllen der Grube von Süden nach Norden.[1219] Für eine nacheinander erfolgte Verfüllung spricht zudem zusammengesackter Boden auf dem Grund des Grabens. Dies lässt vermuten, dass das Grab für einige Zeit offen lag.

Eine interessante Beobachtung zum Umgang mit verstorbenen Pestopfern könnte sich zudem aus einer Sammelgrube ergeben, die in Reihe 9 zutage trag. Auf 2,06 m Länge, 1,56 m Breite und in 0,55 m Tiefe lagen acht Individuen. Sie waren nicht mehr im anatomischen Verband und mitunter unvollständig. Dies dürfte darauf hindeuten, dass sich die Toten zur Zeit dieser Beisetzung bereits im Verwesungszustand befunden hatten.

East Smithfield, London, OA3: Im östlichen Friedhofsbereich des Pestfriedhofs waren die Skelette durch chemische Einflüsse der dort im 19. Jh. erbauten Münze stark zerstört. Insgesamt wurden noch vier Grabreihen erfasst, die sich ebenfalls von Norden nach Süden erstreckten, sowie ein Massengrab (MBT3). In den Reihen wurden 90 Individuen aus Einzel- und drei Doppelbestattungen erfasst. Fünfzig Bestattungen waren in einem Sarg erfolgt. Bekleidungsreste bzw. -bestandteile waren selten. Auch in diesem Fall ist somit eine sorgfältige Vorbereitung der Toten für die Bestattung zu vermuten.[1220] Aus MBT3 wurden 102 Individuen geborgen. Auch sie befanden sich in Rückenlage; 13 lagen nachweislich in einem Sarg.

#### *4.5.2.2.3 Alter und Geschlecht*

„Pest, Pocken und Typhus", so Gisela Grupe, „haben offenbar eine Eigendynamik und sind nicht an Subsistenzkrisen gekoppelt".[1221] Damit führen sie zu anderen demographischen Folgen, als dies etwa für Hungerperioden festzustellen ist. Von Hungerperioden waren v. a. physiologisch Schwache, wie Kinder und Alte, betroffen; Menschen in der reproduktiven Phase hingegen seltener. Es ist bekannt, dass Eltern, die ein Kind verlieren, sich schneller erneut fortpflanzen, als dies ohne Verlust geschehen wäre.[1222] Die demographischen Auswirkungen von Hungerkrisen sind folglich nur schwer an Skelettserien feststellbar. Seuchen hingegen hinterlassen signifikante Merkmale in der Demographie, jedoch nicht nach einem gleichbleibenden Muster. Trifft eine Seuche auf eine nicht-immunisierte Bevölkerung, spiegelt sich dies v. a. durch den Tod der Jungerwachsenen wider,

1219 Grainger et al. 2008, S. 19.
1220 Grainger et al. 2008, S. 17–18.
1221 Grupe 1986, S. 31.
1222 Ebd., S. 28.

wodurch die Reproduktion von Nachwuchs deutlich nachlässt. Jene, die diesen Ausbruch überleben, sind bei weiteren Ausbrüchen immunisiert. Erst die nachwachsenden Kinder und Jugendliche sind, nach etwa zwölf Jahren, erneut ohne Immunität und anfällig. Durch ihren Tod kommt es wiederholt zu einem Reproduktionsstopp. Wenngleich somit zu erwarten wäre, dass der untersuchte Pestfriedhof von East Smithfield in London überwiegend Jungerwachsene aufnahm, muss einschränkend konstatiert werden, dass kein Friedhof als hundertprozentiger Ist-Zustand der Bevölkerung bewertet werden kann. Unterschiedliche Faktoren dürften dazu beigetragen haben, dass die Bestattung von Pesttoten auch auf Friedhöfen von Gemeinden, Hospitälern und Klöstern erfolgte. Nichtsdestotrotz, auf dem Pestfriedhof von East Smithfield wurden tatsächlich insbesondere Jungerwachsene im gebärfähigen Alter bestattet. Anders als es die Ausführung oben jedoch vermuten lässt, lagen Männer in der Überzahl. Nichterwachsene waren deutlich seltener (29,4 %).[1223] Nur 3,2 % davon verstarben im Kleinkindalter; sie wurden ausschließlich in Einzel- und Doppelbestattungen nachgewiesen. Ältere Kinder und Jugendliche befanden sich hingegen v. a. in den Massengräbern.[1224]

#### *4.5.2.2.4 Zusammenfassung Pestfriedhof East Smithfield, London*

Der Pestfriedhof von East Smithfield in London erhielt in dieser Arbeit eine besondere Aufmerksamkeit, da die Anlage der Gräber und die Menge an Toten gerade nicht widerspiegelt, was angesichts eines derartigen Massensterbens vorstellbar erscheint: Chaos. Derart negativ berichtet etwa Giovanni Boccaccio (1313–1375) in seinem *Dekameron* über den Ausbruch der Seuche im italienischen Florenz:

> „Da für die große Menge Leichen, die, wie gesagt, in jeder Kirche täglich und fast stündlich zusammengetragen wurden, der geweihte Boden nicht langte, besonders wenn man nach alter Sitte jedem Toten eine besondere Grabstätte hätte einräumen wollen, so machte man, statt der kirchlichen Gottesäcker, weil diese bereits überfüllt waren, sehr tiefe Gruben und warf die neu Hinzukommenden in diese zu Hunderten. Hier wurden die Leichen angehäuft wie die Waren in einem Schiff und von Schicht zu Schicht mit ein wenig Erde bedeckt, bis die Grube bis zum Rand voll war."[1225]

---

1223 Diese Angabe korreliert mit der Auswertung aus den Massengräbern vom Heiligen-Geist-Hospital zu Lübeck. 30 bis 35 % Nichterwachsene waren dort sowohl während der Hungersnot zu Beginn des 13. Jh. als auch während der Pestepidemie von 1350 bestattet worden (Prechel 1996; 2002, S. 249).

1224 Grainger et al. 2008, S. 25.

1225 Boccaccio – Witte 2001, S. 20–21.

Zwar schildert Boccaccio eine Entwicklung, die auch in London nachweisbar ist, Massengräber fernab des eigentlichen Friedhofackers, doch die Toten von East Smithfield wurden weder „geworfen" noch kann ein anderer pietätloser Umgang nachgewiesen werden. In der Regel lagen die Toten sorgsam in Rückenlage, teilweise sogar in Särgen, unabhängig davon, ob sie in Einzel-, Doppel- Mehrfach- oder Massengräbern bestattet wurden. Särge, Münzen und Schnallen sind bedeutsam für die Interpretation des Seuchenfriedhofs. Sie lassen ein christliches Begräbnis vermuten, bei dem womöglich auch Angehörige anwesend waren. „Leichenfledderei" war auf diese Art und Weise kaum möglich.

#### *4.5.2.2.5 „Seuchenfriedhof" St. Prokulus*

Nach diesen Beispielen stellt sich die Frage, ob Seuchenfriedhöfe im archäologischen Befund über die Jahrhunderte eine Änderung erfuhren oder ob der pietätvolle Umgang mit den Toten sowie die Anlage von Massengräbern die Norm in derartigen Ausnahmesituationen blieb. Das Beispiel vom Heilig-Geist-Hospital in Berlin lässt durchaus eine Abweichung erkennen. Das archäologisch untersuchte Massengrab war schnell verfüllt und die Toten unachtsam in die Grube geworfen worden.[1226] Diese Feststellung ist überraschend, da gerade hier Geistliche unmittelbar vor Ort gewesen sein müssen. Wie verträgt sich diese Beobachtung mit der Annahme, dass Einrichtungen, die sich der Bedürftigen im Sinne der christlichen Caritas annahmen, eine derartige Bestattung von Toten zuließen? Konträr dazu stehen wiederum die vorgestellten Beispiele von einem Gräberfeld aus dem 6. Jh. und einem Sonderfriedhof aus dem 14. Jh. Sie belegen einen sorgsamen Umgang mit Toten, auch in Doppel-, Mehrfach- und Massengräbern.

Um eine mögliche Veränderung von Seuchenfriedhöfen zu untersuchen, soll im Kommenden ein letztes Beispiel aus der Frühen Neuzeit herangezogen werden. Der „Pestfriedhof" St. Prokulus in Naturns, Bozen, Südtirol, datiert in das 17. Jh. Im pietätvollen Umgang sowie der Tiefe der Gräber dicht unter der Oberfläche weist er starke Ähnlichkeiten zum Seuchenfriedhof von East Smithfield auf.[1227] Auch wurden Kleinkinder in vorhandene Lücken gelegt. Die Toten besaßen zuweilen persönlichen Besitz, wie Rosenkränze und Schmuck. In einem Geldbeutel befanden sich „19 Münzen aus schlechtem Silber".[1228]

---

1226 Lange 1995. Andere Massengräber von Hospitälern zeigen durchaus einen gottesfürchtigen Umgang mit den Toten, wie etwa das Heiligen-Geist-Hospital zu Lübeck (Prechel 1996).

1227 Gebauer et al. 1990.

1228 Ebd., S. 84.

Anders als in East Smithfield lagen die insgesamt 135 Individuen jedoch v. a. in Mehrfachgräbern um eine Kirche herum; Erwachsene mit abwechselnder Blickrichtung neben- und übereinander, wie dies bereits bei frühneuzeitlichen Soldatengräbern festgestellt wurde (→ Kap. 3.4.1.2 *Militärhospitäler/Osteolog. Belege*). Zudem kamen Gräber zutage, die nur Kinder und Jugendliche enthielten. Tatsächlich machten Nichterwachsene die Hälfte der geborgenen Individuen aus. Ihre Anzahl war dementsprechend unerwartet hoch. Dies könnte auf einen zweiten oder dritten Seuchenschub innerhalb kürzester Zeit zurückzuführen sein.[1229]

Zur Datierung wurde anhand von Münzen das „Große Sterben um 1636" vorgeschlagen.[1230] Doch trotz der Ähnlichkeiten zwischen St. Prokulus und Easth Smithfield in der Totenbehandlung handelte es sich bei diesem Massensterben nicht um die Pest. Stattdessen waren die untersuchten Individuen an Fleckfieber verstorben, jener „Lagerkrankheit", die insbesondere von Soldaten eingeschleppt wurde.

Dieser Vergleich ist als Indiz dafür zu verstehen, dass die Totenbehandlung von Seuchenopfern durchaus verschiedenartig ausfallen konnte und von unterschiedlichen Faktoren abhängig war. Die Krankheit *per* se war jedoch offensichtlich nicht ausschlaggebend dafür, ob die Toten ein geregeltes christliches Begräbnis erhielten oder augenscheinlich entsorgt wurden.

### 4.5.3 Schlussbetrachtung

Die Pest kann epidemische Ausmaße annehmen und unbehandelt innerhalb weniger Tage zum Tod führen. In der Vormoderne galt sie als unberechenbar. Ihr saisonales, plötzliches Auftreten und Verschwinden stieß auf Unverständnis. Dass die Pest schließlich während der Frühen Neuzeit immer seltener wurde, ist u. a. auf Prävention, Pestgutachten und Resistenzen gegenüber dem Pesterreger zurückzuführen.[1231] Als „neue Krankheit" führte ein Ausbruch der Seuche zum Massensterben. Innerhalb kürzester Zeit kamen derart viele Menschen zu Tode, dass sich dieses Szenario archäologisch durch die Anlage von Massengräbern auf bestehenden Friedhöfen sowie durch die Errichtung von Pestfriedhöfen widerspiegelt. Die Quellen belegen jedoch auch: Nicht jedes Massengrab enthält zwingend „Pestopfer". Andere Krankheiten, wie Fleckfieber, führten ebenfalls zum

---

1229 Grupe 1986, S. 31–32.

1230 Gebauer et al. 1990, S. 64.

1231 Nach Ruffié und Sournia (2000, S. 36) kann eine Resistenz gegenüber dem Pesterreger sowohl erworben als auch angeboren sein.

Verlust vieler Menschleben innerhalb eines kurzen Zeitraums. Daher können allein naturwissenschaftliche Methoden mögliche Pesttote mittels einer DNA-Sequenzierung des Pesterregers nachweisen.

Interdisziplinäre Forschungen zeigen zudem auf, dass die Mittel- oder Oberschicht betroffene Gebiete verlies. Zurück blieb die Unterschicht, Arme, Kranke und Arbeiter. Mangel und ein arbeitsreiches Leben spiegeln sich daher schon an den Knochen der Jungerwachsenen wider, die in Massengräbern zutage traten.

Seuchen verringerten das Reproduktionspotential. Jungerwachsene, die noch keine Resistenz gegenüber dem Pesterreger entwickeln konnten, starben bei einem ersten Ausbruch in großer Zahl, was demographisch Einfluss auf die Größe der nachfolgenden Generation hatte. So verwundert es kaum, dass Massengräber mit Pesttoten viele Jungerwachsene aufweisen, sofern die Krankheit nach langer Zeit neu ausbrach. Ein Peak bei Kindern und Jugendlichen deutet hingegen auf einen zweiten oder dritten Schub hin.

Das Geschlechterverhältnis in Pestgräber scheint bisher eher ausgeglichen zu sein bzw. einen Überschuss an Männern aufzuweisen. Diese Beobachtung deckt sich nicht mit historischen Arbeiten, wonach Frauen häufiger infiziert wurden, da sie im Lebensmittel- und Textilgewerbe arbeiteten, Botengänge zu erledigen hatten und tendenziell eher infiziert wurden. Es gilt in Zukunft zu untersuchen, warum sich die hohe Mortalität der Frauen auf Pestfriedhöfen und in Massengräbern mit *Yersinia-pestis*-Infizierten nicht widerzuspiegeln scheint. Für historische Disziplinen und *Gender Studies* nicht unerheblich ist die Frage, ob hier ähnliche Ursachen greifen wie in Hospitälern, auf deren Friedhöfe Frauen ebenfalls unterrepräsentiert sind. Wie zentral besonders die soziale, familiäre Gemeinschaft für das weibliche Geschlecht gewesen ist, was das beobachtete Defizit evtl. erklären könnte, zeigt auch die Tatsache, dass es infizierte Frauen widerstrebte, in jene Pesthäuser zu gehen, die seit 1500 auf dem europäischen Kontinent entstanden, da sie sich dort ungeschützt fühlten.

Abschließend ist festzuhalten, dass die Pest zu einem Massensterben führen konnte, das soziale, ökologische und demographische Folgen hatte. Bis ins 18. Jh. hinein trat die Krankheit endemisch auf. Wie archäologische Quellen belegen, war trotz vorstellbarem Schrecken, trotz der Ansteckungsgefahr und Trauer, der Wille vorhanden, die Toten in Würde zu bestatten. Bisher sind aus Fürsorgeinstitutionen und von Friedhöfen nur wenige Belege bekannt, die das Gegenteil bezeugen.

## 4.6 Zusammenfassung: Krankheitsspezifische Einrichtungen außerhalb der Städte

Auch im Mittelalter und in der Frühen Neuzeit sahen sich Menschen auf dem europäischen Kontinent mit Krankheiten konfrontiert, die sie körperlich und geistig zeichneten, wie beispielsweise Lepra und Syphilis, oder die sich innerhalb kürzester Zeit zu Epidemien entwickelten und viele Menschenleben kosteten, wie die Pest.

Die Reaktion der Bevölkerung war eine Abwehrhaltung gegenüber den Infizierten, die dazu führen konnte, dass Infizierte in Fürsorgeinstitutionen außerhalb der Stadt untergebracht wurden. Folgende Ergebnisse konnten bei der Untersuchung der drei Infektionskrankheiten und den damit verbundenen außerstädtischen Institutionen aufgezeigt werden:

1) Institutionen: Obwohl auf Grundlage historischer Arbeiten davon auszugehen ist, dass Leprose, Syphilitiker und Pestkranke in der Vormoderne isoliert wurden, um weitere Ansteckungen zu verhindern, liegen archäologische Untersuchungen bisher allein zu Leprosorien vor (Karte 3). Syphilitiker und Pestkranke gelangten häufig in bereits bestehende Institutionen oder wurden daheim versorgt. Vor allem die Gebeine der Infizierten geben Aufschluss darüber, wie die Erkrankten im Leben und im Tode behandelt wurden.
2) Medizinische Behandlungen von Pesterkrankten sind am osteologischen Material nicht nachvollziehbar. Die Krankheit hinterlässt zudem keine sichtbaren Spuren am Knochen. Anders verhält es sich bei den Infektionskrankheiten Syphilis und Lepra. Medizinische Versorgungen äußern sich archäologisch durch den Nachweis von Amputationen bei Leprakranken und erhöhten Quecksilberwerten bei Syphilisbetroffenen aus der Unterschicht. Der mangelnde Nachweis chirurgischer Eingriffe am Knochen steht konträr zu Funden von Schröpfköpfen, Arzneitöpfchen oder auch der Anweisenheit einer Badestube in Leprosorien. Der Ausgleich der Säfte stand demnach überwiegend im Vordergrund der Behandlungen. Hierzu zählten jedoch auch chirurgische Eingriffe der Weichteile, die sich dem archäologischen Nachweis entziehen.
3) Osteologische Belege: Bei allen drei Infektionskrankheiten scheint geschlechtlich eine Prädominanz der Männer vorzuliegen. Während dies für Leprose und Syphilitiker auch durch moderne Studien bewiesen ist, sind entsprechende archäologische Belege für Pestfriedhöfe unerwartet (Karte 3). Historische Quellen lassen demnach vermuten, dass Frauen nicht weniger häufig

betroffen waren – im Gegenteil, bestimmte Berufe führten insbesondere bei Frauen dazu, an der Pest zu erkranken.

Alterstypische Differenzen sind hingegen vorhanden. Während die Pest ohne vorangegangener Immunisierung in jeder Altersgruppe auftreten konnte und relativ akut verlief, blieben Lepra und Syphilis lange latent, trotzdem eine Infektion nicht selten schon im Kindheitsalter stattfand. Nichtsdestotrotz liegt die höchste Mortalität bei allen Erkrankungen im jungerwachsenen Alter, Säuglinge und Kinder bis zu einem Jahr fehlen hingegen beinahe völlig. Verglichen mit demselben Peak in Hospitalserien ist keine Abweichung feststellbar.

4) Massengräber konnten bei der Untersuchung der drei Infektionskrankheiten allein bei Pest- und anderen Epidemieopfern festgestellt werden, folglich bei Krankheiten die plötzlich auftraten und die innerhalb kürzester Zeit zum Tod unzähliger Menschen führten. Mitunter wurden Bestattungsareale ausschließlich zur Aufnahme von Epidemieopfern angelegt. Eine pietätslose Behandlung der Leichen ist archäologisch nur selten nachweisbar. Stattdessen lagen die Toten meist in Rückenlage, mit den Füßen im Osten, mitunter sogar in Särgen. Massengräber mit Pestopfern kamen auch auf Hospitalfriedhöfen zutage. Dort sind in Einzelgräbern zudem Individuen mit Syphilis nachweisbar. Leprose hingegen finden sich beinahe ausschließlich auf den Bestattungsarealen von Leprosorien, wo zusätzlich der Nachweis von Syphilitiker, nicht jedoch der von Massengräbern mit Epidemieopfern gelingt.

Die drei in diesem Kapitel behandelten Infektionskrankheiten sorgen seit ihrem Bestehen für Angst und Schrecken. Isolationsmaßnahmen zur Vermeidung von Ansteckungen waren bezüglich der Pest und der Lepra keineswegs nur grausam, sondern durchaus verständlich. Sicherlich sind Schriftquellen überliefert, die ein negatives Bild dieser Einrichtungen zeichnen, indem Insassen ausgenutzt und im Stich gelassen wurden. Es ist jedoch zweifelhaft, dass dies die Norm darstellte. Ein offenes Kapitel bleibt hingegen der Umgang mit Syphilitikern. Ihre Akzeptanz innerhalb der Bevölkerung sowie ihre Unterbringung in Fürsorgeinstitutionen müssen schwerpunktmäßig weiter untersucht werden, um generelle Aussagen zu ermöglichen.

# 5 Ausgewählte Vertreter des Medizinalwesens und ihre Einrichtungen

Die bisher untersuchten Institutionen wurden von verschiedenen Medizinalvertretern aufgesucht, um bei den Insassen mögliche gesundheitliche Mängel aufzuzeigen, Arzneien zu verschreiben bzw. herzustellen sowie prophylaktische und chirurgische Eingriffe vorzunehmen. Doch um welche Heilkundigen handelte es sich im Einzelnen? In den Schriftzeugnissen von Hospitälern, Spezialeinrichtungen und den außerstädtischen Institutionen finden u. a. universitär gebildete Ärzte (*physici*), Apotheker, Bader, Barbier(-chirurgen), Hebammen, Scharfrichter und Laienärzte wiederholt Erwähnung, die zudem allgemein vom Mittelalter bis ins 18. Jh. hinein für die Gesundheitspflege innerstädtisch zuständig waren.

Im Folgenden wird untersucht, in welchem Umfeld Medizinalvertreter praktizierten und inwieweit sich ihr Handeln in archäologischen Funden und Befunden widerspiegelt. Aufgrund ihrer begrenzten archäologischen Nachweisbarkeit beschränkt sich dieses Kapitel auf Ausführungen zu studierten Ärzten, Apotheker, Bader, Barbier(-chirurgen) und Scharfrichter. Geographisch bezieht sich dieses Kapitel allein auf den deutschsprachigen Raum.

## 5.1 Physikus

Wie aufgezeigt werden konnte, praktizierten universitär gebildete Ärzte bereits im Mittelalter in Hospitälern, ohne dass ihre Anwesenheit eine Allgemeingültigkeit besessen hätte. Im deutschsprachigen Raum sind sie in diesen Institutionen zu unterschiedlichen Zeiten fassbar. Während sie beispielsweise in Nürnberg bereits im 15. Jh. in Hospitälern arbeiteten, treten sie im Heiligen-Geist-Hospital zu Lübeck erst im 18. Jh. auf – jedoch nahmen diese zwei Einrichtungen unterschiedliche Funktionen wahr. Tendenziell scheinen *physici* zunächst selten in Hospitälern visitiert zu haben, die sich, wie das Hospital in Lübeck, hauptsächlich der Armenfürsorge widmeten. Dies hatte v. a. finanzielle Gründe. Universitär gebildete Ärzte verlangten ein hohes Honorar und Hospitäler hatten die Kosten für die Untersuchung und Behandlung von Hospitaliten selbst tragen, sofern die *physici* nicht als Stadtärzte zu diesem Dienst verpflichtet worden waren. Dies bedeutet im Umkehrschluss jedoch nicht, dass Hospitäler bei mangelnder Unterstützung durch die Stadt ausschließlich handwerklich geschulte Medizinalvertreter konsultierten. Testamente, Schenkungen und der Verkauf eigener Produkte erlaubten den Einrichtungen mitunter, die Beratung der *physici* in Anspruch zu nehmen.

Die durch Schriftquellen belegte Anwesenheit von universitär gebildeten Ärzten führt innerhalb der vorliegenden Arbeit zu folgenden Fragestellungen: 1. Ist es möglich, diese Medizinvertreter in Hospitälern auch archäologisch nachzuweisen? 2. Welches Instrumentarium wird ihnen zugeschrieben? 3. Und sind zeitliche Differenzen in der Nachweisbarkeit studierter Ärzte in Fürsorgeeinrichtungen fassbar?

### 5.1.1 Forschungsstand

Die Forschung scheint bezüglich der aufgeworfenen Fragen auf ein Desiderat zu stoßen. So beschäftigte sich zwar v. a. die ältere Medizingeschichte ausführlich mit dem ärztlichen Stand, von archäologischer Seite wird dieser jedoch kaum diskutiert.

Aufgrund der Fülle an historische Arbeiten zu diesem Berufsstand, kann hier nur eine Auswahl vorgestellt werden. Für die erste Hälfte des 20. Jh. sind etwa die Veröffentlichungen des Medizinhistorikers Paul Diepgen zu erwähnen. Er beschäftigte sich umfassend mit der Geschichte der Medizin und der Entwicklung medizinischer Berufe.[1232] Ähnliche Intentionen gingen von dem englischen Medizinhistoriker Roy Porter aus, der 1997 in einem medizinhistorischen Übersichtswerk u. a. die Geschichte des Ärztestandes aufzeigte.[1233] Weiterhin zu erwähnen ist der Band *Ärzte, Heiler und Patienten. Medizinischer Alltag in der frühen Neuzeit* von Robert Jütte aus dem Jahr 1991 sowie verschiedene Veröffentlichungen von Christian Probst, u. a. die 1992 erschienene Monographie *Fahrende Heiler und Heilmittelhändler. Medizin von Markplatz und Landstraße* und seine regionalspezifischen Studien, wie *Das Medizinalwesen der Reichsstädte Rothenburg, Schweinfurt, Dinkelsbühl, Weißenburg und Windsheim* von 1987. Insgesamt liefern diese Arbeiten eine Vorstellung von der großen Vielfalt an Beschäftigten, die für die medizinische Gesundheitsfürsorge der Bevölkerung vom Mittelalter bis zur Frühen Neuzeit zuständig war. Inwiefern diese Medizinalvertreter auch in Hospitälern Heilmaßnahmen durchführten, zeigt zudem Ulrich Knefelkamp in seiner 1989 veröffentlichten Habilitationsschrift *Das Heilig-Geist-Hospital in Nürnberg vom 14.–17. Jh.* auf.[1234] Seine Arbeiten geben Einblick in Herkunft und Behandlung der Patienten sowie der Bewirtschaftung des Hospitals. Zusätzlich

---

1232 Vgl. Diepgen 1938; 1949–1965.

1233 Porter 1997.

1234 Vgl. weiterhin Knefelkamp 1981; 1987; 2000 sowie 2005.

ermöglichen sie eine Vorstellung von dem medizinischen Personal, zu welchem v. a. ab dem 15. Jh. der Hospitalarzt zählte. Von archäologischer Seite wurden universitär gebildete Ärzte bisher nicht behandelt. Dies hat, wie zu sehen sein wird, nachvollziehbare Gründe.

### 5.1.2 Dienstleistungen der *physici*

Mit der Etablierung der Medizinschulen in Salerno (10. Jh.) und Montpellier (12. Jh.) erhielten angehende Ärzten die Möglichkeit zum Studium der *ars medica*. Bis zum Beginn des 14. Jh. sind vergleichbare Ausbildungsstätten in Deutschland nicht greifbar. Dementsprechend selten gelingt der Nachweis universitär ausgebildeter Ärzte in deutschsprachigen Städten des hohen Mittelalters. Die ältesten Belege für Praktizierende datieren in das 13. und 14. Jh., etwa für Weimar (1281), Konstanz (1312), Nürnberg (1350) und Köln (1372). Es ist zu vermuten, dass diese frühen Mediziner aus dem Süden Europas, vorzugsweise aus Italien kamen, und sich zunächst vorrangig als Stadtärzte in süddeutschen Reichsstädten niederließen.[1235] Insbesondere im Zusammenhang mit der Pest wurde es in vielen Städten ab der zweiten Hälfte des 14. Jh. zunehmend üblich, Ärzte zu bestallen, um weitere Seuchen abzuwehren bzw. schneller eindämmen zu können. Ab dem 15. Jh. sind Ärzte gelegentlich auch in Hospitälern nachweisbar, beispielsweise 1491 in Biberach und 1483 in Ulm.[1236] Das Heilig-Geist-Hospital in Nürnberg gelangte durch das Testament eines Jörg Keyper zu den Diensten eines stationierten Physikus. Ab dem Jahr 1486 wurde ein im Hospital wohnender Arzt bestallt; bei weiteren Geldeingängen sollten je ein Wundarzt und ein Apotheker folgen.[1237] Zu den Pflichten des Physikus zählten die tägliche Visitation der Kranken sowie die Beaufsichtigung der Apotheke. Ab der ersten Hälfte des 16. Jh. waren auch an Syphilis Erkrankte unter den Hospitaliten. Sie wurden temporär behandelt und schließlich weiter verwiesen.[1238] Zudem untersuchte der Physikus jene, die um Aufnahme ins Hospital baten. Neben der Verantwortung gegenüber den Patienten selbst, war es zusätzlich seine Pflicht, die

---

1235 Knefelkamp 1981, S. 116; Sahmland 2004, S. 203.

1236 Knefelkamp 1989, S. 158.

1237 Ebd., S. 159.

1238 Knefelkamp 1989, S. 160–161. Syphiliskranke wurden womöglich auch mit dem Hintergedanken ins Hospital aufgenommen, Behandlungsmethoden zu prüfen. Sie erhielten u. a. „Holzwasser“ zu trinken, eine Therapieform, die vor der Quecksilbermethode beliebt gewesen ist. Schlug die Behandlung an, kamen die Betroffenen zur Weiterbehandlung ins Franzosenhaus bzw. Lazarett (→ Kap. 4.4.3 *Syphilis/Behandlungsmöglichkeiten*).

Einrichtung zu optimieren. Dementsprechend führte er zusammen mit dem Bader regelmäßig Inspektionen im Hospital durch.[1239]

Arzt war nicht gleich Arzt. Knefelkamp konnte für Freiburg im Breisgau vier verschiedene Typen von Ärzten feststellen. Zu diesen zählten zunächst die sog. *magistri*. Sie finden sich schon früh in den Städten und es ist zumindest seit der zweiten Hälfte des 14. Jh. nicht eindeutig erkennbar, ob sich ein studierter Arzt oder ein Laienarzt mit Meistertitel hinter dieser Bezeichnung verbarg. Dies änderte sich ab dem 15. Jh. Der Magister war in der Regel universitär gebildet. Jene Ärzte, die ab dem 14. Jh. an deutschen Universitäten studierten und promovierten, wurden schließlich zu *doctores*, zu „Universitätsärzten", die dort auch lehren konnten. Da die Einnahmen aus der Lehre kaum als Existenzgrundlange genügten, besaßen Universitätsärzte oftmals eine Privatpraxis oder ließen sich als Stadtärzte bestallen.[1240] Die Privatpraxis besaß mindestens einen Raum, in dem der Urin der Kranken geprüft und weitere Behandlungsmaßnahmen besprochen wurden. Zudem suchten universitär gebildete Ärzte Patienten mitunter im Haus auf. Zum Aufgabengebiet der *magistri* und *doctores* zählten die Behandlung innerer Krankheiten sowie die Urinschau. Zuweilen stellten sie Medikamente her. Ab dem 14. Jh. galt dies jedoch aufgrund von Apothekerordnungen allgemein als verboten. Diese Beschäftigung sollte allein Apothekern vorbehalten bleiben.[1241]

Ein weiterer Begriff, der unter dem Ärztestand in mittelalterlichen Schriftquellen auftaucht, sind sog. Judenärzte. Sie erwarben ihr Wissen durch tradierte sowie empirische Erfahrungen und waren i. d. R. nicht universitär ausgebildet. Judenärzte besaßen im Mittelalter zuweilen einen sehr guten Ruf, sodass auch Christen sie zur Behandlung von äußeren und inneren Erkrankungen aufsuchten und sie in Zeiten der Judenverfolgung in Städten verweilen und praktizieren durften. Belege finden sich beispielsweise für Basel und Colmar, wo Judenärzte als Stadtärzte angestellt waren, sowie in Hospitälern, wie in Frankfurt am Main.[1242] In der Frühen Neuzeit jedoch nehmen sie unter den Medizinalvertretern m. W. keine erwähnenswerte Position mehr ein.

Sogenannte Stadtärzte treten zunächst im 13. Jh. in Italien in Erscheinung. Ende des Jahrhunderts sind sie im deutschsprachigen Raum nachweisbar, etwa 1281 in Weimar.[1243] Bis zu Beginn des 14. Jh. ist unklar, ob diese

---

1239 Ebd., S. 161.

1240 Knefelkamp 1981, S. 117.

1241 Ebd., S. 115, 140.

1242 Knefelkamp 1981, S. 115, 183. Vgl. auch Münz 1922.

1243 Knefelkamp 1981, S. 116.

Stadtärzte durchweg akademisch gebildet waren. Das Beispiel der sog. Judenärzte lässt zumindest erkennen, dass das Studium der Medizin im deutschsprachigen Raum keine Voraussetzung für eine Bestallung als Stadtarzt gewesen ist. Dies änderte sich ab dem 15. Jh. Zunehmend häufiger wurden studierte Ärzte als Stadtärzte besoldet und zu hoch angesehenen Persönlichkeiten. Zu ihren Aufgaben zählten weniger direkte, aktive Heilmaßnahmen. Die *physici* behandelten innere Krankheiten. Sie stellten mittels der Urinschau Diagnosen, formulierten Rezepte für Apotheker oder verwiesen an handwerklich geschulte Medizinalvertreter, wie Bader und Barbier(-chirurgen), die sich der äußeren Krankheiten annahmen. Das oben genannte Aufgabengebiet der Inspektionen von Hospitälern betraf letztendlich die gesamte Stadt. Stadtärzte waren demnach in deren Fürsorgeaufgaben stark eingebunden. Sie hatten andere Medizinalvertreter zu überprüfen und zu begutachten, Apotheken zu visitieren, Leprose und Pestkranke zu untersuchen und gerichtsmedizinische Gutachten zu erstellen.

Der Posten eines Stadtarztes beinhaltete große Verantwortung; daher war der Physikus eidesstattlich an Pflichten und Einschränkungen gebunden, u. a. an jene, die Stadt nur mit der Erlaubnis des Bürgermeisters und Rats zu verlassen, wie dies beispielsweise für Freiburg belegt ist. Vor allem im Zusammenhang mit Seuchen ist diese Vorsichtsmaßnahme bedeutsam. Wie gesehen, hatten *physici* zusammen mit anderen Vertretern des Medizinalwesens die Aufgabe, Ausbrüche durch Präventionsmaßnahmen zu vermeiden bzw. zu reduzieren. Hierzu gehörte, Verdächtige zu untersuchen und unter Quarantäne zu stellen. Bekannt sind in diesem Zusammenhang frühneuzeitliche Darstellungen von Medizinalvertretern mit Umhang, Hut, Schnabelmaske und Stock (Abb. 117).[1244]

Eine weitere Verpflichtung des Stadtarztes ist in Hinblick auf soziale Differenzen innerhalb der Krankenbehandlung interessant. Demnach hatte dieser Berufsstand „jedermann zur Verfügung zu stehen [und] arm und reich in gleicher Weise zu behandeln".[1245] Wenngleich folglich die Kosten für medizinische Untersuchungen und Behandlungen bei handwerklich geschulten Vertretern des Medizinalwesens erschwinglicher gewesen sein dürften als bei akademisch ausgebildeter Ärzten, könnten ärmere Menschen zur Klientel der *physici* gezählt

1244 Derart grotesk wirkende Masken sind u. a. im Deutschen Medizinhistorischen Museum von Ingolstadt sowie im Deutschen Historischen Museum in Berlin ausgestellt: http://www.dmm-ingolstadt.de/aktuell/objektgeschichten/april-2011.html; http://www.dhm.de/datenbank/dhm.php?seite=5&fld_0=20060584.

1245 Sahmland 2004, S. 203.

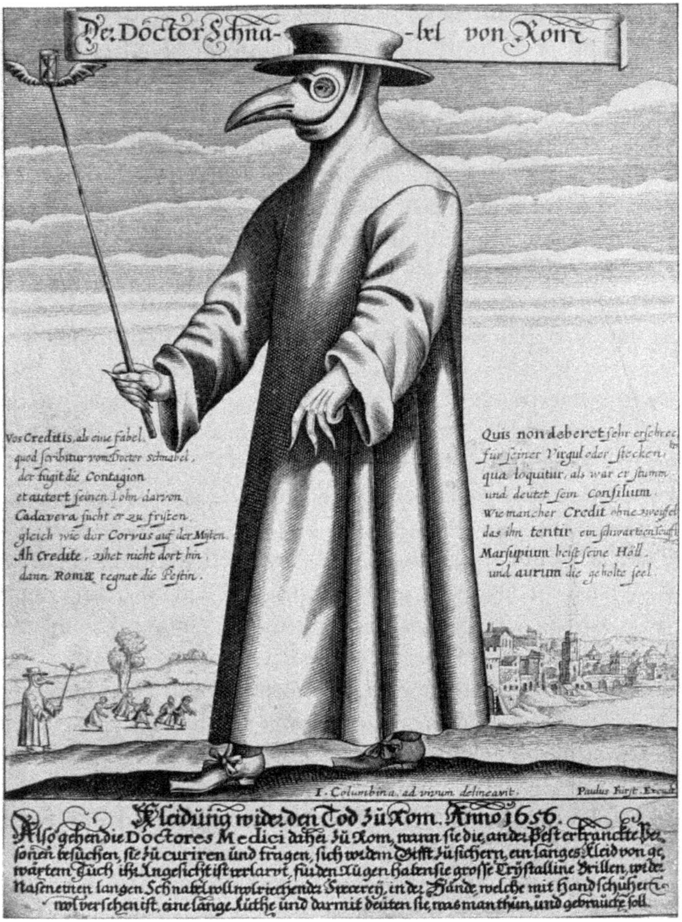


**Abb. 117:** „Der Doctor Schnabel von Rom". Kupferstich von 1656.

haben.[1246] In diesem Sinne verwundert auch der Nachweis von Stadtärzten in Hospitälern weniger. Dennoch ist sicherlich nicht jeder Stadtarzt verpflichtet gewesen, Hospitaliten zu visitieren. Diese Aufgabe unterlag stattdessen zeitlichen und regionalen Differenzen.

1246 Vgl. Kinzelbach 1995.

### 5.1.3 Archäologische Belege

Bisher ist festzuhalten, dass universitär gebildete Ärzte spätestens seit dem 15. Jh. in städtischen Fürsorgeeinrichtungen arbeiten konnten, derartige Verpflichtungen jedoch nicht flächendeckend sowie für das gesamte späte Mittelalter und die Frühe Neuzeit bindend gewesen sind. Sofern Nachweise gelingen, waren die *physici* von der Stadt besoldetet und Behandlungen für Hospitaliten kostenfrei. Das mit ihnen verbundene Instrumentarium könnte demnach auch in archäologischen Zusammenhängen auftreten – so die Erwartung. Ein näherer Blick auf mögliche Spuren eines Nachweises belegt jedoch, weder besaßen die *doctores*, *magistrae* und *physici* Arztpraxen mit einer spezifischen Bauarchitektur noch verfügten sie über umfassende medizinische Gerätschaften. Als einziges Attribut des Physikus findet sich auf kunsthistorischen Darstellungen wiederholt das Urinal wieder. Auch Schriftquellen geben Auskunft über die Tätigkeiten und das Arbeitsmaterial dieser Ärzte. In diesem Sinne hatte der erste Arzt des Heilig-Geist-Hospitals in Nürnberg, Johann Lochner, um 1500 täglich für eine Stunde eine Visitation im Hospital vorzunehmen, sodass er, wenn nötig, „mit Harnschau und Arzneien alles versuche, was er vermag, um zu helfen".[1247]

#### *5.1.3.1 Urinale*

Urinale dienten der sog. Harnschau, auch Uroskopie genannt. Die Gewichtigkeit dieser Untersuchungsmethode wird auf unzähligen zeitgenössischen Darstellungen thematisiert. Zu sehen ist in der Regel ein Arzt in „gewichtiger Pose", etwa am Bett eines Kranken. In der erhobenen Hand hält er ein gläsernes Gefäß, um dessen Inhalt aufmerksam zu beäugen. Urinale sind mehrfach archäologisch überliefert. Sie stammen sowohl aus Kloster- als auch aus Hospitalgrabungen, wie dem Augustiner-Eremitenkloster in Freiburg und dem Hospital am Heidelberger Kornmarkt (→ Kap. 3.3.3.1.6 *Hospitäler/Schröpfköpfe, Aderlassmesser und Urinale*, Abb. 8 und Abb. 41).[1248] Die Anwesenheit eines studierten Mediziners bezeugen diese Objekte jedoch nicht, denn sie waren keineswegs so berufstypisch, wie kunsthistorische Darstellungen glauben machen. Schriftquellen belegen eindeutig die Anwendung der Urinschau auch durch weitere Medizinalvertreter,

---

1247 Knefelkamp 1989, S. 159.

1248 Zu Urinalen aus der Hospitallatrine von Heidelberg vgl. Lutz 1992, S. 128–129. Ein gläsernes Gefäß aus dem Hospital in Magdeburg wurde von Ernst Nickel unter Vorbehalt als Urinal angesprochen (Nickel 1980, S. 18). Die grüne Farbe des Gefäßes macht eine derartige Zuweisung eher unwahrscheinlich.

wie etwa dem Scharfrichter (→ Kap. 5.5 *Scharfrichter*).[1249] Zudem ist der Verkauf von Urinalen durch Apotheker an die Bevölkerung dokumentiert. Tatsächlich sollen Apotheker mitunter selbst die Urinschau vorgenommen haben, bevor die Medizinalordnungen des 15. Jh. diese Grenzüberschreitungen innerhalb der medizinischen Berufsstände untersagten.[1250] Zusammen mit kunsthistorischen Darstellungen, die u. a. weibliche Personen mit Urinalen in einem Hanfnetz auf dem Weg zum Arzt zeigen, liegt die Vermutung nahe, dass Urinale Bestandteil eines jeden gut ausgestatteten Haushalts waren.[1251] Im Falle einer Erkrankung wurden sie gefüllt und von einem Boten zum Arzt geschickt, um über den Urin eine „Ferndiagnose" erstellen zu lassen; hierzu wurden Urinale häufig in

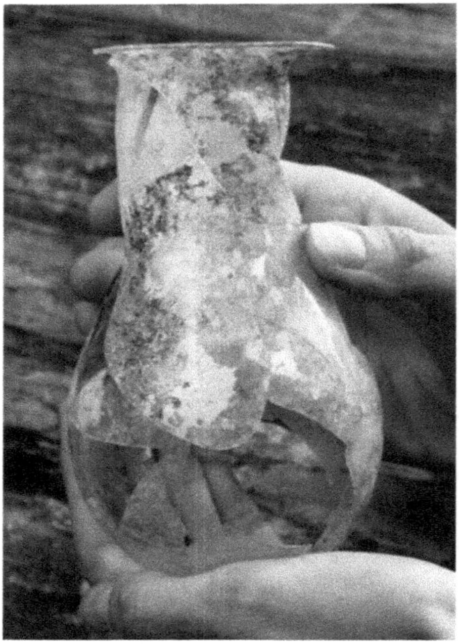

**Abb. 118:** Bremen, Grabung Stern-Kino. „Urinal" aus einer Backsteinkloake.

1249 Stuart 1998, S. 330.
1250 Tyson 2000, S. 152–153.
1251 Siehe auch Scheidemantel 2002, S. 76.

Weidenkörben transportiert, wie in Abb. 136 zu sehen ist.[1252] Diese Beobachtung lässt nur eine Aussage zu Urinalen aus Stadtkerngrabungen, wie etwa in Bremen[1253], zu (Abb. 118): Sie können weder als Besitz eines Physikus interpretiert werden noch liefern sie den Nachweis für eine von ihm durchgeführte Untersuchung.

Urinale, die von Rachel Tyson bewusst als „flask/urinals" mit rundem Boden angesprochen werden, bergen jedoch eine weitere Schwierigkeit bezüglich ihrer Zuweisung. Sie sind nicht unbedingt eindeutig als Urinale zu bestimmen, da bei der Destillation genutzte Kolben von gleicher Form sein konnten.[1254] Meines Erachtens ist auch die Glasstärke ein entscheidendes Indiz bezüglich der Verwendung. Kolben, die während der Destillation der Hitze ausgesetzt wurden, sollten eine gewisse Dickwandigkeit benötigt haben, um hohen Temperaturen standzuhalten. Urinale hingegen waren dünnwandig effektiver.

### *5.1.3.2 Arzneien*

Der um 1500 im Nürnberger Hospital bestallte Arzt Johann Lochner sollte den Kranken mit Harnschau und Arzneien helfen. Woher er Letztere bezog, ob er sie gar selbst anfertigte, besagt die Quelle nicht, wenngleich diese Institution tatsächlich eine eigene Apotheke besaß, über die der Physikus die Aufsicht hatte.[1255] Wie bereits erwähnt, lag die Zubereitung von Medikamenten v. a. in den Händen der Apotheker. Die Trennung des Arzt- und Apothekerberufes gilt seit dem 13. Jh. durch die Medizinalordnung von Friedrich II. als verbindlich. Kein Arzt sollte weiterhin Arzneien herstellen, kein Apotheker Behandlungen durchführen. Dieses Gebot betraf zunächst hauptsächlich Sizilien, wurde schließlich auch im deutschsprachigen Raum übernommen und beibehalten.[1256] Schriftquellen belegen jedoch wiederholt Verstöße gegen diese Verordnung. Auseinandersetzungen zwischen den Berufsständen entstanden beispielsweise durch Abweichungen in den Medizinalordnungen bzw. durch Unwägbarkeiten auf dem

---

1252 Jütte 1991, S. 94.

1253 Bischop 2005–2008, S. 74–75. Weitere Funde sind im deutschsprachigen Raum beispielsweise aus Lüneburg überliefert (vgl. http://www.stadtarchaeologie-lueneburg.de/mag/gls-med03.htm, 24.05.2013).

1254 Tyson 2000, S. 152.

1255 Ausnahmen sind jedoch, wie noch zu sehen sein wird, ebenfalls bekannt.

1256 Vgl. u. a. Gaude 1979, S. 21.

Land. Für Rothenburg ob der Tauber ist überliefert, dass der Physikus „nach eigenem Rezept verfertigte Arzneien an Patienten verkaufte“.[1257] Und noch im 18. Jh. dreht der Weimarer Arzt Dr. Hufeland „seine Pillen selbst, mischt die Pulver und bereitete Tränke, Salben und Pflaster für seine Patienten“ zu.[1258]

Die Feststellung, dass auch Ärzte zuweilen Arzneien anfertigten, bereitet Schwierigkeiten bei der Interpretation archäologischer Funde, wie dies etwa der Klinikabfall aus dem Juliusspital in Würzburg verdeutlicht (→ Kap. 3.3.3.1 *Maßnahmen und Equipment zur medizinischen Pflege und Behandlung*). Das Ensemble aus Keramik- und Glasgefäßen sowie wenigen Metallgegenständen datiert in die zweite Hälfte des 16. Jh. Aufgrund des geborgenen gläsernen Destillierzubehörs wird der Fundkomplex dem „Hospitalarzt“ zugeschrieben, der „auch mit der Aufgabe verpflichtet [wurde], im Hospital Arzneien herzustellen und zu verabreichen“.[1259] Wie im Folgenden zu sehen sein wird, war die Destillation zu medizinischen Zwecken im 16. Jh. eher Aufgabe der Apotheker und Bader und wurde in den entsprechenden Einrichtungen durchgeführt, wenngleich es Hinweise dafür gibt, dass universitär gebildete Ärzte sogar im eigenen Haushalt mit Destillationsverfahren experimentierten.[1260] Neben dem Destillierzubehör kamen im Würzburger Juliusspital Töpfe, Beutelbecher, Trinkgläser, ein Kombinationsbesteck, das als chirurgisches Gerät bewertet wurde, sowie ein mögliches Aderlassmesser zutage (Abb. 119.3).[1261] Zusätzlich fanden sich Schnallen, Nadeln und Ösen. Die Kombination dieser Funde macht es schwierig, sie einem einzelnen Berufsstand zuzuweisen. Destilliergeräte, Geschirr, chirurgisches Besteck und Gewandzubehör sind zusammengenommen eher im Umfeld von Badern und Barbier(-chirurgen) zu erwarten bzw. erstere im Wirkungsbereich einer Apotheke.[1262] Sowohl der Mangel an spezifischen Objekten der *doctores, physici* und *magistrae* als auch die Unregelmäßigkeit, mit der diese berufsüberschreitende Handlungen vornahmen, führt zu einer Unsicherheit in der Zuschreibung des Befundes. *In summa* sprechen die Objekte eher gegen die Sachkultur eines studierten Medizinalvertreters. Die in den Quellen verwendete Bezeichnung „arzet“ ist zudem häufig irreführend. Ulrich Knefelkamp wies schon früh darauf hin, dass der Titel auch für Wundärzte Verwendung fand.[1263]

---

1257 Probst 1987, S. 123.

1258 Gaude 1979, S. 23.

1259 Walther 2000, S. 52.

1260 So etwa im 17. Jh. in Leipzig (Kluttig-Altmann 2007a, S. 105–106).

1261 Walther 2000, S. 59.

1262 Ebd., Abb. 9.

1263 Knefelkamp 1981, S. 110.

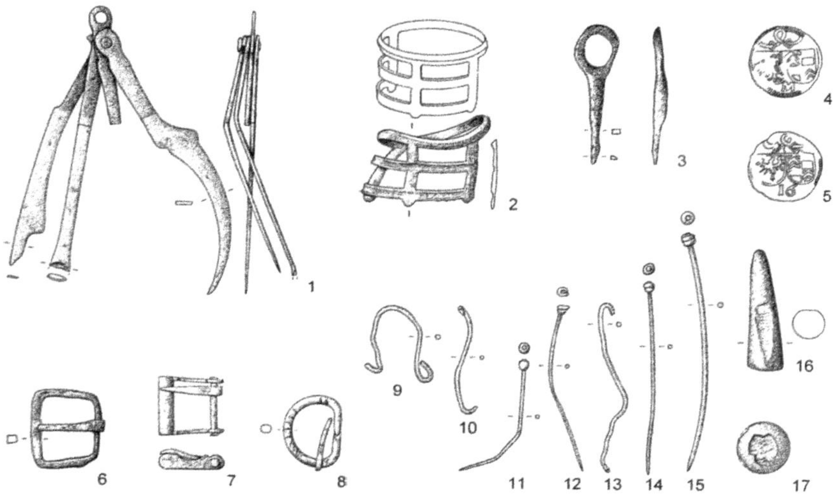


**Abb. 119:** Metallfunde aus dem Juliusspital in Würzburg, 16. Jh.

Wie in Kapitel 3 aufgezeigt wurde, arbeiteten verschiedene Medizinalvertreter in frühneuzeitlichen Hospitälern. Es ist daher nicht unwahrscheinlich, dass der Befund genau dies widerspiegelt.

Der archäologische Nachweis für medizinische Behandlungen durch mittelalterliche und frühneuzeitliche studierte Ärzte bleibt ein Desiderat. Ärzte besaßen grundsätzlich kaum spezifisch-medizinische Gegenstände. Weder Urinale noch Arzneigefäße belegen ihren Berufsstand im archäologischen Befund. Diese Feststellung ist sowohl auf Funde aus Stadtkerngrabungen als auch aus Hospitalgrabungen übertragbar. Es stellt sich die Frage, ob andere Methoden bzw. Befunde bei der Zuweisung helfen. Vielversprechend ist womöglich die Gartenarchäologie, die, zusammen mit archivalisch überlieferten Zeichnungen und Schriftquellen, auf die Tätigkeiten des studierten Medizinstandes hinweisen könnte.[1264] Die Nutzung von Kräutergärten ist für *physici*, *doctores* und *magistrae* überliefert, ebenso wie für Klöster und Hospitäler (→ Kap. 2.4.2.2 *Klöster/Krankenspeisung*, 3.3.3.1 *Hospitäler/medizinische Pflege und Behandlung*). Für die genannten Institutionen gelang unter Vorbehalt ein Nachweis mithilfe archäologischer Quellen. Für einen

1264 Die Gartenarchäologie konzentriert sich bisher vorzugsweise auf Schloss- und Parkanlagen, vgl. u. a. LAU 2007.

medizinischen Berufsstand wurde dies jedoch noch nicht versucht. In Anbetracht des zeitlichen Auftretens des Physikus in deutschen Städten ab dem 14./15. Jh. sind entsprechende Belege ab diesem Zeitraum zu suchen. Allerdings gelingt dies erst mit Schriftquellen, die zunehmend ab der Frühen Neuzeit auftreten, wie z. B. Grundstückskataster und Vermessungspläne.[1265] Sie benennen zwar meist nur Eigentümer und nicht die Bewohner. Zusammen mit anderen Faktoren, wie archäologischen Belegen sowie dem Nachweis eines Kräutergartens von erheblicher Größe, könnte der Eigentumsnachweis eines Arztes jedoch zielführend sein. Tatsächlich dürfte die Grundstücksgröße in der Stadt den Platzbedürfnissen größerer Kräutergärten, die folglich über einen einfachen Küchengarten hinausgingen, allerdings kaum entsprochen haben. Stattdessen ist eine Anlage entsprechender Arzneigärten außerhalb enger Stadtgrenzen anzunehmen.

### 5.1.4 Schlussbetrachtung

Universitär gebildete Ärzte, *physici*, *doctores* und *magistrae*, besaßen die oberste Instanz innerhalb des städtischen Medizinalwesens. Als Stadtärzte visitierten sie u. a. auch in Hospitälern, ab dem 15. insbesondere in großen Handels- und Reichsstädten. Sie behandelten innere Leiden, führten die Urinschau durch, formulierten Rezepte für Apotheker und überwiesen Patienten mit äußeren Erkrankungen an Wundärzte. Hinzu kamen Präventionen zur Abwendung von Seuchenausbrüchen. Die Auswertung archäologischer Funde macht im Abgleich mit historischen Schriftquellen deutlich, dass der Berufsstand der universitär gebildeten Ärzte allein anhand von Objekten, wie Urinalen und Arzneibehältern, nicht identifizierbar ist, da auch andere Medizinalvertreter die Harnschau vornahmen bzw. Urinale in vielen Haushalten vorrätig waren. Gleiches gilt für die Anfertigung von Arzneien bzw. das Vorhandensein von Arzneibehältern.

## 5.2 Apotheker

Schriftquellen belegen Apotheker in deutschsprachigen Städten v. a. seit dem 14. Jh., jedoch mit regionalen und zeitlichen Differenzen. In der gesellschaftlichen Rangfolge nahm dieser Berufsstand seinen Platz unmittelbar nach den akademisch gebildeten Ärzten ein. Konflikte infolge von Einmischungen im Aufgabenbereich waren somit häufig. Dass es gerade aufgrund dieser

---

1265 Eventuell sind es entsprechende Belege, die Werner Gaude zu der Aussage veranlasste, „Arzneikräutergärten" von Ärzten seien „eine Marotte des Barocks" (Gaude 1979, S. 58).

Überkreuzungen auch archäologisch schwierig sein kann, beide Medizinalvertreter voneinander zu unterscheiden, wurde bereits thematisiert (→ Kap. 5.1 *Physikus*). Insgesamt weisen Apotheker jedoch ein deutlich umfangreicheres Objektrepertoire auf. Im Folgenden wird dargestellt, wie sich diese Merkmale innerhalb des archäologischen Fundmaterials äußern und welche Bedeutung diesem Berufsstand innerhalb der vormodernen medizinischen Fürsorge eingeräumt werden kann.

### 5.2.1 Forschungsstand

Die Geschichte der Pharmazie ist seit der zweiten Hälfte des 19. Jh. Thema in einer Vielzahl von Überblickswerken. Hierzu zählen etwa die Arbeiten von Herrmann Peters *Aus pharmazeutischer Vorzeit in Wort und Bild* aus dem Jahr 1886 sowie die *Geschichte der Pharmazie* von Herrmann Schelenz von 1904. Sieben Jahre später verfasste Schelenz zudem eine Abhandlung zur Geschichte der Destilliergeräte. Mit dem *Grundriss der Geschichte der deutschen Pharmazie* beschäftigten sich Alfred Adlung und Georg Urdang im Jahr 1935. Eine eindrucksvolle Aufarbeitung der mittelalterlichen Schriftquellen zum Thema *Der Apotheker in der deutschen Stadt des Mittelalters* entstand 1975 mit der Dissertation von Clemens Stoll. Seine Forschungen, die einen Vergleich der unterschiedlichen Entwicklung des Apothekerwesens in Nord- und Süddeutschland ermöglichen, sind noch heute grundlegend für das Verständnis der Genese des Berufsstandes.

Für die Aufarbeitung von Schriftquellen im Zusammenhang mit musealen Apothekengefäßen und pharmazeutischen Überresten sind v. a. die Arbeiten von Werner Gaude und Helmut Peter Conradi von Bedeutung. Gaude stellte 1973 in seiner Monographie *Die alte Apotheke* die etwa 1000-jährige Entwicklungsgeschichte des Apothekenwesens vor, beschrieb die Ausstattung dieser Einrichtungen, die Entwicklung der Gefäße sowie die Nutzung und Zubereitung von Arzneien. Zusätzlich illustrierte er seine Aussagen mit zeitgenössischen, historischen Darstellungen und Fotos aus musealen Sammlungen. Während Apothekengefäße bei Gaude kaum eine nähere Erläuterung erfuhren, gelang dies noch im gleichen Jahr durch Conradi, mit seinem Werk *Apothekengläser im Wandel der Zeit*. Seine Arbeit fokussierte allerdings weniger archäologische Funde als museale Realien.

Archäologisch untersuchte Apotheken sind v. a. seit der Aufarbeitung der Lübecker Ratsapotheke (Mitte des 20. Jh.) durch Werner Neugebauer zunehmend in Erscheinung getreten. Erwähnungen fanden sowohl Baubefunde als auch einzelne Arzneigefäße, u. a. in Kurzmitteilungen, Artikeln, Monographien und Sammelbänden.[1266] Dieser Forschungsgrundlage ist Elisabeth Huwer in ihrer 2011 veröffentlichten Dissertation *Apotheke um 1600* ausführlich nachgegangen. Dabei behandelte sie die Genese und Typologie von Apothekengefäßen im 15. und 16. Jh. Die vorgenommene zeitliche Begrenzung Huwers liegt v. a. in der Auswertung der Heidelberger Apotheke auf dem Kornmarkt begründet, erfasst jedoch generell einen wichtigen Zeitraum in der Entwicklung der Apothekengefäße, da diese Gefäße vor dem 15. Jh. nur schwer nachzuweisen sind. Ihre Ergebnisse machen einen Großteil der vorliegenden Studie zum archäologischen Nachweis des Apothekers aus.

### 5.2.2 Einrichtungen und allgemeine Dienstleistungen der Apotheker

Vor der Zunahme von Apothekern in deutschsprachigen Städten im 14. Jh. wurden Arzneien durch Wanderheiler und Gewürzhändler dargeboten bzw. in Gärten von Laien, Heilkundigen und Geistlichen angebaut. Der Arzneigarten spielte in klösterlichen Gemeinschaften nachweislich schon früh eine Rolle, zeigt doch der Idealplan von St. Gallen die wichtige Verbindung von Kräutergarten, Apotheke (*Offizin*) und Krankenbereich (→ Kap. 2.3 *Bauliche Gliederung klösterlicher Fürsorgeeinrichtung*).[1267] Ab dem 14. Jh. wurden Arzneien in Gebäuden zubereitet und über ein Ladenfenster der sog. Apotheken verkauft – vor der Gründung neuer Städte boten Händler an Ständen und Verkaufsbuden Heilmittel feil.[1268] Apotheken entstanden in zentraler Stadtlage, z. B. in Nähe von Kirchen und Markplätzen.[1269] Nicht immer sind sie in Schriftquellen jedoch eindeutig als Arbeits- und Verkaufsräume der Apotheker zu erkennen, da der Begriff *apothekae* ebenso bei anderen Händlern, wie Tuch- und Gewürzhändlern, Verwendung fand. *Apothekae* konnte folglich auch Niederlage, Kramladen oder Lagerhaus bedeuten und in diesem Sinne jede Art von Verkaufsstand mit Regalen und Tischen bezeichnen.

Apotheker waren bis zur Frühen Neuzeit handwerklich geschult, wie der Großteil anderer Medizinalvertreter. Erst dann ging der Ausübung des

---

1266 Für Lübeck vgl. Neugebauer 1965; Falk 1979. Zu Biberach a.d. Riß vgl. Kulessa 2011, für Heidelberg vgl. Lutz 1992; Huwer 2011. Zu den jüngeren Apotheken von Greifswald und Moers vgl. Ansorge 2005; 2011 sowie Bolus 1994.

1267 Lat. *officina* = Werkstatt.

1268 Huwer 2011, S. 175. Trotz neuer Stadtgründungen besaß jedoch nicht jede mittelalterliche Stadt zwangsläufig eine Apotheke (Probst 1987, S. 127).

1269 Huwer 2011, S. 175, Fußnote 745. Gaude (1979, S. 65) nennt steinerne Apotheken bereits im 13. Jh.

Apothekenberufs häufig ein Studium voraus.[1270] Bemerkenswert ist die Feststellung, dass von allen Medizinalvertretern, egal welcher Ausbildung, eine gewisse Wanderbereitschaft verlangt wurde.[1271] Dies dürfte nicht nur mit Lehrjahren, sondern auch mit einer gewissen Abhängigkeit zu erklären sein, die sogar „Stadtapotheker" und „Ratsapotheker" mit der Stadt, in der sie arbeiten wollten, eingehen mussten. Ratsapotheker sind v. a. für Norddeutschland bekannt. Sie wurden bis ins 17. Jh. von der Stadt in stadteigenen Ratsapotheken angestellt.[1272] Stadtapotheker verfügten in Süddeutschland hingegen schon mit Ende des 15. Jh. über eigene Einrichtungen und waren dementsprechend autark.[1273] Mit einer dauerhaften Niederlassung wuchs oft das gesellschaftliche Ansehen des Apothekers innerhalb einer Gemeinschaft. Dazu trug sicherlich auch schon im Mittelalter ein gewisses Maß an Bildung bei, zu der auch Lateinkenntnisse zählten.

Die Dienstleistungen der Apotheker divergieren sowohl zeitlich als auch regional. Bis ins späte Mittelalter wirkten sie relativ frei, berieten Kunden, analysierten Symptome und bereiteten Arzneien nach eigenem Wissen zu. Mit den Medizinalordnungen, v. a. ab dem 15. Jh., änderte sich diese Selbstständigkeit grundsätzlich. Die Verordnungen benennen Pflichten und Verbote, nach denen Apotheker mit *physici*, *doctores* und *magistrae* grundsätzlich enger zusammenarbeiten sollten. Nur noch nach Rezeptvorgabe der studierten Ärzte war es Apothekern erlaubt, Heilmittel zu mischen. Weitere in den Apothekerordnungen festgehaltene Vorschriften beinhalten die Anwesenheitspflicht des Apothekers in der Apotheke, die sachgerechte Lagerung der Materialen sowie Bestimmungen, deren Zuwiderhandlung juristische Konsequenzen gehabt hätte:

> „Nur fehlerfreie und keine alten Medikamente [zu] verwenden, die Arzneien streng nach Vorschrift zuzubereiten, keine Gifte, Betäubungs- und Abtreibungsmittel ohne Wissen eines Bürgermeisters oder des Physikus abzugeben, Arm und Reich gleich zu behandeln und nur angemessene Preise zu nehmen."[1274]

Das Verhältnis zwischen den beiden Berufsgruppen wurde durch die regelmäßige Visitation der Apotheken durch Stadtärzte sicherlich nicht gefördert.[1275]

---

1270 Probst 1987, S. 127.

1271 Probst 1987, S. 128.

1272 Ebd., S. 153.

1273 Stoll 1975, S. 152.

1274 Rothenburger Apothekerpflicht von 1501 (Probst 1987, S. 127). Gleiches galt beispielsweise schon 1459 in Frankfurt am Main (Schulz 1960).

1275 Entsprechende Konflikte konnten sogar tödlich enden. So erstach der Apotheker von Windsheim im Jahr 1610 den Stadtarzt (Probst 1987, S. 124). Der Auslöser für diese Handlung könnte in ähnlichen Vorschreibungen begründet liegen, mit denen sich

Nichtsdestotrotz belegt das Verbot, „gemeinsame Sache mit dem Arzt zu machen", dass sich die beiden Medizinalvertreter zuweilen auch zusammentaten, um ihren Profit zu steigern.[1276]

Arzneien beinhalteten auch Ingredienzien, die in der Gegenwart kaum noch in einer Apotheke anzutreffen sind. Demnach umfasste das Verkaufsangebot des Apothekers zusätzlich „Zucker, Kaffee, Liqueur, Wein, Heringe, Tinte [und] Rauchkerzen".[1277] Zucker wurde in Kegeln geliefert und aufgestellt, wie die Zuckerhüte auf der Apothekendarstellungen von Jost Amman (1539–1591) belegen (Abb. 120).[1278] Die süße Speise war als Konfekt beliebt, doch auch in Apothekenordnungen ausführlich gefordert, wie etwa im Jahr 1434 in Basel mit der Anordnung „zur Bereitung von Sirupen und Latwergen statt Honig nunmehr Zucker zu verwenden".[1279]

Gleiches gilt in der Frühen Neuzeit für Tabak, Kaffee und Schokolade.[1280] Die Vorstellung eines Krämerladens erhält die Apotheke durch Quellen, wonach sie auch Bindfaden, Papier, Wachs, Äpfel sowie mitunter Pelze und Tücher in ihrem Randsortiment führte.[1281] Tatsächlich wurden Apotheker in jenen Städten, in

---

etwa die Apotheker von Rothenburg im Jahr 1522 konfrontiert sahen. Ihnen wurde jede Art von Krankenberatung oder die Vergabe von Arzneien „ohne des Doktors Wissen" untersagt. Sie legten mit der Begründung Widerspruch ein, dass fahrende Arzneihändler ohne entsprechende Verbote weiterhin Kunden beraten und Arzneien verkaufen durften (Ebd., S. 128).

1276 Huwer 2011, S. 177.

1277 Ebd.

1278 Jost Amman sind gleich zwei Darstellungen zu verdanken, von denen eine aus dem Jahr 1574 den Blick aus dem Raum der Apotheke nach draußen, auf einen Kunden oder Kräuterhändler zeigt (Huwer 2011, Abb. 92).

1279 Stoll 1975, S. 128. „Latwerge", so Gaude (1973, S. 160), „auch ‚Electuarium' genannt, war eine breiförmige Arznei aus gepulverten Drogen und Gewürzen, die mit Honig und Wein vermischt wurden."

1280 Gaude 1979, S. 157–160. Schokolade wurde auch von der Lübecker Ratsapotheke angefordert. Von 1705 bis 1810 sollten stets „vier Pfund Kakao vorrätig" sein (Simon 1996b, S. 181).

1281 Gaude 1979, S. 156. Bis zum 14. Jh. importierten Apotheker Waren v. a. aus Italien und den Mittelmeerhäfen. Ab dem 15. Jh. waren derartige luxuriöse Einkäufe auch in deutschen Handelsstädten möglich: „Neben Frankfurt (Main), Lübeck, Bremen und Magdeburg wurden v. a. die Leipziger Oster- und Michaelismessen und später die Stapel- und Handelsplätze in Hamburg von ausschlaggebender Bedeutung. Sie waren bis in das 17. und 18. Jh. als Einkaufszentrum für den Apotheker maßgebend auf dem In- und Auslandsmarkt." Ebd., S. 118.

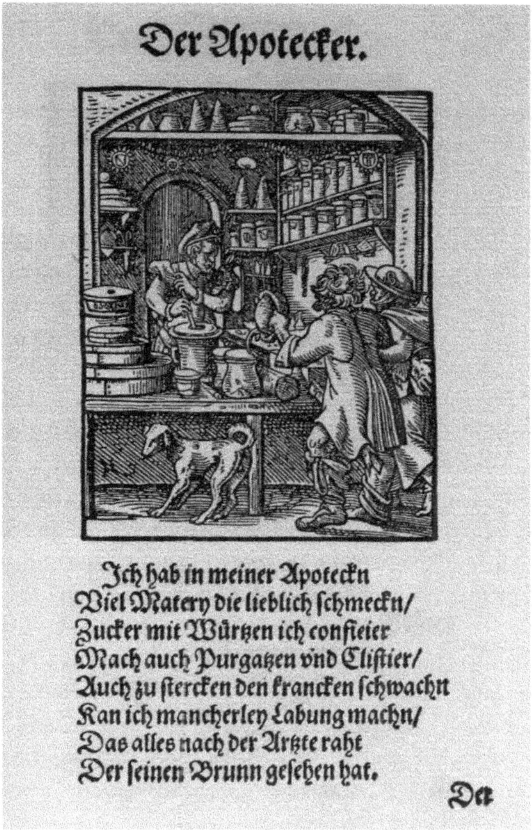


**Abb. 120:** Der Apotheker von Jost Amman, 1568.

welchen sie einer Zunft beitreten mussten, daher oftmals der Krämerzunft zugeordnet.[1282] Apotheker rechtfertigten die Erweiterung ihres Warenbestandes damit, dass sie allein von der Arzneimittelherstellung nicht leben konnten.[1283] Diese

1282 Diese Zuordnung liegt sicherlich darin begründet, dass „der Apothekerberuf im 13. Jh. aus dem des Drogen-Gewürzhändlers hervorgegangen ist“ (Stoll 1975, S. 68).

1283 Stoll 1975, S. 129. Damit drangen Apotheker in das Monopol anderer Händler ein. Gleiches ist jedoch auch im umgekehrten Fall zu bemerken. So verkauften Krämer mitunter Arzneien, was ebenfalls zu Streitigkeiten führte (Stoll 1975, S. 130).

Erklärung dürfte auch den Verkauf von Alkohol durch Apotheker verständlich machen, der weit über das Volumen kleiner Abgabefläschchen hinausging. Demnach wurden Branntwein und andere alkoholische Getränke, wie unterschiedliche Gewürzweine, nicht nur als Arznei ausgegeben.[1284] Stattdessen erhielten Apotheker das Schankrecht und richteten mindestens seit dem 17. Jh. mitunter Trinkstuben in den Apotheken ein.[1285] Dass der Konsum des Branntweins (*aqua vitae* = Lebenswasser) auch unter Apothekern und ihren Lehrlingen mitunter ausschweifende Züge annahm, wird in Schriftquellen wiederholt thematisiert, sogar im Zusammenhang mit Hospitälern. Dementsprechend wurde der Apotheker des Heilig-Geist-Hospitals zu Nürnberg am 15. Juni 1593 „wegen seines Vollsaufens, seltsamen Gebahrens und Schreiens" der Institution verwiesen.[1286]

Neben importierten Waren boten Apotheker auch regionale Erzeugnisse an, die teilweise aus eigenem Anbau stammten, sofern eigener Grund und Boden auf der Parzelle oder vor der Stadt vorhanden war.[1287] Auch in diesem Fall könnte die Gartenarchäologie bei der Erkennung entsprechender Kräutergärten helfen, wie bereits für Klöster, Hospitäler und den Physikus vorgeschlagen wurde. Von Bedeutung ist die Frage, wie groß eine Anbaufläche gewesen sein muss, um Pflanzen zu studieren und mit diesen eine ganze Stadt zu versorgen; auch vor dem Hintergrund, dass frühneuzeitliche Städte in der Regel über mehrere Apotheken verfügten. Für das Mittelalter gibt es zum Vorkommen dieser Gärten m. W. keine schriftlichen Überlieferungen. Erst ab dem 16. Jh. lassen entsprechende Quellen die kommerzielle Nutzung größerer Gärten durch Apotheker vermuten. Demnach gehörten zum Besitz der Ratsapotheke in Hannover zwei Gärten, die von „fremden Frauen" gepflegt wurden. Die Ratsapotheke in Braunschweig beschäftigte im 17. Jh. dauerhaft zwei Gärtner zur Bewirtschaftung der dazugehörigen Apothekengärten.[1288]

---

1284 Zu den Gewürzweinen, wie *Claret* oder *Hypocras*, die beispielsweise in der Lübecker Ratsapotheke über Jahrhunderte verkauft und den Ratsherren teilweise sogar kostenlos angeboten wurden, vgl. Hannemann 1996.

1285 Gaude 1979, S. 156–157.

1286 Knefelkamp 1989, S. 176. Zwei Jahre später, im Dezember 1595, war der Apothekenjunge Jacob Schulein angeklagt, sich mit anderen Jungen und Mädchen in der Apotheke des Hospitals betrunken zu haben (ebd., S. 177). Ähnliche Ausschweifungen sind für die Schweinfurter Ratsapotheke vermerkt: „Das Personal huldigte notorisch dem Trunk, wobei es oft Branntweingelage mit fremden Personen veranstaltete" Probst 1987, S. 129.

1287 Zu den zeitgenössischen Quellen, die den Besitz von Grundflächen zum Anbau von Arzneien für den Apotheker belegen, vgl. Gaude 1979, S. 56.

1288 Gaude 1979, S. 56.

### 5.2.3 Verpflichtungen der Stadt- und Ratsapotheker in Hospitälern

Apotheker spielten für die medizinische Versorgung schon im Mittelalter eine wesentliche Rolle. Diese Unterstützung betraf sowohl die Öffentlichkeit, die Rezepte in den Verkaufsläden einlöste und andere Notwendigkeiten des Alltags dort einkaufte, als auch Fürsorgeinstitutionen. Die Anwesenheit von Apothekern in Hospitälern, wie etwa in Nürnberg, wurde wiederholt in dieser Arbeit belegt. Gerade in Hospitälern von Handels- und Reichsstädten arbeiteten seit Ende des 15. Jh. nicht nur studierte Mediziner, sondern auch Apotheker. War eine dauerhafte Anstellung in diesen Institutionen nicht gegeben, zählte das Aufsuchen von inner- und außerstädtischen Hospitälern häufig zu den Pflichten der Stadt- bzw. Ratsapotheker. In diesem Sinne war etwa der Heidelberger Apotheker Ezechias Fettich als „Pfleger des Gutleuthofes außerhalb der Stadtmauern am Neckar in Richtung Schlierbach" mit der Betreuung der Leprosen betraut.[1289] Fettich hatte Ende des 16. Jh. die Stadtapotheke seines gleichnamigen Vaters auf dem Kornmarkt übernommen und ebenso wie sein Vater das Amt des Bürgermeisters inne.

Von einigen Ausnahmen abgesehen, wie etwa dem Heilig-Geist-Hospital in Nürnberg, war die tägliche Visitation von Hospitaliten durch *physici*, Apotheker und Wundärzte (Bader und Barbier(-chirurgen) eingeschlossen) zunächst nicht beabsichtigt. Erst Ende des 15. Jh. scheint die Notwendigkeit zugenommen zu haben oder erkannt worden zu sein bzw. sich in Schriftquellen widerzuspiegeln. Dementsprechend spät datieren Belege für Apotheker in diesen Institutionen, beispielsweise 1498 in der hospitaleigenen Apotheke des Heilig-Geist-Hospitals in Nürnberg sowie im 16. Jh. im Juliusspital in Würzburg.[1290] Im Nürnberger Hospital war die Einrichtung einer Apotheke durch das Testament Jörg Keypers initiiert worden; dieser hatte bereits die Anstellung eines Physikus unterstützt. Demnach sollte ein Apotheker in der „Apotheke die Arzneien herstellen und zubereiten, die Arzt und Wundarzt für ihre Behandlungen der Kranken im Hospital benötigten".[1291] Für den 16. Oktober 1501 findet sich die Anmerkung, der Apotheker könne „im Zwinger im Marshall einen Flecken Erde zu einem Garten [...] gestalten, in dem er Kräuter für seine Apotheke pflanzen darf".[1292] Aus dem Jahr 1539 ist zudem überliefert, dass die Apotheke Arzneien „auch an andere

---

1289 Huwer 2011, S. 21.

1290 Zur Apotheke des Heilig-Geist-Hospitals in Nürnberg vgl. Knefelkamp 1989, S. 171–180, zur Apotheke des Juliusspitals in Würzburg vgl. Walther 2000.

1291 Knefelkamp 1989, S. 172, 180.

1292 Ebd., S. 172.

Leute, Bürger und Fremde, ohne Unterschied“ verkaufte.[1293] Die Hospitalapotheke wurde folglich wie jede andere städtische Apotheke geführt; nur für die Hospitalinsassen war die Abgabe der Arzneien unentgeltlich.[1294] Eine derartige Infrastruktur von Hospitälern, mit eigenem Physikus und Apotheker oder, wie gesehen, eigener Badetube und Apotheke, war weder im Mittelalter noch in der Frühen Neuzeit weit verbreitet. Stattdessen ließen sich viele Hospitäler auch noch in der Frühen Neuzeit mit Arzneien von Apothekern beliefern, wie etwa eine Rechnung des Apothekers Hans Zoller belegt, der das Hospital in Biberach von 1515 bis 1542 mit Arzneien versorgt hatte.[1295] Nach seinem Tod ging diese Aufgabe an seinen Nachfolger über.

Die Apotheke des Heilig-Geist-Hospitals zu Nürnberg wurde, wie jede andere Apotheke auch, einmal jährlich von einem Stadtarzt visitiert und nach den Vorgaben der Apothekenverordnungen geprüft. Zuvor war dem Apotheker der Eid abgenommen worden, den vorgeschriebenen Pflichten nachzukommen. Weiterhin erhielt er einen Gesellen zur Seite gestellt, der etwa drei Jahre lang in die Lehre ging und sich daraufhin von den Stadtärzten examinieren lassen konnte. Sowohl der Geselle als auch der Hospitalapotheker sollten den Arzt ins Hospital begleiteten und zur Hand gehen.[1296] Ob diese Hilfe über die Arzneimittelzubereitung hinausging, ist nicht ersichtlich. Die Krankenbetreuung und Unterstützung bei der Visitation lag zumindest v. a. in den Händen von Pflegerinnen, die häufig unverheiratet oder verwitwet waren.[1297]

Wenngleich nachdem bisher Angeführten angenommen werden muss, dass Apotheker mit der Einführung von Apothekenverordnungen keine Behandlungen mehr vornahmen, besitzt diese Aussage für die Frühe Neuzeit dennoch keine Allgemeingültigkeit. Nicht immer war eine mangelnde medizinische Infrastruktur Grund für die Auflösung der Regeln. Zuweilen ist nicht zu erkennen, warum Apotheker ausdrücklich medizinische Eingriffe vornehmen durften. So

---

1293 Knefelkamp 1989, S. 173.

1294 Ebd., S. 174. Hospitalangestellte profitierten von der hauseigenen Apotheke nicht. Sie hatten für Arzneien, die sie privat benötigten, selbst aufzukommen (ebd., S. 177).

1295 Kulessa 2011, S. 132.

1296 Knefelkamp 1989, S. 179–180.

1297 Demnach fand beispielsweise am 21. Mai 1591 ein lediges Mädchen im Heilig-Geist-Hospital in Nürnberg als Armenpfründnerin unter der Bedingung Aufnahme, den Physikus zu begleiten und den Kranken zu helfen (Knefelkamp 1989, S. 185). Der in diesem Zusammenhang erwähnte „Doktorknecht“ musste keine Erfahrung in der Heilkunde besitzen, wie etwa im Jahr 1613 die Einstellung eines 56-jährigen Metzgerknechts im Heilig-Geist-Hospital zu Nürnberg verdeutlicht (ebd., S. 188–189).

„[...] bat der Deutschordens-Komtur zu Virnsberg den Rat, ihm den Apotheker für zwei Tage zu schicken, damit er ihm etliche Klystiere verabreichen könne".[1298] Dieser offensichtlichen Abweichung von den Regeln der Apothekerordnung können weitere Beispiele hinzugefügt werden. Demnach erlaubte der Schweinfurter Rat dem Apotheker im Jahr 1738 „entgegen ärztlicher Beschwerde, Arme und Personen, die ihm vertrauten, medizinisch zu beraten und ihnen Arznei zu geben".[1299] Es ist daher festzuhalten, dass auch Apotheker mitunter Krankheiten einschätzen und nach eigenem Verständnis behandeln durften. Wie akademisch gebildete Ärzte übernahmen Apotheker folglich v. a. außerhalb der Stadt eine medizinische Doppelrolle, die aufgrund der Medizinalordnungen rechtlich verboten war.

### 5.2.4 Archäologische Belege für Apotheken

Apotheken sind sowohl durch Bauten als auch durch ihre Sachkultur archäologisch überliefert. Sie besaßen jedoch keine spezifische Architektur, was eine Ansprache allein aufgrund der Befundsituation erschwert. Im Mittelalter und in der Frühen Neuzeit verfügte die Einrichtung über mindestens zwei Räume, d. h. über Verkaufsraum (Offizin) und Laboratorium.[1300] Im Allgemeinen dürfte der Raumbedarf deutlich größer gewesen sein. Vorratskammern, Kräuterböden, die Wohnung des Apothekers sowie Räume für Personal und den auszubildenden Nachwuchs wurden zusätzlich benötigt.[1301] Nicht selten richteten sich Apotheken daher in Bürger- oder Patrizierhäuser ein. Eckhäuser in Marktlage wurden besonders bevorzugt. Sie waren prestigeträchtig, besaßen eine auffallende Größe und ermöglichten den Zugang von mehreren Seiten. Bemerkenswert ist die Ausdauer, mit der das Geschäft am selben Standort betrieben wurde, wenngleich die apothekenführende Familie spätestens nach einigen Generationen wechselte.[1302]

Sofern innerhalb archäologischer Grabungen ein fundreiches pharmazeutisches Ensemble freigelegt wird, gilt es, Schriftquellen heranzuziehen, um den

1298 Probst 1987, S. 128.

1299 Ebd., S. 129.

1300 Kulessa – Tuchen 2008, S. 300.

1301 Beispielsweise beschäftigte ein Schweinfurter Apotheker zwei Gesellen, Lehrlinge und eine Magd. Die Lehrlinge waren nach Probst häufig Gymnasiasten bzw. Studenten mit abgebrochenem Studium. Die Lehrzeit dauerte sechs bis sieben Jahre (Probst 1987, S. 129). Die Angestellten des Apothekers erhielten im Heilig-Geist-Hospital freie Kost (ebd.). Eventuell steht diese Vergünstigung im Zusammenhang mit Diensten, die die Apotheke dem Hospital gegenüber erbrachte.

1302 Gaude 1979, S. 67.

Standort vormoderner Apotheken innerhalb der Untersuchungsfläche zu lokalisieren. Dies gelingt bei guter Quellenlage trotz der begrifflichen Unschärfe der *apothekae* relativ gut. Eine entsprechende pharmazeutische Sachkultur besteht u. a. aus Vorratsgefäßen, Destillierzubehör und apothekentypischen Behältnissen. Letztere entwickelten sich v. a. seit der Frühen Neuzeit. Elisabeth Huwer erklärt das späte Auftreten dieser Gefäße mit einer „in vielen Städten spürbare[n] Professionalisierung des Apothekenwesens" zu jener Zeit.[1303] Frühneuzeitliche Apothekengefäße sind als bewegliche Objekte auf historischen Darstellungen sowie in Apothekenordnungen überliefert. Auf den Darstellungen finden sich vorgeprägte Sprachbilder wieder: Sie zeigen den Blick in den Arbeits- und Verkaufsraum einer Apotheke, deren Regale mit beschrifteten Keramikgefäßen, Holzdosen, Gläsern und Zuckerhüten gefüllt sind. Nie fehlt der stets beschäftigte Apotheker, zumeist mit einem Mörser in der Hand (Abb. 120). Auch hier werden Gegenstände berufssynonym verwendet. Zeichnete das Urinal stets den studierten Physikus aus, wird der Apotheker in aller Regelmäßigkeit mit Mörser wiedergegeben.

Die in den Regalen stehenden Gefäße bestehen aus unterschiedlichen Materialien. Glasobjekte weisen zudem verschiedene Farben auf. Diese Mischung an Behältnissen wurde spätestens ab der Frühen Neuzeit bewusst gewählt. Apothekenordnungen hielten fest, welche Ingredienzien auf welche Weise am besten verwahrt werden sollten. Nach der Mainzer Reformierten Ordnung/Mainzer Apothekenordnung von 1618

> „sollen die mit Zucker haltbar gemachten pflanzlichen Drogen ‚Konserven von Blumen und Wurzeln' in Steinzeug oder in Glasgefäßen aufbewahrt werden, ebenso die eingedickten Säfte (Roob). […] Alle Extracta (Auszüge) wie auch alle anderen Mittel, die am Anfang noch flüssig und weich sind, mit der Zeit aber hart werden, sollen […] „in Steinzeug-‚Haefflein', Zinnbüchsen oder aber auch in Schweinsblasen, die wiederum in Büchsen, Schachteln oder Glasgefäßen gelagert werden, aufbewahrt sein, damit sie nicht so schnell austrocken."[1304]

Die Kurpfälzer Apothekenordnung von 1582 ordnete an, Vorräte von Drogenmischungen (*Species*) in Ledersäckchen zu verwahren, die wiederum in einem Gefäß gelagert wurden.[1305] Dieser doppelte Schutz galt immer, sofern das erste Behältnis organisch und damit vergänglich war. Die Aufbewahrung von Ingredienzien in bestimmten Behältern war durchaus wirkungsvoll. So gelang es

1303 Huwer 2011, S. 186.
1304 Huwer 2011, S. 178.
1305 Ebd.

beispielsweise, das gefährliche Zusammenspiel von säurehaltigen Mitteln und Metallgefäßen zu verhindern, indem stattdessen glasierte Irdenware oder Steinzeuggefäße Verwendung fanden. Weniger offensichtlich war hingegen die Wirkung von säurehaltigen Substanzen auf Töpferwaren mit Bleiglasuren. Hierbei löste sich das giftige Schwermetall und gelangte bei Einnahme der Arznei in den Magen-Darm-Trakt. Dies führte je nach Dosierung und Dauer zu ernsthaften gesundheitlichen Schäden.[1306] Im 18. Jh. wurde das Gesundheitsrisiko durch bleihaltige Gefäße auch in Apothekenordnungen, wie der Bergischen Apothekenordnung von 1773, thematisiert, mit dem Rat, „Gefäße von Zinn mit Bleyzusatz gänzlich abzuschaffen".[1307] Erst im 19. Jh. wurde dieses Vorgehen auch auf Irdenware übertragen.

Der Bestand einer Apotheke umfasste folglich Gefäße aus verschiedenen Materialen und Größen. Zu den Leittypen, die für die Interpretation eines Befundes hilfreich sein können, zählen Salbentöpfchen, Standgefäße, Albarelli und Glasgefäße. Doch auch ungewöhnliche Gefäße und Gefäßrückstände unterstützen die Kontextualisierung entsprechender Funde und Befunde.

### *5.2.4.1 Salbentöpfchen*

Zu den häufigsten Gefäßtypen frühneuzeitlicher Apotheken zählten irdene Salbentöpfe. Sie treten nach Huwer in der zweiten Hälfte des 16. Jh. in Erscheinung.[1308] Aus den frühneuzeitlichen Apotheken Heidelberg, Biberach und Lübeck sowie der Klosterapotheke von St. Ulrich und Afra in Augsburg stammt jeweils eine große Anzahl dieser Gefäße. Heidelberg erbrachte etwa 70 Exemplare (beinahe 60 % des keramischen Gesamtspektrums) und Biberach sowie Augsburg mehr als 60 Stücke.[1309] Tendenziell scheinen Salbentöpfchen aus norddeutschen Befunden (Lübeck) eher aus Steinzeug gefertigt, während vergleichbare Stücke südlich des Mains (Heidelberg und Biberach) vorzugsweise aus Irdenware (glasiert und als Fayence) bestehen. Die Salbentöpfe weisen häufig eine bichrome Bemalung auf, etwa mit einer grün-gelben Glasur (Abb. 121) oder auch als blau-weiße Malhornware[1310] und Fayence. Die Farben der Töpferwaren

---

1306 Zur Bleivergiftung und ihren gesundheitlichen Folgen in der Vormoderne vgl. u. a. Ebell 1825; Frey – Scholze 1979; Zumkley 1986; Ewers et al. 1990; Ritter-Lutz et al. 1991; Mämpel 1994; Dekant – Vamvakas 1995; Halle 1996; Mecking – Lagaly 2000; Barth 2001; Aufderheide 2008.

1307 Zitiert nach Conradi 1973, S. 128–129.

1308 Huwer 2011, S. 185, 193.

1309 Ebd., S. 185, mit weiterführender Literatur.

1310 Malhornware = mit einem Kuh- oder Malhorn dekorierte Keramikware.

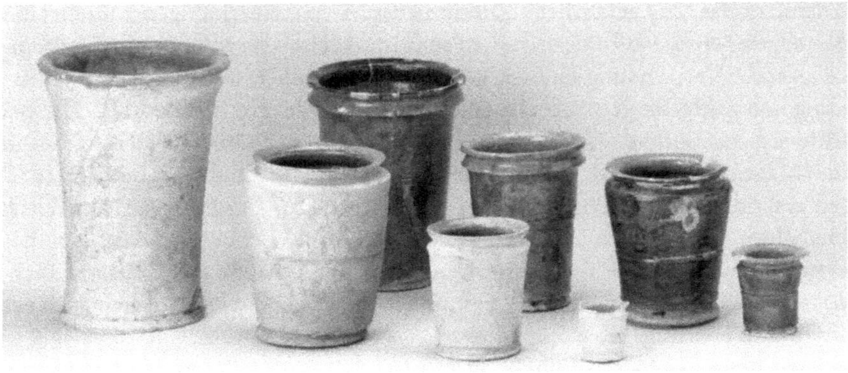

**Abb. 121:** Salbentöpfchen, Heidelberger Apothekenbrunnen.

sollten Kunden dazu verleiten, die dargebotenen Produkte zu kaufen – eine Strategie, die auch in der Gegenwart unverändert zum Einsatz kommt.[1311]

Die Volumennormung von Apothekengefäße ist für einen geregelten Umgang mit Arzneien unerlässlich – und sie ist ebenfalls keineswegs modern. Huwer wies entsprechende Normungen sowohl an Salbentöpfen als auch anderen Apothekengefäßen nach und knüpft damit an Untersuchen an, die v. a. seit den 2000er Jahren in den Fokus der deutschsprachigen Forschung gerückt sind.[1312] Maßeinheiten sind zudem für das Messen und Wiegen von Bedeutung, deren grundlegende Einheit durch einen Ratserlass der Freien Reichsstadt Nürnberg im Jahre 1555 mit dem Nürnberger Medizinalgewicht festgelegt wurde. Die *Silberne Unze* definierte damit ein Maß, das deutschlandweit Anwendung fand.[1313] Für die Salbentöpfe des Heidelberger Apothekenbrunnens stellte Huwer „Volumina von ¼ Unze bis zu drei Medizinalpfund" fest.[1314]

### *5.2.4.2 Standgefäße*

Zylindrische Standgefäße mit Stülpdeckel sind häufig in Apotheken anzutreffen. Sie waren zunächst aus Holz, später aus Keramik gefertigt. Die hölzernen Exemplare datieren bereits in das 15. Jh.[1315] Sie sind aus Sammlungen und

---

1311 Huwer 2011, S. 188.

1312 Ebd., S. 128–131. Für ältere Untersuchungen siehe Bruckschen 2004.

1313 Huwer 2011, S. 129.

1314 Ebd., S. 196.

1315 Huwer 2011, S. 187.

Apothekengrabungen, wie etwa aus Lübeck und Biberach, sowie aus Hospitälern, wie Bad Windsheim und Magdeburg (→ Kap. 3.3.3.1 *Hospitäler/medizinische Pflege und Behandlung*), bekannt. Archäologische Untersuchungen erbrachten zudem Standgefäße aus glasierter Irdenware, verzierter Fayence und Siegburger Steinzeug.[1316] Sie unterscheiden sich demnach im Material und in der Grundflächengestaltung. Nach Huwer datieren irdene, zylindrische Standgefäße nicht vor der zweite Hälfte des 16. Jh. Tatsächlich liegt aus dem Heilig-Geist-Hospital von Bad Windsheim ein irdener, zylindrischer „Salbentopf" von etwa 7,5 cm Höhe vor, der nach Janssen um 1500 einzuordnen ist und demnach die zeitliche Begrenzung Huwers zu widerlegen scheint.[1317] Allerdings wurde die Datierung des Windsheimer Spitalfundes bereits von Herbert Hagn kritisiert. Er sieht einen Teil der Funde eher im 16. Jh. und entspricht damit der Einordnung zylindrischer Standgefäße durch Huwer.[1318]

Zylindrische Standgefäße liegen in unterschiedlichen Größen vor. Insbesondere kleinere Exemplare, wie das eben angesprochene aus Bad Windsheim, führen zu der Schwierigkeit einer korrekten Objektansprache und der Frage, wo der Unterschied zwischen Salbentöpfchen und Standgefäßen liegt. Eventuell ist eine derartige Trennung nicht möglich bzw. sinnführend; für die Datierung wäre sie zumindest nicht relevant. Sollte die Größe den Inhalt bestimmen, so ist zu vermuten, dass Standgefäße deutlich größer als Salbentöpfen sind. Sie dienten wahrscheinlich eher der Vorratshaltung, während Salbentöpfen u. a. frisch zubereitete, streichfähige Pasten (lat. *unguentum*) enthielten, die ihrer begrenzten Haltbarkeit wegen in kleineren Dosen angesetzt waren. Die Größe der Salbentöpfchen lässt zudem vermuten, dass sie auch als Abgabegefäße für andere Arzneien ausgegeben wurden.[1319]

### *5.2.4.3 Albarelli*

Albarelli zählen zu den typischen Apothekengefäßen der Frühen Neuzeit. Erste Exemplare kamen als Importe aus Spanien und Italien bereits im 15. Jh. in

1316 Ebd., S. 186.

1317 Janssen 1995, S. 82, Taf. 58.11.

1318 Zum Hospitalfund von Bad Windsheim vgl. Janssen 1995; zur zeitlichen Kritik vgl. Hagn 1996.

1319 Die Höhe geborgener zylindrischer Standgefäße divergiert beträchtlich. Exemplare aus der Heidelberger Apotheke erbringen teilweise 17,0 bzw. 20,0 cm, ein hölzernes Standgefäß aus der Apotheke am Marktplatz in Biberach a. d. Riß nur etwa 5,0 cm. Zu den Schwierigkeiten einer Objektansprache auch Huwer 2011, S. 40.

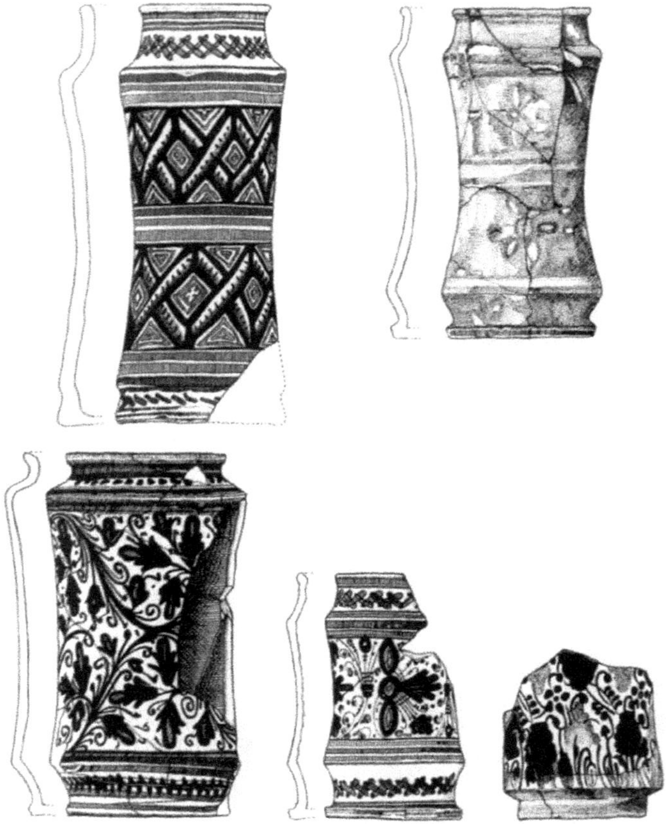

**Abb. 122:** Ehemalige Ratsapotheke Lübeck. Auswahl geborgener Albarelli, 15.–17. Jh.

den deutschsprachigen Raum.[1320] Ab dem 16. Jh. begann ihre Herstellung in allen Werkstätten, die mit Majolika vertraut waren. Sie blieben bis ins 18. Jh. in Gebrauch. Albarelli sind gebrannte, höhere Behälter aus Fayence mit leicht eingezogener konkaver Wandung und einer Verjüngung an Öffnung und Fuß (Abb. 122).[1321] Ein Halsring erleichterte das Schließen des Gefäßes, beispielsweise mit Pergament und einem Band. Die Dekorationen sind recht vielseitig,

1320 Wallis 1904; Huwer 2011, S. 60–64, 69–70.
1321 Kallinich 1984, S. 104; Gaude 1979, S. 108.

von geometrischen Mustern über florale Motive bis hin zu Bildergeschichten, wie die gut erhaltenen Stücke aus der Lübecker Ratsapotheke belegen. Aufgrund ihrer Größe fanden sie als Vorratsgefäße Verwendung.

### 5.2.4.4 *Glasgefäße*

Aus dem Heidelberger Apothekenbrunnen stammt eine große Anzahl von Glasgefäßen (Abb. 123). Sie überwogen mit 70 % deutlich gegenüber allen anderen Materialen. Zu den Glasprodukten zählen Destilliergefäße, die generell häufig im Umfeld von Apotheken vorkommen, sowie Trinkgläser, Schenk-, Vorrats- und Abgabegefäße.[1322] Sie traten in Form von Bindegläsern sowie Flaschen (bauchig, kugelbauchig mit Zylinderhals, zylindrisch, doppelkonisch bzw. gestaucht sowie vierkantig) auf.[1323] Zwei Drittel des gesamten Flaschenspektrums waren Fläschchen, die v. a. als Abgabefläschchen (Dispensiergefäße) Verwendung fanden. Die Röhren-, Birnen- und Kugelform der Abgabefläschchen veränderte sich vom 15. bis zum 19. Jh. kaum und auch in der Gegenwart sind unter den Arzneimittelgefäßen ähnliche Ausführungen zu finden.[1324]

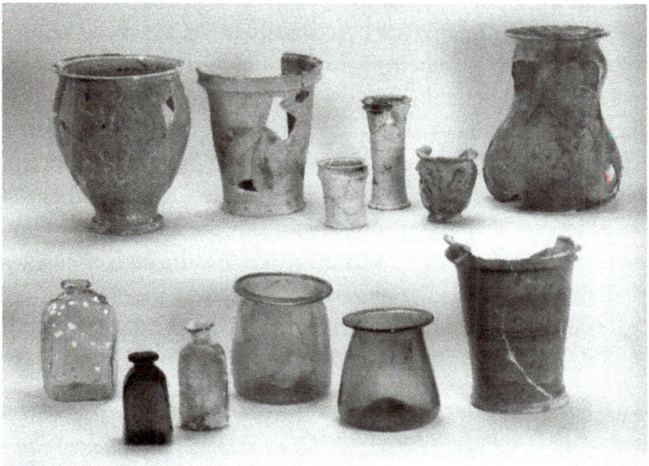

**Abb. 123:** Arzneigefäße und Abgabefläschchen, Heidelberger Apothekenbrunnen.

1322 Huwer 2011, S. 91.
1323 Ebd., S. 82–112.
1324 Conradi 1973, S. 154.

Dispensiergefäße (Fläschchen und Salbentöpfchen) sind nicht nur aus Apotheken und Hospitälern, sondern auch von frühneuzeitlichen Friedhöfen überliefert.[1325] Dieses Phänomen scheint ab dem 17. Jh. zuzunehmen und liegt sicherlich in dem Brauch begründet, den Toten jene Objekte mitzugeben, mit denen sie zuletzt in Berührung gekommen waren, wie etwa Arzneigefäße und Waschgeschirr. Weiterhin ist der Gedanke nicht auszuschließen, dass Arzneien noch im Tod ihren Zweck erfüllen sollten.

Es ist bemerkenswert, dass Dispensiergefäße in größeren Mengen v. a. aus geschlossenen Funden (Gräber, Schiffswracks) und Apotheken vorzuliegen scheinen. Ansonsten ist ihr Nachweis innerhalb von Stadtkerngrabungen quantitaiv begrenzt – trotzdem sie sicherlich in beinahe jedem Haushalt genutzt wurden.[1326] Diese Beobachtung könnte in einer Wiederverwendung von Dispensiergefäßen Erklärung finden. Demnach ist eine Rückgabe von leeren Töpfchen und Fläschchen an die Apotheke denkbar, die die Gefäße säuberte und schließlich neu auffüllte.

### *5.2.4.5 Andere Gefäßformen*

Aus Apothekenlatrinen bzw. -brunnen ist zudem Trink- und Kochgeschirr überliefert, das in jedem frühneuzeitlichen Haushalt Verwendung fand, wie Töpfe mit und ohne Henkel, Dreibeinpfannen, Schüsseln und Deckel. Die große Anzahl der Trink- und Schankgefäße, wie sie etwa aus dem Apothekerbrunnen am Heidelberger Kornmarkt vorliegt, ist sicherlich auf eine Schankberechtigung zurückzuführen, die frühneuzeitliche Apotheken in der Mehrzahl besaßen, so etwa auch die Ratsapotheke in Lübeck oder die „Alte Apotheke“ in Greifswald.[1327] Destilliergefäße belegen somit nicht nur die Herstellung von Arzneien, sondern auch die, alkoholischer Getränke, wie Branntwein. Dieser galt einerseits als Medizin, wurde jedoch andererseits auch in geselliger Runde und in großem Maß getrunken. Apotheken verfügten zu diesem Zwecke mitunter sogar

---

1325 Dispensiergefäße stammen beispielsweise aus den Friedhöfen von Schwerzau, Breunsdorf und Cottbus (Rudolph 1997; Kenzler 2002; Petzold 2004).

1326 Singuläre Funde von Abgabegefäßen treten v. a. bei der Durchsicht von Fundchroniken in Erscheinung, wie drei kleine Abgabegefäße aus Steinzeug und ein Glasfläschchen, die beim Ausheben eines Wassergrabens in Hademstorf, Ldkr. Soltau-Fallingbostel, in Niedersachsen geborgen wurden (Fundchronik Niedersachsen 2003 (2004), Nr. 237).

1327 Hannemann 1996; Ansorge 2001, S. 235. Dementsprechend barg auch die „Alte Apotheke“ in Greifswald sowohl apothekentypisches Inventar, wie Dispensiergefäße und Mörser, als auch Trinkgläser (Ansorge 2005, S. 457).

über Trinkstuben. Dasselbe gilt für andere Medizinalvertreter, wie etwa Bader (→ Kap. 5.3.2 *Einrichtungen und Dienstleistungen der Bader*).

Mörser und Pistill sind jene Gerätschaften mit denen Apotheker auf historischen Darstellungen abgebildet wurden, um ihre Profession zu betonen. Die Tatsache, dass sie dennoch in der Rubrik *Andere Gefäßformen* erscheinen, liegt in ihrer Vielseitigkeit begründet. Mörser und Stößel sind im Küchenbereich gut sortierter Haushalte generell zu erwarten. Dennoch treten sie archäologisch häufig auf Apothekengrabungen in Erscheinung, beispielsweise in Heidelberg und Greifswald. Das Material der Stücke weist eine große Bandbreite auf. Während aus Heidelberg nur gläserne Mörser bekannt sind, enthielt die Greifswalder Apotheke sowohl Mörser aus dickem, grünem Waldglas als auch aus Serpentin (Abb. 124). In Kapitel 3 wurde zudem die Verwendung von bronzenen Mörsern auf frühneuzeitlichen Schiffen deutlich. Weiterhin waren Mörser aus „Messing, Eisen, Marmor, […] Achat, Bein, gebrannter Erde, Porzellan [und] Holz“ bekannt. Die materielle Vielfalt der Objekte ist mit dem Zerkleinern unterschiedlicher Produkte zu erklären.[1328]

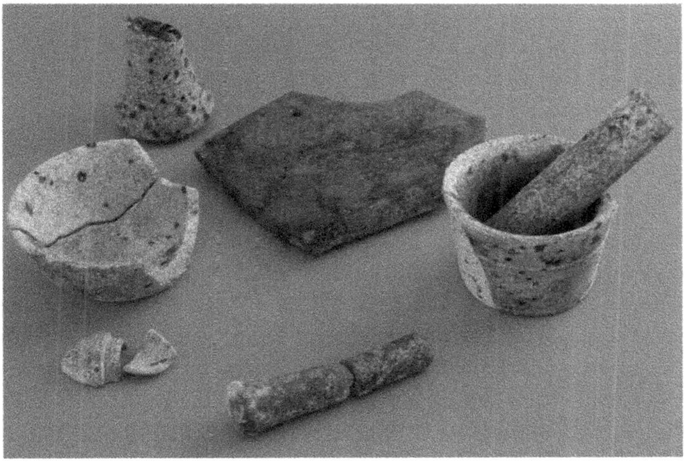

**Abb. 124:** Greifswald, „Alte Apotheke“. Funde wie Pistill, Mörser und Pillendose aus Serpentin, 17./18. Jh.

1328 GAUDE 1979, S. 112.

So nutzten Apotheker

> „den Holzmörser zum Zerstoßen der Mohnfrucht, den gläsernen dann, wenn es darauf ankam, nicht die geringsten Spuren von Metallteilen in die Mischung gelangen zu lassen. Dies galt ebenso für Mixturen, Pulver und Pillen, zu denen salinische und metallische Präparate hinzugefügt wurden. Die Rose als Königen der Blumen durfte nur in einem Alabastermörser gestoßen werden.“[1329]

### *5.2.4.6 Arzneirückstände*

Die Bedeutung von Rückständen in Apothekengefäßen fand bereits in Kapitel 3 zum *Nachweis medizinischer Pflege und Behandlung* kurz Erwähnung. Aus Hospitalgrabungen geborgen, erhielt beispielsweise eine schwefelhaltige Salbe aus dem Magdeburger St.-Annen-Hospital eine chemische Untersuchung.[1330] Ob die Salbe im Hospital zubereitet wurde oder durch Apotheker, Bader bzw. Barbiere in die Institution gelangte, bleibt offen. Ein unmittelbarer Bezug zur Arzneimittelherstellung durch den Apotheker ergibt sich jedoch nachweislich durch entsprechende Überreste aus Apotheken. Aus dem Heidelberger Apothekenbrunnen stammen beispielsweise 41 Salbentöpfchen mit „sichtbare[n] Rückstände[n], meist weißliche, grau-braune, grünliche oder irisierende Zonen“.[1331] Der außergewöhnlich gute Erhaltungszustand ist darauf zurückzuführen, dass der Brunnen nach der Zerstörung der Apotheke während des Dreißigjährigen Kriegs 1622 einmalig gefüllt und bis zu seiner Freilegung verschlossen wurde.[1332] Was über die Jahrhundert in diesem geschlossenen Befund erhalten blieb, ging bedauerlicherweise mit der Bergung teilweise verloren. Bis auf einige Gefäße wurden die Behälter mit Salzsäure gereinigt. Diese Handlung vernichtete die Chance auf eine detaillierte chemische Analyse des gesamten Inhalts. Zwei unbehandelte Salbentöpfchen und ein Fläschchen erbrachten dennoch Resultate. Demnach war ein Gefäß „bis zur Hälfte mit rotem feinen Pulver“ gefüllt, das Quecksilber- und Schwefelrückstände enthielt. „Es handelt sich um ein rotes Quecksilbersulfid (Zinnober, natives Quecksilber, im 16. Jh. als *Cinnabaris nativus* angesprochen), das noch bis ins 19. Jh. hinein als Apotheke vorrätig gehalten wurde.“[1333] Ein weiterer Salbentopf beinhaltete eine körnige, feste braune Masse, die aufgrund der

---

1329 Ebd.

1330 Nickel 1980, S. 53.

1331 Ebd., S. 127.

1332 Huwer 2011, S. 194.

1333 Huwer 2011, S. 127, 209, Kat.-Nr. 53. Salbentopf von etwa 6,2 cm Höhe, „außen grün glasiert, oliv-gelbstichig, fleckig, glänzend, [...] pulverige Rückstände innen ca. 2 cm hoch anstehend“.

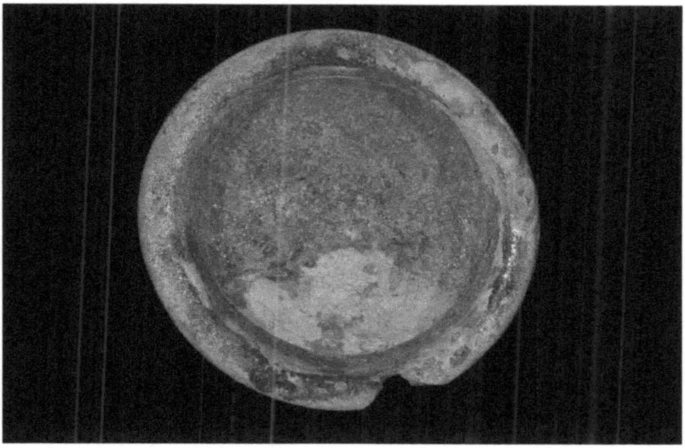

**Abb. 125:** Apotheke vom Marktplatz in Biberach a. d. Riß. Irdene Schale mit Arzneimittelrückständen.

Vermischung verschiedenster Elemente (Silicium, Phosphor, Schwefel, Calcium, Eisen, Zinn und Bleioxid) „als seltenes Zinnpräparat“ gedeutet wurde.[1334] Huwer weist allerdings auf Zinn als Bestandteil von Fayenceglasuren hin, was es unmöglich macht zu entscheiden, ob die Zinnkonzentration durch eine Arznei oder durch die Fayence hervorgerufen wurde. Ein weiteres Fläschchen aus dem Apothekenbrunnen war mit einem „roten harten Pfropfen“ verschlossen. Der Inhalt erwies sich als elementares Quecksilber.[1335] Die Verwendung von Quecksilber bei Syphilis, Haut- sowie Magen-Darm-Krankheiten war bereits Thema dieser Arbeit (→ Kap. 4.4.3 *Syphilis/Behandlungsmöglichkeiten*). Die Verwendung von Quecksilber als pharmazeutisches Mittel ist folglich unumstritten.

Weitere Proben aus Apothekenbefunden stammen aus einer Latrine der Apotheke am Marktplatz in Biberach a. d. Riß (Abb. 125).[1336] Vier untersuchte Proben ergaben zweimal Zinksalbe und zweimal pflasterartige Zubereitungen. Zink ist seit der Antike als Heilmittel bekannt. Birgit Kulessa wies jedoch überzeugend

---

1334 Huwer 2011, S. 127, 206–207, Kat.-Nr. 19: Salbentopf von etwa 7,6 cm Höhe, „innen goldgelb glasiert, braune Pigmentpunkte; hellsandfarben-orangene Scherbenoberfläche“.

1335 Huwer 2011, S. 127, 230, Kat.-Nr. 418: tonnenförmiges Fläschchen von 4,2 cm Höhe.

1336 Kurzmann 1998. Weitere Arbeiten von Kurzmann beinhalteten zudem Untersuchungen zur Destillation im Mittelalter, vgl. Kurzmann 2007.

darauf hin, dass eine Unterscheidung zwischen Pflaster und Salbe allein aufgrund einer chemischen Analyse nicht möglich ist.[1337]

### 5.2.5 Schlussbetrachtung

Apotheker gehörten seit dem 14. Jh. zu den Medizinalvertretern einer Stadt. Sie besaßen entweder eigene Zubereitungs- und Verkaufsräume oder mieteten diese von der Stadt bzw. dem Rat. Wie andere Medizinalvertreten waren sie an Regeln, Pflichten und Verbote gebunden, die u. a. in Apothekerordnungen festgehalten wurden. Hierzu zählten beispielsweise die Unterstützung der *physici* bei deren Arbeit, die Lagerung der Waren sowie das Verbot, lebensgefährliche Mittel zu verkaufen. Je nach Situation konnten Pflichten und Verbote von der Norm abweichen. Apotheker übernahmen dann eine ähnliche medizinische Doppelrolle wie akademisch gebildete Ärzte.

Archäologisch sind Apotheker anhand ihres Inventars bis um 1500 nicht nachweisbar. Dies liegt v. a. darin begründet, dass apothekentypische Gefäße aus Glas und Keramik bis zu jenem Zeitpunkt nicht zu existieren scheinen. Die zuvor genutzten haushaltstypischen Gefäße, wie unglasierte Irdenware und Holzbehälter, waren aufgrund ihrer Porosität bzw. organischen Eigenschaften nur eingeschränkt für die Aufnahme von Arzneien tauglich und gleichzeitig in anderen Haushalten verfügbar. Mitte des 15. Jh. kam schließlich zinnglasierte Gebrauchskeramik aus Spanien auf den Markt, und Apotheker beauftragten die Werkstätten mit funktionsbedingten Formen, wie Krüge, Töpfe und Albarelli.[1338] Für die Zeit ab dem 16. Jh. treten Salbentöpfchen, Abgabefläschchen, Sirupkannen, Albarelli und andere irdene Standgefäße, Mörser, Bindegläser sowie gläsernes Destillierzubehör aus Apothekengrabungen in Erscheinung. Archäologisch untersuchte Apotheken, wie in Lübeck, Biberach und Heidelberg, weisen in der Regel alle eine ähnliche Fundzusammensetzung auf, bestehend aus apothekentypischen Behältnissen sowie Haushaltsgeschirr.

Schriftliche Überlieferungen aus Fürsorgeinstitutionen, wie Hospitäler und Waisenhäuser, erwähnen Apotheker vermehrt seit der Frühen Neuzeit. Archäologisch sind sie in diesen Einrichtungen trotz vorliegender Dispensiergefäße jedoch nicht zweifelsfrei nachweisbar. Die Beispiele aus den Heilig-Geist-Hospitälern von Magdeburg und Bad Windsheim lassen nicht erkennen, welche Medizinalvertreter die Objekte in die Institution brachten. Bader und Barbier(-chirurgen) waren demnach ebenfalls in Hospitälern tätig und stellten

1337 Kulessa 2011, S. 139.
1338 Gaude 1979, S. 108.

Arzneien her. Die erschwerte Interpretation solcher Funde verdeutlicht etwa der Befund des Juliuspitals in Würzburg (→ Kap. 3.3.3. *Nachweis medizinischer Pflege und Behandlung* und Kap. 5.1 *Physikus*). Durch Apotheker hergestellte Arzneien sind folglich allein im direkten Arbeitsumfeld dieser Berufsgruppe zu identifizieren: in den Apotheken. Chemische Analysen von Arzneimittelrückständen in Dispensiergefäßen belegen u. a. die Anfertigung von Zinksalbe. Da Abgabegefäße nur in Apotheken und geschlossenen Funden in hoher Anzahl in Erscheinung treten, jedoch sicherlich in jedem Haushalt temporär vorkamen, ist zu vermuten, dass Dispensiergefäße nach ihrer Nutzung in die Apotheken zurückgebracht und wiederverwendet wurden.

Das medizinische Tätigkeitsfeld der Apotheker wies engere Grenzen auf als das anderer handwerklich geschulter Medizinalvertreter einer Stadt. Die Gesundheits- und Fürsorgeleistungen von Bader, Barbier(-chirurgen) und Scharfrichter waren umfassender und reichten von der gesundheitlichen Prophylaxe über die medizinische Versorgung bis hin zur Arzneiherstellung und Aufnahme von Kranken.

## 5.3 Bader

Unter jenen Medizinalvertretern, die in Hospitalaufzeichnungen am häufigsten Erwähnung finden, zählen Bader und Barbier(-chirurgen). Sie genossen zuweilen ein hohes Ansehen in der Bevölkerung und konnte sogar zum Amtschirurgen und Stadtarzt erhoben werden. Bader besuchten Hospitaliten regelmäßig, begutachteten und therapierten äußere Krankheiten, verbanden Wunden und badeten die Insassen. Mitunter befand sich die Badestube direkt am Hospital, wie in Crailsheim oder Biberach. Trotz dieser unmittelbaren Verbindung stand die Badestube mit all seinen Angeboten auch städtischen Anwohnern zur Verfügung.

Schriftquellen erschweren zuweilen eine Differenzierung zwischen Bader und Barbier(-chirurgen). Sie übernahmen ähnliche Aufgaben und so wurden ihre Berufsbezeichnungen zuweilen sogar synonym verwendet.[1339] Archäologisch ist eine Trennung möglich, da die Befunde der Gewerbestuben von Badern und Barbier(-chirurgen) signifikante Unterschiede aufzeigen. Die Badestube besaß

1339 Deutliche Differenzen der beiden Professionen sind u. a. für Lübben im Spreewald überliefert. Nach den Innungsprivelegien von 1737 sollte die Stadt über vier Barbierstuben und zwei Bader verfügen (Schröder 2011, S. 88; Stadtarchiv Lübben Rep. 8 5253).

in der Regel eine arbeitsbedingt charakteristische Bauaufteilung, während Barbierstuben kaum von anderen Bürgerhäusern zu unterscheiden sind.

Der folgende Abschnitt vermittelt einen Eindruck von der Bedeutung, die Bader aufgrund ihrer medizinischen Angebotsbreite in mittelalterlichen und frühneuzeitlichen Städten einnahmen. Zugleich liegt der Fokus auf den baulichen und materiellen Hinterlassenschaften dieser Zunft, die medizinarchäologisch ein großes Aussagepotential aufweisen.

### 5.3.1 Forschungsstand

Historische Forschungen zur Institution des Badewesens sind bereits seit der zweiten Hälfte des 19. Jh. bekannt. Zu den frühen Abhandlungen zählen u. a. ein 1856 erschienener Aufsatz von Georg Zappert *Über das Badewesen mittelalterlicher und späterer Zeit*, eine Arbeit von Ludwig Heffner von 1864 *Über die Badezunft im Mittelalter und später* sowie die Monographie über *Deutsches Badewesen in vergangenen Tagen* von Alfred Martin aus dem Jahr 1906.[1340] Das Ziel dieser Arbeiten lag nicht allein in einer historischen Abhandlung begründet, sondern vielmehr darin, die Vorzüge, der in vergangenen Zeiten bewusst gelebten Badekultur für die Gegenwart aufzuzeigen, um die Einrichtung derartiger Anstalten zu fördern. Dies geschah wahrscheinlich in Anlehnung an Nachbarländern, wie Großbritannien, in denen sich bereits vor der Mitte des 19. Jh mittellose Menschen in Wasch- und Badeanstalten für wenig Geld reinigen konnten. Bis zur ersten Hälfte des 20. Jh. entstanden Badeanstalten schließlich wieder in vielen Städten Deutschlands.

Bauhistorische Untersuchungen an Badestuben nehmen seit der zweiten Hälfte des 20. Jh. zu. Spezifische Ansprachen derartiger Anlagen sind v. a. seit den 1980er Jahren dem Architekten Johannes Cramer zu verdanken, dem es gelang, unterschiedlichen Handwerksberufen individuelle Gebäudetypen zuzuschreiben und damit eine Identifizierung entsprechender baulicher Überreste zu erleichtern.[1341] Trotzdem die von ihm vorgestellten Badehäuser mit der Zeit einer neuen Nutzung zugeführt wurden, besitzen sie noch jene charakteristischen Grundeigenschaften. Ebenfalls seit dem Ende der 1980er Jahre sind folglich auch archäologische Untersuchungen an Badestuben, wie in Crailsheim und Wangen i. A. zu vermerken.[1342] Weitere archäologische wie bauhistorische Belege folgten

---

1340 Zappert 1859; Heffner 1864/65; Martin 1906.

1341 Cramer 1983; 1985; 1988; 2000.

1342 Vgl. Tuchen 2003, Kat. A 7 und A 20.

in den 1990er Jahren, jedoch überwiegend auf den süddeutschen Raum und die Schweiz beschränkt. Sie datierten in die Zeit des 14. bis 18. Jh. Hervorzuheben ist die Dissertation von Birgit Tuchen *Öffentliche Badhäuser in Deutschland und der Schweiz im Mittelalter und der frühen Neuzeit* aus dem Jahr 1999. Neun der 21 von ihr näher untersuchten öffentlichen Badestuben sind archäologisch untersucht worden. Die interdisziplinäre Arbeit Tuchens veranschaulicht die Architektur dieser Institutionen sowie das Bade- und Heilgeschehen innerhalb noch fassbarer Mauern. In den letzten Jahren erweiterte sich das Untersuchungsgebiet von Badestuben auf den ostdeutschen Raum. Dies warf mitunter neue Fragen auf, beispielsweise aufgrund ungewohnter Charakteristika.[1343]

## 5.3.2 Einrichtungen und Dienstleistungen der Bader

Im Gegensatz zu akademisch gebildeten Ärzten und Apothekern, zählten Bader und Barbier(-chirurgen) zu jenen Handwerkern, die äußere Heilmaßnahmen durchführten.[1344] Dennoch konkurrierten sie alle miteinander. So boten Bader neben dem Schwitz- und Wannenbad auch das Scheren der Kunden an, stellten Salben, Pflaster und Umschläge her, führten eigene Hausapotheken und behandelten Wunden.[1345] Im umgekehrten Fall konnten Barbiere bzw. Scherer zumindest im 13./14. Jh. Badestuben übernehmen; zunehmend konzentrierten sie sich jedoch auf die Ausübung der „kleinen Chirurgie" (→ Kap. 5.4 Barbier(-chirurgen)). Die gesetzliche Akzeptanz chirurgischer Eingriffe durch das Amt der Bader war nicht überall gleich und ist häufig erst für das 15. Jh. durch Ratsprotokolle und Gewerbeordnungen feststellbar. Im Heilig-Geist-Hospital in Nürnberg hatte die Anstellung eines Baders mit umfangreichen Pflichten gut 100 Jahre Tradition. So findet im Jahr 1487 ein Bader, Meister Konrad, Erwähnung, der „Krüppel, Beinbrüchige, Erfrorene, Verbrannte und andere mit Arznei versehen" sollte. 1551 wird der Bader Meister Veit Bruckhard als Stadtwundarzt bestallt, mit der Pflicht, täglich die Hospitaliten aufsuchen.[1346] Zu Beginn des 17. Jh.

1343 Zu den südlichen Vertretern zählen beispielsweise die Badestuben von Solothurn, Pommelsbrunn und Besigheim, vgl. Nold 2007; 2009b; Specht 2005; Arnold et al. 2003. Weiter nördlich anzusetzen ist u. a. eine Badestube aus Lübben, die deutliche Unterschiede zu den südlichen Befunden aufzeigt (Schröder 2011) sowie jene in Kyritz, ebenfalls Brandenburg (Anders 2010). Weniger eindeutig ist die Ansprache einer „Badestube" in Penig sowie dem „Irrbad" in Nürnberg (Thoma 2001; Langbein 2008).

1344 Probst 1987, S. 132 .

1345 Vgl. Probst 1987, S. 131; Tuchen 1994, S. 8.

1346 Knefelkamp 1989, S. 164–165.

ist schließlich eine sichtbare Wende zu beobachten: Im Jahr 1609 wird dem Bader des Nürnberger Heilig-Geist-Hospitals die Ausübung aller chirurgischen Tätigkeiten untersagt, den Aderlass durfte er ebenfalls nicht ohne Erlaubnis des Arztes durchführen.[1347] Für das Jahr 1611 wird ausdrücklich erwähnt, dass ausschließlich ein Barbier die Kranken verbinden sollte, während sich der Bader dem Baden und Schröpfen zu widmen hatte. Diese Anordnung wurde mehrfach wiederholt, weshalb eine ständige Zuwiderhandlung vermutet werden kann.[1348] Konträr zu Nürnberg steht Stralsund. Erst im 16./17. Jh. erhielten die Bader der Hansestadt eine offizielle Erlaubnis zur Ausübung der Wundarznei. Diese gesetzliche Regelung bereitete den ständigen Streitigkeiten mit den Barbier(-chirurgen) dennoch kein Ende, da sich letztere in ihrem Alleinstellungsmonopol bedroht sahen.[1349]

Eine Gemeinsamkeit der drei Vertreter Physikus, Barbier(-chirurg) und Bader bestand in dem Angebot von Hausbesuchen.[1350] Dies wirft ein bezeichnendes Licht auf isoliert erscheinende Funde aus Stadtkerngrabungen, die aufgrund ihrer Lokalisation und Singularität keiner medizinischen Institution zugeordnet werden können.[1351] Welche Tätigkeiten der Bader bei derartigen Hausbesuchen jedoch ausübte, ist nicht zweifelsfrei geklärt und unterliegt sicherlich, wie so häufig, regionalen und zeitlichen Differenzen. Walter von Brunn äußerte, Bader hätten ihre Patienten „nur innerhalb ihrer Badestuben zur Ader lassen dürfen“.[1352] Ob dieser Berufsstand damit generell von Hausbesuchen mit medizinischem Grund ausgeschlossen war, geht aus der Anmerkung nicht hervor, ist jedoch unwahrscheinlich. Stattdessen ist zu vermuten, dass das Repertoire der bei Hausbesuchen offerierten Dienste eher umfänglich ausfiel. Schriftquellen ist beispielsweise zu entnehmen, dass Bader ihre Kunden in Bürgerhäusern scherten, „wenn sie dahin gerufen wurden“.[1353] Damit übernahmen sie auch Tätigkeiten, die den Barbieren oblagen.

Es ist hervorzuheben, das handwerklich geschulte Medizinalvertreter auch Frauen beschäftigten. Sie waren beim Bader, Barbier(-chirurgen) und Scharfrichter beispielsweise als Personal angestellt oder führten die Stuben im Familienbetrieb mitunter auch nach dem Tod des Mannes weiter. Zudem lassen

1347 Ebd., S. 170.

1348 Knefelkamp 1989, S. 169.

1349 Brunn 1921, S. 6.

1350 Probst 1987, S. 132.

1351 Zu möglicherweise medizinisch genutzten Einzelfunden aus Stadtkerngrabungen vgl. beispielsweise für Lübeck Falk 1983.

1352 Brunn 1921, S. 15.

1353 Martin 1906, S. 100.

einige Schriftquellen vermuten, dass Frauen zuweilen in der Heilkunde unterrichtet wurden, als Chirurginnen arbeiteten und folglich in Bade- und Barbierstuben praktiziert haben könnten.[1354] Während medizinisch-versierte Frauen in deutschsprachigen Schriftquellen nur schwer zu fassen sind, gelingt dies in Italien, Frankreich und England v. a. aufgrund einer spezifischen Bezeichnung der weiblichen Chirurgen, wie etwa „surgeoness".[1355]

### *5.3.2.1 Zur chronologischen Entwicklung der Badestuben*

Bader boten ihre Dienste in den von ihnen speziell erbauten Gewerbestuben an, in sog. Badestuben bzw. Badehäusern. Diese gehen auf eine antike Tradition zurück, wie etwa archäologisch erforschte Thermen bzw. öffentliche Badehäuser, etwa in Bath im Südwesten Englands, belegen.[1356] Der Untergang des Römischen Reiches beendete diese Badekultur nördlich der Alpen beinahe gänzlich; nur für wenige „Heilbäder läßt sich eine Kontinuität bis in die Karolingerzeit nachweisen".[1357] Seit dem Frühen Mittelalter sind Bäder in Klöstern vorstellbar (→ Kap. 2.3 *Klöster/Bauliche Gliederung*). So sah der Klosterplan von St. Gallen Badestuben für „Mönche, Schüler, Kranke und für die Diener des Abtes" vor. Diese dienten sowohl der Reinigung als auch der Heilung; externe Medizinalvertreter, so lassen Schriftquellen vermuten, wurden im Mittelalter jedoch eher selten hinzugezogen. Stattdessen rasierten und behandelten sich Ordensmitglieder gegenseitig. Erst in nachreformatorischer Zeit sind Barbier(-chirurgen) und Bader in Klöstern nachweisbar. Sie kamen auf Bestellung, halfen bei der Rasur und führten gesundheitsfördernde Maßnahmen durch. Im Jahr 1604 bezahlte beispielsweise das Würzburger Franziskanerkloster einen Bader und einen Barbier(-chirurg) für ihre im Kloster regelmäßig durchgeführten Dienste. In der Quelle wird das getrennte Aufgabenspektrum der beiden Medizinalvertreter ersichtlich: Die Leistungen des Baders beschränkten sich v. a. auf das „säubern und [...] balbieren" der „Conventualen".[1358] Der Barbier bereitete Medikamente

1354 In der im 11. Jh. gegründeten Schule von Salerno waren auch Frauen zum Medizinstudium zugelassen. Die prominenteste Vertreterin ist die im 12. Jh. praktizierende Trota von Salerno (Benton 1985).

1355 Wyman 1984.

1356 Vgl. u. a. Brödner 1997.

1357 Tuchen 2000, S. 94.

1358 Heffner 1864/65, S. 234. „Balbieren" ist ein veralteter Begriff, der das Rasieren bzw. Barbieren beschreibt.

zu und nahm medizinische Eingriffe vor. Folglich erhielt er auch einen höheren Lohn als der Bader.

Fernab des klerikalen Umfelds ist die Entstehung bzw. Wiederaufnahme von Badestuben nicht leicht zu fassen. Die *Lex Baiuvariorum* lässt im 8. Jh. die Einrichtung ländlicher Hofbadestuben für den klerikalen sowie für den adeligen Stand vermuten.[1359] Sie dienten wahrscheinlich als Vorbilder der ab dem 12. Jh. im Zuge vieler Stadtneugründungen auftretenden Badestuben. Auch den Kreuzzügen im Nahen Osten wird in diesem Zusammenhang eine Vermittlerrolle zugeschrieben. „Das orientalische Bad wurde zwar nicht übernommen, doch es hatte Vorbildwirkung und förderte die Integration des öffentlichen Bades in die mittelalterliche, europäische Kultur."[1360]

Mittelalterliche Badestuben lagen stadttopographisch v. a. in peripherer Lage, sowohl innerhalb als auch außerhalb der Stadtmauer und in der Regel in unmittelbarer Reichweite zu einem Stadttor und einem Gewässer.[1361] Damit befanden sich Badestuben aufgrund ihrer Feuergefährlichkeit sowie berufsbedingt notwendigen Wasserzugänglichkeit in Konkurrenz mit anderen Gewerken und Hospitälern. Oft versorgten sich diese gemeinsam. So ist durch eine Urkunde der Stadt Wangen i. A. für das Jahr 1436 eine Forderung überliefert, wonach der städtische Müller „sein Wasser in die nahegelegenen Bäder zu leiten [hatte]. Als Entschädigung dafür war es ihm und seiner Familie erlaubt, unentgeltlich zu baden."[1362] Für Neumünster liegen im 16. Jh. Abkommen vor, wonach das Wasser vom Neuen (Bürger-)Hospital zur nahe gelegenen Badestube weitergeleitet werden sollte. Vorangegangen waren Klagen durch den Bader zwischen den Jahren 1553 und 1572. Demnach konnte er wiederholt seinen Brunnen nicht füllen, da das Hospital das Wasser für die Mühle nutzte.[1363]

Die Blütezeit der Badestuben datiert in das 14. bis 16. Jh., als die Anzahl dieser Einrichtungen stetig zunahm. Städte verfügten über eine bis mehrere Badestuben. Die Menge richtete sich nach der Einwohnerzahl, da jedem Bewohner die Möglichkeit zum Bad eingeräumt werden sollte. Demnach besaß beispielsweise Greifswald mindestens vier Badestuben.[1364] Drei davon befanden sich in

1359 Illi – Steiner 1987, S. 199.

1360 Riedl 2012, S. 64.

1361 Eine periphere Lage ist beispielsweise für die Badestuben aus Wangen im Allgäu, Pommelsbrunn, Solothurn und Lübben zu beobachten (Tuchen 1994; Specht 2005; Nold 2007; Schröder 2011).

1362 Tuchen 1994, S. 13.

1363 Heffner 1864/65, S. 216, 219, 224.

1364 Igel 2010, S. 139, Abb. 20.

Randlage und an den Toren der Stadt. Ulm und Speyer verfügten jeweils über neun entsprechende Einrichtungen. Wien und Paris übertrafen diese Städte sowohl an Größe als auch durch die Anzahl an Badestuben mit 21 bzw. 26 Einrichtungen. Die hohe Anzahl in Paris ist bereits für das 13. Jh. belegt.[1365] Die Nachfrage war tatsächlich groß und widerspricht dem Klischee einer stets schmutzigen Bevölkerung im Mittelalter. Doch Badestuben dienten nicht allein der Körperpflege. Sie luden auch zur Entspannung ein und galten „als Ort des gesellschaftlichen Vergnügens und der Kommunikation, als Ort der […] Heilung sowie mitunter auch als Ort der Lust".[1366] Dem zuletzt angeführten Aspekt wird eine wesentliche Mitschuld am Untergang der Badestuben zugeschrieben, der sich ab dem 16./17. Jh. durch den Rückgang dieser Einrichtungen abzeichnete. Demnach soll die dort geförderte Prostitution zur Verbreitung der Syphilis beigetragen haben (→ Kap. 4.4 *Krankenspezifische Einrichtungen/Syphilis und „Franzosenhäuser"*).[1367] Pauschalisieren lässt sich der Vorwurf der Prostitution nicht und auch eine Ansteckung mit Syphilis konnte durch andere Übertragungsmechanismen herbeigeführt werden. Lange Zeit wurde übersehen, dass das *Treponema-pallidum*-Bakterium ebenso durch den Austausch von Blut übertragen werden konnte. Verschmutzten medizinischen Objekten kommt in diesem Fall eine besondere Aufmerksamkeit zu. Demnach ist für die Badestube zu Sommerach am Main im Jahr 1615 überliefert, dass die Verbreitung der Syphilis „durch Aufsetzen nicht gereinigter Schröpfköpfe" und demzufolge durch das blutige Schröpfen begünstigt worden war.[1368]

Der Rückgang der Badestuben ab dem 17. Jh. wurde tatsächlich durch mehrere Faktoren herbeigeführt, etwa durch „steigende Holzpreise, neue Vorstellungen von [der] Gesundheitsvorsorge [sowie dem] Aufkommen von Privatbädern und ‚Badefahrten' zu Mineral- und Heilbädern".[1369] Mit der Auflösung vieler Badestuben konzentrierten sich Bader verstärkt auf die medizinische Versorgung der Bevölkerung, mitunter finden sie daher als „*Chyrugus*" Eingang in Schriftquellen.[1370] Doch bereits im 18./19. Jh. übernahmen universitär gebildete Ärzte diese Position.

---

1365 Stolz 1992, S. 75–76.

1366 Meier 2009, S. 90.

1367 Nach Otto Borst nahm die Prostitution in deutschsprachigen Städten ab dem 14. Jh. deutlich zu, wahrscheinlich als Reaktion auf eine „Abriegelung der Zünfte" und der damit steigenden Zahl lediger Handwerker (Borst 1983, S. 404).

1368 Heffner 1864/65, S. 236.

1369 Tuchen 2000, S. 94.

1370 Ebd., S. 95.

### *5.3.2.2 Badebetrieb*

Badestuben waren in der Regel nicht jeden Tag zugänglich. Dies lag u. a. an dem enormen Aufwand, der für die Bereitstellung der Wasser- und Dampfbäder erforderlich war. An Sonn- und Feiertagen, häufig auch freitags, blieb die Badestube in der Regel geschlossen, die Nutzung erfolgte stattdessen insbesondere an Markttagen.[1371] Verschiedene Signale dienten dazu, den Bürgern die Öffnung anzuzeigen. Ein visuelles Zeichen war beispielsweise das Aufhängen von Barbierschalen vor dem Eingang der Badestube, wie dies etwa einer Darstellung des Malers und Kupferstechers Hans Sebald Beham (1500–1550) zu entnehmen ist (Abb. 126).[1372] Die Einrichtung befindet sich vorbildlich direkt am Wasser. Vor der Stube sind Badegäste mit den typischen Kopfbedeckungen sowie Vorbeikommende zu sehen, die sich mit Speisen und Getränken verköstigen. Denn auch Bader besaßen das Schankrecht.

Akustisch sorgten v. a. die Angestellten der Bader für Aufmerksamkeit, indem sie lärmend durch die Straßen zogen und die Bereitstellung der warmen Stube ankündigten.[1373] Dieser Vorgang belegt einmal mehr die Bereitschaft aller Bevölkerungsschichten, entsprechende Dienstleistungen in Anspruch zu nehmen. In der Regel richtete sich der dafür zu bezahlende Betrag nach Einkommen und Position. Für Mittellose standen Stiftungen zur Verfügung, Angestellte erhielten mitunter ein „Badegeld", wie dies beispielsweise für Rottweil bis zur Mitte des 16. Jh. üblich war.[1374] Dennoch gab es Ausnahmen. Männer und Frauen sollten

---

1371 Stolz 1992, S. 101–102; Tuchen 2003, S. 29–30. Immer wieder berichten Schriftquellen von Klagen bezüglich der Zugänglichkeit. Im Jahr 1445 beschwerten sich die Einwohner von Gerolzhofen vor dem Rat, da die Badstube nur dreimal wöchentlich zur Verfügung stand, obwohl vier Tage vereinbart worden waren (Heffner 1864/65, S. 175). Die Beschwerde wiederholte sich gut 100 Jahre später, als das Bad nur noch einmal in der Wochen, statt der verhandelten zwei Tage, geöffnet wurde (Ebd., S. 213).

1372 Auch Barbiere signalisierten eine Zugänglichkeit zu den Barbierstuben durch das Aushängen von Barbierschalen. Beham griff das Thema Bad übrigens häufiger auf, wie auch schon einige Jahrzehnte zuvor Albrecht Dürer (1471–1528). Seine Darstellungen gewähren damit eine Vorstellung vom Aussehen und Ablauf in und vor den Badestuben sowie von der Kleidung und Verköstigung der Badegäste. Zu den Abbildungen zählen u. a. „Drei Frauen in der Badestube" (1548).

1373 Tuchen 1994, S. 12. Die Darstellung eines beckenschlagenden Mannes findet sich u. a. bei Wolf 1989 bzw. bei Widmann/Mörgeli 1998, S. 51.

1374 Stolz 1992, S. 102. Standesgemäße Anpassungen des Badegeldes sind u. a. für Freiberg in Sachsen sowie Bamberg bekannt (ebd.): „In Freiberg mußten Vermögende

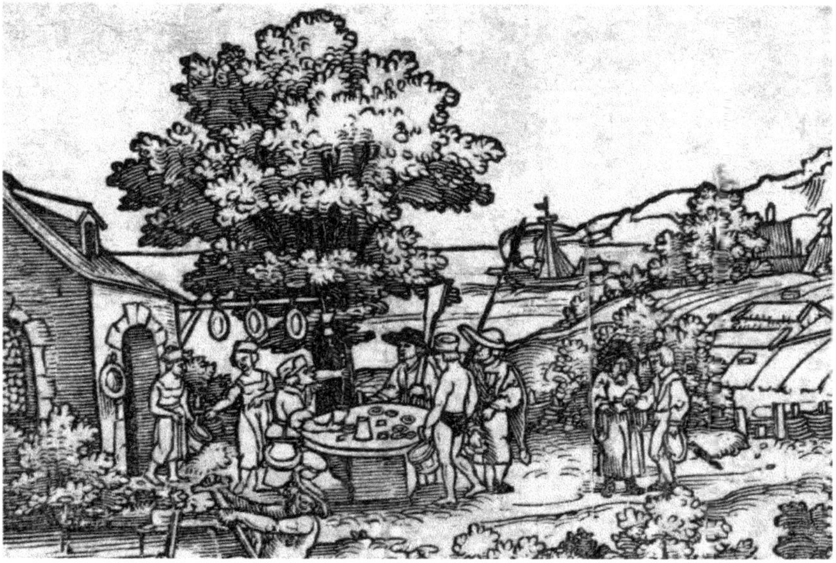

**Abb. 126:** Treiben vor einer Badestube. Ausschnitt aus „Die sieben Planeten. Luna“, nach Hans Sebald Beham (1500–1550), nach Georg Pencz (1500–1550), Nürnberg 1531.

beispielsweise nicht gemeinsam baden.[1375] Bildquellen lassen jedoch vermuten, dass diese Einschränkung für besondere Anlässe, wie Feiern und Familienausflüge, jedoch auch für gekauftes Amüsement, nicht galt. Regional und zeitlich divergierend wurden zudem Infizierte wie Leprose, Inhaber bestimmter Konfessionen und Berufe ausgeschlossen. Letzteres galt beispielsweise für Scharfrichter und deren Gesellen im schweizerischen Solothurn.[1376]

drei Pfennig, Handwerker und ledige Gesellen zwei Pfennig zahlen; während in Bamberg von Vermögenden ein Pfennig und von weniger Vermögenden ein Heller (also ein halber Pfennig) verlangt wurden.“ Die „Ärmsten“ erhielten nach Heffner „Bäder auf allgemeine Kosten“ (Heffner 1864/65, S. 162). Stiftungen sind u. a. für Würzburg überliefert. Dort gab es bereits seit 1411 ein „Seelbad für Arme“. Ihnen sollte mindestens einmal wöchentlich „ein Bad nebst dazu gehöriger Bedienung unentgeltlich“ zukommen (ebd., S. 170).

1375 Meier 2009, S. 94.

1376 Nold 2009c, S. 78.

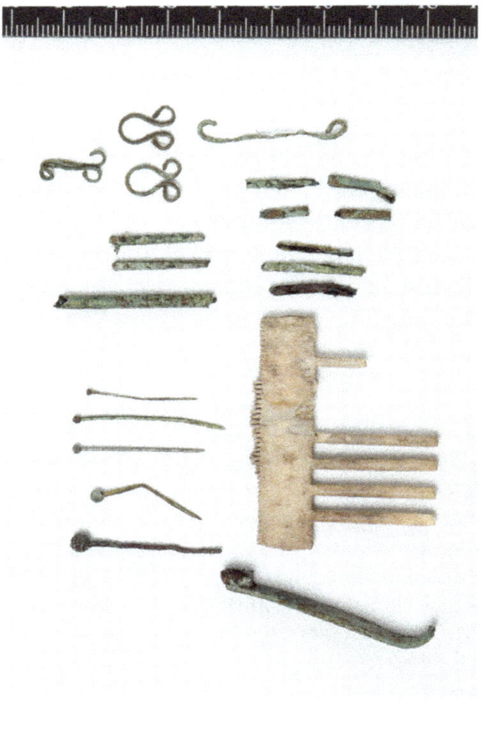

**Abb. 127:** Kleidungsbestandteile, Kamm und Pinzette, Krutstube von Solothurn.

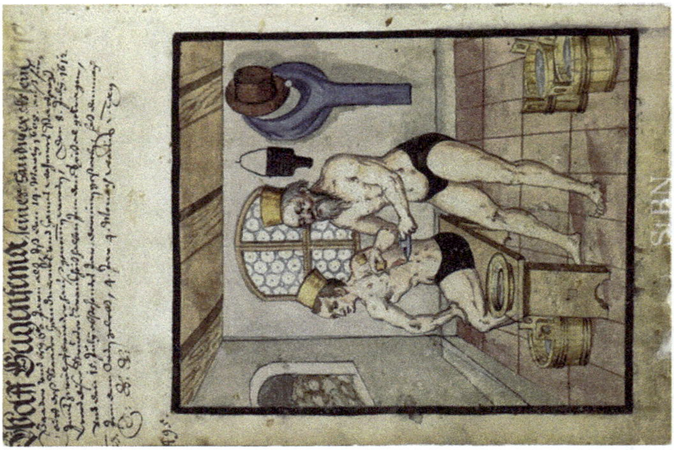

**Abb. 128:** Hausbuch der Mendelschen Zwölfbrüderstiftung, 17. Jh. Darstellung des Baders Wolff Geigenfeindt beim Setzen von Schröpfköpfen, die er zuvor über einer Flamme erhitzt hat. Der Patient sitzt mit der typischen Kopfbedeckung vor einem Schwitzofen, 1612.

Je nach Jahreszeit und Entfernung zum Wohnhaus erschienen Badegäste zuweilen nur leicht bekleidet, um das vielfältige Angebot der Bader in Anspruch zu nehmen.[1377] Die vorgesehenen Umkleideräume boten die Möglichkeit zum Kleidungswechsel. Hiervon zeugen archäologisch zutage getretene Kleidungsbestandteile, wie Stecknadeln, Ösen und Haken (Abb. 127).[1378] Nach zeitgenössischen Quellen trugen Männer eine Art Badehose und Frauen kurze Hemden. Als Kopfbedeckung dienten oftmals Strohhüte, die auch von Badestubenbetreibern angeboten wurden (Abb. 128). Ein Flur erlaubte den Übergang von der Umkleide zur Badestube. Die erste Behandlung sah hier einen Guss mit warmen Wasser vor. Mit einem Badequast eingerieben sollte dies das Öffnen der Poren herbeiführen. Daraufhin folgte das Schwitzbad, das in jeder Hinsicht Parallelen zu modernen Saunen aufweist. Die Bänke waren in unterschiedlichen Höhen angebracht, die Steine im Schwitzofen wurden mit Wasser übergossen, welches mit Kräutern versetzt eine ätherische Wirkung erzielte. Der Dampf sowie das Schlagen mit dem Quast förderte das Schwitzen des Körpers. Nach dem anschließenden Abspülen des Schweißes zählten u. a. Wannenbäder, Haarwäsche und Rasieren zu den umfassenden Angeboten der Bader. Während Kämme (Abb. 127) aus vielen Badestuben archäologisch bekannt sind, stellen die Funde von Rasiermessern und Barbierschalen aus diesen Einrichtungen jedoch ein Desiderat dar. Tuchen gibt an, dass „[…] Badegäste ihre eigenen Rasiermesser und -becken in die Badestube mitbrachten".[1379] Dies könnte den mangelnden archäologischen Nachweis erklären.

Dampfbäder genossen in der Regel eine größere Aufmerksamkeit, da Wannenbäder aufgrund des höheren Arbeits- und Materialaufwands kostenintensiver ausfielen und daher wahrscheinlich seltener regelmäßig in Anspruch genommen wurden.[1380] In einem Ruheraum konnten sich die Besucher schließlich ausruhen.

1377 Die leichte Bekleidung steht womöglich mit der Angst vor Diebstahl im Zusammenhang (vgl. Tuchen 1994, S. 12–13).

1378 Kleidungsbestandteile liegen u. a. aus der Badestube in Solothurn vor (Nold 2007, Abb. 8).

1379 Tuchen 2003, S. 117. Derartige Erwähnungen sind u. a. bereits im Sachsenspiegel vermerkt (ebd.).

1380 Stolz 1992, S. 83.

### *5.3.2.3 Medizinische Angebote der Bader*

Das medizinische Angebot in Badestuben war vielfältig und schloss bereits Wannen- und Dampfbäder mit ein. Dies ist vor dem Hintergrund verständlich, dass Hygiene und Medizin unmittelbar zusammen gehören. Demnach dienten Schwitzbäder der Heilung von „Hautkrankheiten und zu deren Vorbeugung gegen Aussatz, Spasmus, Paralysis und zu kosmetischen Zwecken", Wannenbäder u. a. „gegen Lähmung, Fieber, Koliken, Epilepsie, Katarrh, Phthisis (Schwindsucht), Nierenleiden, Sterilität und allzu heftigen Liebesbrand".[1381]

Um die vier Säfte des Körpers in Einklang zu halten bzw. zu bringen, wendeten Bader den Aderlass und das Schröpfen an. Die häufigen kunsthistorischen Darstellung eines Schröpfköpfe setzenden Baders sind ähnlich zu verstehen, wie die der *physici* mit Urinal bzw. der Apotheker mit Mörser. Sinnbildlich illustrierte diese Tätigkeit zugleich die Profession der Dargestellten. Archäologisch sind die beiden Handlungen Aderlass und Schröpfen völlig unterschiedlich überliefert. Demnach sind Aderlassmesser und Schnepper aus Badestuben kaum bekannt und es ist festzuhalten, dass dieser Mangel an Relikten keineswegs einen Mangel an entsprechenden Eingriffen widerspiegeln kann. Lancettenförmige Aderlassmesser, wie sie schon im Mittelalter zum Einsatz kamen, sind generell ein Desiderat; sog. Schröpfschnepper liegen v. a. durch museale Sammlungen vor und datieren weitestgehend in das 19. Jh. Andere Objekte, die dem Aderlass zugeordnet werden können, sind Auffanggefäße, sog. Aderlassschalen. Diese waren jedoch recht unspezifisch. Von dem britischen Kriegsschiff Mary Rose (1545) liegt eine metallene Schale mit zwei Griffen vor, die derart gedeutet wurde. Sie ähnelt französischen irdenen Äquivalenten.[1382] Keramische Schalen mit entsprechender Zuweisung sind zudem aus dem Londoner Science Museum bekannt. Sie weichen jedoch in Form und Ausführung von dem eben genannten Stück ab (Abb. 129). Insgesamt scheint es verständlich, dass nahezu jede zur Verfügung stehende Schale oder Schüssel als Aderlassschale Verwendung finden konnte, wie u. a. die Diskussion zur Zweitverwendung der Barbierschalen zeigte (→ Kap. 3.4.2.3 *Exkurs: Medizinrelevante Funde von Schiffswracks*). Was eine Aderlassschale tatsächlich als

---

1381 Stolz 1992, S. 101; zu den Schriftquellen vgl. Zappert 1854, S. 58–63.

1382 Castle et al. 2005, S. 201–202. Gleichartige irdene Schalen wurden u. a. in Genf hergestellt, wie eine Fayenceschale belegt, die den Namen des Wundarztes Charles Armand Baylle sowie die Jahreszahl 1752 trägt und eine Aderlassszene wiedergibt. Sie befindet sich heute im Schweizerischen Landesmuseum Zürich, LM 46990 (Vgl. Widman – Mörgeli 1998, S. 107).

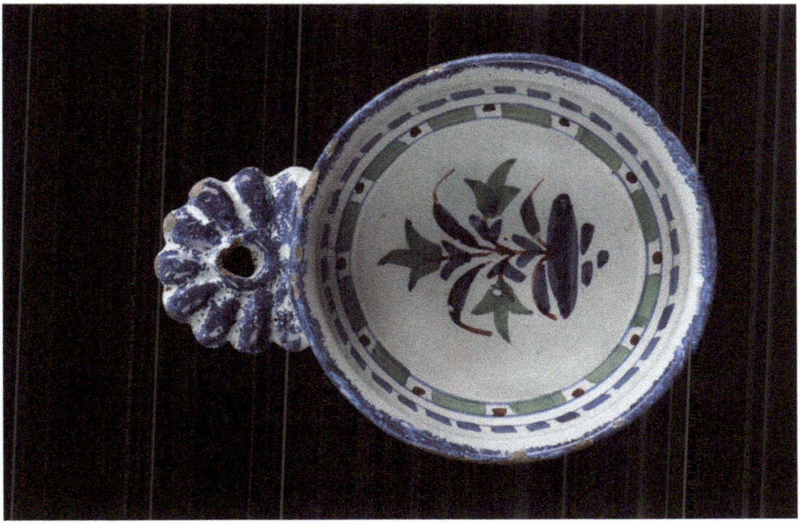

**Abb. 129:** Aderlassschalen, um 1700.

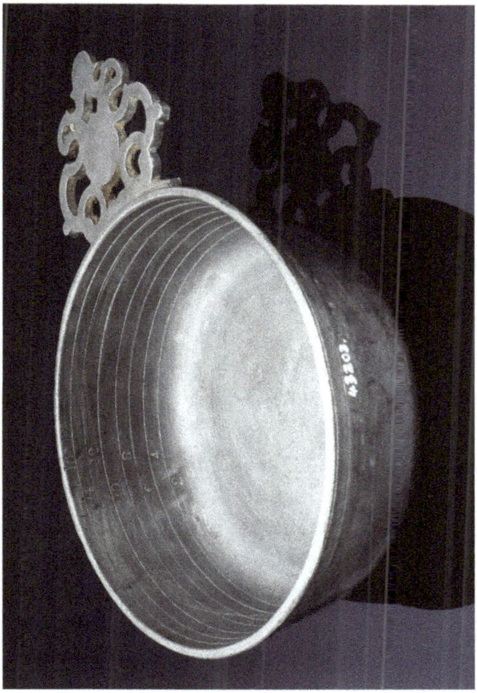

**Abb. 130:** Aderlassschale aus Zinn mit Maßangaben in Unze, 1601–1900.

solche auszeichnen könnte, wären Markierungen, die als Maßangaben für die Blutabnahme dienten. Die Menge war folglich meist geregelt und lag zwischen 90 und 120 ml Blut.[1383] In musealen Sammlungen, v. a. im englischsprachigen Raum, sind sog. *bleeding-bows* mit Markierungen vorhanden (Abb. 130).[1384] Sie weisen eine erstaunliche Ähnlichkeit zu Weinschalen auf, sodass Verwechslungen in der Objektansprache nicht ausgeschlossen sind. Aus archäologischen Zusammenhängen scheinen entsprechende Gefäße hingegen nicht überliefert zu sein. Im deutschsprachigen Raum fanden womöglich „tiefe Teller" als grobes Maß Verwendung.[1385]

Aus archäologisch untersuchten Badestuben tritt in diesem Zusammenhang allein die Badestube in Wangen i. A. mit seinen Funden hervor. Brigit Tuchen sieht in mehreren flachen Schalen mit Wulstrand mögliche Aderlassschalen (Abb. 131). Die Stücke besitzen einen Druchmesser von etwa 20 bis 30 cm sowie eine Höhe von 5,0 cm.[1386] Sie scheinen bisher singulär zu sein. Der tiefliegende Rand könnte als Markierung gedient haben. Einschränkend ist trotz der Einzigartigkeit anzumerken, dass Schalen, Schüssel und Teller allgemein in unterschiedlichster Qualität häufig im Umfeld von Badestuben zutage treten. In Anbetracht der im Bad angebotenen Geselligkeit mit Essen und Trinken sowie dem Schankrecht überrascht das nicht. Da Bader häufig im Obergeschoss der Badestuben wohnten, erweist es sich zudem als schwierig, zwischen Hausrat und Gewerbeabfall zu unterscheiden.

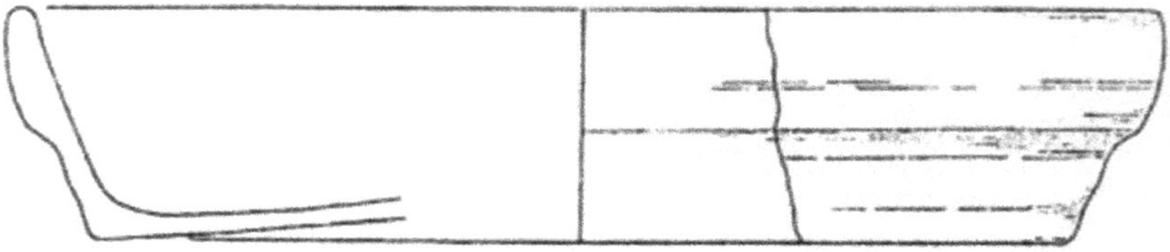

**Abb. 131:** Badestube Wangen im Allgäu. Mögliches Aderlassgefäß.

1383 Tuchen 1994, S. 8.
1384 Eine Unze entspricht in diesem Fall 28,4 ml (https://wellcomecollection.org/works/tx7cq87a).
1385 Buchholz 1967, S. 196.
1386 Tuchen 2003, S. 286.

Die in der Badestube vorherrschende Hitze führte zur Erweiterung der Blutgefäße und unterstützte somit das Schröpfen optimal. Bei dieser Methode wurde der Schröpfkopf über eine Flamme, vorwiegend über einem Öllämpchen, erhitzt und auf die intakte oder zuvor eingeritzte Haut aufgesetzt.[1387] Der dadurch entstandene Unterdruck sog die Körpersäfte Richtung Schröpfkopf und somit zur Haut hin. Die Anzahl der vom Bader verwendeten Stücke richtete sich sowohl nach der Größe des zu behandelnden Bereichs als auch nach dem Geldbeutel des Gastes. Schröpfgefäße wurden mitunter pro Stück berechnet; der damit verbundene Vorgang zählte somit zur Haupteinnahmequelle der Bader.[1388] Schröpfköpfe und Öllämpchen liegen aus vielen archäologisch untersuchten Badestuben vor (→ Kap. 7 *Katalog*). Die geborgenen Stücke sind überwiegend aus Ton gebrannt und es ist bemerkenswert, dass Schröpfköpfe aus diesem Material in Schriftquellen kaum Erwähnung finden. Dies liegt möglicherweise in ihrer geringen Wertschätzung begründet.[1389] Schröpfköpfe aus Glas und Buntmetall waren in der Vormoderne ebenso im Umlauf. Eine Mischung dieser unterschiedlichen Materialien wurde beispielsweise für die Funde aus der Badestube in Wangen i. A. nachgewiesen (Abb. 132).

Obwohl Schröpfköpfe aus beinahe allen im Katalog aufgenommen Badestuben vorliegen, sind sie weder Interpretationsgarant eines derartigen Befundes noch des Berufsstandes.[1390] Schröpfköpfe wurden nicht allein von Badern gesetzt und isoliert zutage getretene Exemplare aus Stadtkerngrabungen weisen darauf hin, dass sich die Bevölkerung auch zu Hause schröpfen ließ. Welche Medizinalvertreter diese Behandlung durchführten oder ob dies gar durch Familienangehörige möglich war, ist mithilfe archäologischer Quellen nicht zu belegen.[1391]

---

1387 Susanna Stolz äußert nach Durchsicht von Schriftquellen, das Schröpfen sei „die weitaus bevorzugte Form des Blutentzugs“ gewesen (Stolz 1992, S. 87).

1388 Heffner 1864/65, S. 183; Stolz 1992, S. 86; Tuchen 1994, S. 8–9.

1389 Gleiches gilt für Öllämpchen (Tuchen 2003, S. 118).

1390 Zu dieser Kritik sowie weiteren Beispielen vgl. Tuchen 2003, S. 123.

1391 Zeitgenössische Darstellungen, wie das 1660 entstandene Gemälde „Die Schröpfköpfe“ von Quiringh van Brekelenkam (1622–1668) lassen vermuten, dass u. a. weise Frauen oder auch Hebammen das Schröpfen bei gut situierten Frauen vornahmen (https://www.sammlung.pinakothek.de/en/artist/quiringh-gerritsz-van-brekelenkam/die-schroepfkoepfe).

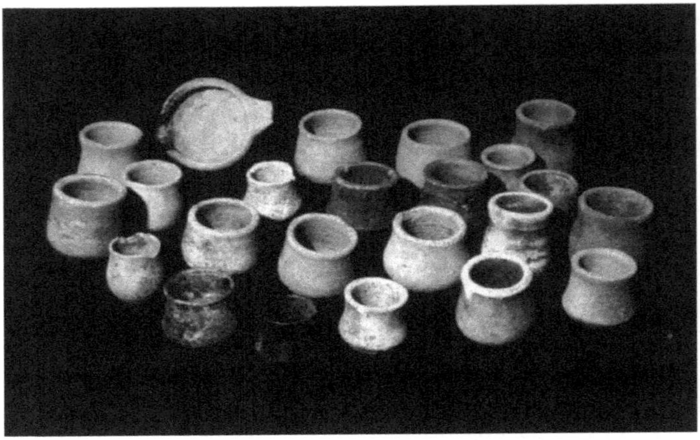

**Abb. 132:** Badestube Wangen im Allgäu. Schröpfköpfe aus verschiedenen Materialien sowie ein Öllämpchen.

Neben den zunächst offensichtlichen Angeboten, wie Schröpfen und Aderlass, versorgten Bader offene Wunden, richteten Knochenbrüche, setzten Klistiere und zogen Zähne. Verallgemeinert werden darf diese Aufzählung jedoch nicht, wie regionale und zeitliche Abweichungen zeigen.[1392] Demnach durften Bader v. a. im Nordwesten Deutschlands sowie in Teilen der Schweiz zuweilen keine frischen Wunden behandeln, sondern allein „alte Schäden und Geschwüre".[1393] Die eben erwähnten Eingriffe in die Zahnheilkunde waren wahrscheinlich überwiegend auf die Extraktion von Zähnen beschränkt. Archäologisch gelingt ein entsprechender Nachweis evtl. durch den Fund zweier Backenzähne aus einer Badestube im schweizerischen Solothurn (Abb. 133).[1394] Die Zähne sind wahrscheinlich aufgrund entzündlicher Prozesse im Kiefer leicht zu ziehen gewesen; Extraktionsspuren finden im Bericht zumindest keine Erwähnung. Aufgrund der geringen Abnutzungsspuren ist ein relativ junges Alter des Besitzers zu vermuten. Die Wurzeln der Zähne weisen je ein Loch auf, das intentionell hinzugefügt

1392 Tuchen 2001, 83. Klistiere durften zur Behandlung „innerer" Leiden nur auf ärztliche Anordnung verabreicht werden (Martin 1906, S. 98). Dass sich Bader und Barbiere nicht immer an solche Begrenzungen hielten, ist jedoch anzunehmen und wurde bereits beim Apotheker nachgewiesen (→ Kap. 5.2 *Apotheker*).

1393 Martin 1906, S. 100.

1394 Zur Zahnextraktion im Mittelalter vgl. Sigron 1985; Waurig 2003. Zu den Instrumenten vgl. u. a. Schirmbeck – Fahrenbach 2011.

wurde – wahrscheinlich, um die Stücke an einem Band zu tragen. Dies könnte darauf hindeuten, dass nicht der Bader selbst den Eingriff vorgenommen hatte, sondern ein hausierender Zahnbrecher die Krutstube in Solothurn regelmäßig besuchte, um dort seine Dienste anzubieten.[1395] Die an einer Schnur getragenen Zähne waren für diesen Berufsstand eine typische Reklame.[1396] Gegen diese These spricht, dass der Bader Extraktionen vornehmen konnte und es eher unwahrscheinlich ist, dass er derartige Aufträge an die Konkurrenz vergab. Ferner sei angemerkt, dass das Auffädeln von Zähnen möglicherweise weniger als Markenzeichen galt, sondern vielmehr im Bereich des Aberglaubens anzusiedeln ist und den Besitz eines Badegastes darstellt.[1397]

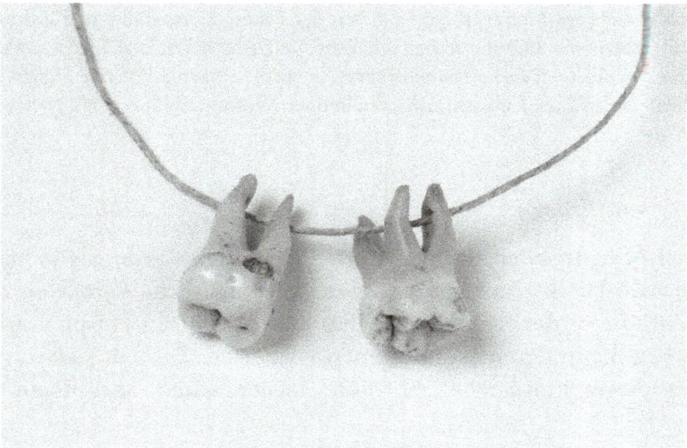

**Abb. 133:** Backenzähne aus der Krutstube von Solothurn, CH.

Der kommerzielle Verkauf von medizinischen Präparaten ist bisher v. a. durch Apotheken in Form von Salbentöpfchen oder Abgabefläschchen archäologisch überliefert. Ebenfalls ist Destillierzubehör aus diesen Zusammenhang bekannt. Wenngleich dem Bader die Zubereitung von Arzneien und Alkohol nachgesagt werden kann, ist dies archäologisch hingegen kaum belegbar. Bisher einzigartig ist etwa ein irdener Destillierhelm aus der „Baderei“ im niederösterreichischen

---

1395 Nold 2009c, S. 79.

1396 Ebd., S. 80.

1397 Siehe: Handwörterbuch des Deutschen Aberglaubens, Bd. 9, Zähne.

Zwettl.[1398] Die Datierung des Stückes ist schwierig. Ronald Salzer führt dies auf die Seltenheit tönerner Destillieraufsätze, ihre Formenstabilität sowie den Problemen, einen allgemeingültigen fachlichen Terminus zu finden, zurück.[1399]

Der mangelnde Nachweis an Destillierzubehör aus Badestuben kann jedoch nicht die Realtität abbilden. Bader stellten demnach mithilfe der Destillation Extrakte und Alkohol her.[1400] Als ein Ort mit Schankrecht verkauften sie in ihren Stuben Alkohol auch zum Genuss (Abb. 126).[1401] Insbesondere Branntwein (*aqua ardens, aqua vitae, quinta essentia*) sollte als „Lebenswasser" gegen alle denkbaren Gebrechen helfen bzw. als Prophylaktikum diese abwehren.[1402] Im 14. und 15. Jh. galt Branntwein als Heilmittel gegen jeglichen geistigen wie körperlichen Kummer,

> „egal ob es sich um Mundgeruch, Ergrauen der Haare, Melancholie und Zahnausfall oder um Leiden wie Taubstummheit, eheliche Unfruchtbarkeit und Menstruationsbeschwerden handelte. Daneben hatte Branntwein auch hungerdämpfende Eigenschaften und diente so während immer wiederkehrender Versorgungskrisen als Nahrungsersatz".[1403]

### *5.3.2.4 Offene Fragen*

Die durch Schriftquellen nachgewiesene Vielfältigkeit von Medizinalvertretern, die auch Hausbesuche vornahmen, weist deutliche Parallelen zu jenen Ärzten auf, die in der frühindustriellen Zeit sowohl im Hospital arbeiteten als auch Kranke in deren Wohnräumen visitierten. Es stellt sich folglich die Frage, ob dieses Rundumangebot von Hausbesuchen, Sprechstunden und

---

1398 Salzer 2010.

1399 Ebd.

1400 Gleiches gilt für Apotheker und Barbier(-chirurgen). Verwiesen sei in diesem Zusammenhang auf die 1455 verfasste Schrift *Nützlich Büchlein von Kunst und Tugend der gebrannten Wassern* von Michael Puff von Schrick sowie das 1500 veröffentlichte *Kleine Destillierbuch* von Hieronymus Brunschwig (Vgl. Salzer 2010, S. 52–53).

1401 So schenkte beispielsweise der Bader Matthias Treitler aus Zwettl gegen Ende des 17. Jh. Alkohol aus. Aufgrund des Zusatzgewinns hatte er zusätzliche Abgaben zu leisten (Salzer 2010, S. 29).

1402 Die Destillation bzw. das Verbrennen von Wein und die damit verbundene Herstellung des *aqua ardens* (brennendes Wasser), soll „mit der Übernahme arabischen Wissens in Italien, wo Weingeist zuerst 1160 gewonnen wurde, durch die medizinische Hochschule von Salerno ins christliche Europa gelangt" sein (Simon 1996, S. 170).

1403 Salzer 2010, S. 53.

stationärer Pflege auch auf andere Vertreter übertragbar ist. Behandelte der Bader evtl. nicht nur temporär, sondern nahm auch Patienten zur Pflege auf? Wenige Quellenbelege lassen dies vermuten. So sprachen am 13. Mai 1491 mehrere Personen beim Rat (von Würzburg?) vor, „und baten um Gottes Willen einen armen Mann, welcher alt, krank und unvermögend sei, sich Almosen zu betteln, in das Spital aufzunehmen, derselbe sei auch vier Wochen in der Badstube gelegen. Die Kur des Baders aber scheint sonach keine glückliche gewesen zu sein".[1404] Sofern der zitierte Beleg keinen Einzelfall darstellt, ist folglich anzunehmen, dass pflegebedürftige Personen nicht nur innerhalb der Familie oder im Hospital gepflegt wurden, sondern zeitweise auch Aufnahme beim medizinisch tätigen Bader fanden. Andererseits belegen Schriftquellen, dass Bader im Hospital nicht nur Insassen, sondern auch Besucher behandelten. Diese externen Patienten waren insbesondere Gesellen – jene Gruppe, die im Hospital zuweilen auch verköstigt wurde (→ Kap. 5.2.3 *Verpflichtungen der Rats- und Stadtapotheker in Hospitälern*). Beispielsweise wurde es dem am Bein erkrankten Naglerjungen Georg Dursel von Wundsiedel im Jahr 1590 zwar gestattet, sich im Heilig-Geist-Hospital zu Nürnberg von „Meister Joachim im Hospital binden und heilen zu lassen", Kost und Logis sollte jedoch weiterhin sein Meister zur Verfügung stellen.[1405] Schriftquellen zur Pflege kranker Menschen außerhalb von Familie und Hospital besitzen folglich großes Potential. Entsprechende Untersuchungen, die klären können, inwiefern andere Institutionen und Privatpersonen für die Unterbringung und Pflege kranker Personen bezahlt wurden, sind jedoch trotz umfassender Forschungen innerhalb der *Disability Studies* noch ein Desiderat.

### 5.3.3 Architektur der Badestuben

Da Badestuben anhand ihrer spezifischen Architektur auch archäologisch identifizierbar sind, ist diesem Punkt eine besondere Aufmerksamkeit entgegen zu bringen.

Wie schon eingangs erwähnt, unterschieden sie sich in der Regel deutlich von anderen Wohn- und Gewerbehäusern der Stadt. Bauhistorisch ähneln städtische Badestuben zweigeschossigen Bürgerhäusern, jedoch haben sie einen größeren Umfang und besitzen in der Regel ein massives Erdgeschoss.[1406] Die Steinwände

---

1404 Heffner 1864/65, S. 190–191.

1405 Knefelkamp 1989, S. 167.

1406 Tuchen (2001, S. 83) beschreibt sie als „große bis sehr groß dimensionierte Bauten".

sollten die Gefahr verringern, die von Feuer und Feuchtigkeit der im Erdgeschoss befindlichen Badestube ausging. Der Bader bewohnte in der Regel das Obergeschoss.[1407]

Badestuben waren nutzungsorientiert strukturiert und die Räume dementsprechend angelegt. Die Gebäude besaßen Umkleide- und Ruheräume, die häufig mit Bänken und Kachelofen ausgestattet waren.[1408] Ein Flur verband Umleideraum und Bad – den größten, mit Schwitz- und Wannenbad ausgestatteten Raum des Hauses. Der für das Schwitzbad erforderliche Badeofen von rechteckiger Form ist eines der charakteristischen Merkmale, das archäologisch erkennbar ist. Er stand häufig in einer Ecke. In seinem überwölbten Oberbau waren Steine zur Dampferzeugung aufgeschichtet.[1409] Für das Wannenband wurde ein Warmwasserkessel mit eigener Heizeinrichtung benötigt. Beides ist häufig archäologisch erkennbar: Die Brennkammer war in die Erde eingelassen, die Kessel in einen etwa hüfthohen Oberbau mit kreisrunden Aussparungen. Kessel wurden bisher nie ergraben, was sicherlich auf den Wert des Metalls und die damit einhergehende Einschmelzung zurückzuführen ist. Zudem ist auch die Verwendung von Holzwannen wahrscheinlich. Weitere Charakteristika von Badestuben sind Deckengewölbe, die v. a. ab etwa 1600 auch noch nachträglich eingezogen wurden, sowie ein leicht abschüssiger Boden, über welchem das angesammelte Wasser zu einer Rinne floss.

Ein separater Heizraum diente der Befeuerungsanlage der Öfen. In der Regel war dieser in der Badestube untergebracht, mal in einem anderen ebenerdigen Raum, mal etwas tiefer oder auch in einem Außenkeller, wie im bayerischen Pommelsbrunn.[1410] Kleine Nebenräume können den Befund komplettieren. Hier nahm der Bader womöglich Eingriffe vor oder verwahrte seine Utensilien.

---

1407 Demnach lag beispielsweise die Wohnung des Baders vom Crailsheimer Hospital im Obergeschoss der Badestube (Tuchen 2003, S. 100–101). Abweichungen vom Wohnort sind u. a. durch den „Bader, Wundarzt und Totenscherer" Georg Weidlin aus Wangen i. A. belegt. Er wohnte am Marktplatz, obwohl er eine Badestube am Stadtrand betrieb (Tuchen 1994, S. 38).

1408 Tuchen 2001, S. 84. Zuweilen befanden sich der Umkleide- und Ruheraum auch im Obergeschoss, wie etwa in Crailsheim (Tuchen 2003, S. 98). Überreste von Kacheln liegen u. a. aus einer Badestube in Besigheim vor (Arnold et al. 2003, S. 201–202, Abb. 167).

1409 Tuchen 2001, S. 85. Tuchen erwähnt zudem, dass der Badeofen auffällige Parallelen zu mittelalterlichen Warmluftheizungen aufweist (ebd., S. 86–87).

1410 Specht 2005, S. 163.

### 5.3.4 Schlussbetrachtung

Bader und ihre Badestuben sind seit dem 13. Jh. in Städten und in außerstädtischen Siedlungen nachweisbar. Sie trugen maßgeblich zur Prävention und Behandlung von Krankheiten bei: im Zubereiten von Schwitz- und Wannenbäder sowie durch ein umfassendes Angebot aus den Bereichen Pharmazie, Chirurgie und Pflege. Ihre Dienstleistungen kamen der breiten Bevölkerung ebenso zugute wie den Hospitaliten. Hospitäler konnten eine Schlüsselfunktion für das Handwerk des Baders einnehmen. So waren manche Badestuben direkt an Hospitäler angegliedert. Andererseits visitierten Bader dort nicht nur Hospitaliten, sondern ambulant auch Gäste.

Archäologisch sind Bader durch ihre Gewerbestuben (Heizanlage, Gewölbedecke, Kesselumrandung, Rinne und abschüssiger Boden) sowie anhand von beweglichen Objekten nachweisbar.[1411] Interpretationsindikatoren sind in diesem Zusammenhang eine Anhäufung von Schröpfköpfen und Tonlämpchen – Objekte, die singulär ebenso außerhalb dieser Einrichtungen zutage getreten sind und daher weiteren Forschungsfragen Raum lassen. Die Herstellung von Arzneien könnte durch den Fund eines Destillierhelms angenommen werden. Ebenso ist denkbar, dass dieses Objekt auf den großangelegten Verkauf von Alkohol, speziell von Branntwein, hinweist. Was die Kleinfunde hingegen nicht belegen, sind sowohl chirurgische Eingriffe als auch institutionelle Pflege. Während sich chirurgische Maßnahmen womöglich durch weitere Grabungen nachweisen lassen, wird die Pflege allein durch die Durchsicht schriftlicher Überlieferungen beleuchtet werden können. Gleiches gilt für das Thema „Hausbesuche“.

## 5.4 Barbier(-chirurgen)

Wie erwähnt, standen Bader beruflich besondern mit den Barbier(-chirurgen) in Konkurrenz. Beide Professionen gestalteten sich ähnlich komplex. Doch Ausbildung, Ansehen und Dienstleistungen von Barbier(-chirurgen) unterschieden sich europaweit. Das Angebot konnte beispielsweise auf Waschen und Scheren begrenzt sein oder auch zusätzliche medizinische Behandlungen beinhalten. In diesem Zusammenhang ist die in dieser Arbeit bisher zugrunde gelegte schriftliche Formulierung des „Barbier(-chirurgen)“ zu verstehen. Die

---

1411 Einschränkend ist zu betonen, dass Bottiche und Heizanlagen, wie sie in den Badestuben zu erwarten sind, auch in anderen Gewerken, wie etwa beim Brauer oder Gerber, genutzt wurden. Dies kann eine Interpretation erschweren.

bewusst gesetzte Klammer weist auf die Schwierigkeit hin, zwischen einfachen Scherern und Chirurgen zu unterscheiden. Barbiere waren über den gesamten Untersuchungszeitraum nicht zwangsläufig als Chirurgen tätig; ebenso wenig ist zu erwarten, dass universitär gebildete Chirurgen barbierten.

### 5.4.1 Forschungsstand

Nachstehend ist aufzuzeigen, welche Tätigkeiten zum Aufgabenfeld des Barbier(-chirurgen) gehörten und wo sie praktizierten. Die Ergebnisse beziehen sich mehrheitlich auf historische Arbeiten, wie sie seit der zweiten Hälfte des 19. Jh. entstanden sind. Eine Fülle von Informationen zum Berufsstand der Barbier(-chirurgen) entstammt den Recherchen von Walter von Brunn, etwa mit der 1921 erschienenen Monographie *Von den Gilden der Barbiere und Chirurgen in den Hansestädten* sowie *Die kurze Geschichte der Chirurgie* aus dem Jahr 1928. Weitere Arbeiten sind insbesondere erst seit den 1960er Jahren zu verzeichnen, wie *Das Amt der Barbiere und Chirurgen in Stralsund* von Werner Buchholz (1967), *Der lange Weg der Chirurgie* von Hans Schwabe (1986) sowie *Das Medizinalwesen der Reichsstadt Rothenburg, Schweinfurt, Dinkelsbühl, Weißenburg und Windsheim* von Christian Probst aus dem Jahr 1987.

Archäologische Übersichtsdarstellungen zum Barbier(-chirurgen) fehlen in Hinblick auf seinen Wirkungsort. Stattdessen sind von Medizinhistorikern und Anthropologen vielfach menschliche Überreste auf chirurgische Eingriffe hin untersucht worden. Als Pionier dieser Arbeiten, die sowohl Geschichtswissenschaft als auch Archäologie und Anthropologie miteinander verbinden, gilt der Medizinhistoriker Karl Sudhoff, dessen Schwerpunkt nicht allein auf der prähistorische Chirurgie lag.[1412] Bezüglich der mittelalterlichen bis neuzeitlichen Chirurgie ist u. a. seine *Illustrierte Geschichte der Medizin* zu nennen. Mehrere Bände mit gleichem Titel wurden 1992 u. a. von Richard Toellner und Wolfgang U. Eckart herausgegeben. Sudhoff (1853–1938) war nicht nur einer der bedeutendsten Medizinhistoriker seiner Zeit, sondern auch am ersten Institut für Geschichte der Medizin und der Naturwissenschaften tätig, das 1906 in Leipzig eingerichtet wurde. Auf ihn geht die medizinhistorische Zeitschrift *Sudhoffs Archiv* zurück, die historische, archäologische und kunsthistorische Forschungen publiziert.[1413]

---

1412 Vgl. beispielsweise Sudhoff 1913; 1931.

1413 Zum Leben und Wirken von Karl Sudhoff vgl. Artelt 1939.

Sudhoffs Arbeiten zeichnen u. a. die Entwicklung der Chirurgie unter Einbeziehung archäologischer Forschungen nach. Es war ihm jedoch nur eingeschränkt möglich, die Wirkungsstätte des Barbier(-chirurgen) vorzustellen, da entsprechende Befunde archäologisch selten erkannt werden. Erst nach Sudhoff kamen entsprechende Zuschreibungen zutage. Verwiesen sei in diesem Zusammenhang auf Hans-Georg Stephans *Der Chirurg von der Weser* aus dem Jahr 1993 sowie einem 2008 veröffentlichen Grabungsbericht von Heiko Schäfer und Giannina Schindler über den Inhalt einer Latrine in Greifswald, die einem Barbier(-chirurgen) aus dem 17. Jh. zugesprochen wird.

### 5.4.2 Einrichtungen und Dienstleistungen der Barbier(-chirurgen)

Im Ständebuch von Jost Amman aus dem Jahr 1568 wird der Barbier wie folgt beschrieben (Abb. 134):

> „Ich bin beruffen allenthalbn / kann machen viel heilsamer Salbn / Frisch wunden zu heiln mit Gnaden / Dergleich Beinbruch und alte Schaden / Franzosen henln / den Staren stechn / den Brandt leschen und Zeen außbrechn / Dergleich Balbiern / Zwagen und Schern Auch Aderlassen thu ich gern."[1414]

Amman beschreibt eine Profession ähnlich dem Bader. Neben dem einfachen Balbieren übernahmen Barbier(-chirurgen) medizinische Aufgaben mit umfassenden Dienstleistungen pharmazeutischer und chirurgischer Art. Die Trennung zwischen innerer und äußerer Medizin spielte somit auch für diesen Medizinalvertreter eine wesentliche Rolle. Allein universitär gebildete Ärzte sahen sich in der Lage und Position, innere Krankheiten zu behandeln und im angemessenen Fall an andere Medizinalvertreter zu verweisen. Barbier(-chirurgen), die mit Wundärzten und Scherern in der historischen Literatur häufig gleichzusetzen sind, kurierten äußere Leiden.[1415]

---

1414 Amman et al. 1989, S. 51. Das Zwagen war eine kräftige Haar- und Kopfwäsche, die von Heffner genauer beschrieben wurde: „Vorder- und Hinterhaupt wurden erst wohl gebadet, der ganze Kopf mit Kleie bestreut und tüchtig gerieben, dann auf beiden Seiten etwas unsanft gepackt und die Hände fest am Kopfe gegeneinander gewunden; zuletzt wird die Kleie mit aller Unreinigkeit vollends durch einen Kamm weggenommen." Heffner 1864/65, S. 220.

1415 Eine Abgrenzung zwischen den historischen Bezeichnungen Barbierchirurg, Wundarzt, Scherer und Chirurg ist schwierig. In der Regel wurden sie synonym füreinander verwendet (vgl. LexMa 1, S. 1445).

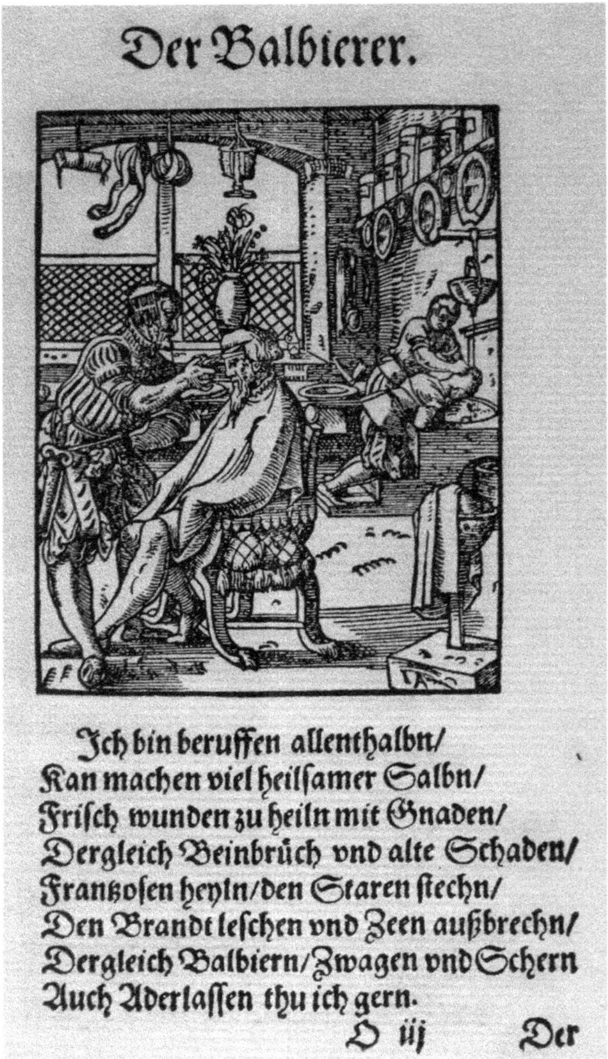
Der Balbierer.

Ich bin beruffen allenthalbn/
Kan machen viel heilſamer Salbn/
Friſch wunden zu heiln mit Gnaden/
Dergleich Beinbrüch vnd alte Schaden/
Frantzoſen heyln/den Staren ſtechn/
Den Brandt leſchen vnd Zeen außbrechn/
Dergleich Balbiern/Zwagen vnd Schern
Auch Aderlaſſen thu ich gern.
D iij Der

**Abb. 134:** „Der Balbierer". Jost Amman, Ständebuch, 1568.

### 5.4.2.1 *Zur chronologischen Entwicklung*

Der zeitliche Rahmen dieses Gewerbes war bestimmt vom Aufblühen neuer Städte, der Nachfrage entsprechender Dienstleistungen sowie letztendlich von einem Umschwung im Medizinalwesen. So sind Barbier(-chirurgen) zeitgleich mit Bader ab dem 12./13. Jh. in deutschsprachigen Städten nachweisbar. Eine Differenzierung der beiden Berufsstände ist zu diesem Zeitpunkt zuweilen unmöglich, da die Berufsbezeichnungen synonym verwendet wurden.[1416] Dies mag auch erklären, warum regelrechte Barbierstuben erst ab dem 15. Jh. in Schriftquellen in Erscheinung treten.[1417] Sollte es zuvor eine Trennung zwischen den Berufen gegeben haben, was regional durchaus zu vermuten ist, dürften Barbier(-chirurgen) ihre Dienste dennoch in Badestuben, auf Marktständen oder in Buden angeboten haben. In dieser Zeit lag der Dienstleistungsschwerpunkt von Barbier(-chirurgen) v. a. im Scheren der Kunden. Ab dem 15. Jh. bezeugen Schriftquellen schließlich auch eindeutig die Ausübung der *Kleinen Chirurgie* durch diesen Stand. Damit waren im deutschsprachigen Raum zeitgleich mehrere Medizinalvertreter vorhanden, die chirurgische Eingriffe durchführten: handwerklich geschulte Bader, Barbier(-chirurgen) und Scharfrichter sowie akademisch gebildete Chirurgen, die im Mittelalter v. a. in Italien und Frankreich studieren konnten.[1418] Die Verantwortung, die Barbier(-chirurgen) durch die medizinische Erweiterung ihres Aufgabenfelds auf sich genommen hatten, führte zu einer langen Lehr- und Gesellenzeit, nebst Zunahme von Pflichten in der Stadt sowie Visitationen durch Stadtärzte. Mitunter arbeiteten sie bis zu zwölf Jahre in verschiedenen Ländern und/oder auf Schiffen, bevor sie sich endgültig niederlassen, eigene Barbierstuben eröffnen oder in Hospitälern eine Anstellung annehmen konnten.[1419] Viele Barbier(-chirurgen) spezialisierten sich, beispielsweise auf das Starstechen, den Steinschnitt oder Leistenbruchoperationen.[1420] Andere boten die Bandbreite aller möglicher Heilungsverfahren an.

---

1416 Vor dem 12. Jh. findet der Beruf Barbier im deutschsprachigen Raum kaum Erwähnung. Dies wurde mehrfach damit begründet, dass in diesem Gebiet „erst im 12. und 13. Jh. die Sitte des Bartscherens aufkam" (Brunn 1921, S. 4; Buchholz 1967, S. 175).

1417 Für Stralsund stellte Buchholz fest, dass Stadtbücher zumindest für die Zeit des 13. und 14. Jh. keine eigenen Barbierstuben erkennen lassen (Buchholz 1967, S. 175).

1418 Knefelkamp 1981, S. 120; Schwabe 1986, S. 70–76. Eine Trennung zwischen Chirurgie und Innerer Medizin zeichnete sich ab dem 10. Jh. ab.

1419 Buchholz 1967, S. 200. Zu den Wanderjahren eines Barbier(-chirurgen) vgl. Melzer 1996.

1420 So war es auch ein Wundarzt, der um 1700 entdeckte, dass das blose Zurückschieben der Linse in den Glaskörper langfristig keine Lösung gegen den grauen Star

Wieder andere blieben beim Amt des Balbierers. Barbier(-chirurgen) spielten somit eine wesentliche Rolle innerhalb der medizinisch zu versorgenden Bevölkerung. Doch mit der ausgehenden Frühen Neuzeit verloren sie ebenso wie die Bader an Einfluss und Ausübungsrechten. Spätestens im 19. Jh. war die Chirurgie im deutschsprachigen Raum ein rein akademisches Fach.[1421]

### *5.4.2.2 Medizinische Angebote*

Barbier(-chirurgen) kurierten pharmazeutisch und chirurgisch. Viele Vertreter des Standes boten „Aderlassen, Schröpfen und Zahnziehen, die Behandlung frischer Wunden, Luxationen und Frakturen, Amputation, Trepanation, Feldscherdienste, Lepra-Schau, gerichtsmedizinische Gutachten und Hospitaldienste" an.[1422] Damit suchten sie verschiedene Institutionen, wie Barbierstuben und Hospitäler auf. Das Wirken der Barbier(-chirurgen) in Klöstern ab dem 16. Jh. wurde bereits erwähnt (→ 5.3.2.1 *Zur chronologischen Entwicklung der Badestuben*). Dieser Aspekt macht darauf aufmerksam, dass Barbier(-chirurgen) „in einem bestimmten, ihnen angewiesenen Revier der Stadt die Praxis" führten, aber auch Hausbesuche vornahmen.[1423] So erreichten sie ebenso Kunden, den es nicht möglich war, die Barbierstube aufzusuchen. Es stellt sich daher wiederholt die bereits beim Bader formulierte Frage, ob handwerklich geschulte Medizinvertreter, in diesem Fall Barbier(-chirurgen), ein Rundumangebot von Hausbesuchen, ambulanter institutioneller Behandlung sowie stationärer Pflege anboten. Dies scheint zuweilen der Fall gewesen zu sein. Demnach ist beispielsweise um 1500 aus dem Kopialbuch C der Stadt Freiburg überliefert, dass die Scherer nicht jeden Verwundeten aufnehmen, sondern ins Hospital überweisen sollten.[1424] Dieser Aspekt belegt nicht allein die Konkurrenz zum Hospital, sondern auch die Unterbringung und Pflege Verwundeter in den Barbierstuben. Das Lehrbuch für Wundärzte aus dem Jahr 1574 ermöglicht einen Blick in eine derartige „Wundarztneystube" (Abb. 135).[1425] Zu sehen sind sowohl Patienten,

---

darstellen konnte. Der Pariser Wundarzt Pierre Brisseau (1626–1717) hatte zum Erkenntnisgewinn das präparierte Auge eines Soldaten zergliedert und festgestellt, „dass der Star eine Trübung der Kristalllinse darstellte" (Karger-Decker 2001, S. 196).

1421 Schäfer – Schindler 2008, S. 200.

1422 Ebd.

1423 Brunn 1921, S. 16.

1424 Knefelkamp 1981, S. 124.

1425 Zur Quelle vgl. Tagault – Houllier 1574.

die gerade eintreffen und behandelt werden, als auch solche, die im Hintergrund in Betten liegen. Es ist anzunehmen, dass diese Personen für mehr als einen Tag von den Barbier(-chirurgen) gepflegt wurden. Eventuell zählten auch Arme zu den Aufgenommen. Für Stralsund ist 1553 beispielsweise belegt, dass die Barbier(-chirurgen) alte und kranke Menschen heilen sollten, die vor den Kirchen lagen. Im Jahr 1611 verpflichtete sich der Medizinalstand, die „dazu nötigen Medikamente aus ihrer Lade zu nehmen".[1426] Sie kümmerten sich somit um *pauperes et infirmi* unentgeltlich. Dies belegt auch eine Stralsunder Verordnung aus dem Jahr 1630. Demnach hatten Barbier(-chirurgen) zahlungsunfähige Kranke umsonst zu behandeln, um *pauperes* et *infirmi* vor den Angeboten sog. Kurpfuscher zu schützen.[1427]

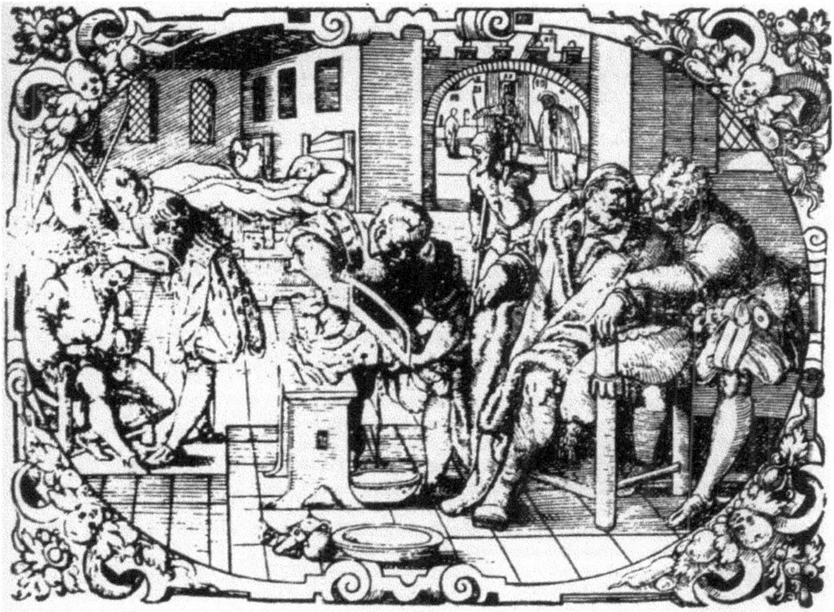

**Abb. 135:** Gregor Zechendorf: *Gründtliche vnd rechte Vunderweysung der CHIRVRGIAE…*, 1574. Blick in die „Wundarztneystube".

1426 Brunn 1921, S. 23.
1427 Ebd., S. 15–16.

Mehrfach wurde in dieser Arbeit belegt, dass Barbier(-chirurgen) auch in Hospitälern instituionell arbeiteten. So war etwa der Basler Wundarzt Samuel Braun bzw. Brun (1590–1668) mehrere Jahre auf See, bevor er 28 Jahre als „Hospitalchirurg" im Basler Bürgerhospital tätig wurde.[1428] Dort behandelte er Arme, Alte und Kranke. Laut einer Bittschrift Brauns pflegte er beispielsweise temporär Soldaten, die durch „Musqueten" v. a. Verstümmelungen an den Händen erlitten hatten, kurierte Frakturen und nahm Amputationen vor.[1429]

Das Zusammentreffen von Barbier(-chirurgen) und Verwundeten weist auch auf die Besonderheit des Standes hinsichtlich der Feldchirurgie hin. Einige bedeutende Medizinschriften stammen aus der Feder von Kriegschirurgen und Feldscherern. Mitunter waren Barbier(-chirurgen) dazu verpflichtet, einen Vertreter ihres Standes, d. h. einen Meister oder Gesellen, „in Kriegszeiten [...] zu stellen".[1430] Andere boten sich hingegen freiwillig an, etwa um Erfahrungen zu sammeln.[1431] Die Lübecker Rolle von 1480 belegt die medizinische Ausrüstung dieser Kriegsbeteiligten. Sie bestand aus „Instrumenten, Salben, Materialien und Pflaster".[1432] Es wäre spannend zu erfahren, ob die Dienstantretenden ihre Arzneirüstung allein stellen mussten oder von höherer Instanz kostenlos ausgehändigt bekamen.

### 5.4.3 Archäologische Belege aus dem Umfeld von Barbier(-chirurgen)

Das unterschiedliche Dienstleistungsangebot von Barbier(-chirurgen) lässt erahnen, wie schwierig es ist, diesen Berufsstand archäologisch zu erfassen. Das größte Problem bei der Identifizierung stellt die Ähnlichkeit zu anderen Medizinalvertretern sowie die Abwesenheit einer besonderen Barbierstubenarchitektur dar. Daher gilt es, spezifische Objekte in einem interdisziplinären Kontext zu untersuchen. Es stellt sich dennoch die Frage, ob es *per se* möglich ist, Dienstleistungen von Barbier(-chirurgen) aus den Bereichen Pharmazie, Chirurgie und Pflege anhand ihrer umfangreichen Ausstattung, wie diese auf einem Gemälde von David Teniers dem Jüngren zu sehen ist, archäologisch zu belegen (Abb. 136).

---

1428 Melzer 1996, S. 115.

1429 Ebd., S. 119–121. Einem zwölfjährigen Jungen musste Braun beispielsweise beide Unterschenkel amputieren. Da sich Wundbrand an den Amputationsstümpfen bildete, wird der Junge den Eingriff nicht lange überlebt haben (Melzer 1996, S. 120).

1430 Brunn 1921, S. 9.

1431 Brunn 1928, S. 170.

1432 Brunn 1921, S. 9.

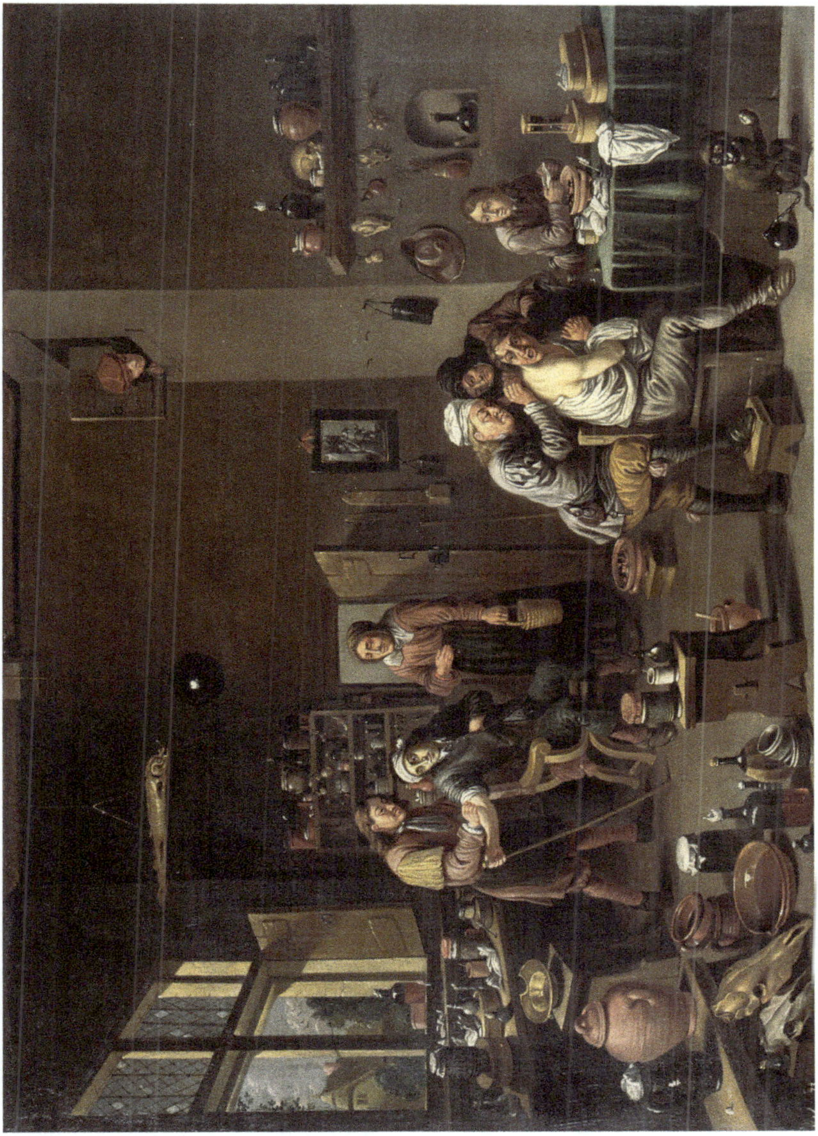

**Abb. 136:** Ausstattung einer Barbierstube im 17. Jh. Ölgemälde von David Teniers dem Jüngeren (1610–1690).

### 5.4.3.1 *Unspezifisches Equipment?*

Ein einziges Objekt einem Barbier(-chirurgen) zuweisen zu wollen, wie dies etwa bei *physici*, Apotheker und Bader besprochen wurde, scheint unmöglich. Dies ist schon allein auf eine unterschiedliche berufliche Ausrichtung von Barbier(-chirurgen) zurückzuführen, die regional-, zeitlich- und talentbegründet gewesen sein kann. Archäologisch muss zunächst zwischen einfachen Balbierern und chirurgisch arbeitenden Barbieren unterschieden werden. Die grundlegende Ausstattung des Erstgenannten besteht hauptsächlich aus Barbierschüsseln und Rasierer, Kämmen und Aufbewahrungsgefäßen. Barbieschalen scheinen jedoch erst mit dem 16. Jh. aufzutauchen. Rasiermesser sind nur selten erhalten und können, wie Kämme und Gefäße, zu jedem Haushalt gehört haben. Folglich scheint ein Nachweis für den einfachen Balbierer vor dem 16. Jh. archäologisch unmöglich. Und auch der Nachweis von Barbierbecken und Rasiermesser ist kein Garant für die Anwesenheit eines Barbier(-chirurgen). Wie das vorangegangene Kapitel zeigte, scherten beispielsweise auch Bader ihre Kunden, zudem stammte das Equipment zuweilen vom Kunden selbst. Somit ist es v. a. die Quantität, die eine Zuweisung verspricht. Je mehr barbierspezifische Objekte, wie Barbierschüsseln, Schalen und Gefäße auftreten (Abb. 136), desto eher lohnt es sich, den Befund mit schriftlichen Überlieferungen zu vergleichen. Auch kunsthistorische Darstellungen zeigen eine derartige Ausstattung von Barbierstuben frühestens ab dem 16. Jh., wenngleich der chirurgische Aspekt als Sujet häufig im Vordergrund steht. Ab dem 16. Jh. datieren schließlich auch Barbierschalen aus geschlossenen Funden, den Schiffswracks (→ Kap. 3.4.2.3 *Exkurs*), sowie aus Sammlungen. Während Barbierschalen jedoch mit dem 18. Jh. aus geschlossenen Funden zu verschwinden scheinen, bleiben sie an Land weiterhin im Umlauf (Abb. 137). Sowohl vor Auftauchen dieser spezifischen Objekte als auch nach dem 18. Jh. wurden, neben den typischen Barbierschalen mit halbrunder Aussparung, gewöhnliche Schüsseln, Schalen oder tiefe Teller zum Scheren verwendet. Dies erschwert eine funktionale Zuordnung archäologisch geborgener Stücke, wie das nächste Beispiel belegt.

Erst in das 18. Jh. datiert schließlich der einzige archäologische Befund, der im deutschsprachigen Raum bisher sicher die Sachkultur eines Barbier(-chirurgen) belegt. Die Funde kamen in einem ehemaligen Giebelhaus auf dem Eckgrundstück Mühlenstraße 11/Rakower Straße in der Hansestadt Greifswald zutage. Das Gebäude war über einen Zeitraum von mehr

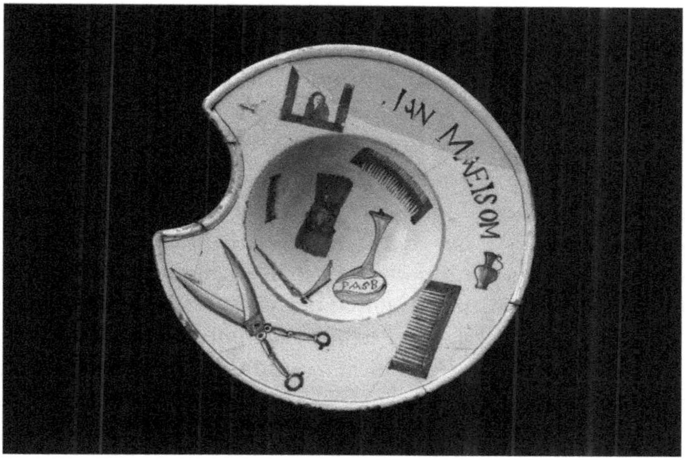


**Abb. 137:** Science Museum London, Inv.-Nr. A45685. Barbierschale des Jan M. Aeisom, 18. Jh.

als 100 Jahren Sitz der Stadtwundärzte und Barbiere.[1433] Eine Verwandtschaft zwischen den Eigentümern ist selten. Die Ausübung eines medizinischen Gewerbes über einen langen Zeitraum, trotz wechselnder Eigentümer, wurde auch schon im Fall der Apotheker angemerkt. Was genau diese traditionell wirkende Verortung auslöste, hat sicherlich mehrere Gründe. Zunächst ist es lohnend, Besucher gewohnheitsbedingt trotz Inhaberwechsel zur gleichen Adresse zu führen. Auf diese Art und Weise blieben Betreiber von Verlustgeschäften aufgrund eines Umzugs verschont. Es wäre ebenso denkbar, dass der Rat bzw. die Stadt das Gebäude sog. Stadtwundärzten bzw. -barbieren zur Verfügung stellte. Sicher scheint bisher, „dass die Ecklage für Barbierhäuser typisch" gewesen ist.[1434]

---

1433 Schäfer – Schindler 2008, S. 197. Derartige Konstanten konnten auch bei weiteren Medizinalberufen beobachtet werden, beispielsweise im Fall der Heidelberger Apotheke oder Lübecker Ratsapotheke (→ Kap. 5.2 *Apotheker*). Gleiches lässt sich zudem für andere Berufe feststellen. Im sächsischen Penig sind demnach für das Gebäude an der Ecke Obergasse/Mandelgasse über einen Zeitraum von etwa 100 Jahren allein Leinenweber verzeichnet (Thoma 2001, S. 218).

1434 Schäfer – Schindler 2008, S. 198. Eckgrundstücke sind auch für die Apotheken, wie der Heidelberger Apotheke am Kornmarkt, nicht unüblich (Huwer 2011, S. 21).

Der Latrineninhalt der Greifswalder Barbier(-chirurgen) datiert in das frühe 18. Jh. Die zeitliche Einschätzung wurde durch, mit Jahreszahlen versehene Teller und Schüssel gestützt. Innerhalb dieses Zeitraums betrieb der Barbier Dionysius Behrens die Einrichtung. Er war nach 10-jährigen Aufenthalten „in dänischen Diensten, in Westindien, Holland und England“ schließlich 1694 in Greifswald sesshaft geworden und betrieb dort ein Geschäft bis zu seinem Tode zwischen 1712 und 1717.[1435] Danach ging das Grundstück auf seine Nachkommen über. Die archäologischen Funde lassen weder typische Balbiertätigkeiten noch chirurgische Eingriffe erkennen. Stattdessen ist nur zu mutmaßen. Zwei Klappmesser könnten beispielsweise zum Rasieren genutzt worden sein.[1436] Eventuell fanden tiefe Teller oder Schalen bzw. Schüsseln beim Scheren Verwendung. Heiko Schäfer und Giannina Schindler vermuten in einem Teller mit sekundär hinzugefügter Aussparung eine Barbierschale (Abb. 138, Mitte).[1437] Da der Teller nicht tief zu sein scheint, wäre seine Verwendung jedoch eher unpraktisch gewesen.

Die medizinischen Tätigkeiten Behrens waren wahrscheinlich v. a. pharmazeutischer Natur. Sie spiegeln sich in kleine Arzneifläschchen und Destilliergefäßen wider (Abb. 139). Destillierzubehör, wie die geborgenen Destillierkolben, Bindegläser und Vierkantflaschen, sind bei jenen Medizinalvertretern zu erwarten, die Alkohol zur Zubereitung von Arzneien oder zum Ausschank benötigten. Brannt- und Gewürzweine wurden auch von Barbier(-chirurgen) verkauft. Die geborgenen Trinkgefäße aus dem Befund der Barbierstube könnten diese Vermutung bestätigten, sofern sie nicht, zusammen mit dem freigelegten Essgeschirr, zum üblichen Haushaltsinventar gehörten. In einer Barbierstube dürfte Alkohol jedoch nicht nur zur Zubereitung von Arzneien und Weinen, sondern auch zur Anfertigung von Duft- und Rasierwässerchen gedient haben.[1438]

Der Latrineninhalt der Barbierstube aus dem 18. Jh. bestand folglich aus berufsspezifischen Gerätschaften sowie typischem Haushaltsinventar. Diese Durchmischung wurde auch bei anderen Medizinalvertretern, wie Apothekern und Badern, festgestellt.

---

1435 Schäfer – Schindler 2008, S. 196.
1436 Ebd., S. 215, 217–218.
1437 Schäfer – Schindler 2008, S. 200, Abb. 9h und 11.
1438 Ebd., S. 212.

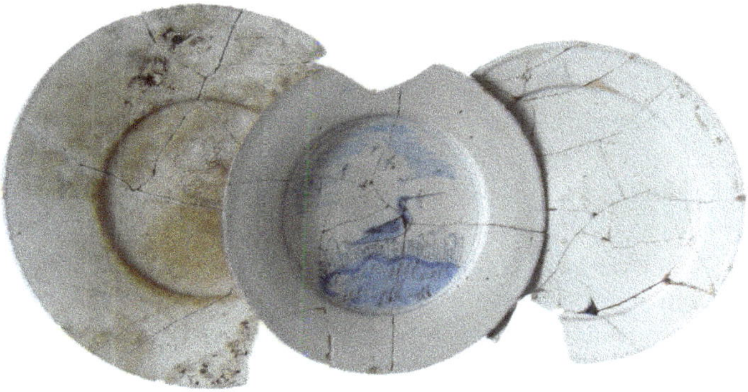

**Abb. 138:** Hansestadt Greifswald, Mühlenstraße 11. Teller aus der Latrine, Nutzungsphase 1.

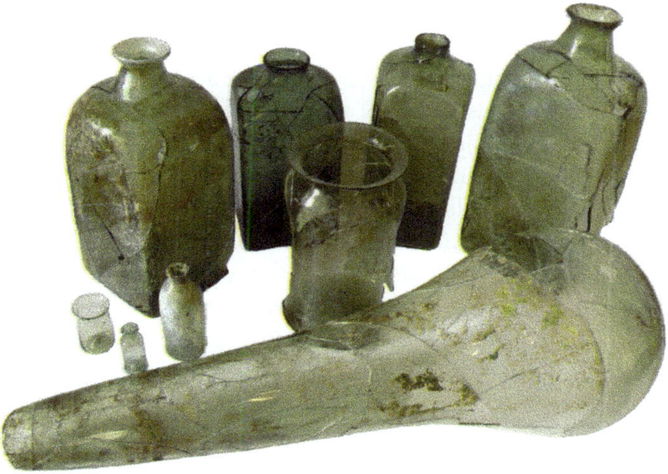

**Abb. 139:** Hansestadt Greifwald, Mühlestraße 11. Destillierzubehör, Vierkant- und Bindeflaschen sowie Dispensiergefäße aus der Nutzungsphase 1.

### *5.4.3.2 Chirurgische Instrumente*

Eine Vielzahl von Barbier(-chirurgen) nahm v. a. seit dem ausgehenden Mittelalter chirurgische Eingriffe vor. Zu dem Arbeitsgerät dieser spezialisierten Profession zählten demnach chirurgische Instrumente, wie Sonden, Nadeln,

Skalpelle, Trepane und Amputationssägen. Archäologische Arbeiten zu diesem Thema machen deutlich: Chirurgische Instrumente sind kaum überliefert – eine Beobachtung, die jedoch zeitlich divergiert. Demnach ist aus der Antike ein reiches Spektrum entsprechender Gerätschaften aus sog. Ärztegräbern erhalten geblieben. Die Völkerwanderungzeit belegt chirurgische Eingriffe beinahe ausschließlich anhand von skelettalen Überresten. Im frühen Mittelalter ist eine noch immer vorhandene Fundleere evtl. mit der Sitte der Beigabenlosigkeit erklärbar. Doch auch im Mittelalter und in der Frühen Neuzeit ändert sich der Mangel an archäologischen Belegen in Form von Objekten nicht. Instrumente treten eher singulär innerhalb von Stadtkerngrabungen zutage.[1439] Es müssen daher andere Bedingungen vorliegen, um chirurgische Instrumente in größerer Anzahl zu erhalten. Zudem erhöht v. a. die Quantität und Vergesellschaftung mit anderen Objekten die Möglichkeit, Funde in einen klaren Kontext zu setzen. Allein geschlossene Funde scheinen dies bisher zu ermöglichen. Sie eröffnen den Blick durch ein zeitlich eingeschränktes, historisches Fenster. Überhaupt scheint aus Siedlungsgrabungen bisher nur ein einziger Befund vorzuliegen, der auf diese Weise die Anwesenheit eines Chirurgen aus der Zeit des Mittelalters belegen könnte. Die geborgenen Überreste stammen aus einem Hauskeller der Wüstung Corvey, nahe Höxter. Das Gebäude war offensichtlich während der Plünderung der Stadt am 15./16. Juli 1265 abgebrannt. Das 1988 bei seiner Freilegung geborgene, metallene Instrumentarium umfasst eine Bügelschere, ein mögliches Brenneisen, eine hohle Nadel mit Klemmöse, eine große Nadel mit Öhr sowie ein „schabeisenartige[s] Gerät mit langem, im Querschnitt rechteckigen Stiel" (Abb. 140). Weiterhin kamen Kannen und Töpfe zutage, die zum Küchenbedarf gehörten oder zur „Aufbewahrung und Zubereitung von Arzneien" Verwendung fanden. Eine Unterscheidung ist nicht möglich, da gebrannte, apothekentypische Gefäße im 13. Jh. scheinbar nicht im vorliegenden Untersuchungsgebiet existierten (→ Kap. 5.2 *Apotheker*).[1440]

Der Archäologe Hans-Georg Stephan hält es nach der Durchsicht von Schriftquellen für möglich, die Funde dem „Chirurg von der Weser" zuzuschreiben. Dieser war kein handwerklich geschulter Barbier(-chirurg), der nur evtl. medizinische Dienste anbot, sondern hatte in der Zeit um 1220/30 in Bologna und Montpellier studiert, in Paris gearbeitet und war schließlich an die Weser gezogen.

---

1439 Es ist davon auszugehen, dass chirurgische Instrumente aufgrund von Korrosion und Ähnlichkeiten zu anderen Instrumenten in ihrer Funktion nicht mehr erkannt werden. Zudem wurden metallene Exemplare wahrscheinlich häufig eingeschmolzen.

1440 Stephan 1993.

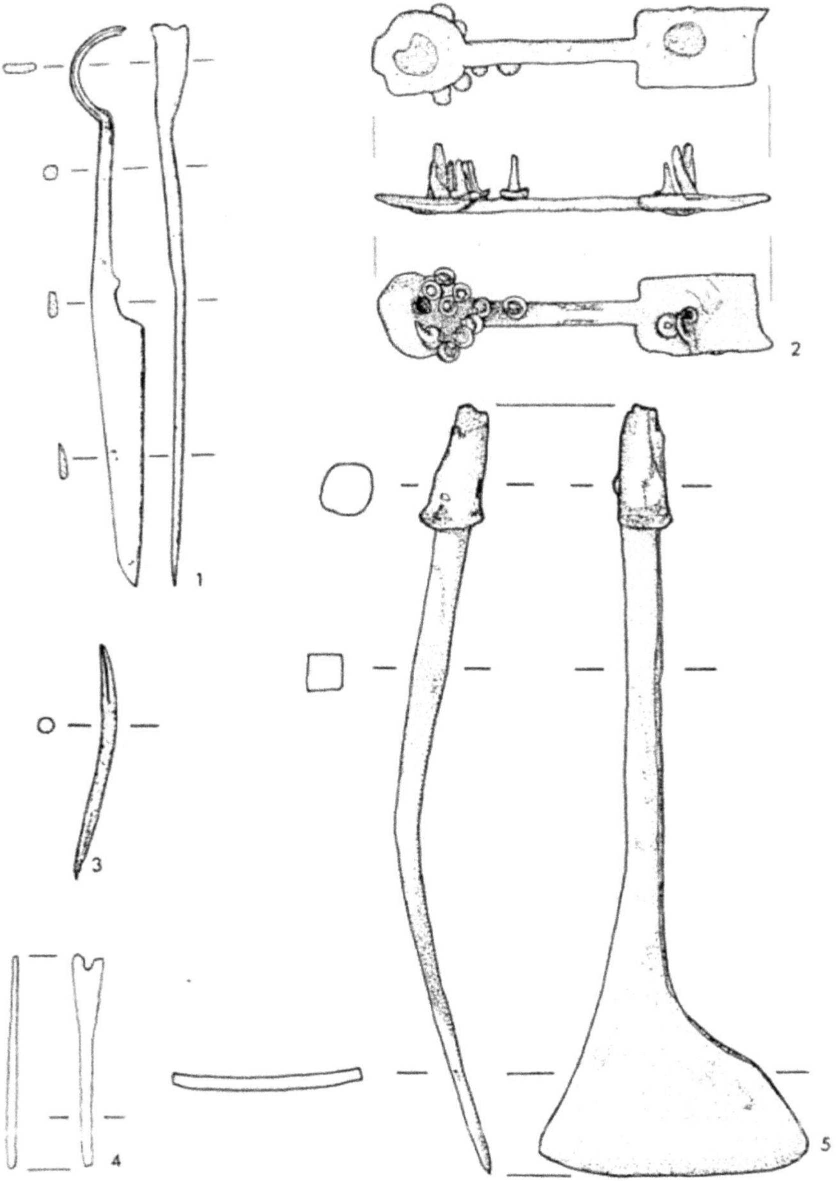


**Abb. 140:** Wüstung Corvey. Chirurgisches Instrumentarium, 13. Jh.

Dort ergänzte er seinen Roger-Erstkommentar, der wundärztliche Erfahrungen aus Frankreich und Deutschland beinhaltete. Von besonderer Bedeutung waren seine Arbeiten über plastische Lidoperationen.[1441]

### 5.4.4 Schlussbetrachtung

Barbier(-chirurgen) zählten vom Hohen Mittelalter bis zur Frühen Neuzeit zu den wichtigsten Medizinalvertretern der Bevölkerung, in den Städten und auf dem Land. Sie behandelten *pauperes et infirmi* sowohl in Barbierstuben als auch in anderen Institutionen; sie nahmen Hausbesuche vor und pflegten zudem Bettlägerige in den Barbierstuben. Die Versorgung umfasste das gesamte medizinische Repertoire, bestehend aus Hygiene und Prävention, Pharmazie, Chirurgie sowie Pflege. Wie jedoch zu sehen war, unterliegen diese Tätigkeiten regionalen und zeitlichen Entwicklungen. Und auch das Talent eines Barbier(-chirurgen) dürfte dazu beigetragen haben, ob dieser chirurgische Eingriffe vornahm oder allein den Aspekt der Hygiene ausfüllte, indem er sich auf die Ausübung des Balbierens beschränkte.

Ein Großteil der Barbier(-chirurgen) stand jedoch sicherlich in Konkurrenz zu anderen chirurgisch versierten Medizinalvertretern, u. a. auch zu jenen Chirurgen, die im Ausland ein Medizinstudium absolviert hatten. Archäologisch ist es folglich sehr schwierig, bei auftretenden Kleinfunden zwischen einzelnen Medizinalvertretern zu unterscheiden. Auch Befunde helfen diesbezüglich kaum weiter, da Barbierstuben keine spezielle Architektur aufwiesen. Die Suche nach berufstypischen Objekten ist aufgrund der unterschiedlichen Dienstleistungen von Barbier(-chirurgen) ebenfalls schwierig. So sind sog. Barbierschalen und Rasiermesser keinen Indikatoren, da sie sowohl von anderen Medizinalvertretern als auch von weiten Teilen der Bevölkerung genutzt wurden. Chirurgische Instrumente können *per se* ebenfalls keinem Barbier(-chirurgen) zugewiesen werden. Zudem ist der Erhalt derartiger Objekte problematisch. Daher helfen v. a. geschlossene Funde, insbesondere durch die Quantität von chirurgischen Instrumenten in Verbindung mit Schriftquellen, eine Ansprache zu verifizieren. Für das Mittelalter scheint dies für den sog. „Chirurg von der Weser" zu gelingen, der jedoch kein handwerklich geschulter Barbier(-chirurg), sondern ein akademisch gebildeter Chirurg gewesen ist. Auch war er zu einem Zeitpunkt im deutschsprachigen Raum chirurgisch tätig, für den derartige Behandlungen durch Barbier(-chirurgen)

1441 Chirurg von der Weser, LexMa2, S. 1859–1860.

noch nicht eindeutig nachweisbar sind. Dies ändert sich sprunghaft mit der Zunahme von Schriftquellen und dem Aufkommen von Barbierstuben ab dem ausgehenden Mittelalter. Doch erst in das 18. Jh. datiert ein archäologischer Befund einer Barbierstube, der ähnlich den Badestuben, eine gemischte Sachkultur von haushaltstypischem Inventar bis hin zu Abgabefläschchen und Destillierzubehör umfasst. Die von geschlossenen Funden und Sammlungen bekannten Barbierschüsseln und chirurgischen Instrumente bleiben jedoch auch hier ein Desiderat. Somit sind diese so wichtigen Medizinalvertreter der *pauperes et infirmi* archäologisch bisher kaum greifbar – eine Feststellung, die allein durch zukünftige Untersuchungen geändert werden kann.

## 5.5 Scharfrichter

Die Bandbreite der im Untersuchungszeitraum in Hospitälern vertretenden Dienstleister des Medizinalwesens war enorm. Dennoch mag es zunächst verwundern, dass auch Scharfrichter zu diesen Heilkundigen gehörten, wie Schriftquellen ab der Frühen Neuzeit belegen. Was Scharfrichter aus den Bereichen Hygiene, Pharmazie, Chirurgie und Pflege anboten, wer zu ihrer Klientel gehörte und ob archäologische Untersuchungen Schriftquellen stützen, ist Gegenstand dieses Kapitels.

### 5.5.1 Forschungsstand

Die medizinischen Dienstleistungen der Scharfrichter werden v. a. in regionalhistorischen Schriften behandelt. Zu den frühesten Arbeiten zählt u. a. *Die Henker und Scharfrichter als Volks- und Viehärzte seit Ausgang des Mittelalters* aus dem Jahr 1900 von Franz Heinemann, einem Arzt in Luzern. In Hinblick auf die zeitliche Begrenzung des genannten Titels ist zu betonen, dass relevante Schriftquellen die scharfrichterliche Medizin generell nicht vor dem 15. Jh. zu erwähnen scheinen. Wolfang Dau thematisierte den Gegenstand 1963 erneut, mit seiner Abhandlung zum *Scharfrichter und Henker als Medici und Chirurgi*. Mehrere Arbeiten zur scharfrichterlichen Medizin veröffentlichte Gisela Wilbertz. In ihrer 1979 publizierten Dissertation *Scharfrichter und Abdecker im Hochstift Osnabrück* umriss sie das Phänomen, dass ein Scharfrichter nicht allein angestellt wurde, um die *„Bosewicht zu exequiren, sondern daß er den armen Leuthen mit seinen Curen helfe“*.[1442] Dieser Arbeit folgten 1981 *Scharfrichter und Abdecker. Zur Sozialgeschichte zweier „unehrlicher Berufe“ im nordwestdeutschen*

1442 Zitiert nach Wilbertz 1979, S. 67.

*Raum vom 16. bis 19. Jh.* sowie weitere Aufsätze. Mit den 1990er Jahren sind zunehmend kritische Auseinandersetzungen zu diesem Forschungsdesiderat zu bemerken. Eine Zusammenstellung der bis 1993 veröffentlichten Erkenntnisse zur scharfrichterlichen Medizin ist etwa Jutta Nowosadtkos Aufsatz *Wer Leben nimmt, kann auch Leben geben – Scharfrichter und Wasenmeister als Heilkundige in der Frühen Neuzeit* zu entnehmen. Sie weist auf mehrere kontrovers diskutierte Themen hin, wie etwa auf die angebliche „Unehrlichkeit" des Scharfrichters. Kathy Stuart veröffentlichte im Jahr 1998 die Arbeit *Des Scharfrichters heilende Hand – Medizin und Ehre in der Frühen Neuzeit*. Stuart diskutierte die medizinischen Tätigkeiten des Scharfrichters, die ihrer Meinung nach im auffälligen Kontrast zur „Unehrlichkeit" des Berufes standen. Stuart und Nowosadtko behandelten zudem die Frage, ob Scharfrichter menschliche Leichenteile zur Anfertigung von Arzneien verwendet hätten. Diese und weitere quellenkritische Aussagen wurden 1999 von Wilbertz u. a. in *Scharfrichter, Medizin und Strafvollzug in der Frühen Neuzeit* besprochen.

Neben den historischen Quellen scheint nur ein archäologischer Beleg verzeichnet, der eine heilkundige Tätigkeit der Scharfrichter vermuten lässt. Dieser wurde 1984 von dem Anthropologen Bernd Herrmann vorgestellt. Jost Auler nahm 2010 zu diesem Fund erneut Bezug, jedoch mit Argumenten, die 2012 von mir infrage gestellt wurden.[1443]

Es ist daher festzuhalten, dass die scharfrichterliche Heilkunde v. a. durch regionalhistorische Studien nachvollzogen werden kann, während der Beitrag der Archäologie bisher einen kaum spürbaren Eindruck hinterlässt. Möglicherweise liegt dieses Desiderat in einem Überlieferungsproblem begründet. Bauhistorische Untersuchungen von Gebäuden, in denen Scharfrichter ehemals arbeiteten, wie etwa *Das Scharfrichterhaus von Stralsund* von Dietmar Volksdorf und seine Kollegen im Jahr 2004, sind rar. Die Ausgrabung von fundbringenden Latrinen oder auch Brunnen erhielten aus diesem Umfeld bisher ebenfalls nur wenig Beachtung.[1444] Während archäologische Quellen somit nur marginal vorliegen, schriftliche Belege jedoch ein umfassendes Bild scharfrichterlicher Medizin nachzeichnen, scheinen Bildquellen zu diesem Thema bisher sogar gänzlich ein Desiderat darzustellen.

---

1443 Zum Aufsatz von Auler vgl. Auler 2010. Zur Kritik des vorangegangen Artikels siehe Kahlow 2009; 2012.

1444 In diesem Zusammenhang wurde etwa der Brunnen des Scharfrichters in Lemgo bei Ausschachtungsarbeiten im Jahr 1972 zwar angeschnitten, jedoch nicht archäologisch untersucht (Wilbertz 2008, S. 512).

### 5.5.2 Medizinische Dienstleistungen der Scharfrichter

Scharfrichter boten wahrscheinlich seit dem 15./16. Jh. medizinische Dienstleistungen an.[1445] Dabei bezogen sie auch Frauen in die Heilkunde mit ein.[1446] Das medizinische Behandlungsrepertoire der Scharfrichter bzw. Scharfrichterfamilien umfasste u. a. „Bein- und Armbrüche, Verrenkungen, [...] durch Hieb oder Stich entstandene offene Wunden, sonstige äußerlich sichtbare Verletzungen"[1447] sowie „Fieber, Blutsturz, [...] Brand, Schwächung im Haupt (es handelt sich anscheinend um Geisteskrankheit), [...] Epilepsie, [...] Rheumatismus, Schwindsucht, Verbrennungen, Lähmungen [und] Krebs", wie Klageschriften, Patientenbriefe und Kirchenbücher belegen.[1448] Zudem griffen sie in den Bereich der Inneren Medizin ein, was bei akademisch gebildeten *physici* für Empörung sorgte. So führten Scharfrichter beispielsweise ebenso die Uroskopie durch. Im Jahr 1661 klagten Augsburger Ärzte, dass sich der Scharfrichter „erkühnet [...] interna Medicamenta [...] nicht allein zue verschreiben, sondern auch [...] selbsten zu praeparieren, die urin zue besichtigen, auch mit Rath, purgationen, und Arzeneyen Ausgebung, haimblich und offentlich, Inner: und Ausser seines Hauses, zu practicieren."[1449] Sehr genau wird die Praxis der Urinschau von einem Brillenmacher aus Fürth im Jahr 1750 beschrieben. Dieser hatte den Urin seiner Frau zu einem Nürnberger Scharfrichter gebracht, der richtiggehend einen Blutsturz diagnostizierte, ohne dass der Mann weitere Erklärungen formuliert hatte.[1450]

Anders als die *physici*, die „ihre Patienten oft nicht einmal sahen, geschweige denn berührten", scheuten Scharfrichter den Körperkontakt nicht, um eine Diagnose am Patienten zu stellen.[1451] Damit glichen sie im Umgang anderen handwerklich geschulten Medizinalvertretern. Sie behandelten der Zeit entsprechend insbesondere mittels Schröpfen und Aderlass sowie durch die Zubereitung von Arzneien, Salben, Pflastern sowie stärkenden Gewürzweinen.[1452] Ebenso nahmen

---

1445 Belege zum medizinischen Wirken des Scharfrichters divergieren regional und zeitlich (vgl. Wilbertz 2007).

1446 Nowosadtko 1993, S. 46.

1447 Wilbertz 1979, S. 68.

1448 Stuart 1998, S. 330.

1449 Zitiert nach Stuart 1998, S. 330; Augsburg Stadtarchiv, CM; Apotheker von 1564–1805, Tom. II: Korrespondzenz von Januar bis Februar 1661.

1450 Ebd.

1451 Stuart 1998, S. 331.

1452 Wilbertz 1979, S. 68–69, mit einem Beleg aus Osnabrück für das Jahr 1649.

sie chirurgische Eingriffe, wie Amputationen, vor.[1453] Demnach amputierte etwa der Osnabrücker Scharfrichter Henrich Sparenberg (um 1638–1692) den Arm eines jungen Knechtes, der in einem Baum eingeklemmt worden war.[1454] Scharfrichter, wie Sparenberg in den Jahren zwischen 1649 und 1680, übernahmen auch Aufgaben aus dem Tätigkeitsfeld der Bader und Barbier(-chirurgen), wie das Rasieren, Haareschneiden und Zähneziehen.[1455] Die daraus entstandene Konkurrenz unter den Medizinalvertretern beruhte jedoch auf Gegenseitigkeit. So erfolgte etwa die Behandlung von Gefangenen und Gefolterten in Lemgo im Jahr 1616 durch Barbier(-chirurgen), anstatt durch Scharfrichter.[1456]

### *5.5.2.1 Ausbildung und Wirkungsort*

Schriftquellen lassen erkennen, dass die medizinische Qualifikation der Scharfrichter für deren Anstellung zumindest im deutschsprachigen Raum sowie in Frankreich in der Frühen Neuzeit entscheidend gewesen sein konnte. Dies betraf nicht allein ihr Handeln gegenüber den Delinquenten, sondern auch Aufgaben, die sie als *chirurgus* zu bewältigen hatten.[1457] Entsprechendes medizinisches Wissen gewannen Scharfrichter in ihrer beruflichen Laufbahn schon früh. Ihre Ausbildung erfolgte somit in der Regel durch die Verwandtschaft, innerhalb sog. Scharfrichterdynastien. In diesen Familien wurde das angewachsene medizinische Wissen über Generationen an die Nachkommen weitergegeben. Scharfrichter gingen zuweilen auch bei Chirurgen in die Lehre, wie Schriftquellen seit dem 17. Jh. belegen. Ebenso wie andere handwerklich geschulte Medizinalvertreter legten sie während ihrer Ausbildung große Distanzen zurück und arbeiteten mitunter im Militär, um ihre Fähigkeiten durch die Behandlung von Verwundeten zu erweitern.[1458] Nach der Lehrzeit war der Berufsweg der Scharfrichter dennoch nicht vorgezeichnet. Statt peinliche Befragungen durchzuführen oder gar

1453 Nowosadtko 1993, S. 49–50.

1454 Wilbertz 1999, S. 523.

1455 Ebd., S. 523.

1456 Wilbertz 1999, S. 524. „So beschwerten sich 1623 die Scherermeister von Solothurn, dass ihnen der Scharfrichter Georg Meier ins Handwerk greife." Nold 2009c, S. 79. Der Konkurrenzgedanke könnte im Fall von Solothurn auch dazu geführt haben, dass Scharfrichter und deren Gesellen von der Badestube ausgeschlossen wurden (ebd., 78). Zu Klagebriefen, die die Konkurrenz zwischen den einzelnen Berufen verdeutlichen, siehe Nowosadtko 1993, S. 48.

1457 U. a. in Wilbertz 1979, S. 67.

1458 Wilbertz 1999, S. 526–527.

Todesurteile zu vollstrecken, arbeiteten einige Scharfrichtersöhne ausschließlich als Chirurgen oder gar als „Hof- und Leibmedicus".[1459]

Scharfrichter behandelten ab dem ausgehenden 15. Jh in der eigenen Praxis und in anderen Institutionen, wie im Hospital. Je nach Angebotsgröße konnte dies sogar zur Niederlegung des Scharfrichteramtes zugunsten einer medizinischen Praxis führen.[1460] Eine ambulante Visitation im Scharfrichterhaus schildert Wilbertz[1461]:

> „1623 warteten in Tondern […] auf ihre Behandlung: ein Bürger mit seinem Kind, ein anderer, der seinen Fuß verbunden haben wollte, und der Pfarrer von Randerup wegen seiner verletzten Schulter […]. 1691 wurde ein Mann aus Lünern mit einer Beilverletzung zum Scharfrichter nach Werl gebracht […]."

Sowohl die Reihe der Wartenden in Tondern (evtl. in einer Diele?) als auch ein Fall aus dem Jahr 1668 in Lemgo, in dem ein Scharfrichter ein Kind „in der Stuben" verband, ermöglichen Vorstellung von den Räumlichkeiten, in denen Besucher warteten und Behandlungen durchgeführt wurden.[1462] Scharfrichter boten zudem Hausbesuche an und nahmen Patienten sogar in ihren Räumlichkeiten auf, pflegten und verköstigten sie. Die Dauer eines längeren Aufenthalts variierte von einigen Tagen bis zu mehreren Wochen.[1463] Dieses Dienstleistungsangebot von ambulanter Praxis über Hausbesuche bis hin zu stationärer Aufnahme in den eigenen Räumlichkeiten wurde innerhalb dieser Arbeit auch für die ebenfalls handwerklich geschulten Medizinalvertreter Bader und Barbier(-chirurgen) nachgewiesen.

Die Klientel der medizinisch-versierten Scharfrichter betraf alle sozialen Klassen und Konfessionen.[1464] Dennoch war eine medizinische Behandlung durch den Scharfrichter günstiger als bei anderen Medizinalvertretern und folglich auch für ärmere Menschen möglich.[1465] Landesherrliche und städtische Beamte verlangten sogar die Behandlung mittelloser Armen – einer Forderung, der beispielsweise

---

1459 Ebd., S. 527.

1460 Nowosadtko 1993, S. 47.

1461 Wilbertz 1999, S. 523, Fußnote 28.

1462 Zu Lemgo siehe Wilbertz 2000, S. 278–280.

1463 Wilbertz 2008, S. 512. Insbesondere Kirchenbücher aus dem 17./18. Jh. dokumentieren die Aufnahme von Kranken, v. a. jedoch von Verletzten, im Scharfrichterhaus. Die Erwähnung war mit dem Tod des Patienten verknüpft (Wilbertz 1979, S. 69, Fußnote 530).

1464 Stuart 1998, S. 332–336.

1465 Wilbertz 1979, S. 71.

ebenso Bader nachzukommen hatten. Die Unterschicht wählte bewusst zwischen handwerklich geschulten Medizinalvertretern. So äußert Wilbertz[1466]:

> „Dass sich die Landesbewohner trotzdem weiter an den Halbmeister und nicht an den Chirurgen wandten, lag oft daran, das seine Gebührensätze niedriger waren und er, gegen arme Unterthanen, welche keine Medicin bezahlen können, sehr leidlich verfahre, so dass es zum großen Soulagement derselben gereiche, und sich lieber der Cur dersselben als der unbarmherzigen Feldscher anvertrauen."

Zu den Armen zählten ebenso Hospitaliten, dennoch belegen bisher nur wenige Quellen die Anwesenheit von heilkundigen Scharfrichtern in diesen Einrichtungen. So kurierte etwa der Essener Scharfrichter Meister Albert Barenberg d. Ä. 1615 im Heilig-Geist-Hospital einen Reiter, *„so sich gestochen"* sowie 1625 *„ein Mädchen von Werden,* (dem) *der Arm entzweigeschlagen"*.[1467] In Koblenz versorgte der Scharfrichter im Jahr 1606 einen Hospitalsknecht.[1468] Auch aus anderen Fürsorgeinstitutionen stammen Belege ihres medizinischen Wirkens. So behandelte ein Scharfrichter 1618 in einem Hamburger Waisenhaus zwei geistig auffällige Mädchen.[1469] Im 18. Jh. pflegte ein Rottweiler Scharfrichter die Kranken des Leprosenhauses Allerheiligen in seiner Krankenstube in der Altstadt.[1470] Ohne direkten Bezug zu einer Fürsorgeinstitution ist zudem zu erwähnen, dass der Scharfrichter von Schaffhausen Menschen mit Geschlechtskrankheiten kurierte, wofür ihn der Magistrat entlohnte.[1471] Auch der Münchener Scharfrichter Meister Hansen hatte sich 1460 bereits „spezialisiert", indem er im Auftrag der Stadt Brandverletzte versorgte.[1472] Der Luzerner Scharfrichter Meister Baltzer Mengis stellte 1656 eine Rechnung für die medizinische Versorgung, Pflege und Verköstigung von 30 Kriegsverwundeten aus der Schlacht von

---

1466 Ebd., S. 524. Bemerkenswerterweise fehlen Quellen zur medizinischen Behandlung von Schwangeren (Dau 1963, S. 341; Stuart 1998, S. 321). Eine von mir getätigte positive Äußerung hierzu im Jahr 2012 beruhte auf die Übernahme einer falschen Aussage, auf die Gisela Wilbertz dankenswerter Weise in einer schriftlichen Mitteilung am 03.12.20012 hinwies (Kahlow 2012, S. 556; vgl. weiterhin Wilbertz 1994, S. 146–147.

1467 Zitiert nach Wilbertz 1995, S. 139.

1468 Grundmann 1992, S. 44

1469 Heinemann 1900, S. 9.

1470 Mehl 1993, S. 138. Da Lepra zu dieser Zeit kaum noch im deutschsprachigen Raum auftrat, litten die Insassen sicherlich überwiegend an anderen Krankheiten und Gebrechen oder waren mittellos (→ Kap. 4.2.2 *Leprosorien*).

1471 Stuart 1998, S. 321

1472 Nowosadtko 1993, S. 47.

Villmergen.[1473] Ob die Verletzten in von ihm bereitgestellten Räumen untergebracht waren, ist nicht zu klären. Von den behandelten Patienten, die u. a. Stich- und Schussverletzungen aufwiesen, war allein einer unter der scharfrichterlichen Fürsorge gestorben.

### *5.5.2.2 Medizin und Folter*

Die medizinische Ausbildung der Scharfrichter mag in direktem Zusammenhang mit dem Scharfrichteramt stehen. Schließlich war es an ihnen, u. a. Folter gezielt einzusetzen, ohne den Delinquenten zu Tode zu bringen. Sie bestimmten nach einer Visitation, welche Personen stark und gesund genug waren, um der sog. peinlichen Befragungen ausgesetzt zu werden. Ausnahmen bildeten „Kinder unter 14 Jahren, es seye dann, dass die Bosheit das Alter übertreffe, Geisteskranke und Kranke, deren Tod durch die Tortur zu befürchten war, Stumme, Taube, Blinde, alte und gebrechliche Personen sowie schwangere Frauen".[1474] Da peinliche Befragungen das Entlocken von Geständnissen zum Ziel hatten, konnten bleibende Schäden oder gar das Dahinscheiden der Verdächtigungen während der Prozedur zur Amtsenthebung der beteiligten Scharfrichter führen.[1475] Das Wissen um diese Konsequenzen dürfte einen großen Anteil an der medizinischen Bildung des Berufsstandes getragen haben. Eventuell spiegelt sich dies auch in den relativ wenigen menschlichen Überresten mit Folterspuren am Skelett wider. Ebenso könnte der seltene Nachweis jedoch darin begründet liegen, dass derartige Pathologien bisher nicht oft als Folterrelikte erkannt wurden. Bleibende Schäden sind beispielsweise bei Toturen auf der Streckbank zu erwarten. Aus dem St. Georgen-Hospital im brandenburgischen Strausberg (→ Kap. 7 *Katalog*) stammen die Überreste eines Mannes mit Läsionen am Unterarm und im Beckenbereich, die er zu Lebzeiten erlitten hatte. Die Bildung eines Knochensporns am „vorderen unteren Darmbeinstachel" wird als eine Verletzung von Muskeln und Sehnen aufgrund einer Überstreckung des Beines infolge einer Folter auf der Streckbank interpretiert.[1476] Ein anderer möglicher Folterbeleg liegt aus der Pfarrkirche von Kirchberg in Hessen vor. Ein dort bestattetes männliches Individuum hatte zu Lebzeiten Luxationen an beiden Schultergelenken erlitten. In der *Luzerner Chronik* von Diebold Schilling dem Jüngeren (vor 1460–1515) aus dem Jahr 1513 ist eine Foltermethode abgebildet,

---

1473 Heinemann 1900, S. 9.
1474 Volksdorf et al. 2004, S. 49.
1475 Wilbertz 1979, S. 83.
1476 Jungklaus 2008, S. 132–133.

die, unbehandelt, derartige Spuren am Skelett hinterlässt.[1477] Hierbei wurden die Delinquenten, mit auf dem Rücken verschränkten Händen und Gewichten an den Beinen zur Decke hinaufgezogen. Dies führte zum Auskugeln der Schultergelenke. Da im Fall von Kirchberg keine Einrenkung erfolgt zu sein scheint, war der Betroffene wahrscheinlich zeitlebens ein Pflegefall – die Nichtbehandlung spricht jedoch eher für einen Unfall als für eine Folter durch einen Scharfrichter.[1478] Die Bestattung in einer Pfarrkirche lässt vermuten, dass der Betroffene über finanzielle Möglichkeiten sowie soziale Kontakte verfügte und trotz seiner Pflegebedürftigkeit daher nicht in einem Hospital versorgt werden musste.

#### *5.5.2.3 Scharfrichterliche Heilmittel*

Einige Ingredienzien scharfrichterlicher Heilmittel gehören in den Bereich der Volksmedizin. Hierzu zählten Leichenfett sowie Haut, Blut und andere Überreste von Hingerichteten.[1479] Entsprechende Quellen stammten aus frühneuzeitlichen Großstädten, wie etwa Augsburg und München. Dennoch ist von Pauschalisierungen bezüglich eines medizinischen Handels mit Überresten von Delinquenten abzuraten, wies doch schon Wilbertz darauf hin, dass dies in ländlichen Gegenden sowie in Kleinstädten eher fragwürdig scheint.[1480] Angesichts von drei bis fünf Hinrichtungen pro Jahr war ein lukrativer Handel mit den Überresten von Delinquenten tatsächlich unmöglich.[1481]

Gegen welche Gebrechen Haut, Blut und Körperteile von Delinquenten helfen sollten, belegen Schriftquellen. Getrocknete Haut fand als Mittel zur Wehenerleichterung oder zur Behandlung von Gicht Verwendung.[1482] Menschliches Fett galt als Salbe verabreicht „als ein hochwirksames Mittel für viele Gebrechen, insbesondere bei Knochenbrüche, Verstauchungen oder Gicht".[1483] Wilbertz

1477 https://www.e-codices.unifr.ch/de/list/one/kol/S0023-2 (17.03.2018).

1478 Kunter 1989.

1479 Stuart 1998, S. 324–325.

1480 Dank für die freundliche Mitteilung vom 10. Juni 2013.

1481 Im Germanischen Nationalmuseum befindet sich ein Stück Menschenhaut, das als Amulett um den Hals getragen wurde (Inv.Nr. TSb 46). Im Bereich der Volksmedizin lag dies dem Gedanken zugrunde, das Menschen, die „vorzeitig und gewaltsam aus dem Leben geschieden" waren, „eine überschüssige Lebenskraft inne[wohnte], die etwa zu Zauber- und Heilzwecken übertragen werden konnte." Herrbach-Schmidt 2001, S. 258, Abb. 511.

1482 Stuart 1998, S. 326–327. Noch gebräuchlicher war wohl das Fett von Hunden und Katzen.

1483 Stuart 1998, S. 325.

bezweifelt, dass Menschenfett als Allheilmittel fungierte, wie von Stuart suggeriert.[1484] Abnehmer gab es dennoch, insbesondere durch städtische Apotheker. Diese besaßen auch das sog. *Mumia vera*, wenngleich im Einzelnen schwer zu beantworten ist, woher sie das Pulver, das auch aus ägyptischen Mumien hergestellt wurde, bezogen. Scharfrichter allein konnten die große Nachfrage nach *Mumia* jedenfalls nicht befriedigen. Es wurde daher importiert und v. a. auf Messen veräußert.[1485] Der Herstellungsprozess von *Mumia* beinhaltete u. a. die Entfernung der Balsamierungssubstanzen aus Schädel sowie Brust- und Bauchraum von Mumien.[1486] Von besonderem Interesse war die Gewinnung des zur Balsamierung genutzten Erdpechs.[1487] Mit steigender Nachfrage wurden Mumien schließlich vollständig zermahlen. Bis ins 20. Jh. hinein war der Handel mit *Mumia* üblich. Die Ratsapotheke in Lübeck (→ Kap. 5.2 *Apotheker*) besaß bereits im 17. Jh. eine ägyptische Mumie, die sich heute in der Völkerkunde-Sammlung der Stadt Lübeck befindet.[1488] Den Quellen nach wurde sie 1651 restauriert und gehörte bis 1696 zum Besitz des Lübecker Apothekers Jacob Stolterfoht.[1489] Die Mumie wies auf die Exklusivität, Exotik und Kuriosität jener Heilmittel hin, die in der Apotheke zum Verkauf standen.[1490] Wahrscheinlich befand sich darunter auch *mumia*.

Das Blut Hingerichteter galt bis in die zweite Hälfte des 19. Jh. als Heilmittel, u. a. gegen Epilepsie (Fallsucht). Für eine Hinrichtung in Göttingen im Jahr 1843 wird die Einnahme sichtlich überspitzt wie folgt geschildert:

> „Jetzt sprangen sechs Fallsüchtige vor. Sie fingen das Blut, das aus dem Rumpfe quoll, mit Gläsern auf, tranken es gierig aus als Heilmittel gegen die tückische Krankheit. Als das Blut nicht mehr so hoch spritzte, nahmen sie gar Weißbrot, tupften das Blut vom Rumpfe ab […].“[1491]

---

1484 Wilbertz 1999, S. 519.

1485 Wilbertz 1999, S. 521.

1486 Germer 1998, S. 95.

1487 Aus dem für Erdpech verwendeten Wort „mumija“ entwickelte der Begriff für „Mumien“ (Germer 1998, S. 95).

1488 Bei der Mumie handelt es sich um einen 40- bis 45-jährigen Mann, der zwischen 664 und 525 v. Chr. verstorben war.

1489 Ebd., S. 96.

1490 Germer 1998, S. 101. Ähnlich verhält es sich mit ausgestopften Krokodilen, die häufig an der Decke des Offiziums aufgehängt wurden, um auf ausländische Produkte aufmerksam zu machen.

1491 Zitiert nach Dau 1963, S. 340.

Das Trinken von Blut wurde mit der natürlichen Kraft der toten Körper gerechtfertigt.[1492] Gewiss hatte eine derartige Einnahme keinerlei heilende Wirkung – im Gegenteil, sie konnte Krankheiten eher verursachen.

Als Mittel gegen Epilepsie fand auch der menschliche Schädel seinen Platz in der Volksmedizin. Im 16. Jh. war das *Cranium humanum* „Bestandteil der Standardausstattung des Arzneischatzes von Apotheken".[1493] Bisher liegt allein aus dem Apothekenbrunnen am Heidelberger Kornmarkt eine menschliche Schädelkalotte vor. Nach Huwer kommt als Veräußerer ein Scharfrichter in Betracht.[1494]

### 5.5.3 Archäologische Belege für scharfrichterliche Medizin

Scharfrichterliche Medizin ist durch archäologische Überreste selten nachweisbar, obgleich frühneuzeitliche Wohn- und Amtshäuser der Scharfrichter mitunter

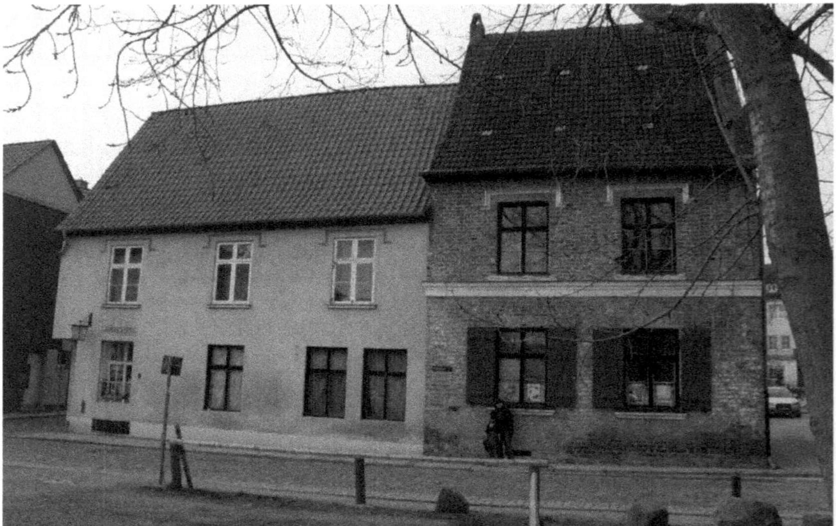

**Abb. 141:** Stralsund (MV), Haus des Scharfrichters. Das rechte Gebäude, das „Turmhaus", diente als Gefängnis.

1492 Stuart 1998, S. 328.
1493 Huwer 2011, S. 112.
1494 Ebd.

erhalten geblieben sind, wie etwa in den Hansestädten Stralsund[1495] und Lübeck (Abb. 141).[1496] Scharfrichterhäuser scheinen erst mit dem 16. Jh. aufgekommen zu sein. Zu eben diesem Zeitpunkt mehren sich auch Belege über eine scharfrichterliche Medizin. Eine ähnliche Beobachtung zur zeitlichen Entwicklung wurde bereits in Kapitel 5.4 bezüglich der Barbier(-chirurgen) geäußert.

Einzig die Fronerei in Lübeck erbrachte Funde, die unter einem medizinischen Aspekt an Aussage gewinnen. Sie datieren insbesondere in das 16. Jh. und stammen aus einer im Keller befindlichen Kloake.[1497] Zu den Funden zählen Keramik, Leder, archäobotanische Überreste, inklusive importierter Mandeln, sowie menschliche Fußknochen und Reste eines Schienbeins.[1498] Der Fund veranlasste Jost Auler zu der Vermutung, in den menschlichen Überresten die Abtrennung des Fußes infolge einer Leibesstrafe zu sehen, die womöglich im Gefängnis der Fronerei durchgeführt worden war.[1499] Diese These wurde von mir kritisch widersprochen.[1500] Bei genauer Betrachtung ist demnach zu sehen, dass das linke Bein nur wenige Zentimeter über dem Fuß mittels einer Säge abgetrennt wurde – und nicht etwa durch scharfe Gewalt, wie dies bei einer Leibesstrafe zu erwarten gewesen wäre.[1501] Das von einem männlichen Jungerwachsenen stammende Schienbein weist demnach sichtbare Sägespuren auf (Abb. 142). Die erhaltenen Zehengrundglieder besitzen Bruchspuren an den distalen Enden. Sie

---

1495 Aus dem Keller des Scharfrichterhauses in Stralsund stammen die Überreste vieler Hunde, Katzen, Pferde, Rinder und Esel. Die Hunde wiesen ein relativ hohes Alter sowie Schädelverletzungen auf. Dies deutet auf eine gewaltsame Tötung der Tiere durch den Scharfrichter hin, der ebenso als Abdecker fungierte. Dass er zudem Gefangene hielt, könnte sich in den „eisernen Augen" widerspiegeln, die aus dem „dieves Keller" stammen und möglicherweise zum Festhalten von Gefangenen genutzt wurden (Volksdorf et al. 2004, S. 10). Belege für scharfrichterliche Medizin sind aus Stralsund nicht bekannt.

1496 Laut Wilbertz kann für die Frühe Neuzeit bisher regionalübergreifend nicht nachgewiesen werden, ob der Frohn auch immer Gefangenenaufseher war und seine Dienstwohnung ein Gefängnis besaß (Dank für die freundliche Mitteilung vom 10. Juni 2013).

1497 Herrmann 1984.

1498 Zur archäologischen Auswertung vgl. u. a. Erdmann 1980 und Mührenberg 1996. Mandeln gehörten, wie bereits in Kapitel 2 und 3 erwähnt, mitunter zur Krankenspeisung. Begehrt war in diesem Zusammenhang ein Getreidebrei, der mit Mandelmilch angesetzt wurde.

1499 Auler 2010.

1500 Kahlow 2012.

1501 Relikte dieser Taten sind u. a. in Form abgehackter Hände (sog. Schwurhände) überliefert. Belege sind gegenwärtig beispielsweise im Landesmuseum von Bremen und im Kulturhistorischen Museum im Dominikanerkloster von Prenzlau ausgestellt.

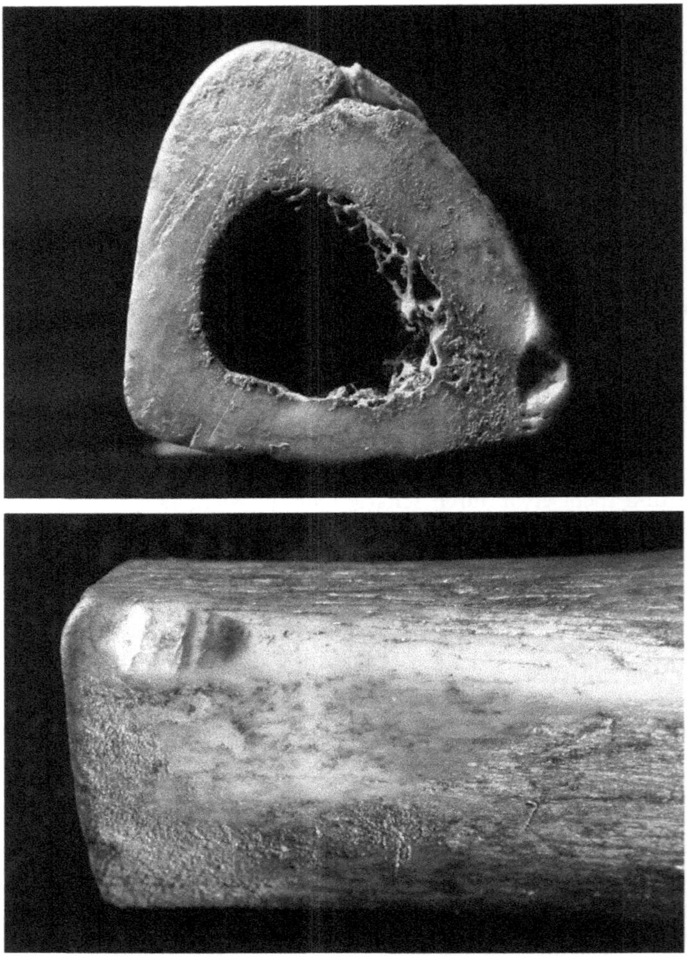

**Abb. 142:** Lübecker Fronerei. Schienbein mit Sägespuren auf der Amputationsfläche (a) sowie einem Probierschnitt an der Knochenaußenseite (b).

deuten darauf hin, dass sie „innerhalb [eines] traumatisierenden Aktes abgetrennt“ wurden.[1502] An den Knochenvorsprünge (*Tuberositas*) der Zehenglieder sind „dunkelbraune bis schwärzliche Verfärbungen“, vorhanden, die an den

---

1502 Herrmann 1984, S. 81.

Mittelfußknochen fehlen.[1503] Ob die Verfärbungen durch Folter oder als Folge eines Unfalls entstanden sind, ist nicht zweifelsfrei zu klären. Bernd Herrmann tendiert zu der Vermutung, dass diese Veränderungen als Grundverletzung zu verstehen sind, die anschließend zu Gangrän oder einer Sepsis geführt hatte. Infolgedessen war eine Amputation des Fußes als lebensrettende Maßnahme durchgeführt worden.[1504]

Wie bereits aufgezeigt wurde (→ Kap. 3.4.2 *Marinehospitäler*), erlauben Sägespuren an Amputationsgliedern Aussagen über die chirurgische Ausführung des Eingriffs. Das distale Ende des Schienbeins aus dem Lübecker Scharfrichterhaus weist sichtbare Säge- und Feilspuren auf. Sie sind durch Zug und Schub mittels eines Instruments mit geschränkten Zähnen entstanden. Zusammen mit dem Spanabhub am Knochen ist davon auszugehen, dass der Operateur das Instrument zuerst an der Beininnenfläche ansetzte, nach einigen Versuchen diese Sägeführung aufgab und den Knochen schließlich an der Beinaußenseite durchtrennte.[1505]

Herrmann sieht in dem Ausführenden trotz der Probeschnitte eine „geübte Hand", da die „Schartenspuren" so regelmäßig verlaufen, dass kaum geäußert werden kann, welches Gerät für den Eingriff zum Einsatz kam. Es ist jedoch zu berücksichtigen, dass das Hantieren mit einer Säge für einen erwachsenen Menschen in der Frühen Neuzeit nicht ungewöhnlich gewesen sein dürfte. Sofern der Patient bewusstlos war und die Zähne der Säge erst einmal in den Knochen gegriffen hatten, war ein sauberes Durchtrennen daher wahrscheinlich generell möglich.

Die beobachteten Pathologien machen es zusammen mit den Sägespuren dennoch sehr wahrscheinlich, dass ein geschulter Medizinalvertreter den Fuß amputierte, um das Leben des jungen Mannes zu retten. Ob dieser nun ein Gefangener gewesen ist oder ob die Praxis des Scharfrichters allein zur Behandlung aufgesucht hatte, kann nur spekuliert werden. Auch bleibt unklar, welcher Medizinalvertreter den Eingriff tatsächlich durchgeführt hat. Belegt ist dennoch, wie oben dargelegt, dass Scharfrichter häufig Menschen mit schweren Verletzungen aufnahmen, diese chirurgisch behandelten und in den scharfrichterlichen Räumlichkeiten über einen längeren Zeitraum pflegten. Der Lübecker Befund stellt somit einen medizinischen Kontext dar, in der sich Schriftquellen und archäologische Belege einmalig ergänzen.

---

1503 Ebd.

1504 Herrmann 1984, S. 83.

1505 Ebd., S. 82.

### 5.5.4 Schlussbetrachtung

Wie Bader und Barbier(-chirurgen) gehörten Scharfrichter in der Frühen Neuzeit zu den handwerklich geschulten Medizinalvertretern, die v. a. äußere Krankheiten und Verletzungen pharmazeutisch und chirurgisch behandelten, Betroffene längerfristig pflegten und neben ambulanter Hilfe in den eigenen Räumlichkeiten zusätzlich Hausbesuche vornahmen oder andere Fürsorgeinstitutionen mit ihrem medizinischen Wissen unterstützten. Scharfrichterliche Medizin und Pflege spiegelt sich womöglich archäologisch durch den Fund eines menschlichen Fundes mit Pathologien und Sägespuren wider, der aus einem Scharfrichterhaus stammt. Dieser Fund ist bisher singulär. Der marginale Nachweis liegt u. a. in den seltenen archäologisch durchgeführten Untersuchungen von Scharfrichterhäuser begründet.

Die Aufnahme von pflegebedürftigen Personen durch Scharfrichter, Bader und Barbier(-chirurgen) stellt einen enormen Erkenntnisgewinn für die Behandlung von *pauperes et infirmi* dar, die sofortige medizinische Hilfe und Pflege benötigten und keine Aufnahme im Hospital fanden. Die drei Berufsstände boten folglich einem Großteil der Bevölkerung bis zum 18. Jh. eine medizinische und chirurgische Grundversorgung an. Dies änderte sich durch die „Verwissenschaftlichung der Chirurgie"[1506]. Es entstanden jene Kranken- und Lehranstalten, die bewusst Kranke und Verletzte aufnahmen und ausschließlich akademisch geschulte Mediziner Diagnosen stellen und Behandlungen durchführen ließen. Während Bader und Barbiere von der Medizin Abstand nahmen, examinierten einige Scharfrichter, um als Chirurgen weiterarbeiten zu können.[1507]

## 5.6 Zusammenfassung: Einrichtungen und Dienstleistungen ausgesuchter Vertreter des Medizinalwesens

Vom Mittelalter bis zum 19. Jh. konnte die breite Bevölkerung zur Behandlung ihrer Leiden aus einer Vielzahl von Medizinalvertretern, wie etwa Hebammen, fahrenden Heilern, Starstechern, Zahnbrechern und Bruchschneidern wählen. Zu jenen, die auch in Fürsorgeeinrichtungen visitierten, zählten akademische Ärzte und Chirurgen, Apotheker sowie handwerklich geschulte Bader, Barbier(-chirurgen) und Scharfrichter. Diese galt es, im vorliegenden Kapitel gesondert zu untersuchen, mit dem Vorsatz, ihre Dienstleisungen und

1506 Wilbertz 1979, S. 72.
1507 Wilbertz 1999, S. 534.

Räumlichkeiten zu beleuchten sowie archäologische Quellen in einen interdisziplinären Kontext einzubinden.

Zusammengefasst boten die genannten Vertreter in Fürsorgeinstitutionen sowie in eigenen Praxen bzw. Räumlichkeiten eine große Bandbreite an medizinischen Tätigkeiten aus den Bereichen Hygiene, Pharmazie, Chirurgie und Pflege an. Während akademisch gebildete Ärzte innere Krankheiten diagnostizierten, die Urinschau vornahmen und Rezepte verschrieben, ansonsten jedoch voranging auf Distanz zum Patienten blieben, kamen Apotheker, Bader, Barbier(-chirurgen) und Scharfrichter den Kranken deutlich näher. Häufig ist daher eine Überschneidung in den Dienstleistungen zu erkennen, die jedoch insbesondere die drei Letztgenannten mit einbezog. Aufgrund dessen sowie aufgrund regionaler und zeitlicher Unterschiede sollte das Aufgabenfeld der einzelnen Medizinalvertreter nie pauschalisiert werden. Dennoch zeichnen sich Schwerpunkte ab.

Demnach können hygienische Maßnahmen, wie das Baden und Scheren insbesondere durch Bader und Barbier(-chirurgen) in Schriftquellen belegt werden. Archäologisch gelingt dies etwa durch Badestuben sowie in den Einrichtungen befindliche Objekte, wie Rasiermesser. Dennoch ist deutlich zu erkennen, dass v. a. Bader archäologisch nachgewiesen werden können, da die von Ihnen genutzten Badehäuser eine besondere Architektur besaßen (Karte 4). Die in diesen Institutionen geborgene Sachkultur kann daher dem Bader zugeschrieben werden, wenngleich die Anwesenheit von Barbier(-chirurgen) und Zahnbrechern ebenfalls in historischen Quellen Erwähnung findet. Von besonderer Relevanz ist zudem das Fernbleiben barbiertypischer Objekte, wie etwa Barbierschalen. Diese finden sich auf einer Vielzahl kunsthistorischer Darstellungen wieder; zudem sind sie aus geschlossenen Funden, wie Schiffswracks, nachweisbar. Dennoch fehlen sie bislang scheinbar in Siedlungsgrabungen. Es ist daher zu vermuten, dass metallene Schalen eingeschmolzen wurden und zudem häufig andere tiefe Gefäße Verwendung fanden, wie dies auch bezüglich sog. Aderlassschalen angenommen werden kann.

Die pharmazeutische Behandlung zur Heilung von Krankheiten nahm einen großen Platz im medizinischen Gesundheitswesen des vorliegenden Untersuchungszeitraums ein. Sicher ist, dass sowohl Apotheker als auch Bader, Barbier(-chirurgen) und Scharfrichter Arzneien zubereiteten und verkauften. Auch für die *physici* ist dies zuweilen durch Schriftquellen belegt. Archäologisch treten hingegen allein Apotheker und ihre Einrichtungen für die Herstellung von Arzneien in den Vordergrund (Karte 4). Günstige Umstände führten demnach nicht nur zur Entdeckung von Apothekengefäßen, sondern auch zum Erhalt von Ingredienzien, die in der Apotheke angemischt und aufbewahrt wurden.

Insbesondere mineralische und metallische Komponenten, wie Schwefel, Zink und Quecksilber, sind nachweisbar. Wenngleich die Untersuchungsmenge gering und vom schlechten Erhaltungszustand botanischer Überreste abhängig ist, ist darauf hinzuweisen, dass ein Schwerpunkt von Mineralien und Metallen insbesondere in der Behandlungslehre nach Galen begründet lag. Die geborgenen Ingredienzien datieren jedoch überwiegend in die Frühe Neuzeit und folglich zu einen Zeitpunkt, in der die Naturheilkunde nach Paracelsus (um 1493–1551) mehr und mehr an Bedeutung gewann. Ungewöhnliche Arzneizusammensetzungen, wie *Mumia*, gehörten zudem in den Bereich der Volksmedizin. Zu den apothekentypischen Objekten, die sich auf einer Vielzahl kunsthistorischer Darstellungen sowie im archäologischen Befund widerspiegeln, zählen Mörser und Destillierzubehör. Doch diese Gegenstände waren keineswegs berufstypisch und schon gar nicht allein auf medizinische Professionen beschränkt. Dennoch ist zu erwähnen, dass die Destillation von Arzneien und insbesondere Branntwein in großen Mengen zum Ausschank für Apotheker, Bader und Barbier(-chirurgen) durch Schriftquellen belegt ist. Archäologisch treten sie unter den Medizinalvertretern jedoch tatsächlich hauptsächlich durch untersuchte Apotheken zutage.

Chirurgische Maßnahmen wurden laut Schriftquellen weder von *physici* noch Apothekern durchgeführt. Allerdings boten sowohl Bader und Barbier(-chirurgen) als auch Scharfrichter notwendige Eingriffe, wie Amputationen, Steinschnitt, die Entfernung von Geschwülsten usw. an. Gleiches gilt für studierte Chirurgen, die im Mittelalter nach ihrer universitären Ausbildung v. a. aus Italien und Frankreich ins vorliegende Untersuchungsgebiet kamen. Chirurgische Maßnahmen waren das letzte oder auch spontanste Mittel, um Leben zu erhalten und dauerhafte Schmerzen zu nehmen. Wie Kapitel 3 darlegte, ist archäologisch und diachron eine Diskontinuität im Nachweis entsprechender Eingriffe an skelettalen Überresten zu beobachten. Während das Mittelalter kaum Belege liefert, nehmen diese mit der Frühen Neuzeit sukzessive zu und äußern sich insbesondere in Form von Amputationsspuren. Gräber liefern jedoch keinen Hinweis auf die den Eingriff durchführenden Medizinalvertreter. Um eine derartige Zuweisung zu ermöglichen, müssen verschiedene Bedingungen und Methoden vorliegen. In der Regel sind hierfür ein fester Standort des Gewerbes, aussagekräftige Schriftquellen und archäologisch geschlossene Funde miteinander verknüpft. Dies veranschaulichten beispielsweise frühneuzeitliche Schiffswracks sowie ein einmalig verschlossener Keller in Höxter mit einem Instrumentensatz aus dem 13. Jh. Der mangelnde Nachweis an archäologisch geborgenen Instrumenten sowie das Auftreten von solchen in geschlossenen Funden macht Überlieferungsprobleme deutlich, die sowohl in der Einschmelzung als auch in der Nichterkennung chirurgischer

Bestecke begründet liegen können. Die Rarität dieser Funde hält über den gesamten Untersuchungszeitraum an.

Ein wesentlicher Punkt innerhalb dieser Arbeit stellt nicht allein die medizinische Behandlung, sondern auch die Pflege von *pauperes et infirmi* dar. Pflege war ein wichtiges Kriterium für die Aufnahme von Bedürftigen, die aufgrund ihrer Leiden nicht mehr allein für sich sorgen konnten. Von großer Bedeutung waren daher die Untersuchungen der Dienstleistungsangebote jener Medizinalvertreter, die Fürsorgeinstitutionen, wie Hospitäler, Leprosorien und Waisenhäuser, visitierten. Die handwerklich geschulten Vertreter Bader, Barbier(-chirurgen) und Scharfrichter boten nicht allein ambulante Hilfe in den eigenen Räumlichkeiten sowie Hausbesuche an, sondern nahmen Bedürftige, insbesondere Schwache und chirurgisch zu versorgenden Kranke, temporär in ihren eigenen Gewerbestuben auf. Dieser Punkt ist bezeichnend für das umfassende medizinische Versorgungssystem aller Klassen und Konfessionen im vorliegenden Untersuchungszeitraum, denn er belegt, auch die Häuser von Badern, Barbier(-chirurgen) und Scharfrichter waren Fürsorgeinstitutionen. Archäologisch lässt sich diese Erkenntnis bisher kaum belegen. Allein ein amputierter Fuß aus einem Scharfrichterhaus verweist auf einen chirurgischen Eingriff durch einen handwerklich geschulten Medizinalvertreter innerhalb dieser Einrichtungen. Die Pflege des Patienten erfolgte wahrscheinlich ebenfalls dort. Das Thema der institutionellen Pflege ist innerhalb der Geschichtswissenschaften sicherlich kein Desiderat; unter dem Standpunkt hospitalfremder Einrichtungen kam diesem jedoch bisher nur wenig Bedeutung zu. Tatsächlich belegen Schriftquellen die Aufnahme von Kranken und Schwachen auch in Wirtshäusern sowie bei Privatpersonen. Es gilt daher, diesen Punkt in Zukunft durch die Analyse von Schriftquellen näher zu untersuchen. Archäologische Erkenntnisse sind hingegen nur bedingt zu erwarten. Sie könnten durch Objekte wie Saugflaschen und Bettpfannen einen Niederschlag finden.

In den Bereichen Hygiene, Pharmazie, Chirurgie und Pflege tritt ein Berufsstand deutlich in den Hintergrund, obwohl dieser akademisch gebildet war und gar die Aufsicht über andere Medizinalvertreter und Fürsorgeinstitutionen innehaben konnte. Der Physikus zeichnet sich demnach weder durch Behandlungen, noch durch besondere Räumlichkeiten, noch durch spezifische Objekte aus. Jenes Objekt, das ihn in kunsthistorischen Darstellungen identifiziert, ist aus Klöstern, Hospitälern und Stadtkerngrabungen überliefert. Doch wie zu sehen war, gehörte das Urinal für die Uroskopie bzw. die Urinschau auch zur alltäglichen Sachkultur einer Bevölkerung. Urinale wurden demnach von Apothekern an die breite Öffentlichkeit verkauft; sie kamen daher in vielen Haushalten vor – gleiches wird im Übrigen für Barbierschalen und Rasiermessern angenommen.

Und selbst der Adressat, der die Urinschau nach Übergabe vornehmen sollte, war nicht allein der Physikus. Die Urinschau ist auch für Apotheker und handwerklich geschulte Medizinalvertreter überliefert. Zusammenfassend ist es bemerkenswert, dass jene berufstypischen Objekte, die aufgrund bildlicher Darstellungen zu erwarten sind, wie Urinale für *physici*, Mörser oder Gewichte für Apotheker, Schröpfköpfe für Bader und Barbierschalen oder chirurgisches Besteck für Barbier(-chirurgen), eine derartige Zuweisung archäologisch kaum bis gar nicht möglich machen, denn *per se* hat ein berufstypisches Objekt aufgrund vieler Tätigkeitsüberschneidungen nie exisitiert.

# 6 Fazit

Das Ziel der vorliegenden Arbeit besteht darin, die Unterstützung und Versorgung von Bedürftigen zwischen dem 12. und 19. Jh., auf Grundlage archäologischer Quellen im zeitlichen Verlauf und unter Einbezug unterschiedlicher geographischer Regionen vergleichend zu untersuchen. Sie versteht sich als Beitrag zur *Disability History*, in deren Mittelpunkt der Umgang mit, nach historischem Verständnis, bedürftigen Menschen und deren Wahrnehmung durch die Gesellschaft in der Vormoderne steht. Die Publikation arbeitet einem Defizit innerhalb archäologischer Forschungen entgegen, die in der Regel nur einzelne Fundkomplexe von Fürsorgeeinrichtungen vorstellen, ohne komplementäre und vergleichende Untersuchungen vorzunehmen. Auch die Medizingeschichte beschäftigte sich eher einseitig mit diesem Thema, indem sie v. a. Schriftquellen auswertet, obwohl in den letzten drei Jahrzehnten vonseiten der Archäologie und Anthropologie neue ergiebige Informationen hinzugekommen sind. Kritisch formulierten daher auch schon Eckart und Jütte in ihrer *Einführung zur Medizingeschichte*:

> „Trotz der reichen, zeitlich und geographisch breit gestreuten Überlieferung von (Bau-)denkmälern und Gebrauchsgegenständen, die Zeugnis vom jeweiligen Stand der Medizin ablegen, hat sich die Medizingeschichte dieser ‚Überreste' nicht in dem Maße angenommen, wie man es angesichts der Bedeutung und Aussagekraft dieser Quellen eigentlich erwarten müsste. […] So fehlen – von einigen Ausnahmen abgesehen – Arbeiten zur Geschichte medizinischer Instrumente, die über eine reine Überlieferungsgeschichte und eine Funktionsbeschreibung hinausgehen. Das Gleiche gilt für die Krankenhausgeschichte […].“[1508]

Von archäologischer Seite kann dieses Desiderat allein durch eine interdisziplinäre, großräumige und diachrone Darstellung behoben werden. Daher wurden für die vorliegende Untersuchung Baubefunde, Gebrauchsgegenstände aus medizinhistorischen Sammlungen und Ausgrabungen, Kleinstfunde sowie biologische Überreste, wie Pflanzen, Tierknochen, menschliche Skelette und Parasiten aus 113 archäologisch dokumentierten und publizierten Fürsorgeinstitutionen unter interdisziplinären Gesichtspunkten untersucht und in einen historischen und medizinischen Kontext gesetzt. Die Befunde und Funde aus Klöstern (Kap. 2), städtischen Hospitälern (Kap. 3), Sondereinrichtungen (Kap. 4) und Institutionen von Medizinalvertretern (Kap. 5) datieren in die Zeit des 12. bis 19. Jh.

---

1508 ECKART – JÜTTE 2007, S. 37.

Die zeitliche Eingrenzung der Studie ergibt sich aus der Verfügbarkeit archäologischer Belege in ausreichend großer Zahl. Die regionale Ausdehnung beschränkt sich insbesondere auf die Regionen der heutigen Staaten Deutschland, Großbritannien, Dänemark, Schweden und Island.

Archäologisch sind die Bedürftigen einer Gesellschaft in allen Lebensbereichen zu fassen, vom Kleinkind bis zum Greis. Sie konnten ohne familiären Rückhalt meist nicht für sich sorgen. Hilflos, krank, versehrt, arbeitsunfähig oder alt fehlte es ihnen u. a. an Nahrung, Unterkunft, Pflege und medizinischer Hilfe. Lebensnotwendige Unterstützung erhielten Betroffene sowohl auf privater als auch institutioneller Basis. Allein letztere ist archäologisch nachweisbar. Somit beleuchten die Ergebnisse dieser Untersuchung nur Teilbereiche eines umfangreichen und ausgefeilten Versorgungssystems, ebenso wie hier nicht alle Bevölkerungsschichten erfasst werden konnten. Stiftungsurkunden belegen demnach v. a. die Aufnahme von *pauperes et infirmi*, ein Topos für verschiedene Gründe von „Bedürftigkeit", in sog. Hospitäler. Zu den größten Einschränkungen dieser Arbeit zählt jedoch, dass alle Einzelfallstudien zunächst für sich stehen. Vormoderne Hospitäler waren keine in ihren Aufgaben fest definierten Einrichtungen, sondern unterschieden sich sowohl hinsichtlich der Aufnahme einer bestimmten Klientel als auch im Angebotsspektrum. Pauschalisierungen sind daher generell zu vermeiden. Die Untersuchung zeigt jedoch Tendenzen auf.

Die Arbeit belegt erstmalig das Potential archäologisch dokumentierter Fürsorgeeinrichtungen als Beitrag zur Hygiene-, Pharmazie-, Chirurgie-, Pflege- und Krankenhausgeschichte sowie zur Medizinarchäologie. Anhand dieser Quellen galt es zu untersuchen, welche Formen institutioneller Fürsorge in der Vormoderne existierten, aus welcher Klientel sich *pauperes et infirmi* zusammensetzten, ob medizinische Maßnahmen nachgewiesen werden können und wenn ja, welche. In Hinblick auf die große Zeitspanne der Arbeit wurde letztendlich dargelegt, welche Kontinuitäten und Diskontinuitäten innerhalb der Entwicklungsgeschichte festzustellen sind.

Als Hauptthese ist zu formulieren, dass sich die archäologisch untersuchten Fürsorgeinstitutionen des Mittelalters signifikant von denen der Frühen Neuzeit und insbesondere von denen des 18./19. Jh. unterscheiden. Die Bedürftigen des Mittelalters, so zeigen die angeführten Schriftquellen, waren Waisen, Schwangere, Arme, Alte, Veteranen, Pilger sowie körperlich und geistig beeinträchtige Menschen. Hinzu kamen Pfründner, die nicht nur temporär in Klöstern und Hospitälern Aufnahme fanden, sondern über Bittgesuche, Stiftungen oder monetären Einsatz mitunter ein Bett auf Lebenszeit erhielten oder sogar außerhalb der Einrichtungen versorgt wurden. Unterstützung bedeutete jedoch in erster Instanz Unterkunft, Verköstigung und seelischer Beistand. Medizinische

Behandlungen, wie es das lat. Wort *hospital* zunächst vermuten lässt, waren innerhalb der archäologisch untersuchten Institutionen selten die Hauptaufgabe dieser Einrichtungen. Dennoch existierten entsprechende Hospitäler, wie das Heilig-Geist-Hospital in Nürnberg, das Patienten für kurze Zeit aufnahm und nach der Behandlung wieder entließ oder gar weiterverwies. Es spricht viel für die Vermutung, dass große Handelsstädte wie Nürnberg oder Frankfurt am Main nicht allein Waren, sondern in starkem Maße auch Wissen transferierten und dass die in diesem Umkreis entstandenen Krankenhäuser von südeuropäischen Vorbildern inspiriert wurden.

Was das Gros archäologisch untersuchter Hospitäler und monastischer Einrichtungen v. a. offenbart, ist eine zeittypische Behandlung, die den Ausgleich der Körpersäfte vorsah, um den Menschen prophylaktisch gesund zu halten oder zu heilen. In diesem Sinne sind die Überreste von Arzneipflanzen, Urinalen und Schröpfköpfen zu deuten. Der Nachweis von Aderlassmessern ist auf monastische Einrichtungen beschränkt. Dies könnte in einem Überlieferungsproblem begründet liegen oder in der Tatsache, dass externe Medizinalvertreter mitsamt ihrem Equipment Hospitäler visitierten, während der Aderlass in monastischen Einrichtungen bis zur Reformation von Ordensmitgliedern durchgeführt wurde. Schriftquellen untermauern diese These. Generell spielten Medizinalvertreter jedoch eine bedeutsame Rolle im Fürsorgewesen der Vormoderne. Bis zum 15. Jh. waren sie in den untersuchten Hospitälern nicht unmittelbar angestellt. Sie wurden nach Bedarf hinzugezogen, hatten jedoch ansonsten ihr Einkommen durch eigene Einrichtungen, in denen sie einen Großteil der Bevölkerung versorgten. Dementsprechend erhielten Badestuben, Barbierstuben und Apotheken ihre Bezeichnungen. Die in Schriftquellen genannten *physici* und Scharfrichter, die ebenfalls in Hospitälern visitierten, verfügten über eigene Praxen, ohne dass sich daraus ein Eigenname entwickelt hätte. Auch archäologisch sind sie kaum nachweisbar, da sie kein berufsspezifisches Equipment besaßen. Bader, Barbier(-chirurgen) und Apotheker können im archäologischen Befund hingegen nur schwer auseinandergehalten werden, da Arzneigefäße und Destillierzubehör bei allen drei Professionen zu erwarten sind. Einzig Badestuben bieten die Möglichkeit, aufgrund ihrer Architektur als solche erkannt zu werden.

Bader, Barbier(-chirurgen) und Scharfrichter nahmen chirurgische Eingriffe vor. Weder auf Hospital-, Kloster-, noch auf Gemeindefriedhöfen finden sich jedoch archäologische Belege dafür, dass diese im Mittelalter regelmäßig den Knochen betrafen. Trepanationen sind beinahe ausschließlich als Mittel der Wundsäuberung nachweisbar; Amputationen sind selten. Brenneisenbehandlungen betrafen offenbar hauptsächlich die Weichteile; kein im archäologischen Befund vorgestellter Fall ist diesem Eingriff mit Sicherheit zuzuordnen. Auch

Kleinfunde bestätigen diesen Eindruck. Allein aus monastischen Einrichtungen sind chirurgische Instrumente überliefert. Singulär steht ein geschlossener Fund aus dem 13. Jh., der dem „Chirurgen von der Weser" zugeschrieben wird. Dieser Befund lässt jedoch erahnen, dass die Fundleere im Bereich von chirurgischen Instrumenten v. a. ein Überlieferungsproblem und weniger die historische Realität widerspiegelt. Die vorgebrachte These wird im diachronen Vergleich gestützt. Auch Grabungen der Frühen Neuzeit ergaben bisher kaum chirurgische Instrumente, obwohl Eingriffe an den Knochen deutlich zunehmen. Konträr dazu stehen chirurgische Bestecke aus Schiffswracks. Erneut sind es geschlossene Funde, die ein scheinbares Defizit widerlegen. Noch im 18./19. Jh., als sich Fürsorgeeinrichtungen bereits auf eine bestimmte Klientel spezialisiert hatten, weisen die Untersuchungen von Krankenhospitälern Belege für Amputationen und *post-mortem*-Eingriffe auf, ohne jedoch chirurgische Instrumente zu erbringen. Das Gleiche gilt für Gemeindefriedhöfe. Es ist daher zu konstatieren, dass diese Objekte entweder nicht als Müll entsorgt wurden oder aufgrund ihrer Ähnlichkeit zu anderen Werkzeugen sowie infolge schlechter Erhaltungsbedingungen ihrer ursprünglichen Funktion nicht genau zugeordnet werden können. Die Abwesenheit von Gerätschaften wie Schröpfköpfen und Urinalen dürfte hingegen auf eine zunehmende Abkehr von antiken Lehren hindeuten, bei denen die Ausgeglichenheit der Körpersäfte im Mittelpunkt medizinischer Behandlungen stand. Diese Theorien waren im 18./19. Jh., in dem der menschliche Körper in Hospitälern, lebend wie tot, zunehmend zum Untersuchungsobjekt wurde, nicht mehr zeitgemäß.

Die Mehrzahl der aus Hospitälern geborgenen menschlichen Überreste lässt erkennen, dass die auf den Friedhöfen Bestatteten v. a. arm waren. Dies betrifft sowohl jene, die von mittelalterlichen Hospitalfriedhöfen stammen als auch solche, die aus Krankeneinrichtungen des 18./19. Jh. geborgen wurden. Die skelettalen Überreste zeugen von Mangel- und Infektionskrankheiten sowie einem hohen Grad an Verschleißerscheinungen, die wiederum ein arbeitsintensives und kurzes Leben widerspiegeln. Quellenkritisch ist jedoch zu bedenken, dass Schriftquellen auch die Anwesenheit von begüterten Pfründnern in Hospitälern belegen. Archäologisch gelingt deren Nachweis derzeit jedoch nicht, weder durch osteologische Überreste noch durch Funde, die einer höherwertigen Sachkultur, wie Objekten aus Glas oder Keramik, zuzuordnen sind. Es stellt sich zudem die Frage, ob zahlende Pfründner überhaupt auf Hospitalfriedhöfen zu finden sind, und falls ja, ob sie sich von den Bestattungen Mitelloser unterscheiden lassen. Tatsächlich weist ein Großteil der untersuchten Hospitalfriedhöfe Massengräber auf, die als Armenbegräbnisse angesehen werden können und nicht allein Hospitalinsassen aufnahmen. Konträr dazu besaßen zahlende Pfründner den

Rückhalt und/oder die finanziellen Mittel, um noch zu Lebzeiten einen Begräbnisplatz auf einem der Gemeindefriedhöfe zu organisieren.

Im Schnitt verstarben die Untersuchten mittelalterlicher Einrichtungen zwischen dem 18 und 30., die der frühindustriellen Zeit zwischen dem 20. und 40. Lebensjahr. Dieses Sterbealter stellt jedoch im Vergleich zu Beobachtungen von Gemeindefriedhöfen keine Abweichung dar. Der Tod im adulten Alter war in der Vormoderne folglich ein allseits bekanntes Bild, das sowohl durch archäologische als auch durch schriftliche Quellen bestätigt werden kann.[1509] Eine weitere Kontinuität ergab die Analyse der Geschlechterverteilung. Obwohl einige Einschränkungen, wie Kinderbezirke oder die Größe der Grabungsfläche, die Ergebnisse verfälschen können, zeigen archäologische Untersuchungen auf den Hospitalfriedhöfen einen deutlichen Männerüberschuss. Konträr dazu stehen die Ergebnisse von monastischen Einrichtungen, die die gesamte Bevölkerungsbreite vom Neonaten bis hin zum Greis sowie von Männern und Frauen im relativ ausgeglichenen Verhältnis abbilden. Diese Divergenz zwischen Hospital und Kloster ist m. E. noch nicht befriedigend zu erklären, auch nicht vor dem Hintergrund, dass Männer durch fehlenden Familienrückhalt in Notsituationen eher institutionelle als private Unterstützung suchten oder dass sie Hospitäler zügiger als Frauen aufsuchten, um zeitnah wieder in Arbeit zu kommen.

Die Dominanz von Männern in medizinischer Obhut wird durch Schriftquellen bestätigt. Der Kölner Wundarzt Gerhard Eichhorn etwa zählte in der ersten Hälfte des 17. Jh. ebenfalls auffallend mehr Männer als Frauen zu seiner Klientel. Hauptgrund der Behandlungen waren Berufsunfälle und Gewaltanwendungen.[1510] Das Verletzungsrisiko durch Arbeitsunfälle und Gewalt bei Männern zeigt eine weitere Kontinuität, die sich durch alle Zeiträume und Hospitäler wie auch Klöster zieht. Archäologisch ist dies u. a. durch Trümmer-, Parier- und Nasenbeinfrakturen, Verletzungen am Schädel sowie Amputationen fassbar. Unter Hinzuziehung von Schriftquellen bilden sich bestimmte Berufsbilder heraus: Veteranen, Handwerker und Arbeiter aus dem Bereich Handel und Verkehr. Gewalt und Verletzungsrisiko waren in diesen Kategorien nicht selten. Sie können im archäologischen Befund bei Marine- und Militärangehörigen sowie Seefahrern deutlich nachgewiesen werden. Tatsächlich finden sich Schiffsleute auch unter den Nicht-Einheimischen des London Hospital, wie überhaupt Krankenhospitäler in großen Industriestädten des 18./19. Jh. viele Fremde zu den

1509 Jütte 1991, S. 101–102.

1510 Die Auswertung der Krankenprotokolle ergab 79 % Männer, 15,2 % Frauen und 5,8 % Kinder (ebd., S. 104).

Patienten zählten. Der fehlende familiäre Rückhalt der in der Fremde arbeitenden Männer spielte daher beim Aufsuchen von Hospitälern möglicherweise eine wichtige Rolle. Ein Großteil der Bevölkerung verließ sich im Krankheitsfall hingegen auf die Institution Familie sowie die Hilfe von Medizinalvertretern. Schriftquellen belegen, dass sie bei Bedarf Bader, Barbier(-chirurgen), Scharfrichter, Hebammen sowie andere Vertreter des Medizinalwesens aufsuchten und dort kurzzeitig sogar Pflege erhielten. Archäologisch ist dies bislang nicht nachweisbar. Lediglich ein amputierter Fuß aus einem Scharfrichterhaus lässt vermuten, dass dort chirurgische Behandlungen stattfanden. Über eine anschließende Pflege des Patienten im Haus des Scharfrichters kann nur spekuliert werden.

Das Pflegeangebot von Medizinalvertretern spiegelt auch das Vorhandensein von Sondereinrichtungen wider, die insbesondere seit dem ausgehenden Mittelalter zunahmen. Schriftquellen belegen beispielsweise die Existenz von Waisenhäusern und ab der Frühen Neuzeit die von Arbeitshäusern, Marine- und Militärhospitälern sowie Invalidenanstalten. Die Spezialisierung auf eine bestimmte Klientel steht zeitlich nah zur Auflösung vieler Klöster, die bis zur Reformation im Sinne der christlichen Caritas offensichtlich der breiten Öffentlichkeit zur Verfügung gestanden hatten, unabhängig von Alter und Geschlecht. Klöster belegen schließlich auch erstmalig Leprosorien, die als Sondereinrichtungen schon seit dem Hohen Mittelalter durch Schriftquellen nachweisbar sind. Erst mit der Zunahme der Krankheit Lepra im Zuge der Kreuzzüge und der Städteentwicklung etwa ab dem 12. Jh. entstanden Leprosorien in derart hoher Anzahl, dass sie auch archäologisch greifbar werden. Kleinfunde belegen dort medizinische Hilfe in Form von Schröpfen, Bädern und Arzneien. Selten fanden Amputationen statt. Diesbezüglich unterscheiden sie sich in ihrer Angebotsbreite folglich kaum von städtischen Hospitälern. Osteologische Überreste hingegen zeigen, dass Leprosorien zunächst ausschließlich Leprakranke aufnahmen, sich aber mit dem Rückgang der Krankheit auch anderen Bedürftigen zuwandten. Damit verlief die Entwicklung dieser außerstädtischen Sondereinrichtung konträr zu einem Gros an städtischen Hospitälern, die zunächst einer breiten Klientel offenstanden, sich im Zuge der Frühen Neuzeit jedoch spezialisierten.

Die Arbeit kann aufgrund der verschiedenen angeführten Einschränkungen sowie der regionaler, zeitlicher und ordensspezifischer Unterschiede keine Absolutheit beanspruchen. Es gilt, die herausgearbeiteten Aussagen durch weitere Forschungen zu prüfen und zu verifizieren. Dennoch ist das Kompendium als wegbereitend zu betrachten. So beleuchtet die vorgelegte Untersuchung das Potential archäologischer Forschungen innerhalb der Geschichte von Krankenanstalten und Fürsorgeeinrichtungen. Gleichzeitig wirft sie neue

Forschungsfragen auf. Die Analyse gedruckter und ungedruckter Quellen zu einzelnen Medizinalvertretern sollte es ermöglichen, Bade- und Barbierstuben sowie Scharfrichterhäuser als Pflegezentren näher zu beleuchten. Daran sind Fragen nach Art der Pflege, Aufnahmedauer und -grund geknüpft. Auch die Pflege Fremder in Privathaushalten und Gasthäusern, die durch den Rat einer Stadt vielfach gefördert wurde, ist vor diesem Hintergrund näher zu untersuchen. Archäologisch wären diese Fragen am ehesten über die Anwesenheit von Besitzermarken in Kombination mit Schriftzeugnissen zu klären – bezogen auf Personen der Unter- und Mittelschicht ein eher unwahrscheinliches Szenario.

Ein weiterer Forschungsausblick stellt die Untersuchung sog. Geburtshäuser sowie von Hebammen mit der daran anknüpfenden Frage dar, ob die Geburt bis zur Einrichtung entsprechender Institutionen wirklich stets so privat war, wie bisher angenommen wurde. Insbesondere der gehäufte Nachweis von Nachgeburtstöpfen auf kleinstem Raum führt zu der Vermutung, dass Hebammen gelegentlich Frauen in Geburtsnöten aufnahmen. Dieser These gilt es weiter nachzugehen.

Auch die Untersuchung von Schiffswracks, die medizinisches Inventar erbrachten, stellt ein vielversprechendes zukünftiges Forschungsthema zur *Medicina Nautica* dar. Diese geschlossenen Funde ermöglichen den einmaligen Blick in ein begrenztes Zeitfenster. Verglichen mit Pharmakopöen und Regularien lässt sich beispielsweise herausarbeiten, welchen Raum Hygiene, Pharmazie, Chirurgie und Pflege in der Seefahrt einnahmen, wie schnell ein Umdenken in der Naturheilkunde nach Paracelsus wirklich adaptiert wurde, und welche Unterschiede zwischen Kriegs- und Handelsschiffen diachron festzustellen sind.[1511]

1511 KAHLOW 2013.

# 7 Katalog

In diesem Abschnitt der Arbeit sind ausschließlich Institutionen aufgeführt, die mit dem vorliegenden Thema im Zusammenhang stehen und im Fließtext Erwähnung fanden (→ Liste der Institutionen, Karten 1 bis 4). Der Katalog bietet als Verzeichnis der archäologisch untersuchten Institutionen sowohl einen kurzen Einblick in die Relevanz als auch zusätzliche Informationen. Er ist entsprechend der einzelnen Kapitel unterteilt und besteht aus folgenden Angaben und Abkürzungen: laufende Nummer, Fundort/Landkreis/Bundesland/Staat, Grabungsjahr (Dok.), bauliche Überreste (Bef.) bzw. Sachkultur und Gräber, Datierung (Dat.), Anmerkungen (Anm.) und Literatur (Lit.).

Die Abkürzung der deutschen Bundesländer lauten: BW (Baden-Württemberg), BY (Bayern), BE (Berlin), BB (Brandenburg), HB (Bremen), HH (Hamburg), HE (Hessen), MV (Mecklenburg-Vorpommern), NI (Niedersachsen), NW (Nordrhein-Westfalen), RP (Rheinland-Pfalz), SL (Saarland), SN (Sachsen), ST (Sachsen-Anhalt), SH (Schleswig-Holstein), TH (Thüringen). Die Regionen des skandinavischen Raums werden, um das Verständnis zu erleichtern, nicht abgekürzt; gleiches gilt für Großbritannien.

## Listen der Institutionen

(*sortiert nach Katalognummer*)

1 Æbelholt, Augustinerkloster, DK
2 Battle, Battle Abbey, GB
3 Beerenberg b. Wülflingen, Augstiner-Chorherrenstift Mariazell, CH
4 Canterbury, St. Greogry's Priory, GB
5 Chester, Dominican Friary, GB
6 Cluny, Kloster, F
7 Eynsham, Ælfric's bzw. Eynsham Abbey GB
8 York-Fishergate, St. Andrew's Priory of Gilbertine, GB
9 Freiburg, Augustinereremiten-Kloster, D
10 Konstanz, Benediktinerabtei, D
11 Leeds, Kirkstall Abbey, GB
12 London, Aldgate Holy Trinity Priory, GB
13 London, St. Mary Merton in Surrey, GB
14 Llangdough, Kloster, GB
15 Lüneburg, St. Michaeliskloster, D

16 Melrose, Melrose Abbey, GB
17 Øm, Zisterzienserkloster, DK
18 Ourscamp, Zisterzienserkloster, F
19 Reichenau, Benediktinerkloster, D
20 Ribe, Johanniterkloster, DK
21 Ribe, Franziskanerkloster, DK
22 Ribnitz, Klarissenkloster, D
23 Schaffhausen, Kloster Allerheiligen, Benediktinerkloster, CH
24 Skrida, Skriđuklaustur, Augustinerkloster, ISL
25 Twann, St. Petersinsel, Cluniazenserkloster, CH
26 Tyne and Wear, Monkwearmouth and Jarrow Abbey, GB
27 Varnhem, Zisterzienserkloster, S
28 Wienhausen, Zisterzienserinnenkloster, D
29 York, Priory of Pontefrac, GB
30 Aachen, Blasiusspital, D
31 Altenburg, Waisenhaus, D
32 Bad Windsheim, Heilig-Geist-Hospital, D
33 Basel, Bürgerspital, CH
34 Bawtry, St. Mary Magdalene, GB
35 Berlin, Heilig-Geist-Hospital, D
36 Bern, Niederes Hospital, CH
37 Biberach, Heilig-Geist-Hospital, D
38 Brandenburg a. d. Havel-Neustadt, Heilig-Geist-Hospital, D
39 Brandenburg a. d. Havel-Altstadt, Heilig-Geist-Hospital, D
40 Chichester, St. Mary Hospital, GB
41 Crailsheim, Heilig-Geist-Hospital, D
42 Edinburgh, Royal Infirmary, GB
43 Erfurt, Waisenhaus, D
44 Goslar, Hospital für Bergleute, D
45 Heidelberg, Hospital, Pfründnerhaus, D
46 Höxter, Heilig-Geist-Hospital, D
47 Innsbruck, Heilig-Geist-Hospital, A
48 Konstanz, Heilig-Geist-Hospital, D
49 Leipzig, Zucht- und Waisenhaus, D
50 Lewes, Hospital of St. Nicholas, D
51 London-Craven Street, Anatomy School, GB
52 London-Greenwich, Royal Hospital for Seamen, GB
53 London-Snaresbrook, Infant Orphan Asylum Hall, GB
54 London-Spitalfields, St. Mary Hospital, GB

55 London-Whitechapel, Royal London Hospital/London Hospital, GB
56 Lübeck, Heiligen-Geist-Hospital, D
57 Magdeburg, Heiligen-Geist-Hospital/St.-Annen-Hospital, D
58 Marburg, Hospital der heiligen Elisabeth, D
59 Münster, Clemenshospital, D
60 Neuruppin, Heilig-Geist-Hospital, D
61 New Orleans, Charity Hospital, USA
62 Newcastle upon Tyne, Newcastle Hospital, GB
63 Ospringe, St. Mary Hospital, GB
64 Oxford, Anatomy School, GB
65 Partney, Hospital of St. Mary Magdalen, GB
66 Pforzheim, Kloster/Hospital/Waisenhaus, D
67 Plymouth, Royal Naval Hospital, GB
68 Portsmouth-Haslar, Royal Hospital Haslar, GB
69 Regensburg, Hospital/Armenhaus, D
70 Rostock, *Domus Medicorum*, D
71 Salisbury, St. Nicholas Hospital, GB
72 Soutra, Hospital of the Holy Trinity, GB
73 Stein am Rhein, Heilig-Geist-Hospital, CH
74 Strausberg, Sankt-Georgen-Hospital, D
75 Templin, Sankt-Georg-Hospital, D
76 Vetschau, Hospital, D
77 Wien, Militärhospital, A
78 Würzburg, Juliusspital, D
79 Aachen, Melaten (Leprosie), D
80 Åhus, St. Jörgen (Leprosorie), S
81 Burgdorf, Siechenhaus (Leprosorie), CH
82 Chichester, St. James and St. Mary Magdalene (Leprosorie), GB
83 High Wycombe, St. Margaret Hospital (Leprosorie), GB
84 Hildesheim, St. Nikolai (Leprosorie), D
85 Kiel, Gertrudenfriedhof (Pestfriedhof), D
86 London-East Smithfield (Pestfriedhof), GB
87 Nævsted, St. George's Hospital (Leprosorie), DK
88 Reading, St. Mary Magdalene (Leprosorie), GB
89 South Acre (Leprosorie), GB
90 Stubbekøbing (Leprosorie), DK
91 Winchester, St. Mary Magdalene (Leprosorie), GB
92 Augsburg (St. Ulrich und Afra-Klosterapotheke), D
93 Besigheim (Badestube), D

94 Biberach (Hospitalbad am Heilig-Geist-Hospital), D
95 Biberach (Apotheke), D
96 Crailsheim (Hospitalbad am Heilig-Geist-Hospital), D
97 Greifswald (Haus eines Barbierchirurgen), D
98 Greifswald (Apotheke), D
99 Heidelberg (Apotheke), D
100 Höxter (Haus eines Chirurgen), D
101 Ingolstadt (Apotheke), D
102 Kyritz (Badestube), D
103 Lübben (Badestube), D
104 Lübeck (Fronerei), D
105 Lübeck (Apotheke), D
106 Moers (Apotheke), D
107 Nürnberg (Badestube), D
108 Penig (Badestube), D
109 Pommelsbrunn (Badestube), D
110 Solothurn (Badestube), CH
111 Stralsund (Fronerei), D
112 Wangen i.A. (Badestube), D
113 Zwettl (Badestube), A

(*alphabetisch sortiert*)

Aachen, Melaten (Leprosie), D, Kat.-Nr. 79
Altenburg, Waisenhaus, D, Kat.-Nr. 31
Augsburg (St. Ulrich und Afra-Klosterapotheke), D, Kat.-Nr. 92
Åhus, St. Jörgen (Leprosorie), S, Kat.-Nr. 80
Æbelholt, DK, Kat.-Nr. 1
Bad Windsheim, Heilig-Geist-Hospital, D, Kat.-Nr. 32
Basel, Bürgerspital, CH, Kat.-Nr. 33
Battle Abbey, GB, Kat.-Nr. 2
Bawtry, Hospital of St. Mary Magdalene, GB, Kat.-Nr. 34
Beerenberg b. Wülflingen, CH, Kat.-Nr. 3
Berlin, Heilig-Geist-Hospital, D, Kat.-Nr. 35
Bern, Niederes Hospital, CH, Kat.-Nr. 36
Besigheim (Badestube), D, Kat.-Nr. 93
Biberach (Apotheke), D, Kat.-Nr. 94
Biberach (Hospitalbad am Heilig-Geist-Hospital), D, Kat.-Nr. 94
Biberach, Heilig-Geist-Hospital, D, Kat.-Nr. 37

Brandenburg a. d. Havel-Neustadt, Heilig-Geist-Hospital, D, Kat.-Nr. 38
Brandenburg a. d. Havel-Altstadt, Heilig-Geist-Hospital, D, Kat.-Nr. 39
Burgdorf, Siechenhaus (Leprosorie), CH, Kat.-Nr. 81
Canterbury, St. Gregory's Priory, GB, Kat.-Nr. 4
Chester, Dominican Friary, GB, Kat.-Nr. 5
Chichester, St. James and St. Mary Magdalene (Leprosorie), GB, Kat.-Nr. 82
Chichester, St. Mary Hospital, GB, Kat.-Nr. 40
Cluny, F, Kat.-Nr. 6
Crailsheim, Heilig-Geist-Hospital, D, Kat.-Nr. 41
Crailsheim, Hospitalbad am Heilig-Geist-Hospital, D, Kat.-Nr. 96
Edinburgh, Royal Infirmary, GB, Kat.-Nr. 42
Erfurt, Waisenhaus, D, Kat.-Nr. 43
Eynsham, Ælfric's bzw. Eynsham Abbey, GB, Kat.-Nr. 7
Freiburg, Augustinereremiten-Kloster, D, Kat.-Nr. 9
Goslar, Hospital für Bergleute, D, Kat.-Nr. 44
Greifswald (Apotheke), D, Kat.-Nr. 98
Greifswald (Haus eines Barbierchirurgen), D, Kat.-Nr. 97
Heidelberg (Apotheke), D, Kat.-Nr. 99
Heidelberg (Hospital), D, Kat.-Nr. 45
High Wycombe, St. Margaret Hospital (Leprosorie), GB, Kat.-Nr. 83
Hildesheim, St. Nikolai (Leprosorie), D, Kat.-Nr. 84
Höxter (Haus eines Chirurgen), D, Kat.-Nr. 100
Höxter (Heilig-Geist-Hospital), D, Kat.-Nr. 46
Ingolstadt (Apotheke), D, Kat.-Nr. 101
Innsbruck, Heilig-Geist-Hospital, A, Kat.-Nr. 47
Kiel, Gertrudenfriedhof (Pestfriedhof), D, Kat.-Nr. 85
Konstanz, Benediktinerabtei, D, Kat.-Nr. 10
Konstanz, Heilig-Geist-Hospital, D, Kat.-Nr. 48
Kyritz (Badestube), D, Kat.-Nr. 102
Leeds, Kirkstall Abbey, GB, Kat.-Nr. 11
Leipzig, Zucht- und Waisenhaus, D, Kat.-Nr. 49
Lewes, Hospital of St. Nicholas (u. a. Leprosorie), D, Kat.-Nr. 50
Llangdough, Kloster, GB, Kat.-Nr. 14
London, Aldgate Holy Trinity Priory, GB, Kat.-Nr. 12
London, Craven Street, Anatomy School, GB, Kat.-Nr. 49
London, East Smithfield (Pestfriedhof), GB, Kat.-Nr. 84
London, Greenwich, Royal Hospital for Seamen, GB, Kat.-Nr. 51
London, Snaresbrook, Infant Orphan Asylum Hall, GB, Kat.-Nr. 53

London, Spitalfields, St. Mary Hospital, GB, Kat.-Nr. 54
London, St. Mary Merton in Surrey, GB, Kat.-Nr. 13
London, Whitechapel, Royal London Hospital, GB, Kat.-Nr. 55
Lübben, Badestube, D, Kat.-Nr. 103
Lübeck, Apotheke, D, Kat.-Nr. 105
Lübeck, Fronerei, D, Kat.-Nr. 104
Lübeck, Heiligen-Geist-Hospital, D, Kat.-Nr. 56
Lüneburg, St. Michaeliskloster, D, Kat.-Nr. 15
Magdeburg, Heiliggeist-Hospital/St.-Annen-Hospital, D, Kat.-Nr. 57
Melrose Abbey, GB, Kat.-Nr. 16
Moers (Apotheke), D, Kat.-Nr. 106
Münster, Clemenshospital, D, Kat.-Nr. 59
Neuruppin, Heilig-Geist-Hospital, D, Kat.-Nr. 60
Newcastle upon Tyne, Newcastle Hospital, GB, Kat.-Nr. 62
Nürnberg (Badestube), D, Kat.-Nr. 107
Nævsted, St. George's Hospital (Leprosorie), DK, Kat.-Nr. 87
Ospringe, St. Mary Hospital, GB, Kat.-Nr. 63
Ourscamp, F, Kat.-Nr. 18
Oxford, Anatomy School, GB, Kat.-Nr. 64
Øm, DK, Kat.-Nr. 17
Partney, Hospital of St. Mary Magdalen, GB, Kat.-Nr. 65
Penig (Badestube), D, Kat.-Nr. 108
Pforzheim/Kloster/Hospital/Waisenhaus, D, Kat.-Nr. 66
Plymouth, Marinehospital, GB, Kat.-Nr. 67
Pommelsbrunn (Badestube), D, Kat.-Nr. 109
Portsmouth-Haslar, MarineHospital, GB, Kat.-Nr. 68
Reading, St. Mary Magdalene (Leprosorie), GB, Kat.-Nr. 88
Regensburg, Hospital/Armenhaus, D, Kat.-Nr. 69
Reichenau, D, Kat.-Nr. 19
Ribe, Franziskanerkloster, DK, Kat.-Nr. 21
Ribe, Johanniterkloster, DK, Kat.-Nr. 20
Ribnitz, Klarissenkloster, D, Kat.-Nr. 22
Rostock, *Domus Medicorum*, D, Kat.-Nr. 70
Salisbury, St. Nicholas Hospital, GB, Kat.-Nr. 71
Schaffhausen, CH, Kat.-Nr. 23
Skrida, Skriđuklaustur, ISL, Kat.-Nr. 24
Solothurn (Badestube), CH, Kat.-Nr. 110
South Acre (Leprosorie), GB, Kat.-Nr. 89

## Monastische Einrichtungen (→ Karte 1)

### *1* Æbelholt, Tjæreby, Hovedstaden, DK

Augustinerkloster

Bef./Sachkultur/Gräber

Dok.: mehrere Ausgrabungen im frühen 20. Jh., Sondierungen in den letzten Jahren

Dat.: 1175–1550

Anm.: n = 760 Skelette (Kirche, Klosterhof, Kirchhof); Behandlungsspuren an den Skeletten (Brenneisen?); durchschnittliches Sterbealter: 32,2 Jahre; Stützbandagen; medizinische Instrumente: Sonden, Lanzetten, Pinzetten, Skalpelle, Katheter; Schröpfköpfe; Salbentöpfchen (?); Infektionskrankheiten wie Tuberkulose und Syphilis; Fall von Ergotismus ist unwahrscheinlich; Traumata v. a. bei Männern

Lit.: Møller-Christensen 1940; 1958; 1987

### 2 Battle, East Sussex, GB

Battle Abbey (St. Martin's Abbey of the Place of Battle), Benediktinerkloster

Bef./Sachkultur

Dat.: 11. Jh.–1538

Anm.: Urinale, Nietbrillen

Lit.: Stevenson 1995; Tyson 2000, S. 152

**_3_ Beerenberg b. Wülflingen, Winterthur, CH**

Augustiner-Chorherrenstift Mariazell

Bef./Sachkultur

Dat.: 14.–16. Jh.

Anm.: Badestube, Schröpfköpfe

Lit.: Schmaedecke 2011

**_4_ Canterbury, Kent, GB**

St. Gregory's Priory, Priorat der Augustiner (Hospital?)

Gräber

Dat.: 11.–16. Jh.

Anm.: n > 1300 Gräber; SK 1134 mit Lippen-Kiefer-Gaumenspalte (11./12. Jh.): männlich, 40–50 Jahre alt

Lit.: Anderson 1994

**_5_ Chester, Cheshire, England, GB**

Chester Dominican Friary

Bef./Sachkultur

Dat.: 1237/38–1526

Anm.: Nietbrillen

Lit.: Stevenson 1995

**_6_ Cluny, Burgund, Dept. Saône-et-Loire, F**

vom Benediktiner- zum Augustinerkloster

Bef.

Dok.: Grabungen wiederkehrend seit den 1920er Jahren

Dat.: seit dem 9. Jh.

Anm.: Infirmarium

Lit.: Seiler 1996; Wollasch 2007

***7* Eynsham, Oxfordshire, England, GB**

Ælfric's Abbey bzw. Eynsham Abbey, Benediktinerkloster

Bef./Sachkultur

Dok.: 1989–92

Dat.: 1005–1538

Anm.: Urinale

Lit.: Cropper 2003, S. 299

***8* Fishergate, York, GB**

St. Andrew's Priory of Gilbertine

Bef./Sachkultur/Gräber

Dok.: 1980er Jahre

Dat.: 1195

Anm.: Kupferplatten, Hinweis auf Gehstützen

Lit.: Knüsel et al. 1995

***9* Freiburg, BW, D**

Augustinereremiten-Kloster

Bef./Sachkultur

Dok.: 1982

Dat.: seit dem 13. Jh. (bis zum 19. Jh.)

Anm.: Sachkultur überwiegend 13.–16. Jh.; Holzgefäße mit Besitzermarken, u. a. evtl. mit Kennzeichnung der Institution; medizinische Objekte: Urinale, Wundverband, Nietbrillen und -futteral

Lit.: Untermann – Banck 1995

***10* Konstanz, BW, D**

Benediktinerabtei

Bef./Sachkultur/Gräber

Dok.: 1990er Jahre, 2002/2003

Dat.: vor 983–1802

Anm.: Schröpfkopf

Lit.: Röber 2009

***11* Leeds, West Yorkshire, GB**

Kirkstall Abbey, Zisterzienserkloster

Bef./Sachkultur

Dok.: im späten 19. Jh. sowie zwischen 1950 und 1964

Dat.: seit 1152

Anm.: Urinal, Kupferplatte (?), Hygienebesteck (Ohrenlöffel und Pinzetten teilweise aus dem Infirmarium), Mörser und Pistill

Lit.: Moorhouse – Wrathmell 1987; Lindenmann-Merz 2009, Abb. 69

***12* London, England, GB**

Aldgate Holy Trinity Priory, Augustinerkloster

Bef./Sachkultur/Gräber

Dok.: von 1977 bis 1990

Dat.: 1108–1532

Anm.: Urinale, Arzneigefäße

Lit.: Thompson et al. 1984; Schofield – Lea 2005

***13* London, (Surrey), England, GB**

St. Mary Merton

Augustinerkloster

Bef./Sachkultur/Gräber

Dok.: zwischen 1976 und 1990

Dat.: seit 1117

Anm.: Infirmarium im Südosten; Hospital für Fremde und Laien; therapeutische Objekte: Bruchband, Kupferplatten, Nietbrille; medizinische Überreste: Albarello, Urinale, Destilliergefäße, Kräuter, Pinzetten (evtl. Bestandteil der Hygiene)

Lit.: Miller – Saxby 2007

***14* Llandough, Glamorgan, Wales, GB**

Kloster

Gräber

Dok.: 1990er Jahre

Dat:. frühes Mittelalter

Anm.: n = 1.026; Eisenringe um das Becken eines Mannes (Grab 630) als therapeutische Maßnahme (oder Büßergürtel), Befund nach $C^{14}$ aus dem 7. Jh.

Lit.: Redknap 2005

***15* Lüneburg, NI, D**

St. Michaeliskloster, Benediktinerkloster

Bef./Sachkultur

Dok.: 1978

Dat.: 1376 bis 1655 (von der Reformation nicht betroffen)

Anm.: Nietbrille (Typ Wienhausen I)

Lit.: Plath 1980

***16* Melrose, Schottland, GB**

Melrose Abbey, Zisterzienserkloster

Bef./Sachkultur

Dat.: 12.–16. Jh.

Anm.: Nietbrillen

Lit.: Stevenson 1995

***17* Øm, Aarhus, Jutland, DK**

Zisterzienserkloster

Bef./Sachkultur/Gräber

Dok.: im frühen 20. Jh. und den 1990er Jahre

Dat.: 1172–1560

Anm.: medizinische Nachweis von Aderlassmessern und Arzneipflanzen; mutmaßliche chirurgische Belege für Kauterisation und Trepanation, nach modernen Einschätzungen nicht vorhanden

Lit.: Isager 1936; 1939; Isager 1941; Schiørring 1980; Hylleberg 1997; Kristensen 1999

***18* Ourscamp, Picardie, Dept. Oise, F**

Zisterzienserkloster

Bef.

Dok.: noch im Bestand

Dat.: seit dem 12. Jh.

Anm.: Infirmarium

Lit.: Jetter 1987

***19* Reichenau, BW, D**

Benediktinerkloster

Bef.

Dok.: Grabungen wiederkehrend seit den 1930er Jahren

Dat.: seit dem 8. Jh.

Anm.: möglicher archäologischer Nachweis eines frühen Infirmariums

Lit.: Reisser 1969; Zettler 1988; Seiler 1996, S. 176

***20* Ribe, Esbjerg, Syddanmark, DK**

Johanniterkloster

Bef./Sachkultur

Dat.: um 1311–bis 1537

Anm.: Brenneisen, Pinzetten

Lit.: Frölich 2004

***21* Ribe, Esbjerg, Syddanmark, DK**

Franziskanerkloster

Bef./Sachkultur

Dat.: 1232 bis zur Auflassung im Zuge der Reformation im 16. Jh.

Anm.: Etui mit Setonnadel, Pinzetten

Lit.: Frölich 2004

***22* Ribnitz, MV, D**

Klarissenkloster

Bef./Sachkultur

Dok.: 1990er Jahre bis 2001

Dat.: 1323/24–16. Jh.

Anm.: Bügelbrillen; Gewürze: Kardamom, Paradieskorn und Kreuzkümmel

Lit.: Wiethold 2003; 2005; Jöns 2005

***23* Schaffhausen, CH**

Kloster Allerheiligen, Benediktinerkloster

Bef./Sachkultur

Dok.: 1990er Jahre

Dat.: 11. Jh.–1524 (danach Umwandlung in ein Chorherrenstift)

Anm.: Latrine der Infirmarie; medizinische Objekte: Arzneigefäße, Schröpfköpfe; archäobotanische Belege, z. B. Feigen und Portulak; archäozoologische Belege: besonders kleine Fische aus der Mönchslatrine, Inhalt der Infirmarielatrine wird als stärkende Krankenkost interpretiert; Fleischstücke besonderer Qualität aus der Gästelatrine

Lit.: Bänteli et al. 1999

**_24_ Skrida, Island**

Skriđuklaustur, Augustinerkloster

Bef./Sachkultur/Gräber

Dok.: 2002

Dat.: 1493–16. Jh. (Friedhof noch bis ins 18. Jh.)

Anm.: auffallend häufig Pathologien innerhalb des Skelettmaterials; medizinische Objekte: Lanzetten

Lit.: Kristjánsdóttir 2008; 2010

**_25_ Twann, St. Petersinsel, Bern, CH**

Cluniazenserkloster

Gräber

Dat.: 11. Jh.–1484

Anm.: Männer; Vielzahl körperlicher Beeinträchtigungen (jeder Siebte invalid oder teilinvalid); durch Gewalt verursachte Verletzungen, angeborene und erworbene Schäden sowie Krankheiten; chirurgische Belege: Amputationsspuren an den unteren Extremitäten (n = 2) – mögliche kurative Maßnahmen nach Unfall – wurden lange Zeit überlebt; Hinweis auf Nutzung von Gehstützen

Lit.: Ulrich-Bochsler – Baumgartner 1988; Kahlow 2009; Ulrich-Bochsler 2009

**_26_ Tyne and Wear, Northumberland, GB**

Monkwearmouth and Jarrow Abbey

Bef./Sachkultur

Dat.: 7. Jh.–1545

Anm.: Urinale

Lit.: Jenner 2006, S. 355

*27* **Varnhem, Västagötland, S**

Zisterzienserkloster

Bef./Sachkultur/Gräber

Dat.: 1150–1529

Anm.: Kupferplatte, Aderlassmesser

Lit.: Isager – Sjöval 1936; Isager 1941; Møller-Christensen 1940

*28* **Wienhausen, Celle, NI, D**

Zisterzienserinnenkloster

Bef./Sachkultur

Dat.: 13.–16. Jh.

Anm.: Nietbrillen, Brillenfutteral

Lit.: Appuhn 1958; 1973

*29* **York, West-Yorkshire, GB**

Priory of Pontefrac, Cluniazenserkloster

Bef./Sachkultur

Dat.: 11. Jh.–1540

Anm.: Urinal

Lit.: Tyson 2000, S. 152

## Städtische Hospitäler und dazugehörige Institutionen (→ Karte 2)

*30* **Aachen, NRW, D**

Blasiusspital

Bef.

Dat.: 1295 (Ersterwähnung)–1665 (Vernichtung durch Stadtbrand)

Anm.: das ursprüngliche Domspital diente im Laufe der Zeit ausschließlich zur Aufnahme armer Fremder, meist Pilger; Gebäudestrukturen: U-förmig mit Öffnung zur Straße, Wasserleitung verband das Langhaus mit einer Quelle (möglicherweise diente das Untergeschoss als „Thermalbad")

Lit.: Schmitz-Cliever 1971a

**_31_ Altenburg, TH, D**

Waisenhaus

Bef./Latrine/Sachkultur

Dat.: Bef. um 1700

Anm.: Arzneifläschchen, Läusekämme, Spielzeug

Lit.: mündl. Mitt. K. Schäfer, Bamberg

**_32_ Bad Windsheim, BY, D**

Heilig-Geist-Hospital

Bef./Sachkultur

Dok.: 1983

Dat.: seit 1318

Anm.: Salbendöschen mit Inhalt; Arzneipflanzen; Holzgefäße mit Besitzermarken

Lit.: Janssen 1995

**_33_ Basel, CH**

St. Johann Friedhof des Bürgerspitals

Gräber

Dok: 1988/89

Dat.: Bestattungen zwischen 1845 und 1868

Anm.: Hospitalfriedhof, Vergleich von Skeletten mit Sterberegister, 219 Skelette untersucht; nur wenig mehr Männer als Frauen (von 1.061 Individuen = 43,3 % Frauen, 50,7 % Männer); Aufnahme von Schwangeren; nur Säuglinge – keine Kinder; Gemeinschaftsgräber mit Toten, die als Lehrpräparate dienten (darunter mehr als 10 Säuglinge); Obduktionsspuren; Quecksilber

Lit.: Etter – Lörcher 1994; Haidle 1997; Lörcher 2000

**_34_ Bawtry, South Yorkshire, England, GB**

Hospital of St. Mary Magdalene

Sachkultur/Gräber/Hospitalfriedhof

Dok.: 2003–2010

Dat.: 13.–20. Jh.; ergrabener Bereich datiert ins späte Mittelalter

Anm.: n = 18 (plus Überreste von ca. 53 Individuen aus Streufunden); Mehrfachbestattungen; Alter (n = 36): Infans I (n = 15), Infans II (n = 12), Juvenis (n = 1), Adultas (n = 10, erst ab dem 25. Lebensjahr), ergo Frühadulte und Senilis fehlen;

Pathologien selten; Hinweise auf medizinisch-therapeutische Verfahren durch Kupferplatte und Überreste eines Gehstocks

Lit.: McIntyre – Hadley 2010

***35* Berlin-Mitte, B, D**

Heilig-Geist-Hospital

Gräber/Hospitalfriedhof

Dok.: 1995

Dat.: Beginn vor 1272 (Friedhofsnutzung 13.–17. Jh.)

Anm.: n = 254; auch Doppel- und Mehrfachbestattungen, 111 Individuen aus Massengräbern (14., 16.–17. Jh., im rückwärtigen Friedhofsareal befindlich); hoher Anteil der 25- bis 30-Jährigen, ebenso Peak bei den Säuglingen und Kleinkindern, 30 % über 60 Jahre; Grad der Krankheitsbelastung nicht auffallend; Pathologien wie *Morbus Bechterew*, disloziert verheilter Beinbruch mit möglicher Sepsis als Todesgrund

Lit.: Lange 1995; Hesse 1998

***36* Bern, CH**

Siechenhaus am Klösterlistutz/Niederes Spital

Gräber/Siechenfriedhof

Dok.: 1988

Dat.: 13. Jh. bzw. nach 1335

Anm.: n = 41, keine Säuglinge; Pathologien wie Mangelerkrankungen sehr häufig (allgemein junges Sterbealter vor dem 30. Lebensjahr)

Lit.: Ulrich-Bochsler 1999

***37* Biberach, BW, D**

Heilig-Geist-Hospital

Bef./Badestube

Dat.: Mittelalter

Anm.: Warmwasserkessel und Kachelofen, Kessel jedoch außerhalb der Wärmestube(?)

Lit.: Schmidt 1994

***38* Brandenburg a. d. Havel (Neustadt), BB, D**

Friedhof des Heilig-Geist-Hospitals?

Gräber

Dok.: 1999

Dat.: 12.–14. Jh.

Anm.: n = 36 (81 % Erwachsene, 19 % Nichterwachsene); 80 % mit krankhaften Veränderungen, u. a. mit Todesfolge; Sargreste (20 %)

Lit.: Jungklaus et al. 2000

**_39_ Brandenburg a. d. Havel (Altstadt), BB, D**

Friedhof des Heilig-Geist-Hospitals?

Gräber

Dok.: 2000

Dat.: 12./13. Jh. (Friedhof hier nur wenige Jahrzehnte von Bestand)

Anm.: n = 13 (84 % Erwachsene, 16 % Kinder); 54 % mit pathologischen Veränderungen: Erwachsene v. a. mit degenerativen Erkrankungen, Kinder mit Mangelerkrankungen, darunter ein Fall von Meningitis; Holzsärge bei allen Toten

Lit.: Jungklaus – Dalitz 2004

**_40_ Chichester, West Sussex, England, GB**

St. Mary Hospital

Bef.

Dat.: seit 1229 (überstand die Reformation im 16. Jh.)

Anm.: private Krankenkabinen

Lit.: Page 1973, S. 100–102; Orme – Webster 1995, Abb. 20

**_41_ Crailsheim, Schwäbisch Hall, BW, D**

Heilig-Geist-Hospital, Badestube

Bef./Sachkultur

Dok.: 1988/89

Dat.: 1423–18. Jh.

Anm.: Badestube auch Stadtbewohnern zugänglich; Anstieg des Dielenbodens zur Außenwand, um Wasserschäden zu vermeiden; Wasserrinne; Schröpfköpfe

Lit.: Arnold 1991; Tuchen 2000

**_42_ Edinburgh, Schottland, GB**

Royal Infirmary, Infirmary Street und Surgeons' Square

Gräber

Dok.: 1992/93

Dat.: 1748 bis heute (Gräber datieren in das 18./19. Jh.)

Anm. Infirmary Street: n = 14 Individuen, inklusive 6 vollständigen Bestattungen (4 Frauen, 2 Männer); Alter: Infans (1), 17–24 (3), 25–35 (1), 35–55 (6); Spuren chirurgischer Eingriffe: Amputation und Obduktion; Pathologien wie DISH und Periostitis (7 Belege für Beingeschwüre); Särge und Leichentücher auf dem angrenzenden Kirchenfriedhof; postume Zahnentfernung (Prothesenbedarf?)

Anm. Surgeons' Square: tierische Knochen, u. a. vom Braunbären und Seehund; menschliche Knochen von mind. 5 Individuen; 37 % mit Spuren von Obduktionen, 34 % pathologische Veränderungen (davon 58 % Sektionsspuren)

Lit.: Henderson et al. 1996

***43* Erfurt, TH, D**

Waisenhaus im ehemaligen Augustinerkloster

Gräber

Dok.: 2007

Dat.: 17.–20. Jh. (Bestattungen aus der Zeit von 1690 bis 1814)

Anm.: n = 82 (237 Todesfälle schriftlich dokumentiert)

Lit.: Evangelische Kirche in Mitteldeutschland 2008

***44* Goslar, NS, D**

Hospital für Bergleute auf dem Rammelsberg

Bef.

Dok.: 1925/26

Dat.: 1260–16. Jh. (?); Neubau ab 1537

Anm.: Hospital an der St. Johanniskirche; 1946 teilweise abgebrochen

Lit.: Lauf 2003

***45* Heidelberg, BW, D**

Hospital, Armen- bzw. Pfründnerhaus

Bef./Sachkultur/Gräber

Dok.: 1986/87

Dat.: um 1260 bis 1556

Anm.: Hospitallatrine mit Urinalen, Schröpfköpfen, Arzneigefäßen; Besitzermarken auf Holzgefäßen; Hospitalfriedhof mit 249 Skeletten; hoher Anteil an Frühadulten, 9 % Senilis; insgesamt 73 % Erwachsene zu 27 % Nichterwachsene; 84 Männer zu 67 Frauen; hoher Grad an Krankheitsbelastung, wie *Hydrocephalus*; chirurgische Eingriffe selten, u. a. Amputation

Lit.: Lutz 1992; Schmidt 2005; Wahl 1992; Wendt 2009

***46* Höxter, NW, D**

Heilig-Geist-Hospital

Bef./Sachkultur

Dok.: 1970er und 1980er Jahre

Dat.: 1218–1855

Anm.: Hospital versorgte ca. 13 Personen; Fundmaterial überwiegend 13.–15. Jh.; medizinische Objekte: Apothekenfläschchen, chirurgisches Messer (?); Mandeln und Feigen als diätetische Maßnahme oder Fastenspeise

Lit.: König – Stephan 1987

***47* Innsbruck, Tirol, A**

Friedhof des Heilig-Geist-Hospitals

Gräber/Hospitalfriedhof

Dok.: 2000

Dat.: Gründung um 1300

Anm.: über 400 Gräber (überwiegend 19. Jh.), 189 Skelette wissenschaftlich untersucht; 85 % Erwachsene, 13,2 % Nichterwachsene; Geschlechterverhältnis ausgeglichen (77 Frauen zu 73 Männern); Föten und Säuglinge in offenen Gräbern häufig mitbestattet; hoher Grad an Pathologien, wie Mangelerkrankungen, Wirbelsäulenverkrümmungen, Syphilis; Obduktionsspuren

Lit.: Zanesco 2001; McGlynn – Zanesco 2007

***48* Konstanz, BW, D**

Heilig-Geist-Hospital

Sachkultur, Gräber/Hospitalfriedhof

Dok.: 1995/96

Dat.: 1225–1868

Anm.: n = 339 in Särgen und Leichentüchern, auch Doppel- und Mehrfachbestattungen; höchster Prozentsatz der Erwachsenen gegenüber 25–30 % Nichterwachsene; hoher Grad an Pathologien

Lit.: DUMITRACHE 1997; BERSZIN 1999; FROMM ET AL. 2000

### *49* Leipzig, SN, D

Zucht- und Waisenhaus, vorübergehend Lazarett

Gräber

Dok.: 1993/94

Dat.: Gräber aus dem Jahr 1813

Anm.: n = 93 (aus 3 Massengräbern); Frauen, Männer, Alte, Kinder und Säuglinge = sowohl Insassen des Zucht- und Waisenhauses als auch russische Soldaten, womöglich während der Völkerschlacht an Typhus verstorben; 50 % der Toten weisen Erkrankungen und Verletzungen auf; Pathologien, wie Syphilis und Osteomyelitis

Lit. GRAF 1997; ZINK ET AL. 1997

### *50* Lewes, East Sussex, England, D

Hospital of St. Nicholas (möglicherweise ursprünglich als Leprosorium errichtet, Quellenlage schlecht)

Gräber/Hospitalfriedhof

Dok.: 1994

Dat.: seit dem 12. Jh., nach 1547 Armenhaus

Anm.: 103 Gräber, 71 Individuen untersucht; Mehrfachbestattungen; 79 % Männer zu 21 % Frauen; Sterbegipfel bei 17- bis 25-Jährigen, Säuglinge und Alte selten; hoher Grad an Pathologien, wie *Spina bifida* und Lepra; Amputation oder angeborene Fehlbildung(?); Fußfesseln

Lit.: BARBER–SIBUN 2010

### *51* London-Craven Street, England, GB

Anatomy School

Bef./Sachkultur/Knochen

Dok.: 1997–1998

Dat.: 18. Jh.

Anm.: tierische (u. a. Robbe, Bär, Meeresschildkröte, Hunde, Vögel, Fische) und menschliche Lehrpräparate und -objekte (Sägeschnitte und Bohrungen zum Üben von Amputationen und Trepanationen) vor dem Anatomy Act 1832; medizinische Gefäße, Glasobjekte zum Mikroskopieren; Quecksilber

Lit.: Hillson et al. 1998/99

**52 London-Greenwich, England, GB**

Royal Hospital for Seamen, Invalidenhaus

Gräber/Hospitalfriedhof

Dok.: zwischen 1999 und 2001

Dat.: 1749–1856

Anm.: n = 107 (aus 55 Gräbern, d. h. Doppel- und Mehrfachbestattungen mit bis zu 6 Individuen, Särge und Erkennungsmarken), vorrangig ältere Männer, zwei Individuen zwischen 12 und 18 Jahren, zwei Individuen afrikanischer Abstammung; Pathologien: Infektionskrankheiten wie Syphilis, Mangelerkrankungen wie Skorbut, Rachitis und chronischer Eisenmangel, hoher Prozentsatz an Nasenbeinfrakturen (57,3 %) und Schädeltraumen (53,6 %); chirurgische Eingriffe: Amputationen (6, davon 4 Über-Knie-Amputationen, 1 Unter-Knie-Amputationen, 1 Handamputation), Kraniotomie (4)

Lit.: Boston et al. 2008; van der Merwe 2010

**53 London-Snaresbrook, England, GB**

Waisenhaus „Infant Orphan Asylum Hall"

Sachkultur

Dok.: 1990

Dat.: 19./20. Jh.

Anm.: besitzanzeigendes Geschirr

Lit.: Hughes 1992; http://www.childrenshomes.org.uk/LondonOrphan/

**54 London-Spitalfields, England, GB**

St. Mary without Bischopsgate (St. Mary Spital), Hospital und Priorat der Augustiner

Bef./Sachkultur/Gräber

Dok.: zwischen 1992 bis 2007

Dat.: 1197–1540er Jahre

Anm.: Hospitalfriedhof, 5.387 von über 10.5000 freigelegten Individuen wissenschaftlich untersucht; Massengräber mit insgesamt 4.000 Individuen; insgesamt etwas mehr Männer als Frauen, Frauen jedoch häufiger in Massengräbern;

Neonaten, Kleinkinder und Individuen ab 46 Jahren selten; Peak allgemein v. a. im adulten und maturen Alter; Peak der Frauen bei 26–35 Jahren, Peak der Männer bei 36–45 Jahren; Pathologien wie Lippen-Kiefer-Gaumenspalte, Lähmung, Syphilis; chirurgische Behandlungsspuren: Trepanationen zur Wundbehandlung und Amputationen; medizinische Funde: Krankengeschirr, Urinal, Destillationszubehör, Arzneigefäße, Arzneipflanzen

Lit.: Thomas et al. 1997; Powers 2005; White 2007; Connell et al. 2012

**55 London-Whitechapel, England, GB**

Royal London Hospital/London Hospital

Sachkultur/Gräber/Hospitalfriedhof

Dok.: 2006

Dat.: 1740–heute

Anm.: Hospitalfriedhof mit 273 Gräbern, davon einzelne Körperteile von max. 500 Individuen in 144 Särgen (Lehrpräparate?); überwiegend erwachsene Männer; chirurgische Eingriffe wie Amputationen und Sektionen; medizinische Objekte wie Bettpfanne, Spucknapf, Arzneigefäße, Bürsten

Lit.: Mitchell et al. 2011, S. 94; Fowler – Powers 2012

**56 Lübeck, SH, D**

Heiligen-Geist-Hospital

Bef./Sachkultur/Gräber

Dok.: 1970er Jahre sowie zwischen 1989–1991

Dat.: seit 1284 (auf dem Koberg)

Anm.: Massengräber und Mehrfachbestattungen aus dem 14. Jh. ($C^{14}$ ca. 1260–1390) wahrscheinlich mit Opfern einer Hungersnot und/oder der Pest, n = 1.044 (aus den zwei großen Massengräbern 42 % Frauen zu 58 % Männern, Peak bei den 15- bis 25-Jährigen sowie zwischen 50 und 54 Jahren); archäozoologische Überreste: Nachweis von Schwein (n = 64), Rind (n = 46), Schaf und Ziege (n = 41), Katze (n = 18), Hund (n = 4) sowie Pferd (n = 2)

Lit.: Pudeck 1980; Prechel 1996; Kruse et al. 1997

**57 Magdeburg, ST, D**

Heiligen-Geist-Hospital/St.-Annen-Hospital (Nennung ab 1495)

Sachkultur

Dat.: um 1200–?

Anm.: Versorgung von ca. 63 Personen im 13. Jh.; Funde aus einer Fäkaliengrube (13. Jh.–17. Jh., wiederholte Leerung); Haushaltsgeschirr aus Holz und Keramik, Holzgeschirr teilweise mit Besitzermarken; Spardose; Apothekengefäße aus Holz, Steinzeug und Glas (darunter ein als „Urinal“ angesprochenes Stück); Holzdose mit Rückständen einer schwefelhaltigen Salbe; chirurgisches Messer/Skalpell (?); therapeutische Hilfsmittel: Gehstöcke, orthopädischer Schuh; Anzeichen für Pathologien: Eier von Peitsch- und Spulwürmern; Besonderheit: Haarzöpfe, viele Stoffreste mit anhaftenden Haaren; Knochen von mindestens 10 Hunden (Betreuer oder Blindenhunde?)

Lit.: Nickel 1980

**_58_ Marburg, H, D**

Hospital der heiligen Elisabeth

Bef./Gräber/Sachkultur

Dok.: 1971–1971, 1997, 2009

Dat.: 1228–1244 (1. Hospitalphase); ab 1254 neuer Hospitalbau

Anm.: n = 18 (in 15 Gräber) aus der Phase der ersten Hospitalgründung, Individuen waren nicht von schweren Krankheiten oder Verletzungen betroffen (möglicherweise Pilger oder einflussreiche Personen); Gebäudereste (Fachwerkbau = 1. Phase, Steinbau = 2. Phase)

Lit.: Atzbach 2006; 2007

**_59_ Münster, NW, D**

Clemenshospital

Gräber/Hospitalfriedhof/Sachkultur

Dok.: 1999

Dat.: Skelette datieren warscheinlich um 1778

Anm.: n > 60 (25 anthropologisch untersucht); ausschließlich Männer (wahrscheinlich Fremde, d. h. Soldaten und Wanderhandwerker; medizinische Eingriffe: Sektionsspuren wie Kraniotomie, Fehlen von Brustbein und Becken; Schüsseln in Gräbern (möglicherweise letztes Waschgeschirr)

Lit.: Thier 1999

**_60_ Neuruppin, BB, D**

Heilig-Geist-Hospital

Sachkultur/Gräber/Hospitalfriedhof

Dok.: 2004

Dat.: vor 1321–1787 (Stadtbrand)

Anm.: n = 19 (Gräber); Pathologien wie Mangelerkrankungen (Rachitis) und *Hydrocephalus* (drei- bis vierjähriges Kind)

Lit.: Tessmann 2007

**_61_ New Orleans, Louisiana, USA**

Charity Hospital

Gräber

Dat.: 1736

Anm.: Bau durch Testament eines französischen Seemanns und Schiffbauers ermöglicht; Friedhof von 1849–1929; n = 271 (250 Erwachsene, 65,2 % älter als 35; 34,2 % zwischen 15–34 Jahren); 55,2 % Männer, 42,8 % Frauen); 140 Särge (20 mit Doppelbestattungen, 14 mit unvollständigen Überresten von drei und mehr Individuen); Neonaten, Kleinkinder und Kinder abseits der Erwachsenen bestattet – weisen keinen postmortalen Untersuchungen auf; chirurgische Eingriffe: Amputation, Sektion (ungewöhnliche Sägespuren am Kieferknochen) = klarer Beleg für postmortale Eingriffe zu Lehrzwecken

Lit.: Owsley 1995

**_62_ Newcastle upon Tyne, England, GB**

Newcastle Hospital

Gräber/Hospitalfriedhof

Dok.: 1997/98

Dat.: 1753 bis heute (geborgene Überreste = 18./19. Jh.)

Anm.: n > 407 (139 Individuen mit Spuren postmortaler Eingriffe, wie Kraniotomien (n = 64), Öffnungen des Brustkorbs, Amputationen, Sägespuren im Allgemeinen

Lit.: Start 2002

**_63_ Ospringe, Kent, England, GB**

St. Mary Hospital (Maison Dieu)

Bef./Sachkultur/Gräber

Dok.: 1977

Dat.: um 1232–1516 (Fundmaterial v. a. aus der Zeit von 1483–1516 sowie nach der Auflösung bis ca. 1550)

Anm.: Hospital spezialisiert auf Pilger, das Königshaus sowie Gebrechliche; archäobotanische und -zoologische Belege (Rind, Schaf, Ziege, Pferd, Hund, Katze, Wildtiere, Hase und Kaninchen, Geflügel und Fisch, wie Hering)

Lit.: Rigold 1964; Smith 1980; Wall 1981

**64 Oxford, Oxfordshire, England, GB**

Anatomy School im Old Ashmolean Museum

Sachkultur/Knochen

Dok.: 1999

Dat.: Befund von 1781

Anm: Befund aus einer Entsorgung; chemisches Equipment; 26 kg disartikulierte Knochen von etwa 18 Individuen; viele Tierknochen, mind. 24 Hunde; Tierexperimente

Lit.: Mitchell et al. 2011, S. 94

**65 Partney, Lincolnshire, England, GB**

Hospital of St. Mary Magdalen (allein für Pilger und Reisende)

Bef./Sachkultur/Gräber/Hospitalfriedhof

Dok.: 2003–2004

Dat.: vor 1115 bis Mitte 15. Jh.

Anm: tönernes Urinal; Hospitalfriedhof mit 43 Skeletten; Mönchsfriedhof mit überwiegend älteren Männern, Laienfriedhof mit überwiegend Jungerwachsenen; wenige Pathologien, darunter *Spina bifida*

Lit.: Atkins – Popescu 2010

**66 Pforzheim, BW, D**

Kloster/Hospital/Waisenhaus

Bef./Sachkultur

Dok.: 1986

Dat.: 14.–16. Jh. (Kloster), 16.–17. Jh. (Hospital), 18. Jh. (Waisenhaus)

Anm.: Arzneigefäße in Form von Salbdosen aus dem Mittelalter, Abgabefläschchen, Glasröhrchen (zur Destillation?), Schröpfköpfe aus Bronze (Frühe Neuzeit), Spielzeug

Lit.: Schneid-Horn 1991

**67 Plymouth, England, GB**

Royal Naval Hospital, Stonehouse (Marinehospital)

Gräber/Hospitalfriedhof

Dok.: Grabung

Dat.: 1765–1995

Anm.: n = ca. 160 (mehr oder weniger vollständig); einige Mehrfachbestattungen mit bis zu drei Toten; überwiegend Männer zwischen dem 20. und 40. Lebensjahr; 11 Amputationen mit Prädominanz auf der rechten Seite; zwei mit geringen Heilungsspuren; kongenitale Syphilis (1); Isotopenanalyse belegt u. a. Herkunft und Reisen der Seeleute außerhalb Großbritanniens

Lit.: Hodgings – Salvatore 2009

**68 Portsmouth-Haslar, England, GB**

Royal Hospital Haslar (Marinehospital)

Gräber/Hospitalfriedhof

Dok.: u. a. 2005 und 2007

Dat.: 1753–2009, Bestattung hauptsächlich zwischen 1753–1826

Anm.: n = 184 (ausschließlich Männer, v. a. im adulten Alter); Bestattung in Särgen; Pathologien: Mangel- und Infektionskrankheiten, scharfe Gewalt; medizinische Funde: Wundkompressen

Lit.: Shortland et al. 2008

**69 Regensburg, BY, D**

Hospital oder Armenhaus (?)

Bef./Gräber

Dok.: 2005

Dat.: 12.–16. Jh.

Anm.: n = 417 (*in situ*); 1 Massengrab (15 Individuen); alle Altersklassen vorhanden, Sterbegipfel zu gleichen Teilen im adulten und maturen Alter; Lebenserwartung von 35,8 Jahren; Geschlechterverhältnis beinahe ausgeglichen; 87,5 % pathologische Veränderungen, darunter Mangelerkrankungen, Infektionskrankheiten wie kongenitale Syphilis (3), Frakturen; Behandlungsspuren: Oberarmamputation (letaler Ausgang), Schnitz- und Ritzspuren am Schädel (womöglich zur Wundsäuberung); medizinische Geräte: Apothekenfläschchen

Lit.: Codreanu-Windauer et al. 2009; Heyking von 2012

**_70_ Rostock, MV, D**

*Domus Medicorum* sowie Professorenhaus (Breite Str. 23)

Sachkultur/Knochen

Dok.: 1999

Dat.: 1470–1714

Anm. *Domus medicorum*: Funde datieren in das späte 16./frühe 17. Jh.; Überreste einer Meerkatze (zu Studienzwecken?)

Anm. Professorenhaus: Ledermanschette (möglicherweise zum Aderlass), Salbentöpfchen, Apothekenfläschchen (?)

Lit.: Mulsow 2005; 2007

**_71_ Salisbury, Wiltshire, England, GB**

St. Nicholas Hospital

Bef.

Dat.: um 1227 (überstand die Auflösung im 16. Jh.)

Anm.: private Kammern auf einer Seite des Hospitals

Lit.: Pugh – Crittall 1956, S. 343–356; Orme – Webster 1995, S. 91

**_72_ Soutra, Schottland, GB**

House of the Holy Trinity (Hospital geführt vom Augustinerorder)

Bef./Sachkultur/Gräber

Dok.: seit 1986

Dat.: 1164–ca. 1650 (wirtschaftlicher Verfall seit den 1460er Jahren)

Anm.: größtes Hospital im mittelalterlichen Schottland, gegründet ausdrücklich zur Unterstützung der Armen, Alten, Kranken, Schwachen, Reisenden und Pilger; Arzneipflanzen, exotische Kräuter und Gewürze; Arzneigefäße (teilweise mit Rückständen, etwa in Form einer Salbe aus Schlafmohn und Fett als Schmerzmittel); lose Zähne; Parasiteneier; Besonderheit: biochemische Untersuchung zur Feststellung von Blut = Masse gewonnener Daten angeblicher Beleg für die chirurgische Versorgung von Soldaten; Nachweis von Milzbrand- und Tetanuserregern; Desinfektionsversuche durch Überreste von Branntkalk (sog. Ätzkalk) wahrscheinlich

Lit.: Connor 1993; Moffat 1986; 1989; 1992; 1995

***73* Stein am Rhein, Schaffhausen, CH**

Heilig-Geist-Hospital, Bürgerasyl

Bef./Sachkultur

Dat:. 1362 (Ersterwähnung); geschlossen 1963

Anm.: Gebäue fast vollständig untersucht; medizinische Belege: Schröpfköpfe, Arzneipflanzen; Moose als Nachweis von Toilettenpapier; Tierknochen: unter handaufgelesenen Funden dominieren Rind, gefolgt von Schwein, Schaf und Ziege, Geflügel, Pferd, Hund, Katze, Kaninchen; unter den geschlämmten dominieren Fische, v. a. Flussbarsche; gehobene Kost aus nur einer Latrine (Gäste?); Nachweis eines Krebses wird als Krankenkost interpretiert

Lit.: Bänteli 2006

***74* Strausberg, BB, D**

Sankt-Georgen-Hospital/Leprosorium

Gräber/Hospitalfriedhof

Dok.: 2004

Dat.: wahrscheinlich 13. Jh.–1633 (Bestattungen weiterhin bis etwa 1830)

Anm.: 34 $m^2$ ergraben (vermutlich 16./17. Jh.); n = 54; Peak im maturen Alter (22) und bei Infans I (10); Senilis (6); 78 % Erwachsene zu 22 % Nichterwachsene; 27 Männer zu 13 Frauen; 85 % mit krankhaften Veränderungen; Syphilis, Lepra, Frakturen; mögliche Folterspuren

Lit.: Jungklaus 2008

***75* Templin, BB, D**

Sankt-Georg-Hospital

Gräber/Hospitalfriedhof

Dok.: 2007

Dat.: um 1375–16. Jh., danach Beginenhof (Friedhof bis zum 18. Jh.)

Anm.: n = 412 (14.–16. Jh.): neben Einzelgräbern auch Doppel- und Mehrfachbestattungen; leichter Männerüberschuss, Sterbegipfel frühmature Phase; Kraniotomie (Infans II); Zähne zeigen Merkmale pflanzlicher Kost (ländliche Bevölkerung?); starke degenerative Veränderungen und Arthrose weisen auf Arbeit im städtischen Bau- und Agrarbereich; häufig Frakturen; kaum Infektionskrankheiten

Lit.: Hahn-Weishaupt 2010; 2011; Reiche 2010

***76* Vetschau, BB, D**

Hospital

Gräber/Hospitalfriedhof

Dok.: 1999

Dat.: Friedhof datiert 1621–1825

Anm.: n = 243; Sterbegipfel bei Infans I, im adulten (v. a. Frauen) und maturen (v. a. Männer) Alter; Mangelerkrankungen insbesondere bei Kindern; Gräbergruppen (nicht allein Hospitalinsassen auf dem Friedhof bestattet)

Lit.: Patzschke et al. 2000

***77* Wien, A**

Militärhospital, Marchettigasse

Gräber/Hospitalfriedhof

Dok.: 2005

Dat. Friedhof von 1769–1784

Anm.: 850 $m^2$ ergraben; n = 393 Individuen in 141 Gräbern, davon 60 Individuen näher untersucht; durchweg Mehrfachbestattungen mit drei bis sechs Personen

Lit.: Binder 2008

***78* Würzburg, BY, D**

Juliusspital

Sachkultur

Dok.: 1996

Dat: 16. Jh.

Anm.: Aderlassmesser (?), Destillationszubehör
Lit.: Walther 2000

## Sondereinrichtungen außerhalb der Städte (→Karte 3)

***79* Aachen, NW, D**

Melaten (Leprosorium)

Bef./Friedhof

Dok.: zwischen in den 1960er und 1980er Jahren

Dat.: 9. Jh.(?) bis 1550

Anm.: Gebäudestrukturen; n = 141; Geschlechterverhältnis nahezu ausgeglichen; auch Neugeborene, Kinder und Jugendliche; Leprakranke v. a. in den älteren Bestattungsschichten; 20 % leprös; viele andere Krankheiten wie *Spina bifida aperta* (4x); Jakobsmuscheln als Hinweis auf Pilger; auch Bestattungen von Delinquenten

Lit.: Schmitz-Cliever 1971; 1972; 1973a/b; Schleifring 1989; Koch 1989a/b

***80* Åhus, Kristianstad, Skåne lãn, S**

St. Jörgen (Leprosorium)

Gräber

Dok.: 1946

Dat.: 13.–15. Jh. (vorwiegend 13.–14. Jh.)

Anm.: n = 27; zwei Schädel mit Spuren von Lepra

Lit.: Lindegård – Löfgren 1949

***81* Burgdorf, Emmental, Bern, CH**

Siechenhaus von Burgdorf (Leprosorium)

Bef./Sachkultur

Dok.: zwischen 1989–1991

Dat.: untersuchter Standort 15. Jh. (Vorgängerbau an anderer Stelle, mind. seit dem 13. Jh.) bis 1798

Anm.: Leprosorium mit Bade- und Schwitzstube; Salbtöpfchen, Apothekenfläschchen, Schröpfkopf

Lit.: Glatz – Gutscher 1995

***82* Chichester, West Sussex, England, GB**

St. James and St. Mary Magdalene (Leprosorium)

Gräber

Dok.: 1980er Jahren sowie 1993

Dat.: vor 1118–17. Jh.

Anm.: n = 384 (aus 374 Gräbern); 190 (49,8 %) Männer zu 81 (20,8 %) Frauen; 75 Individuen (20 %) mit lepratypischen Veränderungen; 104 (27 %) Kinder, von diesen 24,8 % mit Spuren chronischer Krankheiten; 56 % Mangelerkrankungen; Frakturen bei 15,1 %, über 80 % davon Männer; Leprose v. a. zu Beginn der Institution in Area A1 mit 61,5 %; in A2 43 %, B1 und B2 15 %; Phase A = Leprosorium, Phase B = Armenhaus

Lit.: Magilton – Judd 2008

**_83_ High Wycombe, Buckinghamshire, England, GB**

St. Margaret Hospital (Leprosorium)

Gräber

Dok.: 1986

Dat.: Beginn vor 1229

Anm.: Zugehörigkeit der Gräber zum Hospital nicht sicher; n = 12; starke Knochenzerstörung; nachweislich 2 Frauen zu 4 Männern (nicht repräsentativ); alles Erwachsene, jungadult; keine Frakturen; *facies leprosa* (1); Periostitis bei 9 Individuen

Lit.: Farley – Manchester 1989

**_84_ Hildesheim, NI, D**

St. Nikolai (Leprosorium)

Bef./Sachkultur

Dok.: Erdarbeiten 1850

Dat.: Ersterwähnung 1422

Anm.: Siechenschelle (?)

Lit.: Habrich et. al 1982, S. 140–141

**_85_ Kiel, SH, D**

Pestfriedhof: Gertrudenfriedhof

Gräber

Dok.: 1961

Dat.: 1350–1571

Anm.: als Pestfriedhof angelegt, allgemeine Nutzung bis ins 16. Jh ; n = 79 (43 % Kinder, 34 % Frauen, 22 % Männer)

Lit.: Hansen et al. 2000

**_86_ London-East Smithfield, England, GB**

Pestfriedhof

Gräber

Dok.: 1986–1988

Dat.: 1349–1350

Anm.: n = 759 in Einzel-, Doppel und Massengräbern, Gräber als Reihen ausgehoben und sukzessive gefüllt; überwiegend Jungerwachsene, Männer überwiegen; Särge; selten Spuren von Kleidung und Trachbestandteile; pietätvoller Umgang; Münzen erlauben genaue Datierung

Lit.: Grainger et al. 2008

**_87_ Nævsted, Sjælland, DK**

St. George's (St. Jørgens) Hospital (Leprosorium)

Gräber

Dok.: 1948–1968

Dat.: 1250–1550

Anm.: 75 % der untersuchten Erwachsenenschädel mit *facies leprosa*; 73 Kinder (66 % älter als 7 Jahre)

Lit.: Møller-Christensen 1961; Møller-Christensen – Weiss 1971; Bennike et al. 2005

**_88_ Reading, England, GB**

St. Mary Magdalene, Cemetery Junction, Leprosorium

Bef./Gräber

Dok.: 1895

Dat.: 12.–15. Jh. (ab dem 15. Jh. Institution für Soldaten)

Anm.: für 12 Leprose plus Aufseher (ebenfalls lepros); Gebäudestrukturen (Kapelle, Küche); zu einer Abtei zugehörig; medizinische Funde: Kupferplatten in Verbindung mit Arzneipflanzen

Lit.: Gilchrist/Sloane 2005; S. 103; Phillips 2013

**_89_ South Acre, Norfolk, England, GB**

St. Bartholomew, Leprosorium

Gräber

Dok.: 1967

Dat.: 12. Jh. bis 1350 (?)

Anm: n = 12; teilweise schlechter Erhaltungszustand; 7 Individuen mit Spuren von Lepra; mehr Frauen als Männer (7/3); hauptsächlich adult (zwischen 20–40 Jahren)

Lit.: Wells 1967

***90* Stubbekøbing, Falster, DK**

Leprosorium

Gräber

Dok.: 1994

Dat.: 1481–1505

Anm.: n = 60; 4 Individuen mit leprösen Veränderungen; 22 Individuen mit anderen Pathologien; 8,9 % mit Frakturen (20 Frakturen bei 6 Männern); Geschlechterverteilung beinahe ausgeglichen (16 Frauen zu 20 Männern), 15 Nichterwachsene

Lit.: Brander – Lynnerup 2002

***91* Winchester, Hampshire, England, GB**

St. Mary Magdalene (Leprosorium)

Gräber

Dok.: 2009–2011

Dat.: Ende 11. Jh.–16. Jh. (danach Armenhaus)

Anm.: n = 38; 85 % (33) mit leprösen Veränderungen; Amputation; Pilger

Lit.: Roffey – Tucker 2012

## Einrichtungen des Medizinalwesens (→ Karte 4)

***92* Augsburg, BY, D**

St. Ulrich und Afra, Klosterapotheke

Bef./Sachkultur

Dok.: 1982

Dat.: entsprechender Befund Frühe Neuzeit

Anm.: Apothekengefäße, v. a. Salbendöschen

Lit.: Bakker 1982; Huwer 2011

***93* Besigheim, Ludwigsburg, BW, D**

Badestube (Vorstadt)

Bef./Sachkultur

Dok.: 1990er Jahre

Dat.: 15. Jh. (?)–17. Jh.

Anm.: Badestube im Keller; Schröpfköpfe

Lit.: Arnold et al. 2003

**94 Biberach, BW, D**

Hospitalbad am Heilig-Geist-Hospital

Bef./Sachkultur

Dok.: 1993

Dat.: 14. Jh.–16. Jh.

Anm.: Hinweis auf Ofenanlage und Kessel; Gebrauchskeramik

Lit.: Schmidt 1994; Tuchen 2003, S. 150–154

**95 Biberach a. d. Riß, BW, D**

Apotheke

Bef./Sachkultur

Dok.: 1991

Dat.: 16. Jh.

Anm.: großes Fachwerkhaus, über 100 Jahre im Besitz von Apothekern; Latrine; Keramik: u. a. 44 Salbentöpfchen (auch Fayencen), zylindrische Standgefäße sowie Haushaltskeramik; Glasobjekte: u. a. hochwertige Trinkgefäße (darunter große Anzahl von Kuttrolfen), Bindeglas, bauchige Fläschchen (n = 38); Holzgefäße: Schüsseln, Daubengefäße, Spanschachteln; Metallgegenstände; Leder- und Textilfunde; Tierknochen; Arzneirückstände mit Zink

Lit.: Kulessa 2011

**96 Crailsheim, Schwäbisch-Hall, BW, D**

Hospitalbad am Heilig-Geist-Hospital

Bef./Sachkultur

Dok.: 1988/89

Dat.: 1423–18. Jh. bzw. 20. Jh.

Anm.: Badestube auch anderen Stadtbewohnern zugänglich; Sachkultur: Schröpfköpfe; Gebrauchskeramik (auch Steinzeug und Fayence)

Lit.: Arnold 1991; Tuchen 2003, S. 183–203

**97 Greifswald, MV, D**

Haus eines Barbier(-chirurgen)

Sachkultur

Dok.: 2007

Dat.: 17./18. Jh.

Anm.: Destillierzubehör, Medizinflaschen; Gebrauchskeramik, darunter mehrere uniforme Teller, die als Barbierschalen angesprochen wurden; Klappmesser

Lit.: Schäfer – Schindler 2008

**_98_ Greifswald, MV, D**

Apotheke

Bef./Sachkultur

Dok.: 2000

Dat.: Funde v. a. Beginn 18.–Ende 19. Jh.

Anm.: Mörser (Waldglas und Serpentin); Pistillen; Apothekengefäße (Fayence und Steinzeug); Salbentöpfchen (Arnstädter Fayence, Steinzeug und Glas); Apothekenfläschchen; Schmelztiegel; Trinkgeschirr; chinesisches Porzellan; Tabakpfeifen; Mineralwasserflaschen aus Steinzeug

Lit.: Ansorge 2001; 2005

**_99_ Heidelberg, BW, D**

Apotheke

Bef./Sachkultur

Dok.: 1986–1987

Dat.: 16.–17. Jh.

Anm.: Funde aus dem Apothekenbrunnen; Keramik (Irdenware, Steinzeug und Fayencen): Albarelli, 67 Salbentöpfe; Glasgefäße (Trinkgläser, Schenk-, Vorrats- und Abgabegefäße, Mörser, Destillierzubehör); Metallfunde; Tierknochen; organische Materialien (Stoffe); Arzneirückstände mit Zinn, Quecksilber und Schwefel

Lit.: Lutz 1992; Huwer 2011

**_100_ Höxter, NW, D**

Haus eines Chirurgen

Bef./Sachkultur

Dok.: 1988

Dat.: 1265

Anm.: geschlossener Fund mit chirurgischem Instrumentarium: Nadeln, Schere, Schaber, Brenneisen; Vorratsgefäße

Lit.: Stephan 1993

***101* Ingolstadt, BY, D**

Apotheke

Bef./Abfallschacht/Sachkultur

Dok.: 2003

Dat.: 16.–18. Jh.

Anm.: Steinzeuggefäße; blau-weiß dekorierte Flaschen mit Jahreszahl; apothekentypische Fayencegefäße (Albarelli, Sirupkannen), Schmelztiegel (teilweise mit Bodenmarken); Haushaltskeramik; Salbentöpfchen und gläserne Produkte kaum vorhanden (!)

Lit.: Endres – Riedel 2004; Huwer 2011

***102* Kyritz, BB, D**

Badestube

Bef./Sachkultur

Dok.: 2008

Dat.: 13.–16. Jh.

Anm.: Nadeln, Pinzetten, Kämme, Schröpfköpfe; Bleibänder mit Schriftzeichen und Symbolen

Lit.: Anders 2010

***103* Lübben, BB, D**

Badestube (Badergasse 2)

Bef./Sachkultur

Dok.: 1995/96

Dat.: 1423–1683, danach Neubau

Anm.: Schwitz- und Wannenbad; bautypisch kein Vergleich zu süddeutschen oder norddeutschen Beispielen; Schröpfköpfe; Münzen; Gebrauchskeramik (Küchen- und Essgeschirr), Trink- und Schenkgefäße aus Steinzeug

Lit.: Wacker 1998; 2000; Schröder 2011

***104* Lübeck, SH, D**

Fronerei

Bef./Sachkultur/Knochen

Dok.: 1974

Dat.: ab dem 14. Jh.

Anm.: Kloake, 14.–18. Jh.; Keramik, Importgeschirr, archäobotanische Reste (darunter Mandeln); Lederreste im großen Umfang (etwa 10.000 Textilreste, die als „Toilettenpapier“ interpretiert wurden); Spindeln und Spinnwirtel; Überreste eines amputierten Fußes

Lit.: Erdmann 1980; Herrmann 1984; Mührenberg 1996; Kahlow 2012

***105* Lübeck, SH, D**

Apotheke

Sachkultur

Dok.: 1952

Dat.: 15.–17. Jh.

Anm.: Fayencegefäße (z. B. Albarelli niederländischer Herkunft); Steinzeuggefäße; viele Glasgefäße: Bindegläser; Nönnchen; Destillierzubehör (Trichter und Alembik aus Glas, Retortenfragment aus Steinzeug)

Lit.: Neugebauer 1965; 1975; Falk 1979; Hannemann 1996

***106* Moers, NW, D**

Apotheke

Sachkultur

Dat.: Apothekeninventar v. a. 19. Jh.

Anm.: Arzneifläschchen; Salbentöpfe aus Steinzeug

Lit.: Bolus 1994

***107* Nürnberg, BY, D**

Badestube (?), Irrerstr. 1

Bef./Sachkultur

Dok.: 2004–2006

Dat.: Mittelalter

Anm.: keine charakteristischen Befunde und Funde; Fußbodenheizung; Ansprache beruht auf Schriftquelle, die 1326 das „Irrbad“ erwähnt, welches an jener Stelle gelegen haben könnte

Lit.: Langbein 2008

***108* Penig, SN, D**

Badestube (?), Grundstück Mandelgasse/Ecke Obergasse

Bef./Sachkultur

Dok.: 1998

Dat.: 15./16. Jh.

Anm.: Feuerungsanlage und tonnengewölbter Keller = Überreste einer Badestube oder der schriftlich bezeugten Wäschemangel; eventuell löste letztere die Badestube in ihrer Funktion ab; Feuerungsanlage (16. Jh.); Sachkultur: Schröpfköpfe (älter als 16. Jh.), Salbtöpfchen, Schere, Messer (Rasiermesser?), Gebrauchskeramik, Trinkgläser

Lit.: Thoma 2001

***109* Pommelsbrunn, BY, D**

Badestube (Dorschstr. 2)

Bef./Sachkultur

Dat.: 1486–1867

Anm.: dörfliche Badestube; Schwitzbad und Wannenbäder; Schröpfköpfe aus Metall; Gebrauchskeramik

Lit.: Specht 2005

***110* Solothurn, CH**

Badestube (Krutbadstube)

Bef./Sachkultur

Dat.: 15. Jh. (erstmals erwähnt)–1705

Anm.: Schröpfköpfe, Öllämpchen, Pinzetten, Kämme; Gebrauchskeramik (Küchen- und Essgeschirr), Trinkgläser; Zähne

Lit.: Nold 2007; 2009a

***111* Stralsund, MV, D**

Fronerei

Bef./Sachkultur/Knochen

Dok.: 1992/93

Dat.: ab dem 14. Jh.

Anm.: „Eiserne Augen“ im Keller (zum Anketten der Gefangenen?); Keramik und Knochen von vielen Hunden und Katzen, auch Pferd, Esel und Rind; darunter sehr alte Tiere und solche mit Schlagverletzungen (Scharfrichter zugleich Abdecker)

Lit.: Volksdorf et al. 2004

***112* Wangen i. A., BW, D**

Badestube (Badstubengässle 1)

Bef./Sachkultur

Dat.: um 1400–Ende des 17. Jh.

Anm.: Schwitz- und Wannenbad; Schröpfköpfe aus Ton, Glas und Metall; Aderlassschalen(?); Öllämpchen; Gebrauchskeramik

Lit.: Tuchen 2003, S. 271–294

***113* Zwettl, Niederösterreich, A**

Badestube (an der Babenbergergasse, ehemals Badergasse)

Bef./Sachkultur

Dok.: 1978, 2004

Dat.: sicherer Nachweis für das 16./17. Jh.

Anm.: irdener Destillierhelm
Lit.: Salzer 2010

# Karten

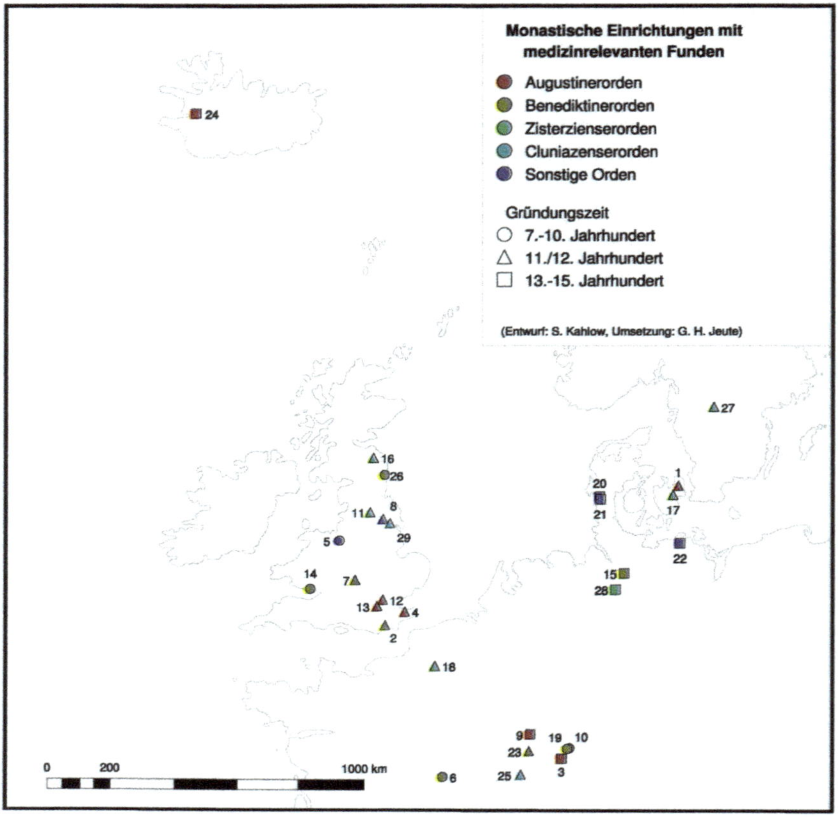


**Karte 1:** Verteilung monastischer Einrichtungen mit medizinrelevanten Funden

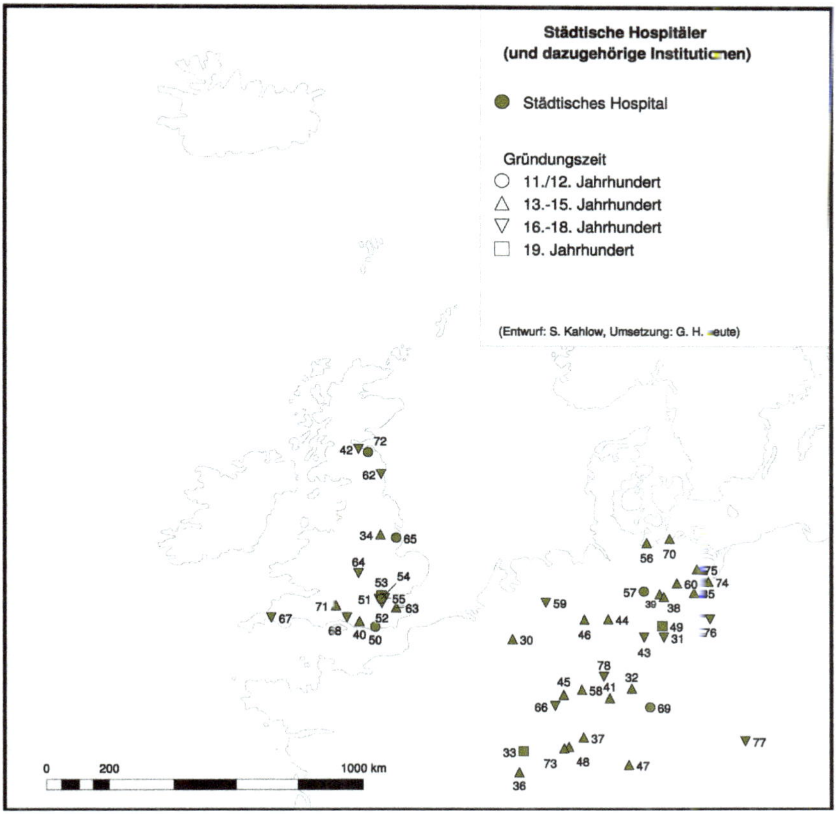


**Karte 2:** Städtische Hospitäler und dazugehörige Institutionen

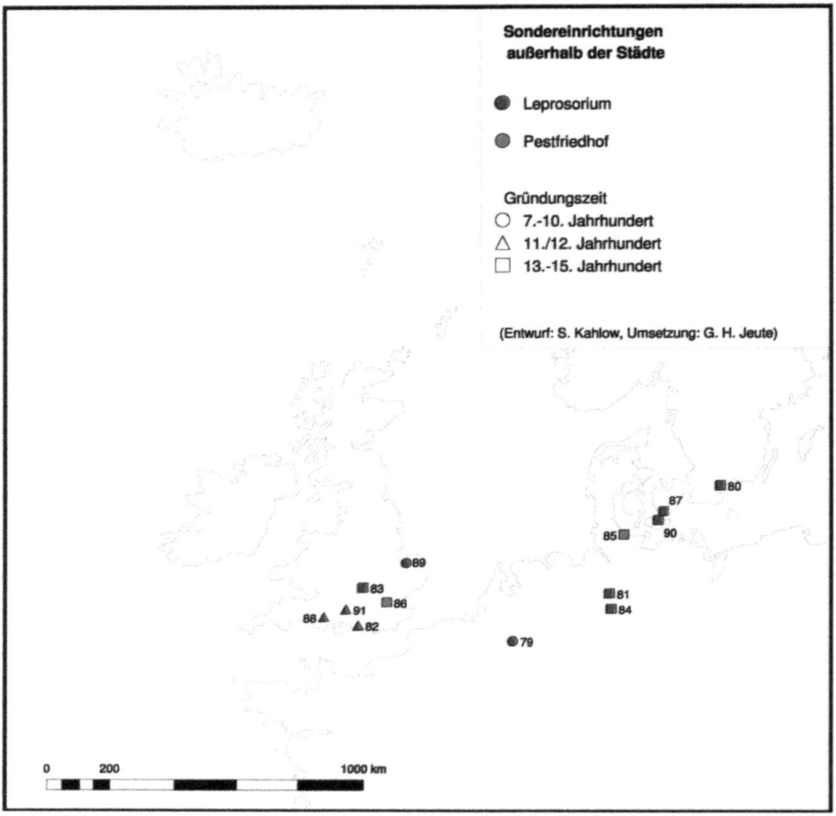


**Karte 3:** Sondereinrichtungen außerhalb der Städte

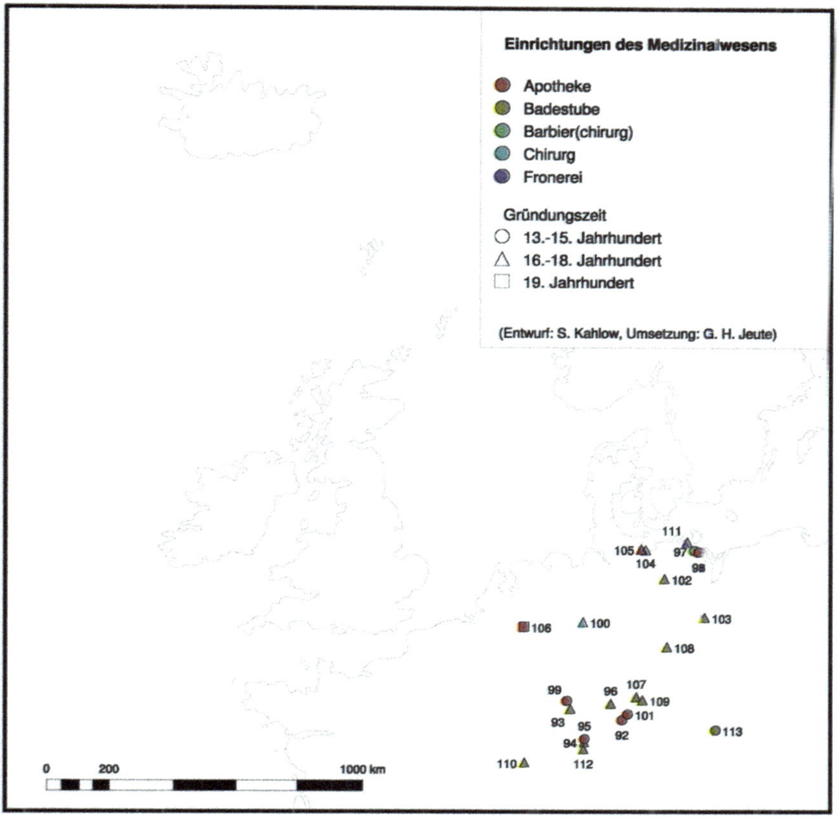


**Karte 4:** Einrichtungen des Medizinalwesens

# 8 Literaturverzeichnis

## Abkürzungen

| | |
|---|---|
| HdA | Handbuch des Deutschen Aberglauben |
| LexMA | Lexikon des Mittalters |
| RGA | Reallexikon der Germanischen Altertumskunde |

## Quellenverzeichnis

### A

Ackerknecht, Erwin H.: „Zur Geschichte der Krebsbehandlung". *Gesnerus* 3/4, 1980, S. 189–197.

Adam, Birgit: *Die Strafe der Venus eine Kulturgeschichte der Geschlechtskrankheiten.* Orbis-Verl.: München 2001.

Adamson, Melitta Weiss (Hrsg.): *Daz buoch von guoter spise. A study, edition, and English translation of the oldest German cookbook (The book of good food).* (Medium aevum quotidianumSonderband 9). Medium Aevum Quotidianum: Krems 2000.

Addyman, P. V.: „The archaeology of public health at York, England". *World Archaeology* 21(2), 1989, S. 244–263.

Ade, Dorothee (Hrsg.): *„Wo weder Sonne noch Mond hinscheint". Archäologische Nachweise von Nachgeburtsbestattungen in der frühen Neuzeit.* (Archäologische Informationen aus Baden-Württemberg 36). Ges. für Vor- und Frühgeschichte in Württemberg und Hohenzollern [u.a.]: Stuttgart 1997.

Ade-Rademacher, Dorothee/Satorius, Kurt: „… wo weder Sonne noch Mond hinscheint…". In: Ade, Dorothee (Hrsg.): *„Wo weder Sonne noch Mond hinscheint". Archäologische Nachweise von Nachgeburtsbestattungen in der frühen Neuzeit.* (Archäologische Informationen aus Baden-Württemberg 36). Ges. für Vor- und Frühgeschichte in Württemberg und Hohenzollern [u.a.]: Stuttgart 1997, S. 17–25.

Adlung, Alfred/Urdang, Georg: *Grundriss zur Geschichte der deutschen Pharmazie.* Berlin 1935.

Aichholzer, Doris: *„Wildu machen ayn guet essen …". Drei mittelhochdeutsche Kochbücher: Erstedition, Übersetzung, Kommentar.* (Wiener Arbeiten zur germanischen Altertumskunde und Philologie 35). Lang: Bern 1999.

Äkerhagen, Arne: „Zwei Pestpfeifen aus dem Tessin“. *Knasterkopf. Fachzeitschrift für Tonpfeifen und historischen Tabakgenuss* 18 2005, S. 148–149.

Alexander, Gustav et al.: *Kongenitale Syphilis*. Julius Springer: Berlin 1927.

Alpers, Hans Joachim: *Krieg unter Segeln. Europas Mächte im Kampf um die Meere*. Verlag Das Beste GmbH: Stuttgart, Zürich, Wien 2008.

Alt, Kurt W./Kemkes-Grottenthaler, Ariane (Hrsg.): *Kinderwelten. Anthropologie – Geschichte – Kulturvergleich*. Böhlau: Köln/Weimar/Wien 2002.

Alt, Kurt W.: „Archäometrische Inhaltsanalyse sog. Nachgeburtsgefäße“. *Fundberichte Baden-Württemberg* 23, 1999, S. 663–666.

Amman, Jost/Sachs, Hans/Lemmer, Manfred: *Das Ständebuch. 133 Holzschnitte; mit Versen von Hans Sachs und Hartmann Schopper*. (Insel-Bücherei 133). Insel-Verl.: Leipzig 1989.

Anders, Jette: „Schröpfköpfe und Beschwörungsformel. Ein Badehaus in der Altstadt von Kyritz, Lkr. Ostprignitz-Ruppin“. *Archäologie in Berlin und Brandenburg* 2008, 2010, S. 100–103.

Andersen, Johannes G./Manchester, Keith/Ali, Rozina Shahzady: „Diaphysical remodelling in leprosy: a radiological and palaeopathological study“. *International Journal of Osteoarchaeology* 2, 1992, S. 211–219.

Andersen, Johannes G./Manchester, Keith: „Dorsal tarsal exostoses in leprosy: A palaeopathological and radiological study“. *Journal of Archaeological Science* 15, 1988, S. 51–56.

Andersen, Johs G./Manchester, Keith/Roberts, Charlotte: „Septic bone changes in leprosy: a clinical, radiological and palaeopathological review“. *International Journal of Osteoarchaeology* 4, 1994, S. 21–30.

Andersen, Johs G./Manchester, Keith: „The rhinomaxillary syndrome in leprosy: a clinical, radiological and palaeopathological study“. *International Journal of Osteoarchaeology* 2, 1992, S. 121–129.

Andersen, Johs G.: *Studies in the mediaeval diagnosis of Leprosy in Denmark. An osteoarchaeological, historical, and clinical study*. Costers Bogtrykkeri: Copenhagen 1969.

Anderson, Trevor: „Medieval example of cleft lip and palate from St. Gregory's Priory, Canterbury“. *Cleft Palate-Craniofacial Journal* 31(6), 1994, S. 466–472.

Ansorge, Jörg: „Die Alte Apotheke in Greifswald“. In: Jöns, Hauke (Hrsg.): *Archäologie unter dem Straßenpflaster. 15 Jahre Stadtkernarchäologie in Mecklenburg-Vorpommern; [Ausstellung Wismar, St.-Georgen-Kirche, 2005]*. (Beiträge zur Ur- und Frühgeschichte Mecklenburg-Vorpommerns Bd. 39). Archäologisches Landesmuseum Mecklenburg-Vorpommern: Schwerin 2005, S. 455–458.

Ansorge, Jörg: „Sächsische Serpentin–Produkte des 17.–19. Jahrhunderts aus der „Alten Apotheke" in Greifswald". *Archäologische Berichte aus Mecklenburg-Vorpommern* 8, 2001, S. 235–251.

*Apothecary Mortar & Pestle*, retrieved 28.6.2009, from https://www.qaronline.org/conservation/artifacts/tools-and-instruments/mortar-and-pestle.

Appuhn, Horst: *Der Fund vom Nonnenchor*. (Kloster Wienhausen 4). Wienhausen: Wienhausen 1973.

Appuhn, Horst: „Ein denkwürdiger Fund". *Zeiss-Werkzeitschrift* 6, 1958a, S. 2–8.

Appuhn, Horst: „Wie alt sind die Nietbrillen von Wienhausen". *Zeiss-Werkzeitschrift* 6, 1958b, S. 62–65.

Arbeitskreis für Hausforschung Regionalgruppe Baden-Württemberg (Hrsg.): *Städtische Spitalbauten in Südwestdeutschland aus der Sicht der Hausforschung. Tagung in Ravensburg am 30. April 2004*. Regierungspräsidium Stuttgart Landesamt für Denkmalpflege Arbeitskreis für Hausforschung Regionalgruppe Baden-Württemberg: Esslingen 2009.

*Archäologische Untersuchungen auf dem Lübecker Stadthügel: Befunde und Funde*. (Lübecker Schriften zu Archäologie und Kulturgeschichte). Habelt: Bonn 2002.

Arnold, Susanne/Gross, U./Weihs, M.: „Das spätmittelalterliche Badhaus in Besigheim, Kreis Ludwigsburg". *Archäologische Ausgrabungen in Baden-Württemberg* 2003, 2003, S. 199–203.

Arnold, Susanne: „Ein Zeugnis mittelalterlichen Badelebens". *Archäologie in Deutschland* 7(1), 1991, S. 44–45.

Arnott, Robert/Arnott, Robert George (Hrsg.): *The archaeology of medicine. Papers given at a session of the annual conference of the Theoretical Archaeology Group held at the University of Birmingham on 20 December 1998*. (BAR International Series 1046). Archaeopress: Oxford 2002.

Arnott, Robert/Finger, Stanley/Smith, C. U. M. (Hrsg.): *Trepanation. History, discovery, theory*. Swets & Zeitlinger Publishers: Hoboken 2003.

Arrhenius, Birgit/O'Meadhra, Uaininn (Hrsg.): *Excavations at Helgö*. Kungl. Vitterhets Historie och Antikvitets Akademien: Stockholm 2011.

Arrizabalaga, John: „Syphilis". In: Kiple, Kenneth F. (Hrsg.): *The Cambridge world history of human disease*. Cambridge Univ. Press: Cambridge u. a. 2008, S. 1025–1033

Arrizabalaga, Jon/Henderson, John/French, Roger Kenneth (Hrsg.): *The great pox. The French disease in Renaissance Europe*. Yale Univ. Press: New Haven 1997.

Artelt, Walter: „Karl Sudhoff". *Janus* (April/Juni) 1939, S. 83–91.

Asen, Johannes: *Das Leprosenhaus Melaten bei Köln*. Bonn 1908.

Ashby, LeRoy.: *Endangered children. Dependency, neglect, and abuse in American history*. Twayne Publishers: New York 1997.

Atkins, Rob/Popescu, Elizabeth: „Excavations at the Hospital of St Mary Magdalen, Partney, Lincolnshire, 2003". *Medieval Archaeology* 54, 2010, S. 204–270.

*Atlas der Anatomie. Organe, Systeme und Strukturen; mit lateinischer Nomenklatur; die berühmten Sobotta Illustrationen*. Ullmann: Potsdam 2009.

Atzbach, Rainer: *Marburg heiligster Ort. Ausgrabungen 1970/71 am Standort der Hospitalgründung der heiligen Elisabeth*. Rathaus-Verlag: Marburg 2007.

Atzbach, Rainer: „Das Hospital der hl. Elisabeth und die Baugeschichte des Deutschordenshauses in Marburg". *Hessen-Archäologie* 2005, 2006, S. 113–115.

Aufderheide, Arthur C.: „Lead poisoning": In: Kiple, Kenneth F. (Hrsg.): *The Cambridge world history of human disease*. Cambridge Univ. Press: Cambridge u. a. 2008, S. 820–827.

Aufderheide, Arthur C./Rodríguez-Martin, Conrado/Langsjoen, Odin (Hrsg.): *The Cambridge encyclopedia of human paleopathology*. Cambridge Univ. Press: Cambridge, UK 1998.

Auler, Jost: „Archäologische Befunde und Funde an rheinischen Richtstätten des ausklingenden Mittelalters und der Frühen Neuzeit". In: Auler, Jost (Hrsg.): *Richtstättenarchäologie 3*. Archaeotopos: Dormagen 2012, S. 264–274.

Auler, Jost (Hrsg.): *Richtstättenarchäologie 3*. Archaeotopos: Dormagen 2012.

Auler, Jost: „Potentielle archäologisch-anthropologische Befunde zum Vollzug von Leibesstrafen aus norddeutschen Hansestädten". In: Auler, Jost (Hrsg.): *Richtstättenarchäologie 2*. Archaeotopos: Dormagen 2010, S. 412–418.

Auler, Jost: „Ausgewählte Altgrabungen mit Richtstättenbefunden aus Deutschland". In: Auler, Jost (Hrsg.): *Richtstättenarchäologie*. Archaeotopos: Dormagen 2008, S. 12–45.

## B

Baader, Gerhard: „Die Schule von Salerno". *Medizinhistorisches Journal* 13, 1978, S. 124–145.

Baader, Gerhard/Hoffmann-Axthelm, Walter: „Die Entwicklung der Zahn-, Mund- und Kieferheilkunde im europäischen Mittelalter". *Medizinhistorisches Journal* 6 (2/3), 1971, S. 113–159.

Bachmann, Günter (Hrsg.): *Alpirsbach. Zur Geschichte von Kloster und Stadt*. (Forschungen und Berichte der Bau- und Kunstdenkmalpflege in Baden-Württemberg Bd. 10). Theiss: Stuttgart 2001.

Bächtold-Stäubli, Hanns/Hoffmann-Krayer, Edurart (Hrsg.): *Handwörterbuch des deutschen Aberglaubens. Bd. 6. Mauer-Pflugbrot.* De Gruyter: Berlin, New York 1987.

Backmann, Sibylle/Ecker-Offenhäußer, Ute (Hrsg.): *Ehrkonzepte in der frühen Neuzeit. Identitäten und Abgrenzungen.* (Colloquia Augustana 8). Akad.-Verl.: Berlin 1998.

Bacvarov, Krum (Hrsg.): *Babies Reborn: Infant/Child Burials in Pre- und Protohistory.* (BAR International Series 1832). Oxford 2008.

Baker, Patricia: „The Roman military Valetudinaria: Fact or fiction?". In: Arnott, Robert/Arnott, Robert George (Hrsg.): *The Archaeology of Medicine. Papers given at a session of the annual conference of the Theoretical Archaeology Group held at the University of Birmingham on 20 December 1998.* (BAR International Series 1046). Archaeopress: Oxford 2002, S. 69–79.

Bakker, Lothar: „Ein bedeutender frühneuzeitlicher Fundkomplex aus Augsburg". *Das archäologische Jahr in Bayern* 1982, S. 160–162.

Bänteli, Kurt (Hrsg.): *Das Bürgerasyl in Stein am Rhein. Geschichte eines mittelalterlichen Spitals.* (Schaffhauser Archäologie 7). Baudepartement des Kantons Schaffhausen Kantonsarchäologie: Schaffhausen 2006.

Bänteli, Kurt et al. (Hrsg.): *Das Kloster Allerheiligen in Schaffhausen. Zum 950. Jahr seiner Gründung am 22. November 1049.* (Schaffhauser Archäologie 4). Baudepartment des Kantons Schaffhausen Kantonsarchäologie: Schaffhausen 1999.

Barber, Bruno et al. (Hrsg.): *The Cistercian abbey of St Mary Stratford Langthorne, Essex. Archaeological excavations for the London Underground Limited Jubilee Line Extension Project.* (MoLAS monograph 18). Museum of London Archaeology Service: London 2004.

Barber, Luke/Sibun, Lucy: „The medieval hospital of St Nicholas, Lewes, East Sussex. Excavations 1994". *Sussex Archaeological Collections* 148, 2010, ADS S. 1–42.

Barber, Luke/Sibun, Lucy: „The medieval hospital of St Nicholas, Lewes, East Sussex." *Sussex Archaeological Collections* 148, 2010, S. 79–109.

Bärenfänger, Rolf (Hrsg.): *Zisterzienser im Norden. Neue Forschungen zur Klosterarchäologie; Symposium bei der Ostfriesischen Landschaft in Aurich vom 19.–20. Oktober 2006.* (Internationale Archäologie Arbeitsgemeinschaft, Symposium, Tagung, Kongress 9). Leidorf: Rahden/Westf. 2007.

Barth, Alfred: „Die Auswirkungen chronischer Bleiexposition auf kognitive Fähigkeiten". In: Drexler, Hans/Broding, Horst Chr (Hrsg.): *Arbeitsmedizin und Umweltmedizin im neuen Jahrtausend. Dokumentationsband über die 41.*

*Jahrestagung der Deutschen Gesellschaft für Arbeitsmedizin und Umweltmedizin e.V. in Erlangen vom 25. bis 28. April 2001.* Rindt: Lübeck 2001, S. 480–486.

Barth, Thomas: *Alltag in einem Waisenhaus der Frühen Neuzeit. Das protestantische Waisenhaus von Regensburg im 17. und 18. Jahrhundert.* (Studien zur Geschichte des Spital-, Wohlfahrts- und Gesundheitswesens 5). (Univ., Magisterarbeit-Regensburg, 1995). Pustet: Regensburg 2002.

Bassett, Steven (Hrsg.): *Death in towns. Urban responses to the dying and the dead, 100–1600.* Leicester Univ. Press: Leicester 1992.

Bauer, Axel W.: „Der Hippokratische Eid. Übersetzung und Kommentar". Heidelberg 1993, retrieved 05.08.2013 from archiv.ub.uni-heidelberg.de/volltextserver/15743/1/Bauer_Hippokratischer_Eid.pdf.

Bauer, Nicole/Dürr, Renate: „Die Wunderheilung der Katharina Hummel 1644". In: Dürr, Reante/Gramm, Bernadette (Hrsg.): Nonne, Magd und Ratsfrau. Frauenleben in Leonberg aus vier Jahrhunderten. Stadtarchiv: Leonberg 1998, S. 85–93.

Bauer, Veit Harold: *Das Antonius-Feuer in Kunst und Medizin.* Springer: Berlin/Heidelberg/New York 1973.

Baumgartner, Erwin/Krueger, Ingeborg (Hrsg.): *Phönix aus Sand und Asche. Glas d. Mittelalters; [Rhein. Landesmuseum Bonn, 3. Mai bis 24. Juli 1988; Histor. Museum Basel, 26. August bis 28. November 1988].* Klinkhardt u. Biermann: München 1988.

Bedal, Konrad: „Scherben, nichts als Scherben? Das Beispiel Windsheimer Spitalfund". In: Heidrich, Hermann/Thurnwald, Andrea K. (Hrsg.): *Spuren des Alltags. Der Windsheimer Spitalfund aus dem 15. Jahrhundert.* DELP: München/Bad Windsheim 1996, S. 7–20.

Bedal, Konrad (Hrsg.): *Hausbau im Mittelalter II.* (Jahrbuch für Hausforschung Sonderband). Sobernheim/Bad Windsheim 1985.

Bedal, Konrad (Hrsg.): *Hausbau im Mittelalter. Bericht über die Tagung des Arbeitskreises für Hausforschung in Bad Windsheim: vom 20. bis 25. September 1982.* Sobernheim/Bad Windsheim 1983.

Beer, Ellen J./Gramaccini, Norberto (Hrsg.): *Berns grosse Zeit. Das 15. Jahrhundert neu entdeckt.* Berner Lehrmittel- und Medienverlag: Bern 1999.

Beitler, Ute/Satorius, Kurt: „Mausefalle, Bauopfer oder Nachgeburtstopf? Zur Forschungsgeschichte eines vergessenen Brauches". In: Ade, Dorothee (Hrsg.): *„Wo weder Sonne noch Mond hinscheint". Archäologische Nachweise von Nachgeburtsbestattungen in der frühen Neuzeit.* (Archäologische Informationen aus Baden-Württemberg 36). Ges. für Vor- und Frühgeschichte in Württemberg und Hohenzollern [u.a.]: Stuttgart 1997, S. 11–16.

Bela, Zbigniew: „Who invented Avicenna's gilded pills?". *Early Science and Medicine* 11(1), 2006, S. 1–10.

Belcastro, Maria Giovanna/Mariotti, Valentina: „Morphological and biomechanical analysis of a skeleton from Roman Imperial Necropolis of Casalecchio di Reno (Bologna, Italy, III c. A. D.). A possible case of crutch use". *Collegium Anthropologicum* 24, 2000, S. 529–539.

Bennike, Pia et al.: „Comparison of child morbidity in two contrasting medieval cemeteries form Denmark". *American Journal of Physical Anthropology* 128, 2005, S. 734–746.

Bennike, Pia: „Vilhelm Møller-Christensen: his work and legacy". In: Roberts, Charlotte A. (Hrsg.): *The past and present of leprosy. Archaeological, historical, palaeopathological and clinical approaches; proceedings of the International Congress on the Evolution and Palaeoepidemiology of the Infectious Diseases 3 (ICEPID), University of Bradford, 26th–31st July 1999.* (BAR International series 1054). Archaeopress: Oxford 2002, S. 135–144.

Bennike, Pia/Brade, Anna-Elisabeth: *Middelalderens sygdomme og behandlingsformer i Danmark.* FADL's Forl.: København 1999.

Benton, John F.: „Trotula, Women's Problems, and the professionalization of medicine in the Middle Ages". *Bulletin of the History of Medicine* 59(1), 1985, S. 30–53.

Berg, Steffen/Rolle, Renate/Seemann, Henning (Hrsg.): *Der Archäologe und der Tod. Archäologie und Gerichtsmedizin.* (Bucher-Report). Bucher: München 1981.

Bergdolt, Klaus: *Der Schwarze Tod in Europa. Die große Pest und das Ende des Mittelalters.* Beck: München 1994.

Berger, Wolfgang: *Das St. Georgs-Hospital zu Hamburg. Die Wirtschaftsführung eines mittelalterlichen Großhaushalts.* (Dissertation). Hamburg 1972.

Berszin, Carola: „Der Spitalfriedhof Heiliggeist-Hospital in Konstanz. Vorläufiger Bericht über die Ausgrabungen 1995 bis 1996". In: Brather, Sebastian/Bücker, C./Hoeper, M. (Hrsg.): *Archäologie als Sozialgeschichte. Studien zu Siedlung, Wirtschaft und Gesellschaft im frühgeschichtlichen Mitteleuropa Festschrift für Heiko Steuer zum 60. Geburtstag.* (Internationale Archäologie. Studia honoria 9). Rahden/Westfalen 1999, S. 127–134.

Beutter, Herta (Hrsg.): *Ärzte, Bader und Barbiere. Die medizinische Versorgung vom Mittelalter bis zum Ende des Alten Reichs; [anlässlich der Ausstellung „Ärzte, Bader und Barbiere. Die Medizinische Versorgung vom Mittelalter bis zum Ende des Alten Reichs", 14. Mai bis 18. September 2011 im Hällisch-Fränkischen Museum Schwäbisch Hall; 8. Oktober 2011 bis 22. Januar 2012 im*

*Heimatmuseum der Stadt Tuttlingen].* Historischer Verein für Württembergisch Franken: Schwäbisch Hall 2011.

Beyerle, Franz/Schröbler, Ingeborg: *Die Gesetze der Langobarden. Übertragen und bearb. von Franz Beyerle. Mit einem Glossar von Ingeborg Schröbler.* Böhlau: Weimar 1947.

Binder, Michaela: *Der Soldatenfriedhof in der Marchettigasse in Wien. Die Lebensbedingungen einfacher Soldaten in der theresianisch-josephinischen Armee anhand anthropologischer Untersuchungen.* (Monografien der Stadtarchäologie Wien 4). Magistrat der Stadt Wien: Wien 2008.

Bingen, Hildegard von/Schulz, Hugo/Sauerbruch, Ferd: *Der Äbtissin Hildegard von Bingen. Ursachen und Behandlung der Krankheiten.* Haug: Heidelberg 1985.

Bischop, Dieter: „Ein spätmittelalterliches Trinkgelage: die Grabung Stern-Kino". *Bremer Archäologische Blätter* 7, 2005–2008, S. 65–80.

Blackmore, Lyn: „The pottery". In: Schofield, John/Lea, Richard (Hrsg.): *Holy Trinity Priory, Aldgate, City of London. An archaeological reconstruction and history.* (MoLAS monograph 24). Museum of London Archaeology Service: London 2005, S. 227–247.

Blaschitz, Gertrud/Kühnel, Harry (Hrsg.): *Symbole des Alltags – Alltag der Symbole. Festschrift für Harry Kühnel zum 65. Geburtstag.* Akad. Dr.- und Verl.-Anst.: Graz/Austria 1992.

Blondiaux, Guillaume et al.: „Rickets and child abuse: the case of a two year old girl from the 4th Century in Lisieux (Normandy)". *International Journal of Osteoarchaeology* 12, 2002, S. 209–215.

Blumenfeld-Kosinski, Renate: *Not of woman born. Representations of Caesarean birth in Medieval and Renaissance culture.* Cornell Univ. Press: Ithaca, NY [u. a.] 1990.

Boccaccio, Giovanni/Witte, Karl: *Das Dekameron.* Albatros: Düsseldorf 2001.

Bode, Gustav: „Die Kindstötung und ihre Bestrafung im Nürnberg des Mittelalters". *Archiv für Strafrecht und Strafprozess* 61, 1914, S. 430–481.

Boldsen, Jesper L. et al.: „Schleswig: Medieval leprosy on the boundary between Germany and Denmark". *Anthropologischer Anzeiger* 70(3), 2013, S. 273–287.

Bolus, Michael: „Funde aus der Löwenapotheke – Spiegel gehobener städtischer Lebensart". *Archäologie im Rheinland* 1993, 1994, S. 105–106.

Bondeson, Jan: „The earliest known case of a lithopaedion". *Journal of the Royal Society of Medicine* 89(1) 1996, retrieved 02.05.2012, from http://www.ncbi.nlm.nih.gov/pmc/articles/PMC1295635/pdf/jrsocmed00059-0017.pdf.

Borst, Otto: *Alltagsleben im Mittelalter.* (Insel-Taschenbuch 513). Insel-Verl.: Frankfurt am Main 1983.

Bos, Kirsten I. et al.: „Yersinia pestis: New evidence for an old infection". *Plos one* 7(11), 2012, retrieved 03.12.2012, from http://www.plosone.org/article/info%3Adoi%2F10.1371%2Fjournal.pone.0049803.

Boston, Ceridwen et al. (Hrsg.): *„Safe moor'd in Greenwich tier". A study of the skeletons of Royal Navy sailors and marines excavated at the Royal Hospital Greenwich.* (Oxford archaeology monograph 5). Oxford Archaeology: Oxford 2008.

Bowers, Barbara S. (Hrsg.): *The medieval hospital and medical practice.* (AVISTA studies in the history of medieval technology, science and art 3). Ashgate: Aldershot 2007.

Bracker, Jörgen (Hrsg.): *Die Hanse Lebenswirklichkeit u. Mythos. Bd 1. Eine Ausstellung des Museums für Hamburgische Geschichte in Verbindung mit der Vereins- und Westbank.* Schmidt-Römhild: Hamburg 1989.

Brander, Thomas/Lynnerup, Niels: „A possible leprosy hospital in Stubbekøbing, Denmark". In: Roberts, Charlotte A. (Hrsg.): *The past and present of leprosy. Archaeological, historical, palaeopathological and clinical approaches; proceedings of the International Congress on the Evolution and Palaeoepidemiology of the Infectious Diseases 3 (ICEPID), University of Bradford, 26th–31st July 1999.* (BARInternational series 1054). Archaeopress: Oxford 2002, S. 145–148.

Brather, Sebastian/Steuer, Heiko (Hrsg.): *Archäologie als Sozialgeschichte. Studien zu Siedlung, Wirtschaft und Gesellschaft im frühgeschichtlichen Mitteleuropa; Festschrift für Heiko Steuer zum 60. Geburtstag.* (Internationale Archäologie, Studia honoraria Bd. 9). Leidorf: Rahden/Westf. 1999.

Bretscher-Gisiger, Charlotte/Meier, Thomas: *Lexikon des Mittelalters.* Metzler: Stuttgart 2000.

Brickley, Megan/Smith, Martin: „Culturally determined patterns of violence: Biological anthropological investigations at a historic urban cemetery". *American Anthropologist* 108(1), 2006, S. 163–177.

Brödner, Erika: *Die römischen Thermen und das antike Badewesen. Eine kulturhistorische Betrachtung.* Theiss: Stuttgart 1997.

Brombacher, Christoph: „Die Pflanzenfunde aus der Latrine". In: Bänteli, Kurt (Hrsg.): *Das Bürgerasyl in Stein am Rhein. Geschichte eines mittelalterlichen Spitals.* (Schaffhauser Archäologie 7). Baudepartement des Kantons Schaffhausen Kantonsarchäologie: Schaffhausen 2006, S. 221–228.

Brombacher, Christoph/Klee, Marlies: „Archäobotanische Reste". In: Bänteli, Kurt (Hrsg.): *Das Bürgerasyl in Stein am Rhein. Geschichte eines mittelalterlichen Spitals.* (Schaffhauser Archäologie 7). Baudepartement des Kantons Schaffhausen Kantonsarchäologie: Schaffhausen 2006, S. 151–161.

Brombacher, Christoph/Rehazek, André/Veszeli, Marcel: „‚Entscheidend ist, was hinten herauskommt…‘ Archäobiologische Untersuchungen von Latrinenfüllungen am Beispiel der Städte Basel und Schaffhausen“. *Mitteilungen der Arbeitsgemeinschaft für Archäologie des Mittelalters und der Neuzeit* 11, 2000, S. 36–39.

Brombacher, Christoph/Rehazek, André: „Besonderheiten der Klosterlatrinen aus archäobiologischer Sicht“. In: Bänteli, Kurt et al. (Hrsg.): *Das Kloster Allerheiligen in Schaffhausen. Zum 950. Jahr seiner Gründung am 22. November 1049*. (Schaffhauser Archäologie 4). Baudepartment des Kantons Schaffhausen Kantonsarchäologie: Schaffhausen 1999a, S. 229–230.

Brombacher, Christoph/Rehazek, André: „Ein Beitrag zum Speisezettel des Mittelalters. Archäobiologische Untersuchungen von Latrinen am Beispiel der Stadt Schaffhausen“. *Archäologie der Schweiz* 22(1), 1999b, S. 44–48.

Brömmelhaus, Helga: „Lepra und Leprosorien in England“. *Die Klapper* 10, 2002, retrieved 12.04.2012, from http://www.lepramuseum.de/02s01a.htm%20 http://www.lepramuseum.de/02s01b.htm%20http://www.lepramuseum.de/02s01c.htm.

Bruckschen, Martina: *Glasfunde des Mittelalters und der frühen Neuzeit aus Braunschweig. Bedeutung, Verwendung und Technologie von Hohlglas in Norddeutschland*. (Materialhefte zur Ur- und Frühgeschichte Niedersachsens 33). (Univ., Diss. Kiel, 2000). Leidorf: Rahden/Westf. 2004.

Bruijn, Iris Diane Rosemary: *Ship's surgeons of the Dutch East India Company. Commerce and the progress of medicine in the eighteenth century*. Leiden Univ. Press: Leiden 2009.

Brunn, Walter von: *Kurze Geschichte der Chirurgie*. Julius Springer: Berlin 1928.

Brunn, Walter von: „Der Stelzfuß von Capua und die antiken Prothesen“. *Archiv der Geschichte der Medizin* 18, 1926, S. 351–360.

Brunn, Walter von: *Von den Gilden der Barbiere und Chirurgen in den Hansestädten*. Johann Ambrosius Barth: Leipzig 1921.

Brunner, Horst: *Das Hausbuch des Michael de Leone (Würzburger Liederhandschrift) der Universitätsbibliothek München. (2° Cod. ms. 731)*. (Litterae 100). Kümmerle: Göppingen 1983.

Buchholz, Werner: „Das Amt der Barbiere und Chirurgen in Stralsund. Zur Geschichte der Chirurgie in Stralsund“. *Greifswald-Stralsunder Jahrbuch* 7, 1967, S. 175–210.

Bulst, Neithard: „Vier Jahrhunderte Pest in niedersächsischen Städten. Vom Schwarzen Tod (1349–1351) bis in die erste Hälfte des 18. Jahrhunderts“. In: Meckseper, Cord (Hrsg.): *Stadt im Wandel. Kunst u. Kultur d. Bürgertums in Norddeutschland 1150–1650* (Band 1). (Ausstellungskatalog/

Landesausstellung Niedersachs. 1985, [Braunschweig, 24. Aug.-24. Nov. 1985, Braunschweig. Landesmuseum ...]). Braunschweigisches Landesmuseum: Stuttgart-Bad Cannstatt 1985, S. 251–270.

## C

Carmichael, Ann: „Plague of Athens“: In: Kiple, Kenneth F. (Hrsg.): *The Cambridge world history of human disease*. Cambridge Univ. Press: Cambridge u. a. 2008, S. 934–937.

Carruthers, G. Barry/Carruthers, Lesley A. (Hrsg.): *A history of Britain's hospitals*. Book Guild: Lewes 2005.

Carter, K. Codell: „Puerperal fever“. In: Kiple, Kenneth F. (Hrsg.): *The Cambridge world history of human disease*. Cambridge Univ. Press: Cambridge u. a. 2008, S. 955–957.

Castiglioni, Arturo: „Der Aderlaß“. *Ciba-Zeitschrift* 66(6), 1954, S. 2186–2216.

Castle, Jo: „The Barber-Surgeon“. In: Gardiner, Julie (Hrsg.): *Before the mast. Life and death aboard the Mary Rose*. (The archaeology of the Mary Rose 4). Mary Rose Trust: Portsmouth 2005, S. 171–172.

Castle, Jo et al.: „The Contents of the Barber-Surgeon's Cabin“. In: Gardiner, Julie (Hrsg.): *Before the mast. Life and death aboard the Mary Rose*. (The archaeology of the Mary Rose 4). Mary Rose Trust: Portsmouth 2005, S. 189–219.

Clark, William Bell/Morgan, William James/Crawford, Michael J. *Naval documents of the American Revolution. Volume 2*. Naval History Division, Dept. of the Navy: Washingon, D.C. 1964.

Clarke, Helen/Carter, Alan (Hrsg.): *Excavations in King's Lynn 1963–1970*. (The Society for medieval archaeology Monograph Series 7). Society for medieval archaeology: London 1977.

Clayton, Tim: *Hogarth*. British Museum Press 2007.

Clevis, Hemmy: *Zwolle ondergronds: zeven blikvangers van archeologische vondsten in Zwolle (Catalogus t.g.v. de gelijknamige tentoonstelling in het Stedelijk Museum Zwolle)*. Stichting Promotie Archeologie: Zwolle 2001.

Codreanu-Windauer, Silvia/Dallmeier, Lutz-Michael/Haebler, Kristin: „Die Toten vom Minoritenweg“. *Denkmalpflege in Regensburg* 11, 2009, S. 49–58.

Collier, Aine: *The humble little condom. A history*. Prometheus Books: Amherst, NY 2007.

Connell, Brian et al. (Hrsg.): *A bioarchaeological study of medieval burials on the site of St Mary Spital. Excavations at Spitalfields Market, London E1, 1991–2007*. (MoLAS monograph 60). Museum of London Archaeology: London 2012.

Connelly, Peter et al.: „The archaeology of urban poverty". *Current archaeology* 215, 2008, S. 26–33.

Conor, Steve: „A day in the life of a medieval hospital". *The Independent*, retrieved 01.03.2013, from https://www.independent.co.uk/arts-entertainment/science-a-day-in-the-life-of-a-medieval-hospital-on-a-windswept-hill-in-scotland-archaeologists-are-1484182.html.

Conradi, Helmut Peter: *Apothekengläser im Wandel der Zeit. Über Gebrauch und Entwicklung von Kosmetik- und Arzneigefäßen aus Glas unter besonderer Berücksichtigung des Apothekengefäßes*. (Quellen und Studien zur Geschichte der Pharmazie 10). Jal-Verl.: Würzburg 1973.

Cook, Gordon Charles: „Scurvy in the British Mercantile Marine in the 19th century, and the contribution of the Seamen's Hospital Society". *Postgraduate Medical Journal* 80, 2004, S. 224–229.

Coomans, Thomas: „De la salle commune à la chambre individuelle: l'évolution des infirmeries monastiques (XIIe-XVe siècles)". *Archaeologia Mediaevalis* 25, 2002, S. 29–51.

Coppack, Glyn/Harrison, Stuart/Hayfield, Colin: „Kirkham Priory: The architecture and archaeology of an Augustinian House". *Journal of the British Astronomical Association* 148, 1995, S. 55–136.

Cowan, Rex/Cowan, Zédlide/Marsden, Peter: „The Dutch East Indiaman Hollandia wrecked on the Isles of Scilly in 1743". *International Journal of Nautical Archaeology* 4(2), 1975, S. 267–300.

Coy, Jennie/Hamilton-Dyer, Sheila: „‚Flesh, fish, biscuit and beer': Victuals for the ship". In: Gardiner, Julie (Hrsg.): *Before the mast. Life and death aboard the Mary Rose*. (The archaeology of the Mary Rose 4). Mary Rose Trust: Portsmouth 2005, S. 602–612.

Craemer, Ulrich: *Das Hospital als Bautyp des Mittelalters*. Kohlhammer: Köln 1963.

Cramer, Johannes: „Bauarchäologie in Badhäusern". In: Schumann, Dirk (Hrsg.): *Bauforschung und Archäologie. Stadt- und Siedlungsentwicklung im Spiegel der Baustrukturen*. Lukas-Verl.: Berlin 2000, S. 163–184.

Cramer, Johannes: „Sechs Badhäuser in Franken". *Jahrbuch der bayerischen Denkmalpflege* 39, 1988, S. 93–111.

Cramer, Johannes: „Badhäuser – ein städtischer Bautyp". In: Bedal, Konrad (Hrsg.): *Hausbau im Mittelalter II*. (Jahrbuch für Hausforschung Sonderband). Sobernheim 1985, S. 9–58.

Cramer, Johannes: „Handwerkerhäuser im Mittelalter – Zur Abhängigkeit von Hausform und Beruf". In: Bedal, Konrad (Hrsg.): *Hausbau im Mittelalter. Bericht über die Tagung des Arbeitskreises für Hausforschung in Bad*

*Windsheim: vom 20. bis 25. September 1982*. Sobernheim/Bad Windsheim 1983, S. 183–212.

Cramp, Rosemary (Hrsg.): *Wearmouth and Jarrow monastic sites*. English Heritage: Swindon 2006.

Cropper, Cecily: „Glass vessels". In: Hardy, Alan/Dodd, Anne/Keevill, Graham D. (Hrsg.): *Ælfric's Abbey. Excavations at Eynsham Abbey, Oxfordshire, 1989–92*. (Thames Valley Landscapes Volume 16). Oxford University School of Archaeology: Oxford 2003, S. 299–306.

Cruz, C. B./Codinha, S.: „Death of mother and child due to dystocia in 19th century Portugal". *International Journal of Osteoarchaeology* 20, 2010, S. 491–495.

Cullum, Patricia H.: „St. Leonard's Hospital, York: the spatial and social analysis of an Augustinian hospital". In: Gilchrist, Roberta/Mytum, Harold (Hrsg.): *Advances in monastic archaeology*. (BAR British Series 227). Tempus Reparatum: Oxford 1993, S. 11–18.

Cullum, Patricia H.: *Cremetts and corrodies: Care of the poor and sick at St. Leonard's Hospital, York, in the Middle Ages*. (Borthwick paper 79). Borthwick Institute: York 1991.

Czarnetzki, Alfred: *Stumme Zeugen ihrer Leiden*. Attempto: Tübingen 1996.

## D

Darton, Yves: „Scapular stress fracture: A palaeopathological case consistent with crutch use". *International Journal of Osteoarchaeology* 20, 2010, S. 113–121.

Dau, Wolfgang: „Scharfrichter und Henker als Medici und Chirurgi". *Materia medica Nordmark* 15, 1963, S. 338–350.

David, Heinz/Zetkin, Maxim/Schaldach, Herbert: *Wörterbuch der Medizin*. Verl. Volk und Gesundheit: Berlin 1987.

Davies, Roy W.: „The Roman Military Medical Service". *Saalburg Jahrbuch. Bericht des Saalburg Museums* 27, 1970, S. 84–104.

Davis, Anne: „The plant remains". In: Thomas, Christopher/Sloane, Barney/Phillpotts, Christopher (Hrsg.): *Excavations at the Priory and Hospital of St Mary Spital, London*. (MoLAS Monograph 11). Museum of London; Museum of London Archaeology Service: London 1997, S. 234–245.

Dawes, Jean D./Magilton, John (Hrsg.): *The cemetery of St Helen-on-the-Walls, Aldwark*. (The archaeology of York, The medieval cemeteries 12/1). Council for British Archaeology: York 1980.

Dekant, Wolfgang/Vamvakas, Spiros: *Toxikologie für Chemiker und Biologen*. (Spektrum Lehrbuch). Spektrum Akad. Verl: Heidelberg 1995.

Johanek, Peter (Hrsg.): *Städtisches Gesundheits- und Fürsorgewesen vor 1800. [25. Kolloquium Kuratorium für vergleichende Städtegeschichte vom 14.-16. März 1994]*. Böhlau: Köln-Weimar-Wien 2000.

Descoeudres, Georges (Hrsg.): *Sterben in Schwyz. Beharrung und Wandlung im Totenbrauchtum einer ländlichen Siedlung vom Spätmittelalter bis in die Neuzeit; Geschichte - Archäologie - Anthropologie*. (Schweizer Beiträge zur Kulturgeschichte und Archäologie des Mittelalters 20/21). Schweizerischer Burgenverein: Basel 1995.

Desroches, Jean-Paul/Casal, Gabriel/Goddio, Franck (Hrsg.): *Tresarues of the San Diego*. National Museum of the Philipines: Paris/New York 1996.

Devlieger, Patrick J.: „The logic of killing disabled children: infanticide, Songye cosmology, and the colonizer". *World Archaeology* 40, 2000, S. 159–167.

Diepgen, Paul (Hrsg.): *Geschichte der Medizin. Die historische Entwicklung der Heilkunde und des ärztlichen Lebens*. (Band 1–2). De Gruyter: Berlin 1949–1965.

Diepgen, Paul: *Die Heilkunde und der ärztliche Beruf. Eine Einführung*. J. F. Lehmann: München/Berlin 1938.

Dieterich, Susanne: *Weise Frau. Hebamme, Hexe und Doktorin. Zur Kulturgeschichte der weiblichen Heilkunst*. DRW-Verl.: Leinfelden-Echterdingen 2007.

Dobler, Gerhard/Wölfel, Roman: „Fleckfieber und andere Rickettsiosen". *Deutsches Ärzteblatt* 106(20), 2009, S. 348–354.

Downes, Jane/Pollard, Tony (Hrsg.): *The loved body's corruption. Archaeological contributions to the study of human mortality*. Cruithne Press: Glasgow 1999.

Dressler, Torsten/Escobedo, Manuel: „Verstorben und vergessen. Der St. Marien- und St. Nikolai-Friedhof in Berlin-Mitte". *Archäologie in Berlin und Brandenburg* 2008, 2010, S. 128–131.

Drexler, Hans/Broding, Horst Chr. (Hrsg.): *Arbeitsmedizin und Umweltmedizin im neuen Jahrtausend. Dokumentationsband über die 41. Jahrestagung der Deutschen Gesellschaft für Arbeitsmedizin und Umweltmedizin e.V. in Erlangen vom 25. bis 28. April 2001*. Rindt: Lübeck 2001.

Duday, Henri: *The archaeology of the dead. Lectures in archaeothanatology*. (Studies in funerary archaeology 3). Oxbow Books: Oxford 2009.

Duft, Johannes: *Der karolingische Klosterplan in der Stiftsbibliothek St. Gallen. Begleittext zur Faksimile-Ausgabe*. Verl. E. Löpfe-Benz: Rorschach 1998.

Dülmen, Richard: *Frauen vor Gericht Kindsmord in der frühen Neuzeit*. ([Fischer-Taschenbücher 4431). Fischer-Taschenbuch-Verl.: Frankfurt am Main 1991.

Dumitrache, Marianne: „Archäologisches Schwerpunktprogramm in Konstanz". *Archäologische Ausgrabungen in Baden-Württemberg* 1996, 1997, S. 225–229.

Duncan, Christopher J./Scott, Susan: „What caused the Black Death?“. *Postgraduate Medical Journal* 81, 2005, S. 315–320.

Dunkley, Mark: „Catastrophic burials: the study of human remains from sunken warships“. *Conservation bulletin* 66, 2011, S. 20–22.

During, Ebba M.: „Specific Skeletal Injuries Observed on the human skeletal remains form the Swedish seventeenth century Man-of-War Kronan“. *International Journal of Osteoarchaeology* 7, 1997, S. 591–594.

During, Ebba M. et al.: „Helmsman's Elbow: An occupational disease of the 17th century“. *Journal of Paleopathology* 6(1), 1994, S. 19–27.

## E

Ebell, Georg August: *Die Bleyglasur des irdenen Küchengeschirrs als eine unerkannte Hauptquelle vieler unserer Krankheiten*. Hahn: Hannover 1825.

Ebert, Doris/Bueckers, Klaus Gereon (Hrsg.): *Kloster St. Maria zu Lobenfeld (um 1145–1560)*. (Heimatverein Kraichgau Sonderveröffentlichung 28). Imhof: Petersberg 2001.

Eckart, Wolfgang Uwe/Jütte, Robert (Hrsg.): *Medizingeschichte. Eine Einführung*. UTB GmbH: Köln/Weimar/Wien 2007.

Egan, Geoff: „Material culture of care for the sick: Some excavated evidence from English medieval hospitals and other sites“. In: Bowers, Barbara S. (Hrsg.): *The medieval hospital and medical practice*. (AVISTA studies in the history of medieval technology, science and art 3). Ashgate: Aldershot 2007, S. 65–76.

Egan, Geoff: *Material culture in London in an age of transition. Tudor and Stuart period finds c 1450–c 1700 from excavations at riverside sites in Southwark*. (MoLAS monograph 19). Museum of London Archaeology Service: London 2005a.

Egan, Geoff: „The non-ceramic finds“. In: Schofield, John/Lea, Richard (Hrsg.): *Holy Trinity Priory, Aldgate, City of London. An archaeological reconstruction and history*. (MoLAS monograph 24). Museum of London Archaeology Service: London 2005b, S. 247–254.

Ehlert, Trude (Hrsg.): *Haushalt und Familie in Mittelalter und früher Neuzeit. Vorträge eines interdisziplinären Symposions vom 6.–9. Juni 1990 an der Rheinischen Friedrich-Wilhelms-Universität Bonn*. Thorbecke: Sigmaringen 1991.

Eickhoff, Sabine et al. (Hrsg.): *1636 – ihre letzte Schlacht. Leben im Dreißigjährigen Krieg; [Archäologisches Landesmuseum Brandenburg im Paulikloster, Brandenburg a.d. Havel, 31. März bis 9. September 2012; Archäologische Staatssammlung München, Oktober 2012 – März 2013; Militärhistorisches Museum Dresden …, April–August 2013]*. Theiss: Stuttgart 2012.

Einarsson, Lars: „Artefacts from the Kronan (1676): categories, preservation and social structure“. In: Redknap, Mark (Hrsg.): *Artefacts from wrecks. Dated assemblages from the Late Middle Ages to the Industrial Revolution.* (Oxbow monograph 84). Oxbow Books: Oxford 1997, S. 209–218.

Eitler, Josef/Reiter, Johannes.: „Neue Forschungen am Hemmaberg – überraschende Ergebnisse der Grabung am Gipfelplateau“. *Rudolfinum. Jahrbuch des Landesmuseums Kärnten* 2009/2010, S. 69–72.

Elliott, Jane: „The medical world of medieval monks“. *BBC news 06.08.2005*, retrieved 27.5.2011, from http://news.bbc.co.uk/2/hi/health/3745498.stm.

Endres, Werner/Riedel, Gerd: „Königsgut und Universität – Zwei außergewöhnliche Neufunde aus Ingolstadt“. *Das archäologische Jahr in Bayern* 2003, 2004, S. 139–141.

Erdal, Yılmaz Selim: „A pre-columbian case of congenital syphilis from Anatolie (Nicaea, 13th Century AD)“. *International Journal of Osteoarchaeology* 16, 2006, S. 16–33.

Erdmann, Wolfgang: „Fronerei und Fleischmarkt: Archäologische Befunde eines Platzes im Marktviertel des mittelalterlichen Lübeck. Vorbericht 1“. *Lübecker Schriften zur Archäologie und Kulturgeschichte (LSAK)* 3, 1980, S. 107–159.

Ericsson, Ingolf/Atzbach, Rainer (Hrsg.): *Depotfunde aus Gebäuden in Zentraleuropa. Consealed Finds from Buildings in Central Europe.* (Bamberger Kolloquien zur Archäologie des Mittelalters und der Neuzeit 1 Archäologische Quellen zum Mittelalter 2). Scrîpvaz-Verlag: Berlin 2005.

Etter, Hansueli F./Lörcher, Marianne: „Armut – Krankheit – Tod. Archäologie und Anthropologie am Beispiel eines frühindustriellen Spitalfriedhofs in Basel“. In: Frommelt, Hansjörg (Hrsg.): *Fabriklerleben. Industriearchäologie und Anthropologie.* Zürich 1994, S. 341–364.

Etter, Hansueli F./Lörcher, Marianne: *Armut, Krankheit, Tod im frühindustriellen Basel. Der Spitalfriedhof St. Johann in basel. Funde und Befunde aus einer anthropologischen Ausgrabung.* (Veröffentlichung aus dem Naturhistorischen Musem in Basel 25). Basel 1993.

Evangelische Kirche in Mitteldeutschland: *PM 66 Gebeine von Waisenhaus-Kindern werden neu bestattet*, retrieved 14.9.2013, from http://www.ekmd.de/friendly_print/2494.html.

Ewers, Ulrich et al.: „Blei- und Cadmiumgehalte in Milchschneidezähnen von Kindern aus Duisburg und Gummersbach – Entwicklungstrend 1976–1988“. *Zentralblatt für Hygiene* 189, 1990, S. 333–351.

## F

Faerman, Marina/Bar-Gal, Gila Kahila: „Determining the sex of infanticide victims from the Late Roman Era through ancient DNA analysis". *Journal of Achaeological Science* 25, 1998, S. 861–865.

Fahr, Jochen/Müller, Cornelia/Pacak Peter: „Das schwedische Feldlager von Latdorf bei Bernburg von 1644 (Salzlandkreis, Sachsen-Anhalt) – Ergebnisse der Ausgrabungen am Kalkteich 22 und an der L 73". In: Meller, Harald (Hrsg.): *Schlachtfeldarchäologie. Battlefield Archaeology. 1. Mitteldeutscher Archäologentag vom 09. bis 11. Oktober 2008 in Halle (Saale)*. (Tagungen des Landesmuseum für Vorgeschichte Halle 2). Landesamt für Denkmalpflege und Archäologie Sachsen-Anhalt: Halle (Saale) 2009, S. 151–162.

Falk, Alfred: „Knochengeräte des späten Mittelalters und der frühen Neuzeit. Bodenfunde aus Lübeck". *Zeitschrift des Vereins für Lübeckische Geschichte und Altertumskunde* 63 1983, S. 105–128.

Falk, Alfred: „Archäologisches Material aus der ehemaligen Ratsapotheke zu Lübeck". *Rotterdam Papers* 1979, S. 35–46.

Falk, Beate: „Die Bewohner des Spitals: arme Alte, Kinder, Sieche und Geisteskranke sowie Pfründner". In: Schmauder, Andreas/Falk, Beate (Hrsg.): *Macht der Barmherzigkeit. Lebenswelt Spital; [Begleitband zur Ausstellung: Macht der Barmherzigkeit – Lebenswelt Spital vom 18. Juni bis 31. Oktober 2000 im Heilig-Geist-Spital und im Städtischen Museum Vogthaus Ravensburg]*. (Historische Stadt Ravensburg 1). UVK Univ.-Verl.: Konstanz 2000a, S. 43–57.

Falk, Beate: „Lebensraum, Verpflegung, Alltagskonflikte". In: Schmauder, Andreas/Falk, Beate (Hrsg.): *Macht der Barmherzigkeit. Lebenswelt Spital; [Begleitband zur Ausstellung: Macht der Barmherzigkeit – Lebenswelt Spital vom 18. Juni bis 31. Oktober 2000 im Heilig-Geist-Spital und im Städtischen Museum Vogthaus Ravensburg]*. (Historische Stadt Ravensburg 1). UVK Univ.-Verl.: Konstanz 2000b, S. 72–94.

Fanconi, Guido: „Überempfindlichkeitsreaktionen auf Quecksilber. Die Calomelkrankheit und die Akrodynie". *Acta Paediatrica* 38, 1949, S. 147–156.

Farley, Michael/Manchester, Keith: „The cemetery of the leper hospital of St Margaret, High Wycombe, Buckinghamshire". *Medieval Archaeology* 33, 1989, S. 82–89.

Fay, Isla: „Text, space and the evidence of human remains in English Late Medieval and Tudor disease culture: some problems and possibilities". In: Gowland, Rebecca/Knüsel, Christopfer/Knüsel, Christopher (Hrsg.): *Social archaeology of funerary remains*. Oxbow Books: Oxford 2009, 2006, S. 190–208.

Felgenhauer-Schmiedt, Sabine: *Die Sachkultur des Mittelalters im Lichte der archäologischen Funde*. (Europäische HochschulschriftenReihe 38, Archäologie Bd. 42). Lang: Frankfurt am Main 1995.

Fester, Jeanette/Sewell, Jamie: „Amputiert und obduziert. Bestattungen vom Garnisionsfriedhof in Berlin-Mitte". *Archäologie in Berlin und Brandenburg* 2002, 2003, S. 114–115.

Fester, Jeanette/Sewell, Jamie: „Armenfriedhof. Entdeckung in der Auferstehungskirche von Berlin-Friedrichshain". *Archäologie in Berlin und Brandenburg 2000*, 2001, S. 101–102.

Ficarra, Bernard J.: „Eleven famous autopsies in history". *Annals of medical history (New York)* 4/3, 1942, S. 504–520.

Fido, Martin: *Bodysnatchers. A history of the resurrectionists 1742–1832*. Weidenfeld and Nicolson: London 1988.

Fingerlin, Ilse: „Der Lederabfall". In: Untermann, Matthias/Banck, Johanna (Hrsg.): *Die Latrine des Augustinereremiten-Klosters in Freiburg im Breisgau*. (Materialhefte zur Archäologie in Baden-Württemberg 31). Theiss: Stuttgart 1995, S. 129–265.

Fischer-Homberger, Esther: „Die gerichtsmedizinische Wundbegutachtung vom 16. zum 18. Jahrhundert". *Gesnerus* 40(1/2), 1983, S. 75–80.

Fisher, Charles L. et al.: „Privies and Parasites: The archaeology of health conditions in Albany, New York". *Historical Archaeology* 41(4), 2007, S. 172–197.

Fjaestad-Seger, Ingrid M.: „The Dental Forcepts – A Detail of The Equipments for the Soldier in Roman Time". In: Jacob, Bernhard (Hrsg.): *Advances in Forensic Sciences. Proceedings of the 13th meeting of the International Association of Forensic Sciences, Düsseldorf, August 22nd to 28th, 1993*. (Forensic Odontology & Anthropology 7). Köster: Berlin 1995, S. 6–9.

Flüeler, Marianne/Flüeler, Niklaus (Hrsg.): *Stadtluft, Hirsebrei und Bettelmönch. Die Stadt um 1300*. Theiss: Stuttgart 1992.

Forgue, Emile/Bouchet, Alain: „Die Chirurgie bis zum Ende des 18. Jahrhunderts". In: Toellner, Richard (Hrsg.): *Illustrierte Geschichte der Medizin Bd. 2*. Erlangen 1992, S. 911–1001.

Fowler, Louise/Powers, Natasha (Hrsg.): *Doctors, dissection and resurrection men. Excavations at the Royal London Hospital 2006*. (MoLAS monograph 62). Museum of London Archaeology Service: London 2012.

Frey, E./Scholze, H.: „Blei- und Cadiumlässigkeit von Schmelzfarben, Glasuren und Emails in Kontakt mit Essigsäure und Lebensmitteln unter Lichteinwirkung". *Berichte der Deutschen Keramischen Gesellschaft* 56, 1979, S. 293–297.

Friedrich, Arnd (Hrsg.): *Das Hospital am Beginn der Neuzeit. Soziale Reform in Hessen im Spiegel europäischer Kulturgeschichte; zum 500. Geburtstag Landgraf*

*Philipps des Großmütigen; [Beiträge des interdisziplinären Kolloquiums vom 27. bis 29. September 2003 in Haina (Kloster) und Frankenberg (Eder)]*. (Historische Schriftenreihe des Landeswohlfahrtsverbandes Hessen. Quellen und Studien 11). Imhof: Petersberg 2004.

Frohn, W.: *Lepradarstellungen in der Kunst des Rheinlandes*. (Neue Deutsche Forschungen - Abteilung Geschichte der Medizin und Naturwissenschaften 1). Junker und Dünnhaupt: Berlin 1936.

Frohne, Bianca: *Leben mit „kranckhait". Der gebrechliche Körper in der häuslichen Überlieferung des 15. und 16. Jahrhunderts* (Studien und Texte zur Geistes- und Sozialgeschichte des Mittelalters 9). Didymos: Korb 2014.

Frölich, Annette: „Helgö: a place for surgical treatment or sacrifice - or both". In: Arrhenius, Birgit/O'Meadhra, Uaininn (Hrsg.): *Excavations at Helgö*. Kungl. Vitterhets Historie och Antikvitets Akademien: Stockholm 2011, S. 161–183.

Frölich, Annette: „Dansk feltkirurgi i perioden mellem kristi fødsel og år 500". *Dansk Medicinhistorisk Årbog* 2004a, S. 41–74.

Frölich, Annette: „Middelalderlige lægeinstrumenter fra Ribe". *By, marsk og geest: kulturhiustorisk årbog for Ribe-egnen* 16, 2004b, S. 5–18.

Fromm, Norbert/Kuthe, Michael/Rügert, Walter: *„Entflammt vom Feuer der Nächstenliebe". 775 Jahre Spitalstiftung Konstanz*. UVK Universitätsverlag Konstanz: Konstanz 2000.

Frommelt, Hansjörg (Hrsg.): *Fabriklerleben. Industriearchäologie und Anthropologie*. Chronos: Zürich 1994.

Frugoni, Chiara/Listl, Verena: *Das Mittelalter auf der Nase. Brillen, Bücher, Bankgeschäfte und andere Erfindungen des Mittelalters*. Beck: München 2006.

Fuller, Benjamin T. et al.: „Nitrogen balance and delta15N: why you're not what you eat during pregnancy". *Rapid Communications in Mass Spectroscopy* 18, 2004, S. 2889–2896.

## G

Gabelmann, Walter: „Geschichte des Hospitals. Teil II: Mittelalter". *Das Münster. Zeitschrift für christliche Kunst und Kunstwissenschaft* 45(2), 1992, S. 113–122.

Gaimster, David et al.: „The archaeology of private life: the Dudley Castle condoms". *Post-Medieval Archaeology* 30, 1996, S. 129–142.

Gardiner, Julie (Hrsg.): *Before the mast. Life and death aboard the Mary Rose*. (The archaeology of the Mary Rose 4). Mary Rose Trust: Portsmouth 2005.

Garrelt, Christina/Wiechmann, Ingried: „Detection of Yersina pestis DNA in early and late Medieval Bavarian burials". In: Grupe, Gisela/Peters, Jorsi

(Hrsg.): *Decyphering ancient bones. The research potential of bioarchaeological collections.* (Documenta Archaeobiologiae. Jahrbuch der Staatssammlung für Anthropologie und Paläoanatomie München Bd. 1). Rahden/Westf. 2003, S. 247–254.

Gaude, Werner: *Die alte Apotheke. Eine tausendjährige Kulturgeschichte.* Dt. Apotheker-Verlag: Leipzig 1979.

Gawronski, Jerzy H. G.: „The Amsterdam project". *International Journal of Nautical Archaeology* 19(1), 1990, S. 53–61.

Gebauer, Brigitte/Kersting, Thomas/Notdurfter, Hans: „Die Grabung von St. Prokulus". In: Landesdenkmalamt Bozen (Hrsg.): *St. Prokulus, Naturns. Archäologie, Wandmalerei.* Landesdenkmalamt Bozen: Bozen 1990, S. 11–162.

George, M. Dorothy: *London life in the eighteenth century.* Academy Chicago Publishers: Chicago 1985; 2000.

Gerber, David A. (Hrsg.): *Disabled veterans in history.* (Corporealities). Univ. of Michigan Press: Ann Arbor 2003.

Gerchow, Jan (Hrsg.): *Die Mauer der Stadt. Essen vor der Industrie 1244 bis 1865.* Pomp: Bottrop 1995.

Gerhard, Ines/Kropf, Eva: „Vorsicht, ansteckend. Krankhafte Befunde bei frühmittelalterlichen Bestattungen in Burggen". *Das archäologische Jahr in Bayern 2007*, 2008, S. 95–96.

Gerkens, Gerhard (Hrsg.): *Lust und Last des Trinkens in Lübeck. Beiträge zu dem Phänomen vom Mittelalter bis zum 19. Jahrhundert.* Museum für Kunst und Kulturgeschichte der Hansestadt Lübeck: Lübeck 1996.

Germer, Renate (Hrsg.): *Das Geheimnis der Mumien. Ewiges Leben am Nil; [anlässlich der Ausstellung „Das Geheimnis der Mumien – Ewiges Leben am Nil" des Ägyptischen Museums und der Papyrussammlung, Staatliche Museen zu Berlin, im Kulturforum Berlin (28.2. -10.5.1998)].* Prestel: München, New York 1998.

Gerst, Robin: *Mysteriöses Frauengrab entdeckt*, retrieved 09.02.2013, from http://www.spektrum.de/alias/Oesterreich/mysterioeses-frauengrab-entdeckt/968476.

Gesner, Peter: *Pandora. An archaeological perspective.* Queensland Museum: Queensland 1991.

Gilchrist, Roberta: „Magic for the dead? The archaeology of magic in later medieval burials". *Medieval Archaeology* 52, 2008, S. 119–159.

Gilchrist, Roberta/Mytum, Harold (Hrsg.): *Advances in monastic archaeology.* (BAR British Series 227). Tempus Reparatum: Oxford 1993.

Gilchrist, Roberta/Sloane, Barney: *Requiem. The medieval monastic cemetery in Britain*. Museum of London Archaeology Service: London 2005.

Gilchrist, Roberta: „Christian bodies and souls: the archaeology of life and death in later medieval hospitals". In: Bassett, Steven (Hrsg.): *Death in towns. Urban responses to the dying and the dead, 100–1600*. Leicester Univ. Press: Leicester 1992, S. 101–118.

Glaser, Franz: „Xenodocheion und Kloster in Noricum". In: Sennhauser, Hans Rudolf (Hrsg.): *Wohn- und Wirtschaftsbauten frühmittelalterlicher Klöster. Internationales Symposium, 26.9.–1.10.1995 in Zurzach und Müstair, im Zusammenhang mit den Untersuchungen im Kloster St. Johann zu Müstair*. (Veröffentlichungen des Instituts für Denkmalpflege an der ETH Zürich 17). vdf Hochsch.-Verl. an der ETH: Zürich 1996, S. 47–58.

Gläser, Manfred (Hrsg.): *Lübecker Kolloquium zur Stadtarchäologie im Hanseraum VI. Luxus und Lifestyle*. (Lübecker Kolloquium zur Stadtarchäologie im Hanseraum 6). Schmidt-Römhild: Lübeck 2008.

Glatz, Regula/Gutscher, Daniel: *Burgdorf – ehemaliges Siechenhaus. Ergebnisse der archäologischen Grabungen und Bauforschungen 1989–1991*. (Schriftenreihe der Erziehungsdirektion des Kantons Bern). Staatlicher Lehrmittelverl. [u.a.]: Bern 1995.

Gleba, Gudrun: *Klosterleben im Mittelalter*. Wissenschaftliche Buchgesellschaft: Darmstadt 2004.

Glencross, Bonnie/Stuart-Macadam, P.: „Childhood trauma in the archaeological record". *International Journal of Osteoarchaeology* 10, 2000, S. 198–209.

Godfrey, Walter H.: *The English Almshouse*. Faber & Faber: London 1955.

Godfrey, Walter H./Marcham, W. McB. (Hrsg.): *Survey of London: Volume 24, the Parish of St Pancras Part 4: King's Cross Neighbourhood*. London Country Council: London 1952.

Goerke, Heinz: „Das „Møller-Christensen-Syndrom" – eine für die klinische Leprologie bedeutsame osteoarchäologische Entdeckung". In: Habrich, Christa/Wilmanns, Juliane C./Wolf, Jörn Hennig (Hrsg.): *Aussatz, Lepra, Hansen-Krankheit. Ein Menschheitsproblem im Wandel. [Ausstellung im Deutschen Museum München, Ausstellungspavillon, 5. November 1982 – 9. Januar 1983]*. (Teil 1: Katalog). Eigenverlag: München 1982, S. 146–151.

Goetz, Hans-Werner: „‚Debilis'. Vorstellungen von menschlicher Gebrechlichkeit im frühen Mittelalter". In: Nolte, Cordula (Hrsg.): *Homo debilis. Behinderte, Kranke, Versehrte in der Gesellschaft des Mittelalters*. (Studien und Texte zur Geistes- und Sozialgeschichte des Mittelalters 3). Didymos-Verl.: Korb 2009, S. 21–55.

Goldhahn, Richard: *Spital und Arzt von einst bis jetzt*. Enke: Stuttgart 1940.

Gosch, Gerhard: „Archäologische Grabungen um St. Annen und das Heilige-Geist-Hospital". In: Puhle, Matthias/Petsch, Peter/Hattenhorst, Maik (Hrsg.): *Magdeburg. Die Geschichte der Stadt 805–2005.* Stekovics: Dössel (Saalkreis) 2005, S. 219–228.

Gowland, Rebecca/ Knüsel, Christopher (Hrsg.): *Social archaeology of funerary remains.* Oxbow Books: Oxford 2009; 2006.

Graf, Gerhard: „Notbestattungen auf dem Gelände des Georgenhauses in Leipzig 1813". *Arbeits- und Forschungsberichte zur Sächsischen Bodendenkmalpflege* 39, 1997, S. 204–206.

Grainger, Ian/Phillpotts, Christopher: *The Cistercian abbey of St Mary Graces, East Smithfield, London.* (Monograph Series 44). Museum of London Archaeology Service: London 2011.

Grainger, Ian et al. (Hrsg.): *The Black Death cemetery, East Smithfield, London.* (MoLAS Monograph 43). Museum of London Archaeology Service: London 2008.

Gralak, Justyna/Krauskopf, Christof: „Mittelalterliche Bildquellen im neuen Archäologischen Landesmuseum". *Archäologie in Berlin und Brandenburg* 2007, 2009, S. 38–40.

Green, Jeremy N.: *The loss of the Verenigde Oostindische Compagnie retourschip BATAVIA, Western Australia 1629. An excavation report and catalogue of artefacts.* (BAR International Series 489). Oxford 1989.

Gregor, Hans-Joachim/Oexle, Judith (Hrsg.): *Kirche und Friedhof von Breunsdorf. Beiträge zu Sakralarchitektur und Totenbrauchtum in einer ländlichen Siedlung südlich von Leipzig.* (Veröffentlichungen des Landesamtes für Archäologie mit Landesmuseum für Vorgeschichte 35). Landesamt für Archäologie: Dresden 2002.

Gregor, Hans-Joachim: „Mittelalterliche Pflanzenreste von Bad Windsheim". In: Janssen, Walter (Hrsg.): *Der Windsheimer Spitalfund aus der Zeit um 1500. Ein Dokument reichsstädtischer Kulturgeschichte des Reformationszeitalters.* (Wissenschaftliche Beibände zum Anzeiger des Germanischen Nationalmuseums 11). Verl. des Germanischen Nationalmuseums: Nürnberg 1995, S. 123–134.

Griffin, Andrew/Hill, Marion (Hrsg.): *St Bartholomew's Hospital. Nine centuries of health care.* St. Bartholomew's Hospital: London 1997.

Grundmann, Ulrike: *Das Hospital in Koblenz (1110–1945).* (Studien zur Geschichte des Krankenhauswesens 33). (Techn. Hochsch., Diss. Aachen). Murken-Altrogge: Herzogenrath 1992.

Grupe, Gisela/Peters, Jorsi (Hrsg.): *Decyphering ancient bones. The research potential of bioarchaeological collections.* (Documenta Archaeobiologiae. Jahrbuch der Staatssammlung für Anthropologie und Paläoanatomie München Bd. 1). Leidorf: Rahden/Westf. 2003.

Grupe, Gisela: „Umwelt und Bevölkerungsentwicklung im Mittelalter". In: Herrmann, Bernd/Arnold, Klaus (Hrsg.): *Mensch und Umwelt im Mittelalter. [Colloquiumsreihe überschrieben „Ökologische Aspekte des Mittelalters"].* Dt. Verl.-Anst.: Stuttgart 1986, S. 24–34.

Gutsmiedl, Doris: „Die justinianische Pest nördlich der Alpen? Zum Doppelgrab 166/167 aus dem frühmittelalterlichen Reihengräberfeld von Aschheim-Bajuwarenring". In: Päffgen, Bernd/Pohl, Ernst/Schmauder, Michael (Hrsg.): *Cum grano salis. Beiträge zur europäischen Vor- und Frühgeschichte. Festschrift für Volker Bierbrauer zum 65. Geburtstag.* Likias: Friedberg 2005, S. 199–208.

## H

Haafner, Jacob et al. (Hrsg.): *Erlebnisse und frühere Seereisen. Aufgrund der Papiere im Nachlass herausgegebe von C. M. Haafner.* (Haafners Reisen / aus dem Niederländ. ins Dt. übers. und hrsg. von Thomas Kohl, Band 1). Verlag der Gutenberg-Buchhandlung: Mainz 2006.

Habrich, Christa/Wilmanns, Juliane C./Wolf, Jörn Hennig (Hrsg.): *Aussatz, Lepra, Hansen-Krankheit: ein Menschheitsproblem im Wandel. [Ausstellung im Deutschen Museum München, Ausstellungspavillon, 5. November 1982 – 9. Januar 1983].* (Teil 1: Katalog). Deutsches Aussätzigen-Hilfswerk: Würzburg 1982.

Haeser, Heinrich: *Grundriss der Geschichte der Medicin.* Fischer: Jena 1884.

Haffner, Alfred (Hrsg.): *Gräber – Spiegel des Lebens. Zum Totenbrauchtum der Kelten und Römer am Beispiel des Treverer-Gräberfeldes Wedereath-Belginum.* Zabern: Mainz 1989.

Hagen, Karl Gottfried: *Lehrbuch der Apothekerkunst.* Univ. Buchh.: Königsberg 1781.

Hagn, Herbert: „Rezension zu: Walter Janssen, Der Windsheimer Spitalfund aus der Zeit um 1500. Ein Dokument reichtsstädtischer Kulturgeschichte des Reformationszeitalters. Beibände zum Anzeiger des Germanischen Nationalmuseums, Band 11 (Nürnberg 1995)". *Bayerische Vorgeschichtsblätter* 61, 1996, S. 326–329.

Hahn-Weishaupt, Andrea: „Kleiner Eingriff – großes Ergebnis. Baubegleitung am St.-Georgen-Hospital in Templin, Lkr. Uckermark". *Archäologie in Berlin und Brandenburg* 2009, 2011, S. 122–124.

Hahn-Weishaupt, Andrea: „Armut, Krankheit und Barmherzigkeit. Der Friedhof des Sankt-Georgen-Hospitals in Templin, Lkr. Uckermark“. *Archäologie in Berlin und Brandenburg* 2008, 2010, S. 108–113.

Hale-White, William: *Keats as Doctor and Patient*. Oxford University Press: London 1938.

Hallbäck, Dan-Axel: „A medieval bone with a copper plate support, indicating an open surgical treatment“. *Ossa* 3/4, 1976/77, S. 63–82.

Halle, Uta: „Die Diskussion über die Schädlichkeit der Bleiglasur. Ein Beispiel des Produzenten- und Verbraucherschutzes im 18. und 19. Jahrhundert“. In: Jockenhövel, Albrecht (Hrsg.): *Bergbau, Verhüttung und Waldnutzung im Mittelalter. Auswirkungen auf Mensch und Umwelt. Ergebnisse eines internationalen Workshops (Dillenburg, 11.–15. Mai 1994)*. Steiner: Stuttgart 1996, S. 247–258.

Hallett, Christine: „The attempt to understand puerperal fever in the eighteenth and early nineteenth centuries: the influence of inflammation theory“. *Medical History* 49, 2005, S. 1–28.

Handwerk, Brian: *„Blackbeard's ship“ yields new clues to pirate mystery*, retrieved 06.09.2010, from http://www.qaronline.org/education/natGeo.htm.

Hanebeck, Christine: *Der Heilige Antonius der Grosse. Ein Beitrag zur Kulturgeschichte des Schweines unter besonderer Berücksichtigung der Mutterkornvergiftung*. Mensch und Buch Verlag: Berlin 2011.

Hannemann, Ursula: „Claret, Hypocras und Branntwein. Alkoholische Getränke aus der Lübecker Ratsapotheke“. In: Gerkens, Gerhard (Hrsg.): *Lust und Last des Trinkens in Lübeck. Beiträge zu dem Phänomen vom Mittelalter bis zum 19. Jahrhundert*. Museum für Kunst- und Kulturgeschichte: Lübeck 1996, S. 87–91.

Hansen, Leif et al.: „Die menschlichen Skelettfunde des mittelalterlichen Gertrudenfriedhofes in Kiel im Spiegel der Geschlechtertrennung“. *Offa* 57, 2000, S. 357–359.

Hardy, Alan/Dodd, Anne/Keevill, Graham D. (Hrsg.): *Ælfric's Abbey. Excavations at Eynsham Abbey, Oxfordshire, 1989–92*. (Thames Valley Landscapes Volume 16). Oxford University School of Archaeology: Oxford 2003.

Harrison, Stuart: „Benedictine and Augustinian cloister arcades of the twelfth and thirteenth centuries in England, Wales and Scotland“. *Journal of British Archaeological Association* 159, 2006, S. 105–130.

Härtel, Esther: „Frauen und Männer in den Pestwellen der Frühen Neuzeit. Demographische Auswirkungen der Suche auf die Geschlechter“. In: Ulbricht, Otto (Hrsg.): *Die leidige Seuche. Pest-Fälle in der Frühen Neuzeit*. Böhlau: Köln u.a. 2004, S. 64–95.

Häßler, Frank/Häßler, Günther (Hrsg.): *Geistig Behinderte im Spiegel der Zeit. Vom Narrenhäusl zur Gemeindepsychiatrie*. Thieme: Stuttgart 2005.

Haug, Werner: *Das St. Katharinen-Hospital der Reichsstadt Esslingen. Geschichte, Organisation und Bedeutung*. Stadtarchiv Esslingen: Esslingen 1965.

Hawkes, Sonia Chadwick/Grainger, Guy (Hrsg.): *The Anglo-Saxon cemetery at Worthy Park, Kingsworthy, near Winchester, Hampshire*. (Oxford University School of Archaeology monographs 59). University of Oxford School of Archaeology: Oxford 2003.

Hayer, Gerold (Hrsg.): *Daz buoch von guoter spîse. Abbildungen zur Überlieferung des ältesten deutschen Kochbuches*. (Litterae 45). Kümmerle: Göppingen 1976.

Hecht, Konrad: *Der St. Galler Klosterplan*. Thorbecke: Sigmaringen 1983.

Hecker, Horst: „Die Ergotismus-Epidemie im Kreis Frankberg 1879/1880". *Zeitschrift des Vereins für hessische Geschichte und Landeskunde* 106, 2001, S. 209–228.

Heffner, Ludwig: „Über die Baderzunft im Mittelalter und später, besonders in Franken". *Archiv des historischen Vereins von Unterfranken und Aschaffenburg* 17, 1864/65, S. 155–264.

Heimpel, Christian: *Die Entwicklung der Einnahmen und Ausgaben des Heiliggeistspitals zu Biberach an der Riß von 1500 bis 1630*. Fischer: Stuttgart 1966.

Heinemann, Franz: „Die Henker und Scharfrichter als Volks- und Viehärzte seit Ausgang des Mittelalters". *Schweizerisches Archiv für Volkskunde* 4, 1900, S. 1–16.

Held, Petra et al.: „Schwangerschaft im archäologischen Befund. Zur Bestimmung von Östrogen in der Knochenmatrix". In: Knaut, Matthias/Schwab, Roland/Alt, Kurt W. (Hrsg.): *Archäologie im 21. Jahrhundert. Innovative Methoden – bahnbrechende Ergebnisse*. (Archäologie in Deutschland, Sonderheft Plus 2010). Theiss: Stuttgart 2010, S. 30–37.

Henderson, David/Collard, Mark/Johnston, Daniel A.: „Archaeological evidence for 18th-century medical practice in the Old Town of Edinburgh: excavations at 13 Infirmary Street and Surgeons' Square". *Proceedings of the Society of Antiquaries of Scotland* 126, 1996, S. 929–941, retrieved 28.05.2018, from http://archaeologydataservice.ac.uk/archives/view/psas/contents.cfm?vol=126.

Henderson, John: „The material culture of health". In: Steeger, Florian/Jankrift, Kay Peter (Hrsg.): *Gesundheit–Krankheit. Kulturtransfer medizinischen Wissens von der Spätantike bis in die Frühe Neuzeit*. (Beihefte zum Archiv für Kulturgeschichte 55). Böhlau: Köln/Weimar/Wien 2004, S. 155–166.

Hergemöller, Bernd-Ulrich (Hrsg.): *Randgruppen der spätmittelalterlichen Gesellschaft. Ein Hand- und Studienbuch*. Fahlbusch: Warendorf 1994.

Herrbach-Schmidt, Brigitte (Hrsg.): *Spätmittelalter am Oberrhein: Alltag, Handwerk und Handel 1350–1525. Große Landesausstellung Baden-Württemberg Badisches Landesmuseum Karlsruhe 29. September 2001–03. Februar 2002.* Jan Thorbecke: Stuttgart 2001.

Herrmann, Bernd: „Krankheitserreger in historischen Latrinen". *Archäologie in der Deutschland* (1), 1992, S. 32–33.

Herrmann, Bernd/Arnold, Klaus (Hrsg.): *Mensch und Umwelt im Mittelalter. [Colloquiumsreihe überschrieben „Ökologische Aspekte des Mittelalters"].* Dt. Verl.-Anst.: Stuttgart 1986.

Herrmann, Bernd/Dirlmeier, Ulf (Hrsg.): *Determinanten der Bevölkerungsentwicklung im Mittelalter.* Acta humaniora VCH: Weinheim 1987.

Herrmann, Bernd/Grupe, Gisela/Hummel, Susanne (Hrsg.): *Prähistorische Anthropologie. Leitfaden der Feld- und Labormethoden.* Springer-Verl.: Berlin, Heidelberg, New York, NY 1990.

Herrmann, Bernd: „Parasitologische Untersuchung mittelalterlicher Kloaken". In: Herrmann, Bernd/Arnold, Klaus (Hrsg.): *Mensch und Umwelt im Mittelalter. [Colloquiumsreihe überschrieben „Ökologische Aspekte des Mittelalters"].* Dt. Verl.-Anst.: Stuttgart 1986, S. 160–169.

Herrmann, Bernd: „Parasitologisch-epidemiologische Auswertungen mittelalterlicher Kloaken". *Zeitschrift für Archäologie des Mittelalters* 13, 1985, S. 131–161.

Herrmann, Bernd: „Ein amputierter Fuss aus der frühneuzeitlichen Kloake der Lübecker Fronerei". *Lübecker Schriften zur Archäologie und Kulturgeschichte (LSAK)* 8, 1984, S. 81–84.

Hertzka, Gottfried: *So heilt Gott. Die Medizin der hl. Hildegard von Bingen als neues Naturheilverfahren.* Christiana-Verl.: Stein am Rhein 1992.

Herzog, Hermann M./Müller, Johannes (Hrsg.): *Ecclesiastica officia. Gebräuchebuch der Zisterzienser aus dem 12. Jahrhundert.* (Quellen und Studien zur Zisterzienserliteratur 7). Bernardus-Verl.: Langwaden 2003.

Hesse, Henrike: „Der Friedhof des Berliner Heilig-Geist-Spitals. Ein anthropologischer Zwischenbericht". *Mitteilungen der Berliner Gesellschaft für Anthropologie, Ethnologie und Urgeschichte* 19, 1998, S. 75–86.

Heyking von, Kristin: *Anthropologie einer frühstädtischen Randgruppe. Morphologische und archäometrische Untersuchung eines hoch- bis spätmittelalterlichen Armenhausgräberfeldes in Regensburg.* (Dissertation). Ludwig-Maximilians-Universität: München 2012.

Hiepe, Theodor: *Allgemeine Parasitologie. Mit den Grundzügen der Immunologie, Diagnostik und Bekämpfung.* Parey: Stuttgart 2006.

Hiestand, Rudolf: „Skandinavische Kreuzfahrer, griechischer Wein und eine Leichenöffnung im Jahre 1110“. *Würzburger medizinhistorische Mitteilungen* 7, 1989, S. 143–153.

Hildegardis/Riha, Ortrun: *Ursprung und Behandlung der Krankheiten. Causae et curae.* (Werke; Bd. 2). Beuroner Kunstverl.: Beuron 2011.

Hillam, Christine: *The roots of dentistry*. British Dental Journal: London 1990.

Hillson, Simon et al.: „Benjamin Franklin, William Hewson and the Craven Street bones“. *Archaeology international* (2), 1998/1999, S. 12–14.

Hirschberg, Ruth M.: *Stallmeister und Wurmsegen. Eine kleine Geschichte der Tiermedizin im Mittelalter*. Marca brandenburgensis anno domini 1260, 2011, retrieved 21.05.2012, from http://www.brandenburg1260.de/stallmeister.html.

Hodgins, Ian/Salvatore, John Pamment: „A mid-18th- to early 19th-century cemetery for Royal Naval and Royal Marine personnel in Plymouth“. *Post-Medieval Archaeology* 43(2), 2009, S. 355–358.

Hofmann, Burkhard: *Kranker und Krankheit um 1500. Die Darstellung des Kranken im Zusammenhang mit den spätgotischen Bildnissen der Heiligen Elisabeth.* Murken-Altrogge: Herzogenrath 1983.

Homberger, Valentin: „Keramik, Glas und Metallfunde“. In: Bänteli, Kurt (Hrsg.): *Das Bürgerasyl in Stein am Rhein. Geschichte eines mittelalterlichen Spitals.* (Schaffhauser Archäologie 7). Baudepartement des Kantons Schaffhausen Kantonsarchäologie: Schaffhausen 2006, S. 65–101.

Honold, Marianne: *Studie zur Funktionsgeschichte der spätmittelalterlichen deutschsprachigen Kochrezepthandschriften.* (Würzburger medizinhistorische Forschungen 87). (Univ., Diss. Würzburg, 2004). Königshausen u. Neumann: Würzburg 2005.

Hooper, Bari: „A medieval depiction of infant-feeding in Winchester Cathedral“. *Medieval Archaeology* 4, 1996, S. 230–233.

Hotz, Gerhard/Perréard Lopreno, Geneviève: *Theo der Pfeifenraucher. Leben im Kleinbasel um 1800*. Naturhistorisches Museum: Basel 2010.

Hübener, Kristina/Rose, Wolfgang (Hrsg.): *Krankenhäuser in Brandenburg. Vom mittelalterlichen Hospital bis zum Krankenhaus in der Moderne*. Be.bra Wissenschaft: Berlin 2007.

Hubert, Jane (Hrsg.): *Madness, disability and social exclusion. The archaeology and anthropology of „difference“*. (One world archaeology 40). Routledge: London 2000.

Hudson, Geoffrey L.: „Disabled veterans and the state in Early Modern England“. In: Gerber, David A. (Hrsg.): *Disabled veterans in history*. (Corporealities). Univ. of Michigan Press: Ann Arbor 2003, S. 117–144.

Hughes, Barry: „‚Infant Orphan Asylum Hall' crockery from Eagle Pond, Snaresbrook". *London Archaeologist* 6(14), 1992, S. 382–387.

Hundeiker, Max/Brömmelhaus, Helga: „Wie lebten Leprakranke in Deutschland um die Wende vom 19. zum 20. Jahrhundert?". *Die Klapper* 15, 2007, S. 7–9.

Hunnius, Tanya E. von et al.: „Histological identification of syphilis in pre-columbian England". *American Journal of Physical Anthropology* 129, 2006, S. 559–566.

Husemann, Theodor: „Die Schlafschwämme und andere Methoden der allgemeinen und örtlichen Anästhesie im Mittelalter". *Deutsche Zeitschrift für Chirurgie* 42(6), 1896, S. 517–596.

Hutten, Ulrich von: *De Guajaci medicina et morbo gallico*. Mainz 1519.

Huwer, Elisabeth (Hrsg.): *Apotheke um 1600. Untersuchungen zur Sachkultur im Spiegel archäologischer Quellen aus dem süd- und südwestdeutschen Raum*. (Tübinger Forschungen zur historischen Archäologie 4). (Univ., Diss. Tübingen, 2008). Verl. Dr. Faustus: Büchenbach 2011.

Hylleberg, Eriksen: *Dendrokronologisk undersøgelse af træ fra kanalanlæg ved Øm Kloster, Århus amt*. (Nationalmuseets naturvidenskabelige undersøgelser. Rapport 8). København 1997.

## I

Igel, Karsten: *Zwischen Bürgerhaus und Frauenhaus. Stadtgestalt, Grundbesitz und Sozialstruktur im spätmittelalterlichen Greifswald*. (Städteforschung Reihe A, Darstellungen 71). (Univ., Diss. Westfalen, 2002). Böhlau: Köln 2010.

Illi, Martin/Steiner, Hansruedi: *Von der Schîssgruob zur modernen Stadtentwässerung*. Verl. Neue Züricher Zeitung: Zürich 1987.

Irsigler, Franz: „Mitleid und seine Grenzen. Zum Umgang der mittelalterlichen Gesellschaft mit armen und kranken Menschen". In: Nolte, Cordula (Hrsg.): *Homo debilis. Behinderte, Kranke, Versehrte in der Gesellschaft des Mittelalters*. (Studien und Texte zur Geistes- und Sozialgeschichte des Mittelalters 3). Didymos-Verl.: Korb 2009, S. 165–181.

Isager, Kristen (Hrsg.): *Krankenfürsorge des dänischen Zisterzienserklosters Om, Cara Insuala 1171–1560. Eine archäologisch-paläographische Untersuchung zur Kenntnis der mittelalterlichen Pathologie und Chirurgie und des Klosters als Heil- und Pflegestätte*. Munksgaard: Kopenhagen 1941.

Isager, Kristen: „Aus einem mittelalterlichen Klosterfriedhof in Dänemark (Das Kloster als Spital und seine Chirurgie)". *Janus* 1939 (Juli/September), 1939, S. 195–202.

Isager, Kristen/Sjövall, Einar (Hrsg.): *Skeletfundene ved Øm Kloster. Til Belysning af middelalderlig Patologi og Klosterret som Hospital.* Levin & Munksgaard: Kopenhagen 1936.

## J

Jackson, Ralph: „Roman doctors and their instruments: recent research into ancient practice". *Journal of Roman Archaeology* 3, 1990, S. 5–27.

Jacob, Bernhard (Hrsg): *Advances in Forensic Sciences. Proceedings of the 13th Meeting of the International Association of Forensic Sciences, Düsseldorf, August 22nd to 28th, 1993.* (Forensic Odontology & Anthropology 7). Köster: Berlin 1995.

Jakob, Bettina: *Arsen, Quecksilber und die wilden Syphilis-Kuren*, retrieved 05.04.2013, from http://www.uniaktuell.unibe.ch/content/geistgesellschaft/2011/syphilis/index_ger.html.

Jankrift, Kay P.: *Die großen Ärzte im Porträt.* Marixverlag: Wiesbaden 2012.

Jankrift, Kay Peter: *Mit Gott und schwarzer Magie. Medizin im Mittelalter.* Theiss: Darmstadt 2005.

Jankrift, Kay Peter: *Krankheit und Heilkunde im Mittelalter.* (Geschichte kompakt Mittelalter). Wiss. Buchges.: Darmstadt 2003.

Janssen, Walter (Hrsg.): *Der Windsheimer Spitalfund aus der Zeit um 1500. Ein Dokument reichsstädtischer Kulturgeschichte des Reformationszeitalters.* (Wissenschaftliche Beibände zum Anzeiger des Germanischen Nationalmuseums 11). Verl. des Germanischen Nationalmuseums: Nürnberg 1995.

Janssen, Walter: „Der Windsheimer Spitalfund – ein bedeutendes Dokument reichsstädtischer Kulturgeschichte des Reformationszeitalters". In: Müller, Rainer A. (Hrsg.): *Reichsstädte in Franken. Aufsätze 2: Wirtschaft, Gesellschaft und Kultur.* (Veröffentlichungen zur bayerischen Geschichte und Kultur 15,2). München 1987, S. 141–153.

Janssens, Paul A.: „A copper plate on the upper arm in a burial at the church in Vrasene (Belgium)". *Journal of Paleopathology* 1, 1987, S. 15–18.

Jeffries, Nigel/Richardson, Beth: „Finds related to medical and surgical treatment". In: Fowler, Louise/Powers, Natasha (Hrsg.): *Doctors, dissection and resurrection men. Excavations at the Royal London Hospital 2006.* (MoLAS monograph 62). Museum of London Archaeology Service: London 2012, S. 137–142.

Jenner, Anne/Mills, Susan/Burke, Belinda: „The Anglo-Saxon and medieval pottery". In: Cramp, Rosemary (Hrsg.): *Wearmouth and Jarrow monastic sites.* English Heritage: Swindon 2006, S. 327–431.

Jetter, Dieter: *Das europäische Hospital. Von der Spätantike bis 1800.* (DuMont-Dokumente). DuMont: Köln 1986.

Jetter, Dieter: *Grundzüge der Geschichte des Irrenhauses.* (Grundzüge; 43). Wiss. Buchges: Darmstadt 1981.

Jetter, Dieter: „Klosterhospitäler. St. Gallen, Cluny, Escorial". *Sudhoffs Archiv* 62, 1978, S. 313–338.

Jetter, Dieter: *Grundzüge der Krankenhausgeschichte (1800–1900).* (Grundzüge 33). Wiss. Buchges: Darmstadt 1977.

Jetter, Dieter: *Grundzüge der Hospitalgeschichte.* Wiss. Buchges.: Darmstadt 1973.

Jetter, Dieter: *Geschichte des Hospitals, Bd. 3: Nordamerika (1600–1776) (Kolonialzeit).* Franz Steiner: Wiesbaden 1972.

Jetter, Dieter: *Geschichte des Hospitals. Westdeutschland von den Anfängen bis 1850.* (Sudhoffs Archiv: Beihefte 5). Franz Steiner: Wiesbaden 1966.

Jockenhövel, Albrecht (Hrsg.): *Bergbau, Verhüttung und Waldnutzung im Mittelalter. Auswirkungen auf Mensch und Umwelt. Ergebnisse eines internationalen Workshops (Dillenburg, 11.–15. Mai 1994).* Steiner: Stuttgart 1996.

Johanek, Peter (Hrsg.): *Städtisches Gesundheits- und Fürsorgewesen vor 1800. [Tagung „Städtisches Gesundheits- und Fürsorgewesen vor 1800" als 25. Kolloquium des Kuratoriums für vergleichende Städtegeschichte].* (Städteforschung Reihe A, Darstellungen 50). Böhlau: Köln 2000.

Jöns, Hauke/Lüth, Friedrich/Schäfer, Heiko (Hrsg.): *Archäologie unter dem Straßenpflaster. 15 Jahre Stadtkernarchäologie in Mecklenburg-Vorpommern; [Ausstellung Wismar, St.-Georgen-Kirche, 2005].* (Beiträge zur Ur- und Frühgeschichte Mecklenburg-Vorpommerns Bd. 39). Archäologisches Landesmuseum Mecklenburg-Vorpommern: Schwerin 2005.

Jöns, Hauke: „Neue Forschungen zum ‚Nonnenstaub' aus dem Klarissenkloster zu Ribnitz, Mecklenburg-Vorpommern". In: Jöns, Hauke/Lüth, Friedrich/Schäfer, Heiko (Hrsg.): *Archäologie unter dem Straßenpflaster. 15 Jahre Stadtkernarchäologie in Mecklenburg-Vorpommern; [Ausstellung Wismar, St.-Georgen-Kirche, 2005].* (Beiträge zur Ur- und Frühgeschichte Mecklenburg-Vorpommerns Bd. 39). Archäologisches Landesmuseum Mecklenburg-Vorpommern: Schwerin 2005, S. 413–416.

Judd, Margaret A.: „The parry problem". *Journal of Archaeological Science* 35, 2008, S. 1658–1666.

Judd, Margareta A./Roberts, Charlotte A.: „Fracture patterns at the medieval leper hospital in Chichester". *American Journal of Physical Anthropology* 105, 1998, S. 43–55.

Jung, Paul: „Das Infirmarium im Bauriß des Klosters von St. Gallen". *Gesnerus* 6(1/2), 1949, S. 1–8.

Jungklaus, Bettina: *Die Krankheitsbelastung der mittelalterlichen und frühneuzeitlichen Kinderpopulation von Tastdorf (Ldk. Märkisch-Oderland). Ergebnisse der osteologischen – paläopathologischen Untersuchungen.* (Dissertation). Freie Universität: Berlin 2010.

Jungklaus, Bettina/Niemeyer, Wolfgang/Dalitz, Stefan: „Leichen im Keller. Die mittelalterlichen Bestattungen in der Steinstraße 39 der Brandenburger Neustadt". *Archäologie in Berlin und Brandenburg* 1999, 2000, S. 107–108.

Jungklaus, Bettina/Schulz, Carolina/Schultz, Michael: „Histologischer Nachweis von Syphilis an Skeletten des 15./16. Jh. aus Halle". In: Meller, Harald (Hrsg.): *Anthropologie, Isotopie und DNA-biografische Annäherung an namenlose vorgeschichtliche Skelette? 2. Mitteldeutscher Archäologentag vom 08. bis 10. Oktober 2009 in Halle (Saale).* (Tagungen des Landesmuseums für Vorgeschichte Halle 3). Landesamt für Denkmalpflege und Archäologie Sachsen-Anhalt: Halle (Saale) 2010, S. 131–139.

Jungklaus, Bettina: „Von Frakturen und Folterspuren – anthropologische Untersuchungsergebnisse zum neuzeitlichen Hospitalfriedhof St. Georgen in Strausberg, Lkr. Märkisch-Oderland (Brandenburg)". In: Piek, Jürgen (Hrsg.): *Traumatologische und pathologische Veränderungen an prähistorischen und historischen Skelettresten – Diagnose, Ursachen und Kontext. Interdisziplinärer Workshop in Rostock-Warnemünde, 17.–18. November 2006.* (Archäologie und Geschichte im Ostseeraum 3). Leidorf: Rahden, Westf 2008, S. 125–135.

Jungklaus, Bettina/Dalitz, Stefan: „Altstadt Brandenburg an der Havel, Mühlentorstraße 16. Kietzer oder Kranke? Ein Friedhof aus der Zeit der Stadtgründung". *Veröffentlichungen zur brandenburgischen Landesarchäologie* 38, 2004, S. 155–164.

Jürgensmeier, Friedhelm/Schwerdtfeger, Regina Elisabeth (Hrsg.): *Orden und Klöster im Zeitalter von Reformation und katholischer Reform 1500–1700. Band 3.* (Katholisches Leben und Kirchenreform im Zeitalter der Glaubensspaltung 67). Aschendorff: Münster 2007.

Jürgensmeier, Friedhelm/Schwerdtfeger, Regina Elisabeth (Hrsg.): *Orden und Klöster im Zeitalter von Reformation und katholischer Reform: 1500–1700. Band 2.* (Katholisches Leben und Kirchenreform im Zeitalter der Glaubensspaltung 66). Aschendorff: Münster 2006.

Jürgensmeier, Friedhelm/Schwerdtfeger, Regina Elisabeth (Hrsg.): *Orden und Klöster im Zeitalter von Reformation und katholischer Reform: 1500–1700. Band 1.* (Katholisches Leben und Kirchenreform im Zeitalter der Glaubensspaltung 65). Aschendorff: Münster 2005.

Jütte, Robert: „*Abtreibung und Empfängnisverhütung*". In: Gersmann, Gudrun/Moeller, Katrin/Schmidt, Jürgen-Michael (Hrsg.): Lexikon zur Geschichte der Hexenverfolgung, retrieved 15.04.2013, from historicum.net, 19.09.2007, URL: https://www.historicum.net/purl/44/.

Jütte, Robert: „„„… dass sie sich in das hospitaell begeben soll“ – Stationäre Krankenversorgung im frühneuzeitlichen Köln“. In: Friedrich, Arnd (Hrsg.): *Das Hospital am Beginn der Neuzeit. Soziale Reform in Hessen im Spiegel europäischer Kulturgeschichte; zum 500. Geburtstag Landgraf Philipps des Großmütigen; [Beiträge des interdisziplinären Kolloquiums vom 27. bis 29. September 2003 in Haina (Kloster) und Frankenberg (Eder)]*. (Historische Schriftenreihe des Landeswohlfahrtsverbandes Hessen, Quellen und Studien 11). Imhof: Petersberg 2004, S. 225–239.

Jütte, Robert: „Bader, Barbiere und Hebammen. Heilkundige als Randgruppen?“. In: Hergemöller, Bernd-Ulrich (Hrsg.): *Randgruppen der spätmittelalterlichen Gesellschaft*. Fahlbusch: Warendorf 2001, S. 90–121.

Jütte, Robert: „Vom mittelalterlichen Spital zum modernen Krankenhaus – oder: „Die Geburt der Klinik“ in Deutschland“. In: Schmauder, Andreas/Falk, Beate (Hrsg.): *Macht der Barmherzigkeit. Lebenswelt Spital; [Begleitband zur Ausstellung: Macht der Barmherzigkeit – Lebenswelt Spital vom 18. Juni bis 31. Oktober 2000 im Heilig-Geist-Spital und im Städtischen Museum Vogthaus Ravensburg]*. (Historische Stadt Ravensburg 1). UVK Univ.-Verl.: Konstanz 2000, S. 9–14.

Jütte, Robert: *Geschichte der Abtreibung Von der Antike bis zur Gegenwart*. (Beck'sche Reihe; 1018). Beck: München 1993.

Jütte, Robert: „Das Zepter der heroischen Medizin: Das Klistier in der medikalen Alltagskultur des Mittelalters und der frühen Neuzeit“. In: Blaschitz, Gertrud/ Kühnel, Harry (Hrsg.): *Symbole des Alltags – Alltag der Symbole. Festschrift für Harry Kühnel zum 65. Geburtstag*. Akad. Dr.- und Verl.-Anst.: Graz/Austria 1992, S. 777–803.

Jütte, Robert: *Ärzte, Heiler und Patienten. Medizinischer Alltag in der frühen Neuzeit*. Artemis & Winkler: München/Zürich 1991.

Jütte, Robert: *Obrigkeitliche Armenfürsorge in deutschen Reichsstädten der frühen Neuzeit. Städtisches Armenwesen in Frankfurt am Main und Köln*. (Kölner historische Abhandlungen 31). Böhlau: Köln 1984.

## K

Kablitz, Karsten: *Die Braunschweiger Neustadt im Mittelalter und in der frühen Neuzeit. Archäologische Untersuchungen an der Weberstraße und der Langen Straße 1997 bis 1999*. (Beiträge zur Archäologie in Niedersachsen 10). (Univ., Diss. Bamberg, 2005). Leidorf: Rahden/Westf. 2005.

Kacki, Sacha et al.: „Humerus varus in a subadult skeleton from the medieval graveyard of La Madeleine (Orléans, France)“. *International Journal of Osteoarchaeology* 23, 2013, S. 119–126.

Kahlow, Simone: „Exotic animals. Thoughts about supply and demand based on archaeological finds“. In: Kahlow, Simone (Hrsg.): *Transfer between sea and land. Maritime vessels for cultural exchanges in the early modern word*. Leiden: Sidstone Press 2018, S. 87–118.

Kahlow, Simone: „Globale Vernetzung in der frühen Neuzeit als Sprungbrett für die Entwicklung der medicina nautica“. *Mitteilungen der Gesellschaft für Archäologie des Mittelalters und der Neuzeit, Bd. Globalisierung*, 30, 2017, S. 163–174.

Kahlow, Simone: „Archäologische Erkenntnisse zu medizinischen Tätigkeiten auf Schiffen der Frühen Neuzeit“. In: Nolte, Cordula (Hrsg.): *Phänomene der »Behinderung« im Alltag. Bausteine zu einer Disability History der Vormoderne*. (Studien und Texte zur Geistes- und Sozialgeschichte des Mittelalters 8). Didymos-Verl.: Affalterbach 2013, S. 125–148.

Kahlow, Simone: „„[…] so sieht man die buchstaben und kleine gegenstände grösser“ – Die Brille. Eine Innovation des Mittelalters“. In: Nolte, Cordula/ Kinzler, Sonja (Hrsg.): *Leibeigenschaften. Der beschädigte Körper im Blick der Vormoderne* 2012a, S. 63–66.

Kahlow, Simone: „Zur Frage des archäologischen Nachweises scharfrichterlicher Medizin. Eine Miszelle“. In: Auler, Jost (Hrsg.): *Richtstättenarchäologie 3*. archaeotopos: Dormagen 2012b, S. 556–562.

Kahlow, Simone: „Prothesen im Mittelalter – ein Überblick aus archäologischer Sicht“. In: Nolte, Cordula (Hrsg.): *Homo debilis. Behinderte, Kranke, Versehrte in der Gesellschaft des Mittelalters*. (Studien und Texte zur Geistes- und Sozialgeschichte des Mittelalters 3). Didymos-Verl.: Korb 2009a, S. 203–223.

Kahlow, Simone: „Rezension zu: J. Auler (Hrsg.), Richtstättenarchäologie 2. Dormagen 2010“. *Ethnologisch-Archäologische Zeitschrift* 50(4), 2009b, S. 689–694.

Kahlow, Simone: „Die Pest als Interpretationsproblem mittelalterlicher und frühneuzeitlicher Massengräber“. *Archäologische Informationen* 30(1), 2007a, S. 97–104.

Kahlow, Simone: „Kritische Überlegungen zur Interpretation von Massengräbern aus der Zeit des Mittelalters und der Frühen Neuzeit“. *Mitteilungen der Berliner Gesellschaft für Anthropologie, Ethnologie und Urgeschichte* 28, 2007b, S. 85–101.

Kahlow, Simone: *Krankheiten im Mittelalter und der Frühen Neuzeit im archäologischen Befund.* (Unveröffentlichte Magisterarbeit). Humboldt-Universität zu Berlin: Berlin 2005.

Kallinich, Günter: *Schöne alte Apotheken. Kulturgeschichte in Einzeldarstellungen.* 3. Auflage. Callwey: München 1984.

Kaltwasser, Stephan: „Die Keramikfunde". In: Untermann, Matthias/Banck, Johanna (Hrsg.): *Die Latrine des Augustinereremiten-Klosters in Freiburg im Breisgau.* (Materialhefte zur Archäologie in Baden-Württemberg 31). Theiss: Stuttgart 1995, S. 21–48.

Karger-Decker, Bernt: *Die Geschichte der Medizin. Von der Antike bis zur Gegenwart.* Albatros: Düsseldorf 2001.

Kealey, Edward J.: *Medieval Medicus of Anglo-Norman Medicine.* Jons Hopkins University Press: Baltimore 1981.

Keil, Baldur: „Eine Prothese aus einem fränkischen Grab von Griesheim, Kreis Darmstadt-Dieburg. Anthropologische und medizinhistorische Befunde". *Fundberichte aus Hessen* 17/18 (1977/78), 1980, S. 195–211.

Keil, Gundolf: „Medizin und Demographie im Mittelalter". In: Herrmann, Bernd/Dirlmeier, Ulf (Hrsg.): *Determinanten der Bevölkerungsentwicklung im Mittelalter.* Acta humaniora VCH: Weinheim 1987, S. 173–180.

Keil, Gundolf: „Seuchenzüge des Mittelalters". In: Herrmann, Bernd/Arnold, Klaus (Hrsg.): *Mensch und Umwelt im Mittelalter. [Colloquiumsreihe überschrieben „Ökologische Aspekte des Mittelalters"].* Dt. Verl.-Anst.: Stuttgart 1986, S. 109–128.

Kemkes-Grottenthaler, Ariane: „„Hie töfft man ain kind und der tod wirt gefatter". Die Übersterblichkeit unehelich geborener Kinder in der Frühen Neuzeit". In: Alt, Kurt W./Kemkes-Grottenthaler, Ariane (Hrsg.): *Kinderwelten. Anthropologie-Geschichte-Kulturvergleich.* Köln/Weimar/Wien 2002, S. 246–261.

Kemkes-Grottenthaler, Ariane (Hrsg.): *Pein und Plagen. Aspekte einer historischen Epidemiologie.* (Studienwissen Naturwissenschaft 3). Ed. Archaea: Gelsenkirchen 2001.

Kemkes-Grottenthaler, Ariane: „Seuchen, Hungersnot und Krieg – die Herausforderung der Historischen Epidemiologie". In: Kemkes-Grottenthaler, Ariane (Hrsg.): *Pein und Plagen. Aspekte einer historischen Epidemiologie.* (Studienwissen Naturwissenschaft 3). Ed. Archaea: Gelsenkirchen 2001, S. 38–56.

Kempf, Jens-Oliver: *Die Königliche Tierarzneischule in Berlin von Carl Gotthard Langhans. Eine baugeschichtliche Gebäudemonographie.* (Die Bauwerke und Kunstdenkmäler von Berlin 33). (Techn. Hochsch., Diss. Aachen 2005). Gebr. Mann: Berlin 2008.

Kenzler, Hauke: „Der Friedhof von Breunsdorf – Untersuchungen zum Totenbrauchtum in Mittelalter und Neuzeit“. In: Gregor, Hans-Joachim/Oexle, Judith (Hrsg.): *Kirche und Friedhof von Breunsdorf. Beiträge zu Sakralarchitektur und Totenbrauchtum in einer ländlichen Siedlung südlich von Leipzig.* (Veröffentlichungen des Landesamtes für Archäologie mit Landesmuseum für Vorgeschichte 35). Landesamt für Archäologie: Dresden 2002, S. 147–300.

Kerley, Ellis R.: „The Identification of Battered-Infant Skeletons“. *Journal of Forensic Sciences* 23(1), 1978, S. 163–168.

Kimminus-Schneider, Claudia (Hrsg.): *Klöster und monastische Kultur in Hansestädten. Beiträge des 4. wissenschaftlichen Kolloquiums Stralsund, 12. bis 15. Dezember 2001.* (Stralsunder Beiträge zur Archäologie, Geschichte, Kunst und Volkskunde in Vorpommern 4). Leidorf: Rahden/Westf 2003.

King, Janet C.: „Effect of reproduction on the bioavailability of calcium, zinc and selenium“. *Journal of Nutrition* 131, 2001, S. 1355–1358.

Kinzelbach, Annemarie: *Gesundbleiben, Krankwerden, Armsein in der frühneuzeitlichen Gesellschaft Gesunde und Kranke in den Reichsstädten Überlingen und Ulm 1500–1700.* (Medizin, Gesellschaft und Geschichte, Beiheft 8). Steiner: Stuttgart 1995.

Kirk, Lucy/Start, Helen: „Death at the undertakers“. In: Downes, Jane/Pollard, Tony (Hrsg.): *The loved body's corruption. Archaeological contributions to the study of human mortality.* Cruithne Press: Glasgow 1999, S. 200–208.

Kirova, Nadezhda: „Römische Skalpelle mit Silbereinlagen aus den Provinzen Moesia Inferior und Thrakia“. *Archäologisches Korrespondenzblatt* 36, 2006, S. 537–547.

Kislinger, Ewald: „Hospital“. In: Leven, Karl-Heinz (Hrsg.): Antike Medizi. Ein Lexikon. Beck: München 2005, S. 431–434.

Klebe, Dieter/Schadewaldt, Hans (Hrsg.): *Gefäße zur Kinderernährung im Wandel der Zeit.* Schirmer & Mahlau: Frankfurt am Main 1955.

Klimpel, Volker: „Hospitäler, Lazarette und Siechenhäuser im Kurfürstentum Sachsen des 16. Jahrhunderts. Ein Fundbericht“. *Würzburger medizinhistorische Mitteilungen* 27, 2008, S. 93–104.

Klövekorn, Georg Heinrich: *Der Aussatz in Köln.* K. Thiemig: München 1966.

Kluttig-Altmann, Ralf: „Leipziger Keramik des 14.–18. Jahrhunderts im Spannungsfeld von Herstellung, Gebrauch und Entsorgung“. *Mitteilungen der Deutschen Gesellschaft für Archäologie des Mittelalters und der Neuzeit* 18, 2007a, S. 101–106.

Kluttig-Altmann, Ralf: „Plagiat oder nicht? Zur Authentizität von „Nazi“- und „Pestpfeifen““. In: Kluttig-Altmann, Ralf (Hrsg.): *Tonpfeifen als Grabfund.*

(Knasterkopf. Fachzeitschrift für Tonpfeifen und historischen Tabakgenuss 19). Beier & Beran: Langenweißbach 2007b, S. 150–152.

Kluttig-Altmann, Ralf (Hrsg.): *Tonpfeifen als Grabfund.* (Knasterkopf. Fachzeitschrift für Tonpfeifen und historischen Tabakgenuss 19). Beier & Beran: Langenweißbach 2007.

Knabe, Wolfgang/Noli, Dieter (Hrsg.): *Die versunkenen Schätze der Bom Jesus. Sensationsfund eines Indienseglers aus der Frühzeit des Welthandels.* Nicolai: Berlin 2012.

Knackfuß, Susanne: „„Moniales debiles" oder behinderte Bräute Christi. (Chronische) Krankheit, Behinderung und Familienbande im Frauenkloster um 1500". In: Nolte, Cordula (Hrsg.): *Homo debilis. Behinderte, Kranke, Versehrte in der Gesellschaft des Mittelalters.* (Studien und Texte zur Geistes- und Sozialgeschichte des Mittelalters 3). Didymos-Verl.: Korb 2009, S. 335–368.

Knauer, Roland H.: „Der schwarze Tod kehr zurück. Aber andere Infektionskrankheiten fordern mehr Todesopfer". *Fortschritte der Medizin* 112(9), 1994, S. 16/18.

Knaut, Matthias/Schwab, Roland/Alt, Kurt W. (Hrsg.): *Archäologie im 21. Jahrhundert. Innovative Methoden – bahnbrechende Ergebnisse.* (Archäologie in Deutschland, Sonderheft Plus 2010). Theiss: Stuttgart 2010.

Knedlik, Manfred: „Die Pflege der Medizin und Pharmazie in Regensburger und Oberpflälzer Klöstern vom Mittelalter bis zum Ende des Alten Reiches". In: Knedlik, Manfred (Hrsg.): *Res naturae. Die Oberpfälzer Klöster und die Gaben der Schöpfung: Beiträge des 2. Symposions des Kultur- und Begegnungszentrums Abtei Waldsassen vom 17. bis 19. Juni 2005.* Laßleben: Kallmünz 2006, S. 167–188.

Knefelkamp, Ulrich: „Über die Pflege und medizinische Behandlung von Kranken in Spitälern vom 14. bis 16. Jahrhundert". In: Matheus, Michael (Hrsg.): *Funktions- und Strukturwandel spätmittelalterlicher Hospitäler im europäischen Vergleich; [8. Alzeyer Kolloquium, 1999].* (Geschichtliche Landeskunde 56). Steiner: Stuttgart 2005, S. 175–194.

Knefelkamp, Ulrich: „Stadt und Spital im späten Mittelalter. Ein struktureller Überblick zu Bürgerspitälern süddeutscher Städte". In: Johanek, Peter (Hrsg.): *Städtisches Gesundheits- und Fürsorgewesen vor 1800.* Böhlau: Köln-Weimar-Wien 2000, S. 19–40.

Knefelkamp, Ulrich: *Das Heilig-Geist-Spital in Nürnberg vom 14.–17. Jahrhundert. Geschichte, Struktur, Alltag.* (Nürnberger Forschungen 26). (Univ., Habil. Bamberg, 1987). Selbstverl. des Vereins für Geschichte der Stadt Nürnberg: Nürnberg 1989.

Knefelkamp, Ulrich: „Die Heilig-Geist-Spitäler in den Reichsstädten". In: Müller, Rainer A. (Hrsg.): *Reichsstädte in Franken. Aufsätze 2: Wirtschaft, Gesellschaft und Kultur.* (Veröffentlichungen zur bayerischen Geschichte und Kultur 15,2). Haus der Bayerischen Geschichte: München 1987, S. 107–121.

Knefelkamp, Ulrich: *Das Gesundheits- und Fürsorgewesen der Stadt Freiburg im Breisgau im Mittelalter.* (Veröffentlichungen aus dem Archiv der Stadt Freiburg im Breisgau 17). Herder: Freiburg i. B. 1981.

Knüsel, Christopher J./Kemp, Richard L./Budd, Paul: „Evidence for remedial medical treatment of a severe knee injury from the Fishergate Gilbertine Monasty in the City of York". *Journal of Archaelogical Science* 22, 1995, S. 369–384.

Knüsel, Christopher J./Göggel, Sonia: „A cripple from the medieval hospital of Sts James and Mary Magdalen, Chichester". *International Journal of Osteoarchaeology* 3, 1993, S. 155–165.

Koch, Wilfried Maria: „Eine Geißel Gottes- archäologisch untersucht". *Archäologie in der Deutschland* (3), 1992, S. 28–31.

Koch, Wilfried Maria: „Das Leprosorium Aachen-Melaten. Vorbericht der Ausgrabung 1988/89". *Zeitschrift des Aachener Geschichtsvereins* 96, 1989a, S. 409–435.

Koch, Wilfried Maria: „Die mittelalterliche Leprastation Aachen-Melaten". *Archäologie im Rheinland* 1988, 1989b, S. 132–135.

Kock, Jan/Roesdahl, Else (Hrsg.): *Boringholm. En østjysk træborg fra 1300-årene.* (Jysk Arkæologisk Selskabs skrifter 53). Jysk Arkæologisk Selskab: Højbjerg 2005.

Koelbing, Huldrych M./Birchler, Urs B./Arnold, Peter: „Die Auswirkungen von Angst und Schrecken auf Pest und Pestbekämpfung nach zwei Pestschriften des 18. Jahrhunderts". *Gesnerus* 36, 1979, S. 116–126.

Koenig, Gerd G.: „Schamane und Schied, Medicus und Mönch: Ein Überblick zur Archäologie der merowingerzeitlichen Medizin im südlichen Mitteleuropa". *Helvetia archaeologica* 13, 1982, S. 15–154.

Kohl, Dietrich: „Das Haus Seefahrt in Bremen". *Hansische Geschichtsblätter* (1), 1912, S. 1–84.

Kolbecker, Simon: „Der Heilige mit dem Schwein. Vom Einsiedler Antonius zum Schutzpatron für Mensch und Tier". *Jahrbuch für den Rhein-Kreis Neuss* 2012, S. 48–65.

Kolta, Kamal Sabri: „Die Lepra im Alten Ägypten in der Koptischen Zeit". In: Habrich, Christa/Wilmanns, Juliane C./Wolf, Jörn Hennig (Hrsg.): *Aussatz, Lepra, Hansen-Krankheit: ein Menschheitsproblem im Wandel. [Ausstellung im Deutschen Museum München, Ausstellungspavillon, 05. November 1982–09. Januar 1983].* (Teil 1: Katalog). Deutsches Aussätzigen-Hilfswerk: Würzburg 1982, S. 58–63.

Kompanje, Erwin J. O.: *Der Penisverkürzer. … und andere Merkwürdigkeiten aus 500 Jahren Medizingeschichte*. Piper: München, Zürich 2011.

König, Andreas/Stephan, Hans-Georg: „Ausgrabungen 1971–1986 im Bereich des ehemaligen Heilig-Geist-Hospitals in Höxter an der Weser". *Ausgrabungen und Funde in Westfalen-Lippe (Münster)* 5, 1987, S. 343–399.

Kotek, Samuel: „Geschichte der Kinderheilkunde von ihren Anfängen bis zum Ende des 18. Jahrhunderts". In: Toellner, Richard/Tsouyopoulos, Nelly/Eckart, Wolfgang U. (Hrsg.): *Illustrierte Geschichte der Medizin*. Karl Müller: Erlangen 1992, S. 2429–2453.

Kraus, T.: „Verletzungen, Unfälle und Vergiftungen". In: Münch, Gerhard/Artmann, Klaus (Hrsg.): *Grundlagen der Krankheitslehre. Ursachen, Symptome, Diagnose, Therapie, Pflege; das große Nachschlagewerk für Ärzte, Studenten und Patienten*. Nikol: Hamburg 2006, S. 766–807.

Krebs, Uwe: „Das Säuglingsalter in Traditionalen Kulturen (sog. Stammesgesellschaften). Ein Vergleich anhand alter völkerkundlicher Monographien". In: Alt, Kurt W./Kemkes-Grottenthaler, Ariane (Hrsg.): *Kinderwelten. Anthropologie – Geschichte – Kulturvergleich*. Böhlau: Köln/Weimar/Wien 2002, S. 400–410.

Kristensen, Hans Krongaard: „Hospitalsbygningen ved Øm Kloster. Arkæologisk undersøgelse af en stor senmiddelalderlig bygning og en nyfunden kanal". *KUML* 1999, 1999, S. 269–295.

Kristjánsdóttir, Steinunn: „Icelandic evidence for a late-medieval hospital: excavations at Skriđuklaustur". *Medieval Archaeology* 54, 2010, S. 371–381.

Kristjánsdóttir, Steinunn: „Skriđuklaustur Monastery. Medical Centre of Medieval East Iceland?". *Acta Archaeologica* 79, 2008, S. 208–215.

Kroll, Stefan: *Soldaten im 18. Jahrhundert zwischen Friedensalltag und Kriegserfahrung. Lebenswelten und Kultur in der kursächsischen Armee 1728–1796*. (Krieg in der Geschichte 26). (Univ., Habil. Rostock, 2003.). Schöningh: Paderborn 2006.

Krug, Antje: *Heilkunst und Heilkult. Medizin in der Antike*. (Beck's archäologische Bibliothek). Beck: München 1993a.

Krug, Antje: „Römische Skalpelle. Herstellungstechnische Anmerkungen". *Medizin historisches Journal* 28(1), 1993b, S. 93–100.

Krug-Richter, Barbara: „Alltag und Fest. Nahrungsgewohnheiten im Magdalenenhospital in Münster 1558–1635. Sigmaringen". In: Ehlert, Trude (Hrsg.): *Haushalt und Familie in Mittelalter und früher Neuzeit. Vorträge eines interdisziplinären Symposions vom 06.–09. Juni 1990 an der Rheinischen Friedrich-Wilhelms-Universität Bonn*. Thorbecke: Sigmaringen 1991, S. 71–90.

Kruse, Britta-Juliane: „*Die Arznei ist Goldes wert*". *Mittelalterliche Frauenrezepte*. De Gruyter: Berlin/New York 1999.

Kruse, Karl Bernhard/Fehring, Günter P.: *Die Baugeschichte des Heiligen-Geist-Hospitals zu Lübeck*. (Lübecker Schriften zu Archäologie und Kulturgeschichte Bd. 25). Habelt: Bonn 1997.

Kuder, Ulrich: „Der Aussätzige in der mittelalterlichen Kunst". In: Habrich, Christa/Wilmanns, Juliane C./Wolf, Jörn Hennig (Hrsg.): *Aussatz, Lepra, Hansen-Krankheit: ein Menschheitsproblem im Wandel. [Ausstellung im Deutschen Museum München, Ausstellungspavillon, 05. November 1982–09. Januar 1983]*. (Teil 1: Katalog). Deutsches Aussätzigen-Hilfswerk: Würzburg 1982, S. 223–271.

Kulessa, Birgit: „Die Apotheke am Marktplatz 7 in Biberach a. d. Riß". In: Huwer, Elisabeth (Hrsg.): *Apotheke um 1600. Untersuchungen zur Sachkultur im Spiegel archäologischer Quellen aus dem süd- und südwestdeutschen Raum*. (Tübinger Forschungen zur historischen Archäologie 4). (Univ., Diss. Tübingen, 2008). Verl. Dr. Faustus: Büchenbach 2011, S. 132–139.

Kulessa, Birgit/Tuchen, Birgit: „Von Chirurgen, Badern und Apothekern – Handwerkliche Aspekte in medizinischen Berufen". In: Melzer, Walter (Hrsg.): *Archäologie und mittelalterliches Handwerk. Eine Standortbestimmung; Beiträge des 10. Kolloquiums des Arbeitskreises zur Archäologischen Erforschung des Mittelalterlichen Handwerks [vom 04. bis 06. Mai 2005]*. (Soester Beiträge zur Archäologie 9). Westfälische Verl.-Buchh. Mocker & Jahn: Soest 2008, S. 293–312.

Kummer, Bernhard: „Nachgeburt". In: Bächtold-Stäubli, Hanns/Hoffmann-Krayer, Edurart (Hrsg.): *Handwörterbuch des deutschen Aberglaubens. Bd. 6. Mauer-Pflugbrot*. De Gruyter: Berlin, New York 1987, S. 760–766.

Kunow, Jürgen (Hrsg.): *Befestigungen brandenburgischer Städte in der archäologischen Überlieferung*. (Arbeitsberichte zur Bodendenkmalpflege in Brandenburg 5). Brandenburgisches Landesamt für Denkmalpflege und Archäologisches Landesmuseum: Wünsdorf 2000.

Kunter, Manfred: „Knochenverletzungen im mittelalterlichen bis frühneuzeitlichen Skelettmaterial aus den Grabungen im Bereich der Pfarrkirche von Kirchberg". In: Sippel, Klaus (Hrsg.): *Beiträge zur Archäologie mittelalterlicher Kirchen in Hessen*. (Materialien zur Vor- und Frühgeschichte des Landes Hessen 9). Selbstverlag des Landesamtes für Denkmalpflege Hessen: Wiesbaden 1989, S. 203–217.

Künzl, Ernst: „Aesculapius im Valetudinarium – oder warum die bisherige Interpretation der römischen Lazarette weiter gilt". Archäologisches Korrespondenzblatt 35, 2005, S. 55–64.

Künzl, Ernst: *Medizin in der Antike. Aus einer Welt ohne Narkose und Aspirin.* (Reihe Theiss Archäologie & Geschichte). Theiss: Stuttgart 2002.

Künzl, Ernst/Riederer, Josef (Hrsg.): *Medizinische Instrumente der römischen Kaiserzeit im Römisch-Germanischen Zentralmuseum.* (Kataloge vor- und frühgeschichtlicher Altertümer 28). Habelt: Bonn 2002.

Künzl, Ernst: „Die Zahnärzte 1600 und 1539". In: Haffner, Alfred (Hrsg.): *Gräber – Spiegel des Lebens. Zum Totenbrauchtum der Kelten und Römer am Beispiel des Treverer-Gräberfeldes Wedereath-Belginum.* Zabern: Mainz 1989.

Künzl, Ernst: *Medizinische Instrumente aus Sepulkralfunden der römischen Kaiserzeit.* Rheinland Verlag: Köln 1983.

Kurzmann, Peter: „Neues über die Destillation im Mittelalter". *Zeitschrift für Archäologie des Mittelalters* 235, 2007, S. 87–100.

Kurzmann, Peter: „Über die chemische Analyse von Arzneimittelresten in mittelalterlichen Apothekengefäßen". *Geschichte der Pharmazie* 50, 1998, S. 7–11.

Kuthan, Jiri: *Die mittelalterliche Baukunst der Zisterzienser.* Deutscher Kunstverlag: München 1982.

## L

Lammert, Gottfried: *Volksmedizin und medizinischer Aberglaube in Bayern und den angrenzenden Bezirken.* Verlag von F. A. Julien: Würzburg 1869.

Landesdenkmalamt Bozen (Hrsg.): *St. Prokulus, Naturns. Archäologie, Wandmalerei.* Landesamt Bozen: Bozen 1990.

Langbein, Melanie: „Vom Holzhaus zur Badestube. Vorbericht über die Grabung in der Irrerstraße 1 in Nürnberg". *Beiträge zur Archäologie in Mittelfranken* 2008, S. 251–272.

Lange, Heinrich: „Massengräber und mittelslawische Siedlung". *Archäologie in Berlin und Brandenburg* 1995/1996, S. 116–118.

Lau, Nina: „Der Gottorfer Barockgarten. Gartenarchäologie in Schleswig an der Schlei". *Mitteilungen der Deutschen Gesellschaft für Archäologie des Mittelalters und der Neuzeit.* 18, 2007, S. 151–158.

Lauf, Ulrich: „St. Johannis und das älteste Hospital für Bergleute. Neue Hypothesen zum Ursprung der Knappschaft". *Der Anschnitt* 55(1) 2003, S. 2–11.

Lazenby, RichardA/Pfeiffer, Susanne K.: „Effects of a nineteenth century below-knee amputation and prosthesis on femoral morphology". *International Journal of Osteoarchaeology* 3, 1993, S. 19–28.

Lee, Frances/Magilton, John: „The cemetery of the hospital of St James and St Mary Magdalene, Chichester – a case study". *World Archaeology* 21(2), 1989, S. 273–282.

Lee, Frances/Manchester, Keith: „Leprosy: a review of the evidence in the Chichester sample“. In: Magilton, John/Judd, Margaret (Hrsg.): *‚Lepers outside the gate'. Excavations at the cemetery of the Hospital of St James and St Mary Magdalene, Chichester, 1986–87 and 1993.* (CBA research report 158). Council for British Archaeology: Bootham, York 2008, S. 208–217.

Lefort, M./Bennike, P.: „A case study of possible differential diagnosis of a medieval skeleton from Denmark: Leprosy, ergotism, treponematosis, sarcoidosis or smallpox?“. *International Journal of Osteoarchaeology* 17, 2007, S. 337–349.

Lehmann, Dieter: *Zwei wundärztliche Rezeptbücher des 15. Jahrhunderts vom Oberrhein. Teil I: Text und Glossar.* (Würzburger medizinhistorische Forschungen Bd. 34). Wellm: Pattensen/Han. 1985.

Lehmann, Peter: „Entsorgter Hausrat – Das Fundmaterial aus den Abts- und Gästelatrinen“. In: Bänteli, Kurt et al. (Hrsg.): *Das Kloster Allerheiligen in Schaffhausen. Zum 950. Jahr seiner Gründung am 22. November 1049.* (Schaffhauser Archäologie 4). Baudepartment des Kantons Schaffhausen Kantonsarchäologie: Schaffhausen 1999, S. 158–195.

Lehmann, Volker: *Der Kayserliche Schnitt. Die Geschichte einer Operation.* Schattauer GmbH: Stuttgart 2006.

Leistikow, Dankwart: *Hospitalbauten in Europa aus zehn Jahrhunderten. Ein Beitrag zur Geschichte des Krankenhausbaues.* Boehringer: Ingelheim am Rhein 1967.

Leven, Karl-Heinz (Hrsg.): *Antike Medizin. Ein Lexikon.* Beck: München 2005.

Leven, Karl-Heinz: „Die „Justinianische“ Pest“. *Jahrbuch des Instituts für Geschichte der Medizin der Robert Bosch Stiftung* 6, 1987, S. 137–161.

Lewis, Mary E.: „The children“. In: Magilton, John/Judd, Margaret (Hrsg.): *‚Lepers outside the gate'. Excavations at the cemetery of the Hospital of St James and St Mary Magdalene, Chichester, 1986–87 and 1993.* (CBA research report 158). Council for British Archaeology: Bootham, York 2008, S. 174–187.

Lewis, Mary E.: *The bioarchaeology of children. Perspectives from biological and forensic anthropology.* (Evolution 50). Cambridge Univ. Press: Cambridge 2007.

Lewis, Mary E./Rutty, G. N.: „The endangered child: the personal identification of children in forensic anthropology“. *Science & justice: journal of the Forensic Science Society* 43(4), 2003, S. 201–209.

Likovský, Jakub et al.: „Two cases of leprosy from Žatec (Bohemia), dated to the turn of the 12th century and confirmed by DNA analysis for Mycobacterium leprae“. *Journal of Archaeological Science* 33 2006, S. 1276–1283.

Lind, James: *A treatise of the scurvy in three parts. Containing an inquiry into the nature, causes, and cure of that disease, together with a critical and chronological view of what has been published on the subject*. Sands, Murray and Cochran: Edinburgh 1753.

Lindegard, Beng/Löfgren, Folke (Hrsg.): *Anthropologische Untersuchung mittelalterlicher Skelettfunde aus dem Aussätzigenspital St. Jörgen in Ahus*. Gleerup: Lund 1949.

Lindeke, Björn et al.: „Gilded pills in the medical chest on board the warship Kronan". *Journal of Nordic Archaeological Science* 16, 2009, S. 25–31.

Lindenmann-Merz, Gaby: *Infirmarien – Kranken- und Sterbehäuser der Mönche. Eine architekturhistorische Betrachtung der Infirmariekomplexe nordenglischer Zisterzienserklöster*. (Mittelalterstudien des Instituts zur Interdisziplinären Erforschung des Mittelalters und seines Nachwirkens, Paderborn 19). (Univ., Diss. Heidelberg.). Fink: Paderborn 2009.

Lindgren, Uta: *Bedürftigkeit, Armut, Not. Studien zur spätmittelalterlichen Sozialgeschichte Barcelonas*. (Spanische Forschungen der Görregesellschaft 2.18). (Univ., Habil. Köln, 1980). Aschendorff: Münster, Westfalen 1980.

Lloyd, Christopher/Coulter, Jack L S.: *Medicine and the Navy 1200–1900. Volume IV: 1815–1900*. E. & S. Livingstone Ltd.: Edinburgh/London 1963.

Longfield-Jones, Gwenllian M.: „A set of silver dental instruments from the New Milton collection". *Medical History* 28, 1984, S. 42–48.

Lörcher, Marianne: „Der äussere St. Johann-Gottesacker zu Basel – Frauenbestattungen erzählen". *Archäologische Bodenforschung des Kantons Basel-Stadt 1999*, 2000, S. 147–203.

Lörcher, Marianne/Etter, Hansueli F.: „…Ausharren und Hoffen auf die Auferstehung". Ein Massengrab von 1842 im Friedhof Mauren". In: Frommelt, Hansjörg (Hrsg.): *Fabrikerleben. Industriearchäologie und Anthropologie*. Chronos-Verlag: Zürich 1994, S. 365–378.

Löwen, Holger: „Ein Sonderbestattungsplatz für Aussätzige im frühmittelalterlichen Rottenburg". *Mitteilungen der Arbeitsgemeinschaft für Archäologie des Mittelalters und der Neuzeit* 11, 2000, S. 42–43.

Lück, Heiner: „Zur Rechtspraxis der Leichenschaffung in Kursachsen während des 18. Jahrhunderts". In: Schultka, Rüdiger/Neumann, Josef N. (Hrsg.): *Anatomie und Anatomische Sammlungen im 18. Jahrhundert. Anlässlich der 250. Wiederkehr des Geburtstages von Philipp Friedrich Theodor Meckel (1755–1803)*. (Wissenschaftsgeschichte 1). Lit: Berlin 2007, S. 451–467.

Lüscher, Geneviéve: „Zeichen der Syphilis im Europa vor Columbus". *NZZ Digital*, 17.05.2006, retrieved 12.11.2011, from https://www.nzz.ch/articleE3UMA-1.32790..

Lutz, Dietrich (Hrsg.): *Vor dem großen Brand. Archäologie zu Füßen des Heidelberger Schlosses*. Landesdenkmalamt Baden-Württemberg: Stuttgart 1992.

## M

Macclure, Ruth K.: *Coram's children. The London foundling hospital in the eighteenth century*. Yale University Press: New Haven/London 1981.

Macdonald, Janet: *Feeding Nelson's navy. The true story of food at sea in the Georgian era*. Stackpole Books; Chatham Publishing: London 2004.

MacQueen Buchanan, Emmakate: „An enlightened age: Building the naval hospitals". *International Journal of Surgery* 3, 2005, S. 221–228.

Magilton, John/Judd, Margaret (Hrsg.): *‚Lepers outside the gate'. Excavations at the cemetery of the hospital of St James and St Mary Magdalene, Chichester, 1986–87 and 1993*. (CBA research report 158). Council for British Archaeology: Bootham, York 2008.

Maier, Robert (Hrsg.): *Liber de coquina*. Friedrich: Frankfurt am Main 2005.

Mämpel, Uwe: *Die Bleiglasur in der Keramik*. (Bericht des Fachausschusses Geschichte der keramischen Technik 2). Dt. Keram. Ges.: Erlangen 1994.

Manchester, Keith/Roberts, Charlotte: „The palaeopathology of leprosy in Britain: a review". *World Archaeology* 21(2), 1989, S. 265–271.

Mangelsdorf, Günter: „Ausgrabungen in der Ruine des Zisterzienserklosters Eldena bei Greiswald". In: Bärenfänger, Rolf (Hrsg.): *Zisterzienser im Norden. Neue Forschungen zur Klosterarchäologie; Symposium bei der Ostfriesischen Landschaft in Aurich vom 19.–20. Oktober 2006*. (Internationale Archäologie Arbeitsgemeinschaft, Symposium, Tagung, Kongress 9). Leidorf: Rahden/Westf. 2007, S. 127–133.

Martin, Alfred: „Gebärlage der Frau, Bad des Neugeborenen und Wochenbett in Mitteleuropa auf Grund bildlicher und textlicher Darstellung". *Archiv für Geschichte der Medizin* 10(5), 1917, S. 209–250.

Martin, Alfred: *Deutsches Badewesen in vergangenen Tagen*. Diederichs: Jena 1906.

Matheus, Michael (Hrsg.): *Funktions- und Strukturwandel spätmittelalterlicher Hospitäler im europäischen Vergleich; [8. Alzeyer Kolloquium, 1999]*. (Geschichtliche Landeskunde 56). Steiner: Stuttgart 2005.

Matthäus, Hartmut: *Der Arzt in römischer Zeit. Medizinische Instrumente und Arzneien. Archäologische Hinterlassenschaften in Siedlungen und Gräbern*. (Schriften des Limesmuseum Aalen 43). Gesellschaft für Vor- und Frühgeschichte in Württemberg und Hohenzollern: Stuttgart 1989.

Matthes, Christian: „Magische Rituale als Volksmedizin: Der Glaube neben dem Glauben. Zu den frühneuzeitlichen Gefäßdeponierungen in Zeicha, Sachsen". *Mitteilungen der Gesellschaft für Archäologie des Mittelalters und der Neuzeit* 23, 2011, S. 237–250.

Mayer, Johannes Gottfried: *Kräuterbuch der Klostermediin. Der „Macer flordius", Medizin des Mittelalters*. Reprint-Verlag-Leipzig: Holzminden 2003.

Mayer, Johannes Gottfried: *Klostermedizin. Die Kräutergärten in den ehemaligen Klosternanlagen von Lorsch und Seligenstadt*. (Edition der Verwaltung der Staatlichen Schlösser und Gärten Hessen/Informations-Broschüren 16). Schnell und Steiner: Regensburg 2002.

Mayer, Johannes Gottfried/Goehl, Konrad (Hrsg.): *Höhepunkte der Klostermedizin. Der „Macer floridus" und das Herbarium des Vitus Auslasser*. Reprint-Verl.: Leipzig 2001.

Mays, Simon: „Human Osteoarchaeology in the UK 2001–2007: A Bibliometric Perspective". *International Journal of Osteoarchaeology* 20, 2010, S. 192–204.

Mays, Simon: „Human remains in marine archaeology". *Environmental Archaeology* 13(2), 2008, S. 123–133.

Mays, Simon A.: „A scapula deformity in two burials from medieval England". *International Journal of Osteoarchaeology* 19, 2009, S. 642–651.

McIntyre, Lauren/Hadley, Dawn M.: *Archaeological Excavations at Bawtry Masonic Hall, South Yorkshire, July 2010. The cemetery of medieval hospital of St Mary Magdalene*. (Unpublished interim report). Department of Archaeology: University of Sheffield 2010.

McGlynn, George/Zanesco, Alexander: „The skeletal series from the hospital cemetery at Adolf-Pichler-Platz, Innsbruck, Tirol, Austria". In: Grupe, Gisela/Peters, Joris (Hrsg.): *Documenta Archaebiologiae. Skeletal series and their socio-economic context*. (Jahrbuch der Staatssammlung für Anthropologie und Paläoanatomie München 5). Rahden/Westf. 2007, S. 57–66.

Mecking, Oliver/Lagaly, Gerhard: „Historische Quellen und analytische Untersuchungen zur Giftigkeit von Bleiglasuren vom späten Mittelalter bis zur Neuzeit". *Archäologisches Korrespondenzblatt* 30, 2000, S. 295–305.

Meckseper, Cord (Hrsg.): *Stadt im Wandel. Kunst u. Kultur d. Bürgertums in Norddeutschland 1150–1650*. (Band 1). (Ausstellungskatalog/Landesausstellung Niedersachs. 1985, [Braunschweig, 24. Aug.-24. Nov. 1985, Braunschweig. Landesmuseum ...]). Braunschweigisches Landesmuseum: Stuttgart-Bad Cannstatt 1985.

Mehl, Jürgen: *Aussatz in Rottweil. Das Leprosenhaus Allerheiligen der Siechen im Feld*. Stadtarchiv: Rottweil 1993.

Meier, Frank: *Gaukler, Dirnen, Rattenfänger*. Weltbild: Augsburg 2009.

Meller, Harald (Hrsg.): *Anthropologie, Isotopie und DNA – biografische Annäherung an namenlose vorgeschichtliche Skelette? 2. Mitteldeutscher Archäologentag vom 08. bis 10. Oktober 2009 in Halle (Saale)*. (Tagungen des Landesmuseums für Vorgeschichte Halle 3). Landesamt für Denkmalpflege und Archäologie Sachsen-Anhalt: Halle (Saale) 2010.

Meller, Harald (Hrsg.): *Schlachtfeldarchäologie. Battlefield Archaeology. 1. Mitteldeutscher Archäologentag vom 09. bis 11. Oktober 2008 in Halle (Saale).* (Tagungen des Landesmuseum für Vorgeschichte Halle 2). Landesamt für Denkmalpflege und Archäologie Sachsen-Anhalt: Halle (Saale) 2009.

Melzer, Ralph Andreas: *Samuel Braun (1590–1668). Seefahrender Basler Wundarzt.* (Zürcher medizingeschichtliche Abhandlungen 268). (Univ., Diss. Zürich, 1996). Juris-Dr. und Verl.: Dietikon 1996.

Melzer, Walter (Hrsg.): *Archäologie und mittelalterliches Handwerk. Eine Standortbestimmung; Beiträge des 10. Kolloquiums des Arbeitskreises zur Archäologischen Erforschung des Mittelalterlichen Handwerks [vom 04. bis 06. Mai 2006].* (Soester Beiträge zur Archäologie 9). Westfälische Verl.-Buchh. Mocker & Jahn: Soest 2008.

Mettenleiter, Andreas: „Das Juliusspital in Würzburg. Entwicklungslinien vom frühneuzeitlichen Pfründnerspital über Armen- und Universitätsklinik zum modernen Stadtkrankenhaus". In: Friedrich, Arnd (Hrsg.): *Das Hospital am Beginn der Neuzeit. Soziale Reform in Hessen im Spiegel europäischer Kulturgeschichte; zum 500. Geburtstag Landgraf Philipps des Großmütigen; [Beiträge des interdisziplinären Kolloquiums vom 27. bis 29. September 2003 in Haina (Kloster) und Frankenberg (Eder)].* (Historische Schriftenreihe des Landeswohlfahrtsverbandes HessenQuellen und Studien 11). Imhof: Petersberg 2004, S. 163–174.

Metzler, Irina: *Disability in medieval Europe. Thinking about physical impairment during the high Middle Ages, c.1100–1400.* (Routledge studies in medieval religion and culture 5). Routledge: Abingdon 2006.

Meyer-Steineg, Theodor/Sudhoff, Karl (Hrsg.): *Illustrierte Geschichte der Medizin.* Voltmedia: Paderborn 2006.

Michael, Kai: „Letzte Unruhe". *FACTS* (7), 2007, S. 52–55.

Miles, Adrian/Powers, Natasha/Wroe-Brown, Robin (Hrsg.): *St Marylebone Church and burial ground in the 18th to 19th centuries. Excavations at St Marylebone School, 1992 and 2004–6.* (MoLAS monograph 46). Museum of London Archaeology Service: London 2008.

Militzer, Klaus: „Die Rolle der Spitäler bei den Ritterorden". In: Matheus, Michael (Hrsg.): *Funktions- und Strukturwandel spätmittelalterlicher Hospitäler im europäischen Vergleich; [8. Alzeyer Kolloquium, 1999].* (Geschichtliche Landeskunde 56). Steiner: Stuttgart 2005, S. 213–242.

Militzer, Klaus: *Das Markgröninger Heilig-Geist-Spital im Mittelalter. Ein Beitrag zur Wirtschaftsgeschichte des 15. Jh.* Thorbecke: Sigmaringen 1975.

Miller, Pat/Saxby, David: *The Augustinian priory of St Mary Merton, Surrey. Excavations 1976–90*. (MoLAS monograph 34). Museum of London Archaeology Service: London 2007.

Mitchell, Piers D. et al.: „The study of anatomy in England from 1700 to the early 20th century". *Journal of Anatomy* 219, 2011, S. 91–99.

Mineur, Yann S. et al.: „Nicotine decreases food intake through activation of POMC Neurons". *Science* 332 (6035), 2011, S. 1330–1332.

Mitchell, Piers D.: „Evidence for elective surgery in the Frankish States of the Near East in the Crusader Period (12th–13th centuries)". In: Steeger, Florian/Jankrift, Kay Peter (Hrsg.): *Gesundheit–Krankheit. Kulturtransfer medizinischen Wissens von der Spätantike bis in die Frühe Neuzeit*. (Beihefte zum Archiv für Kulturgeschichte 55). Böhlau: Köln/Weimar/Wien 2004, S. 121–138.

Moffat, Brian (Hrsg.): *Sharp practice 5. The fifth report on researches into the medieval hospital at Soutra, Lothian*. SHARP: Edinburgh 1995.

Moffat, Brian (Hrsg.): *Sharp practice 4. The fourth report on researches into the medieval hospital at Soutra, Lothian*. SHARP: Edinburgh 1992.

Moffat, Brian (Hrsg.): *Sharp practice 3. The third report on researches into the medieval hospital at Soutra, Lothian*. SHARP: Edinburgh 1989.

Moffat, Brian (Hrsg.): *Sharp practice 1. The first report on researches into the medieval hospital at Soutra, Lothian*. SHARP: Edinburgh 1986.

Mohn, Claudia: *Mittelalterliche Klosteranlagen der Zisterzienserinnen. Architektur der Frauenklöster im mitteldeutschen Raum*. (Berliner Beiträge zur Bauforschung und Denkmalpflege). Imhof: Petersberg 2006.

Møller-Christensen, Vilhelm/Hughes, D. R.: „An early case of leprosy from Nubia". Journal of the Royal Anthropological Institute 1966, S. 242.

Møller-Christensen, Vilhelm: „Umwelt im Spiegel der Skelettreste vom Kloster Aebelholt". In: Herrmann, Bernd/Arnold, Klaus (Hrsg.): *Mensch und Umwelt im Mittelalter*. Dt. Verl.-Anst.: Stuttgart 1986, S. 129–139.

Møller-Christensen, Vilhelm: *Æbelholt kloster*. Nationalmuseet: København 1982.

Møller-Christensen, Vilhelm: „Osteo-archaeology as a medico-historical auxiliary science". *Medical History* 17, 1973, S. 411–418.

Møller-Christensen, Vilhelm/Weiss, Daniel L.: „One of the oldest datable skeletons with leprous bonechanges from the Nævsted leprosy hospital churchyard in Denmark". *International Journal of Leprosy and other Mycobacterial Diseases* 39, 1971, S. 172–182.

Møller-Christensen, Vilhelm: *Bogen om Æbelholt kloster*. Dansk Videnskabs Forl.: København 1958.

Møller-Christensen, Vilhelm: *Ten Lepers from Naestved in Denmark*. Danish Science Press: Kopenhagen 1953.

Møller-Christensen, Vilhelm: *Om kirurgisk Behandling af den galliske Syge i Danmark för 1550*. Historisk Samfund for Aarhus stift: Aarhus 1940.

Molleson, Theya: „Mortality patterns in the Romano-British cemetery at Poundbury Camp near Dorchester". In: Bassett, Steven (Hrsg.): *Death in towns. Urban responses to the dying and the dead, 100–1600*. Leicester Univ. Press: Leicester 1992, S. 43–55.

Moorhouse, Stephen/Wrathmell, Stuart: *Kirkstall Abbey*. (Yorkshire archaeology 1). West Yorkshire Archaeology Service: Wakefield 1987.

Mörgeli, Christoph/Wunderlich, Uli (Hrsg.): *„Über dem Grabe geboren". Kindsnöte in Medizin und Kunst; [Begleitband zur Ausstellung im Medizinhistorischen Museum der Universität Zürich vom 26. April bis 31. Oktober 2002]*. Benteli-Verl.: Bern 2002.

Moritz, Werner: *Das Hospital im späten Mittelalter*. Elwert: Marburg 1983.

Moritz, Werner: *Die bürgerlichen Fürsorgeanstalten der Reichsstadt Frankfurt a.M. im späten Mittelalter*. (Studien zur Frankfurter Geschichte 14). (Univ., Diss. Frankfurt (Main), 1978). Kramer: Frankfurt am Main 1981.

Mührenberg, Doris: „Der Schrangen zu Lübeck. Fronerei und Fleischmarkt". *Lübecker Schriften zur Archäologie und Kulturgeschichte (LSAK)* 24, 1996, S. 7–51.

Müller, Irmgard: „Anfänge einer Arzneiversorgung an Bord". In: *Vorträge, gehalten in Bremerhaven anläßlich der Gemeinsamen Tagung der Deutschen Gesellschaft für Geschichte der Medizin, Naturwissenschaft und Technik e.V. und des Vereins Deutscher Ingenieure, Hauptgruppe Technikgeschichte vom 17. bis 22. September 1971*. (Schriften des Deutschen Schiffahrtsmuseums 5). Stalling: Oldenburg 1975, S. 161–174.

Müller, Irmgard: *Untersuchungen zur Arzneimittelversorgung an Bord vom Beginn der Entdeckungsreisen bis zur Einführung der Dampfschiffahrt*. (Univ. Diss., Düsseldorf). Düsseldorf 1969.

Müller, Rainer A. (Hrsg.): *Reichsstädte in Franken. Aufsätze 2: Wirtschaft, Gesellschaft und Kultur*. (Veröffentlichungen zur bayerischen Geschichte und Kultur 15,2). Haus der Bayerischen Geschichte: München 1987.

Müller, Ulrich: „Die Kleinholzfunde". In: Untermann, Matthias/Banck, Johanna (Hrsg.): *Die Latrine des Augustinereremiten-Klosters in Freiburg im Breisgau*. (Materialhefte zur Archäologie in Baden-Württemberg 31). Theiss: Stuttgart 1995, S. 285–316.

Mulow, Ralf: „Von der mittelalterlichen Universitas zur reformierten humanistischen Hochschule. Archäologische Funde des späten 16. Jahrhunderts aus der

Blütezeit der Rostocker Universität". *Mitteilungen der Deutschen Gesellschaft für Archäologie des Mittelalters und der Neuzeit* 18, 2007, S. 59–70.

Mulsow, Ralf: „Fakultätsgebäude und Professorenhäuser". In: Jöns, Hauke/Lüth, Friedhrich/Schäfer, Heiko (Hrsg.): *Archäologie unter dem Straßenpflaster. 15 Jahre Stadtkernarchäologie in Mecklenburg-Vorpommern*. (Beiträge zur Ur- und Frühgeschichte Mecklenburg-Vorpommerns, Bd. 39). Archäologisches Landesmuseum Mecklenburg-Vorpommern: Schwerin 2005, S. 433–438.

Münch, Gerhard/Artmann, Klaus (Hrsg.): *Grundlagen der Krankheitslehre. Ursachen, Symptome, Diagnose, Therapie, Pflege; das große Nachschlagewerk für Ärzte, Studenten und Patienten*. Nikol: Hamburg 2006.

Münz, Isaak: *Die jüdischen Ärzte im Mittelalter. Ein Beitrag zur Kulturgeschichte des Mittelalters*. Kauffmann: Frankfurt am Main 1922.

Murken, Axel Heinrich: „„Ich war krank und ihr habt mich besucht…". Von den Unterkunftsstätten für Arme, Pilger und Sieche in leibseelischer Not zu den Krankenanstalten für heilbare Kranke in der Mark Brandenburg". In: Hübener, Kristina/Rose, Wolfgang (Hrsg.): *Krankenhäuser in Brandenburg. Vom mittelalterliche Hospital bis zum Krankenhaus in der Moderne*. Be.bra Wissenschaft: Berlin 2007, S. 11–36.

Murken, Axel Heinrich: *Vom Armenhospital zum Großklinikum. Die Geschichte des Krankenhauses vom 18. Jahrhundert bis zur Gegenwart*. DuMont: Köln 1988.

Murken, Axel Heinrich: „Von den ersten Hospitälern bis zum modernen Krankenhaus. Die Geschichte der Medizin und ihrer Institutionen vom frühen Mittelalter bis zur Neuzeit unter besonderer Berücksichtigung Niedersachsens". In: Meckseper, Cord (Hrsg.): *Stadt im Wandel. Kunst u. Kultur d. Bürgertums in Norddeutschland 1150–1650*. (Band 1). (Ausstellungskatalog/Landesausstellung Niedersachs. 1985, [Braunschweig, 24. Aug.–24. Nov. 1985, Braunschweig. Landesmuseum …]). Braunschweigisches Landesmuseum: Stuttgart-Bad Cannstatt 1985, S. 189–211.

Murken, Axel Hinrich: „Geschichte des Hospital- und Krankenhauswesens im deutschsprachigen Raum. Von den ersten Hospitälern zur Zeit der Völkerwanderung bis zu den Universitätskliniken der Gegenwart". In: Toellner, Richard (Hrsg.): *Illustrierte Geschichte der Medizin*; *Bd. 3*. Andreas: Erlangen 1992, S. 1541–1599.

Murphy, Eileen M.: „A biocultural study of children from Iron Age south Siberia". In: Bacvarov, Krum (Hrsg.): *Babies Reborn: infant/child burials in pre- und protohistory*. (BAR International Series 1832). Archaeopress: Oxford 2008, S. 175–187.

Murphy, Eileen M.: „Developmental defects and disability: the evidence from the Iron Age semi-nomadic peoples of Aymyrlyg, south Siberia". In: Hubert, Jane (Hrsg.): *Madness, disability and social exclusion. The archaeology and anthropology of „difference"*. (One world archaeology 40). Routledge: London 2000, S. 60–80.

Muschel, Heinz: *Das Spital der Reichen Siechen zu St. Katharina in Ulm. Eine rechtsgeschichtliche Untersuchung zur Inkorporation von Wohlfahrtsanstalten der Reichsstadt im ausgehenden Mittelalter*. Stadtarchiv: Ulm 1965.

## N

N. N.: *Genom des mittelalterlichen Lepraerregers rekonstruiert*, retrieved 18.6.2013, from http://www.archaeologie-online.de/magazin/nachrichten/genom-des-mittelalterlichen-lepraerregers-rekonstruiert-26167/.

N. N.: „Opfer von Lynchjustiz, unzeitige Tote oder Pestopfer?". *Hitte Hatte* (2) 2012, S. 5, retrieved 9.2.2013, from http://www.uibk.ac.at/urgeschichte/mitarbeiterinnen/harald-stadler/heilerin-hittehatte-heft-02-feb.-2012-jg.15.jpg.

N. N.: *Los bebés de piedra: Litopedion*, retrieved 2.2.2012, from http://marcianitosverdes.haaan.com/2009/08/los-bebs-de-piedra-litopedion/.

Netter, Frank H./Franke, Claudia: *Netters Gynäkologie*. Thieme: Stuttgart 2006.

Neugebauer, Werner: „Arbeiten der Böttcher und Drechsler aus den mittelalterlichen Bodenfunden der Hansestadt Lübeck". *Rotterdam Papers* 2 1975, S. 117–137.

Neugebauer, Werner: „Lübecker Ausgrabungsfunde als Beispiele für die Geschichte der Technik und der Pharmazie". *Lübeckische Blätter* 1965, S. 225–231.

Neumaier, Rudolf: *Pfründner. Die Klientel des Regensburger St. Katharinenspitals und ihr Alltag (1649 bis 1809)*. (Studien zur Geschichte des Spital-, Wohlfahrts- und Gesundheitswesens 10). (Univ., Diss. Regensburg, 2010). Pustet: Regensburg 2011.

Nickel, Ernst: „Zur materiellen Kultur des späten Mittelalters der Stadt Magdeburg". *Zeitschrift für Archäologie des Mittelalters* 14, 1980, S. 1–60.

Nieden, Andera zur: *Der Alltag der Mönche. Studien zum Klosterplan von St. Gallen*. (Dissertation). Diplomica Verlag GmbH: Hamburg 2008.

Nold, Andrea (Hrsg.): *Archäologische Ausgrabungen im Garten des Palais Besenval in Solothurn. Ein Quartier an der Aare vom Mittelalter bis in die Neuzeit*. (Beiträge zu Archäologie und Denkmalpflege in Solothurn). Amt für Denkmalpflege und Archäologie: Solothurn 2009a.

Nold, Andrea: „Der Badebetrieb". In: Nold, Andrea (Hrsg.): *Archäologische Ausgrabungen im Garten des Palais Besenval in Solothurn. Ein Quartiert an der Aare vom Mittelalter bis in die Neuzeit*. (Beiträge zu Archäologie und Denkmalpflege im Kanton Solothurn). Amt für Denkmalpflege und Archäologie: Solothurn 2009b, S. 77–80.

Nold, Andrea: „Die Krutstube – Geschichte und Befunde". In: Nold, Andrea (Hrsg.): *Archäologische Ausgrabungen im Garten des Palais Besenval in Solothurn. Ein Quartier an der Aare vom Mittelalter bis in die Neuzeit*. (Beiträge zu Archäologie und Denkmalpflege in Solothurn). Amt für Denkmalpflege und Archäologie: Solothurn 2009c, S. 35–44.

Nold, Andrea: „Die Krutbadstube – vom Baden im alten Solothurn". *AS* 30(3), 2007, S. 20–27.

Nolte, Cordula (Hrsg.): *Phänomene der »Behinderung« im Alltag. Bausteine zu einer Disability History der Vormoderne*. (Studien und Texte zur Geistes- und Sozialgeschichte des Mittelalters 8). Didymos-Verl.: Affalterbach 2013.

Nolte, Cordula/Kinzler, Sonja (Hrsg.): *Leibeigenschaften. Der beschädigte Körper im Blick der Vormoderne*. Bremen Univ.: Bremen 2012.

Nolte, Cordula (Hrsg.): *Homo debilis. Behinderte, Kranke, Versehrte in der Gesellschaft des Mittelalters*. (Studien und Texte zur Geistes- und Sozialgeschichte des Mittelalters 3). Didymos-Verl.: Korb 2009.

Nothwang, Ulrich/Rehbach, Nils-Jörn/Rauschmann, Michael A.: „Eine Obduktion aus der Zeit um 1600 aus Luxemburg". *Beiträge zur Archäozoologie und Prähistorischen Anthropologie* 2006, S. 118–120.

Nowosadtko, Jutta: „Wer Leben nimmt, kann auch Leben geben – Scharfrichter und Wasenmeister als Heilkundige in der Frühen Neuzeit". *Medizin, Gesellschaft und Geschichte* 12, 1993, S. 43–74.

Nursia, Benedikt de: *Sancti Benedicti Regula monachorum*. (Editionem criticopracticam). Herder: Freiburg i. Br. 1912.

Nutton, Vivian: *Ancient medicine*. Routledge: London/New York 2004.

Nutton, Vivian: „Medicine at the German universities, 1348–1500. A preliminary sketch". *Würzburger medizinhistorische Mitteilungen* 16, 1997, S. 173–190.

## O

Ochsenbein, Peter/Schmuki, Karl: *Studien zum St. Galler Klosterplan II. [… „St. Galler Klosterplantagung II" vom 27. bis 29. Oktober 1997 …]*. (Mitteilungen zur vaterländischen Geschichte 52). Historischer Verein des Kantons St. Gallen: St. Gallen 2002.

O'Connor, T. P.: „Bone assemblage from monastic sites: many questions but few data". In: Gilchrist, Roberta/Mytum, Harold (Hrsg.): *Advances in monastic archaeology*. (BAR British Series 227). Tempus Reparatum: Oxford 1993, S. 107–111.

Ohlson, Bo/Einarsson, Lars: *Analysis of a 324 years old mercury ointment. Acta-Congressus Historiae Pharmaciae 2001*, retrieved 29.05.2017, from https://

www.yumpu.com/en/document/view/26841086/analysis-of-a-324-years-old-mercury-ointment.

Odgen, John A./Weil, U. H./Hempton R. F.: „Developmental humerus varus“. *Clinical orthopaedics and related research* 116, 1976, S. 158–165.

Orme, Nicholas/Webster, Margaret (Hrsg.): *The English hospital, 1070–1570*. Yale Univ. Press: New Haven 1995.

Ortner, Donald J.: „Skeletal manifestations of leprosy“. In: Magilton, John/Judd, Margaret (Hrsg.): *‚Lepers outside the gate‘. Excavations at the cemetery of the Hospital of St James and St Mary Magdalene, Chichester, 1986–87 and 1993*. (CBA research report 158). Council for British Archaeology: Bootham, York 2008, S. 198–207.

Ortner, Donald J./Putschar, Walter G. J. (Hrsg.): *Identification of pathological conditions in human skeletal remains*. Smithsonian Institution Press: Washington 1981.

Ott, Franz Andreas: *Lithographische Abbildungen nebst Beschreibung der vorzüglicheren und neueren chirrugischen Werkzeuge und Verbände nach dem Handbuche der Chirurgie von Chelius geordnet, und am Schluße mit einer systematischen Zusammenfassung sämtlicher abgebildeter Gerätschaften versehen*. Anton Weber: München 1829.

Otto, Barbara: „„„… ein rot wammesch…“ – Die schriftliche Überlieferung“. In: Ade, Dorothee (Hrsg.): *„Wo weder Sonne noch Mond hinscheint“. Archäologische Nachweise von Nachgeburtsbestattungen in der frühen Neuzeit*. (Archäologische Informationen aus Baden-Württemberg 36). Ges. für Vor- und Frühgeschichte in Württemberg und Hohenzollern [u.a.]: Stuttgart 1997, S. 45–48.

Owsley, Douglas W.: „Contributions of bioarchaeological research to knowledge of Nineteenth-Century Surgery“. In: Saunders, Shelley Rae/Herring, Ann (Hrsg.): *Grave reflections. Portraying the past through cemetery studies*. Canadian Scholars’ Press: Toronto 1995, S. 119–151.

## P

Päffgen, Bernd/Pohl, Ernst/Schmauder, Michael (Hrsg.): *Cum grano salis. Beiträge zur europäischen Vor- und Frühgeschichte. Festschrift für Volker Bierbrauer zum 65. Geburtstag*. Likias: Friedberg 2005.

Page, William: *A History of the Country of Sussex. Vol. 2*. London 1973.

Parisot, Jeanette: *Johnny come lately. A short history of the condom*. Journeyman Press: London 1985.

Parkhill, Julian et al.: „Genome sequence of Yersinia pestis, the causativ agent of plague". *Nature* (413), 2001, S. 523–527, retrieved 12.12.2012, from http://www.nature.com/nature/journal/v413/n6855/full/413523a0.html.

Parthesius, Robert et al.: „Preliminary report on the excavation of the 17th-century Anglo-Dutch East-Indiaman Advonster in Bay of Gale, Sri Lanka". *The International Journal of Nautical Archaeology* 34(2), 2005, S. 211–232.

Passini, Renato et al.: „Calcified abdominal pregnancy with eighteen years of evolution: case report". *São Paulo Medical Journal* 118(6), 2000, S. 192–194, retrieved 10.02.2011, from http://www.scielo.br/scielo.php?script=sci_arttext&pid=S1516-31802000000600008&lng=en&tlng=en.

Patrick, Philippa: „An unusual syringe-like object from an Early Anglo-Saxon cemetery in Cambridgeshire". *Medieval Archaeology* 54, 2010, S. 312–318.

Patzschke, Renate et al.: „Der Friedhof unter dem Roten Platz. Archäologische Untersuchungen in Vetschau". *Archäologie in Berlin und Brandenburg* 1999, 2000, S. 132–134.

Peacock, Brian: „A myographic and photographic study of walking with crutches". *Physiotherapy* 52, 1966, S. 264–268.

Peters, Herrmann: *Aus pharmazeutischer Vorzeit in Wort und Bild*. Springer: Berlin 1886.

Peters, Siegwart: „Römische Valetudinaria an der Rheinfront. Die stationäre Betreuung des kranken Legionärs zur frühen Kaiserzeit". *Würzburger medizinhistorische Mitteilungen* 29, 2010, S. 158–193.

Petzold, Uwe: „Letztes Geschirr. Neuzeitliche Bestattungen mit Beigaben auf dem Weinberg in Cottbus". *Archäologie in Berlin und Brandenburg* 2003, 2004, S. 143–145.

Pfrommer, Jochem/Scholkmann, Barbara (Hrsg.): *Zwischen den Zeiten. Archäologische Beiträge zur Geschichte des Mittelalters in Mitteleuropa; Festschrift für Barbara Scholkmann*. (Internationale ArchäologieStudia honoraria 15). Leidorf: Rahden/Westf. 2001.

Phillips, Catherine: „The hospital of St Mary Magdalene – the leper-house at Reading Abbey". *Berkshire Archaeological Journal* 81, 2013, S. 94–100.

Piek, Jürgen (Hrsg.): *Traumatologische und pathologische Veränderungen an prähistorischen und historischen Skelettresten – Diagnose, Ursachen und Kontext. Interdisziplinärer Workshop in Rostock-Warnemünde, 17.–18. November 2006*. (Archäologie und Geschichte im Ostseeraum 3). Leidorf: Rahden, Westf 2008.

Pipping, Olof: „Whipstaff and helmsman: an account of the steering-gear of the VASA". *The Mariner's Mirror* 86(1), 2000, S. 19–36.

Plath, Helmut: *Das St. Michaeliskloster von 1376 in Lüneburg. Ein Ausgrabungsbericht*. Museumsvereine für das Fürstentum Lüneburg: Lüneburg 1980.

Porter, Roy: *Die Kunst des Heilens. Eine medizinische Geschichte der Menschheit von der Antike bis heute.* Spektrum Akad. Verl.: Heidelberg 2000

Porter, Roy: *The greatest benefit to mankind. A medical history of humanity from antiquity to the present.* HarperCollins: London 1997.

Powers, Natasha: „Cranial Trauma and Treatment: A case study from the medieval cemetery of St. Mary Spital, London". *International Journal of Osteoarchaeology* 15, 2005, S. 1–14.

Powers, Natasha/Emery, Phillip: „The ‚French Disease': Syphilis and the burial ground of St Pancras". In: Zakrzewski, Sonia R./White, William (Hrsg.): *Proceedings of the Seventh Annual Conference of the British Association for Biological Anthropology and Osteoarchaeology.* (BAR International Series 1712). Archaepress: Oxford 2007, S. 32–35.

Praprotnig, Michaela: *Der Einbeinige vom Hemmaberg.* (Ein eingebauter „Eiterpolster" in der hölzernen Beinprothese – der medizinhistorische Sensationsfund auf dem Hemmaberg bei Globasnitz ist nichts für Wehleidige.), retrieved 07.03.2011, from http://www.kleinezeitung.at/kaernten/voelkermarkt/2095404/einbeinige-vom-hemmaberg.story.

Prechel, Monika: „Eine Lübecker Population von 1350. Krankheiten und Mangelerscheinungen". In: *Archäologische Untersuchungen auf dem Lübecker Stadthügel: Befunde und Funde.* (Lübecker Schriften zu Archäologie und Kulturgeschichte). Habelt: Bonn 2002, S. 245–286.

Prechel, Monika: „Anthropologische Untersuchungen der Skelettreste aus einem Pestmassengrab am Heiligen-Geist-Hospital zu Lübeck". *Lübecker Schriften zur Archäologie und Kulturgeschichte (LSAK)* 24, 1996, S. 323–339.

Priewer, Helmut/Priewer, Matthias: „Ergotismus convulsivus. Die krampfende Form der Mutterkornvergiftung an einem Beispiel aus dem Jahr 1738". *Würzburger medizinhistorische Mitteilungen* 29, 2010, S. 194–207.

Pringle, John/Brande, Augustus Everard: *Des Ritter Baronet Johann [John] Pringle's Beobachtungen über die Krankheiten der Armee.* Wiesbaden LTR-Verl.: Wiesbaden 1982.

Probst, Christian: *Fahrende Heiler und Heilmittelhändler Medizin von Marktplatz und Landstrasse.* (Rosenheimer Raritäten). Rosenheimer: Rosenheim 1992.

Probst, Christian: „Das Medizinalwesen der Reichsstädte Rothenburg, Schweinfurt, Dinkelsbühl, Weißenburg und Windsheim". In: Müller, Rainer A. (Hrsg.): *Reichsstädte in Franken. Aufsätze 2: Wirtschaft, Gesellschaft und Kultur.* (Veröffentlichungen zur bayerischen Geschichte und Kultur 15,2). Haus der Bayerischen Geschichte: München 1987, S. 122–140.

Pudek, Norbert: „Untersuchungen an Tierknochen des 13. bis 20. Jahrhunderts aus dem Heiligen-Geist-Hospital in Lübeck". *Lübecker Schriften zur Archäologie und Kulturgeschichte (LSAK)* 2, 1980, S. 105–202.

Pugh, Ralph B./Crittall, Elisabeth: *A history of the Country of Wiltshire. Vol. 3*. 1956.

Puhle, Matthias/Petsch, Peter/Hattenhorst, Maik (Hrsg.): *Magdeburg. Die Geschichte der Stadt 805–2005*. Stekovics: Dössel (Saalkreis) 2005.

Putzke, Sibylle (Hrsg.): *Das Benediktinerkloster zu Göllingen. Ergebnisse der Forschung 2005–2009*. (Arbeitshefte des Thüringischen Landesamtes für Denkmalpflege und Archäologie, Neue Folge 34). Reinhold: Altenburg 2009.

## Q

Quecke, Kurt: „Der Kaiserschnitt an der Toten". *Ciba-Zeitschrift* 56 (5), 1952a, S. 1863–1868.

Quecke, Kurt: „Über die Anfänge des Kaiserschnittes". *Ciba-Zeitschrift* 56 (5), 1952b, S. 1858–1862.

Quecke, Kurt: „Der Kaiserschnitt an der Lebenen". Ciba-Zeitschrift 56 (5), 1952c, S. 1869–1877.

## R

Rademacher, Franz: *Die deutschen Gläser des Mittelalters*. Verlag für Kunstwissenschaft: Berlin 1933.

Rademacher, Reinhard/Waidelich, Dietmar: „Nachweise für den rituellen Umgang mit Nachgeburten. Archäologische, archäometrische und volkskundliche Untersuchungen an Keramikfunden aus Sindelfingen, Lkr. Böblingen". *Fundberichte aus Baden-Württemberg* 21, 1996, S. 619–686.

Rawcliffe, Carole: *Urban Bodies. Communal Health in Late Medieval English Town and Cities*. The Boydell Press: Wodbridge 2013.

Rawcliffe, Carole: *Leprosy in medieval England*. Boydell Press: Woodbridge 2006.

Reader, Rachel: „New evidence for the Antiquity of leprosy in Early Britain". *Journal of Achaeological Science* 1, 1974, S. 205–207.

Reddig, Wolfgang F.: *Bader, Medicus und Weise Frau. Wege und Erfolge der mittelalterlichen Heilkunst*. Battenberg: München 2000.

Redknap, Mark: „An early-medieval girdle from burial 631". In: Holbrook, Neil/Thomas, Alan: „An Early-medieval monastic cemetery at Llandough, Glamorgan: excavations in 1994". *Medieval Archaeology* 49, 2005, S. 1–92, hier 53–64.

Redknap, Mark (Hrsg.): *Artefacts from wrecks. Dated assemblages from the Late Middle Ages to the Industrial Revolution.* (Oxbow monograph 84). Oxbow Books: Oxford 1997.

Redknap, Mark: „The Albion and Hindostan: the fate of two outward-bound East Indiamen". *International Journal of Nautical Archaeology* 19(1) 1990, S. 23–30.

Reetz, Johanna: „Medizingeschichte im Schutt". *Archäologie in Deutschland* (1), 2012, S. 53.

Rehazek, André: „Die Tierknochen aus dem Krutbad – Speisereste aus drei Jahrhunderten". In: Nold, Andrea (Hrsg.): *Archäologische Ausgrabungen im Palais Besenval in Solothurn.* Amt für Denkmalpflege und Archäologie: Solothurn 2009, S. 54–56.

Rehazek, André: „Tierknochen aus Speiseabfälle". In: Bänteli, Kurt (Hrsg.): *Das Bürgerasyl in Stein am Rhein. Geschichte eines mittelalterlichen Spitals.* (Schaffhauser Archäologie 7). Baudepartement des Kantons Schaffhausen Kantonsarchäologie: Schaffhausen 2006, S. 134–150.

Rehazek, André: „Die Tierknochenfunde". In: Bänteli, Kurt et al. (Hrsg.): *Das Kloster Allerheiligen in Schaffhausen. Zum 950. Jahr seiner Gründung am 22. November 1049.* (Schaffhauser Archäologie 4). Baudepartment des Kantons Schaffhausen Kantonsarchäologie: Schaffhausen 1999, S. 213–221.

Rehazek, André/Brombacher, Christoph: „Umwelt und Ernährung – Untersuchung der Tier- und Pflanzenreste". In: Bänteli, Kurt et al. (Hrsg.): *Das Kloster Allerheiligen in Schaffhausen. Zum 950. Jahr seiner Gründung am 22. November 1049.* (Schaffhauser Archäologie 4). Baudepartment des Kantons Schaffhausen Kantonsarchäologie: Schaffhausen 1999, S. 213–230.

Reiche, Juliane: *Osteologische und paläopathologische Untersuchungen der mittelalterlichen Skelette des St.-Georgen-Hospitals, Templin (Brandenburg).* (Unpubl. Diplomarbeit, Berlin). Freie Universität: Berlin 2010.

Reichenbach, Karin: „Sicheln als mittelalterliche und neuzeitliche Grabbeigaben in der Slowakei". *Leipziger online-Beiträge zur Ur- und Frühgeschichtlichen Archäologie* 10, 2004, S. 1–14.

Reicke, Siegfried: *Das deutsche Spital und sein Recht im Mittelalter. Erster Teil: Das deutsche Spital. Geschichte und Gestalt.* (Kirchenrechtliche Abhandlungen). Stuttgart 1932.

Renk, Alfred: „Ambroise Paré (1510–1590). Begründer der Gesichtsprothetik". *Fortschritte der Medizin. Internationale Zeitschrift für die gesamte Heilkunde* 112, 1994, S. 51/415–54/418.

Renker, Hans Ulrich: *Wöchnerinnen im griechischen Grabepigramm. Eine Studie aufgrund der Anthologia Graeca.* (Promotion). Technische Universität München: München 1978.

Renz, Alfons: „Steinkind von Leinzell". *Achtundreißig Dinge. Schätze aus den Natur- und Kulturwissenschaftlichen Sammlungen der Universität Tübingen* 15/38 (12.06.2006), retrieved 02.02.2012, from https://www.unimuseum.uni-tuebingen.de/fileadmin/content/01_Ausstellungen/ausstellung_38_dinge/dinge15.html.

Resl, Brigitte: „Hospitals in Medieval England". In: Scheutz, Martin (Hrsg.): *Europäisches Spitalwesen: institutionelle Fürsorge in Mittelalter und Früher Neuzeit. [... Workshop, der im Mai 2006 in Wien stattfand] = Hospitals and institutional care in medieval and early modern Europe.* (Mitteilungen des Instituts für Österreichische Geschichtsforschung, Ergänzungsband 51). Oldenbourg: Wien 2008, S. 41–52.

Rexroth, Frank: „Armenhäuser – eine neue Institution der sozialen Fürsorge im späten Mittelalter". In: Matheus, Michael (Hrsg.): *Funktions- und Strukturwandel spätmittelalterlicher Hospitäler im europäischen Vergleich; [8. Alzeyer Kolloquium, 1999].* (Geschichtliche Landeskunde 56). Steiner: Stuttgart 2005, S. 1–14.

Rhodes, Michael: „A pair of fifteenth-century spectacle frames from the city of London". *The Antiquaries Journal* 62(1), 1982, S. 57–73.

Richards, Maggie: „Personal hygiene and sanitary arrangements". In: Gardiner, Julie (Hrsg.): *Before the mast. Life and death aboard the Mary Rose.* (The archaeology of the Mary Rose 4). Mary Rose Trust: Portsmouth 2005, S. 153–162.

Richards, Peter: *The medieval leper and his northern heirs.* Brewer: Woodbridge 2000.

Riedl, Asrid: *Der Austausch von theoretischen und praktischen Wissen in der Medizin des lateinischen Mittelalters. Mit einer besonderen Betrachtung der Badekultur in medizinischen Handschriften.* (Dipolomarbeit). Universität Wien: Wien 2012.

Rigold, Stuart E.: „Two Kentish Hospitals re-examined: S. Mary, Ospringe, and SS. Stephen and Thomas, New Romney". *Archaeologia Cantiana* 79, 1964, S. 31–69.

Riha, Emilie: *Römisches Toilettgerät und medizinische Instrumente aus Augst und Kaiseraugst.* (Forschungen in Augst 6). Augst Raurica: Augst 1986.

Ring, Edgar: „Getrübte patrizische Weltsicht in Lüneburg? Brillen, Brillengläser und ein Brillenetui". *Denkmalpflege in Lüneburg* 2004, 2004, S. 19–24.

Ritter-Lutz, Susanne et al.: *Monte Iato – die mittelalterliche Keramik mit Bleiglasur. Funde der Grabungen 1971–1980.* (Studia Ietina/Universität Zürich, Archäologisches Institut. Hrsg von Hansjörg Blösch ...; 5). (Univ., Diss. Zürich, 1988). Rentsch: Zürich 1991.

Ritzmann, Iris: „Medikamentöse Behandlung von Kindern im 18. Jahrhundert". *Arzneimittel-, Therapie-Kritik & Medizin und Umwelt* (1), 2009, S. 191–198.

Ritzmann, Iris: *Sorgenkinder. Kranke und behinderte Mädchen und Jungen im 18. Jahrhundert*. Böhlau Verlag: Köln, Weimar, Wien 2008.

Robbins, Gwen et al.: „Ancient skeletal evidence for leprosy in India (2000 B. C.)". *Plos one* 2009, retrieved 11.06.2018, from https://www.ncbi.nlm.nih.gov/pmc/articles/PMC2682583/.

Röber, Ralph: „Der Wirtschaftstrakt des Klosters Petershausen im Spiegel der archäologischen Untersuchungen 2002 und 2003". In: Röber, Ralph (Hrsg.): *Kloster, Dorf und Vorstadt Petershausen. Archäologische, historische und anthropologische Untersuchungen*. (Forschungen und Berichte der Archäologie des Mittelalters in Baden-Württemberg 30). Theiss: Stuttgart 2009, S. 211–234.

Röber, Ralph (Hrsg.): *Kloster, Dorf und Vorstadt Petershausen. Archäologische, historische und anthropologische Untersuchungen*. (Forschungen und Berichte der Archäologie des Mittelalters in Baden-Württemberg 30). Theiss: Stuttgart 2009.

Roberts, Charlotte: „The Antiquity of leprosy in Britain: the skeletal evidence". In: Roberts, Charlotte A. (Hrsg.): *The past and present of leprosy. Archaeological, historical, palaeopathological and clinical approaches. Proceedings of the International Congress on the Evolution and Palaeoepidemiology of the Infectious Diseases 3 (ICEPID), University of Bradford, 26th–31st July 1999*. (BARInternational series 1054). Archaeopress: Oxford 2002, S. 213–221.

Roberts, Charlotte A./Buikstra, Jane E. (Hrsg.): *The bioarchaeology of tuberculosis. A global view on a reemerging disease*. UPF: Gainesville 2003.

Roberts, Charlotte A./Cox, Margaret (Hrsg.): *Health and disease in Britain. From prehistory to the present day*. Sutton: Stroud 2003.

Roberts, Charlotte A./Manchester, Keith (Hrsg.): *The archaeology of disease*. Sutton: Stroud 2005.

Roberts, Charlotte A. (Hrsg.): *The past and present of leprosy. Archaeological, historical, palaeopathological and clinical approaches. Proceedings of the International Congress on the Evolution and Palaeoepidemiology of the Infectious Diseases 3 (ICEPID), University of Bradford, 26th–31st July 1999*. (BARInternational series 1054). Archaeopress: Oxford 2002.

Roberts, Patrick et al.: „The men of Nelson's Navy: A comparative stable isotope dietary Study of late 18th century and early 19th century servicemen from Royal Naval Hospital burial grounds at Plymouth and Gosport, England". *American Journal of Physical Anthropology* 2012, S. 1–10, retrieved 30.03.2012, from DOI 10.1002/ajpa.22019/pdf.

Robinson, David M./Harrison, Stuart: „Cistercian Cloister in England and Wales. Part I: Essay". *Journal of British Archaeological Association* 159, 2006, S. 131–209.

Roffey, Simon/Marter, Phil: „Excavations at St Mary Magdalen, Winchester, 2008–2010. Summary Report (MHARP 2010)". Department of Archaeology, University of Winchester 2010, retrieved 12.02.2013, from http://www.winchester.ac.uk/academicdepartments/archaeology/Research/MHARP/Documents/MHARPREPORT_2010%20with%20copyright%20statement.pdf.

Roffey, Simon/Tucker, Katie: „A contextual study of the medieval hospital and cemetery of St Mary Magdalen, Winchester, England". *International Journal of Paleopathology* 2(4), 2012, S. 170–180.

Rothschild, Bruce M./Rothschild, Christine/Bement, Leland C.: „Three-millennium antiquity of the lithokelyphos variety of lithopedion". *American Journal of Obstetrics and Gynecology* 169(1), 1993, S. 140–141.

Rudolph, Peter: „Zur archäologischen Untersuchung des Friedhofgeländes in Schwerzau, Burgenlandkreis". *Archäologische Berichte aus Sachsen-Anhalt* 1996, 1997, S. 131–137.

Ruffié, Jacques/Sournia, Jean-Charles/Seeler, Brunhild (Hrsg.): *Die Seuchen in der Geschichte der Menschheit*. Klett-Cotta: Stuttgart 2000.

Ryff, Walther Herrmann: *Confectbuch unnd Hausz Apoteck*. Bei Christian Egenolffs Erben: Frankfrut am Main 1567.

## S

Sagebiel, Fritz: „Das Heilig-Geist-Hospital in Höxter und das Siechenhaus vor dem Stummrigetor". *Höxter Corvey. Monatsheft des Heimat- und Verkehrsvereins Höxter e.V.* (5/6) 1969, retrieved 25.05.2011, from http://www.hvv-hoexter.de/das-archiv/inhaltsverzeichnis-historischer-aufsatze-aus-den-monatsheften-1963-1972/.

Sailer, Leopold: „Das Bierbrau- und Schankmonopol des Wiener Bürgerspitals". *Mitteilungen des Vereins für Geschichte der Stadt Wien* 6, 1926, S. 1–35.

Sahmland, Irmtraut: „Das Hospital der Frühen Neuzeit aus der Sicht zweier Stadtärzte". In: Friedrich, Arnd (Hrsg.): *Das Hospital am Beginn der Neuzeit. Soziale Reform in Hessen im Spiegel europäischer Kulturgeschichte. Zum 500. Geburtstag Landgraf Philipps des Großmütigen; [Beiträge des interdisziplinären Kolloquiums vom 27. bis 29. September 2003 in Haina (Kloster) und Frankenberg (Eder)]*. (Historische Schriftenreihe des Landeswohlfahrtsverbandes Hessen, Quellen und Studien 11). Imhof: Petersberg 2004, S. 203–224.

Salzer, Ronald: „Ein brennendes Thema: Der Destillierhelmfund in der ehemaligen Badestube von Zwettl-Niederösterreich und die Rolle der Destillation im Mittelalter und in der Frühen Neuzeit". *Medium Aevum Quotidianum* 61, 2010, S. 27–55.

Samariter, Renate: „Stralsunder Flohfallen aus der Barockzeit". *Archäologische Berichte aus Mecklenburg-Vorpommern* 14, 2007, S. 212–217.

Sanders, Antje: „Dulle und Unsinnige. Irrenfürsorge in norddeutschen Städten des Spätmittelalters und der frühen Neuzeit". In: Johanek, Peter (Hrsg.): *Städtisches Gesundheits- und Fürsorgewesen vor 1800. [Tagung „Städtisches Gesundheits- und Fürsorgewesen vor 1800" als 25. Kolloquium des Kuratoriums für Vergleichende Städtegeschichte]*. Böhlau: Köln 2000, S. 111–124.

Saunders, Shelley Rae/Herring, Ann (Hrsg.): *Grave reflections. Portraying the past through cemetery studies*. Canadian Scholars' Press: Toronto 1995.

Schadewaldt, Hans: „Zur Geschichte der Lepra". *Der Hausarzt. Zeitschrift für Dermatologie, Venerologie und verwandte Gebiete* 20, 1969, S. 124–130.

Schaefer, Ulrich: „Eine Obduktion aus der Zeit um 1600". *Anthropologischer Anzeiger* 29, 1965, S. 209–212.

Schäfer, Heiko/Schindler, Giannina: „„Alles was wir sehen das mus fallen und vergehen Anno 1699". Funde aus dem Umfeld des Barbierchirurgen Dionysius Behrens aus der Mühlenstraße 11 in Greifswald". *Archäologische Berichte aus Mecklenburg-Vorpommern* 15, 2008, S. 194–222.

Schäfer, Heiko: „Zur Lebensweise der Greifswalder Bürger im späten Mittelalter aus archäologischer Sicht". In: Gläser, Manfred (Hrsg.): *Lübecker Kolloquium zur Stadtarchäologie im Hanseraum VI. Luxus und Lifestyle*. (Lübecker Kolloquium zur Stadtarchäologie im Hanseraum 6). Schmidt-Römhild: Lübeck 2008, S. 437–447.

Schaltenbrand Obrecht, Verena: „Daubenbecher und weitere Holzfunde". In: Bänteli, Kurt (Hrsg.): *Das Bürgerasyl in Stein am Rhein. Geschichte eines mittelalterlichen Spitals*. (Schaffhauser Archäologie 7). Baudepartement des Kantons Schaffhausen Kantonsarchäologie: Schaffhausen 2006, S. 103–123.

Schaudinn, Fritz Richard/Hoffmann, Erich: *Vorläufiger Bericht über das Vorkommen von Spirochaeten in syphilitischen Krankheitsprodukten und bei Papillomen*. (Arbeiten aus dem Kaiserlichen Gesundheitsamte 22). Julius Springer: Berlin 1905.

Scheidemantel, Dirk: *Frühneuzeitliche Hohlglasfunde aus Leipzig. Petersstraße 28*. (Veröffentlichungen des Landesamtes für Archäologie mit Landesmuseum für Vorgeschichte 36). (Univ., Magisterarbeit Bamberg, 2000). Landesamt für Archäologie mit Landesmuseum für Vorgeschichte: Dresden 2002.

Schelenz, Herrmann: *Zur Geschichte der pharmazeutisch-chemischen Destilliergeräte*. Springer: Berlin 1911.

Scheutz, Martin (Hrsg.): *Europäisches Spitalwesen: institutionelle Fürsorge in Mittelalter und Früher Neuzeit.* (Mitteilungen des Instituts für Österreichische Geschichtsforschung, Ergänzungsband 51). Oldenbourg: Wien 2008.

Schiørring, Ole: „Lægbrødre-fløjen på Øm kloster: fra de seneste arkæologiske udgravninger". *Løgumkloster-Studier* 2, 1980, S. 7–34.

Schirmbeck, Barbara/Fahrenbach, Sabine: *Von Pelikan und Überwurf. Zahnärztliche Extraktionsinstrumente aus der Sammlung des Karl-Sudhoff-Instituts.* (Objekte 4). Shaker: Aachen 2011.

Schleifring, Joachim H.: „Anthropologische Untersuchungen an den Skelettfunden vom Gräberfeld des Leprosoriums Gut Melaten". *Archäologie im Rheinland* 1988, 1989, S. 136–140.

Schleifring, Joachim H.: „Anthropologische Untersuchungen in einem Französischen Soldatenfriedhof". *Archäologie im Rheinland* 1987, 1988, S. 167–168.

Schlenkrich, Elke: *Von Leuten auf dem Sterbestroh. Sozialgeschichte obersächsischer Lazarette in der frühen Neuzeit.* (Schriften der Rudolf-Kötzschke-Gesellschaft Bd. 8). Sax-Verlag: Beucha 2002.

Schmaedecke, Felicia (Hrsg.): *Das Kloster Mariazell auf dem Beerenberg bei Winterthur. Neuauswertungen der Ausgrabungen 1970–1972 im ehemaligen Augustiner-Chorherrenstift.* (Schweizer Beiträge zur Kulturgeschichte und Archäologie des Mittelalters 38). Schweizerischer Burgenverein: Basel 2011.

Schmauder, Andreas: „Leben in der Isolation: Lepra, Pest und Syphilis". In: Schmauder, Andreas/Falk, Beate (Hrsg.): *Macht der Barmherzigkeit. Lebenswelt Spital; [Begleitband zur Ausstellung: Macht der Barmherzigkeit – Lebenswelt Spital vom 18. Juni bis 31. Oktober 2000 im Heilig-Geist-Spital und im Städtischen Museum Vogthaus Ravensburg].* (Historische Stadt Ravensburg 1). UVK Univ.-Verl.: Konstanz 2000, S. 120–142.

Schmauder, Andreas/Falk, Beate (Hrsg.): *Macht der Barmherzigkeit. Lebenswelt Spital; [Begleitband zur Ausstellung: Macht der Barmherzigkeit – Lebenswelt Spital vom 18. Juni bis 31. Oktober 2000 im Heilig-Geist-Spital und im Städtischen Museum Vogthaus Ravensburg].* (Historische Stadt Ravensburg 1). UVK Univ.-Verl.: Konstanz 2000.

Schmersahl, Peter: „Mutterkorn: Halluzinogen und Auslöser von Vergiftungen. Ein Streifzug durch die Medizin- und Kunstgeschichte". *Deutsche Apotheker-Zeitung* 29(48) 2010, retrieved 14.06.2018, from https://www.deutsche-apotheker-zeitung.de/daz-az/2010/daz-29-2010/mutterkorn-halluzinogen-und-ausloeser-von-vergiftungen.

Schmidt, Beate: „Nachgeburtstöpfe und bauarchäologische Funde im spätmittelalterlichen Fachwerkhaus Altenhoferstraße 3 in Bodelshausen, Kreis

Tübingen". *Archäologische Ausgrabungen in Baden-Württemberg* 2007, 2008, S. 190–192.

Schmidt, Erhard: „Archäologische Untersuchungen im Innenhof des ehemaligen Spitals in Biberach". *Heimatkundliche Blätter für den Kreis Biberach* 17(2), 1994, S. 11–18.

Schmidt, Sascha: „Mittelalterliche Holzfunde aus Heidelberg: Die Kleinfunde der Grabung ‚Kornmarkt'". *Fundberichte aus Baden-Württemberg* 28/1, 2005, S. 663–774.

Schmitt, Eberhard (Hrsg.): *Indienfahrer 2. Seeleute und Leben an Bord im ersten Kolonialzeitalter (15. bis 18. Jahrhundert).* (Dokumente zur Geschichte der europäischen Expansion 7). Harrassowitz Verlag: Wiesbaden 2008a.

Schmitt, Eberhard: „Skorbut – eine Geißel der Seefahrt". In: Schmitt, Eberhard (Hrsg.): *Indienfahrer 2. Seeleute und Leben an Bord im ersten Kolonialzeitalter (15. bis 18. Jahrhundert).* (Dokumente zur Geschichte der europäischen Expansion 7). Harrassowitz Verlag: Wiesbaden 2008b, S. 272–275.

Schmitt, Oskar: *Hildegard von Bingen. Eine missverstandene Heilige.* Buchwerkstatt Berlin: Berlin 2008c.

Schmitz-Cliever, Egon: „St. Jakobspilger-Muscheln in einem mittelalterlichen Leprosengrab". *Aachener Kunstblätter* 44, 1973a, S. 317–322.

Schmitz-Cliever, Egon: „Zur Osteoarchäologie der mittelalterlichen Lepra (II)". *Medizin historisches Journal* 8, 1973b, S. 182–200.

Schmitz-Cliever, Egon: „Topographie und Baugeschichte des Leprosoriums Melaten bei Aachen". *Sudhoffs Archiv* 56, 1972, S. 197–206.

Schmitz-Cliever, Egon: „Die Ausgrabungen des mittelalterlichen Blasiusspitals in Aachen". *Medizinhistorisches Journal* 6(1/2), 1971a, S. 78–87.

Schmitz-Cliever, Egon: „Zur Osteoarchäologie der mittelalterlichen Lepra. Ergebnis einer Probegrabung in Melaten bei Aachen". *Medizinhistorisches Journal* 6(4), 1971b, S. 249–263.

Schneid-Horn, Irene: *Vom Leben in Kloster und Spital am Waisenhausplatz in Pforzheim.* (Archäologische Informationen aus Baden-Württemberg 16). Landesdenkmalamt Baden-Württemberg: Stuttgart 1991.

Schofield, John/Lea, Richard (Hrsg.): *Holy Trinity Priory, Aldgate, City of London. An archaeological reconstruction and history.* (MoLAS monograph 24). Museum of London Archaeology Service: London 2005.

Scholz, Carsten: „Die Porrosche Operation – Der Kaiserschnitt am Ende des 19. Jahrhunderts". *Ärzteblatt Sachsen* (8), 2000, S. 384–385.

Schrader, Katharina (Hrsg.): *… wegen der großen Schande. Vorehelich, außerehelich, unehelich. Kindstötung im 17. und 18. Jahrhundert in den Hildesheimer*

*Ämtern Marienburg, Ruthe, Steinbrück und Steuerwald.* Gerstenberg: Hildesheim 2006.

Schröder, Ulrike: *In balneis salus – Wohl im Bade. Die Grabung in der Lübbener Badergasse 2–3.* (Magisterarbeit). Otto-Friedrich-Universität: Bamberg 2011.

Schultka, Rüdiger/Neumann Josef N. (Hrsg.): *Anatomie und Anatomische Sammlungen im 18. Jahrhundert, anlässlich der 250. Wiederkehr des Geburtstages von Philipp Friedrich Theodor Meckel (1755–1803).* (Wissenschaftsgeschichte 1). Lit: Berlin 2007.

Schultz, Michael/Roberts, Charlotte: „Diagnosis of leprosy in skeletons from an English later Medieval hospital using histological analysis". In: Roberts, Charlotte A. (Hrsg.): *The past and present of leprosy. Archaeological, historical, palaeopathological and clinical approaches. Proceedings of the International Congress on the Evolution and Palaeoepidemiology of the Infectious Diseases 3 (ICEPID), University of Bradford, 26th–31st July 1999.* (BARInternational series 1054). Archaeopress: Oxford 2002, S. 89–104.

Schulz, Gerhard: „Rabodus Kremer, der erste Stadtapotheker der Stadt Frankfurt am Main". *Geschichtsbeilage der Deutschen Apotheker-Zeitung, zugleich Mitteilungsblatt der internationalen Gesellschaft für Geschichte der Pharmazie e. V.* 12(4), 1960, S. 26–28.

Schulz, Harald: *Studien zur Wirtschafts- und Sozialgeschichte des Heilig-Geist-Hospitals zu Lübeck.* (Diss. phil. Göttingen) 1993.

Schumann, Dirk (Hrsg.): *Bauforschung und Archäologie. Stadt- und Siedlungsentwicklung im Spiegel der Baustrukturen.* Lukas-Verl.: Berlin 2000.

Schünemann, Verena J. et al.: „Targeted enrichment of ancient pathogens yielding the pPCP1 plasmid of Yersinia pestis from victims of the Black Death". *PNAS Proceedings of the National Academey of Sciences USA* 108 (38), 2011, S. E746–E752, retrieved 01.04.2013, from http://www.pnas.org/content/108/38/E746.

Schünemann, Verena J. et al.: „Genome-wide comparison of medieval and modern Mycobacterium leprae". *Science 341(6142), 2013, S. 179–183*, retrieved 11.06.2018, from http://science.sciencemag.org/content/341/6142/179.

Schütte, Sven: „Brunnen und Kloaken auf innerstädtischen Grundstücken im ausgehenden Hoch- und Spätmittelalter". *Zeitschrift für Archäologie des Mittelalters* (4), 1986, S. 237–255.

Schwabe, Hans: *Der lange Weg der Chirurgie. Vom Wundarzt u. Bader zur Chirurgie.* Strom-Verlag: Zürich 1986.

Schwellnus, Winrich: „Archäologische Beobachtungen zur Französischen Besetzung des Rheinlands im Jahre 1794". *Archäologie im Rheinland* 1987, 1988, S. 164–166.

Seemann, Susanne: *Das Hospital zum Heiligen Geist in Windsheim von seinen Anfängen bis zu Beginn des 17. Jahrhunderts.* (Magisterarbeit). Friedrich-Alexander-Universität: Erlangen-Nürnberg 1986.

Seiler, Roger: „Zur Entwicklung der Klosterinfirmarien". In: Sennhauser, Hans Rudolf (Hrsg.): *Wohn- und Wirtschaftsbauten frühmittelalterlicher Klöster. Internationales Symposium, 26.09.-01.10.1995 in Zurzach und Müstair, im Zusammenhang mit den Untersuchungen im Kloster St. Johann zu Müstair.* (Veröffentlichungen des Instituts für Denkmalpflege an der ETH Zürich 17). vdf Hochsch.-Verl. an der ETH: Zürich 1996, S. 173–188.

Seiler, Roger: „Medizin und Gesundheitsfürsorge". In: Flüeler, Marianne/Flüeler, Niklaus (Hrsg.): *Stadtluft, Hirsebrei und Bettelmönch. Die Stadt um 1300.* Theiss: Stuttgart 1992, S. 469–471.

Sennhauser, Hans Rudolf: „Klosterbäder". In: Sennhauser, Hans Rudolf (Hrsg.): *Wohn- und Wirtschaftsbauten frühmittelalterlicher Klöster. Internationales Symposium, 26.09.–01.10.1995 in Zurzach und Müstair, im Zusammenhang mit den Untersuchungen im Kloster St. Johann zu Müstair.* (Veröffentlichungen des Instituts für Denkmalpflege an der ETH Zürich 17). vdf Hochsch.-Verl. an der ETH: Zürich 1996, S. 189–194.

Sennhauser, Hans Rudolf (Hrsg.): *Wohn- und Wirtschaftsbauten frühmittelalterlicher Klöster. Internationales Symposium, 26.09.–01.10.1995 in Zurzach und Müstair, im Zusammenhang mit den Untersuchungen im Kloster St. Johann zu Müstair.* (Veröffentlichungen des Instituts für Denkmalpflege an der ETH Zürich 17). vdf Hochsch.-Verl. an der ETH: Zürich 1996.

Setzler, Wilfried/Quarthal, Franz (Hrsg.): *Das Zisterzienserkloster Bebenhausen. Beiträge zur Archäologie, Geschichte und Architektur.* Theiss: Stuttgart 1995.

Shortland, Andrew. et al.: „Burials of eighteenth-century Naval personnel: preliminary results from excavations at the Royal Hospital Haslar, Gosport (Hants)". *ANTIQUITY* 82(317), 2008, S. 317.

Siegmund, Frank: *Die Körpergröße der Menschen in der Ur- und Frühgeschichte Mitteleuropas und ein Vergleich ihrer anthropologischen Schätzmethoden.* Books on Demand: Norderstedt 2010.

Sigron, Guido: „Betrachtungen zur Zahnextraktion im Mittelalter". *Schweizerische Monatsschrift für Zahnmedizin* 95(7), 1985, S. 587–594.

Simon, Ulrich: „Der Weinbrand – der Branntwein". In: Gerkens, Gerhard (Hrsg.): *Lust und Last des Trinkens in Lübeck. Beiträge zu dem Phänomen vom Mittelalter bis zum 19. Jahrhundert.* Museum für Kunst- und Kulturgeschichte der Hansestadt Lübeck: Lübeck 1996a, S. 170–171.

Simon, Ulrich: „Die Schokolade". In: Gerkens, Gerhard (Hrsg.): *Lust und Last des Trinkens in Lübeck. Beiträge zu dem Phänomen vom Mittelalter bis zum*

*19. Jahrhundert*. Museum für Kunst- und Kulturgeschichte der Hansestadt Lübeck: Lübeck 1996b, S. 181.

Sinner, Rudolf von: „Das Antonierhaus in Bern". *Berner Taschenbuch* 1876, S. 261–322, retrieved 27.6.2018, from https://www.e-periodica.ch/digbib/view?pid=btb-001:1875:24::434.

Sippel, Klaus (Hrsg.): *Beiträge zur Archäologie mittelalterlicher Kirchen in Hessen*. (Materialien zur Vor- und Frühgeschichte des Landes Hessen 9). Selbstverlag des Landesamtes für Denkmalpflege Hessen: Wiesbaden 1989.

Smith, Elliot: „The most ancient splints". *British Medical Journal* 1, 1908, S. 732–734.

Smith, Patricia/Kahila, Gila: „Identification of infanticide in archaeological sites: A case study from the late Roman-Early Byzantine period at Ashkelon, Israel". *Journal of Achaeological Science* 19, 1992, S. 667–675.

Smith, G. H.: „The excavation of the hospital of St. Mary of Ospringe, commonly called Maison Dieu". *Archaeologia Cantiana* 1979, 1980, S. 81–184.

Snyder, Geerto: *Instrumentum medici. Der Arzt und sein Gerät im Spiegelbild der Zeiten*. Boehringer: Ingelheim am Rhein 1972.

Soffner, Andrea: „Die Hohlglasfunde". In: Untermann, Matthias/Banck, Johanna (Hrsg.): *Die Latrine des Augustinereremiten-Klosters in Freiburg im Breisgau*. (Materialhefte zur Archäologie in Baden-Württemberg 31). Theiss: Stuttgart 1995, S. 49–127.

Soranus/Temkin, Owsei: *Soranus' gynecology*. Johns Hopkins Univ. Press: Baltimore 1994.

South, John Flint: *Memorials of the craft of surgery in England*. (From materials compiled by John Flint South, edited by d'Arcy Power with introduction by James Paget). Cassell & Co: London [u. a.] 1886.

Specht, Oliver: „Ausgrabungen im spätmittelalterlichen Badhaus von Pommelsbrunn". *Das archäologische Jahr in Bayern* 2004, 2005, S. 161–163.

Speert, Harold: *Obstetrics and gynecology. A history and iconography*. Parthenon: New York 2004.

Sprenger, Dorothée: *„Wo ungehört der Jammer ächzt". Rettung und feldchirurgische Erstversorgung der Verwundeten in der französischen Armee zwischen Französischer Revolution (1789) und der ersten Genfer Konvention (1864)*. (Schriftenreihe der Münchener Vereinigung für Geschichte der Medizin e.V. 27). (Univ., Diss. München, 1998). Uni-Druck: München 1998.

Stadler, Harald/Schick, M.: „Die Heilerin von Strad. Eine Sonderbestattung des 17. Jh. aus Tarrenz in Tirol". *Jahresbericht des Zentrums für Alte Kulturen* 2010, 2011, S. 35.

Stadt Villingen-Schwenningen (Hrsg.): *Krankheit und Heilung – Armut und Hilfe. Krankheitssymptome an Skeletten.* (Ausstellungskatalog zur Ausstellung vom 01.10.1983 bis 31.01.1984 im Franziskaner, Villingen). Stadtmuseum Villingen: Villingen-Schwenningen 1984.

Start, Mouli: „Morbid Osteology". In: Arnott, Robert/Arnott, Robert George (Hrsg.): *The archaeology of medicine. Papers given at a session of the annual conference of the Theoretical Archaeology Group held at the University of Birmingham on 20 December 1998.* (BAR International Series 1046). Archaeopress: Oxford 2002, S. 113–123.

Stanislaw-Kemenah, Alexandra-Kathrin: „Von der Hand Gottes berührt? Krankheit, Alter und Armut im Spiegel von Bittgesuchen zur Aufnahme in Dresdner Hospitäler". In: Nolte, Cordula (Hrsg.): *Homo Debilis. Behinderte – Kranke – Versehrte in der Gesellschaft des Mittelalters.* (Studien und Texte zur Geistes- und Sozialgeschichte des Mittelalters 3). Didymos: Korb 2009, S. 225–244.

Steeger, Wolfgang: „Ausgrabungen in der Spitalkirche in Bad Windsheim". *Das archäologische Jahr in Bayern* 2001, 2002, S. 157–160.

Steger, Florian: *Asklepiosmedizin. Medizinischer Alltag in der römischen Kaiserzeit.* (Medizin, Gesellschaft und Geschichte, Beiheft 22). (Univ., Diss. Bochum, 2002.). Steiner: Stuttgart 2004.

Sténuit, Robert: „Early relics of the VOC trade from Shetland The wreck of the flute Lastdrager lost off Yell, 1653". *International Journal of Nautical Archaeology* 3(2), 1974, S. 213–256.

Stephan, Hans-Georg: „Der Chirurg von der Weser (ca. 1200–1265) – ein Glücksfall der Archäologie und Medizingeschichte". *Sudhoffs Archiv* 77(2), 1993, S. 174–192.

Steuer, Heiko: „Toilettbesteck". In: Jankuhn, Herbert/Beck, Heinrich (Hrsg.) *Reallexikon der Germanischen Altertumskunde.* Band 35. De Gruyter: Berlin 2007, S. 172–186.

Steuer, Heiko: „Eine revolutionäre Erfindung im 13. Jh. – die Brille". *Archäologische* Nachrichten *aus Baden* 50, 1993, S. 206–207.

Steuer, Heiko: „Mittelalterliche Brillenfutterale – ein Nachtrag". *Archäologische Nachrichten aus Baden* 36, 1986, S. 47–48.

Steuer, Heiko: „Mittelalterliche Nietbrillen aus Freiburg im Breisgau". *Archäologische Nachrichten aus Baden* 34, 1985, S. 46–56.

Stevenson, Judith: „A new type of late medieval spectacle frame from the City of London". *London Archaeologist* 7–12, 1995, S. 321–327.

Stirland, Ann J.: *The men of the Mary Rose. Raising the dead.* Sutton: Stroud 2005.

Stødkilde-Jørgensen, Hans et al.: „The intestines of a more than 2000 years old peat-bog man: microscopy, magnetic resonance imaging and 14C-dating". *Journal of Achaeological Science* 35(3), 2008, S. 530–534.

Stoffler, Hans-Dieter: *Der Hortulus des Walahfrid Strabo. Aus dem Kräutergarten des Klosters Reichenau.* Thorbecke: Stuttgart 2000.

Stoll, Clemens: *Der Apotheker in der deutschen Stadt des Mittelalters. Seine berufliche und gesellschaftliche Stellung.* (Dissertation). Philipps-Universität: Marburg/Lahn 1975.

Stolz, Susanna: *Die Handwerke des Körpers. Bader, Barbier, Perückenmacher, Friseur. Folge und Ausdruck historischen Körperverständnisses.* (Univ., Diss. Marburg, 1992). Jonas: Marburg 1992.

Stroud, Gillian/Kemp, Richard L. (Hrsg.): *Cemeteries of the Church and Priory of St. Andrew, Fishergate.* (The archaeology of York vol. 12, fasc. 2). Council for British Archaeology: York 1993.

Stuart, Kathy: „Des Scharfrichters heilende Hand – Medizin und Ehre in der Frühen Neuzeit". In: Backmann, Sibylle/Ecker-Offenhäußer, Ute (Hrsg.): *Ehrkonzepte in der frühen Neuzeit. Identitäten und Abgrenzungen.* (Colloquia Augustana 8). Akad.-Verl.: Berlin 1998, S. 316–347.

Stukenbrock, Karin: „Der tote Körper als anatomisches Objekt: Wahrnehmungen im 18. Jahrhundert". In: Schultka, Rüdiger/Neumann Josef N. (Hrsg.): *Anatomie und Anatomische Sammlungen im 18. Jahrhundert, anlässlich der 250. Wiederkehr des Geburtstages von Philipp Friedrich Theodor Meckel (1755–1803).* (Wissenschaftsgeschichte 1). Lit: Berlin 2007.

Sturgess, Frank: „Diving on the Pandora. Uncovering the ship that chased down the mutineers of HMS Bounty". *Archaeology. A publication of the Archaeological Insitute of America.* Online feature, 22.10.1998, retrieved 01.07.2012, from http://www.archaeology.org/online/features/pandora/.

Sudhoff, Karl: „Die mittlere Zeit vom Tode des Galenos bis zu Bacon von Verulam". In: Meyer-Steineg, Theodor/Sudhoff, Karl (Hrsg.): *Illustrierte Geschichte der Medizin.* Voltmedia: Paderborn 2006, S. 101–221.

Sudhoff, Karl: „Römische Stützschiene für einen kranken Unterschenkel, gefunden an der Mosel". *Sudhoffs Archiv für Geschichte der Medizin* 24(3–4), 1931, S. 271–282.

Sudhoff, Karl: „Chirurgische Instrumente aus Ungarn". *Praehistorische Zeitschrift* 5, 1913, S. 595–597.

Sygrave, Jon: „Potions, powders and ointments: a post-medieval apothecary or drugist assemblage, and the evolution of Coleman Street". *Transactions of the London and Middlesex Archaeological Society* 60, 2009, S. 91–107.

Szédeli, Hans J.: „Nachgeburtstöpfe oder Tierfallen?". *Archäologie in Sachsen-Anhalt* Sonderband 5, 2006, S. 255–259.

## T

Tagault, Jean/Houllier, Jaques: *Gründtliche und rechte Vnderweysung der CHIRVRGIAE oder Wundartzney. Nemlich, Von allerley Apostemen, Peulen und Geschwulsten; Jtem, von allen frischen Wunden, und alten offenen Schäden. Erstlich von den hochgelehrten Johanne Tagaultio von Amiens, und Jacobo Hollerio von Stamps, Stattärtzt zu Pariß, in Lateinischer Sprach beschrieben. Nunmals aber verdeutscht, und allen liebhabern dieser Kunst zum besten in druck verfertigt, vormals in Teutscher Sprach nie gesehen noch außgangen. Durch Gregorium Zechendorffern von der Leßnitz*. Frankfrut am Main 1574.

Taylor, G. Michael et al.: „A mediaeval case of Lepromatous Leprosy from 13th–14th century Orkney, Scotland". *Journal of Achaeological Science* 27, 2000, S. 1133–1138.

Teßmann, Barbara: „Neuruppin: Die Ergebnisse der Ausgrabung in der Kommunikation aus dem Jahr 2004". *Ostprignitz-Ruppin* 2007, S. 187–196.

„The Foundling Hospital". In: Godfrey, Walter H./Marcham, W. McB. (Hrsg.): *Survey of London: Volume 24, the Parish of St Pancras Part 4: King's Cross Neighbourhood*. London 1952, S. 10–24.

Thier, Bernd: „Das Hospital im Mittelalter. Pflege für Alte und Kranke". In: Menghin, Wilfried/Planck, Dieter (Hrsg.): *Menschen, Zeiten, Räume. Archäologie in Deutschland. Begleitband zur gleichnamigen Ausstellung*. Theiss: Stuttgart 2002, S. 376–379.

Thier, Bernd: „Die Schüssel im Grab. Eine archäologisch-volkskundliche Betrachtung zu keramischen Grabbeigaben im christianisierten Mitteleuropa". In: Brather, Sebastian/Steuer, Heiko (Hrsg.): *Archäologie als Sozialgeschichte. Studien zu Siedlung, Wirtschaft und Gesellschaft im frühgeschichtlichen Mitteleuropa. Festschrift für Heiko Steuer zum 60. Geburtstag*. (Internationale Archäologie, Studia honoraria Bd. 9). Leidorf: Rahden/Westf. 1999, S. 139–149.

Thier, Bernd/Holze-Thier, Claudia: „Die Funde aus der Kloake am Unteren Schloß in Siegen. Vorbericht". *Siegener Beiträge. Jahrbuch für regionale Geschichte* 1, 1996, S. 45–58.

Thoma, Winfried: „Die archäologischen Ausgrabungen im Umfeld des Rathauses von Penig". *Arbeits- und Forschungsberichte zur Sächsichen Bodendenkmalpflege* 43, 2001, S. 213–267.

Thomas, Christopher: *Life and death in London's East End. 2000 years at Spitalfields*. Museum of London Archaeology Service: London 2004.

Thomas, Christopher/Sloane, Barney/Phillpotts, Christopher (Hrsg.): *Excavations at the Priory and Hospital of St Mary Spital, London*. (MoLAS Monograph 1 1). Museum of London; Museum of London Archaeology Service: London 1997.

Thurnwald, Andrea K.: „Das Spital zum Heiligen Geist. Mittelalterliche Frömmigkeit und Armenfürsorge". In: Heidrich, Hermann/Thurnwald, Andrea K. (Hrsg.): *Spuren des Alltags. Der Windsheimer Spitalfund aus dem 15. Jahrhundert*. DELP: München/Bad Windsheim 1996, S. 21–51.

Toellner, Richard/Tsouyopoulos, Nelly/Eckart, Wolfgang U. (Hrsg.): *Illustrierte Geschichte der Medizin. Band 1–3*. Karl Müller: Erlangen 1992.

Topham, Gwyn: „Plague skeletons rise from mass grave". *The Guardian* 15.3.2013, retrieved 14.6.2013, from http://www.guardian.co.uk/science/2013/mar/15/black-death-victims-city-london.

Tran, Thi-Nguyen-Ny et al.: „High troughput, multiplexed pathogen detection authenticates plague waves in medieval Venice, Italiy". *Plos one* 6(3) 2011, S. e16735, retrieved from www.plosone.org.

Trautmann, Martin: „Leben und Sterben im Eldorado". *Archäologie in Deutschland* (6), 2011, S. 60–62.

Tscharner-Aue, Michaela von: *Die Wirtschaftsführung des Basler Spitals bis zum Jahre 1500. Ein Beitrag zur Geschichte der Löhne und Preise*. (Quellen und Forschungen zur Basler Geschichte 12). (Univ., Diss. Basel, 1983). Reinhardt: Basel 1983.

Tuchen, Birgit: *Öffentliche Badhäuser in Deutschland und der Schweiz im Mittelalter und der frühen Neuzeit*. (Univ., Diss. Heidelberg, 1999.). Imhof: Petersberg 2003.

Tuchen, Birgit: „Heizeinrichtungen im öffentlichen Badhaus des 14.–18. Jahrhunderts in Süddeutschland und der Schweiz". In: Pfrommer, Jochem/Scholkmann, Barbara (Hrsg.): *Zwischen den Zeiten. Archäologische Beiträge zur Geschichte des Mittelalters in Mitteleuropa. Festschrift für Barbara Scholkmann*. (Internationale Archäologie, Studia honoraria 15). Leidorf: Rahden/Westf. 2001, S. 83–92.

Tuchen, Birgit: „Zur Architektur und Ausstattung städtischer Badestuben in Südwestdeutschland". In: Johanek, Peter (Hrsg.): *Städtisches Gesundheits- und Fürsorgewesen vor 1800. [Tagung „Städtisches Gesundheits- und Fürsorgewesen vor 1800" als 25. Kolloquium des Kuratoriums für Vergleichende Städtegeschichte]*. (Städteforschung Reihe A, Darstellungen 50). Böhlau: Köln 2000, S. 93–109.

Tuchen, Birgit: *„... wolher ins Bad reich und arm ...". Die „obere Badstube" zu Wangen im Allgäu, Archäologie-Museum*. (Archäologische Informationen aus

Baden-Württemberg 26). Gesellschaft für Vor- und Frühgeschichte in Württemberg und Hohenzollern: Stuttgart 1994.

Tucker, Fiona: „Kill or cure? The osteological evidence of the mercury treatment of syphilis in 17th- to 19th- century London". *The London archaeologist* 11(8), 2007, S. 220–224.

Tuor-Kurth, Christina: *Kindesaussetzung und Moral in der Antike. Jüdische und christliche Kritik am Nichtaufziehen und Töten neugeborener Kinder.* (Forschungen zur Kirchen- und Dogmengeschichte 101). (Univ., Habil.-Schr. Basel, 2008.). Vandenhoeck & Ruprecht: Göttingen 2010.

Tyson, Rachel: *Medieval glass vessels found in England c AD 1200–1500.* (Council British Arch. Report 121). Council for British Archaeology: York 2000.

## U

Uhrmacher, Martin: „So vinden wyr an euch als an eynen krancken und seichen manne… Köln als Zentrum der Lepraschau für die Rheinlande im Mittelalter und früher Neuzeit". *Die Klapper* 8, 2000, retrieved 19.06.2013, from http://www.lepramuseum.de/00s04.htm.

Ulbricht, Otto (Hrsg.): *Die leidige Seuche. Pest-Fälle in der Frühen Neuzeit.* Böhlau: Köln u.a. 2004.

Ulbricht, Otto: *Kindsmord und Aufklärung in Deutschland.* (Ancien Régime, Aufklärung und Revolution; 18). Oldenbourg: München 1990.

Ulrich-Bochsler, Susi: „Kranke, Behinderte und Gebrechliche im Spiegel der Skelettreste aus mittelalterlichen Dörfern, Kirchen und Klöstern (Bern/Schweiz). Aussagemöglichkeiten zum individuellen Alltag". In: Nolte, Cordula (Hrsg.): *Homo debilis. Behinderte, Kranke, Versehrte in der Gesellschaft des Mittelalters.* (Studien und Texte zur Geistes- und Sozialgeschichte des Mittelalters 3). Didymos-Verl.: Korb 2009, S. 183–202.

Ulrich-Bochsler, Susi: „Krankheit und Tod – im Spiegel des Siechenfriedhofs am Klösterlistutz". In: Beer, Ellen J./Gramaccini, Norberto (Hrsg.) *Berns grosse Zeit. Das 15. Jahrhundert neu entdeckt.* Berner Lehrmittel- und Medienverl.: Bern 1999, S. 102–107.

Ulrich-Bochsler, Susi: *Anthropologische Befunde zur Stellung von Frau und Kind in Mittelalter und Neuzeit. Soziobiologische und soziokulturelle Aspekte im Lichte von Archäologie, Geschichte, Volkskunde und Medizingeschichte.* (Schriftenreihe der Erziehungsdirektion des Kantons Bern). Berner Lehrmittel- und Medienverlag: Bern 1997.

Ulrich-Bochsler, Susi/Baumgartner, René: „Über drei Funde vom Amputationen im Kanton Bern, Schweiz". *Anthropologischer Anzeiger* 46, 1988 S. 327–334.

Untermann, Matthias: *Ausgrabungen und Bauuntersuchungen in Klöstern, Grangien und Stadthöfen. Forschungsbericht und kommentierte Bibliographie.* (Studien zur Geschichte, Kunst und Kultur der Zisterzienser 17). Lukas: Berlin 2003.

Untermann, Matthias: *Forma Ordinis. Die mittelalterliche Baukunst der Zisterzienser.* (Kunstwissenschaftliche Studien 89). (Univ., Habil.-Schr. Freiburg (Breisgau), 1996). Deutscher Kunstverlag: München 2001.

Untermann, Matthias/Banck, Johanna (Hrsg.): *Die Latrine des Augustinereremiten-Klosters in Freiburg im Breisgau.* (Materialhefte zur Archäologie in Baden-Württemberg 31). Theiss: Stuttgart 1995.

## V

van Arsdall, Anne/Graham, Timothy (Hrsg.): *Herbs and healers from the Ancient Mediterranean through the Medieval West. Essays in honor of John M. Riddle.* (Medicine in the Medieval Mediterranean). Ashgate Publishing Ltd: Farnham 2012.

van der Merwe, Pieter: *A refuge for all. A short history of Greenwich Hospital. A short history of Greenwich Hospital.* Greenwich Hospital: London 2010.

van Dülmen, Richard: *Das Haus und seine Menschen. 16.–18. Jahrhundert.* (Kultur und Alltag in der frühen Neuzeit Richard van Dülmen Bd. 1). Beck: München 1995.

van Vilsteren, Vincent/Weiss, Rainer-Maria (Hrsg.): *100 000 Jahre Sex. Liebe und Erotik in der Geschichte.* Konrad Theiss Verlag: Stuttgart 2003/2004.

Vanja, Christina (Hrsg.): *Psychiatriemuseum Haina. Haina Psychiatry Museum.* (Historische Schriftenreihe des Landeswohlfahrtsverbandes HessenKataloge Bd. 3). Imhof: Petersberg 2009a.

Vanja, Christina: „Waisenhäuser der Aufklärung und der Waisenhausstreit". In: Veltmann, Claus/Birkenmeier, Jochen (Hrsg.): *Kinder, Krätze, Karitas. Waisenhäuser in der Frühen Neuzeit; [Katalog anlässlich der Ausstellung „Kinder, Krätze, Karitas – Waisenhäuser in der Frühen Neuzeit"; Jahresausstellung der Franckeschen Stiftungen vom 17. Mai bis 4. Oktober 2009 in den Franckeschen Stiftungen zu Halle].* (Kataloge der Franckeschen Stiftungen 23). Verl. der Franckeschen Stiftungen zu Halle: Halle (Saale) 2009b, S. 113–125.

Vanja, Christina: „Offene Fragen und Perspektiven der Hospitalgeschichte". In: Scheutz, Martin (Hrsg.): *Europäisches Spitalwesen: institutionelle Fürsorge in Mittelalter und Früher Neuzeit. [… Workshop, der im Mai 2006 in Wien stattfand] = Hospitals and institutional care in medieval and early modern Europe.* (Mitteilungen des Instituts für Österreichische Geschichtsforschung, Ergänzungsband 51). Oldenbourg: Wien 2008, S. 19–50.

Vasold, Manfred: *Die Pest Ende eines Mythos.* Wiss. Buchges.: Darmstadt 2003.

Veltmann, Claus: „Die Entwicklung der Waisenpflege von der Spätantike bis zum 16. Jahrhundert". In: Veltmann, Claus/Birkenmeier, Jochen (Hrsg.): *Kinder, Krätze, Karitas. Waisenhäuser in der Frühen Neuzeit; [Katalog anlässlich der Ausstellung „Kinder, Krätze, Karitas – Waisenhäuser in der Frühen Neuzeit"; Jahresausstellung der Franckeschen Stiftungen vom 17. Mai bis 4. Oktober 2009 in den Franckeschen Stiftungen zu Halle].* (Kataloge der Franckeschen Stiftungen 23). Verl. der Franckeschen Stiftungen zu Halle: Halle (Saale) 2009, S. 13–27.

Veltmann, Claus/Birkenmeier, Jochen: „Einführung". In: Veltmann, Claus/-Birkenmeier, Jochen (Hrsg.): *Kinder, Krätze, Karitas. Waisenhäuser in der Frühen Neuzeit; [Katalog anlässlich der Ausstellung „Kinder, Krätze, Karitas – Waisenhäuser in der Frühen Neuzeit"; Jahresausstellung der Franckeschen Stiftungen vom 17. Mai bis 4. Oktober 2009 in den Franckeschen Stiftungen zu Halle].* (Kataloge der Franckeschen Stiftungen 23). Verl. der Franckeschen Stiftungen zu Halle: Halle (Saale) 2009, S. 9–11.

Veltmann, Claus/Birkenmeier, Jochen (Hrsg.): *Kinder, Krätze, Karitas. Waisenhäuser in der Frühen Neuzeit; [Katalog anlässlich der Ausstellung „Kinder, Krätze, Karitas – Waisenhäuser in der Frühen Neuzeit"; Jahresausstellung der Franckeschen Stiftungen vom 17. Mai bis 4. Oktober 2009 in den Franckeschen Stiftungen zu Halle].* (Kataloge der Franckeschen Stiftungen 23). Verl. der Franckeschen Stiftungen zu Halle: Halle (Saale) 2009.

Volken, Marquita/Volken, Serge: „Spuren kranker Füße. Eine Analyse der archäologischen Schuhfunde". In: Bachmann, Günter (Hrsg.): *Alpirsbach. Zur Geschichte von Kloster und Stadt.* (Forschungen und Berichte der Bau- und Kunstdenkmalpflege in Baden-Württemberg Bd. 10). Theiss: Stuttgart 2001, S. 819–829.

Volkmann, Anne: „Syphilis breitet sich aus". *Gesundheitsstadt Berlin – das Hauptstadtnetzwerk*, 13.07.2012, retrieved 17.06.2013, from http://www.gesundheitsstadt-berlin.de/nachrichten/artikel/syphilis-breitet-sich-aus-718/.

Volksdorf, Dietmar/Möller, Gunnar/Holst, Jens Christian (Hrsg.): *Das Scharfrichterhaus von Stralsund. Mit einem Exkurs zur Geschichte des Scharfrichters in Stralsund.* (Schriftenreihe Stralsunder Denkmale 1). Stralsund 2004.

*Vorträge, gehalten in Bremerhaven anläßlich der Gemeinsamen Tagung der Deutschen Gesellschaft für Geschichte der Medizin, Naturwissenschaft und Technik e.V. und des Vereins Deutscher Ingenieure, Hauptgruppe Technikgeschichte vom 17. bis 22. September 1971.* (Schriften des Deutschen Schiffahrtsmuseums 5). Stalling: Oldenburg 1975.

## W

Wacker, Joachim: „Eine Badestube an der Lübbener Stadtmauer – Konsequenz zur historischen Entwicklung der Stadtbefestigung". In: Kunow, Jürgen (Hrsg.): *Befestigungen brandenburgischer Städte in der archäologischen Überlieferung*. (Arbeitsberichte zur Bodendenkmalpflege in Brandenburg 5). Brandenburgisches Landesamt für Denkmalpflege und Archäologisches Landesmuseum: Wünsdorf 2000, S. 103–109.

Wacker, Joachim: „Ausgrabungen beiderseits der Badergasse. Einblicke in das mittelalterliche und frühneuzeitliche Alltagsleben von Lübben, Landkreis Dahme-Spreewald". *Archäologie in Berlin und Brandenburg* 1997, 1998, S. 133–136.

Wahl, Joachim: *Karies, Kampf und Schädelkult. 150 Jahre anthropologische Forschung in Südwestdeutschland*. (Materialhefte zur Archäologie in Baden-Württemberg 79). Theiss: Stuttgart 2007.

Wahl, Joachim: „Der Heidelberger Spitalfriedhof". In: Flüeler, Marianne/Flüeler, Niklaus (Hrsg.): *Stadtluft, Hirsebrei und Bettelmönch. Die Stadt um 1300*. K. Theiss: Stuttgart 1992, S. 479–485.

Wahrmann, Carl Christian/Buchsteiner, Martin/Strahl, Antje (Hrsg.): *Seuche und Mensch. Herausforderung in den Jahrhunderten. Ergebnisse der internationalen Tagung vom 29.–31. Oktober 2010 in Rostock*. (Historische Forschungen 95). Duncker & Humblot: Berlin 2012.

Waldron, Tony: *Shadows in the soil. Human bones & archaeology*. Tempus: Stroud 2001.

Walker, Don: *Disease in London, 1st–19th centuries. An illustrated guide to diagnosis*. (MOLA monograph 56). Museum of London Archaeology: London 2012.

Walker, Don/Henderson, Michael: „Smoking and health in London's East End in the first half of the 19th century". *Post-Medieval Archaeology* 44(1), 2010, S. 209–222.

Walker, Don: „The treatment of leprosy in 19th century London: A case study from St Marylebone Cemetery". *International Journal of Osteoarchaeology* 19, 2009, S. 364–374.

Wall, Sheilagh M.: „The animal bones from the excavation of the Hospital of St. Mary of Ospringe". *Archaeologia Cantiana* 96, 1981, S. 227–266.

Wallis, Henry: *The Albarello. A study in early renaissance maiolica (Italian Ceramic Art)*. Quaritch: London 1904.

Walther, Joachim: „Frühneuzeitlicher Klinik- und Apothekenabfall aus dem Innenhof des Juliusspitals in Würzburg". *Beiträge zur Archäologie in Unterfranken* 2000, S. 49–62.

Watt, James: „Surgeons of the Mary Rose. The practice of surgery in Tudor England“. *The mariners mirror* 69, 1983, S. 3–19.

Waurig, Jochen: *Der Thüringer Wundarzt Ludwig Cron und seine Schrift über Aderlaß und Zahnextraktion.* (Dissertation). Bayerische Julius-Maximilians-Universität: Würzburg 2003.

Wells, Calvin: „A Leper Cemetery at South Acre, Norfolk“. *Medieval Archaeology* 11, 1967, S. 242–248.

Wells, Calvin: „The study of Ancient Disease“. *Surgo* 32(1), 1964, S. 743–772.

Wendt, Achim: „„der alt Spital allhie zu Heydelberg“. Der Grabungsbefund des ehemaligen Hospitals auf dem Heidelberger Kornmarkt. Werkstattbericht zur Auswertung und zu historischen Perspektiven“. In: Arbeitskreis für Hausforschung Regionalgruppe Baden-Württemberg (Hrsg.): *Städtische Spitalbauten in Südwestdeutschland aus der Sicht der Hausforschung. Tagung in Ravensburg am 30. Aril 2004.* Regierungspräsidium Stuttgart Landesamt für Denkmalpflege Arbeitskreis für Hausforschung Regionalgruppe Baden-Württemberg: Esslingen 2009, S. 165–208.

White, William: „Excavations at St Mary Spital: Burial of the ‚sick poore‘ of Medieval London, the evidence of illness and hospital treatment“. In: Bowers, Barbara S. (Hrsg.): *The medieval hospital and medical practice.* (AVISTA studies in the history of medieval technology, science and art 3). Ashgate: Aldershot 2007, S. 59–64.

Widmann, Martin/Mörgeli, Christoph (Hrsg.): *Bader und Wundarzt. Medizinisches Handwerk in vergangenen Tagen.*Medizinhistorisches Institut und Museum der Universität Zürich: Zürich 1998.

Wieczorek, Alfried/Sitar, Gerfried (Hrsg.): *Benedikt und die Welt der frühen Klöster. Begleitband zur Sonderausstellung „Benedikt und die Welt der frühen Klöster“ in den Reiss-Engelhorn-Museen Mannheim vom 13. Mai 2012 bis 13. Januar 2013, eine Ausstellung in Kooperation mit dem Museum im Benediktinerstift St. Paul in Kärnten.* (Publikation der Reiss-Engelhorn-Museen 50). Schnell & Steiner: Regensburg 2012.

Wiethold, Julian: „… und pfeffers ein wenig mit gestossenem Pfeffer/ist es sehr gut und wolgemschmack. Exotische Gewürze in der mittelalterlichen und frühneuzeitlichen Küche: Quellen zur Handels und Sozialgeschichte“. *Mitteilungen der Deutschen Gesellschaft für Archäologie des Mittelalters und der Neuzeit* 19, 2007a, S. 207–225.

Wiethold, Julian: „Archäobotanik und Archäozoologie. Naturwissenschaftliche Beiträge zu Küche, Kochen und Ernährung. Bemerkungen zum Forschungsstand und zu aktuellen Forschungsproblemen“. *Mitteilungen der Deutschen Gesellschaft für Archäologie des Mittelalters und der Neuzeit* 19, 2007b, S. 43–50.

Wiethold, Julian: „Botanische Funde aus der Nonnenempore des Klarissenklosters von Ribnitz, Krs. Nordvorpommern, und aus dem Haus Mönchstr. 38, Hansestadt Stralsund. Zwei Beispiele für die Auswertung und Interpretation von botanischen Funden aus Gebäuden". In: Ericsson, Ingolf/Atzbach, Rainer (Hrsg.): *Depotfunde aus Gebäuden in Zentraleuropa. Consealed Finds from Buildings in Central Europe*. (Bamberger Kolloquien zur Archäologie des Mittelalters und der Neuzeit 1 Archäologische Quellen zum Mittelalter 2). Scripvaz: Berlin 2005, S. 131–146.

Wiethold, Julian: „„Nonnenstaub". Pflanzenreste des späten Mittelalters und der Frühen Neuzeit aus dem Fußbodenhohlraum unter dem Nonnengestühl des Klarissenklosters von Ribnitz". In: Kimminus-Schneider, Claudia (Hrsg.): *Klöster und monastische Kultur in Hansestädten. Beiträge des 4. wissenschaftlichen Kolloquiums Stralsund, 12. bis 15. Dezember 2001*. (Stralsunder Beiträge zur Archäologie, Geschichte, Kunst und Volkskunde in Vorpommern 4). Leidorf: Rahden/Westf 2003, S. 277–288.

Wilbertz, Gisela: „Wohnstätten und Tätigkeitsbereiche von Scharfrichtern und von Abdeckern. Organisatorischer Zusammenhang und personale Differenz". In: Auler, Jost (Hrsg.): Richtstättenarchäologie. Archaeotopos: Dormagen 2008, S. 506–531.

Wilbertz, Gisela: „There and back again. Woher die Scharfrichter kamen ... und wohin sie gingen. Soziale und geografische Mobilität am Beispiel der Familie Wenner". *Beiträge zur westfälischen Familienforschung* 65, 2007, S. 129–183.

Wilbertz, Gisela/Scheffler, Jürgen (Hrsg.): *Biographieforschung und Stadtgeschichte. Lemgo in der Spätphase der Hexenverfolgung*. (5). Verl. für Regionalgeschichte: Bielefeld 2000.

Wilbertz, Gisela: „Familie, Nachbarschaft und Obrigkeit. Soziale Integration und Loyalitätskonflikte im Leben des Lemgoer Scharfrichters David Clauss d. Ä. (1628/29–1696)". In: Wilbertz, Gisela/Scheffler, Jürgen (Hrsg.): *Biographieforschung und Stadtgeschichte. Lemgo in der Spätphase der Hexenverfolgung*. (5). Verl. für Regionalgeschichte: Bielefeld 2000, S. 247–307.

Wilbertz, Gisela: „Scharfrichter, Medizin und Strafvollzug in der Frühen Neuzeit". *Zeitschrift für historische Forschung* 26, 1999, S. 515–555.

Wilbertz, Gisela: „Heilung vom Tod. Über das Verhältnis von Arzt, Chirurg und Scharfrichter". *Archivpflege in Westfalen und Lippe* (48), 1998, S. 3–10.

Wilbertz, Gisela: „Scharfrichter in Essen. Zwischen Stadt und Landesherrin". In: Gerchow, Jan (Hrsg.): *Die Mauer der Stadt. Essen vor der Industrie 1244 bis 1865*. Pomp: Bottrop 1995, S. 137–142.

Wilbertz, Gisela: „Scharfrichter und Abdecker – Aspekte ihrer Sozialgeschichte vom 13. bis zum 16. Jahrhundert". In: Hergemöller, Bernd-Ulrich (Hrsg.): *Randgruppen der spätmittelalterlichen Gesellschaft. Ein Hand- und Studienbuch*. Fahlbusch: Warendorf 1994, S. 121–156.

Wilbertz, Gisela: *Scharfrichter und Abdecker im Hochstift Osnabrück Untersuchung zur Sozialgeschichte zweier „unehrlicher" Berufe im nordwestdeutschen Raum vom 16. bis zum 19. Jahrhundert.* (Osnabrücker Geschichtsquellen und Forschungen 22). Wenner: Osnabrück 1979.

Wild, Werner/Langenegger, Elisabeth: „Unter Adler und Fuchs begraben – Ein aufsehenerregendes Frauengrab des 9. Jahrhunderts in Elsau, Kanton Zürich". *Mittelalter. Zeitschrift des Schweizerischen Burgenvereins* 11(1), 2006, S. 20–60.

Windemuth, Marie-Luise: *Das Hospital als Träger der Armenfürsorge im Mittelalter.* (Sudhoffs Archiv, Beihefte 36). Steiner: Stuttgart 1995.

Winkle, Stefan: „Über die Krätze als eine „Geschichte der Irrungen"". *Hamburger Ärzteblatt* 5, 2004, S. 214–225.

Winkler, Eike-Meinrad/Großschmidt, Karl: „A case of poliomyelitis from an early medieval cemetery at Georgenberg/Upper Austria". *Ossa* 13, 1986/1987, S. 217–231.

Witte, Frauke (Hrsg.): *Archäologie in Flensburg. Ausgrabungen am Franziskanerkloster.* (Schriften der Gesellschaft für Flensburger Stadtgeschichte 57). Ges. für Flensburger Stadtgeschichte: Flensburg 2003.

Wittkopp, Blandine: „In Erwartung des Jüngsten Gerichts. Der Friedhof der Dominikaner in Strausberg, Lkr. Märkisch-Oderland". *Archäologie in Berlin und Brandenburg* 2007, 2009, S. 117–119.

Wittkopp, Blandine: „Kirchenfriedhof und Glockenguss. Untersuchungen an der Marienkirche in Bernau, Landkreis Barnim". *Archäologie in Berlin und Brandenburg* 1999, 2000, S. 122–124.

Witt-Stuhr, Marianne/Wiedmann, Babette/Spiong, Sven: „Verscharrt und vergessen – Die Toten vom Stadelhof". *Die Warte. Heimatzeitschrift für die Kreise Paderborn und Höxter* 68(133), 2007, S. 9–14.

Wöhrle, Georg: „Diätetik". In: Leven, Karl-Heinz (Hrsg.): *Antike Medizin. Ein Lexikon.* Beck: München 2005, S. 218–219.

Wöhrle, Georg: *Studien zur Theorie der antiken Gesundheitslehre* (56). Steiner: Stuttgart 1990.

Wolf, Jörn Hennig: „Menschliche Daseinsbedrohung durch Krankheit in hansischer Zeit". In: Bracker, Jürgen (Hrsg.): *Die Hanse Lebenswirklichkeit u. Mythos. Bd. 1. Eine Ausstellung des Museums für Hamburgische Geschichte in Verbindung mit der Vereins- und Westbank.* Schmidt-Römhild: Hamburg 1989, S. 414–425.

Wollasch, Joachim: *Cluny – „Licht der Welt". Aufstieg und Niedergang der klösterlichen Gemeinschaft.* Patmos-Verl.: Düsseldorf 2007.

Wyman, Arthur L.: „The surgeoness: the female practitionier of surgery 1400–1800". *Medical History* 28, 1984, S. 22–41.

Wyrwa, Ulrich/Groh, Dieter/Groh, Ruth: *Branntewein und „echtes“ Bier. Die Trinkkultur der Hamburger Arbeiter im 19. Jahrhundert*. (Sozialgeschichtliche Bibliothek bei Junius 7). Junius: Hamburg 1990.

## Y

Yersin, Alexandre: „La peste bubonique à Hong Kong“. *Annales de l'Institut Pasteur* 8, 1894, S. 662–667.

York Archaeological Trust: *Plague – Poverty – Prayer*. York 2009.

## Z

Zach, Barbara: „Aufschlußreiche Pflanzenreste aus einer mittelalterlichen Faßlatrine in Ingolstadt“. *Sammelblatt des historischen Vereines Ingolstadt* 100, 1992, S. 157–173.

Zakrzewski, Sonia R./White, William (Hrsg.): *Proceedings of the Seventh Annual Conference of the British Association for Biological Anthropology and Osteoarchaeology*. (BAR International Series 1712). Archaepress: Oxford 2007.

Zanesco, Alexander: „Notgrabung am Adolf-Pichler-Platz in Innsbruck“. *Kleine Schriften* 2, 2000, S. 120–121.

Zappert, Georg: *Über den Ausdruck des geistigen Schmerzes im Mittelalter*. (Akademie der Wissenschaft, philosophisch-historische Klasse 5). Kaiserl.-Königl. Hof- und Staatsdruckerei: Wien 1854.

Zappert, Georg: „Über das Badewesen in mittelalterlicher und späterer Zeit“. *Archiv für Kunde* österreicherischer *Geschichtsquellen* 21, 1859, S. 13–166.

Zettler, Alfons: *Die frühen Klosterbauten der Reichenau. Ausgrabungen – Schriftquellen – St. Galler Klosterplan*. (Archäologie und Geschichte 3). (Univ., Diss. Freiburg i.Br., 1984.). Thorbecke: Sigmaringen 1988.

Zglinicki, Friedrich von: *Die Uroskopie in der bildenden Kunst. Eine kunst- und medizinhistorische Untersuchung über die Harnschau mit über 100 Abbildungen und einer Einführung von C. E. Alken*. G-I-T Verlag E. Giebeler: Darmstadt 1982.

Zimmer, Susanne: „Funde neuzeitlicher Irdenware aus Kellern verschiedener Fachhäuser in Sindelfingen, Kreis Böbelingen“. *Archäologische Ausgrabungen in Baden-Württemberg* 1987, 1988, S. 289–292.

Zink, Albert et al.: „Abschlußbericht der anthropologischen/paläopathologischen Untersuchungen zu den Ausgrabungen beim „Hotel Stadt Leipzig““. *Arbeits- und Forschungsberichte zur Sächsichen Bodendenkmalpflege* 39, 1997, S. 207–226.

Zumkley, Heinz: „Blei und seine toxische Wirkung“. *Fortschritte der Medizin* 104(36), 1986, S. 20/22.

# Glossar medizinischer Begriffe

**Abrasion**: Abrieb der Zähne.

**Alopezie**: Lichtung des Kopfhaars.

Alterseinteilung: Infans I (0–6 Jahre), Infans II (7–13 Jahre), Juvenil (13–20 Jahre), Adult (20–40 Jahre), Matur (40–60 Jahre), Senilis (älter als 60 Jahre).

**Atrophie**: Gewebsschwund.

**Bejel**: Nicht-venerische Infektionskrankheit, die auch endemische Syphilis genannt wird, da sie den Folgen der Syphilis gleicht. Wird ebenfalls durch Treponemabakterien übertragen.

**Brucellose**: Infektionskrankheit, die v. a. durch Tiere, wie Schafe, Ziegen, Rinder, Schweine, Pferde und Hunde auf den Menschen übertragen wird. Brucella wird beispielsweise durch Milch aufgenommen. Führt zu Fieber, Übelkeit und Gelenkinfektionen. Kann chronisch werden.

**Epidemie**: Massenerkrankung, Seuche.

**Flecktyphus**: Auch Fleckenfieber genannt. Infektionskrankheit, die durch Läuse, Milben, Flöhe oder Zecken übertragen wird.

**Frambösie**: Tropische, nicht-venerische Infektionskrankheit. Frambösie = Himbeere, bezeichnet jene Hautveränderungen, die durch das Treponemabakterium entstehen. Ähnliche Symptome wie bei der Syphilis.

**Gangrän**: Gewebsnekrose, bei der das Gewebe meist durch Verwesung zerfällt. Gangrän = Wundbrand.

**Infiltration**: Eindringen flüssiger und fester Substanz ins Gewebe.

**Kraniotomie**: Postmortale Schädelöffnung.

**Krätze**: Parasitäre Hauterkrankung, die durch eine Milbe verursacht wird.

**Lepra**: Bakterielle, chronische Infektionskrankheit, die zur Zerstörung der Weichteile und der Knochen führt. Synonyme sind Aussatz, Hansen-Krankheit, Mieselsucht.

**Lithopaedion**: Verkalktes Überreste eines Föten, der über Jahre im Leib der Mutter verblieb.

**Meningiom**: Tumor, der von den Hirnhäuten aus geht.

**Morbus paget**: Knochenerkrankung, die zur Verformung der Knochen führt, bevorzugt an der Wirbelsäule, dem Becken, Oberschenkeln und Schädel. Tritt selten vor dem 40. Lebensjahr auf.

**Mutilation**: Verstümmelung.

**OCD**: *Osteochondrosis dissecans*. Knochennekrose unterhalb des Gelenkknorpels.

**Osteomyelitis**: Infektiöse Knochenmarkentzündung. Aufblähung und Deformation des Knochens bis hin zur Kloakenbildung.

**Osteosarkom**: Bösartiger Knochentumor.

**Parese**: Lähmung.

**Paralyse**: Lähmung.

**Periostitis**: Knochenhautentzündung, welche bakterielle und mechanische Ursachen haben kann.

**Rachitis**: Entsteht durch Vitamin-D-Mangel. Ungenügende Mineralisation des Knochens führt unter mechanischer Belastung zur Verbiegung der Langknochen.

**Sinusitis**: Chronische Entzündung der Nasennebenhöhlen.

**Skoliose**: Seitliche Verkrümmung der Wirbelsäule.

**Skorbut**: Entsteht durch Vitamin-C-Mangel. Hat Einfluss auf die Kollagensynthese des Knochens. Folgen sind vermehrte Blutungen unter der Knochenhaut, welche sich u. a. durch poröse Ablagerungen auf dem Knochen abzeichnen.

**Skofulose**: Halsdrüsengeschwulz.

**Spasmus**: Ungewollte Muskelanspannung.

**Spina bifida**: Offener Wirbelbogenspalt. Existiert sowohl in der offenen (*aperata*) als auch geschlossenen (*occulta*) Form. Symptomfrei bis Querschnittslähmung.

**Syphilis**: Bakterielle Infektionskrankheit, welche v. a. durch sexuellen Verkehr, jedoch auch über die Plazenta im Mutterleib sowie offene Verletzungen übertragen wird. Verläuft über drei Stadien, spiegelt sich ab dem Tertiärstadium am Knochen widerspiegelt. Synonyme sind Lues, Franzosenkrankheit, Harter Schanker.

**Tuberkulose**: Bakterielle Infektionskrankheit, die Lungen und Knochen befallen kann. Synonyme sind Schwindsucht und Phthisis.

**Ulzeration**: Geschwür.

# Sachregister

# Ortsregister

# Personenregister

**Medizingeschichte im Kontext**

Herausgegeben von Karl-Heinz Leven, Mariacarla Gadebusch Bondio,
Hans-Georg Hofer und Livia Prüll

Die Reihe *Medizingeschichte im Kontext* veröffentlicht Studien, die Themen aus der Geschichte der Medizin und des Gesundheitswesens in wissenschafts- und kulturhistorischer Perspektive betrachten. Die Reihe versteht sich zugleich als Fortsetzung der von Ludwig Aschoff 1938/39 mit zwei Heften begründeten, von Eduard Seidler 1971-1994 mit 17 Bänden weitergeführten *Freiburger Forschungen zur Medizingeschichte*. Die Bände 1 bis 11 (1999 bis 2004) wurden von Karl-Heinz Leven und Ulrich Tröhler herausgegeben.

Band 1 Christine Hummel: Das Kind und seine Krankheiten in der griechischen Medizin. Von Aretaios bis Johannes Aktuarios (1. bis 14. Jahrhundert). 1999.

Band 2 Cécile Mack: Henriette Hirschfeld-Tiburtius (1834-1911). Das Leben der ersten selbständigen Zahnärztin Deutschlands. 1999.

Band 3 Susanne Mende: Die Wiener Heil- und Pflegeanstalt *Am Steinhof* im Nationalsozialismus. 2000.

Band 4 Bernhard Gessler: Eugen Fischer (1874-1967). Leben und Werk des Freiburger Anatomen, Anthropologen und Rassenhygienikers bis 1927. 2000.

Band 5 Jochen Binder: Zwischen Standesrecht und Marktwirtschaft. Ärztliche Werbung zu Beginn des 20. Jahrhunderts im deutsch-englischen Vergleich. 2000.

Band 6 Cécile Mack: Die badische Ärzteschaft im Nationalsozialismus. 2001.

Band 7 Beate Waigand: Antisemitismus auf Abruf. Das Deutsche Ärzteblatt und die jüdischen Mediziner 1918-1933. 2001.

Band 8 Georg Schomerus: Ein Ideal und sein Nutzen. Ärztliche Ethik in England und Deutschland 1902-1933. 2001.

Band 9 Barbara Rabi: Ärztliche Ethik – Eine Frage der Ehre? Die Prozesse und Urteile der ärztlichen Ehrengerichtshöfe in Preußen und Sachsen 1918-1933. 2002.

Band 10 Bernd Grün / Hans-Georg Hofer / Karl-Heinz Leven (Hrsg.): Medizin und Nationalsozialismus. Die Freiburger Medizinische Fakultät und das Klinikum in der Weimarer Republik und im „Dritten Reich". 2002.

Band 11 E. Caroline Jagella: Ignaz Schwörer (1800–1860). Freiburger Geburtshelfer zwischen Romantik und Positivismus. Ein Beitrag zur Geschichte der medizinischen Ethik im 19. Jahrhundert. 2004.

Band 12 Stephan Anis Towfigh: Das Bahá'ítum und die Medizin. Ein medizinhistorischer Beitrag zum Verhältnis von Religion und Medizin. 2006.

Band 13 Nils Kessel: Geschichte des Rettungsdienstes 1945–1990. Vom „Volk von Lebensrettern" zum Berufsbild „Rettungsassistent/in". 2008.

Band 14 Jette Sophia Jung: Erfolg und Scheitern der Hegar-Operation. Eine wissenschaftsgeschichtliche Untersuchung über die Kastration der Frau im 19. Jahrhundert. 2007.

Band 15 Jasmin Beatrix Mattes: Die Stationsbenennungen des Klinikums der Albert-Ludwigs-Universität Freiburg im Breisgau. Erinnerungskultur, kollektives Gedächtnis und Umgang mit nationalsozialistischer Vergangenheit. 2008.

Band 16 Simon Reuter: Im Schatten von Tet. Die Vietnam-Mission der Medizinischen Fakultät Freiburg (1961–1968). 2011.

Band 17 Ute Caumanns / Fritz Dross / Anita Magowska (Hrsg. / red.): Medizin und Krieg in historischer Perspektive. Beiträge der XII. Tagung der Deutsch-Polnischen Gesellschaft für Geschichte der Medizin, Düsseldorf 18.-20. September 2009. Medycyna i wojna w perspektywie historycznej. Prace XII. konferencji Polsko-Niemieckiego Towarzystwa Historii Medycyny, Düsseldorf 18 do 20 września 2009 r.. 2012.

Band 18 Philipp Rauh / Karl-Heinz Leven: Ernst Wilhelm Baader (1892-1962) und die Arbeitsmedizin im Nationalsozialismus. 2013.

Band 19 Eva Brinkschulte / Mariacarla Gadebusch Bondio (Hrsg.): Norm als Zwang, Pflicht und Traum. Normierende versus individualisierende Bestrebungen in der Medizin. Festschrift zum 60. Geburtstag von Heinz-Peter Schmiedebach. 2015.

Band 20 Eva Brinkschulte / Fritz Dross / Anita Magowska / Marcin Moskalewicz / Philipp Teichfischer (Hrsg./red.): Medizin und Sprache – Die Sprache der Medizin. Medycyna i język – język medycyny. 2016.

Band 21 Jessica Tannenbaum: Medizin im Konzentrationslager Flossenbürg 1938 bis 1945. Biografische Annäherungen an Täter, Opfer und Tatbestände. 2017.

Band 22 Simone Kahlow: Archäologie des Hospitals. *Pauperes et infirmi* in Fürsorgeinstitutionen nördlich der Alpen vom 12. bis zum 19. Jahrhundert. 2020.

www.peterlang.com

www.ingramcontent.com/pod-product-compliance
Ingram Content Group UK Ltd.
Pitfield, Milton Keynes, MK11 3LW, UK
UKHW021123041026
8980IPUK00026B/176

9 783631 672754